新编内科学临床精粹
（上）

王秋林　朱晓巍◎主编

吉林科学技术出版社

图书在版编目（ＣＩＰ）数据

新编内科学临床精粹 / 王秋林，朱晓巍主编. -- 长
春：吉林科学技术出版社，2019.5
ISBN 978-7-5578-5468-3

Ⅰ. ①新… Ⅱ. ①王… ②朱… Ⅲ. ①内科学 Ⅳ.
①R5

中国版本图书馆CIP数据核字(2019)第106121号

新编内科学临床精粹

XINBIAN NEIKEXUE LINCHUANG JINGCUI

主　　编　王秋林　朱晓巍
出 版 人　李 梁
责任编辑　郑 旭　解春谊
封面设计　长春市阴阳鱼文化传媒有限责任公司
制　　版　长春市阴阳鱼文化传媒有限责任公司
幅面尺寸　185mm×260mm
字　　数　777 千字
印　　张　40
印　　数　1—300 册
版　　次　2019年5月第1版
印　　次　2020年1月第1版第2次印刷

出　　版　吉林科学技术出版社
发　　行　吉林科学技术出版社
地　　址　长春市净月区福祉大路5788号出版大厦A座
邮　　编　130021
发行部电话/传真　0431-81629530
储运部电话　0431-8605911
编辑部电话　0431-8162951
网　　址　www.jlstp.net
印　　刷　北京虎彩文化传播有限公司

书　　号　ISBN 978-7-5578-5468-3
定　　价　165.00元（全二册）

前　言

　　内科学在临床医学中占有极其重要的位置，它是临床医学各科的基础学科，所阐述的内容在临床医学的理论和实践中有其普遍意义，是学习和掌握其他临床学科的重要基础。它涉及面广，包括心血管系统疾病常见症状、呼吸系统疾病、循环系统疾病、消化系统疾病、内分泌系统疾病、冠心病、风湿病、高血压、老年常见心脏病、血液学疾病共七个部分的常见病和多发病。既包含内科的基础理论和基础知识，也介绍了相关的前沿知识。本书贴近临床实践应用，对临床工作具有良好的指导作用。

　　本书的专家长期工作在繁忙的医、教、研第一线，在编写过程中付出了艰辛的劳动，并且得到了各级领导、专家和相关护士的大力支持和帮助。在编写过程中，尽管各位编者做了最大努力，但由于编者水平所限，加之医学知识不断更新，难免在内容上有疏漏之处，在文字上有欠妥之处，敬请专家和读者给予批评指正。

2019 年 6 月

目　录

第一章　心血管系统疾病常见症状

第一节　胸痛

胸痛是一种常见的临床症状，是心内科门诊、急诊常见主诉之一。其病因繁杂，涵盖了心血管、呼吸、消化、运动、神经和精神等系统以及心脏、主动脉、肺、食管、纵隔和胸壁等各层器官的众多疾病。不同原因所致胸痛的危险性有较大差异，迅速筛选可能致命的疾病以及避免因胸痛导致的过度检查和治疗，是临床医生面临的巨大挑战。

一、胸痛分类

引起胸痛的疾病种类很多，故存在多种不同的病因分类方法。由于约有 50% 的病例是由心源性病因引起的，而另外 50% 的病例是由非心源性病因引起的，因此从急诊处理和临床实用的角度出发，可将引起急性胸痛的疾病分为心源性胸痛和非心源性胸痛相关疾病两大类，进一步将心源性胸痛分为缺血性和非缺血性两类。了解急性胸痛的病因，提高早期诊断和鉴别诊断的水平，减少漏诊误诊，有助于不同病因的患者得到及时正确的处理。胸痛病因见（表 1-1-1）。

表 1-1-1　胸痛病因分类

心源性胸痛	缺血性胸痛	急性冠状动脉综合征、稳定型心绞痛
	非缺血性胸痛	主动脉夹层、心脏压塞、急性心包炎、梗阻性肥厚型心肌病、二尖瓣脱垂、主动脉瓣疾病、心脏挤压伤（冲击伤）等
非心源性胸痛	胸壁疾病	肋软骨炎、肋间神经炎、带状疱疹、急性皮炎、皮下蜂窝织炎、肌炎、肋骨骨折、血液系统疾病所致的骨痛（急性白血病、多发性骨髓瘤）等
	呼吸系统疾病	肺栓塞、胸膜炎、自发性气胸、肺炎、急性气管-支气管炎、胸膜肿瘤、肺癌等
	纵隔疾病	纵隔脓肿、纵隔肿瘤、纵隔气肿
	消化系统疾病	胃食管反流病（包括反流性食管炎）、食管痉挛、食管裂孔疝、食管癌、急性胰腺炎、囊炎、溃疡穿孔等
	心理-精神性疾病	抑郁症、焦虑症、惊恐障碍等
	其他	过度通气综合征、痛风、外伤、颈椎病

二、胸痛问诊

胸痛病史对诊断非常重要。需要了解患者年龄、胸痛的部位、性质、程度、持续时间、诱发和加重因素、缓解方式、有无放射痛及其伴随症状。

1.发病年龄

青壮年胸痛首先考虑自发性气胸、心肌炎、主动脉夹层、神经痛；40 岁以上则须注意心绞痛、心肌梗死、肺栓塞。

2.胸痛部位和放射

大部分疾病引起的胸痛常有一定部位。例如：胸壁疾病所致的胸痛常固定在病变部位，且局部有压痛；若为胸壁皮肤的炎症性病变，局部可有红、肿、热、痛表现；带状疱疹所致胸痛，可见成簇的水泡沿一侧肋间神经分布伴剧痛，且疱疹不超过体表中线；肋软骨炎引起胸痛，常在第 1、2 肋软骨处见单个或多个隆起，局部有压痛，但无红肿表现；心绞痛及心肌梗死的疼痛多在胸骨后方和心前区或剑突下，可向左肩和左臂内侧放射，甚至达小指，也可放射至左颈或面颊部，误认为牙痛；夹层动脉瘤引起疼痛多位于胸背部，向下放射至下腹、腰部与两侧腹股沟和下肢；胸膜炎引起的疼痛多在胸侧部；食管及纵隔病变引起的胸痛多在胸骨后；肝胆疾病及膈下脓肿引起的胸痛多在右下胸，侵犯膈肌中心部时疼痛放射至右肩部；肺尖部肺癌（肺上沟癌、Pancoast 癌）引起疼痛多以肩部、腋下为主，向上肢内侧放射。

3.胸痛程度和性质

胸痛的程度可呈剧烈、轻微和隐痛。胸痛的性质可有多种多样。例如：带状疱疹呈刀割样或灼热样剧痛；食管炎多呈烧灼痛；肋间神经痛为阵发性灼痛或刺痛；心绞痛呈压榨样、闷痛或烧灼痛并有窒息感；心肌梗死则疼痛更为剧烈并有恐惧、濒死感；气胸在发病初期有撕裂样疼痛；胸膜炎常呈隐痛、钝痛和刺痛；夹层动脉瘤常呈突然发生胸背部撕裂样剧痛或锥刺痛；肺梗死亦可突然发生胸部剧痛或绞痛，常伴呼吸困难与发绀。

4.疼痛持续时间

肌肉痉挛或血管狭窄缺血所致的疼痛为阵发性，炎症、肿瘤、栓塞或梗死所致疼痛呈持续性。如：心绞痛发作时间短暂（持续 1~15min），休息或含服硝酸甘油可缓解。而心肌梗死疼痛持续时间长（20min 以上至数小时）且不易缓解。

5.影响疼痛因素

（1）深吸气或咳嗽：肌肉骨骼疾病、气胸、胸膜痛（如肺栓塞造成的胸膜炎）、心包炎之疼痛皆可因深吸气或咳嗽而加重。心肌缺氧、食管痉挛引起的疼痛不随呼吸或咳嗽加重。

（2）姿势的改变：肌肉骨骼疼痛会因胸廓或上臂的运动而加剧。心包炎疼痛于卧位时会加剧，坐姿时有所减轻。胃食管反流于卧位时加剧，甚至可能于夜间痛醒。

（3）饮食、运动或药物：消化道疾病以抑酸剂或改善胃动力治疗可以缓解。心肌缺氧引起的胸痛给予抑酸剂无法改善，且运动会加剧疼痛；而休息或舌下含服硝酸甘油多可缓解。

三、体格检查

1.一般情况

两上肢血压和脉搏、呼吸次数、体温、心率，面色是否苍白，有无大汗（常见于心肌梗死、主动脉夹层或肺栓塞），是否新出现偏身轻瘫（怀疑主动脉夹层）。

2.脉搏

触诊桡动脉和股动脉脉搏，检查双侧桡动脉脉搏是否一致，股动脉搏动是否存在。

3.血压

双上肢血压是否一致，下肢血压和上肢血压比值是否大于1。如双上肢血压不一致，或下肢血压低于上肢血压，提示主动脉夹层。

4.触诊胸壁、低位颈椎和胸椎

检查是否存在局限性触痛、病理性骨折、脊柱功能障碍，是否有带状疱疹之皮肤病灶，有无胸壁局限性压痛、骨折。

5.胸部听诊

双侧呼吸音是否一致，听诊一侧呼吸音减低，叩诊为过清音和触觉语颤增强，提示气胸。有胸部摩擦音，提示胸膜炎。双下肺湿啰音，提示心力衰竭。

6.心脏检查

心音是否低钝，各瓣膜区是否存在杂音。

7.上腹部触诊

检查腹部有无触痛，可提示胆囊疾病或消化性溃疡。

8.双下肢

有无静脉曲张，有无水肿。

四、实验室检查

1.血常规、血气分析、D-二聚体

如存在低氧血症（$PaO_2<60mmHg$，$PaCO_2<40mmHg$），同时 D-二聚体高于 50g/L 提示肺动脉栓塞。

2.心肌坏死标志物

目前常用的心肌坏死标志物包括肌钙蛋白I、肌酸激酶同工酶 MB 和肌红蛋白，是心肌梗死重要诊断指标。TnI 一般在胸痛后 3h 升高，24h 达高峰，持续 10~14 天恢复正常。CK-MB 一般在胸痛后 3~4h 升高，24h 达高峰，持续 72h 恢复正常。TnI>0.1g/ml 而 CK-MB 不增高提示存在心肌微小梗死灶。CK-MB 升高 1 倍以上提示存在较大范围心肌坏死。上述两指标作为诊断心肌梗死的标志。Mb 阳性诊断价值小，Mb 阴性可除外心肌梗死。

五、辅助检查

1.心电图

对诊断心绞痛和心肌梗死非常重要。心绞痛的心电图表现为胸痛伴相应导联 ST 段水平或下斜型下移 0.1mV 以上或胸痛伴 T 波倒置，胸痛缓解时 ST 段或 T 波恢复正常。心肌梗死心电图表现为相应导联 ST 段弓背向上抬高 0.1mV 以上。需特别注意的是，一方面，发生心绞痛或心肌梗死时，心电图可能没有明显 ST-T 改变，另一方面，无症状的心电图 ST-T 改变不能作为冠心病心绞痛的诊断依据。心电图有助于鉴别心肌梗死、心包炎和肺栓塞。肺栓塞时，心电图表现为电轴右偏、I导联有 S 波、III导联有 Q 波和 T 波倒置（即所谓 $S_IQ_{III}T_{III}$ 图形）。心包炎的特征性表现为低电压和广泛导联鞍形 ST 段抬高。

2.运动试验

包括运动平板试验、核素心肌显像、负荷超声心动图。需结合受检时运动耐受力、症状、收缩压与心率反应进行判读。若心电图各对应导联发生 ST 段下降或上升大于 1mm，持续 1 分钟以上，则判读为阳性，考虑有心肌缺血。对冠心症的诊断、预后、冠状动脉血运重建的评估均可提供可靠参考。注意：急性胸痛发作、急性冠状动脉综合征、急性心力衰竭患者不可进行此项检查。

3.动态心电图

对无症状心肌缺血、变异型心绞痛、心律失常尤其有用。

4.X线

X线胸片用于诊断气胸、骨折、肺梗死、肺炎、胸膜炎。立位成像在消化性溃疡并发穿孔时，可发现横膈下有游离气体。

5.超声心动图

用于诊断心包疾病、心脏瓣膜功能失常、心肌肥厚、室壁运动异常、心内膜感染、房室间隔缺损等各类先天性或后天性心脏疾患；也可作为主动脉夹层和肺栓塞的筛查方法。

6.计算机化断层显像

包括肺CT、冠状动脉CT、肺动脉CT、主动脉CT等。用于诊断肺肿瘤、低中危人群冠心病、肺栓塞、主动脉夹层。

7.食管检查

包括胃镜检查、钡餐透视、食管测压法等。

8.脊柱X线检查

检查颈椎、胸椎等。

9.冠状动脉造影

了解冠状动脉病变情况，并评估施行经皮腔内冠状动脉成形术、支架置入术的可行性。

六、急性胸痛诊治流程

（一）评估病情和稳定生命体征

1.胸痛患者的病情评估

对急性胸痛就诊的患者，立即评估病情严重程度，尽早识别出致命性胸痛非常重要。首先应该想到的致命性胸痛相关疾病包括急性冠状动脉综合征（主要包括：ST段抬高型心肌梗死、非ST段抬高型心肌梗死、不稳定型心绞痛）、主动脉夹层、肺栓塞、张力性气胸。具体措施如下：

（1）5min内完成第一份18导联心电图，测量血压、心率，评估患者精神状态及皮肤是否湿冷。

（2）判断是否存在危及生命的症状和体征（包括：突发晕厥或呼吸困难，血压<90/60mmHg，心率>100次/分，皮肤湿冷、胸痛伴出汗），有上述症状或体征之一，立即建立静脉通路、给予心电监护及吸氧等，稳定生命体征。

（3）体格检查：包括颈静脉有无充盈，双肺呼吸音是否一致，双肺有无啰音，双上肢血压是否一致，心音是否可闻及，心脏瓣膜有无杂音，腹部有无压痛和肌紧张。

（4）了解病史：包括此次胸痛发作的时间、诱因、部位和性质，胸痛与呼吸的关系，含服硝酸甘油的效果，既往胸痛病史，既往冠心病、糖尿病和高血压病史，既往治疗史。

（5）尽快完善血气分析、心肌损伤标志物、肾功能、血常规、床旁胸片和超声心动图检查。

（6）经上述检查，明确诊断 ACS 的患者按 ACS 诊治相关指南处理，高度怀疑主动脉夹层、肺栓塞等非缺血性疾病患者，接受主动脉 CT 或肺动脉 CT 检查明确诊断，分别请相关专科会诊，给予相应治疗。

经上述检查，明确诊断 ACS 的患者按 ACS 诊治相关指南处理，高度怀疑主动脉夹层、肺栓塞等非缺血性疾病患者，给予对症治疗（包括吸氧，低血压时给予升压治疗，高血压时给予扩血管治疗），并尽快请相关科室会诊，明确诊断，进行相应治疗。

2.常见致命性胸痛相关疾病的鉴别诊断思路

提示高危 ACS 的胸痛特征

（1）症状：胸痛于静息或轻微活动时发作，伴呼吸困难、大汗、意识丧失，持续 20min 以上，过去 48h 内反复发作。

（2）体征：低血压，心率增快，心音低钝，奔马律，心脏杂音。

（3）心电图：病理性 Q 波，ST-T 改变。

（4）生化检查：肌钙蛋白升高超过正常值 99 百分位。

（5）超声心动图：节段性室壁运动减弱或消失。

3.提示肺栓塞的胸痛特征

（1）症状：呼吸困难、呼吸急促、类胸膜痛、晕厥。

（2）体征：发热、低血压、心率增快。

（3）心电图：完全性右束支传导阻滞、顺钟向转位、SiCbTm 改变、胸前导联非特异性 ST-T 改变。

（4）胸部 X 线：正常或胸腔积液或楔形渗出影像。

（5）动脉血气：顽固性低氧血症；D-二聚体≥500g/L。

（6）超声心动图：右室增大、肺动脉高压、右室负荷重表现。

（7）有下肢深静脉血栓，长期卧床病史。

4.提示主动脉夹层的胸痛特征

（1）胸痛为撕裂样。

（2）胸痛向颈部、背部、臀部或下肢放射。

（3）体征：高血压伴休克体征，双上肢血压相差 20mmHg 以上或下肢血压较上肢血压低 10mmHg 以上，心脏杂音，脉搏减弱或消失。

（4）胸部 X 线：升主动脉增宽。

（5）超声心动图或主动脉 CT 提示主动脉夹层。

5.提示心脏压塞的胸痛待征

（1）症状：胸部压迫感伴气短。

（2）体征：低血压、心动过速、颈静脉怒张、脉压减小、奇脉。

（3）心电图示低电压、电交替。

（4）胸部 X 线示心界增大。

（5）超声心动图提示心包积液。

（二）中低危缺血性胸痛诊断评估流程

（1）就诊时心电图和肌钙蛋白正常患者，须重复观察 6h 后心电图或肌钙蛋白变化。如果患者持续胸痛，或需要应用硝酸甘油缓解，提示高危，建议 15~30min 内复查心电图，并连续监测。

（2）如果患者复查心电图 ST-T 动态变化、肌钙蛋白升高或血流动力学异常，提示 UA 或 NSTEMI。请按照 UA/NSTEMI 相关指南处理。

3.如果患者就诊后间隔 6h 或胸痛后 6~12h 心电图无 ST-T 动态改变、肌钙蛋白没有升高，提示患者近期发生心肌梗死或死亡风险为低危或中危。危险分层可使用 TIMI 评分或 GRACE 评分。①对于低危患者，如没有其他引起胸痛的明确病因，可出院后 72h 内进行心脏负荷试验或冠状动脉 CT 检查并门诊就诊；②对中危患者建议行超声心动图检查、心脏负荷试验或冠状动脉 CT 检查，并请心内科医生会诊；③经上述检查，症状提示为非缺血性胸痛，要注意除外其他非缺血性胸痛相关疾病。

4.典型缺血性胸痛特征

（1）胸痛与劳力程度相关，位于胸骨后，或牙齿、耳朵、颈部、下颌、肩部、背部、上臂或上腹。

（2）持续时间一般小于 10min。

（3）休息或含服硝酸甘油 3~5mim 内可缓解。

可能为缺血性胸痛特征：（1）符合上述 3 点中的两点。

非缺血性胸痛特征：（1）符合上述 3 点中的 1 点或全部不符合。

非典型胸痛不能完全除外 ACS。女性、糖尿病患者和老年患者有时症状不典型。

（三）非缺血性胸痛的诊断评估思路

非缺血性胸痛是指经过适当的评估手段（如冠状动脉造影）排除冠心病后，其他疾病引起的反复发作的心绞痛样胸部不适。引起非缺血性胸痛的病因较多（见表 1-1-1）。其中临床最常见的是胃食管反流病、胸壁综合征、急性心包炎、惊恐发作、颈椎病等。详细了解患者的症状、体征和病史对判断胸痛病因至关重要。

常见非缺血性胸痛相关疾病鉴别诊断思路：

1.提示胃食管反流病的胸痛特征

（1）胸骨后疼痛伴反酸、胃灼热，多在夜间或凌晨发作，与运动无关，平卧位或进食后加重。硝酸甘油可缓解症状。

（2）胃镜提示食管炎症及溃疡，食管下段 24hpH 值监测有助于诊断。

（3）质子泵抑制剂试验：足量服用 PPI，如胸痛症状明显缓解，考虑为 GERD，无效则考虑非 GERD 相关胸痛。

2.提示急性心包炎的胸痛特征

（1）症状：胸痛随呼吸、咳嗽、体位改变或吞咽加重，伴发热。

（2）体征：心包摩擦感，心包摩擦音。

（3）心电图提示广泛导联 ST 段弓背向下抬高提示惊恐发作的胸痛特征。

（4）发作无明确诱因或有精神因素参与。

（5）突发胸痛、呼吸困难、濒死感、四肢麻木、无力、出汗，伴多个系统自主神经功能紊乱表现。每次持续十余分钟可自行缓解，一般不超过 1h，恢复后如常。

（6）体格检查：表情紧张，血压升高，心率增快。

（7）心电图无 ST-T 动态变化，心肌生化标志物正常，胸片正常，血气分析正常

3.提示为颈椎病的胸痛特征

（1）心前区疼痛持续时间较长，一般持续 2~3h。疼痛往往先从肩部、肩胛间再转至心前区，颈臂活动、咳嗽时疼痛加重，同时可伴有颈椎病的其他症状，如颈部酸痛、肢体发麻等。

（2）抗心绞痛药物无明显效果。

（3）人为压迫颈椎旁压痛区可诱发心绞痛样发作。

（4）按颈椎病治疗可减少心前区疼痛发作。

（5）胸痛发作时心电图无 ST-T 动态改变，心肌生化标志物正常。

（王秋林）

第二节　晕厥

晕厥无处不在。每个人、每种场合都可能出现晕厥。美国波士顿大学弗莱明翰心脏研究中心的统计显示，约 40%的人一生会经历至少一次晕厥，住院和急诊患者中分别有 1%~6%和 3%为晕厥患者。因此，基层医生认识晕厥、掌握晕厥的诊断与危险分层极为重要。

一、概念与分类

晕厥是由于短暂的全脑组织缺血而引发的短暂意识丧失。晕厥有四大特征：即一过性；发作迅速；持续时间短；自行恢复。意识的丧失不等于晕厥。晕厥只是短暂的意识丧失。晕厥需要与其他意识障碍相鉴别（图 1-2-1）。它与休克的区别在于能够自然恢复。

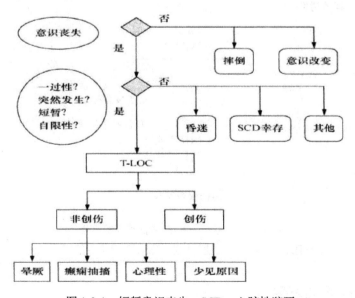

图 1-2-1　短暂意识丧失。SCD：心脏性猝死

晕厥分为三大类：反射性晕厥、直立性晕厥、心源性晕厥。其中，反射性晕厥中的血管迷走神经性晕厥（即常说的晕倒，由情绪或长时间站立等刺激引起，常伴有出汗、面色苍白、恶心等）是导致晕厥的最主要原因。心源性晕厥，即心律失常和器质性心脏病导致的晕厥，是导致晕厥的第二位原因。心源性晕厥的患病、发病情况差别很大，老年住院患者心源性晕厥发病率较高。自主神经功能障碍引起的直立性低血压又分为早期 OH、典型 OH（典型自主神经调节失常）、延迟（进行性）OH。

二、诊断流程

对出现短暂意识丧失的患者进行初步评估，除了详细询问病史、体格检查（包括测量不同体位血压）以及心电图等检查内容外，提出在此基础上，可以适当增加其他的检查以保证诊断准确：①40 岁以上患者建议首先进行颈动脉窦按摩；②对于有心脏病病史或怀疑此次晕厥与结构性心脏病或其他心血管疾病有关的患者，建议进行超声心动图检查；③对于怀疑因心律失常而导致晕厥的患者，应给予实时心电监测；④若晕厥与体位变化有关或怀疑反射性晕厥时，则应进行相关检查，如卧立位试验和直立倾斜试验等；⑤仅在怀疑非晕厥原因造成的短暂意识丧失的情况下，进行神经科检查或血液检查。

当初步评估后尚无法明确晕厥原因时，要求立即对患者的主要心血管事件及心脏性猝死的风险进行评估。具体流程如（图 1-2-2）所示。

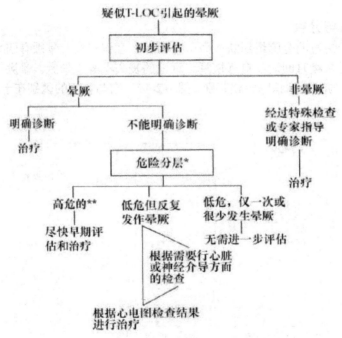

图 1-2-2　疑似 T-LOC 患者的诊断流程图
*可能需要实验室检验，**短期发生严重事件的风险

三、危险分层与表现

晕厥危险分层：需要立即住院和详细评估短期内有高度风险的指标包括严重的结构

性心脏病或冠状动脉粥样硬化性心脏病（心力衰竭、左室射血分数降低或陈旧性心肌梗死）。

提示心律失常性晕厥的临床和心电图表现：劳力或卧位时发生晕厥；晕厥之前感觉心悸；有家族性心脏性猝死家族史；非持续性室性心动过速；双束支阻滞（完全性左束支传导阻滞或完全性右束支传导阻滞合并左前分支或左后分支阻滞）或其他室内传导阻滞 QRS 波时限≥120ms；在没有应用负性变时性药物和体育训练的情况下，严重窦性心动过缓（<50 次/分）或窦房传导阻滞；预激综合征；QT 间期延长或缩短；伴 V_1~V_3 导联 ST 段抬高的右束支传导阻滞（Brugada 综合征）；右胸导联 T 波倒置，   波和心室晚电位提示致心律失常性右室心肌病。

严重并发症：严重贫血；电解质紊乱。

四、治疗

（一）晕厥治疗的一般原则

晕厥治疗的一般原则是延长生命，预防复发，防治躯体损伤。根据晕厥不同病因、发病机制和危险分层采取不同的治疗策略。

（二）反射性晕厥和直立性低血压

治疗方面最大的进展是在生活方式方面，反射性晕厥非药物治疗的基石是教育，让患者相信这是一种良性情况。一般来讲，最初的治疗涉及让患者了解这一疾病及如何避免诱因（如闷热而拥挤的环境，血容量不足）等相关方面的教育。早期识别前驱症状，采取某些动作以终止发作（如仰卧位、物理反压练习）。避免引起血压降低的药物（包括受体阻滞剂、利尿剂和酒精）。

对于不可预测的频繁发作的晕厥需给予其他治疗。特别是非常频繁发作影响到生活质量反复晕厥（没有或仅有非常短的晕厥先兆）有外伤的危险、晕厥发生在高危作业时（如驾驶、操作机器、飞行、竞技性体育运动等）。

1.反射性晕厥

"物理反压练习"为反射性晕厥的一线治疗。"物理反压练习"即双腿肌肉等长收缩 PCM（双腿交叉），或双上肢肌肉等长收缩 PCM（双手紧握和上肢紧绷），在反射性晕厥发作时能够显著升高血压，多数情况下可使患者避免或延迟意识丧失。多中心前瞻性研究证实了这一结果。倾斜训练可能会减少晕厥复发。但是患者依从性较差，治疗受到影响。

许多试图用于治疗反射性晕厥的药物结果都令人失望。这些药物包括β受体阻滞剂、丙吡胺、东莨菪碱、茶碱、麻黄碱、依替福林、米多君、可乐定和 5 羟色胺重吸收抑制剂。由于在反射性晕厥时外周血管常常不能得到适当的收缩，α受体激动剂（依替福林和米多君）曾被使用。但是，治疗效果不一致。专家组认为，在反射性晕厥患者长期单独使用α受体激动剂治疗可能有一些作用，对于偶发患者不建议长期治疗。除了生活方式和物理反压练习，在长时间站立或从事常常诱发晕厥的活动前一小时服用单剂量的药物，在有些患者可能有用。

起搏治疗反射性晕厥的随机对照试验得出的结果相反。专家组认为迷走神经性晕厥中血管减压部分通常起主要作用，所以得出欠佳的结果并不奇怪。而颈动脉窦晕厥心脏起搏治疗可能有效，双腔起搏一般优于单腔心室起搏。

2.直立性低血压和直立性不耐受综合征

教育和生活方式的改变同样可以显著改善直立性低血压的症状，即使血压的升高幅度很小（10~15mmHg）。药物诱发的自主神经衰竭的治疗原则是消除药物作用。扩张细胞外容量是重要的治疗目标。对无局血压的患者，应指导摄入足够的盐和水。每天达到2~3L液体和10gNaCl。生活方式如睡眠时床头抬高（10°）可预防夜间多尿，可维持更好的体液分布，改善夜间高血压。老年患者可使用腹带或弹力袜治疗。有先兆症状的患者应鼓励他们进行"物理反压练习"。如下肢交叉和蹲坐。与反射性晕厥相比，在慢性自主神经衰竭患者中一线治疗结合使用受体激动剂米多君是有用的。但是不能治愈，也不是对所有患者都有效，只是对有些患者效果特别明显。毫无疑问米多君可升高卧位和直立位血压，从而减缓 OH 的症状。三项随机安慰剂对照试验中证实米多君（5~20mg，每天 3 次）有效。

氟氢可的松（0.1~0.3mg/d）可以扩充液体容量。两项小型的观察性研究（与头高位睡眠联合）和一项包含 60 例患者的单盲研究表明血流动力学改善。在该研究中，接受治疗的患者症状少且血压较高。

（三）心律失常性晕厥

治疗目标是预防症状复发，改善生活质量，延长生存期。

窦房结功能异常和房室传导系统疾病导致的晕厥应该进行起搏治疗。同时指出，永久右室心尖部起搏的不良作用近来受到重视，但是替代的起搏位置的选择还存在争议。对于那些合并左室射血分数受损、心力衰竭以及 QRS 波延长的房室传导阻滞的患者，应该行双心室起搏。

对房室结折返性心动过速、房室折返性心动过速以及典型房扑相关性晕厥的患者。治疗上首选导管消融。对于这些患者，药物治疗仅限于准备消融前或者消融失败的患者。对于与心房颤动（房颤）或者非典型心房扑动（房扑）有关的晕厥的治疗应该个体化。

尖端扭转型室性心动过速导致的晕厥并不少见，如果是药物引起的获得性 QT 间期延长所致，应立即终止应用可疑药物。对心脏正常或仅有心功能轻度受损的心脏病患者，室性心动过速（室速，VT）引起的晕厥，可选择导管消融或药物治疗。对于心功能受损且有晕厥的患者、非可逆性原因导致的室速或室颤的患者，应植入埋藏式心脏复律除颤器。尽管 ICD 常不能防止晕厥的复发，但是可以减少心脏性猝死。

（四）继发于器质性心脏病或心血管疾病的晕厥

对于继发于器质性心脏病的晕厥患者，包括先天性心脏畸形或者心肺疾病，治疗目标不仅仅是防止晕厥再发，而且要治疗基础疾病和减少心脏性猝死的风险。

有些晕厥患者，即使全面检查后其发生机制仍不清楚或不肯定。这种情况下，对于心脏性猝死高危患者仍应针对疾病进行特异性治疗，以减少死亡率或威胁生命的不良事件的发生。对这些患者的治疗目标主要是降低死亡风险。然而，即使进行了基础疾病的有效治疗，患者仍然有晕厥再发的风险，对此，医生要心中有数。比如，ICD 植入后患者仍可能发生意识丧失，这是因为 ICD 可防止发生心脏性猝死而不能治疗晕厥的病因。对于心力衰竭（心衰）的心脏性猝死研究进行分析表明，与胺碘酮或安慰剂相比，ICD 不能防止晕厥再发。这意味着需要对晕厥的机制进一步研究并尽可能找到特定的治疗方法。

1.缺血或非缺血性心肌病

急性或慢性冠心病且左室射血分数受损的患者的死亡风险是增加的，必须进行缺血评价，如果符合指征应进行再血管化治疗。除此之外必须进行心律失常评价，包括心室刺激在内的电生理检查。因为再血管化治疗并不能改善发生恶性室性心律失常的病理基础。对于心衰患者如果符合目前指南中 ICD 植入指征，无论晕厥发生机制如何均应安装 ICD。包括缺血性或扩张型心肌病左室射血分数减低（LVEF<35%，NYHA≥II级）的患者。

如果晕厥患者左室功能有一定储备并且电生理检查阴性，不必积极予以 ICD 治疗。对于充血性心力衰竭，左室射血分数明显降低的患者应予 ICD 治疗。即使不能预防晕厥，但是能预防猝死。有晕厥的患者比没有晕厥的患者猝死率要高。

2.肥厚型心肌病

晕厥是肥厚型心肌病发生心脏性猝死的一个主要危险因素，特别是近期发生过晕厥（<6 月）。相反，年龄较大（>40 岁）且为远期晕厥史（大于 5 年）的患者以及有典型血管迷走性晕厥的患者发生心脏性猝死的风险低。然而，除了自限性室性心动过速外，还有其他许多机制能导致肥厚型心肌病患者出现晕厥。包括室上性心动过速、严重流出道梗阻、心动过缓、运动时血压不能相应升高以及反射性晕厥。有无其他心脏性猝死危险因素如家族性心脏猝死史、非持续性室速的发生频率、运动低血压以及显著心肌肥厚有助于危险性评估。研究表明 ICD 对有高危因素的肥厚型心肌病患者有效。

3.致心律失常性右室心肌病/发育不良

大约有三分之一的致心律失常性右室心肌病患者发生晕厥。青年、广泛右室功能异常、累及左室、多形性室速、晚电位、ε波以及有家族性心脏猝死史的患者，应予以 ICD 治疗。在一项多中心研究中，对 132 例安装了 ICD 的患者观察了预防心脏性猝死的作用。安装了 ICD，不明原因晕厥的患者每年死亡率为 15%，与那些有心脏骤停或血流动力学改变的室速患者类似。

4.原发性心电疾病患者

晕厥被看作是遗传性心脏离子通道异常患者的不良预兆。在没有其他原因可以解释或者不能除外晕厥是由室性心动过速引起时，应该考虑安装 ICD。尽管晕厥的机制是多种多样的，一些是由威胁生命的心律失常引起，而大多数则为良性原因所致，如反射性晕厥等等。因此，在这种情况下，晕厥并不意味着会出现危及生命的心脏事件，其敏感程度远不及有明确心脏骤停史。在长 QT 间期综合征中，特别是 LQTS2 和 LQTS3 型，18 岁前心脏事件的次数、QT 间期显著延长以及女性均预示预后不良。自发性 1 型心电死中使用 ICD 的问题要多。基于传统检查的遗传性疾病在图改变的 Brugada 综合征患者的预后比 2 型心电图改变或者由药物诱发的患者要差。ICD 对晕厥患者的使用仍存争议。因此，在一些患者考虑安装 ICD 之前理论上应该进行更详尽、更准确地检查（比如植入心电记录器）以明确晕厥的发生机制。

（王秋林）

第三节　呼吸困难

呼吸困难是一种主观上觉得空气不足、呼吸费力和胸部窒息的感觉。而客观上表现为呼吸频率、深度和节律的改变。可以出现在生理状态下，如重体力负荷，也可以是一些病理生理状态的临床表现。病理性的呼吸困难是指在一般情况下，不应该出现呼吸困难的体力活动时出现的呼吸困难。本章节将重点围绕心源性呼吸困难的病因、病理生理机制、表现形式、体格检查特征、特异性的辅助检查、诊断和鉴别诊断进行阐述。

一、病理性呼吸困难的常见原因

多种疾病均可以表现为呼吸困难，临床上以心源性和肺源性呼吸困难最常见，二者可以有相似的症状和体征，容易混淆，因此需要医生根据患者的基础疾病、呼吸困难的诱因、辅助检查结果等综合判断，最终确定呼吸困难的原因。心源性呼吸困难主要见于左心衰竭、高血压性心脏病、冠心病、心肌病、心脏瓣膜疾病、心律失常等。终末期均可以出现左心衰竭。心包积液、缩窄性心包炎、先天性心脏病也可以引起呼吸困难。肺源性疾病、代谢性和脑血管疾病等也可以出现呼吸困难的表现。因此，确定心源性呼吸困难前需排除下列所述的引起呼吸困难的原因。

1.肺源性

影响呼吸运动、气道通畅。气体交换的所有肺部疾病都可以引起呼吸困难，主要表现为以下三种形式。

（1）吸气性呼吸困难：表现为喘鸣，吸气时胸骨、锁骨上窝及肋间隙凹陷（三凹征）。常见于喉、气管狭窄，胸廓畸形等。

（2）呼气性呼吸困难：呼气时延长，伴有哮鸣音，见于支气管哮喘和慢性阻塞性肺疾病。

（3）混合性呼吸困难：见于肺炎、支气管扩张、肺脓肿、肺结核、肺癌、肺间质纤维化、大量胸腔积液、气胸等。

2.急性呼吸窘迫综合征

见于严重感染、创伤、大量输血、急性坏死性胰腺炎等。多种炎症细胞介导肺部炎症反应，肺微血管通透性增高，肺泡渗出增多，肺气体交换受损。

3.中毒性

糖尿病或尿毒症引起的代谢性酸中毒，pH值降低，刺激外周化学感受器或直接兴奋呼吸中枢，增加呼吸通气量，表现为深而大的呼吸。呼吸抑制剂如吗啡、巴比妥类等中毒时，也可抑制呼吸中枢，使呼吸浅而慢。一氧化碳和亚硝酸盐中毒，使血红蛋白携氧能力丧失，引起呼吸困难。

4.血源性

重度贫血和大出血时红细胞数目减少。红细胞携氧减少，导致血氧不足。

5.脑源性

见于呼吸中枢受影响的疾病。如脑炎、脑血管病变、脑肿瘤、脑外伤。

6.精神性

精神创伤、癔症也可有呼吸困难发作。其特点是呼吸快而表浅。呼吸性碱中毒常伴有手足抽搐、麻木。

二、心源性呼吸困难的病理生理机制

左心衰竭引起呼吸困难的主要病理生理机制是肺循环淤血。左室收缩功能降低，左室舒张末压力增加，左房压升高，肺静脉回流障碍，肺循环毛细血管压力升高，造成肺淤血。

心包积液引起呼吸困难的病理生理机制是心包腔内压力升高到一定程度，心室舒张受限，引起肺静脉压升高和肺循环淤血。缩窄性心包炎引起呼吸困难的病理生理机制是增厚致密的心包固缩和压迫心脏，心脏舒张受限，舒张期回心血量减少，一方面体循环淤血，造成胸腔积液和腹水，肺脏受压，有效气体交换面积减少；另一方面肺循环淤血。限制型心肌病引起呼吸困难的病理生理机制是心肌本身病变，心脏舒张功能受限，引起一系列病理生理反应类似于缩窄性心包炎。

左向右分流的先天性心脏病（室间隔缺损、房间隔缺损、动脉导管未闭）引起呼吸困难的主要病理机制是肺内血流量增多；右向左分流的先天性心脏病引起呼吸困难的主要病理机制是低氧血症。

三、心源性呼吸困难的表现形式

1.劳力性呼吸困难

随体力活动发生的呼吸困难。休息可以减轻或消失，是左心衰竭和二尖瓣病变的最早和最常见症状。

一些劳力性呼吸困难发作实际上是心绞痛发作，原因是体力活动造成心肌缺血，导致心脏收缩功能下降，射血减少，血液回流入心脏减少，肺循环淤血，而呼吸困难的表现较胸痛症状更明显，这常见于老年人和糖尿病患者。

2.夜间阵发性呼吸困难

患者入睡后因憋气而惊醒，坐位后缓解。症状缓解后平卧入睡，可能再次出现憋气采取坐位。这是左心衰竭的典型表现。

3.端坐呼吸

平卧即出现呼吸困难，患者被迫采取坐位或半卧位以减轻呼吸困难。各种心脏病发展到一定程度都可能出现端坐呼吸。

4.急性呼吸窘迫

患者突发喘憋，不能平卧。患者处于濒死状态，有粉红色泡沫痰从口、鼻涌出，见于急性左心衰竭。

突然发生的呼吸困难是急性心肌梗死不典型症状的最常见类型。当呼吸困难掩盖了急性心肌梗死的其他临床表现，临床医生常常只考虑在原有疾病的基础上发生了急性左心衰竭，忽视急性心肌梗死的可能性，造成误诊和漏诊。

四、查体

心源性呼吸困难听诊时往往在肺底部于吸气末闻及细湿啰音，P_2可亢进，可闻及收缩早期奔马律，心脏体征与引起心源性呼吸困难的原发病相关。重度心力衰竭因每搏输出量下降，表现为脉压变小，脉搏快而且细弱。

五、辅助检查

1.超声心动图

超声心动图有助于诊断心脏原发病及测定心功能。左心衰竭的患者左室射血分数降低，低于 50%。但是超声心动图的射血分数代表左室收缩功能，舒张性心力衰竭的患者左室射血分数正常。

2.X 线胸片

心源性呼吸困难（左心衰竭）患者的 X 线胸片上表现为肺血管淤血和肺水肿的征象，即两肺纹理增多、增粗、模糊，两肺上野静脉影显著，下野血管变细，两肺门有呈放射状分布的大片云雾状阴影。胸片可以发现肺部原发病，有助于肺源性呼吸困难的诊断，从而帮助心源性呼吸困难的鉴别诊断。

3.B 型利钠肽和 N 端前体-B 型利钠肽

BNP 是人体内一种神经激素，主要在心室容量负荷和压力负荷增大时，BNP 的生成及释放增多。BNP 和 NT-pro-BNP 对于心力衰竭导致的呼吸困难阴性预测值较高。如果 BNP<100pg/ml 或者 NT-pro-BNP<300pg/ml，意味着心力衰竭的可能性非常小，应该更多地考虑非心源性因素导致的呼吸困难。但是，急性左心衰竭发生 1~2h 内，BNP 或者 NT-pro-BNP 可能正常。血浆 BNP 水平对于诊断和鉴别心源性呼吸困难和非心源性呼吸困难有着既安全方便，又准确及时，灵敏度、特异度高的优点。因此在临床上被广泛用于呼吸困难的鉴别诊断。很多医院可以床旁检测 BNP 或 NT-pro-BNP。

六、左心衰竭所致呼吸困难

临床上左心衰竭所致的呼吸困难最常见。其临床特点有：

1.患者有严重的心脏病史。

2.呈混合性呼吸困难，卧位及夜间明显。

3.肺底部可出现中、小湿啰音，并随体位而变化。

4.X 线检查：心影有异常改变；肺门及其附近充血或兼有肺水肿征。

5.超声心动图：左室射血分数降低。

6.BNP：BNP>300pg/ml 或者 NT-pro-BNP>1500pg/ml。

七、心源性呼吸困难的诊断和鉴别诊断

1.心源性呼吸困难（左心衰竭）最容易与肺源性呼吸困难（慢性阻塞性肺疾病、支气管哮喘）相混淆。两者鉴别如下（表 1-3-1、表 1-3-2）。

2.心源性急性呼吸困难和急性呼吸窘迫综合征起病急骤、凶险，需要快速、准确识别。两者鉴别见（表 1-3-3）。

表 1-3-1　心源性呼吸困难与肺源性呼吸困难的鉴别

呼吸困难	心源性（左心衰竭）	肺源性（慢性阻塞性肺疾病）
病史	心脏原发病	慢性咳嗽、咳痰史
病理生理基础	肺淤血	气体交换异常
呼吸特点	浅表、快，不以呼气性呼吸困难为主，坐位呼吸困难缓解	深大，频率正常，以呼气性呼吸困难为主，咳嗽、咳痰后呼吸困难缓解

肺部体征	常出现湿啰音	常出现干啰音，呼气相延长
劳力性呼吸困难	有	有
夜间阵发性呼吸困难、端坐呼吸	常见	不常见
心脏体征	心界扩大，心脏杂音，奔马律	心界正常，无心脏杂音，无奔马律
X线胸片	心影扩大，肺纹理增强，两肺上野静脉影显著，下野血管变细，肺门影增大，可出现KerleyB线	心影狭长，肋间隙增宽，肺野透光度增加，肺野外带纹理纤细、稀疏、变直，内带增粗、紊乱
超声心动图	左室射血分数降低	左室射血分数正常
BNP或NT-pro-BNP（pg/ml）	BNP>300；NT-pro-BNP>1500	常BNP<100；NT-pro-BNP<300
血气	除发生急性肺水肿伴肺泡渗液出现时PaO_2降低，其他情况PaO_2一般正常	PaO_2降低和$PaCO_2$升高
肺功能	正常	异常

表1-3-2 心源性呼吸困难与支气管哮喘的鉴别

	心源性呼吸困难	支气管哮喘
发病年龄	40岁以后起病	多于儿童青少年起病
病史	心脏病史	家族或个人过敏史
发作时间	夜间发作	多雨季节交替时发作
肺部体征	散在或弥漫哮鸣音	广泛哮鸣音和湿啰音
心脏体征	心界扩大，奔马律，器质性杂音	正常
胸片	肺淤血，左心扩大	肺野清晰，肺充气过度表现
治疗	强心、利尿、扩血管，吗啡治疗有效	支气管扩张药、激素治疗有效

表1-3-3 心源性急性呼吸困难与急性呼吸窘迫综合征的鉴别

	心源性急性呼吸困难	急性呼吸窘迫综合征
病史	心脏原发病	肺损伤、脓毒症、重症胰腺炎、大量输血
呼吸困难	与体位相关，卧位加重	与体位无关
痰	粉红色泡沫状	稀水样
湿啰音	肺底部	分布广泛，且高调
胸片	胸片表现与症状同时出现和消失	胸片表现类似于肺泡性水肿，治疗后变化缓慢
肺毛细血管楔压	>18mmHg	≤18mmHg
治疗	对强心、利尿、扩血管治疗反应好	对强心、利尿、扩血管治疗反应差

（王秋林）

第四节 心悸

　　心悸是一种患者在主观上对心脏搏动的不适感觉。患者自己感觉到心慌、心跳的一种症状，多伴有心前区不适感。临床表现为心搏增强，心率加快或减慢，心律失常等。若发生在缓慢心率时，常被描述为"心跳增强而有力"；若发生在快速心率时，则被描述为"心跳剧烈得要从口中蹦出"，常有奔马感。目前对心悸发生机制尚无满意解释，多与心动过速、心律不齐和每搏输出量的增多有关，但也与不同个体的神经类型和敏感程度有明显关系。

一、发病机制和病因

　　引起心悸原因很多，部分属于病理性，亦有不少是生理性。一般来说，在重体力劳动、剧烈运动、过度兴奋和紧张时可感到明显心悸不适，这是一种生理现象。临床上，患者以心慌或心悸就诊的原因常为以下情况。

（一）心律失常所致心悸

1.心动过速

　　心率快于平时心跳范围（正常成人每分钟心跳 60~100 次，一般很少超过 90 次）。一旦心率>100 次/分，就会感到心慌或心悸不适。也有一些老年人（或有迷走神经张力增高或病态窦房结综合征等），平时心率 60 次/分左右，一旦心率快于 80 次/分，也可产生心慌的感觉。心动过速常见于窦性心动过速、快速房颤、房扑，室速等。尤其是心律失常突然发作时更易引起心悸。其原因是心率增加、心室舒张期缩短、充盈不足引起心瓣膜及心室肌收缩力增高、导致心搏增强而引起心悸。心动过速类型的诊断有赖于心电图及电生理检查。

2.心动过缓

　　在心率<60 次/分（如窦性心动过缓、房室传导阻滞）时，一些患者可出现心悸感。常见于窦性心动过缓、高度房室传导阻滞、房室交界性心律、自发性室性心律、病态窦房结综合征、房颤转复成窦性心律后、迷走神经兴奋性增高等。心悸的原因是由于心率缓慢，心室充盈度增加，舒张期延长，每搏输出量增加，心搏增强所致。

3.心律不齐

　　最常见的是期前收缩及房颤。由于期前收缩，在一个较长的代偿间期后出现的心室收缩强而有力，使患者心前区突然跳动而感到心悸。而代偿间歇时患者常诉心脏停搏。也有一些期前收缩（早搏），患者无明显感觉，尤其是房性期前收缩。

（二）高动力状态所致的心脏收缩增强

1.生理性心悸

　　可见于健康人过度体力活动或情绪激动、紧张、恐惧、焦虑时。心悸的发生也可与生活习惯（如大量吸烟，饮酒，饮浓茶、咖啡）等及应用某些药物有关。

2.病理性心悸是由病理性心搏增强所致。见于：

　　（1）心脏疾病：由于心脏本身病变导致心脏收缩力增强，心脏血流量增加，以致引起心脏负荷过重，心脏增大而产生心悸。如先天性心脏病（包括室间隔缺损、动脉导管未闭）、风湿性心脏病（主动脉瓣狭窄及关闭不全、二尖瓣狭窄及关闭不全）、高血压性心脏改变、冠心病、脚气病性心脏病、克山病、原发性心肌病及体动静脉瘘所致者。心悸常为首发症状，劳累后尤为明显。

（2）心脏排血增加：①甲状腺功能亢进：由于基础代谢率增高，交感神经兴奋性增强，心率增快，心排血量增加而导致心悸；②贫血：轻度贫血者活动后常感心悸，严重贫血者休息时也会感到心悸。慢性贫血时心悸症状可不明显，但心脏听诊可闻及收缩期杂音。贫血时血红蛋白含氧量减少，组织器官通过机体代偿功能来保证供氧。急性失血性贫血时可出现明显的心悸；③高热：急性感染时因发热，机体代谢率增高，组织耗氧量增加，机体通过增加心率而提高心排血量，以保证供氧，故可感心悸；④低血糖：由于低血糖时释放过多肾上腺素，可产生心悸；⑤嗜铬细胞瘤：血中儿茶酚胺水平可能会突然增高，肾上腺素和去甲肾上腺素水平增高，可使血压阵发性增高而引起心悸；⑥结核病活动期、急性风湿热、亚急性心内膜炎、布鲁菌病等也常引起心悸。

（三）药物和食物

一些药物如肾上腺素、麻黄碱、氨茶碱、阿托品、甲状腺制剂、单胺氧化酶抑制剂等也可引起心搏增强或心律不齐而感到心悸。除了这些药物，大量吸烟和饮酒，饮浓茶、咖啡，以及吸食摇头丸和冰毒等都会出现心悸。

（四）心脏神经官能症

多见于青、中年，女性多见。除心悸外，往往伴有头晕、头痛、失眠、乏力、注意力不集中等。心悸发作时常有情绪激动的诱因或近期生活压力过大，伴有过度换气（大喘气），主诉中还有胸痛、憋气和呼吸困难等。本病是自主神经功能失调致心脏血管功能紊乱而引起的临床综合征。发病多与精神、情绪、过度疲劳有关。

二、评估要点

1.对心悸的患者，病史询问中既要关注与心脏疾病有关的因素，同时也要注意患者的生活、饮食习惯，以及近期的一些情感因素，应包括以下几个方面。

（1）是否与劳累、情绪激动、精神刺激、睡眠差等诱因有关，是否伴有头晕、头痛、健忘和乏力。

（2）是否有劳累后呼吸困难、喘憋、不能平卧、尿少、水肿等。

（3）是否有多饮、多食、怕热、易出汗、手颤、体重减轻等。

（4）是否有头晕、眼黑、出冷汗、呕血及便血史。

（5）心悸为阵发性还是持续性，发作时间长短，以及发作和终止是突然还是徐缓的。

（6）既往是否有心脏病史，以及高血压、风湿性疾病、甲状腺功能亢进症（甲亢）、肺结核病史。

（7）服药史。

（8）有否吸烟、饮酒、饮浓茶、咖啡等。

2.体格检查

（1）注意心脏体征，包括心界大小、心率、节律、心音强弱以及各瓣膜听诊区的杂音等。

（2）测量四肢血压，注意脉压等。

（3）有无周围血管征。

（4）有无贫血及内出血体征。

（5）甲状腺有无增大、有无眼球突出、甲状腺有无血管杂音等。

3.辅助检查

根据患者具体情况可考虑完善以下检查。

（1）血红蛋白、白细胞计数及分类，血小板计数。

（2）心电图注意和以往检查结果进行对照比较，必要时做电生理检查、超声心动图、24h动态心电图。对心脏病的诊断有很大帮助。

（3）检查基础代谢率。三碘甲状腺原氨酸、四碘甲状腺原氨酸、促甲状腺素、血清蛋白结合碘等。

（4）查血糖、尿糖。

（5）怀疑嗜铬细胞瘤时，应检查3-甲氧基4-羟基苦杏仁酸、儿茶酚胺。

（6）胸部X线检查。

（7）查红细胞沉降率（血沉）。有指征的做抗链球菌溶血素"O"、C反应蛋白或结核感染的检测。

三、诊断思路

心悸的鉴别诊断步骤首先是明确心悸是否为心脏本身节律紊乱所致，然后进一步确定器质性疾病所致的心悸或是属于生理性心悸。

步骤一：如患者就诊时，仍然有心悸不适，则可通过心脏听诊和心电图，解心率、心律和心音，常能做出心悸是否由心律失常所致的判断。如果患者主诉心悸为间歇性，就诊时并无心悸症状，则可考虑进行动态心电图或心脏电生理检查，以明确是否存在阵发性心律失常。

步骤二：若患者就诊时，自觉心悸，而心脏听诊发现心律和心率基本正常，心电图检查时心律和心率在正常范围，则应考虑患者的心悸为非心律失常原因所致。这时应注意鉴别心悸是病理性或是精神因素所致。一般来说，由心脏疾患所致者，多有器质性心脏杂音及心脏扩大。若属于高动力循环状态，除有原发疾病的临床表现外，常有下列特点：心率相对较快，心音增强，有周围血管征。临床上还要注意心悸的伴随症状，对诊断有重要提示（见下文）。

步骤三：排除了器质性疾病后，方可考虑心悸不适感与精神因素有关（心脏神经官能症）。心脏神经官能症常同时伴有神经衰弱的表现，多见于年轻女性和围绝经期妇女，除心悸外还常有多种心脏方面的症状，如心动过速、胸闷、气短、心前区隐痛或刺痛，并有神经系统和全身不适，如头痛、眩晕、耳鸣、失眠、乏力、注意力不能集中。体格检查常可发现有心动过速、呼吸加快、双手震颤和腱反射亢进。心电图可有一过性ST-T改变，且长年看病但诊断不详。

心脏神经官能症患者心电图一过性的改变有时易与冠心病相混淆，普萘洛尔（心得安）试验有助于鉴别诊断。心脏神经官能症患者试验后大多数心电图恢复正常，导致T波恢复直立。若非如此，这类患者应进行随访或进一步检查评估。

四、鉴别诊断

1.心悸伴随心率快而规整

窦性心动过速、阵发性心动过速（阵发性室上性心动过速、阵发性室性心动过速）、心房扑动。

2.心悸伴随心率慢而规整

窦性心动过缓、三度房室传导阻滞、病态窦房结综合征、心房扑动呈4：1下传、室性自主心律。

3.心悸伴随心律不齐

包括二度房室传导阻滞、窦性心律不齐、窦性心律伴期前收缩、窦性停搏、心房颤动等。

4.心悸伴有呼吸困难、喘憋不能平卧

常见于心力衰竭、急性心肌梗死、心肌炎、重症贫血或心脏神经官能症。

5.心悸伴胸痛

常见于心肌炎、心包炎、心绞痛、心脏神经官能症。

6.心悸伴晕厥、抽搐

常见于高度房室传导阻滞、心室颤动，以及阵发性室速所致的阿-斯综合征发作。

7.心悸伴出汗

常见于甲状腺功能亢进、低血糖、嗜铬细胞瘤。

8.心悸伴苍白无力、头晕

多见于各种类型的贫血、出血。

9.心悸伴发热

常见于风湿热、结核病、心肌炎、感染性心内膜炎、甲亢、贫血和其他发热性疾病。

10.心悸伴失眠、头晕乏力等神经衰弱征象常见于心脏神经官能症。

五、临床处理

心悸症状有可能是困扰患者的长期问题，患者反复多处就诊而得不到缓解，也有可能是心悸症状急性发作而到急诊求治，临床上应根据患者的具体情况而进行酌情处置。（图1-4-1）列出了心悸患者的临床处理流程，主要是根据患者病情是否稳定以及是否为心源性心悸而采取的不同处理方法。

（一）紧急处理

心悸患者如果出现下列情况之一则需要紧急处理：大动脉搏动消失、意识障碍、末梢循环障碍、呼吸困难。此时应评估患者的呼吸、脉搏、血压，保持患者的呼吸道通畅。对血流动力学不稳定的患者立即送入抢救室，吸氧，进行生命体征监护，建立静脉通路。

如果患者的血流动力学稳定，可进入下一步。

（二）进一步评估

分析引起患者心悸不适的原因。

1.询问病史注意点

有无诱因，发病缓急，病程长短；心悸是持续性还是阵发性，是偶发还是频发；有无发热；有无多食、怕热、易出汗、尿少或水肿，患者的服药史和饮食情况；有无心脏疾病史或甲亢病史。

2.体格检查注意点

注意有无贫血貌；心脏边界、心率、节律、有无杂音；有无血管杂音，颈动脉搏动；甲状腺大小、震颤以及血流杂音，有无突眼征等。

3.可能需要的相关检查

全血细胞计数、血电解质、肝肾功能、动脉血气、甲状腺功能测定、胸部 X 线检查、心电图/Hoher 检查、超声心动图、腹部 B 超（肾上腺、胰腺）、运动平板试验以及心脏电生理检查。

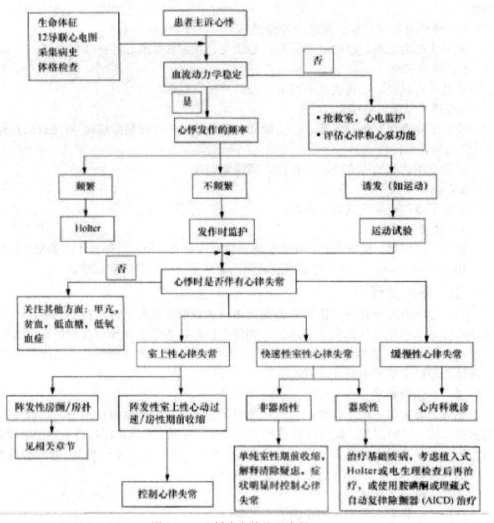

图 1-4-1　心悸患者的处理流程

（三）对因处理

心悸的对因处理以治疗引起心悸的原发病为主。如纠正心律失常或心力衰竭，纠正缺氧，纠正低血糖，治疗贫血，治疗甲状腺功能亢进等。尤其要注意心率的控制和心律失常的处理。对不明原因的心悸，在排除了严重的心脏疾病和躯体疾病之后，必要时使用抗焦虑和抗抑郁药物，调节自主神经功能。

（王秋林）

第五节 水肿

一、概述

水肿是指血管外的组织间隙中有过多的体液积聚所产生的症状，为临床常见症状之一。水肿的分类方法有：①按分布范围分：可分为全身性水肿和局部水肿；②根据水肿发生原因：分为心源性水肿、肾性水肿、肝性水肿、炎性水肿、营养不良性水肿、淋巴性水肿、特发性水肿（原因不明）等。临床上水肿多指皮下水肿，是全身及局部水肿的重要体征之一，又分为可凹性水肿（压陷性水肿）和非可凹性水肿（非压陷性水肿）。一般情况下，水肿这一术语不包括实质脏器水肿。如脑水肿、肺水肿等。

二、发生机制

在正常人体中，约有 5%的体液存留在组织间隙，穿梭于机体各种细胞和毛细血管之间，担负着转运体内的代谢产物、营养物及其他物质的运载任务。组织间隙也是体液的储备库，在需要时得以调用。组织间液处于不断的交换与更新之中，组织间液量却相对恒定，这依赖于血管内外液体交换平衡和体内外液体交换平衡。如果这两种平衡被破坏，就有可能导致组织间隙或体腔中过多体液积聚。

（一）血管内外液体交换障碍

1.毛细血管内静水压过高

主要原因是静脉压增高。引起静脉压增高的因素有：①心功能不全：右心功能不全使上、下腔静脉回流受阻，体循环静脉压增高，是心源性水肿的重要原因；②血栓形成或栓塞、肿瘤压迫可使局部静脉压增高，形成局部水肿；③血容量增加也可引起毛细血管流体静压增高，毛细血管流体静压增高将导致有效流体静压增高，平均实际滤过压增大，使组织间液生成增多。

2.血浆胶体渗透压降低

血浆胶体渗透压降低是由于血浆蛋白减少所致。其中白蛋白是决定血浆胶体渗透压高低的最重要的因素。引起白蛋白减少的原因有：①合成减少：见于营养不良致合成原料缺乏或严重肝功能障碍致合成白蛋白的能力低下；②丢失过多：见于肾病综合征，由于肾小球基底膜严重破坏，使大量白蛋白从尿中丢失；③分解增加：恶性肿瘤、慢性感染等使白蛋白分解代谢增强；④血液稀释：见于体内钠、水潴留或输入过多的非胶体溶液使血浆白蛋白浓度降低。血浆胶体渗透压降低使有效胶体渗透压降低，平均实际滤过压增大而致组织间液生成增多。

3.毛细血管壁通透性增加

当机体出现炎症、酸中毒及过敏时，由于血浆蛋白浓度远远高于组织间液蛋白浓度，因而微血管壁通透性增高使血浆蛋白渗入组织间隙，造成血浆胶体渗透压降低和组织间液胶体渗透压增高，有效胶体渗透压降低，平均实际滤过压增大。

4.淋巴回流障碍

在某些病理情况下，当淋巴管阻塞使淋巴回流受阻时，可使含蛋白的淋巴液在组织间隙中积聚而引起水肿。这种情况可见于：①淋巴结的摘除。如乳腺癌根治手术时广泛摘除腋部淋巴结引起该侧上肢水肿；②淋巴管堵塞。如恶性肿瘤细胞侵入并堵塞淋巴管。丝虫病时主要淋巴管被丝虫阻塞，可引起下肢和阴囊的慢性水肿。

（二）体内外液体交换障碍

正常人体主要通过肾的滤过和重吸收来调节水和钠盐的摄入量与排出量的动态平衡，从而保证体液总量和组织间隙液量相对恒定。任何原因使肾小球滤过率减少而肾小管重吸收率并未减少肾小球滤过率没有明显变化而肾小管重吸收明显增强、或肾小球滤过率减少而肾小管重吸收增强同时出现都会导致肾小球、肾小管平衡失调，从而引起水、钠排出减少，在体内潴留。其主要机制为：肾小球滤过率下降；肾小管对钠、水的重吸收增强。

三、病因及临床表现

（一）全身性水肿

当液体在体内组织间隙呈弥漫性分布时呈全身性水肿。常见的原因有：

1.心源性水肿

主要是右心衰竭的表现。常见于冠心病、风湿性心脏病、高血压病、梅毒性心脏病等各种器质性心脏病引起的瓣膜、心肌等病变所造成的充血性心力衰竭，缩窄性心包炎等。发生机制主要为：①心力衰竭时，肾血流量减少，肾小球滤过率下降使原尿生成减少；②心力衰竭时，肾素-血管紧张素系统激活，使醛固酮分泌增多，肾远曲小管对钠的重吸收加强。而且通过血容量感受器反射性地引起抗利尿激素分泌增多。利钠激素和心房肽分泌减少。肾血流重新分布和滤过分数增加，使肾小管对钠、水重吸收增加。上述原因均引起水、钠潴留；③心力衰竭时，心收缩力减弱致排血量减少，静脉回流受阻，再加之钠、水潴留使血容量增多等作用，均使静脉压升高，后者又引起毛细血管流体静压升高和淋巴回流受阻，引起组织水肿。心力衰竭患者由于胃肠道淤血和肝淤血，使蛋白质摄入减少、消化吸收障碍和血浆白蛋白合成减少，引起血浆胶体渗透压降低，进一步加重水肿。

心源性水肿的特点是：①水肿逐渐形成。首先表现为尿量减少，体重增加，然后逐渐出现下肢及全身水肿；②水肿先从身体的下垂部位开始，逐渐发展为全身性水肿。一般首先出现下肢可凹性水肿，以踝部最为明显；③伴有右心衰竭和静脉压升高的其他症状和体征。如心悸、气喘、颈静脉怒张、肝大，甚至胸腔积液、腹水等。

2.肾性水肿

原发于肾损害的全身水肿。肾性水肿产生机制：①肾小球滤过率下降，而肾小管对水、钠重吸收尚好，从而导致水、钠潴留，此时常伴全身毛细血管通透性增加，因此组织间隙中水分潴留。此种情况多见于肾炎。如急性肾小球肾炎、慢性肾小球肾炎、肾盂肾炎肾衰竭期等；②由于大量蛋白尿导致血浆蛋白过低所致，血浆胶体渗透压明显降低。此种情况多见于肾病。如肾病综合征、肾动脉硬化症、肾小管病变等；③肾实质缺血，导致继发性醛固酮增多，加重了水、钠潴留。根据其发生机制的不同，可将肾性水肿分为肾炎性水肿与肾病性水肿两类。

肾性水肿的临床特点：水肿多从眼睑、颜面开始，而后逐步扩展致全身；多以晨起时最明显，活动后逐渐减轻（严重者变化不明显）；常同时伴有蛋白尿、血尿、管型尿、少尿及高血压等其他肾病表现。

3.肝性水肿

原发于肝脏疾病的体液异常积聚称为肝性水肿。其发生的机制主要由于肝蛋白质合成障碍使血浆白蛋白减少，血浆胶体渗透压降低，醛固酮和抗利尿激素等在肝内灭活减少可使钠、水潴留等。常见于肝硬化、肝坏死、肝癌、急性肝炎等。

肝性水肿具有以下特点：首先发生于足踝部，逐渐向上蔓延。头面部及上肢常无水肿。严重时出现腹水、胸腔积液。

4.营养不良性水肿

主要是由于各种原因所导致的蛋白质摄入不足和消化吸收障碍，蛋白质排泄或丢失过多等所造成的。如长期的饥饿、肠道蠕动亢进、吸收面积减少、慢性消耗性疾病、大面积烧伤和渗出、急性或慢性失血、大量蛋白尿等。其特点是水肿发生前常有消瘦、体重减轻等表现。皮下脂肪减少所致组织松弛、组织压降低，加重了水肿液的潴留。水肿常从足部开始逐渐蔓延全身。血液生化检查可见血浆蛋白明显降低。

5.妊娠性水肿

部分妇女在妊娠后，随妊娠月份增加而出现水肿，以下肢为明显，体重也可显著增加，常伴高血压、尿少，尿检验可见有蛋白。这种妊娠水肿在妊娠中、晚期多见，与内分泌改变有关。此外，由于妊娠子宫增大，压迫导致淋巴回流受阻，也是造成下肢水肿的原因。

6.内分泌性水肿

由于内分泌与代谢功能紊乱所引起。既可以表现为全身性水肿，也可以表现为局部性水肿。如甲状腺功能减退所引起的黏液性水肿。其主要特点表现为颜面及下肢的非可凹性水肿；见于肾上腺皮质功能亢进所引起的醛固酮增多症、皮质醇增多症、垂体前叶功能低下等。部分女性有随月经周期出现的周期性水肿，或在服用避孕药、注射排卵药后可引起水肿。

7.特发性水肿

该型水肿为一种原因未明或原因尚未确定的（原因可能一种以上）综合征。常见于中年女性。水肿多为轻中度，往往呈周期性，其发生与体位有着密切的关系，在长时间站立或活动、吃盐后出现或加重，平卧位休息后又逐渐减轻至消失。水肿常发生在早晨，颜面及手部比较明显，下午以下肢和足部显著。特发性水肿大多无严重后果，病情常周而复始，一般不会有明显的进展。

（二）局部性水肿

液体聚积在局部组织间隙时称为局部性水肿。常见的原因有：

1.淋巴性

分为原发性淋巴性水肿（先天性淋巴性水肿、早发性淋巴性水肿）、继发性淋巴性水肿（肿瘤、感染、外科手术、辐射等）。

2.静脉阻塞性

见于肿瘤压迫或肿瘤转移、局部炎症、静脉血栓形成、血栓性静脉炎、瘢痕收缩以及创伤等。可分为慢性静脉功能不全、上腔静脉阻塞综合征、下腔静脉阻塞综合征以及其他静脉阻塞。

3.炎症性

为最常见的局部水肿。见于丹毒、疖肿、卢德维咽峡炎、蛇毒中毒等。

4.变态反应性

见于荨麻疹、血清病以及食物、药物等引起的过敏反应等。

5.血管神经性

属于变态反应性或神经源性。可因昆虫机械刺激、温热刺激或感情激动而诱发，部分病例与遗传有关。

（三）临床分度

临床上根据水肿程度可分为轻、中、重三度。

轻度：水肿仅发生于眼睑、眶下软组织、胫骨前、踝部皮下组织，指压后可出现组织轻度凹陷，平复较快。有时早期水肿仅有体重迅速增加而无水肿征象出现。

中度：全身疏松组织均有可见性水肿。指压后可出现明显的或较深的组织凹陷，平复缓慢。

重度：全身组织严重水肿。身体低垂部皮肤张紧发亮，甚至可有液体渗出，有时可伴有胸腔、腹腔、鞘膜腔积液。

（四）水肿对机体的影响

水肿对机体具有多种不利的影响。其影响大小取决于水肿的部位、程度、发生速度和持续时间。

1.细胞营养障碍

组织间隙液体积聚使组织细胞与毛细血管之间的距离加大，氧与营养物质运输时间延长；水肿液的堆积还可压迫局部毛细血管，致使血流量减少，造成细胞营养障碍。水肿部位易发生组织损伤、溃疡而不易愈合。

2.器官功能障碍

水肿可导致相应器官功能障碍。如胃肠黏膜水肿可影响消化吸收；肺水肿可引起呼吸功能障碍；心包积液可影响心脏泵血功能；喉头水肿可致气道阻塞甚至窒息；脑水肿可致颅内压增高，甚至形成脑疝，危及生命。生命重要器官急速发生的水肿危害较大，而缓慢发生的非要害部位水肿（如肢体水肿）对机体的影响较小。

四、问诊要点

水肿患者除询问一般病史资料外，对于水肿患者应注意追问以下情况：①过去有无水肿，水肿的发展情况，是持久性或间歇性；②水肿出现的部位，是全身性还是局限性，是否为对称性、可凹陷性，与体位的关系。如为全身性则应注意询问有无心脏病、肾病、肝病及内分泌疾病病史。女性患者还应询问水肿与月经周期的关系；③最近有无接受过某些制剂或药物治疗。如大量盐水、肾上腺皮质激素、睾酮、雌激素等。

（王秋林）

第二章 神经系统疾病诊疗

第一节 神经系统疾病诊断

一、神经系统疾病诊断原则

临床医师通过周详的病史采集、细致的全身和神经系统检查以及有关的辅助检查后，根据收集来的资料，进行全面的综合分析，方可对疾病作出初步诊断。神经系统疾病的诊断原则应当包括：确定诊断方向（定向诊断），明确病变部位（定位诊断），弄清病变性质和原因（定性诊断）。只有完成了这一过程，才能制定出全面、妥善的治疗措施。

（一）定向诊断

确定某种疾病是否为神经系统疾病或病变是否主要累及神经系统是神经科医师首先需要解决的问题。及时进行定向诊断，有利于患者尽快得到恰当的处理。因为许多神经系统症状是由其他系统疾病所引起的。例如，头痛可能为眼科或耳鼻喉科疾病所诱发；短暂的意识障碍可能为肝性脑病的表现等。另外，神经系统的疾病也可能以其他系统或器官的症状作为主诉。如吉兰-巴雷综合征常以四肢乏力为首发症状到内科就诊；重症肌无力的复视常到眼科就诊等。实际上，心血管、呼吸、内分泌等内、外、妇、儿科疾病常合并有神经系统损害。还有些疾病，如骨、关节、周围血管结缔组织等疾病，其症状也可类似神经系统疾病。因此，临床医师确定神经系统疾病诊断时，要强调整体观念，避免只重视局部而忽视整体的片面观点，要全面了解病情和病损可能累及的器官和系统，确定诊断方向，这样才能作出正确的诊断，才能够抓住主要矛盾，进行及时处理。

（二）定位诊断

在分析病变的分布和范围之后，还需进一步明确其具体部位。如病变是在中枢（脑、脊髓）还是在周围神经；病变在脑部或脊髓哪一个节段上；对于颅内病变，应分析病灶在脑膜，还是脑实质；在脑内还应进一步判断在哪一个部位；对于椎管内的病变，在定位诊断时应力求确定病灶的上界、下界、髓内、髓外、硬膜内、硬膜外。如为脑神经损伤，应确定是核上病变、核性病变抑或核下病变；周围神经病变则应判明是根性病变、神经丛病变还是神经干病变等。

（三）定性诊断

定性诊断是建立在定位诊断的基础上，将年龄、性别、病史特点、体征以及各种辅助检查结果结合在一起进行分析。病史中特别要重视起病情况和病程特点这两方面的资料。一般而言，当急性发病迅速达到疾病的高峰，应考虑血管病变、急性炎症、外伤及中毒等。当发病缓慢、逐渐恶化、病程中无明显缓解现象，则多为肿瘤或变性疾病；呈间歇发作性发病形式则多为癫痫、偏头痛或周期性瘫痪等。当病程中出现缓解与复发交替发病，常为多发性硬化的表现。

（四）临床思维方法

在临床中，神经科医生要善于抓住疾病的主要矛盾，透过现象抓住其本质特征，这也是一个需要长期锻炼的过程。有些神经系统症候群是由于本系统疾病造成，而有时相同的症候群则可能由于系统以外的疾病因素造成。例如，昏迷的患者，查 MRI 有时仅见基底节区的个别腔隙性脑梗死，再加上一侧锥体束征，即不假思索地按血管病处理，这种做法是不可取的。而有的医生善于使用矛盾分析的方法，抓住主要矛盾。对昏迷患者的神经影像学检查是完全必要的，但必须要客观判定检查结果：个别的腔隙性脑梗死灶能否成为昏迷的病因？一侧锥体束征是否可用腔隙性脑梗死解释？昏迷是否还有别的原因？因此，这位医生在分析病情之后，急查血糖、渗透压、胸片等，发现患者高渗，血糖增高，即按糖尿病高渗昏迷处理，患者很快痊愈。从本质上讲，临床思维的过程就是认识矛盾的过程，也是抓主要矛盾的过程，总的来说就是矛盾分析。

对疾病的认识是一个实践过程。同时疾病也是一个不断发展变化的过程。医生的检查技巧、患者的状态、疾病所处的不同时期等因素均影响着医生对病情的判定。一次或几次体格检查、实验室检查的结果不是一成不变的。因此，临床医生对疾病的掌握应通过"实践—认识—再实践—再认识"的过程获得。有效的治疗依赖于正确的诊断；而正确的诊断来自对症候的识别和分析。例如，真性眩晕和假性眩晕；部分性癫痫持续状态的异常运动与锥体外系疾病的运动异常；Homer's 征与动眼神经不全麻痹等，任何两者间的混淆均可导致完全不同的诊疗结果。因此，仔细观察病情变化，反复查体以明确疾病症候是十分必要的。有人甚至说：再次体格检查是对神经系统疑难病症的一种最可靠的方法。

二、神经系统疾病的病史采集和体格检查

（一）神经系统疾病的病史采集

神经系统疾病的病史采集和一般病史采集基本相同，但因为神经系统疾病往往有着自己的独特征状和病程，在询问病史时应予以重视。完整、准确的病史是神经系统疾病诊断的重要依据，对病变的定位和定性、病情的分析及预后的推断有着重要意义。从病史了解中可抓住神经疾病的诊断线索，如：①症状是功能性还是器质性；②病变的部位及范围；③病变的性质；④病变发生的原因等。和其他临床学科相比，神经科疾病的诊断对病史的依赖性更大。许多神经系统疾病并无异常的体征和实验室发现，但确切的病史常可获得病变性质和受损部位的初步印象，如癫痫、偏头痛和三叉神经痛等常查不到阳性体征，而根据病史往往可以做出诊断。

神经系统病史采集应全面系统而又重点突出。主要注意以下几个方面：①尽可能让患者自己陈述疾病的主要痛苦和经过。患者在陈述时一般不要打断，要集中精力边听边思考。等患者讲完后，对病史进行综合、分析和提炼，获得一个初步印象，再沿着这一初步印象和思路对患者没有谈及的而且对诊断有意义的问题进行提问。提问时切忌暗示；②对昏迷或有智能、语言等障碍不能自己陈述病情的患者，让其家属尤其是最亲近的家属进行病情陈述；③不管患者自己还是家属陈述，检查者要善于引导患者按时间先后讲述每个症状出现的具体时间及演变情况，尤其是要善于并有耐心接待那些文化程度较低、语言表达较差的患者；④在病史采集过程中，遇有患者使用医学术语，如"眩晕"、"复视"、"视野缺损"、"感觉障碍"等时，因有可能患者所使用的医学术语与实际病情

不符，应仔细询问具体指的是什么，以免造成误解；⑤检查者在询问病史时要态度和蔼，尊重患者。如遇到涉及患者隐私的问题，要给予适当的解释，取得患者的信任，以得到可靠的病史。

在病史采集时患者的基本情况应包括：性别、年龄、职业、左利手、右利手、双利手或先左后矫正为右利手等。

（二）神经系统体格检查

体格检查是指医师对患者的客观检查。实际上，医师在询问病史时已经做了初步的客观检查。如对患者的精神状态、体位、姿势、表情、发音、言语、反应能力等已经做了观察。

神经系统体格检查的核心要求是检查者必须应用熟练、精确的基本功来获取正确的能反映患者本来现象的临床资料。这种信息的可靠性如何，直接关系到对疾病的正确诊断。因此，必须重视和熟练地掌握这一最重要的基本功。除此之外，还需要医师耐心细致地取得患者的信任和配合。这是取得正确结果的重要一步。

检查前需准备一些必要的工具。普通用具：叩诊锤、棉絮、大头针、音叉、双规仪、试管（测温度用）、电筒、压舌板、带尺、皮肤铅笔、听诊器、视力表、眼底镜、视野计。特殊用具：嗅觉试验瓶（薄荷水、樟脑油、香水、汽油）、味觉试验瓶（糖、盐、奎宁、醋酸）、失语症试验箱（梳子、牙刷、火柴、笔、刀、钥匙、各种颜色、各式木块、图画本等）。

神经系统检查顺序一般为先查精神和认知，然后是头部和脑神经（包括头皮上的触诊、叩诊和听诊）、颈部、四肢运动和反射及各种感觉机能，最后查步态及小脑机能（如指鼻、Romberg 征等）。检查既要全面，又要根据病史掌握重点。如患者病情较重或处于昏迷状态，在必要检查后应立即抢救，待患者病情稳定后再做补充检查。

（三）运动系统检查

1.肌肉体积和外观

注意有无萎缩和肥大。如有则应确定其分布及范围，是全身性、偏侧性、对称性还是散发性；是限于某个周围神经的支配区，还是限于某个关节的区域。而后则应确定具体部位是舌部、颈部、肩部、手部、腿部还是足部。具体肌肉则应确定是胸锁乳突肌、斜方肌、冈上肌、冈下肌、三角肌、二头肌、三头肌、骨间肌、股四头肌、胫前肌、腓肠肌还是伸趾短肌等，并做两侧对称性比较。右利手者，右侧肢体略粗，一般不超过 2cm，检查时应注意这些生理变异。

2.肌张力

肌张力减低见于肌源性疾患。如进行性肌营养不良和肌炎；周围神经病变如吉兰-巴雷综合征和多神经炎或单神经炎；后根和后索疾患如脊髓痨；脊髓疾患如前角灰质炎、小脑疾患等。肌张力增高见于锥体束病变如脑出血；锥体外系疾患如帕金森病；脑干病变如炎症和脱髓鞘等，以及其他疾患如破伤风等。

3.肌力

检查时嘱患者做某种运动并施以阻力，以判断其肌力的级别。或让患者维持某种姿势，检查者用力使其改变，也可观察肌力的强弱。如患者肌力明显减弱达不到抵抗阻力时，则应观察肌肉能否产生动作和能否抗引力而抬起肢体。如无抗引力肌力，则应观察肢体在平面上的运动程度。

4.共济运动

协调作用的障碍称为共济失调，主要见于小脑半球本身病变或其与对侧额叶皮质间的联系损害、前庭功能障碍、脊髓后索病变以及周围神经疾病。另外，不自主运动、肌张力增高和轻度瘫痪者也会影响动作的正常执行，检查前需排除。

共济运动可以通过患者的日常生活来观察，如穿衣、系扣、取物、进食等。共济失调患者在空间和时间上的控制失常导致了辨距不良、动作分解、语言迟缓或讷吃、书写字体过大或笔画不匀等。共济运动的检查方法有下列几种：指鼻试验、误指试验、轮替动作试验、跟膝胫试验、反跳试验、平衡性共济失调实验。

5.不自主运动

观察有无舞蹈样运动、手足徐动、震颤（静止性、动作性）、抽搐、肌束颤动、肌阵挛等骨骼肌的病态动作。如果发现这些异常，必须注意其部位、范围、时限（经常还是间歇发生）、强度（是否几个关节甚至整个身体）、规律和过程，以及与各种生理状态如休息、情绪、寒冷、疲劳和睡眠的关系。

6.姿势和步态

观察患者平卧、站立和行走的异常。平卧时可见上运动神经元病变引起的上肢瘫痪，呈肘部、腕部、指部屈曲，前臂内旋的姿态，患者常用健侧的手去握持它。下肢的瘫痪，即使是轻微时一般也有小腿外旋的倾向。站立时的姿势异常主要依靠视诊，帕金森病患者头部前倾，躯干俯曲。小脑蚓部病变常前后摇晃，小脑半球或前庭病变向病侧倾倒。

步态检查时可嘱患者先做普通行走，然后根据需要可直线行走、后退行走、横向行走、跑步等，必要时做闭目行走。检查者观察起步和停止情况、抬足和落下的姿势、步基的大小、行走的节律和方向。另外还需要观察身体的动态，包括肢体和骨盆部的动作。

（四）感觉系统检查

感觉系统检查是神经系统检查中最为冗长而又最容易发生误差的部分，需要耐心和细致。由于检查的结果主要根据患者表述，开始前应给患者解释检查的全过程和要求，以取得合作。检查中切忌暗示和提问，以免影响患者的判断。在检查中要注意两侧、近远的对比。一般从感觉缺失区向正常区进行检查。

1.感觉检查

（1）浅感觉

1）触觉：用一束棉絮在皮肤上轻轻掠过，有毛发处可轻触其毛发，嘱患者说出感受接触的次数。

2）痛觉：以大头针轻刺皮肤，嘱患者感到疼痛时做出反应，须确定感觉到的是疼痛还是触觉。如发现痛觉减退或过敏的区域，需从各个方向用针尖在患区皮肤向外检查，以得到确切的结果。

3）温度觉：用盛有冷水（5~10℃）及热水（40~45℃）试管交替接触皮肤，嘱患者报告"冷"或"热"。

（2）深感觉

1）运动觉：患者闭目，检查者轻轻夹住患者指趾的两侧，上下移动5°左右，嘱其说出移动的方向。如发现有障碍可加大活动的幅度，或再试较大的关节。

2）位置觉：患者闭目，将患者一侧肢体放一定位置，让患者说出所放位置，或用另一肢体模仿。

3）振动觉：应用 128Hz 的音叉，振动时置于患者的手指、足趾，以及骨隆起处如桡尺茎突、鹰嘴、膝盖、锁骨、髂前上棘、胸骨、脊椎棘突等，询问有无振动的感受，注意感受的时限，两侧对比。老年人足部振动觉常减退，并无明确的临床意义。

4）压觉：用不同的物体交替轻触或下压皮肤，令患者鉴别。

（3）复合感觉（皮质感觉）

1）触觉定位觉：患者闭目，以手指或其他物体轻触患者皮肤，嘱患者用手指点出刺激部位。

2）两点辨别觉：患者闭目，用钝脚的两角规，将其两脚分开达到一定距离，接触患者皮肤，如患者能感觉到两点，则再缩小两脚的距离，一直到两脚的接触点被感觉成一点为止。正常身体各部位辨别两点的能力不尽一致：指尖为 2~4mm，指背 4~6mm，手掌 8~12mm，手背 2~3cm，前臂和上臂 7~8cm，背部、股腿更大。检查时应注意个体差异，必须两侧对照。

3）形体觉：患者闭目，可将常用物体如钥匙、纽扣、钢笔、硬币、圆球等放在患者一侧手中，任其用单手抚摸和感觉，并说出物体名称和形状，左、右分试。

4）重量觉：用重量不同（相差 50%以上）的物体先后放入一侧手中，令患者区别。有深感觉障碍者不做此检查。

2.感觉障碍的类型

（1）周围神经型：为限于该神经支配皮肤区域内各种感觉的缺失。如果损害是部分性的，则可表现为该区域中的感觉减退、感觉过度、感觉异常或自发性疼痛。多发性周围神经病变中，感觉障碍以四肢末端最为明显，呈手套、袜套型分布。

（2）后根型：脊神经后根的损害可产生区域性的感觉缺失、减退或过敏，其范围按节段分布。后根受到压迫或刺激时常有放射性疼痛。

（3）脊髓型：横惯性脊髓病变出现损伤平面以下各种感觉缺失，但脊髓不完全损害则可出现分离性感觉障碍，如白质前联合的病变损害两侧的痛、温觉交叉纤维，后角的病变损害一侧尚未交叉的痛、温觉纤维，相应地产生双侧或单侧的痛、温觉缺失，而其他感觉正常或仅轻度受损。周围神经病变也偶有分离性感觉障碍，但如障碍呈节段型分布，则病变应在脊髓。

（4）脑干型：脑桥下部和延髓病变也可发生分离性感觉障碍，偏外侧病变（主要包括三叉神经及其脊束核、外侧脊丘束）可产生同侧面部和对侧身体痛温觉缺失。中央的病变可能损害一侧或双侧内侧丘系产生深感觉障碍。到脑干上部，内侧丘系、三叉丘系和脊丘束已经聚合，则产生面部和半身麻木。

（5）丘脑型：丘脑病变感觉障碍的特征是偏身麻木、中枢性疼痛和感觉过度。

（6）内囊型：内囊病变也可以产生对侧偏身麻木，一般不伴有中枢痛。

（7）皮质型：顶叶感觉皮质的病变一般产生部分性对侧偏身麻木。复合感觉和深感觉的障碍比较严重，浅感觉变化轻微，分布也多不完整，往往仅限于一个肢体，即使偏身感觉障碍，也常以肢体远端部分明显。

（五）反射系统检查

检查时应将被检查部位暴露，肌肉放松，并进行两侧反射的比较。在神经系统检查中，反射检查比较客观，但有时受到紧张情绪的影响，仍需患者保持平静、松弛。反射活动还有一定程度的个体差异，在有明显改变或两侧不对称时意义较大。一侧增强、减低或消失有重要的定位意义。

1.深反射

又称腱反射。强弱可用下列来描述：消失（－）、减弱（＋）、正常（＋＋）、增强（＋＋＋）、阵挛（＋＋＋＋）及持续阵挛（＋＋＋＋＋）。

（1）肱二头肌反射（C_{5-6}，肌皮神经）：患者坐或卧位，前臂屈曲90°，检查者以手指（右侧时中指，左侧时拇指）置于其肘部肱二头肌腱上，以叩诊锤叩击手指，反应为肱二头肌收缩，前臂屈曲（图2-1-1）。

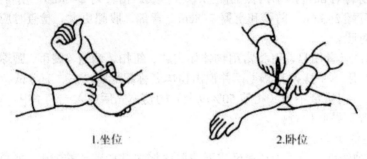

1.坐位　　　2.卧位

图2-1-1　肱二头肌反射

（2）肱三头肌反射（C_{6-7}，桡神经）：患者坐或卧位，肘部半屈，检查者托住其肘关节，用叩诊锤直接叩击鹰嘴上方的肱三头肌腱，反应为肱三头肌收缩，肘关节伸直（图2-1-2）。

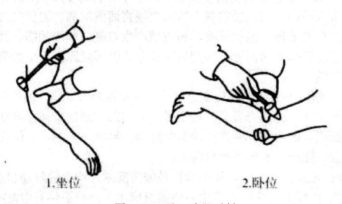

1.坐位　　　2.卧位

图2-1-2　肱三头肌反射

（3）桡反射（C_{5-6}，桡神经）：又称桡骨膜反射。患者坐或卧位，前臂摆放于半屈半旋前位，叩击其桡侧茎突，反应为肱桡肌收缩，肘关节屈曲、旋前，有时伴有指部的屈曲（图2-1-3）。

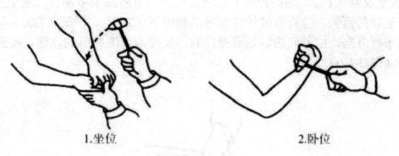

1.坐位　　　　　　　　　　　　2.卧位

图 2-1-3　桡反射

（4）膝反射（L_{2-4}，股神经）：患者坐于椅上，小腿弛缓下垂与大腿成直角，或取仰卧位，检查者以手托起两侧膝关节，小腿屈成 120°，然后用叩诊锤叩击膝盖下股四头肌腱，反应为小腿伸展。如患者对下腿注意过度不易叩出时，可一腿置于另一腿上，嘱其两手勾紧向两方用力牵拉，此为常用的加强方法（图 2-1-4）。

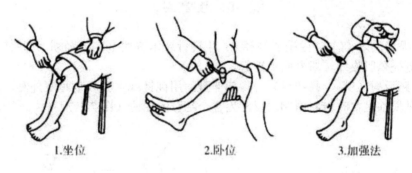

1.坐位　　　　　　　2.卧位　　　　　　　3.加强法

图 2-1-4　膝反射

（5）踝反射（S_{1-2}，胫神经）：又称跟腱反射。患者仰卧位，股外展，屈膝近 90°，检查者手握足，向上稍屈，叩击跟腱，反应为足向跖侧屈曲。如不能引出，令患者俯卧，屈膝 90°，检查者手的拇指和其他各指分别轻压两足足跖的前端，而后叩击跟腱。也可嘱患者跪于凳上，两足距凳约 20cm，检查者用手推足使之背屈，再叩击跟腱（图 2-1-5）。

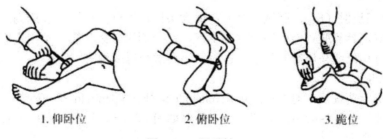

1.仰卧位　　　　　　2.俯卧位　　　　　　3.跪位

图 2-1-5　踝反射

2.浅反射

（1）腹壁反射（$T_{7\text{-}12}$，肋间神经）：患者仰卧，下肢膝关节屈曲，腹壁完全松弛，双上肢置于躯体的两侧。检查以钝针或木签沿肋缘下（$T_{7\text{-}8}$）、平脐（$T_{9\text{-}10}$）及腹股沟上（$T_{11\text{-}12}$）的平行方向，由外向内轻划腹壁皮肤，反应为该侧腹肌的收缩，使脐孔略向刺激部位偏移（图2-1-6）。

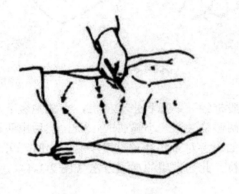

图 2-1-6　腹壁反射

（2）提睾反射（$L_{1\text{-}2}$，生殖股神经）：用钝针或木签由上向下轻划上部股内侧皮肤，反应为同侧提睾肌收缩，睾丸向上提起。

（3）跖反射（$S_{1\text{-}2}$，胫神经）：膝部伸直，用钝针或木签轻划足底外侧，自足跟向前方至小趾根部足掌时转向内侧，反应为各个足趾的屈曲（图2-1-7）。

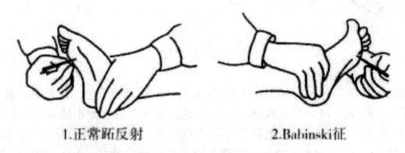

1.正常跖反射　　　　　　　　　　2.Babinski征

图 2-1-7　跖反射和 Babinski 征的检查方法

（4）肛门反射（$S_{4\text{-}5}$，肛尾神经）：用大头针轻划肛门周围，反应为肛门外括约肌收缩。由于肛门括约肌可能受双侧中枢支配，故一侧锥体束损害，不出现肛门反射的障碍，而双侧锥体束或马尾等脊神经损害时，该反射减退或消失。

3.病理反射

传统意义上病理反射有 Babinski 征、Chaddock 征、Oppenheim 征、Gordon 征、Schaeffer 征、Gonda 征等。但临床中把阵挛和牵张反射如 Hoffmann 征、Rossolimo 征等习惯上也列入病理反射之列。

（1）Babinski 征：方法同跖反射检查，但足趾不向下屈曲，蹈趾反而较缓地向足背方向背曲（也称跖反射伸性反应），可伴有其他足趾呈扇形展开，是为 Babinski 征阳性。一般认为本征为上运动神经元病变的重要征象，但也可见于两岁以下的婴儿和智能发育不全、昏迷、深睡、中毒、严重全身感染、足趾屈曲肌瘫痪、疲劳，甚至少数正常人。临床意义需结合其他体征一并考虑（图 2-1-7）。

（2）Chaddock 征：用钝针或木签轻划外踝下部和足背外侧皮肤，阳性反应同 Babinski 征（图 2-1-8）。

（3）Oppenheim 征：以拇指和食指沿患者胫骨前面自上而下加压推移，阳性反应同 Babins-ki 征（图 2-1-8）。

（4）Gordon 征：以手指挤压腓肠肌，阳性反应同 Babinski 征（图 2-1-8）。

（5）Schaeffer 征：以手指挤压跟腱，阳性反应同 Babinski 征（图 2-1-8）。

（6）Gonda 征：紧压足第 4、5 趾向下，数秒钟后再突然放松，阳性反应同 Babinski 征（图 2-1-8）。

以上六种测试，方法虽然不同，但阳性结果表现一致，临床意义相同。一般情况下，在锥体束损害时较易引出 Babinski 征，但在表现可疑时应测试其余几种以协助诊断。

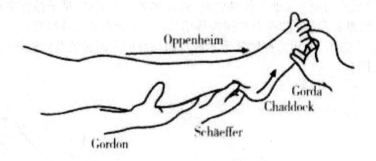

图 2-1-8　病理反射的各种检查方法

（7）Hoffmann 征：患者腕部略伸，手指微屈，检查者以右手示、中指夹住患者中指第二指节，以拇指快速地弹拨其中指指甲，反应为拇指和其他各指远端指节屈曲然后伸直的动作。如检查者用手指从掌面弹拨患者的中间三指指尖，引起各指屈曲反应时，称 Tromner 征（特勒姆内征）（图 2-1-9）。

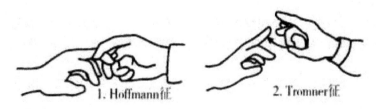

图 2-1-9　Hoffmann 征和 Tromner 征检查方法

（8）Rossolimo 征：患者仰卧，两腿伸直，用叩诊锤叩击足趾基底部跖面，亦可用手指掌面弹击患者各趾跖面，阳性反应同 Babinski 征（图 2-1-10）。

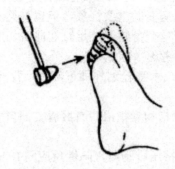

图 2-1-10　Rossolimo 征检查方法

（9）阵挛：阵挛是在深反射亢进时，用一持续力量使被检查的肌肉处于紧张状态，则该深反射涉及的肌肉就会发生节律性收缩，称为阵挛。①髌阵挛：检查时嘱患者下肢伸直，医生用拇指和食指捏住髌骨上缘，用力向远端方向快速推动数次，然后保持适度的推力。阳性反应为股四头肌节律性收缩，致使髌骨上下运动，见于锥体束损害（图 1-16）；②踝阵挛：嘱患者仰卧，髋关节与膝关节稍屈，检查者左手托住腘窝，右手握住足前端，突然推向背屈方向，并用力持续压于足底，阳性反应为跟腱的节律性收缩反应。见于锥体束损害（图 2-1-11）。

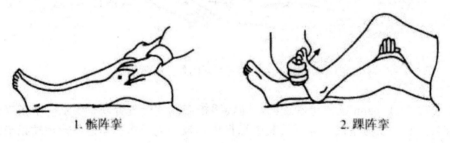

1. 髌阵挛　　　　　　　　　　　2. 踝阵挛

图 2-1-11　阵挛的检查方法

（六）自主神经功能检查

1.一般观察

（1）皮肤与黏膜：注意观察以下内容：有无色泽变化如苍白、潮红、红斑、发绀、色素减少或沉着等；有无质地变化如变硬、增厚、脱屑、潮湿、干燥等；有无水肿、溃疡、褥疮等。

（2）毛发与指甲：毛发有无过度增生或脱失，有无分布异常。指甲有无变脆、失去正常光泽和起条纹等。

（3）排汗与腺体分泌：观察有无局限性多汗或少汗、无汗，有无泪液和唾液等腺体分泌的过多或过少。

（4）体温、血压、呼吸、心率变化：注意24h内体温变化情况，观察各种体位的血压变化，以及心率和呼吸在不同条件下的变化。

2.括约肌功能

有无排尿障碍如尿急、费力、潴留、充盈性失禁、自动膀胱，有无膀胱膨胀及其膨胀程度，有无排便困难等。

3.自主神经反射

（1）眼心反射：患者仰卧休息片刻后，数1min脉搏次数，然后闭合眼睑，检查者将右手的中指及食指置于患者眼球的两侧，逐渐施加压力，但不可使患者感到疼痛。加压20~30 s后计数1min脉搏次数，正常每分钟脉搏可减少6~8次。减少12次/min以上提示迷走神经功能增强；减少18~24次/min提示迷走神经功能明显亢进。如压迫后脉率不减少甚或增加，称为倒错反应，提示交感神经功能亢进。

（2）卧立位试验：在患者平卧时计数1min脉搏数，然后嘱患者起立站直，再计数1 min的脉搏数，如增加10~12次/min为交感神经兴奋增强。由立位到卧位称为立卧试验，前后各计数1min脉搏数，若减少10~12次/min为副交感神经兴奋增强。

（3）竖毛反射：将冰块放在患者的颈后或腋窝皮肤上数秒钟之后，可见竖毛肌收缩，毛囊处隆起如鸡皮状。竖毛反射受交感神经节段性支配，颈 $_8$~胸 $_3$ 支配面部和颈部，胸 $_{4-7}$ 支配上肢，胸 $_{8-9}$ 支配躯干，胸 $_{10}$~腰 $_2$ 支配下肢。根据反应的部位可协助交感神经功能障碍的定位诊断。

（4）皮肤划纹征：用钝针或木签适度加压在皮肤上画一条线，数秒以后皮肤就会出现白色划痕（血管收缩）并高起皮面，正常持续1~5 min即行消失。如果持续时间超过5 min，提示有交感神经兴奋性增高。经钝针或木签划压后很快出现红色条纹，持续时间较长（数小时），而且逐渐增宽或皮肤隆起，则提示副交感神经兴奋性增高。

（黄盘冰）

第二节　神经系统疾病治疗新技术与新方法

一、颈内动脉内膜剥脱术

颈内动脉内膜剥脱术（carotid endarterectomy，CEA）是通过外科手段在直观下将堵塞在颈动脉内的粥样硬化斑块去除，预防由于狭窄或斑块脱落引起脑卒中的一种方法。随着颈内动脉支架手术（CAS）在颈内动脉狭窄患者治疗中的开展，特别是发明保护装置之后，使得CAS的安全性得以明显改善，CEA的地位受到了挑战，对于CAS与CEA孰优孰劣的争论已经进行了十余年，为证明两者的优劣，国际上也进行了大量研究。CREST研究为国际多中心随机对照研究，比较了CEA与CAS的安全性与疗效，结果提示症状性患者主要终点事件（30d死亡、卒中、心肌梗死及4年的同侧卒中）发病率两种治疗方法没有区别，并且提示CEA、CAS分别更适合年龄>70岁和<70岁的患者；SAPPHIRE研究提示对于CEA高危患者CAS在有保护装置协助下其围术期的死亡、卒中、心肌梗死的总发病率低于CEA组（分别为4.4%和9.9%），主要终点事件（死亡、

卒中、心肌梗死等）发生率明显低于 CEA（分别为 12.0%和 20.1%）。

1.手术适应证

（1）在过去的 6 个月内症状性同侧严重颈动脉狭窄（70%~99%）的患者。

（2）在过去 6 个月内症状性同侧中度颈动脉狭窄（50%~69%）的患者。要根据患者的具体情况（年龄、性别、肥胖、伴发疾病）决定是否手术。

（3）无症状的颈动脉狭窄患者（脑血管造影>60%，多普勒超声造影>70%）。

2.手术禁忌证

（1）难控制的高血压：血压高于 24/15kPa（180/110mmHg）时不宜手术。

（2）6 个月以内心肌梗死、心绞痛、充血性心力衰竭。

（3）慢性肾衰竭、严重肺功能不全、肝功能不全。

（4）特别肥胖、颈强直者。

（5）责任血管侧大面积脑梗死，对侧肢体严重残疾。

（6）恶性肿瘤晚期。

（7）对侧 ICA 闭塞。

3.CEA 手术并发症

（1）局部神经损伤：不常见，且多为持续数周至数月的可逆性短暂神经功能缺失，常见受损的神经有喉返神经、面神经、舌咽神经、迷走神经等。精细的外科技术以及丰富的解剖学知识，应用锐性剥离及常规使用双极电凝，将有助于预防大多数脑神经损伤的发生。

（2）高灌注综合征：一般出现在有严重狭窄和长期低灌注的患者，该类患者狭窄的颈内动脉自主调节功能减退，不能根据血压的波动而调节血管的收缩与舒张。表现为头痛、昏睡、癫痫、脑水肿、脑出血等。严格控制血压是最直接有效的方法。

（3）脑梗死或 TIA：表现为突发的中枢神经受损症状和体征，多为是栓塞，原因有术中斑块脱落及术后动脉闭塞。

（4）伤口局部血肿：是常见的并发症，因伤口血肿一般相对较小，几乎很少引起不适，大的血肿、明显的局部压迫症状或有扩散倾向的需要紧急处理。

（5）高血压：很重要的并发症，能够增加术后并发症的危险，如颈部血肿和高灌注综合征，可能由于手术影响了颈动脉窦压力感受器的敏感性。因此，除术前要积极控制高血压外，在分离颈总动脉时应仔细，避免损伤迷走神经和颈动脉窦压力感受器。

（6）低血压：通常都能在 24~48h 恢复。补液或输注升压药物效果较好，严重低血压者应排除心肌梗死的可能性。

（7）狭窄复发：颈动脉内膜剥脱术后可以再次出现有症状或无症状性狭窄，复发的原因可分为局部或全身性因素，而重要的局部决定性因素之一则是颈动脉内膜剥脱部位的残余病灶。因此，手术时应尽可能地将病变斑块剥除干净。

CEA 作为治疗颈内动脉开口部位狭窄最重要的外科治疗方法，已经被证明确实有效。但是由于存在手术风险，由 AHA 公布了 CEA 的质量标准：手术医生须年手术 25 台以上，围术期卒中发生率和病死率须控制在：症状性狭窄患者<6%、无症状性狭窄患者<3%。目前尚缺乏 CEA 与最好内科治疗的疗效观察对比。

二、缺血性脑血管病的血管内治疗

近些年，脑供血动脉的狭窄在缺血性脑血管病的重要位置日益受到重视。动脉的狭窄主要通过改善脑灌注和脑供血量、栓塞、狭窄远端血栓清除能力，从而导致缺血性事件的发生，因此清除狭窄，改善不稳定的狭窄处的斑块，能够提高脑供血和灌注，减少栓塞事件的发生，从而起到预防缺血性脑血管病的发生。对于颈内动脉开口部位的狭窄，可以采用颈内动脉内膜剥脱术（CEA）进行治疗，而其他部位的狭窄到目前为止外科内膜剥脱术尚无法进行有效的干预。近些年来，已经被证明行之有效的治疗心血管病的方法开始在缺血性脑血管病中得到广泛尝试，主要包括血管成形术和动脉溶栓/取栓术。血管内治疗对设备的要求更高，且非有经验的团队不能为之。

（一）脑供血动脉的血管成形术

1979 年，球囊血管成形术首次应用于颈动脉狭窄的治疗。1989 年，首个球囊扩张支架在颈动脉中成功应用。脑供血动脉的血管成形术是通过机械（球囊扩张、球囊扩张联合支架置入等）的方法改善影响供血动脉的病变（动脉狭窄、动脉夹层、动脉闭塞等）。目前主要采用的方法是球囊扩张联合支架置入术。

1.血管成形术适应证症状性颈内动脉狭窄（>70%），不适合进行 CEA 治疗（主要是外科治疗的高危人群）；症状性颅内动脉狭窄（>70%）及症状性颅外椎动脉狭窄。

2.血管成形术禁忌证合并颅内外肿瘤或 AVM、目标血管侧大脑半球功能严重受损、4 周内发生过卒中、无合适的血管入路、病人或病人家属不配合。

3.血管成形术的并发症及危险死亡、心肌梗死、动脉损伤、短暂性脑缺血发作、脑梗死、脑出血和高灌注综合征等。

近些年来随着器械的发展，脑供血动脉的血管成形术越来越显示出其优越性。对颈内动脉狭窄的甚至可以与 CEA 相媲美，但是其受手术者的综合医学水平和操作技巧的影响很大，所以对脑供血动脉的血管成形术的术者进行严格有效的培训是很重要的。关于 CEA 与 CAS 的优劣争论可能会持续很长的时间，但是治疗的微创化是医学的发展方向。笔者相信随着 CAS 培训的系统化，术式的规范化，有可能会取代 CEA。大规模的临床试验多在与 CEA 进行比较，但是尚缺乏其与最好的内科治疗相比较的大规模临床试验证据。

（二）动脉内溶栓、动脉内器械取栓/碎栓术

静脉 t-PA 溶栓是急性缺血性卒中的有效治疗方法，但其存在明显局限性，主要包括溶栓时间窗短（4.5h）、再通率低、用药量大等。鉴于以上缺点，一些研究人员开始关注动脉内溶栓药物的应用，包括尿激酶（UK）、t-PA 和 pro-UK 等。动脉溶栓开始于 1983 年，是近年研究的热点。目前多采用超选择性血管内溶栓。造影确定闭塞部位后，经微导管接在血栓内注药，使得血栓局部较高的药物浓度，提高血管再通率。溶栓过程中反复血管造影，可即时监测血管再通和再通后有无狭窄等。关于动脉内溶栓的典范是 PROACTI和 PR0ACTII研究，两者比较了动脉内 pro-UK[+]静脉内肝素与动脉内安慰剂＋静脉内肝素的效果。与静脉溶栓相比，动脉溶栓有较高的血管再通率，且症状性 ICH 的比例与 NINDS-tPA 研究相似。还有一些关于动脉溶栓的研究结果提示，发病后 3~4h 开始治疗可获得较高的血管再通率及较好的预后。

动脉内器械取栓/碎栓术比血管内药物溶栓治疗更具优势。它操作更快，只需数分钟

就能实现血管再通，而动脉溶栓治疗则需要时间较长。器械溶栓颅内和全身出血的发生率也更低，再通率更高，对于大血管采用机械方法更有效。取栓/碎栓术不仅能够直接取出血栓，而且还通过破碎血栓或通过血栓，增加溶栓药物与血栓的接触，从而增强纤溶药物的药理作用。血管内器械干预治疗可分为血管内器械取栓、器械碎栓及两者联合三方面。这方面器械有 Microsnare、Neuronet、Penumbra、Merci Retriever、Angiojet 等。脑缺血多种机械取栓研究（MERCI）为国际性、多中心、前瞻临床研究。该研究的对象是发病 8h 以内、存在大血管闭塞的急性卒中患者，且为不适宜接受静脉 rt-PA 溶栓或静脉溶栓治疗未成功的患者。研究结果提示静脉 rt-PA 溶栓后进行机械取栓和仅采用机械取栓是同样安全的。对于不适宜静脉 rt-PA 溶栓治疗以及静脉溶栓失败的急性缺血性卒中患者，采用第一代和第二代 MER-CI 装置进行机械取栓，对于病变血管的开通是有效的。

三、功能神经外科在神经内科的应用

采用手术的方法修正神经系统功能异常的医学分支是为功能神经外科学（Functional Neurosurgery），早期亦称生理神经外科学、应用神经生理学。功能神经外科是运用各种手术或技术对中枢神经系统的某些结构进行刺激、破坏或重建，实现新的各系统平衡，达到缓解症状、恢复神经功能的目的，改善中枢神经系统的功能失调。

最早开展功能性神经外科工作是 Horsley，但真正将功能神经外科工作用于临床是 1947 年 Spiegel 和 Wycis。20 世纪 60 年代中期开始，随着各种定向仪的研制成功，较以前更加准确，疗效明显提高。

1.功能神经外科的适应证

药物治疗效果差的帕金森病、难治性癫痫。微血管减压术能够治疗的疾病（三叉神经痛、面肌痉挛、舌咽神经体痛）、癌性疼痛及顽固性疼痛、小儿脑瘫等。

2.功能神经外科的禁忌证

尽管功能神经外科手术在帕金森病、癫痫和疼痛等功能性脑病的治疗上获得了巨大的成功，但尚有部分功能性脑病不能采用功能神经外科手术，如：

（1）病人不满 18 岁或超过 65 岁。

（2）合并有其他急慢性疾病，如酗酒、镇静药及违法药物的滥用。

（3）合并偏执型或边缘型、反社会型、表演型的个性异常是相对的手术禁忌证；逃避或强迫症型个性异常不是禁忌证。随焦虑症的治疗成功该组症状可以消除。

（4）合并有中枢神经系统病变。如脑萎缩、痴呆或肿瘤。

3.功能神经外科的检测方法

（1）电生理技术的临床应用：神经电生理技术（肌电图、诱发电位及细胞内、外放电记录技术等）使手术的靶点更为精确，而且还应用于手术患者的选择和术后疗效的预测和评估，广泛应用于运动障碍病、癫痫、疼痛等疾病的手术靶点的选择和确认。应用微电极技术有助于靶点的最终确认。

（2）实时磁共振成像（interventional MR imaging，iMRI）技术：利用开放式磁共振仪进行磁共振成像（MRIA）影像实时引导手术，使得操作台上即可以清晰地看到所要定位的手术靶点。三维重建技术为手术提供了良好的角度和方向，提高了手术的疗效。但是 iMRI 设备和检查费较昂贵，限制了它的普及和应用；对病人体动敏感，易产生伪影，不适于对急诊和危重病人进行检查。

（3）功能性磁共振成像（functional MR imaging，fMRI）技术：可以一次成像同时获得解剖与功能影像，被广泛地用于人脑正常生理功能、脑肿瘤和癫痫的术前评价，协助制订手术方案并最大程度保留神经功能。但其扫描时间长，空间分辨力不够理想；对体内有磁金属或起搏器的特殊病人不能使用。

（4）正电子发射扫描技术（PET）：PET 扫描技术通过扫描颅内各分区的代谢情况，来判定病变的范围和程度。目前已在癫痫的手术中广泛应用。但是其体层面有限，造价高，正电子核素大都由加速器产生，半衰期短，制作和标记条件要求高。

4.功能神经外科植入材料

（1）脑深部电刺激电极：利用脑立体定向手术在脑内某一个特殊的位置植入电极，通过高频电刺激，抑制异常电活动的神经元，从而起到治病的作用，称为深部脑刺激技术（deep brain stimulation，DBS）。由于不破坏脑组织，为病人保留了今后接受其他新的治疗的机会。目前已经广泛应用于帕金森病、原发性震颤、癫痫、肌张力障碍等疾病的治疗。

（2）迷走神经刺激器（VNS）：VNS 类似于 DBS，主要用于各种类型的癫痫病人，控制癫痫发作，有效率在 60%~80%，刺激电极安装在颈部迷走神经上，延伸导线连接安装在胸前锁骨下的刺激器，刺激参数通过体外程控仪控制，可根据术后的病情调节刺激参数，满意控制癫痫。其特点为手术损伤小。

（3）微电脑泵（synchronied pump）：根据症状和病种差异，选择植入的部位和药物。可以在体外程控状态下，根据病情的需要，调节注射药物的速度。

（4）脊髓和周围神经电刺激：装置类似于 DBS，主要用于顽固性疼痛的治疗。避免了长期口服镇痛药的不良反应，难度不高，易开展。

四、立体定向技术

（一）脑立体定向技术的基本原理

确定脑内任意解剖结构或病变，即治疗靶点在颅腔内的位置。首先要在脑内找到一个解剖位置相对恒定的结构作为治疗靶点定位的参考点。Ta-lairach 发现第三脑室周边结构的前连合（AC）、后连合（PC）及通过 AC-PC 连线的平面可作为颅腔内的基准面，前连合与后连合可以在 CT 或 MRI 片上显示，并可测量出 AC-PC 线长度。AC-PC 线的位置变动很少，正好位于脑的中线矢状面。AC-PC 线之中点，通常作为颅腔内三维坐标的原点（O）。通过此原点与 AC-PC 线作为基准，可构成三个相互垂直的平面：①水平面（X），即通过 AC-PC 线的脑水平切面；②冠状面（Y），即通过 AC-PC 线中点（O）并与水平面相垂直的脑冠状切面；③矢状面（Z），即通过大脑两半球的垂直面，此垂直面与 AC-PC 线重叠。上述三个相互垂直平面的交汇点即 AC-PC 线中点，亦即坐标原点（O）；交汇的线段成为 X、Y、Z 线轴。由此可测量出脑内任一目标在 X、Y、Z 平面与线轴上所处的位置数据。由此测出的三个坐标数值，通常以 mm 计算，靶点的位置便确定了。病灶位置后；首先对患者进行 CT 或 MRI 扫描，初步确定病灶。随后，在患者的头颅上安装立体定向框架，形成一个三维空间坐标体系，使脑部结构包括在这个坐标体系内，将框架和病人一起进行 CT 或 MRI 扫描，得到带有框架坐标参数标记的病人颅脑 CT 或 MRI 的图像，然后在计算机工作站上实现三维重建。病人颅脑内的各个解剖结构在坐标系内都会有一个相应的坐标值，然后通过脑立体定向仪定义的机械数据来达到该坐标点，从而实现脑立体定向。

多模态图像融合技术在立体定向治疗计划系统中非常重要。在实施治疗前，将脑部的解剖图像与功能图像进行融合。功能磁共振成像技术（functional magnetic resonance imaging，fMRI）目前已广泛应用于脑的基础研究和临床治疗，可以对脑功能激活区进行准确的定位。fMRI 与弥散张量成像（diffusion tensor imaging，DTI）、脑磁图（magneto encephalo graphy，MEG）、经颅磁刺激（transcranial magnetic stimulation，TMS）等技术相结合，可得到更多的脑功能活动信息。弥散张量成像可据白质张量性质计算出白质纤维束，在三维空间内定量分析组织内的弥散运动，利用各向异性的特征无创跟踪脑白质纤维束，fMRI 与弥散张量成像技术可以建立激活区域的功能连接网络图，有利于解释结构与功能之间的关系。而脑磁图主要反映神经细胞在不同功能状态下产生的磁场变化，可以提供脑功能的即时信息和组织定位，fMRI 与脑磁图技术相结合可以弥补其时间分辨率的不足，可解决脑部区域性活动的时间问题。随着 fMRI 和图像后处理技术的不断改进和完善、高场磁共振机的发展，能够使 fMRI 试验的可重复性和空间定位的准确性大大提高。脑图谱成形以及纤维束跟踪图示等，可以显示大脑的重要功能区以及将解剖图像与功能图像完美的融合，并且勾画出连接各功能区的纤维束，便于医生避开这些组织，准确定位靶点，制订最佳的手术路径。

（二）脑立体定向用于功能性疾病的治疗

1.原发性帕金森病

立体定向术治疗帕金森病已有 50 年的历史。自从 Spiegel 和 Wycis 于 1947 年首次开展立体定向手术治疗帕金森病以来，许多学者做了大量的工作，脑内的几乎所有的核团都被尝试用来治疗帕金森病，到目前为止，最常用和最有效的核团有丘脑腹外侧核（VL）、丘脑腹中间核（VIM）、苍白球（Gpi）和丘脑底核（STN）。20 世纪 80 年代后期，影像学技术的发展和微电极的电生理记录在术中的应用，使核团靶点的定位更加精确，实现了功能定位；其中苍白球腹后内侧部的毁损手术（PVP）对帕金森病的症状改善比较全面，主要表现在僵直和运动迟缓方面，改善为 90%左右，对震颤和运动并发症也有良好的效果。但核团毁损手术有一定的局限性，术后不可避免出现症状复发，而且双侧 PVP 治疗可能出现严重的并发症，如吞咽困难、言语障碍等。1987 年，法国的 Benabid 首次采用脑深部电刺激（deep brain stimulation，DBS）治疗特发性震颤（ET）取得了突破，后又成功地治疗了帕金森病，DBS 被认为是继左旋多巴问世以来治疗帕金森病最重要的进步。它的优点是非破坏性、可逆性，可行双侧治疗，对症状的改善非常全面，特别是中线症状，不良反应小、并发症少，不存在复发问题，长期有效。通过临床观察和随访，STN 被认为是治疗帕金森病最理想的靶点，DBS 有望最终取代毁损手术。

2.伽马刀放射外科治疗

是采用立体定向技术，将 20 个 ^{60}CO 放射源的γ射线集中聚焦照射到靶点，毁损病灶，而对周围正常脑组织，几乎没有任何损伤。目前主要治疗帕金森病，根据患者的不同表现，采用毁损不同核团，如以震颤为主的帕金森病，治疗的靶点是在丘脑运动区中的丘脑腹后核或腹中间核；晚期帕金森病，尤其是用多巴丝肼（美多巴）疗效减退后出现僵硬、运动迟缓，毁损靶点是苍白球内侧核。

3.三叉神经痛立体定向放射外科治疗

有I级、II级和III级的证据支持立体定向放射外科治疗难治性三叉神经痛。

目标人群：典型三叉神经痛患者，药物难治，常伴有内科并发症及高龄等外科治疗风险；经过其他外科手术治疗后的疼痛复发者。

患者有典型的三叉神经痛，经过适当的药物治疗，可推荐患者行伽马刀治疗，特别是患者伴有并存疾病、进行经皮穿刺毁损三叉神经节有不良反应风险。患者经过药物治疗后不能控制疼痛发作时，可按照自己意愿选择创伤小的伽马刀治疗。伽马刀治疗后继续口服同剂量药物直到疼痛缓解，并且要随访，如果疼痛持续缓解可逐渐减少药物剂量。伽马刀治疗后疼痛复发者或患者对伽马刀治疗的初期有部分疗效者，仍可再次伽马刀治疗，两次伽马刀照射之间的安全间隔时间是 6 个月。主要不良反应不十分常见，有面部麻木（<10%）、神经变性疼痛（<1%）等。

4.癫痫

脑立体定向手术治疗癫痫的机制有 3 个方面：通过立体定向技术确定致病灶的位置并实施手术毁损；破坏传导癫痫的途径，以阻断痫性放电传播；毁损脑内特定结构，从而减少大脑半球皮质的兴奋性，或增加对其他结构的抑制。其中临床最常用的主要是阻断癫痫放电扩散途径的脑立体定向手术，毁损的靶点一般为杏仁核、海马、ForelH、穹窿和前连合等区域，有效率 50%~77%。

伽马刀治疗癫痫的禁忌证：癫痫样放电广泛而弥散；定位不明确；致病灶>4cm。

5.立体定向术

用于其他神经内科疾病的治疗，适用于一些经各种治疗无效的顽固性疼痛，恶性肿瘤引起的癌痛、精神性疼痛等；肌张力障碍；精神方面疾病。

五、神经导航技术

神经导航（neuro navigation，NN）是指采用各种技术，术前设计手术方案、术中实时指导手术操作的精确定位技术，意义在于确定病变的位置和边界以保证手术的微创化及完整切除。常规神经导航技术是应用解剖影像，精确定位脑内靶目标，实现颅脑手术微创化。功能神经导航是利用多图像融合技术，把靶目标的解剖图像、功能皮质和传导束图像（经功能影像检查获得）三者融合一起，结合导航定位技术，实现既要全切病灶，又要保留脑功能结构（功能皮质和皮质下传导束）和功能。功能神经导航可保护病人术后肢体活动、语言、视觉等不受影响。

神经导航手术临床应用于颅内肿瘤及神经内科某些疾病的治疗，如帕金森病、肌张力障碍、精神方面疾病等。

六、神经干细胞移植

神经干细胞（neural stem cells，NSCs）是具有自我更新和多向分化潜能的一类细胞，在适当条件下可以分化为神经元、星形胶质细胞及少突胶质细胞。NSCs 的概念由 Reynolds 和 Richards 在 1992 年首先提出，彻底改变了以往认为成年人中枢神经系统不能再生的认识，为神经系统损伤类疾病提供了一种新的治疗途径。

Gage 将 NSCs 的特性概括为三点：①其可以生成神经组织或来源于神经系统；②有自我更新能力；③可通过不对称细胞分裂产生新细胞。

七、基因治疗

基因治疗（gene therapy）是指通过在特定靶细胞中表达该细胞本来不表达的基因，或采用特定方式关闭、抑制异常表达基因，达到治疗疾病目的的治疗方法。基因治疗中枢神经系统疾病作为一种新的治疗方法，具有广阔的研究、应用和开发前景。

帕金森病病变部位局限，受累神经元较为单一，被认为是适合进行基因治疗。基因治疗帕金森病主要有 3 条途径：①引入保护基因，使多巴胺能细胞免受损害；②导入神经营养因子基因，维持多巴胺能细胞功能和延长寿命；③导入调控和分泌基因，表达酪氨酸羟化酶分泌多巴胺。同时也可以进行多基因联合转移提高疗效。目前帕金森病基因治疗还处于动物实验阶段，常用转移载体包括病毒载体（腺病毒载体、单纯疱疹病毒载体、腺相关病毒载体以及反转录病毒载体）、质粒载体。转基因路径主要包括直接法和间接法。前者就是直接将目标基因转入动物治疗靶区；后者则将目标基因首先在体外转入适当的靶细胞，再将转基因靶细胞植入动物脑内，常用的是直接法。

基因治疗应用于临床治疗尚存在许多问题，如：如何确定治疗时机、如何对目标基因进行调控。这种新的治疗技术在临床的广泛应用仍需时日。

（黄盘冰）

第三节　脑血管疾病

一、短暂性脑缺血发作

短暂性脑缺血发作（transient ischemi attack，TIA）指急性发作的短暂性、局灶性的神经功能障碍或缺损，病因是由于供应该处脑组织（或视网膜）的血流暂时中断所致。TIA 预示患者处于发生脑梗死、心肌梗死和其他致死性血管性疾病的高度危险中。TIA 症状持续时间越长，24 小时内完全恢复的概率就越低，脑梗死的发生率随之升高。大于 1~2 小时的 TIA 比多次为时短暂的发作更为有害。TIA 的早期诊断以及尽早、及时的治疗是很重要的。TIA 是脑血管疾病中最有治疗价值的病种。随着医学的进步，对于 TIA 的认识得到了很大提高。

（一）病因

1.动脉粥样硬化

老年人 TIA 的病因主要是动脉粥样硬化。

2.动脉-动脉栓子

常由大动脉的溃疡型粥样硬化释放出的栓子阻塞远端动脉所致。

3.心源性栓子

最多见的原因为：①心房纤颤；②瓣膜疾病；③左心室血栓形成。

4.其他病因

（1）血液成分的异常（如真性红细胞增多症、血小板减少症、抗心磷脂抗体综合征等）。

（2）血管炎或者 Moyamoya 病是青少年和儿童 TIA 的常见病因。

（3）夹层动脉瘤。

（4）血流动力学的改变：如任何原因的低血压、心律不齐、锁骨下盗血综合征和药物的不良反应。

（二）发病机制

不同年龄组，发病机制有所不同。

1.源于心脏、颈内动脉系统和颅内某些狭窄动脉的微栓塞和血栓形成学说：以颈内动脉系统颅外段的动脉粥样硬化性病变最常见，也是导致脑血流量减少的主要原因之一。微栓子的产生与颈动脉颅外段管腔狭窄的程度无关，而决定于斑块易脱落的程度。多发斑块为主要的影响因素；微栓子物质常为血凝块和动脉粥样硬化斑块。老年人 TIA 要多考虑动脉硬化。

2.低灌注学说：必须有动脉硬化的基础或有血管相当程度的狭窄前提下发生；血管无法进行自动调节来保持脑血流恒定；或者低灌注时狭窄的血管更缺血而产生 TIA 的临床表现。

一般而言，颈内动脉系统多见微栓塞，椎基底动脉系统多见低灌注。

（三）临床表现

大部分患者就诊往往在发病间歇期，没有任何阳性体征，诊断通常是依靠病史的回顾。TIA 的症状是多种多样的，取决于受累血管的分布。

1.视网膜 TIA（retinal transient ischemic attack，RTIA）

RTIA 也称为发作性黑蒙或短暂性单眼盲。短暂的单眼失明是颈内动脉分支眼动脉缺血的特征性症状，但是少见。患者主诉为短暂性视物模糊、眼前灰暗感或眼前云雾状。RTIA 的发作时间极短暂，一般<15 分钟，大部分为 1~5 分钟，罕有超过 30 分钟的。阳性视觉现象如闪光、闪烁发光或城堡样闪光暗点一般为先兆性偏头痛的症状，但颈动脉狭窄超过 75%的 RTIA 患者也可见此类阳性现象。短暂单眼失明发作时无其他神经功能缺损。患者就医前 RTIA 发作的次数和时间变化很大，从几天到 1 年，从几次到 100 次不等。RTIA 的预后较好，发作后出现偏瘫性中风和网膜性中风的危险性每年为 2%~4%，较偏瘫性 TIA 的危险率低（12%~13%）；当存在有轻度颈动脉狭窄时危险率为 2.3%；而存有严重颈动脉狭窄时前两年的危险率可高达 16.6%。

2.颈动脉系统 TIA

亦称为短暂偏瘫发作（transient hemispheric attacks，THAs），最常见的症状群为偏侧肢体发作性瘫痪和感觉异常或单肢的发作性瘫痪，以面部和上肢受累严重；其次为对侧纯运动偏瘫、偏身纯感觉障碍，肢体远端受累较重，有时可是唯一表现。主侧颈动脉缺血可表现为失语，伴或不伴对侧偏瘫。偏盲也常发生于颈动脉缺血；认知功能障碍和行为障碍有时也可是其表现。THAs 的罕见形式是肢体摇摆（shaking），表现为反复发作地对侧上肢或腿的不自主和不规律的摇摆、颤抖、战栗、抽搐、拍打、摆动。这型 TIA 和癫痫发作难以鉴别。某些脑症状如"异己手综合征"，岛叶缺血的面部情感表情的丧失，顶叶的假性手足徐动症等，患者难以叙述，一般医生认识不足，多被忽略。

3.椎-基底动脉系统 TIA（vertebral basel transient ischemic attacks，VBTIAs）

孤立的眩晕、头晕和恶心多不是 TIA 所造成，VBTIAs 可造成发作性眩晕，但同时或其他时间多伴有其他椎基底动脉的症状和体征发作：包括前庭小脑症状，眼运动异常

（如复视），单侧、双侧或交叉的运动和感觉症状、共济失调等。大脑后动脉缺血可表现为皮质性盲和视野缺损。另外，还可以出现猝倒症，常在迅速转头时突然出现双下肢无力而倒地，意识清楚，常在极短时间内自行起立，此发作可能是双侧脑干内网状结构缺血导致机体肌张力突然降低而发生。

（四）治疗

TIA 是卒中的高危因素，需对其积极进行治疗，整个治疗应尽可能个体化。治疗的目的是推迟或预防梗死（包括脑梗死和心肌梗死）的发生，治疗脑缺血和保护缺血后的细胞功能。

主要治疗措施：①控制危险因素；②药物治疗：抗血小板聚集、抗凝、降纤；③外科治疗，同时改善脑血流和保护脑细胞。

1.危险因素的处理

寻找病因和相关的危险因子，同时进行积极治疗。其危险因素与脑卒中相同。

AHA 提出的 TIA 后危险因素干预方案：

合并糖尿病，血压<130/85mmHg；LDL<100mg/dl；fBG<126；戒烟和酒；控制高血压；治疗心脏病；适量体育运动，每周至少 3~4 次，每次 30~60 分钟。鉴于流行病和实验研究资料关于绝经后雌激素对于血管性疾病影响的矛盾性，AHA 不建议有 TIA 发作的绝经期妇女终止雌激素替代治疗。

2.药物治疗

抗血小板聚集药物治疗：已证实对有卒中危险因素的患者行抗血小板治疗能有效预防中风。对 TIA 尤其是反复发生 TIA 的患者应首先考虑选用抗血小板药物。

《中国脑血管病防治指南》建议：

（1）大多数 TIA 患者首选阿司匹林治疗，推荐剂量为 50~150mg/d。

（2）有条件时，也可选用阿司匹林 25mg 和潘生丁缓释剂 200mg 的复合制剂，每天 2 次，或氯吡格雷 75mg/d。

（3）如使用噻氯匹定，在治疗过程中应注意检测血常规。

（4）频繁发作 TIA 时，可选用静脉滴注抗血小板聚集药物。

AHA Stroke Council's Ad Hoc Committee 推荐：

1）阿司匹林是一线药物，推荐剂量 50~325mg/d。

2）氯吡格雷、阿司匹林 25mg 和潘生丁缓释剂 200mg 的复合制剂以及噻氯匹定也是可接受的一线治疗。

与 Ticlid（噻氯匹定）相比，更推荐 Plavix（氯吡格雷），因为不良反应少，Aggrenox（小剂量阿司匹林＋潘生丁缓释剂）比 Plavix 效果更好，两者不良反应发生率相似。

3）重申心房颤动患者 TIA 后抗凝预防心源性栓塞的重要性和有效性，建议 INR 在 2.5。

4）非心源性栓塞卒中的预防，抗凝和抗血小板之间无法肯定。

最近发表的 WARSS 结果表明，华法林（INR1.4~2.8）与 Aspirin（325mg/d）预防卒中再发和降低死亡上效果无统计学差异，但是因为不良反应轻、方便、经济，所以 Aspirin 在以后的治疗指南中似乎有更好的趋势。

3.抗凝治疗

目前尚无有力的临床试验证据来支持抗凝治疗作为 TIA 的常规治疗。但临床上对心房颤动、频繁发作 TIA 或椎-基底动脉 TIA 患者可考虑选用抗凝治疗。

《中国脑血管病防治指南》建议：

（1）抗凝治疗不作为常规治疗。

（2）对于伴发心房颤动和冠心病的 TIA 患者，推荐使用抗凝治疗（感染性心内膜炎除外）。

（3）TIA 患者经抗血小板治疗，症状仍频繁发作，可考虑选用抗凝治疗。

（4）降纤治疗。

《中国脑血管病防治指南》建议：TIA 患者有时存在血液成分的改变，如纤维蛋白原含量明显增高，或频繁发作患者可考虑选用巴曲酶或降纤酶治疗。

4.TIA（特别是频发 TIA）后立即发生的急性中风的处理溶栓是首选（NIH 标准）：

（1）适用范围：①发病<1 小时；②脑 CT 示无出血或清晰的梗死；③实验室检查示血球容积、血小板、PT/PTT 均正常。

（2）操作：①静脉给予 tPA0.9mg/kg，10%于 1 分钟内给予，其余量于 60 分钟内给予；同时应用神经保护剂，以减少血管再通-再灌注损伤造成进一步的脑损伤；②每小时神经系统检查 1 次，共 6 次，以后每 2 小时检查 1 次，共 12 次（24 小时）；③第二天复查 CT 和血液检查。

（3）注意事项：区别 TIA 发作和早期急性梗死的时间界线是 1~2 小时。

5.外科治疗

颈动脉内膜剥脱术（carotid endarterectomy，CEA）。1951 年美国的 Spence 率先开展了颈动脉内膜切除术。1991 年北美有症状颈动脉内膜切除实验协作组（NASCET）和欧洲颈动脉外科实验协作组（ECST）等多中心大规模的随机试验结果公布以后，使得动脉内膜切除术对颈动脉粥样硬化性狭窄的治疗作用得到了肯定。

（1）适应证：①规范内科治疗无效；②反复发作（在 4 个月内）TIA；③颈动脉狭窄程度>70%者；④双侧颈动脉狭窄者；⑤有症状的一侧先手术；⑥症状严重的一侧伴发明显血流动力学改变先手术。

（2）禁忌证：①<50%症状性狭窄；②<60%无症状性狭窄；③不稳定的内科和神经科状态（不稳定的心绞痛、新近的心梗、未控制的充血性心衰、高血压或糖尿病）；④最近大的脑梗死、出血性梗死、进行性中风；⑤意识障碍；⑥外科不能达到的狭窄。

（3）CEA 的危险或合并症：CEA 的合并症降低至 3%，才能保证 CEA 优于内科治疗。

CEA 的并发症包括围手术期和术后两部分并发症。围手术期并发症有脑卒中、心肌梗死和死亡；术后并发症有颅神经损伤、伤口血肿、高血压、低血压、高灌注综合征（hyper-perfusion syndrome）、脑出血、癫痫发作和再狭窄。①颅神经损伤：舌下神经、迷走神经、面神经、副神经；②颈动脉内膜剥脱术后高灌注综合征（postendarterectomy hyperperfusion syndrome）：在高度狭窄和长期低灌注的患者，狭窄远端的低灌注区的脑血管自我调节功能严重受损或麻痹，此处的小血管处于极度扩张状态，以保证适当的血流供应。当正常灌注压或高灌注压再建后，由于血管自我调节的麻痹，自我血管收缩以保护毛血管床的功能丧失，可造成脑水肿和出血。脑血流的突然增加最常见的临床表现是严重的单侧头痛，特征是直立位时头痛改善。这些头痛患者的脑血流从术前的平均 43±16mL/（100g•min）到术后的 83±39mL/（100g•min）；③脑实质内出血：是继发于高灌注的最坏的情况，术后 2 周发生率为 0.6%。出血量大、后果严重、死亡率高（60%）和预后不良（25%）；④癫痫发作：发生率为 3%。高灌注综合征造成的脑水肿是重要的原因，或为高血压脑病造成。

根据 NASCFT 结果，ICA 狭窄≥70%手术可以长久获益；ICA 狭窄 50%~69%有症状的患者可从手术获益，但是益处较少。NASCET 和其他研究还发现男性患者、中风过的患者，症状为半球的患者分别与女性患者、TIA 患者和视网膜缺血的患者相比，手术获益大，内科治疗中风的危险大；同时提出糖尿病患者、血压偏高的患者、对侧血管有闭塞或者影像学已有明确病灶的患者手术期间发生中风的危险大。因此 AHA Stroke Council's Ad Hoc Committee 推荐如果考虑给存在 ICA 中度狭窄并发生过 TIA 或卒中的患者手术，需要认真评估患者的所有危险因子，比较一般内科治疗 2~3 年和手术后 2~3 年的中风危险性。

（4）血管介入治疗：相对于外科手术治疗而言，血管介入在缺血性脑血管病的应用历史较短。自 1974 年问世以来，经皮血管成形术（percutaneous transluminal angioplasty，PTA）成为一种比较成熟的血管再通技术被广泛应用于冠状动脉、肾动脉以及髂动脉等全身血管狭窄性病变。PTA 成功运用于颈动脉狭窄的最早报道见于 1980 年。1986 年作为 PTA 技术的进一步发展的经皮血管内支架成形术（percutaneous transluminal angioplasty and stenting，PTAS）正式运用于临床，脑血管病的血管介入治疗开始了迅速地发展。

颅内段颈内动脉以及分支的狭窄，手术困难，药物疗效差，介入治疗可能是较好的选择。但是由于颅内血管细小迂曲，分支较多，且血管壁的弹力层和肌层较薄，周围又缺乏软组织，故而手术操作困难，风险大，相关报道少。

大多数学者认为颅外段颈动脉狭窄患者符合下列条件可考虑实施 PTA 或 PTAS：①狭窄>70%；②病变表面光滑，无溃疡、血栓或明显钙化；③狭窄较局限并成环行；④无肿瘤、疤痕等血管外狭窄因素；⑤无严重动脉迂曲；⑥手术难以抵达部位（如颈总动脉近端、颈内动脉颅内段）的狭窄；⑦非动脉粥样硬化性狭窄（如动脉肌纤维发育不良、动脉炎或放射性损伤）；⑧复发性颈动脉狭窄；⑨年迈体弱、不能承受或拒绝手术。

禁忌证：①病变严重钙化或有血栓形成；②颈动脉迂曲；③狭窄严重，进入导丝或球囊困难，或进入过程中脑电图监测改变明显；④狭窄<70%。

椎动脉系统 TIA，应慎重选择适应证。

其他还有颈外-颈内动脉搭桥治疗，初步研究患者可以获益，但仍需更多的随机临床研究证实，同时评价其远期疗效。

二、脑梗死

（一）脑血栓形成

脑血栓形成（CI）又称缺血性卒中（CIS），是指在脑动脉本身病变基础上，继发血液有形成分凝集于血管腔内，造成管腔狭窄或闭塞，在无足够侧支循环供血的情况下，该动脉所供应的脑组织发生缺血变性坏死，出现相应的神经系统受损表现或影像学上显示出软化灶，称为脑血栓形成。90%的脑血栓形成是在脑动脉粥样硬化的基础上发生的。脑梗死约占全部脑卒中的80%。

1.临床表现

本病好发于中年以后，60岁以后动脉硬化性脑梗死发病率增高。男性较女性为多。起病前多有前驱症状，表现为头痛、眩晕、短暂性肢体麻木、无力，约25%的患者有短暂性脑缺血发作史。起病较缓慢。患者多在安静和睡眠中起病。

动脉硬化性脑梗死发病后意识常清醒，如果大脑半球较大面积梗死、缺血、水肿可影响间脑和脑干的功能，起病后不久出现意识障碍。如果发病后即有意识不清，要考虑椎-基底动脉系统梗死。动脉粥样硬化性脑梗死可发生于脑动脉的任何一分支。不同的分支可有不同的临床特征。

2.辅助检查

（1）CT扫描：发病24~48h后可见相应部位的低密度灶，边界欠清晰，并有一定的占位效应。早期CT扫描阴性不能排除本病。

（2）MRI：可较早期发现脑梗死灶，特别是脑干和小脑的病灶。T_1和T_2弛豫时间延长，加权图像上T_1在病灶区呈低信号强度，T_2呈高信号强度，也可发现脑移位受压。与CT相比，MRI显示病灶早，能早期发现大面积脑梗死，清晰显示小病灶及颅后窝的梗死灶，病灶检出率达95%。功能MRI如弥散加权MRI可于缺血早期发现病变，发病半小时即可显示长T_1、长T_2梗死灶。

（3）血管造影：DSA或MRA可发现血管狭窄和闭塞的部位，可显示动脉炎、Moyamoya病、动脉瘤和血管畸形等。

（4）脑脊液检查：通常脑脊液压力、常规及生化检查正常，大面积脑梗死者脑脊液压力可增高，出血性脑梗死脑脊液中可见红细胞。

（5）其他：彩色多普勒超声检查（TCD）可发现颈动脉及颈内动脉的狭窄、动脉粥样硬化斑或血栓形成。超声心动图检查有助于发现心脏附壁血栓、心房黏液瘤和二尖瓣脱垂。PET能显示脑梗死灶的局部脑血流、氧代谢及葡萄糖代谢，并监测缺血半暗带及对远隔部位代谢的影响。

3.诊断与鉴别诊断

脑血栓形成的诊断主要有以下几点：

（1）多发生于中老年人。

（2）静态下发病多见，不少患者在睡眠中发病。

（3）病后几小时或几天内病情达高峰。

（4）出现面、舌及肢体瘫痪，共济失调，感觉障碍等定位症状和体征。

（5）脑CT提示症状相应的部位有低密度影或脑MRI显示长T_1和长T_2异常信号。

（6）多数患者腰椎穿刺检查提示颅内压、脑脊液常规和生化检查正常。

（7）有高血压、糖尿病、高血脂、心脏病及脑卒中史。

（8）病前有过短暂性脑缺血发作。

4.治疗

治疗脑血栓形成的药物和方法有上百种，各家医院的用法大同小异。但是，至今为止，仍无特殊有效的治疗方法。脑血栓形成的恢复程度取决于梗死的部位及大小、侧支循环代偿能力和神经功能障碍的康复效果。一般来讲，在进展型卒中即脑血栓形成在不断地加重时，应尽早进行抗凝治疗；在脑血栓形成的早期，有条件时，应尽早进行溶栓治疗；如果丧失上述机会或病情不允许，则进行一般性治疗。在药物治疗中，如果病情已经稳定，应尽早进行早期康复治疗。不论是完全恢复正常或留有后遗症者，应长期进行综合性预防，以防止脑血栓的复发。

急性期的治疗原则：①超早期治疗。提高全民的急救意识，为获得最佳疗效力争超早期溶栓治疗；②针对脑梗死后的缺血瀑布及再灌注损伤进行综合保护治疗；③采取个性化治疗原则；④整体化观念：脑部病变是整体的一部分，要考虑脑与心脏及其他器官功能的相互影响，如脑心综合征、多脏器功能衰竭，积极预防并发症，采取对症支持疗法，并进行早期康复治疗；⑤对卒中的危险因素及时给予预防性干预措施。最终达到挽救生命、降低病残及预防复发的目的。

（1）超早期静脉溶栓治疗：在缺血脑组织出现坏死之前，溶解血栓、再通闭塞的脑血管，及时恢复供血，从而挽救缺血脑组织，避免缺血脑组织发生坏死。在缺血脑组织出现坏死之前进行溶栓治疗，这是溶栓治疗的前提。只有在缺血脑组织出现坏死之前进行溶栓治疗，溶栓治疗才有意义。

静脉溶栓药物包括重组组织型纤溶酶原激活剂（rt-PA）、尿激酶和替奈普酶。Rt-PA和尿激酶是我国目前使用的主要溶栓药，现认为有效挽救半暗带组织时间窗为 4.5 h 内或 6 h 内。

1）3 h 内 rt-PA 静脉溶栓的适应证、禁忌证及相对禁忌证

适应证：①年龄≥18 岁；②有缺血性脑卒中导致的临床表现；③发病至静脉溶栓治疗开始时间<4.5 小时；④头颅 CT 等影像学检查已排除颅内出血；⑤患者或其家属签署知情同意书。

禁忌证：①颅内出血（包括脑实质出血、脑室内出血、蛛网膜下腔出血、硬膜下/外血肿等）；②既往颅内出血史；③近 3 个月有严重头颅外伤史或卒中史；④颅内肿瘤、巨大颅内动脉瘤；⑤近期（3 个月）有颅内或椎管内手术；⑥近 2 周内有大型外科手术；⑦近 3 周内有胃肠或泌尿系统出血；⑧活动性内脏出血；⑨主动脉弓夹层；⑩近 1 周内有在不易压迫止血部位的动脉穿刺；⑪血压升高：收缩压≥180 mm Hg，或舒张压≥100 mm Hg；⑫急性出血倾向，包括血小板计数低于 100×10^9/L 或其他情况；⑬24 h 内接受过低分子肝素治疗；⑭口服抗凝剂且 INR>1.7 或 PT>15 s；⑮48 h 内使用凝血酶抑制剂或 Xa 因子抑制剂，或各种实验室检查异常［如 APTT、INR、血小板计数、蛇静脉酶凝结时间（ECT），TT 或 Xa 因子活性测定］；⑯血糖<2.8 mmol/L 或>22.22 mmol/L；⑰头 CT或 MRI 提示大面积梗死（梗死面积>1/3 大脑中动脉供血区）。

相对禁忌证：下列情况需谨慎考虑和权衡溶栓的风险与获益（即虽然存在一项或多项相对禁忌证，但并非绝对不能溶栓）：①轻型非致残性卒中；②症状迅速改善的卒中；③惊厥发作后出现的神经功能损害（与此次卒中发生相关）；④颅外段颈部动脉夹层；⑤近 2 周内严重外伤（未伤及头颅）；⑥近 3 个月内有心肌梗死史；⑦孕产妇；⑧痴呆；⑨既往疾病遗留较重神经功能残疾；⑩未破裂且未经治疗的动静脉畸形、颅内小动脉瘤（<10 mm）；⑪少量脑内微出血（1~10 个）；⑫使用违禁药物；⑬类卒中。

2）3~4.5 h 内 rt-PA 静脉溶栓的适应证、禁忌证和相对禁忌证

适应证、禁忌证同 3 h 内 rt-PA 静脉溶栓的适应证、禁忌证，相对禁忌证在 3 h 内 rt-PA 静脉溶栓的相对禁忌证基础上补充 2 条：①使用抗凝药物，INR≤1.7，PT≤15 s；②严重卒中（NIHSS 评分>25 分）。

使用方法：rt-PA 0.9 mg/kg（最大剂量为 90 mg）静脉滴注，其中 10%在最初 1 min 内静脉推注，其余持续滴注 1 h，用药期间及用药 24 h 内应严密监护患者。

小剂量阿替普酶静脉溶栓（0.6 mg/kg）出血风险低于标准剂量，可以减少病死率，但并不降低残疾率，可结合患者病情严重程度、出血风险等因素个体化确定决策。

3）6 h 内尿激酶静脉溶栓的适应证及禁忌证

适应证：①有缺血性卒中导致的神经功能缺损症状；②症状出现<6 h；③年龄 18~80 岁；④意识清楚或嗜睡；⑤脑 CT 无明显早期脑梗死低密度改变；⑥患者或家属签署知情同意书。

禁忌证：同 3 h 内 rt-PA 静脉溶栓的禁忌证。

使用方法：尿激酶 100 万~150 万 IU，溶于生理盐水 100~200 ml，持续静脉滴注 30 min，用药期间应严密监护患者。

（2）血管内介入治疗：包括血管内机械取栓、动脉溶栓、血管成形术。①血管内机械取栓是近年急性缺血性脑卒中治疗最重要的进展，可显著改善急性大动脉闭塞导致的缺血性脑卒中患者预后；②动脉溶栓使溶栓药物直接到达血栓局部，理论上血管再通率应高于静脉溶栓，且出血风险降低。然而其益处可能被溶栓启动时间的延迟所抵消。一项随机双盲对照试验显示，对发病后 6 h 内重症大脑中动脉闭塞患者动脉使用重组尿激酶原，治疗组 90 d 时改良 Rankin 量表评分和血管再通率均优于对照组，症状性颅内出血和总病死率在两组间差异无统计学意义；③血管成形术[急诊颈动脉内膜剥脱术（CEA）/颈动脉支架置入术（CAS）]治疗症状性颈动脉狭窄，有助于改善脑血流灌注，但临床安全性与有效性尚不明确。

因此，遵循静脉阿替普酶溶栓优先原则，静脉溶栓是血管再通的首选方法。如果该患者符合静脉溶栓和血管内机械取栓指征，应该先接受阿替普酶静脉溶栓治疗。对存在静脉溶栓禁忌的部分患者可使用机械取栓。推荐结合发病时间、病变血管部位、病情严重程度综合评估后决定患者是否接受血管内机械取栓治疗。

（3）抗血小板：大型试验（CAST 和 IST）研究了卒中后 48 h 内口服阿司匹林的疗效，结果显示，阿司匹林能显著降低随访期末的病死率或残疾率，减少复发，仅轻度增加症状性颅内出血的风险。我国 CHANC 研究显示，早期（发病后 24 h 内）联合使用氯吡格雷和阿司匹林 21 d 可减少轻型卒中（NIHSS 评分≤3 分）患者 90 d 内缺血性卒中复发率，近期完成的 POINT 研究也显示早期（发病后 12 h 内）使用联合氯吡格雷和阿司匹林并维持 90 d 也证实可降低缺血性卒中复发风险，但增加出血的风险。因此，对于不符合静脉溶栓或血管内取栓适应证且无禁忌证的缺血性脑卒中患者应在发病后尽早给予口服阿司匹林 150~300 mg/d 治疗。急性期后可改为预防剂量（50~300 mg/d）；溶栓治疗者，阿司匹林等抗血小板药物应在溶栓 24 h 后开始使用；对不能耐受阿司匹林者，可考虑选用氯吡格雷等抗血小板治疗；对于未接受静脉溶栓治疗的轻型卒中患者（NIHSS 评分≤3 分），在发病 24 h 内应尽早启动双重抗血小板治疗（阿司匹林和氯吡格雷）并

维持 21 d，有益于降低发病 90 d 内的卒中复发风险，但应密切观察出血风险。

（4）抗凝治疗：高凝状态是缺血性脑血管病发生和发展的重要环节，主要与凝血因子，尤其是第Ⅷ因子和纤维蛋白原增多及其活性增高有关。抗凝治疗主要通过抗凝血、阻止血栓发展和防止血栓形成，达到治疗或预防脑血栓形成的目的。但是 Cochrane 系统评价纳入 24 个随机对照试验，所用药物包括普通肝素、低分子肝素、类肝素、口服抗凝剂和凝血酶抑制剂等。其荟萃分析结果显示：抗凝药治疗不能降低随访期末病死率；随访期末的病死率或残疾率亦无显著下降；抗凝治疗能降低缺血性脑卒中的复发率、降低肺栓塞和深静脉血栓形成发生率，但被症状性颅内出血增加所抵消。因此，对大多数急性缺血性脑卒中患者，不推荐无选择地早期进行抗凝治疗。对少数特殊急性缺血性脑卒中患者（如放置心脏机械瓣膜）是否进行抗凝治疗，需综合评估（如病灶大小、血压控制、肝肾功能等），如出血风险较小，致残性脑栓塞风险高，可在充分沟通后谨慎选择使用。特殊情况下溶栓后还需抗凝治疗的患者，应在 24 h 后使用抗凝剂。

（5）降纤治疗：可以降解血浆纤维蛋白原、增加纤溶系统活性、抑制血栓形成或促进血栓溶解。此类药物亦应早期应用（发病 6h 以内），特别适用于合并高纤维蛋白原血症者。降纤酶、巴曲酶、东菱克栓酶、安克洛酶和蚓激酶均属这一类药物。但降纤至何种程度，如何减少出血并发症等问题尚待解决。有报道，发病后 3h 给予 Ancrod 可改善患者的预后。

（6）扩容治疗主要是通过增加血容量，降低血液黏稠度，起到改善脑微循环作用。Cochrane 系统评价（纳入 18 个随机对照试验）显示，卒中后早期血液稀释疗法有降低肺栓塞和下肢深静脉血栓形成的趋势，但对近期或远期病死率及功能结局均无显著影响。因此，对大多数缺血性脑卒中患者，不推荐扩容治疗。对于低血压或脑血流低灌注所致的急性脑梗死如分水岭梗死可考虑扩容治疗，但应注意可能加重脑水肿、心功能衰竭等并发症。

（7）扩血管治疗血管扩张药过去曾被广泛应用，此法在脑梗死急性期不宜使用。原因为缺血区的血管因缺血、缺氧及组织中的乳酸聚集已造成病理性的血管扩张，此时应用血管扩张药，则造成脑内正常血管扩张，也波及全身血管，以至于使病变区的血管局部血流下降，加重脑水肿，即所谓"盗血"现象。如有出血性梗死时可能会加重出血，因此，只在病变轻、无水肿的小梗死灶或脑梗死发病 3 周后无脑水肿者可酌情使用，且应注意有无低血压。

（8）防治脑水肿：一旦发生脑血栓形成，很快出现缺血性脑水肿，其包括细胞毒性水肿和血管源性水肿。脑水肿进一步加剧神经细胞的坏死，严重大块梗死者，还可引起颅内压增高，发生脑疝致死。所以，缺血性脑水肿不仅加重脑梗死的病理生理过程，影响神经功能障碍的恢复，还可导致死亡。因此，脑血栓形成后，尤其梗死面积大、病情重或进展型卒中、意识障碍的患者应及时积极治疗脑水肿。防治脑水肿的方法包括使用高渗脱水药、利尿药和白蛋白，控制入水量等。

（9）神经细胞活化药：至今有不少这类药物试验报道有一定的营养神经细胞和促进神经细胞活化的作用，主要对于不完全受损的细胞起作用，个别报道甚至认为有极佳效果。但是，在临床实践中并没有明显效果，而且价格较贵。

（10）其他内科治疗：由于脑血栓形成的主要原因系高血压、高血脂、糖尿病、心脏病等内科疾病，或发生脑血栓形成时，大多合并许多内科疾病。但是，并发严重的内科疾病多见于脑干梗死和较大范围的大脑半球梗死。有时，患者由于严重的内科合并证如心功能衰竭、肺水肿及感染、肾衰竭等致死。因此，除针对性治疗脑血栓形成外，还应治疗合并的内科疾病。

（11）外科治疗：颈内动脉和大脑中动脉血栓形成者，可出现大片脑梗死，且在发病后 3~7d 期间，可因缺血性脑水肿，导致脑室受压、中线移位及脑疝发生，危及生命。此时，应积极进行颞下减压和清除梗死组织，以挽救生命。

（12）康复治疗：主张早期进行康复治疗，即使在急性期也应注意到瘫痪肢体的位置。病情稳定者，可以尽早开始肢体功能锻炼和语言训练。这既可明显地降低脑血栓形成患者的致残率，也可减少并发症和后遗症如肩周炎、肢体挛缩、失用性肌萎缩、痴呆等的发生。

（二）脑栓塞

脑栓塞是指脑动脉被异常的栓子（血液中异常的固体、液体、气体）阻塞，使其远端脑组织发生缺血性坏死，出现相应的神经功能障碍。栓子以血液栓子为主，占所有栓子的 90%；其次还有脂肪、空气、癌栓、医源物体等。脑栓塞发生率占急性脑血管病的 15%~20%，占全身动脉栓塞的 50%。

1.临床表现

（1）发病年龄：本病起病年龄不一，若因风湿性心脏病所致，患者以中青年为主；若因冠心病、心肌梗死、心律失常所致者，患者以中老年人居多。

（2）起病急骤：大多数患者无任何前驱症状，多在活动中起病，局限性神经缺损症状常于数秒或数分钟发展到高峰，是发展最急的脑卒中，且多表现为完全性卒中，少数患者在数日内呈阶梯样或进行性恶化。50%~60%的患者起病时有意识障碍，但持续时间短暂。

（3）局灶神经症状：栓塞引起的神经功能障碍取决于栓子的数目、栓塞范围和部位。栓塞发生在颈内动脉系统特别是大脑中动脉最常见，临床表现突起的偏瘫、偏身感觉障碍和偏盲，在主侧半球可有失语，也可出现单瘫、运动性或感觉性失语等。9%~18%的患者出现局灶性癫痫发作。本病约 10%的栓子到达椎-基底动脉系统，临床表现为眩晕、呕吐、复视、眼震、共济失调、交叉性瘫痪、构音障碍及吞咽困难等。若累及网状结构则出现昏迷与高热，若阻塞了基底动脉主干可突然出现昏迷和四肢瘫痪，预后极差。

（4）其他症状：本病以心源性脑栓塞最常见，故有风湿性心脏病或冠心病、严重心律失常的症状和体征；部分患者有心脏手术、长骨骨折、血管内治疗史；部分患者有脑外多处栓塞证据，如皮肤、球结膜、肺、肾、脾、肠系膜等栓塞和相应的临床症状体征。

2.辅助检查

目的：明确脑栓塞的部位和病因（如心源性、血管源性及其他栓子来源的检查）。

（1）心电图或 24h 动态心电图观察：可了解有无心律失常、心肌梗死等。

（2）超声心动图检查有助于显示瓣膜疾患、二尖瓣脱垂、心内膜病变等。

（3）颈动脉超声检查：可显示颈动脉及颈内外动脉分叉处的血管情况，有无管壁粥样硬化斑及管腔狭窄等。

（4）腰椎穿刺脑脊液检查可以正常，若红细胞增多可考虑出血性梗死；若白细胞增多考虑有感染性栓塞的可能；有大血管阻塞、有广泛性脑水肿者脑脊液压力增高。

（5）脑血管造影：颅外颈动脉造影可显示动脉壁病变，数字减影血管造影（DSA）能提高血管病变诊断的准确性，有否血管腔狭窄、动脉粥样硬化溃疡、血管内膜粗糙等情况。新一代的 MRA 能显示血管及血流情况，且为无创伤性检查。

（6）头颅 CT 扫描：发病后 24~48h 后可见低密度梗死灶，若为出血性梗死则在低密度灶内可见高密度影。

（7）MRI：能更早发现梗死灶，对脑干及小脑扫描明显优于 CT。

3.诊断及鉴别诊断

（1）诊断

1）起病急骤，起病后常于数秒内病情达高峰。

2）主要表现为偏瘫、偏身感觉障碍和偏盲，在主侧半球则有运动性失语或感觉性失语。少数患者为眩晕、呕吐、眼震及共济失调。

3）多数患者为心源性脑栓塞，故有风心病或冠心病、心律失常的症状和体征。

4）头颅 CT 或 MRI 检查可明确诊断。

（2）鉴别诊断在无前驱症状下，动态中突然发病并迅速达高峰，有明确的定位症状和体征；如询查出心脏病、动脉粥样硬化、骨折、心脏手术、大血管穿刺术等原因可确诊。头颅 CT 和 MRI 能协助明确脑栓塞的部位和大小。腰椎穿刺检查有助于了解颅内压、炎性栓塞及出血性梗死。脑栓塞应注意与其他类型的急性脑血管病区别。尤其是出血性脑血管病，主要靠头颅 CT 和 MRI 检查加以区别。

4.治疗

积极改善侧支循环、减轻脑水肿、防治出血和治疗原发病。

（1）脑栓塞治疗：其治疗原则与脑血栓形成相同。

（2）原发病治疗：针对性治疗原发病有利于脑栓塞的恢复和防止复发。如先天性心脏病或风湿性心脏病患者，有手术适应证者，应积极手术治疗；有亚急性细菌性心内膜炎者，应彻底治疗；有心律失常者，努力纠正；骨折患者，减少活动，稳定骨折部位。急性期过后，针对血栓栓塞容易复发可长期使用小剂量的阿司匹林、双香豆素类药物或噻氯匹定；也可经常检查心脏超声，监测血栓块大小，以调整抗血小板药物或抗凝药物。

（三）分水岭脑梗死

分水岭脑梗死（CWSI）是指脑内相邻血管供血区之间分水岭区或边缘带的局部缺血。一般认为，CWSI 多由于血流动力学障碍所致；典型者发生于颈内动脉严重狭窄或闭塞伴全身血压降低时，亦可由心源性或动脉源性栓塞引起。约占脑梗死的 10%。临床常呈卒中样发病，多无意识障碍，症状较轻，恢复较快。根据梗死部位的不同，重要的分水岭区包括：①大脑前动脉和大脑中动脉皮质支的边缘区，梗死位于大脑凸面旁矢状带，称为前分水岭区梗死；②大脑中动脉和大脑后动脉皮质支的边缘区，梗死位于侧脑室体后端的扇形区，称为后上分水岭梗死；③大脑前、中、后动脉共同供血的顶、颞、枕叶三角区，梗死位于侧脑室三角部外缘，称为后下分水岭梗死；④大脑中动脉皮质支与深穿支交界的弯曲地带，称为皮质下分水岭脑梗死；⑤大脑主要动脉末端的边缘区，称为幕下性分水岭梗死。这种分型准确地表达了 CWSI 在脑部的空间位置。

1.临床表现

分水岭梗死以老年人多见，其特点为呈多灶型者多，常见单侧多灶或双侧梗死。合并其他缺血病变者多，如腔隙梗死、皮质或深部梗死、皮质下动脉硬化性脑病等，合并痴呆多见，复发性脑血管病多见，发病时血压偏低者多见。

2.辅助检查

（1）CT扫描：脑分水岭梗死的CT征象与一般脑梗死相同，位于大脑主要动脉的边缘交界区，呈楔形、宽边向外、尖角向内的低密度灶。

（2）MRI表现：对病灶显示较CT清晰，新一代MRI可显示血管及血液流动情况，可部分代替脑血管造影。病灶区呈长T_1与长T_2。

3.诊断与鉴别诊断

诊断主要依靠临床表现及影像学检查。头颅CT或MRI可发现典型的梗死病灶。

4.治疗

（1）病因治疗：对可能引起脑血栓形成病因的处理，积极治疗颈动脉疾病和心脏病，注意医源性低血压的纠正，注意水与电解质紊乱的调整等。

（2）CWSI的治疗与脑血栓形成相同：可应用扩血管、改善脑微循环、抗血小板凝聚的药物和钙拮抗药。对于严重颈动脉狭窄、闭塞的患者可考虑做颈动脉内膜切除术或颈动脉成形术。

（3）注意防止医源性的分水岭脑梗死。如过度的降压治疗、脱水治疗等。尤其是卒中的患者，急性期血压的管理特别重要。现在有很多卒中以后血压管理的指南。尽管这些指南各异，但是基本的观点是相同的。主要的内容有：①卒中后血压的增高常常是一种脑血管供血调节性的，是一种保护性的调节，不可盲目地进行干预；②除非收缩压>220~230mmHg，或舒张压>120~130mmHg，或者患者的平均动脉压>130mmHg，才考虑降压治疗，降压治疗通常不选用长效的、快速的降压制剂；③降压治疗过程中要密切观测患者神经系统的症状及体征变化。

（四）无症状脑梗死

1.概述

无症状脑梗死的发生率与检测设置种类及敏感度明显相关，确切发生率不详。文献报道在11%~70%，公认的发生率为10%~21%。

2.病因及发病机制

无症状脑梗死确有脑血管病发病的危险因素。如高血压、糖尿病、高脂血症、房颤、TIA、颈动脉狭窄、吸烟等。可以说大部分无症状脑梗死都可找到卒中的危险因素。无症状脑梗死的发病机制与动脉硬化性脑梗死相同。之所以无症状，是因为梗死灶位于脑的静区或非优势半球，梗死造成的损伤缓慢发展，而产生了侧支循环代偿机制。此外，症状可能在患者睡眠时发生，而在患者清醒后又缓解或梗死灶小，为腔隙性梗死。

3.辅助检查

CT发现率为10%~38%；MRI发现率可高达47%。无症状脑梗死首次CT或MRI检查发现有腔隙性梗死或脑室周围白质病变。主要病变部位在皮质下，而且在基底节附近，一般范围较小，在0.5~1.5cm，大多数无症状脑梗死是单个病灶（80%）。

电生理方面揭示了无症状脑梗死患者事件相关电位P300，潜伏期延长。

4.防治

无症状脑梗死是有症状卒中的先兆，需要引起重视，治疗的重点是预防。

（1）针对危险因素进行干预

1）高血压患者，积极控制血压，治疗动脉硬化。

2）常规进行心脏方面的检查并予以纠正。

3）积极治疗糖尿病。

4）尽量戒酒、烟。

5）高黏滞血症者，应定期输入右旋糖苷-40。

（2）药物预防阿司匹林 50mg 每晚服用。如合并溃疡病，则可服用噻氯匹定每日 250mg。

（五）出血性脑梗死

1.概述

出血性梗死（HI）的解释长期以来被认为是由于闭塞缓解后梗死血管床再灌注所致。例如可能发生于栓子破碎或向远处移行后或在已经形成的大面积梗死的背景下闭塞大血管早期再通所致。这可能是动脉血进入毛细血管重新形成的血压导致红细胞从缺氧的血管壁渗出。再灌注越强烈，毛细血管壁损伤越严重，出血性梗死融合得越多。假设缺血性梗死反映了可恢复的未闭腔隙，那么它可能是栓塞性闭塞后自发性或机化所致的结果，而血栓形成所造成的闭塞很难缓解。在心源性栓塞所致的梗死中有很小的出血发生率支持这个假说。

（1）按 HI 的发生时间分为

1）早发型：即缺血性卒中后 3d 内发生的。缺血性卒中后早期发生 HI 常与栓子迁移有关。早发型 HI 常有临床症状突然加重而持续不缓解、甚至出现意识障碍、瞳孔改变。多为重型。CT 以血肿型多，预后差，病死率高。

2）晚发型：多在缺血性卒中 8d 后发生。此型发病常与梗死区侧支循环的建立有关。晚发型的 HI 临床症状加重不明显，甚至好转。多为轻、中型。预后好，CT 多为非血肿型。在临床上易被忽视漏诊。

（2）根据临床症状演变将 HI 分 3 型

1）轻型：HI 发病时间晚，多在卒中 1 周后发生，甚至在神经症状好转时发生。发病后原有症状、体征不加重，预后好。

2）中型：HI 发病时间多在卒中 4~7d。发病后原有的神经症状、体征不缓解或加重。表现为头痛、肢瘫加重，但无瞳孔改变及意识障碍，预后较好。

3）重型：HI 发病多在卒中少于 3d 内。表现原有神经症状、体征突然加重，有瞳孔改变及意识障碍，预后差。

脑梗死的患者在病情稳定或好转中，突然出现新的症状和体征，要考虑到有 HI 的可能。HI 有诊断价值的临床表现有：头痛、呕吐、意识障碍、脑膜刺激征、偏瘫、失语、瞳孔改变、眼底视盘水肿等。有条件者尽快做 CT 扫描以确诊。

2.辅助检查

（1）腰椎穿刺及脑脊液检查：脑脊液压力常增高，镜检可查到红细胞，蛋白含量也升高。

（2）脑血管造影检查：可发现原闭塞血管重新开通及造影剂外渗现象。

（3）头颅 CT 扫描

1）平扫：在原有低密度梗死灶内出现点状、斑片状、环状、条索状混杂密度影或团块状的高密度影。出血量大时，在低密度区内有高密度血肿图像，且常有占位效应，病灶周围呈明显水肿。此时若无出血前的 CT 对比，有时很难与原发性脑出血鉴别。HI 的急性期及亚急性期 CT 呈高密度影，慢性期则呈等密度或低密度影，且可被增强 CT 扫描发现。因脑梗死患者临床上多不行强化 CT 扫描，故易被漏诊。

2）增强扫描：在低密度区内有脑回状、斑片状或团块状强化影。有人统计，86%的继发性出血有强化反应。

（4）MRI 检查

1）急性期：T_1 加权像为高信号与正常信号相间；T_2 加权像为轻微低信号改变。

2）亚急性期：T_1 及 T_2 加权像均为高信号改变。

3）慢性期：T_2 加权像为低信号改变。

3.诊断

（1）具有典型的临床特点：①有脑梗死，特别是心源性、大面积脑梗死的可靠依据；②神经功能障碍一般较重，或呈进行性加重；或在病情稳定、好转后突然恶化；③在应用抗凝剂、溶栓药或进行扩容、扩血管治疗期间，出现症状严重恶化及神经功能障碍加重。

（2）腰椎穿刺及脑脊液检测，有颅内压升高；脑脊液中有红细胞发现。

（3）影像学检查提示为典型的出血性梗死图像。

（4）排除了原发性脑出血、脑瘤性出血及其他颅内出血性疾病。

诊断主要依靠临床表现和影像学检查。HI 多发生在梗死后 1~2 周，如患者症状明显加重、出现意识障碍、颅高压症状等。尤其是在溶栓、抗凝治疗后加重者，应及时复查 CT，避免延误诊治。

4.治疗和预后

发生 HI 后应按脑出血的治疗原则进行治疗。停溶栓、抗凝、扩容等治疗，给予脱水、降颅压治疗。对于 HI 则应视具体病情做不同处理。本病不良预后与梗死面积、实质内出血面积有关。不同类型的 HI 有着不同的临床预后，HT 一般对预后无影响，而大面积脑梗死、颅内大血肿、出现脑疝形成征象、高血糖等与预后不良有关。

（六）大面积脑梗死

尚无明确定义，有称梗死面积直径>4.0cm，或梗死面波及两个脑叶以上者，也有称梗死范围大于同侧大脑半球 1/2 或 2/3 的面积。CT 或 MRI 检查显示梗死灶以大脑中动脉供血区为多见，其他还有 MCA（大脑中动脉）＋ACA（大脑前动脉），MCA＋PCA（大脑后动脉）等。大面积脑梗死是脑梗死中较严重的一类。由于脑梗死的面积大，往往引起脑水肿、颅内高压，患者出现意识障碍，病情凶险，与脑出血难以区别。

1.诊断及鉴别诊断

依靠临床表现及影像学检查。头颅 CT 或 MRI 检查能早期明确诊断。CT 扫描可提供某些大梗死的早期征象：脑实质密度减低、脑回消失、脑沟模糊、脑室受压，MRI 较 CT 优越，常规 MRI 最早可在发病后 5~6h 显示异常改变，弥散加权 MRI（DWI）在起病后1~2h即可显示出缺血病灶。因其病情严重，易误诊为脑出血，必要时应及时复查头颅CT或MRI。

2.治疗

（1）积极控制脑水肿。降低颅内压大面积脑梗死后最重要的病理机制是不同程度的脑水肿。早期死亡的原因主要是继发于脑水肿的脑疝形成。发病12h CT有ICA（颈内动脉）远端或MCA近端闭塞所致大片脑梗死征象时，24~72h将发生严重半球水肿，最早在发病后20h即可出现脑疝，故大面积脑梗死时应积极控制脑水肿，降低颅内压。除常规应用脱水降颅压药物以外，如果以提高存活率为治疗目的，应早期考虑外科手术减压，尤其对身体健康的年轻患者。关于手术的最佳时机，一直是悬而未决的问题。以往的减压手术多是在那些被认为不进行手术治疗可能近期将会死亡的患者中进行，现在认为对于药物难以控制的颅高压者应立即手术，尤其是对50岁以下的患者。早期的减压手术对控制梗死灶的扩大、防止继发性脑疝、争取较好的预后至关重要。老年患者由于存在脑萎缩，增加了对脑梗死后脑水肿的代偿，临床上脑疝症状不明显或中线移位不明显，则也可先给予药物降颅压。

（2）溶栓与抗凝：Bollaert应用尿激酶早期局部动脉内溶栓治疗严重大脑中动脉卒中显示有积极的治疗效果，如能部分或完全再通或出现侧支循环则梗死体积明显缩小，预后较好，未再通或无侧支循环者均出现大块梗死灶，预后较差。但CT扫描呈现大面积脑梗死的早期征象时则不宜进行溶栓治疗。有报道认为，尼莫地平和肝素联合治疗大面积脑梗死具有良好的协同作用，较单用尼莫地平有更加显著的临床效果。

（3）防治并发症：大面积脑梗死急性期并发症多，对神经功能缺损和预后将产生不利影响。因此，早期发现和处理并发症是急性期处理的重要环节。

大面积脑梗死后颅内出血转化多见，尤其是心源性栓塞者，溶栓和抗凝治疗增加继发出血的危险性，出血多发生于脑梗死后1~2周内，常使临床症状加重，脑CT检查是最常用和可靠的检查手段，病情恶化时应及时复查。治疗上按脑出血处理。

三、自发性脑出血

自发性脑出血（spontaneous intracerebral haemorrhage，ICH）是指非外伤情况下各种原因引起的脑大、小动脉，静脉和毛细血管自发破裂引起的脑内出血。

（一）概述

脑出血是一种多因素疾病，受环境和遗传因素共同作用。自发性脑出血的最常见原因是高血压，另一些多见的病因为淀粉样变性血管病、先天性血管瘤、动静脉畸形、凝血障碍和各种原因的占位。其他还有moyamoya病、结节性多动脉炎、抗凝剂和抗血小板聚集剂的应用和某些药物的使用等。

（二）临床表现

自发性脑出血通常发生于50~75岁，男性略多于女性，多在活动中急性发病，突然出现局灶性神经功能缺损症状，如偏瘫、偏身麻木，常伴头痛、呕吐、意识障碍，绝大多数患者脑出血时血压升高。有的患者有先兆症状，如头痛、失忆、思维混乱、短暂的肢体乏力或麻木，一般持续数小时。按出血部位的不同，脑出血一般分为壳核、丘脑、尾状核、皮质下（脑叶）、小脑和脑干出血等。

（三）诊断和鉴别诊断

脑出血一般在活动中、情绪激动时发病，有局灶性神经功能受损的体征，结合典型的头颅 CT 表现，诊断不难。高血压性脑出血一般发生于 50 岁以上，有高血压病史，发病时血压很高，常见的出血部位是壳核、丘脑、桥脑和小脑。动静脉畸形引起的出血多在 40 岁以下，出血常见于脑叶，影像学检查可有血管异常表现。年龄较大，又无高血压病的多发性脑叶出血的患者常为淀粉样血管病，这种出血可反复发作。脑瘤卒中的患者发病前常常已有神经科局灶症状，头颅 CT 上血肿周围早期出现明显的水肿带。溶栓和抗凝治疗引起的脑出血多见于脑叶或原发病灶附近。

（四）治疗

（1）急性期治疗：自发性脑出血的治疗还没有国际统一的标准。目前普遍认同的观点是，脑出血急性期治疗的基本原则为控制颅内压增高、减轻脑水肿、调整血压、防止再出血，减少并发症，减轻血肿造成的继发性损害，促进神经功能恢复。

（2）基础护理和支持治疗：很重要。保持患者平静，卧床休息，头部少动，确保呼吸道通畅，昏迷患者应将头偏向一侧，以利于分泌物及呕吐物流出，并可防止舌根后坠阻塞呼吸道。吸氧，必要时气管插管或切开，予以机械通气。严密观察患者的生命体征，重症患者用心电监护仪。不能进食的患者予以胃管鼻饲，防止和治疗感染、褥疮和其他并发症，如上消化道出血，高血糖等。

（3）降低颅内压，减轻脑水肿：渗透性脱水剂是治疗的首选。常用的药物为 20%甘露醇、甘油果糖和呋塞米。根据出血量、部位和患者的临床表现，决定用药的剂量和频率。甘露醇应用最广泛，其渗透压约为血浆的 4 倍，用药后血浆渗透压明显升高，使脑组织脱水，其降颅压作用确定可靠，可用 20%甘露醇 125~250mL 快速静脉滴注，6~8 小时 1 次，一般用 5~7 天为宜，但应注意患者肾功能。肾功能不全的患者，可用甘油果糖代替甘露醇，其起作用的时间较慢，脱水作用温和，但持续时间长，可维持 6~12 小时，用法为 250~500mL 静脉滴注，每日 1~2 次。呋塞米主要辅助高渗性脱水剂的降颅压作用，在心功能或肾功能不全的患者中应用可减轻心脏负荷，促进体液排泄，一般建议与甘露醇交替使用。有条件的患者，可酌情使用白蛋白。白蛋白提高血浆胶体渗透压，使血细胞比容明显降低，产生血液稀释效应，从而减轻脑水肿。对类固醇皮质激素的使用尚有争议。近来有用高渗盐水治疗颅内高压的报道。氯化钠浓度在 1.8%到 23.4%，间断静脉推注，尤其对使用甘露醇失效者，但缺乏高质量的双盲对照试验，有待进一步研究。

（4）调控血压：治疗高血压会降低颅内压，并减低再出血的危险性，但应缓慢平稳降压。当急性脑出血患者收缩压>220 mmHg 时，应积极使用静脉降压药物降低血压；当患者收缩压>180 mmHg 时，使用静脉降压药物控制血压，根据患者临床表现调整降压速度；160/90 mmHg 可作为参考的降压目标值。

（5）止血药的应用：对于稳定的脑内出血，周围的脑组织通过提高组织内压，压迫出血区域而止血，止血药无明确疗效，因此不推荐使用止血剂。但少数患者出血早期（24小时内）有可能继续出血或患者有凝血功能障碍时，可酌情使用止血药，时间不超过 1周。

（6）并发症的治疗：脑出血患者也可有深静脉血栓形成和肺栓塞，这时抗凝剂的应用应该权衡利弊，根据具体情况而定。上消化道出血可用质子泵抑制剂和 112 受体拮抗剂。出现肺部和泌尿系统感染应选用敏感的抗生素。血糖的一过性升高可能是脑出血的应激反应，可适当应用胰岛素，使血糖控制在 7.7~10.0mmol/L。

（7）外科手术的指征和禁忌证：手术的目的是尽可能迅速和彻底地清除血肿，最大限度地减少脑损伤，挽救患者生命，降低神经功能缺失的程度。应遵循个体化的治疗原则，权衡出血量和出血部位及患者的整体情况来决定是否手术。大脑半球出血大于 30mL，小脑出血大于 10mL 需要考虑手术。手术禁忌证为深昏迷或去大脑强直；生命体征不稳定；脑干出血；基底节或丘脑出血影响到脑干；病情发展急骤，数小时即深昏迷者。

四、高血压脑病

高血压脑病是一种暂时性急性脑功能障碍综合征。各种原因所致的动脉性高血压均可引起高血压脑病。目前仍公认高血压脑病是急性脑血管病的一个类型。近年来由于对高血压的诊断越来越重视和抗高血压药物的不断发展，这一综合征已日益少见。

（一）概述

高血压脑病常见于原发性恶性高血压、急性或慢性肾小球肾炎、妊娠高血压综合征，也可见于嗜铬细胞瘤、库兴综合征、长期服用降血压药突然停药后、长期服用单胺氧化酶抑制剂（抗抑郁剂）同时服用酪胺（奶油和各种乳酪）等引起的血压增高。发病前有过度劳累、神经紧张或情绪激动的诱发因素。

高血压脑病的发病机制尚未完全清楚。可以肯定的是与动脉血压增高有关，当血压急剧升高时，脑的小动脉发生痉挛、造成血液循环障碍，组织缺血缺氧。而后通过自动调节机制，使脑的血液供应在一定范围内得到纠正。当血压继续恶性升高时，自动调节机制破坏，脑血管完全扩张，血流量增加，造成过度灌注，血管内液体外渗，迅速出现脑水肿和颅内压增高，毛细血管壁变性坏死，点状出血及微梗死，而产生脑功能全面障碍的症状。

（二）临床表现

临床多见于既往有血高压病史者，可有如下症状和体征：①发病年龄较宽，小儿到老年均可罹患本病。根据年龄的不同而见于不同的原发病。小儿多有急性肾炎、青年孕妇多有子痫、恶性高血压多见于 30~50 岁壮年；②急性起病，病情在 12~48h 达高峰。发病时常有血压急剧升高。以往血压相对正常者，血压突升至 180/120mmHg 时即可发病。慢性高血压者，可能在 230~250/120~150mmHg 以上才会发病；③全脑症状以剧烈头痛、抽搐和意识障碍三联征为主要表现，常伴有恶心、呕吐、烦躁不安或意识模糊、定向障碍、反应迟钝等症状。局灶症状可有短暂视力障碍、偏瘫、偏身感觉障碍和失语等。严重者可死亡；④可有原发病症状，肾炎者常有水肿、血尿、少尿和无尿，子痫者常伴有水肿和高血压等；⑤眼底检查可见视盘水肿，视网膜上有焰状出血及渗出，动脉痉挛变细等。

（三）诊断

中青年患者，有高血压或能引起血压增高的其他疾病病史。血压急剧增高以舒张压增高为主，突发剧烈头痛、抽搐和意识障碍、心率慢及心绞痛、心力衰竭。通过 CT 或 MRI 除外其他脑血管病，应考虑本病。

（四）治疗

本病发病急、变化快，易发生脑疝、颅内出血或持续抽搐而死亡。需尽快采取以下治疗措施。

1.迅速控制血压

应使血压尽快降至 160/100mmHg 左右或接近患者平时血压水平。但血压不宜降得太低，以免脑、心供血障碍而发生梗死。

（1）硝普钠：直接松弛周围血管，降低外周阻力。常用 50mg 加入 5% 葡萄糖 500mL 中静滴，初速在 50μg/min，逐步加量致血压降至需要水平，最大量为 400μg/min。此药作用快，维持时间短暂，须在监护下缓慢静脉滴注，根据血压情况调整用量。

（2）乌拉地尔：将 12.5~25mg 注射剂加入 10mL 生理盐水或葡萄糖溶液中静脉注射，观察血压变化，15min 后如必要可重复注射 12.5mg。为了维持疗效或缓慢降压的需要，可将本药注射剂溶解在生理盐水或葡萄糖溶液中静点，滴速一般为 100~400μg/min。

当血压下降至需要水平后，可口服降压药物控制血压，以免血压再度升高。

2.减轻脑水肿、降低颅内压

可用 20% 甘露醇 250mL 快速静滴，每 6~8h 一次，也可用 10% 甘油 500mL 静滴或肌注呋塞米等。

3.制止抽搐

抽搐严重者首选地西泮 10mg 静脉缓慢注射。亦可使用苯巴比妥钠、副醛、苯妥英钠等。

4.治疗原发病

对有心肾病变应者应予相应治疗。妊娠高血压综合征应及早终止妊娠。

（黄盘冰）

第四节　中枢神经系统炎症性疾病

一、脑炎

脑炎系指由病毒、细菌及其他生物病原体感染脑实质所引起的弥漫性炎症性疾病。主要临床特点为发热、抽搐、不同程度的意识障碍，重则昏迷或死亡。

（一）疱疹病毒脑炎

过去的 50 年中，从各种动物身上分离出疱疹病毒 50 余种，与人类有关的是单纯疱疹病毒、水痘-带状疱疹病毒、巨细胞病毒和 EB 病毒，都属于 DNA 病毒。此组病毒的共同特点是：①通过接触黏膜表面传染，也可通过胎盘屏障或器官移植传播，巨细胞病毒及 EB 病毒亦可通过输血感染；②引起多种临床表现不明显或轻型感染，但严重者可致死；③感染后病毒终身寄生，在机体抵抗力降低、免疫抑制等情况下，寄生病毒可被再次激活，并导致各种疾病；④与肿瘤和脱髓鞘性疾病有一定关系。

1.单纯疱疹病毒脑炎

（1）本病可发生于任何年龄。10 岁以下和 20~30 岁之间有两个发病高峰。本病临床变化很大，常急性起病。前驱期可有呼吸道感染、发热、乏力、头痛、呕吐等非特殊性症状以及轻度行为、精神或性格改变，症状持续 1 到数天，继之，出现神经精神症状。

（2）治疗

1）抗病毒治疗：单纯疱疹病毒脑炎诊断一旦拟定，应立即进行抗病毒治疗。常用的抗病毒药物应用如下。

①阿昔洛韦：亦称无环鸟苷（aciclovir）。按 5~10mg/kg 静脉滴注，1h 内滴入，每日 3 次；或 250mg 静脉滴注，每日 3~4 次，连续 10d 后改为口服，剂量为 0.2g，每日 5 次，5~10d 后改为 2~3 次每日。用药时间不少于 4 周。

②更昔洛韦（ganciclovir）：粉针剂，按 5mg/kg 静脉滴注，每日 2 次，每次滴注 1h，连续应用 2~3 周。

抗病毒药物有轻度肾功能损害和血小板减少的不良反应。用药中应当随访肝、肾功能和全血改变。

2）脱水治疗：弥漫性脑肿胀和脑水肿者可应用地塞米松 10~20mg/d，或甲泼尼龙 1000mg/d 冲击治疗，疗程为 7~10 天。同时应用 20%甘露醇 125~250mL 静脉滴注，每日 3~4 次。严重者可应用人清蛋白和 IgG 静脉治疗，剂量为 0.4g/kg，每日 1 次，连续 5d 为一个疗程。

3）中医中药：按中医学辨证论治的方法予以清热祛惊治则服用汤药。或服用安宫牛黄丸、紫雪丹等。每日 1 丸，不少患者有效。

2.水痘-带状疱疹病毒脑炎

（1）脑部症状一般在皮疹出现后 3~5 周出现。此时疱疹已消退，皮肤留有色素斑；少数患者脑损害可先于皮疹或与皮疹同时发生。常突然发生头痛、呕吐、发热、抽搐、偏瘫、失语以及精神异常、意识障碍。少数由烦躁不安、谵妄转为昏睡、昏迷甚至死亡。伴发脑干受累者可有脑神经麻痹、共济失调、病理征等。有报道，在眼部带状疱疹后发生迟发性同侧小脑症状或对侧渐进型偏瘫，CT 扫描提示在带状疱疹同侧的内囊部位有椭圆形、边界清楚的低密度区，大脑中动脉分布区有多灶性密度减低区。颈动脉造影显示大脑中动脉近端呈节段性串珠状狭窄，可能由于眼眶带状疱疹发展至颈内动脉虹吸部动脉炎造成大脑半球梗死所致。带状疱疹脑炎患者一般症状较轻，可以完全恢复。但老年人或三叉神经眼支感染侵犯眼球时可有严重并发症。

（2）治疗：水痘-带状疱疹病毒脑炎的治疗可参考单纯疱疹病毒脑炎的处理。阿昔洛韦、阿糖腺苷以及转移因子和人血白细胞干扰素的应用可使症状减轻，病程缩短。

3.巨细胞病毒脑炎

主要表现以发热及呼吸道、神经系统及血液系统的症状为主。急性感染者常可累及脑血管而发生闭塞性脑膜血管病。体温可从低热到 40℃，神经症状为嗜睡、昏迷、惊厥、运动障碍、脑性瘫痪，有时有脑积水、智能减退、视网膜脉络膜炎等。

抗病毒药：更昔洛韦对巨细胞病毒效果较好。剂量为 5mg/kg，静脉滴注，每日 2 次，2~3 周为一个疗程，急性感染者疗效较好。颅内感染者治疗效果较差，但伴血管炎者效果较好。

4.Epstein-Barr 病毒脑炎

Epstein-Barr 病毒属疱疹病毒科疱疹病毒亚科，人们较早认识它是因为它与单核细胞增多症及鼻咽癌的发病有关。近年来，该病毒与神经系统疾病的关系备受人们注意，特别是中枢神经系统脱髓鞘性疾病及脑炎等的关系密切。E-B病毒感染通过软脑膜血管深入感染脑实质或经血管引起血管周围性脱髓鞘的机制不尽清楚。

E-B病毒的特殊并发症有急性导水管阻塞、抗利尿激素分泌异常综合征、Reye综合征等。

（二）腮腺病毒脑炎

腮腺病毒脑炎的发病机制尚不完全清楚。有的认为由病毒直接感染所致，有的认为系由病毒感染诱发脱髓鞘改变所致。

腮腺病毒脑炎的治疗以对症治疗为主。应用退热药，注意水电解质平衡，多饮水，保证足够的营养为主要治疗措施。中药牛黄解毒制剂可以试用。

（三）狂犬病毒脑炎

1.狂犬病毒脑炎又称恐水病

本病潜伏期一般在3个月之内。半数在1~2个月之间。文献报道最长为数十年。典型发病可分三期。

（1）前驱期：在已愈合的伤口周围出现麻木、刺痛、痒及蚁走感，并有低热、食欲缺乏、头痛、周身不适等症状，持续2~3d。

（2）兴奋激动期：高度兴奋、暴躁，出现反射性咽喉痉挛，饮水时明显加重，呼吸困难，极度惊恐，出现恐水、怕风、畏光，在看到水或听到水声、风声亦能引起咽喉痉挛发作。神志清楚，口涎增多，体温升高，脉搏加快，瞳孔散大，持续1~2d。

（3）麻痹期：根据病毒侵入的途径，神经麻痹的临床表现可有两种形式。一种表现为肢体上升性瘫痪，酷似上升性运动性麻痹，表现为下肢远端逐步累及躯干、上肢的肌无力，张力降低，腱反射消失，但感觉存在，病理征阴性，因此，又称为吉兰-巴雷型样上升性瘫痪。然而，肢体肌肉的麻痹仍会上升，累及呼吸肌、延髓肌而引起呼吸困难。另一种为脑干型，此时虽然没有痉挛或很轻痉挛发作，多数患者将出现昏迷、呼吸循环衰竭而死亡。

本病一旦出现神经症状，病程均无逆转可能，并且迅速发展，多数在一周内死亡，偶可达10d以上。

2.治疗

被狂犬咬伤后应及早接种狂犬病毒疫苗。目前国际上通用的狂犬疫苗有两种，即Semple疫苗和鸭胚疫苗（DEV）。目前国内采用Semple疫苗，在腹壁或肩胛下缘做皮下注射，严禁肌内或静脉注射。剂量为1~6岁1mL，6岁以上2mL，每日1次。连续14d为一个疗程。伤口在颈部以上或伤势严重者可给2mL，每日2次，7d后改为每日1次。若能联合应用狂犬病毒血清则效果更好。一般剂量为0.5mL/kg肌内注射。伤情严重者可用1~2mL/kg，此外，应积极处理伤口，做清创术。

二、真菌性脑膜炎

1.概述

真菌性脑膜炎是由真菌侵犯脑膜所引起的炎症，常与脑实质感染同时存在，属于深部真菌病。随着抗生素、激素、免疫抑制剂、特别是器官移植后的大剂量和长期应用，艾滋病的发病增加以及家庭饲养动物的增多等因素的影响，中枢神经系统真菌感染的发病率有增加趋势。引起中枢神经系统真菌感染的有致病性真菌和条件致病菌。前者有新型隐球菌、环孢子菌、皮炎芽生菌、副球孢子菌、申克孢子丝菌、荚膜组织胞浆菌等；后者有念珠菌、曲霉菌、接合菌、毛孢子菌属等。

2.发病机制

新型隐球菌脑膜炎，致病菌为新型隐球菌及其变异型，极易侵入中枢神经，传染途径为：①呼吸道吸入，导致肺部感染；②消化道途径，经食物摄入，但尚无证据证明；③皮肤感染，系由皮肤性隐球菌病后发生。然而，隐球菌进入人体不一定能发生中枢性隐球菌病。

3.临床表现

真菌性中枢神经系统感染属于一种亚急性或慢性的中枢神经系统感染，临床表现以慢性中枢神经系统感染为多见，但亦随真菌感染类型而异。

三、其他脑膜炎病

（一）硬脑膜炎

主要临床特征表现有头痛、脑神经麻痹、共济失调和癫痫发作等。一般没有定位体征。有低颅压综合征表现者，常表现为头痛与体位相关，补液后头痛改善。脑脊液检查可见细胞增多，以淋巴细胞为主，蛋白质增高，但糖和氯化物正常。头颅 MRI 可见均匀或不均匀的硬脑膜增厚。脑膜活检可见浆细胞和上皮细胞增多，但常难找到有关的病因证据。

激素治疗常能改善症状。硫唑嘌呤和氨甲蝶呤亦可应用。

（二）Mollaret 脑膜炎

Mollaret 脑膜炎为反复发作性，每次发作时间约为 3~7d，发作后完全恢复，间歇期一切正常，不留后遗症。数月或数年后可反复发作。既无明确诱因，亦无先兆。

本病病因不清。曾被认为与头颅外伤有关，但无证据。近年来认为与病毒感染，包括 Epstein-Barr 病毒，Coxsakie 病毒 B_5，B_2，ECHO 病毒 9、7 及单孢病毒I、II感染有关，但可能仍不是本病的病因。

Mollaret 脑膜炎为自限性疾病，无须特殊治疗可以缓解。近年来认为与病毒感染有关，由此建议使用阿昔洛韦、更昔洛韦等抗病毒治疗。

（三）癌性脑膜病

1.癌性脑膜临床表现可归纳为

大脑半球功能障碍、脑神经损害、脊髓和脊神经根损害三大方面。

（1）大脑半球损害的症状：头痛（32%~75%），意识改变，包括昏睡、意识紊乱、记忆丧失（33%~63%），步行困难（27%~36%），昏迷（4%~9%），构音困难（4%），头昏（4%）。主要体征：智能状态改变（45%~65%），癫性发作（11%~14%），感觉障碍（11%~25%），视盘水肿（11%~21%），糖尿病（4%），偏瘫（2%~3%）。

（2）脑神经损害：39%~41%的患者出现脑神经受累的症状，而其中49%~55%有体征可见。症状以复视最多见，其次是听力丧失、面部麻木、耳鸣、眩晕、构音障碍等。主要体征有运动障碍、面瘫、听神经病、视神经病、三叉神经病、舌下神经麻痹和失明等。

（3）脊髓及脊神经根损伤：主要表现为肢体无力（73%），感觉异常（42%），背及颈部疼痛，神经根痛，膀胱直肠功能障碍等症状，同时出现对称性上下运动神经元瘫痪，感觉缺失，项强及大小便困难等。

除上述大脑半球、脑神经和脊髓损害外，常有一个共同症状和体征，即剧烈头痛、项强和颅内压增高，或圆锥损伤等特殊表现。

2.诊断

癌性脑膜病的诊断主要依赖于有肿瘤病史，脑脊液检查时蛋白质升高，糖含量降低和氯化物的基本正常，特别是脑脊液中找到癌细胞为诊断依据。在没有肿瘤病史的慢性脑膜病变者中，凡伴剧烈头痛、颈项强直者，在排除蛛网膜下腔出血、后颅凹占位和真菌性脑膜炎后，均应排除癌性脑膜病之可能，并多次寻找脑脊液中的肿瘤细胞，直到证实为止。

3.治疗

（1）确诊癌性脑膜病者首先化疗，可以首选氨甲蝶呤（methotrexate）、阿糖胞苷（cyt-arabine）局部注射，或全身大剂量化疗治疗。可选用的药物随肿瘤性质而异。

（2）可根据病变范围进行局部或颅、脊髓放疗。

（3）神经外科引流或脑脊液分流手术，适用于脑脊液循环受阻者。

（黄盘冰）

第五节　脊髓疾病

一、脊髓空洞症

脊髓空洞症是一种缓慢进行性脊髓退行性病变。在致病原因（先天性或肿瘤疾病、蛛网膜炎或发生于严重脊柱外伤后）的影响下使脊髓中央管扩大或形成管状空腔，其周围胶质增生，引起受累的脊髓节段神经损害症状，以痛、温觉减退与消失而深感觉保存的分离性感觉障碍及有关肌群下运动神经元瘫痪，兼有脊髓长束损害运动障碍及神经营养障碍。脊髓空洞最常发生于颈段及胸段。向上扩展至延髓称之为延髓空洞症。位居脊髓断面中心，但也可呈偏心发展。脊髓空洞症表现症状的严重程度与病程早晚有很大关系。患者早期症状比较局限和轻微，晚期可发展至行动困难。

（一）诊断

1.临床表现

（1）感觉异常：空洞位于脊髓颈段、胸上段，出现单侧或双侧上肢与上胸节段之节段性分离性感觉障碍（痛温觉消失或减退、触觉和深感觉保留）。

（2）运动障碍：颈胸段脊髓空洞出现一侧或两侧下运动神经元性上肢弛缓性部分瘫痪，表现为肌无力、肌张力下降，尤以两手鱼际肌、骨间肌萎缩最为明显。严重者呈爪形手畸形，且可有肌束震颤（"肉跳"），一侧或两侧下肢发生了运动神经元性部分瘫痪，肌张力亢进。

（3）自主神经损害症状：空洞累及脊髓侧角的一交感神经脊髓中枢出现霍纳综合征，病变相应节段，肢体与躯干皮肤少汗，温度降低，指端、指甲角化过度，萎缩，失去光泽。由于痛，温觉消失，易发生烫伤与损伤。晚期患者出现大、小便障碍。

（4）颈枕痛：多伴有小脑扁桃体下疝畸形。

多数患者为多年内缓慢发展，其表现变化很大。

2.辅助检查

（1）MRI、X线片及脊髓造影CT：其中MRI对脊髓空洞症具有独特的诊断价值，能够显示脊髓空洞伸展范围和大小以及有无分隔。

（2）诱发电位及肌电图：了解神经传导功能。

（二）治疗

1.手术方法

临床表现逐渐加重，无手术禁忌证。

（1）有脑积水并颅压高者，先行侧脑室-腹腔分流术。

（2）后颅窝枕下减压术（如Chiari畸形），根据小脑扁桃体下疝情况决定打开椎板范围，切开硬脑膜，在手术显微镜下于脊髓后正中沟切开，缓解脊髓积水状态。如小脑扁桃体下疝明显，可在软膜下切除部分扁桃体，其后行环-枕部硬脑膜减张修补。

（3）分流：对无明显环枕骨畸形及小脑扁桃体下疝者（如外伤性），可于病变相应部位（空洞下段）行椎管内探查及空洞-蛛网膜下腔分流术（不能用于蛛网膜炎的患者）。

（4）脊髓空洞上口栓塞术：后颅窝减压术后，栓部填塞肌肉或Teflon棉片。

2.保守治疗

由于自然病史变化大，少数病例有自发停止，故对无运动功能减退的局限性脊髓空洞患者，建议进行保守治疗。

二、椎管内肿瘤

椎管内肿瘤是指生长于脊髓及与脊髓相连接的组织包括神经根，硬脊膜、血管、脊髓及脂肪组织等的原发以及继发性肿瘤。肿瘤可分为硬脊膜外和硬脊膜内两型，后者又分为髓内和髓外肿瘤。在临床上常见的肿瘤有神经鞘瘤、脊膜瘤、胶质瘤、先天性肿瘤（上皮样囊肿、皮样囊肿、畸胎瘤）等。肿瘤可发生在任何年龄，以20~40岁组最多见，男性稍多于女性，但脊膜瘤好发于女性。

（一）诊断

1.临床表现

（1）刺激期（神经根痛期）：在疾病早期可出现神经根性刺激症状。性质多为电灼、针刺、刀割或牵拉感、咳嗽、喷嚏和用力大便均可使椎管内压力增加而诱发疼痛或使其加剧，夜间痛和平卧痛是椎管内肿瘤较为特殊症状，患者常被迫表现为"坐睡"。

（2）脊髓部分受压期：典型体征为Brown-Sequard氏综合征。表现为受压平面同侧以下肢体运动障碍、受压对侧感觉障碍。髓内肿瘤感觉障碍平面是从上向下发展，髓外肿瘤则由下向上发展。

（3）脊髓完全受压：表现为压迫平面以下运动、感觉、括约肌功能完全丧失，而且为不可逆的。

（4）查体：注意心、肺功能，胸式呼吸是否存在；躯体感觉障碍平面；有无肌肉萎缩和压疮。

2.辅助检查

（1）腰椎穿刺：行脑脊液压力测定及实验室检查（髓外肿瘤压迫脊髓时，此项操作可加重病情）。

（2）X线片：可以了解椎骨的继发性改变。如椎体的吸收、破坏，椎弓根间距增大、椎间孔增大等。

（3）CT和MRI：其中以MRI最具定位及定性诊断意义，可直接观察肿瘤的形态、部位、大小和与脊髓的关系。

（4）脊髓碘油造影：对不具备条件行MRI检查或因患者体内有金属异物不能进行MRI检查者，则可行脊髓碘油造影。

（二）治疗

目前手术治疗是椎管内肿瘤唯一有效的方法。

1.相对手术禁忌证

多节段转移癌。患者全身情况差不能耐受手术。

2.手术方法

应在术前一天进行定位标记或术前C型臂X线确定手术切口。常规采用后正中人路，根据肿瘤的具体部位（硬脊膜外、硬脊膜下或髓内），切除病变段脊突椎板，切除肿瘤。对良性肿瘤应尽可能全切，硬脊膜严密缝合。术后脊髓肿胀（如血网）或髓内恶性肿瘤，硬脊膜应开放减压。对骑跨椎管内外肿瘤如不能经扩大椎间孔切除，可二期行其他入路（颈前，开胸，腹膜后等）切除。

3.手术要点

咬除椎板时勿压迫硬脊膜囊，硬脊膜外静脉丛出血以压迫为主。手法要轻柔，术野要清晰，勿过分牵拉脊髓及肿瘤；操作仅限于病变区内。

4.术后处理

（1）高颈段髓内肿瘤手术后可能呼吸功能障碍，应将患者放在ICU观察。

（2）密切观察四肢活动情况，脊髓术后有可能发生血肿。如患者麻醉清醒后背部及肢体剧痛难忍、烦躁。感觉障碍平面上升，肢体力弱加重，有以上情况应及时行MRI检查或手术探查。

（3）术后可应用激素。肢体活动障碍者加强被动活动，术后2日切口换药。

（4）如是胶质瘤或其他恶性肿瘤，术后应行放疗。

三、脊髓损伤

脊髓损伤可分为开放性和闭合性两类。前者主要包括锐器伤和火器伤；后者可因暴力直接作用于脊柱或作用于身体其他部位再传导至脊柱，造成骨折或脱位而伤及脊髓。无骨折或脱位的脊髓损伤则可能为挥鞭样损伤或脊髓血液供应障碍等。

（一）诊断

1.临床表现

（1）外伤史：可为屈曲性损伤、伸展性损伤、挥鞭性损伤、刀戳伤和火器伤。伤后立即出现损伤水平以下运动、感觉和括约肌功能障碍，脊柱骨折的部位可有后突畸形，伴有胸、腹脏器伤者，可有呼吸、休克等表现。

（2）脊髓震荡：表现为不完全性神经功能障碍，持续数分钟至数小时后恢复正常。

（3）脊髓休克：损伤水平以下感觉完全消失，肢体迟缓性瘫痪、尿潴留、大便失禁、生理反射消失、病理反射阴性，持续时间依损伤严重程度而不同。一般多需 2~4 周或更长。

（4）脊髓完全性损伤：休克期过后表现为损伤平面以下肌张力增高，腱反射亢进，出现病理反射，自主运动及感觉完全消失。

（5）脊髓不完全性损伤：可在休克期过后，亦可在伤后即现。表现为损伤平面以下感觉、运动和直肠膀胱括约肌功能部分丧失。

2.辅助检查

（1）神经影像学检查

1）X 线片：脊柱 X 线正、侧位摄片，检查脊柱损伤的水平和脱位情况。椎体有无骨折，并根据脊椎骨受损位置估计脊髓受损程度。

2）CT：可显示骨折部位，有无椎管内血肿。

3）MRI：可清楚显示脊髓受压及损伤程度、性质、范围，有无出血以及晚期出现外伤性脊髓空洞及软化灶。

（2）腰椎穿刺：奎氏试验并了解脑脊液是否含血。

（二）治疗

1.闭合性脊柱损伤

早期综合治疗、手术复位、固定解除压迫，防治并发症，早期康复训练。

（1）非手术治疗

1）颅骨牵引、颈胸支架、手法整复、姿势复位。

2）药物治疗：大剂量的甲泼尼龙、甘露醇。防止脊髓水肿及继发性损伤。

3）条件允许下及早行高压氧治疗。

（2）手术治疗

椎体骨折的切开复位和固定、椎板切除、脊髓及受损神经根减压术。

2.脊髓火器伤

先处理合并伤，积极抗休克，早期应用抗生素，及早实施清创术，椎管内有异物及血肿。压迫脊髓及脑脊液严重者行椎板切除术。

3.护理要点

（1）脊髓外伤后，翻身时要保持脊柱呈直线，两人动作一致，防止再次脊髓损伤。

（2）严密观察四肢活动情况，观察感觉平面是否有上升。

（3）根据损伤的部位不同重点观察：对颈髓损伤患者应注意观察患者的呼吸；胸部损伤患者注意观察有无血气胸；骶尾部损伤患者应预防泌尿系感染。

（4）腹胀严重者可行肛管排气。

（5）因躯体神经麻痹、瘫痪，患者对冷热、疼痛感觉会消失，应防止烫伤。

（6）高颈髓损伤患者，体温调节中枢失调，中枢性高热可达 39℃~40℃，物理降温效果较好。

（7）放置导尿管注意防治泌尿系感染。

四、脊髓血管畸形

脊髓血管畸形少见，多见于青少年。是由于胚胎期动脉及静脉发育异常引起脊髓血流动力学改变。髓内动静脉畸形是其中的一个主要类型。

（一）诊断

1.临床表现

（1）急性脊髓蛛网膜下腔出血：常因体力活动、情绪激动、分娩等因素诱发，亦可无任何原因。表现为：①突发剧烈根性疼痛（50%）。颈段 AVM 可出现头痛、呕吐、呼吸障碍和脑膜刺激征；②瘫痪（50%）。病变节段以下运动、感觉、括约肌功能完全丧失。

（2）进行性运动感觉功能障碍：约占 1/2 患者。因 AVM 盗血现象，脊髓局部组织长期缺血所致。

（3）临床分类

1）椎管内动静脉畸形。

2）海绵状血管瘤。

3）复合型动静脉畸形。

2.辅助检查

（1）脊髓血管造影是本病确诊的主要手段。

（2）MR&MRA：对了解有无出血、病变定位及病变与周围组织的关系有很大帮助。

（二）治疗

1.治疗方法

（1）手术切除。

（2）介入治疗。

2.手术前处理

（1）一般处理：避免过度用力及情绪激动。

（2）预防动静脉畸形破裂出血。

（3）向家属交代病情及可能出现的危险、交代目前该种疾病适合的治疗方法、手术治疗的危险、手术中可陡变出现的情况、手术后可能出现的合并症和后遗症、以及对患者生活和工作的影响。

3.手术适应证

（1）局限性髓内血管畸形团。

（2）病变位于脊髓背外侧。

（3）栓塞后未完全闭塞的血管畸形。

（4）无明显手术禁忌证者。

（5）完全性脊髓横断、剧烈根性疼痛瘫痪伴进行性运动感觉功能障碍。应急诊手术清除血肿，切除病变，彻底减压。如病变复杂，可二期手术。

4.手术后处理

（1）对于巨大血管畸形手术后注意控制血压，防止出血。

（2）药物治疗：大剂量的甲泼尼龙、甘露醇，防止脊髓水肿及继发性损伤。

（3）高压氧治疗。

（4）手术后均应复查血管造影，了解畸形血管治疗结果。

（黄盎冰）

第六节　脑神经疾病

一、嗅神经疾病

嗅神经疾病是指由嗅觉传导通路损伤或嗅觉中枢病变所致的嗅觉障碍。其中，嗅觉传导通路损伤可导致嗅觉减退及缺失；嗅觉中枢病变可出现嗅幻觉、嗅觉过敏以及嗅觉异常。

（一）概述

许多病因均可导致嗅觉障碍，分述如下。

1.先天性嗅觉障碍

胚胎期嗅神经发生异常可出现先天性嗅觉缺失。发生在鼻根部的鼻咽部脑膜膨出可出现一侧或双侧嗅觉缺失。家族性嗅神经-性发育不全综合征（familial olfactory sexual aplasia syndrome），或称嗅神经-性发育不全综合征（anosmia eunuchoidism, kallmann syndrome），为 X-性连锁隐性遗传疾病。由于先天性促性腺激素缺乏引起性腺发育不全，伴嗅觉缺失或减退。

2.颅脑外伤

颅前窝、颅底骨折常可阻断嗅觉传导通路致嗅觉缺失。颅前窝底部骨折时，由于涉及筛板，可撕脱嗅丝和脑膜，常可使该侧嗅觉缺失，有时合并有脑脊液鼻漏。后枕部受力地对冲性脑挫裂伤时，由于挫伤主要集中于额叶的眶面，为两侧嗅神经所在，常常出现永久性双侧嗅觉缺失。有时脑损伤导致脑在颅内大块移动，两侧嗅球出现脱位。此外，外伤后颅内局部血肿亦可引起嗅神经的移位或脱位而影响嗅功能。

3.颅脑占位

许多颅前窝、鞍区、鞍旁的肿瘤可侵犯嗅神经而引起嗅觉的减退或缺失。嗅沟旁脑膜瘤是最早能引起一侧嗅觉缺失者，并常可因这一症状的出现而确立定位诊断。蝶骨嵴的脑膜瘤、鞍旁肿瘤、鞍上肿瘤达到一定程度时均能影响嗅神经、嗅束、嗅三角区而引起嗅觉减退或缺失。垂体肿瘤向前方生长时亦有可能侵犯嗅神经而影响其功能。额叶的脑内病变如胶质瘤、脑脓肿等到达一定程度时亦可影响嗅神经而产生症状。颈内动脉的动脉瘤有时亦可侵及嗅神经而产生单侧的嗅觉障碍。在少见的情况下颅内压的增高、脑积水、狭颅畸形等均可引起嗅神经的压迫而产生嗅觉障碍。嗅觉缺失亦可为某些颅前窝手术后的后遗症。一般说来嗅觉障碍常不引起患者的注意，特别是早期单侧的缺失。但是在诊断上具有重要的定位意义。

4.鼻腔疾病

局部鼻腔病变，上呼吸道感染、慢性鼻黏膜炎症、萎缩性鼻炎均可引起嗅觉缺失。鼻腔炎症或上呼吸道感染引起鼻塞时的嗅觉缺失又称为呼吸性嗅觉缺失（respir-atory anosmia）。这种嗅觉缺失常是两侧性及暂时性的。常可合并鼻腔黏膜充血、鼻甲肥大、鼻腔分泌物增多并伴有鼻阻塞。嗅神经母细胞瘤（olfactory neuroblastoma，ONB）起源于嗅神经上皮细胞，又称嗅神经上皮瘤，是一种少见的鼻腔恶性肿瘤。临床上大多数有鼻衄、鼻阻塞症状，少数有嗅觉减退或丧失。当病灶侵犯邻近结构时，可出现相应的突眼、视力减退、头痛及脑神经受损表现。

5.中枢神经系统退行性疾病

大脑老化的最早迹象发生在嗅区，52 周岁以上的正常人群中约 25%存在嗅觉丧失。某些伴有痴呆的中枢神经系统疾病，如老性痴呆、柯萨可夫精神病、遗传性舞蹈病等，可有嗅神经萎缩引起双侧嗅觉减退。96%以上的帕金森病患者存在功能性嗅觉丧失或严重的嗅觉减退。嗅觉丧失在帕金森病的早期阶段即存在，是帕金森病出现运动障碍前的重要临床表现。

6.癫痫

嗅觉中枢（包括颞叶内侧的海马回、钩回、杏仁核等）的刺激性病变可致嗅幻觉。患者嗅到客观不存在的特殊气味，如腐烂食品、尸体、烧焦物品、化学品、臭皮蛋、布帛烧焦等不愉快的难闻气味。嗅幻觉多为颞叶癫痫的先兆症状，随即患者可出现吮嘴、抵舌、咀嚼等动作，有时伴有肢体的抽动，或继发意识不清，梦境状态或自动症。醒来常不能记忆发作的经过。这样的发作称为钩回发作。

7.癔症

嗅幻觉、嗅觉过敏、嗅觉异常亦可见于癔症及各种精神病患者，往往合并有其他幻觉和妄想，精神检查多能明确。以下方案有助于鉴别诊断：在神经性嗅觉缺失时，患者对于刺激性强的物质如甲醛液、醋酸、氨水等仍能感受，因这些物质足以引起三叉神经末梢的刺激。而在癔症性嗅觉缺失中，患者对这些强刺激剂都不能辨认其特殊气味。

（二）治疗

虽然嗅觉障碍对人们的影响远不如视觉和听觉障碍严重，但是，嗅觉功能与饮食、生殖及信息沟通有密切关系。由于嗅觉障碍患者分辨不出异常的气味，可以误食有毒食物或误吸有毒的气味造成中毒。最常见的有煤气中毒，日久可造成精神压力和抑郁症状。嗅觉障碍的患者应做进一步检查以明确原因，然后进行病因治疗。对于非呼吸阻塞性嗅觉障碍，临床上试用药物有：维生素类，如维生素、维生素 B_{12}、α硫辛酸（300~600mg/d），激素类，口服或肌注 ATP，营养治疗等。目前临床上对于嗅觉障碍的恢复尚缺乏完全有效的方法。

二、视神经疾病

（一）视神经炎

视神经的炎性病变可侵犯视神经的任何部位。临床上把视神经炎分为视盘炎和球后视神经炎两种。在视盘炎中，仅视盘（球内视神经）受侵，用检眼镜可看到视盘有明显的炎症变化。在球后视神经炎中，炎症发生于眶内球后、视神经孔内或颅内视交叉处的视神经，只能由视力障碍和视野缺损加以判断。球后视神经炎约占视神经炎的 70%以上。

1.病因

视神经炎病因众多，分述如下。但临床上常遇到原因不明的病例。

（1）局部病灶感染：眼球邻近组织的病灶感染，眼球炎症（视网膜脉络膜炎、葡萄膜炎和交感性眼炎，均可向视盘蔓延，引起球内视神经炎）、眶部炎症（眼眶骨膜炎、眼眶蜂窝织炎）、邻近组织炎症（鼻窦炎、面部感染）。

（2）全身传染性疾病：病毒感染如眼带状疱疹、脊髓灰质炎、淋巴细胞性脉络膜脑膜炎或传染性单核细胞增多症有时亦可累及视盘或视神经。视神经炎偶然亦见于布氏杆菌病、结节病、土拉伦斯菌病、钩端螺旋体病等。急性细菌性脑膜炎和结核性脑膜炎都较常见。在全身寄生虫病中，疟疾、弓形虫病及盘尾丝虫病（onchocerccoss）亦可引起视神经炎或球后视神经炎，许多病例尚可发生继发性视神经萎缩。视神经炎亦可因梅毒引起。但继发于肺炎、白喉或猩红热者很少见。

（3）代谢障碍与中毒：代谢性疾病，如：糖尿病、尿毒症、痛风等。甲醇或砷中毒等。

（4）脱髓鞘疾病：视神经脊髓炎、同心圆硬化、多发性硬化等。视神经炎常为多发性硬化的首发症状，经常伴有脑白质的临床或亚临床病灶。

（5）其他：蝶窦或筛窦黏液囊肿压迫视神经，多发性神经根炎，妊娠高血压综合征。

2.临床表现

视神经炎是临床常见疾病，20~49岁为高发人群，女性多于男性。临床表现多为亚急性单侧视力丧失，部分可出现双眼视力同时或先后丧失。视盘炎特征性的临床表现为视力急速明显减退，出现中心暗点，盲点轻度扩大，畏光，患眼运动时有明显的眼球疼痛。多为单眼受侵。眼底检查显示：视盘呈现灰红色、水肿不显著，若有出血多甚轻微。多数病例症状发展极为迅速，往往在数天内中心视力显著减退，甚至完全失明。失明时瞳孔扩大，直接对光反射消失，但调节反应仍存在（Gunn氏现象）。球后视神经炎的症状与视盘炎相同，患眼视力急速减退，有眼后疼痛，并出现中心暗点。因病变在视盘后方，所以早期的视盘形态正常，但在后期可以出现视盘萎缩。依据疾病严重程度不同，90%的患者可出现不同程度的眼球周围疼痛和活动性眼球疼痛。疼痛可以出现于视觉症状产生前，持续时间短暂，多在数天内缓解。视力在数天到2周内恶化，之后逐渐缓解。如给予及时治疗，多数病例的症状在数周内开始改善，但恢复的程度不一，有的可完全恢复正常，有的则遗留一定程度的视力减退和视野缺损。如不恢复而继续进展，即演变成视神经萎缩。

眼底改变：视盘炎时视盘充血轻度隆起，边缘不清，生理凹陷消失。视盘表面或其周围有小的出血点，但渗出物很少。视网膜静脉充盈、迂曲，动脉一般无改变。视盘周围视网膜水肿、浑浊、火焰状出血及黄白色渗出，有时可波及黄斑部，导致黄斑部出现反射状水肿皱褶。视盘的外观可与因颅内高压所致的视盘水肿或假性视盘水肿相似。球后视神经炎时，早期眼底基本正常，晚期视盘颜色变淡，视神经萎缩。

本病的另一重要体征是视野改变，多数患者有中央暗点或旁中央暗点，生理盲点不扩大，周边视野呈向心性缩小或楔形缺损，一般用红色视标或小白色视标易于查出，严重者中央视野可以全部丧失。

视觉诱发电位表现P波潜伏期延长，波幅值下降。眼底荧光血管造影显示：视盘炎早期，静脉期乳头面荧光渗漏，边缘模糊，呈强荧光。眼眶的脂肪抑制序列MRI可显示受累视神经增粗、信号增强，对部分特发性脱髓鞘性视神经炎有辅助诊断意义，但特异性不高。

3.治疗

应尽力明确病因，进行相应的病因治疗。一般在急性期以促进炎症消退、抢救视力为主。

不论视盘炎或球后视神经炎均可选用以下治疗：甲泼尼龙1000mg加于5%葡萄糖溶液中每日静脉滴注1次，共3~5d；后继以口服泼尼松10~20mg，每日口服2至3次。目前尚无证据认为静滴丙种球蛋白对视神经炎有改善作用。其他的辅助治疗包括：维生素$B_1$20mg，维生素$B_6$20mg，每日口服3次。维生素B_{12}0.5mg肌注，每日1次，或0.5mg口服，每日3次。

（二）视神经萎缩

视神经萎缩一般指发生于视网膜至外侧膝状体之间的神经节细胞轴突变性。任何疾病引起视网膜神经节细胞和其轴突发生病变，均可导致视神经纤维的变性和消失、传导功能障碍、出现视野变化，视力减退并丧失。视神经萎缩可分原发性和继发性两种。原发性视神经萎缩则除了视盘苍白外，眼底无其他异常。继发性视神经萎缩是指除了视盘苍白外视网膜或视盘尚有其他改变（如视盘水肿、视网膜病变等），并可有新生的胶质组织代替消失的神经组织。

（　）

第七节　周围神经疾病

一、特发性面神经麻痹

特发性面神经麻痹是指面神经管内急性非化脓性面神经病，引起周围性面神经麻痹，亦称贝尔（Bell）麻痹。

（一）概述

病因尚不确切，可能是面神经急性病毒感染和寒冷引起面神经缺血、水肿，从而导致面神经麻痹，也有人认为是自身免疫反应。面神经早期病理变化为水肿和脱髓鞘，严重者则有轴突变性。

（二）临床表现

任何年龄均可发病，以20~40岁为多见，男性略多，常为单侧发病，双侧同时发病少见，偶有复发（同侧或对侧）。急性起病，不少病人于早晨洗脸刷牙时发现一侧面部表情肌瘫痪，病前几天及病初可有耳后部疼痛，症状于数小时或1~2天内达高峰，表现为病侧额纹消失、眼裂扩大、鼻唇沟消失和变浅，不能作皱额、闭目、露齿、鼓腮及吹口哨等动作。闭眼时，病侧眼球转向上方，露出角膜下缘的巩膜，此为贝尔现象。依面神经受损部位不同还可以出现以下症状：当其鼓索支受损时，尚有舌前2/3味觉障碍；若镫骨肌支以上部位损害，则除上述味觉障碍外，还听觉过敏；若膝状神经节损害，则表现为病侧面部表情肌瘫痪，除味、听觉障碍症状外，还可出现平衡障碍、泪液分泌减少、外耳道和鼓膜上出现疱疹等症状，称为亨特（Hunt）综合征，系带状疱疹病毒感染所致。

本病部分恢复或恢复不完全时，可有瘫痪肌的挛缩、而肌痉挛或连带运动等症状，如嘴角运动时眼睑运动，咀嚼食物唾液分泌的同时病侧眼流泪（鳄泪征），这些现象可能是由病损后再生的神经纤维长入了邻近的、管理其他功能的神经通路中所致。

（三）治疗

治疗以改善局部循环、促使炎症及水肿消退、促进面神经功能恢复为原则。具体措施如下：

1.药物治疗

肾上腺皮质激素可消除水肿，限急性期（2周内）用，通常口服泼尼松片，成人每日 30~60mg，连服 5~6d（不完全性瘫痪者）或 10d（完全瘫痪者）后，经 5d 以上时间渐减量至停用，也可选用地塞米松注射液静脉滴注。神经营养药维生素 B_1、B_{12} 及扩血管药烟酸、地巴唑等可自起病一直用到麻痹恢复。无环鸟苷（5mg/kg，3 次/天，7~10d）或其他抗病毒药用于治疗 Hunt 综合征。对上呼吸道感染症状尚未消除者，应给予相应的抗感染治疗。

2.理疗

急性期可对茎乳突部位作热敷，或行红外线照射，或超短波透热。恢复期可行碘离子透入。患者 6 次对镜轻轻按序瘫痪面肌，每日数次，每次约 10min，在瘫痪开始恢复后，则对镜练习各瘫痪肌的随意运动。

3.针灸治疗

一般只用于急性期后。

4.保护眼睛

暴露的角膜易受损害及感染，可用眼罩、滴抗炎眼药水及涂眼药膏等措施。

5.手术治疗

有人主张对保守治疗 1 年以上无效者，可行面-舌下神经或面-副神经吻合术，但疗效尚难肯定，只宜在严重病例试用。严重面瘫病人可行整容手术。

二、面肌痉挛

面肌痉挛又称半侧面肌痉挛或面肌抽搐，系一侧面神经支配的肌肉发作性阵挛性收缩，无神经系统其他阳性体征。

（一）概述

发病原因不明，故又称原发性面肌痉挛。近十余年来国内外陆续有报道称，后颅窝探查术发现，大部分病人面神经在出脑干处有血管压迫，减压术后可以治愈或缓解痉挛，从而提示本病与三叉神经痛有类似的发病机制。1976 年，Jannatta 提出其病理生理假说，即血管压迫将面神经纤维挤压在一起，使之髓鞘脱失、轴索裸露，导致神经轴突间动作电流短路现象，从而引起痉挛发生。

（二）临床表现

本病多见于中、老年妇女，痉挛为一侧性，双侧罕见。症状常始于眼轮匝肌，病情可逐步扩展至同侧面部的其他表情肌。发病时睑裂变小，尤以口角向一侧牵扯多见，每次痉挛持续数秒至数分钟，情绪激动、疲劳以及面部自主运动时症状加剧，通常睡眠中消失，重者整天不停地发作，影响视物和讲话。病程中可间歇数天至数月，一般缓慢进展，不会自然好转，如不给予治疗，部分病人于病程晚期患侧面肌麻痹，痉挛停止。

（三）治疗

轻症患者药物治疗有一定疗效。药物治疗无效或病情较重者，可选用其他治疗方法。常有以下几种方法：

1.药物治疗

抗癫痫药卡马西平、苯妥英钠、地西泮、苯巴比妥等。对部分病人可缓解痉挛，其中以卡马西平疗效为佳，常需长期服用。

2.面神经阻滞

常用 50%的乙醇 1ml 行皮下面神经分支阻滞，或以 50%的乙醇 0.3~0.4ml 于茎乳孔行面神经干阻滞。由于阻滞后面神经传导功能障碍，使面肌痉挛立即解除，同时出现面肌不同程度瘫痪，这种面瘫一般在数月后得到恢复，解除痉挛的疗效约维持半年左右，痉挛复发较严重的患者可以再一次行阻滞治疗。

3.肉毒杆菌毒素 A 注射法

将该药对痉挛肌肉作多点局部注射，干扰神经末梢释放乙酰胆碱，引起注射部位肌肉一过性松弛性瘫痪，从而达到缓解痉挛的目的。临床显效率 95%，且平均维持 1 个月左右，重复注射仍有效。

4.手术疗法

包括两种方法：①面神经主干或分支切断术：手术破坏面神经的传导功能，终止痉挛同时引起面瘫，术后数月因神经再生，面瘫恢复，痉挛亦会复发；②后颅窝微血管减压术：是当前神经外科医师所推崇的根治性手术。手术将压迫面神经根部的血管（以小脑的下动脉或其分支最常见）用涤纶絮少许隔开，术后 80%症状立即消失，15%数月内缓慢消失，少于 5%的病例疗效不显。复发率约 10%，复发后可再行手术，约 6%的病例术后可遗有听力障碍，手术死亡率小于 1%。6%的病例术后可遗有听力障碍，手术死亡率小于 1%。

三、三叉神经痛

三叉神经痛又称痛性抽搐，是在面部三叉神经分布范围内反复发作的阵发性闪电样剧痛。多发生于中、老年人。国内报道女性略少于男性。国外报道则相反。多数为单侧的二、三支疼痛，双侧均痛、单独第一支痛、三支同时痛少见或罕见。

（一）概述

本病可分为原发性和继发性两种。继发性三叉神经痛有明确的病因如桥小脑角、三叉神经根成半月节的肿瘤、动静脉畸形、颅底蛛网膜炎和鼻咽癌颅底转移等疾病。原发性三叉神经痛的病因、病理和发病机制迄今还不完全明了。综合有下列论点。

1.周围性病因

①血管压迫：因邻近的血管压迫三叉神经根，如小脑上动脉、小脑前下动脉等；②颞骨岩部的岩骨嵴翘起，使三叉神经后根抬起成角；③局部硬脑膜增厚，压迫三叉神经后根；④动脉硬化使三叉神经供血不足。

2.中枢性病因少见

①三叉神经脊束核受刺激引起的阵发性痛性癫痫放电；②同侧丘脑或丘脑皮质径上的小病灶激惹所致疼痛等。

（二）临床表现

本病的主要临床特征：①疼痛部位限于头面部三叉神经分布，发作时多数为一侧的一支或数支的分布区；②疼痛的性质为突发性、一过性闪电般剧痛，痛如烧灼、针刺、刀割或撕裂样；③发作形式为突然出现患侧面痛，由于十分痛苦与恐惧，患者呆若木鸡，不动不挪，手捂面部，片刻即止；有些病例用手掌或毛巾用力搓面部，不断作咀嚼动作；有些还伴有半侧面部肌肉抽搐，口角歪向一侧，面部发红，结合膜充血，流泪，流涎，称为"痛性抽搐"。每次发作持续约数秒钟至 1~2min，突然停止；④疼痛间歇期：生活如常；⑤"扳机点"：头面部某些区域，轻触摸、牵拉、活动均诱发剧痛发作，这些区域称为"扳机点"。为此患者畏惧洗面、刷牙、进食、说话、打呵欠等；⑥神经系统检查：一般无异常发现；⑦发病周期：早期数月 1 次，逐渐发展为数周 1 次，1 周数次，甚至 1 日数次；⑧病程：一般较长，可历时数年、数十年。病情呈进行性发展，但有晚期缓解的可能。

（三）治疗

原发性三叉神经痛的传统治疗大致按三步处理：①先行药物治疗；②无效则封闭疗法、射频热凝治疗或刀治疗；③最后采用手术治疗。现介绍如下。

1.药物疗法

（1）卡马西平：亦称酰胺脒嗪。卡马西平是目前治疗三叉神经痛最常用的药物之一。长期不间断服用，其疗效可达 70%~80%，但只能维持 1~2 年。用药方法为 0.1~0.2g，1~2 次/天，可逐日加量，一般用量 0.4~0.6g/d，最大剂量为 1.2g/d。

（2）苯妥英钠：有效率为 10%~30%，需长期不间断地服用，可缓解 1~2 年，用药一般剂量为 0.1g，3 次/天。

（3）巴氯芬：主要用来治疗对苯妥英钠或卡马西平耐药的患者，可与苯妥英钠或卡马西平联合使用，用药一般剂量是 10mg，3 次/天，可逐日加量到 60~80mg/d。副作用有嗜睡和恶心呕吐等上消化道症状，停药后上述症状逐步消失。

（4）丙戊酸钠：据报道对卡马西平、苯妥英钠耐药者。改用此药可能有效，一般用药剂量 600mg/d，最大剂量为 1200mg/d。副作用轻微，在用药期间 3 个月查肝功能 1 次。

2.三叉神经

封闭治疗。

3.手术治疗

（1）眶上神经切断术：只适宜于三叉神经第一支痛者，取眉内侧半切口，切口直达骨膜，剥开骨膜找到眶上切迹，显露眶上神经，在切口近中枢端切断并撕脱该神经 1cm 左右。

（2）三叉神经感觉根部切断术：为经颞中颅窝底入路，经颞开颅，骨瓣尽最靠颅中窝底，从硬膜内显露三叉神经半月节及感觉根，切断感觉根的外侧 2/3，保留眼支和运动支。

（3）三叉神经根血管减压术：采用患侧颅后窝枕外侧入路，在显微镜下显露三叉神经根入脑干区，仔细寻找对三叉神经根压迫的小血管襻，在神经根和血管襻之间间隔减压材料如 Teflon 片。近期疗效为 90%左右，1~2 年后的复发率为 10%~20%，此法最大的好处是术后不出现面部感觉障碍，尤其对较难治的三叉神经第一支痛，效果较佳，术后不出现角膜炎，术中若未发现异常血管襻对三叉神经根的压迫，也未发现继发性三叉神经痛的原因时则切断三叉神经相应的感觉支。

4.三叉神经立体定向放射神经外科疗法

1971 年 LarsLeksell 报告两例三叉神经痛经立体定向放射神经外科治疗后，随访 18 年，效果良好。1968~1982 年使用第一、二代γ刀共治疗三叉神经痛 63 例，靶点为三叉神经半月节及其根部，照射剂量为 1300~1800cGy，全部患者疼痛消失，面部感觉无影响，效果满意。治疗中病人不需全麻，反应小，危险性和并发症极少，可在门诊治疗。

继发性三叉神经痛的治疗，根据不同的病因给予除因治疗。除因治疗在此区域一般说来有两种方法：①手术治疗：根据病变不同的部位、不同的性质、范围的大小、病例的全身情况选择不同的手术方法；②立体定向放射神经外科治疗：如γ刀治疗，X刀治疗等。

（黄盘冰）

第三章　呼吸系统疾病

第一节　上呼吸道感染

一、急性上呼吸道感染

急性上呼吸道感染是鼻腔、咽或喉部急性炎症的总称。常见病原体为病毒，仅少数由细菌引起。本病全年均可发病，冬春季节好发。主要通过含有病毒的飞沫传播，也可通过被污染的手和用具传染。多数为散发性，在气候突然变化时可引起局部或大范围的流行。

（一）病因

急性上呼吸道感染约有 70%~80%是由病毒引起。其中主要包括流感病毒（甲、乙、丙）、副流感病毒、呼吸道合胞病毒、腺病毒、鼻病毒、埃可病毒、柯萨奇病毒、麻疹病毒和风疹病毒等。细菌感染约占 20%~30%，以溶血性链球菌最为多见，其次为流感嗜血杆菌、肺炎链球菌和葡萄球菌等，偶见革兰阴性杆菌。

各种可导致全身或呼吸道局部防御功能降低的原因，如受凉、淋雨、过度紧张或疲劳等均可诱发急性上呼吸道感染。当机体或呼吸道局部防御功能降低时，原先存在于上呼吸道或从外界侵入的病毒和细菌迅速繁殖，引起急性上呼吸道感染。

（二）临床表现

1.普通感冒

普通感冒以鼻咽部卡他症状为主要临床表现。成人多数由鼻病毒引起，也可由副流感病毒、呼吸道合胞病毒、埃可病毒、柯萨奇病毒等引起。

普通感冒起病较急，初期有咽部干、痒或烧灼感，可有打喷嚏、鼻塞、流清水样鼻涕等症状。2~3 天后，鼻涕变稠，常伴咽痛、流泪、听力减退、味觉迟钝、咳嗽、声音嘶哑和呼吸不畅等上呼吸道症状。通常无全身症状和发热，有时可出现低热、轻度畏寒和头痛。体检时可见鼻黏膜充血、水肿，有分泌物，咽部轻度充血等。普通感冒大多为自限性，一般 5~7 天痊愈，有并发症者可致病程迁延。

2.急性病毒性咽炎

急性病毒性咽炎多数由鼻病毒、腺病毒、流感病毒、副流感病毒、肠病毒或呼吸道合胞病毒等引起。临床主要表现为咽部发痒和灼热感，咳嗽少见。流感病毒和腺病毒感染时可有发热和乏力，咽部明显充血、水肿，颌下淋巴结肿痛；腺病毒感染时常常合并眼结膜炎；当有吞咽疼痛时，提示链球菌感染。

3.急性病毒性喉炎

急性病毒性喉炎常由鼻病毒、甲型流感病毒、副流感病毒或腺病毒等引起。临床特征为声音嘶哑、说话困难、咳嗽伴咽喉疼痛及发热等。体检时可见喉部水肿、充血、局部淋巴结轻度肿大伴触痛，有时可闻及喘鸣音。

4.疱疹性咽峡炎

疱疹性咽峡炎主要由柯萨奇病毒引起。临床表现为明显咽痛、发热，体检时可见咽部充血，软腭、悬雍垂、咽部和扁桃体表面有灰白色疱疹和浅表溃疡，周围有红晕。病程为1周左右。夏季好发，儿童多见，偶见于成人。

5.急性咽结膜炎

急性咽结膜炎主要由腺病毒和柯萨奇病毒等引起。临床表现为发热、咽痛、畏光、流泪等；体检时可见咽部和结膜充血明显。病程为4~6天。夏季好发，儿童多见，游泳者中易于传播。

6.急性咽-扁桃体炎

急性咽-扁桃体炎主要由溶血性链球菌引起，也可由流感嗜血杆菌、肺炎链球菌、葡萄球菌等致病菌引起。临床特点为起病急、咽痛明显、畏寒、发热（体温可达39℃以上）等。体检时可见咽部充血明显，扁桃体肿大、充血、表面有脓性分泌物，颌下淋巴结肿大、压痛，肺部检查无异常发现。

（三）辅助检查

1.血常规检查

病毒性感染时白细胞计数正常或偏低，淋巴细胞比例升高；细菌感染时，白细胞总数和中性粒细胞比例增多，可出现核左移现象。

2.病原学检查

一般情况下不做。必要时可用免疫荧光法、酶联免疫吸附检测法、血清学诊断法或病毒分离和鉴定方法确定病毒的类型；细菌培养和药物敏感试验有助于细菌感染的诊断和治疗。

（四）诊断

1.临床诊断

根据患者的病史、流行情况、鼻咽部的卡他和炎症症状以及体征，结合外周血象和胸部X线检查结果等，可作出本病的临床诊断。

2.鉴别诊断

（1）流行性感冒：患者可有上呼吸道感染表现，但具有下列特点：①传染性强，常有较大范围的流行；②起病急，全身症状较重，有高热、全身酸痛和眼结膜炎；③鼻咽部炎症症状和体征较轻；④致病源是流感病毒，检测呼吸道标本（咽拭子、鼻咽或器官抽取物）的流感病毒核酸可明确诊断。

（2）过敏性鼻炎：临床症状与本病相似，易于混淆。鉴别要点包括：①起病急骤，可在数分钟内突然发生，亦可在数分钟至2小时内症状消失；②鼻腔发痒、连续打喷嚏、流出多量清水样鼻涕；③发作与气温突变或与接触周围环境中的变应原有关；④鼻腔黏膜苍白、水肿，鼻分泌物涂片可见多量嗜酸性粒细胞。

（3）急性传染病：麻疹、脊髓灰质炎、脑炎等急性传染病的早期常有上呼吸道症状，易与本病混淆。为了防止误诊和漏诊，对于在上述传染病流行季节和流行地区有上呼吸道感染症状的患者，应密切观察，进行必要的实验室检查。

（五）治疗

对于呼吸道病毒感染目前尚无特效抗病毒药物，故本病的治疗以对症治疗为主。

1.对症治疗

（1）发热、病情较重或年老体弱的患者应卧床休息，多饮水，保持室内空气流通，防止受寒。

（2）有发热、头痛、周身肌肉酸痛症状者，可酌情应用解热镇痛药如对乙酰氨基酚、阿司匹林、布洛芬等。小儿感冒忌用阿司匹林，以防 Reye 综合征。

（3）有鼻塞、鼻黏膜充血、水肿，咽痛等症状者，可应用盐酸伪麻黄碱等选择性收缩上呼吸道黏膜血管的药物滴鼻。

（4）有频繁喷嚏、多量流涕等症状的患者，可酌情选用马来酸氯苯那敏或苯海拉明等抗过敏药物。为了减轻这类药物引起的头晕、嗜睡等不良反应，宜在临睡前服用。

（5）对于咳嗽症状较为明显者，可给予右美沙芬、喷托维林等镇咳药。

2.病因治疗

（1）对于无发热、免疫功能正常的患者无须应用，对免疫缺陷患者，应及早使用。可酌情选用抗病毒药利巴韦林或奥司他韦等。

（2）如有细菌感染证据如白细胞及 C 反应蛋白升高、咽部脓苔、咳黄痰等，可酌情选用抗感染药物，如青霉素类、头孢菌素类、大环内酯类，在高水平青霉素耐药肺炎链球菌感染时可使用呼吸氟喹诺酮类（左氧氟沙星、莫西沙星、吉米沙星）等。对于单纯病毒感染者不应用抗菌药物。

二、流行性感冒

流行性感冒（流感）是由流行性感冒病毒引起的急性呼吸道传染病，是人类面临的主要公共健康问题之一。人感染高致病性禽流感 A/H_5N_1（简称"人禽流感"）是人类在接触该病毒感染的病/死禽或暴露 A/H_5N_1 污染环境后发生的感染。专家推测，迄今为止每一次流感大流行的发生均与禽流感病毒和人类流感病毒整合后形成新的种型有关。

（一）病因

流感病毒属正黏病毒科，流感病毒属，基因组为分节段、单股、负链 RNA。根据病毒颗粒核蛋白（NP）和基质蛋白（M_1）抗原及其基因特性的不同，流感病毒分为甲、乙、丙 3 型。流感传染源主要为流感患者和隐性感染者。人禽流感的传染源主要是患禽流感或携带禽流感病毒的鸡、鸭、鹅等家禽及其排泄物，特别是鸡。其他途径包括：①环境-人传播；②母-婴间垂直传播；③少数和非持续证据支持人际间的有限传播，对是否还可通过消化道或伤口传播，至今尚缺乏证据。

人对流感病毒普遍易感，新生儿对流感及其病毒的敏感性与成年人相同。青少年发病率高，儿童病情较重。流感流行具有一定的季节性。我国北方常发生于冬季，而南方多发生在冬夏两季，然而流感大流行可发生在任何季节。由于人禽流感病例数有限，其发生尚无规律，但就目前而言，主要集中在长江以南地区，无明显季节性。

（二）临床表现

1.流行性感冒

流感的潜伏期一般为 1~3d。起病多急骤，症状变化较多，主要以全身症状为主，呼吸道症状轻微或不明显。季节性流感多发于青少年，临床表现和轻重程度差异颇大。根据其临床表现可分为单纯型、肺炎型、中毒型、胃肠型。

（1）单纯型：最为常见，先有畏寒或寒战、发热，继之全身不适、腰背发酸、四肢疼痛、头昏、头痛。大部分患者有轻重不同的打喷嚏、鼻塞、流涕、咽痛、干咳或伴有少量黏液痰，有时有胸骨后烧灼感、紧压感或疼痛。发热可高达 39~40℃，一般持续 2~3d 渐降。部分患者可出现食欲缺乏、恶心、便秘等消化道症状。年老体弱的患者，症状消失后体力恢复慢，常感软弱无力、多汗，咳嗽可持续 1~2 周或更长。患者可呈重病容，衰弱无力，面部潮红，皮肤上偶有类似麻疹、猩红热、荨麻疹样皮疹，软腭上有时有点状红斑，鼻咽部充血水肿。本型中较轻者病情似一般感冒，全身和呼吸道症状均不显著，病程仅 1~2d，单从临床表现难以确诊。

（2）肺炎型：常发生在两岁以下的小儿，或原有慢性基础疾病，如二尖瓣狭窄、肺心病、免疫力低下以及孕妇、年老体弱者。其特点是在发病后 24h 内可出现高热、烦躁、呼吸困难、咳血痰和明显发绀。全肺可有呼吸音减低、湿啰音或哮鸣音，但无肺实变体征。X 线胸片可见双肺广泛小结节性浸润，近肺门较多，肺周围较少。上述症状可进行性加重，抗菌药物无效。病程 1 周至 1 个月余，大部分患者可逐渐恢复，也可因呼吸循环衰竭在 5~10d 内死亡。

（3）中毒型：较少见。肺部体征不明显，具有全身血管系统和神经系统损害表现，有时可有脑炎或脑膜炎表现。临床表现为高热不退、神志不清，成人常有谵妄，儿童可发生抽搐。少数患者由于血管神经系统紊乱或肾上腺出血，导致血压下降或休克。

（4）胃肠型：主要表现为恶心、呕吐和严重腹泻，病程为 2~3d，恢复迅速。

2.人禽流感

人禽流感患者临床上主要表现的症状为：高热、咳嗽、咳痰、呼吸困难等。其中呼吸困难多呈进行性加重，可在短时间内出现急性呼吸衰竭的表现。相当比例患者在病初表现为流感样症状（肌痛、咽痛、流涕等）和消化系统症状（呕吐、腹痛、腹泻等）等。个别患者在病程中出现精神神经症状。如烦躁、谵妄。但由于绝大部分确诊病例均来自重症"不明原因肺炎"，故单纯以"上呼吸道感染"诊断者甚少。肺部体征主要与肺内受累的部位和范围有关。

A/H_5N_1 感染肺部后，患者 X 线胸片和肺 CT 检查可见肺内片状高密度影，且动态变化较快。疾病早期（发病 3d 左右或较长时间）肺内出现局限性片状影像，可呈肺实变或磨玻璃状改变，多局限于一个肺段或肺叶内的病灶。绝大多数病例肺内病灶在短期内进展迅速，发展为大片状或融合斑片状影，其间可见"支气管充气征"，累及多个肺叶或肺段，严重时发展为"白肺"样改变。少数患者可合并单侧或双侧胸腔积液。一些病例在初次影像检查时病变已经累及较大肺野，呈多叶段病变。

实验室检查可见大部分患者在病程中存在外周血白细胞、淋巴细胞和血小板不同程度减少，并可见多种酶学异常，如谷丙转氨酶、谷草转氨酶、磷酸肌酸激酶、乳酸脱氢酶等。

（三）诊断

1.流感和人禽流感诊断

流感和人禽流感 A/H_5N_1 的诊断主要依据流行病学资料，并结合典型临床表现确定。但在流行初期，对散发或轻型的病例诊断比较困难，尤其是人禽流感患者。确诊需实验室病毒分离、病毒特异性抗原、病毒核酸或血清特异性抗体等检测。

（1）病毒分离：病毒分离阳性并经亚型鉴定确认。

（2）血清学检查：①患者恢复期血清进行红细胞凝集抑制（HI）试验（抗体效价≥40）；②微量中和试验（MN），流感病毒亚型（包括 H_5 亚型）抗体阳性（抗体效价≥40）；③恢复期血清抗体滴度比急性期血清高 4 倍或以上。

（3）病毒抗原及核酸检测：从患者的临床标本检查到流感病毒特异性的核酸或特异的 H 亚型抗原（包括 H_5 亚型）。

2.人禽流感流行病学史定义

（1）发病前 7d 内，接触过病、死禽（包括家禽、野生禽鸟），或其排泄物、分泌物，或暴露于其排泄物、分泌物污染的环境。

（2）发病前 14d 内，曾经到过有活禽交易、宰杀的市场。

（3）发病前 14d 内，与人禽流感疑似、临床诊断或实验室确诊病例有过密切接触，包括与其共同生活、居住，或护理过病例等。

（4）发病前 14d 内，在出现异常病、死禽的地区居住、生活、工作过。

（5）高危职业史：从事饲养、贩卖、屠宰、加工、诊治家禽工作的职业人员；可能暴露于动物和人禽流感病毒或潜在感染性材料的实验室职业人员；未采取严格的个人防护措施，处置动物高致病性禽流感疫情的人员；未采取严格的个人防护措施，诊治、护理人禽流感疑似、临床诊断或实验室确诊病例的医护人员。

3.人禽流感的诊断标准

（1）疑似病例：具备流行病学史中任何一项，且无其他明确诊断的肺炎病例。

（2）临床诊断：病例有两种情形：①诊断为人禽流感疑似病例，但无法进一步取得临床检验标本或实验室检查证据，而与其有共同接触史的人被诊断为确诊病例，并且没有其他疾病确定诊断依据者；②流行病学史中任何一项，伴有相关临床表现，实验室病原检测患者恢复期血清进行红细胞凝集抑制（HI）试验或微量中和试验（MN）A/H_5N_1 抗体阳性（HI 抗体或中和抗体效价≥40）。

（3）确诊病例：有流行病学接触史和临床表现，从患者呼吸道分泌物标本或相关组织标本中分离出特定病毒，或经两个不同实验室证实禽流感病毒亚型特异抗原或核酸检查阳性，或发病初期和恢复期双份血清禽流感病毒亚型毒株抗体滴度 4 倍或以上升高者。

（4）重症人禽流感的诊断标准：由于人禽流感患者有相当比例发展为重症肺炎，在短期内出现急性呼吸窘迫综合征（ARDS）。具备以下三项之中的任何一项，均可诊断为重症人禽流感。

1）呼吸困难：成人休息状态下呼吸频率≥30/min，儿童安静状态下出现呼吸急促（2个月以内婴儿呼吸频率>60/min，2 个月至 1 岁婴儿呼吸频率>50/min，1 岁以上儿童呼吸频率>40/min），且伴有下列情况之一：①X 线胸片显示多叶病变或病灶总面积在正位胸片上占双肺总面积的 1/3 以上；②病情进展迅速，24~48h 内病灶面积增大超过 50%，且在正位胸片上占双肺总面积的 1/4 以上。

2）出现明显低氧血症，氧合指数低于 300mmHg（1mmHg＝0.133kPa）。

3）出现休克或多器官功能障碍综合征（MODS）。

（四）治疗

1.隔离患者

流感患者发病后应予以有效隔离。流行期间对公共场所加强通风和空气消毒，避免传染他人。对人禽流感患者，则应在有关医疗行政部门的监督下进行隔离治疗。其原则是限制患者只在病室内活动，原则上禁止探视、不设陪护，与患者相关的诊疗活动尽量在病区内进行。

2.管理和监护

无论流感还是人禽流感患者在住院隔离治疗期间，应予以良好的监护条件，包括生命体征和外周血氧饱和度等；具备完善的供氧设施，保证鼻管、面罩、无创和有创通气顺利实施。所在救治单位应具备动态监测病情变化的条件，如外周血实验室检测指标（血常规、血生化等）、床旁影像仪器（床旁胸片和B超）及动脉血气分析等。

对轻症患者主张尽可能卧床休息，清淡饮食，多饮水。对食欲减退者，可给予适当补充液体和营养，维持水电解质平衡。重症患者主张保守的液体平衡策略，避免短期内迅速调整液体入量。改善营养状态，保证机体所需热量。对症治疗，可选用物理降温、非甾体类药物及中成药退热治疗，注意保护消化道黏膜，避免消化道出血。预防下肢深静脉血栓形成，必要时给予适当抗凝治疗。

小儿患者由于病情变化较快，应尽早转入重症监护病房治疗。由于存在 Reye 综合征的风险，18 岁以下 A/H_5N_1 感染疑似或确诊患儿退热时不宜使用阿司匹林或水杨酸制剂。

3.抗病毒药物治疗

流感和人禽流感抗病毒药物治疗措施基本一致，均主张早期使用（起病48h内）可能取得较好的临床疗效。

（1）神经氨酸酶抑制药：神经氨酸酶抑制药对甲、乙两型流感病毒都是有效的。奥司他韦：成人 75mg，每天 2 次，连服 5d，应在症状出现 2d 内开始用药。1 岁以内不推荐使用。扎那米韦：6 岁以上儿童及成人剂量均为每次吸入 10mg，每天 2 次，连用 5d，应在症状出现 2d 内开始用药。6 岁以下儿童不推荐使用。肾功能不全的患者奥司他韦减量至 75mg，每天 1 次。

（2）离子通道 M_2 阻滞药：这类药物包括金刚烷胺和金刚乙胺。可减轻发热和全身症状，减少病毒排出，防止病毒扩散（表 3-1-1）。

表 3-1-1 金刚烷胺和金刚乙胺用法和剂量

药名	年龄（岁）			
	1~9	10~12	13~16	≥65
金刚烷胺	5mg/（kg•d）（最高150mg/d）分 2 次	100mg 每天 2 次	100mg 每天 2 次	≤100mg/d
金刚乙胺	不推荐使用	不推荐使用	100mg 每天 2 次	100mg 或 200mg/d

4.抗菌治疗

确诊 A/H_5N_1 感染的病例，如无细菌感染的证据或能够排除混合细菌感染，则不推荐预防性应用抗菌药物。对合并细菌、真菌感染或有明确微生物学证据者，则可给予特异性抗感染治疗。

5.糖皮质激素应用

糖皮质激素的目的在于抑制肺组织局部的炎性损伤，抑制炎症因子产生的"瀑布"效应，从而减轻全身的炎症反应状态，防止肺纤维化等。糖皮质激素应用指征：①短期内肺部病变进展迅速，出现氧合指数<300mmHg，并有迅速下降趋势；②合并脓毒血症伴肾上腺皮质功能不全。根据我国对严重急性呼吸综合征（SARS）治疗的经验，成人禽流感患者在发病初期（7~10d 内）如出现下列指征之一时，可考虑短期内给予适量糖皮质激素治疗，如氢化可的松 200mg/d 或甲泼尼龙 0.5~1mg/（kg•d）；儿童选择的剂量为泼尼松/泼尼松龙/甲泼尼龙 1~2mg/（kg•d）或琥拍酸氢化可的松 5~10mg/（kg•d）或地塞米松 0.2~0.3mg/（kg•d）。在临床状况控制好转后，及时减量停用。疗程控制在 1 周左右，一般不超过 2 周。

()

第二节　社区获得性肺炎

社区获得性肺炎（CAP）是临床最常见的感染性疾病之一，也称为院外肺炎。CAP 是指在医院外罹患的感染性肺实质（含肺泡壁，即广义上的肺间质）炎症。包括具有明确潜伏期的病原体感染而在入院后潜伏期内发病的肺炎。CAP 包括社区感染、尚在潜伏期，因其他原因住院后发病的肺炎，病排除在医院内感染而于出院后发病的肺炎。CAP 患者一般只需在门诊治疗，且病死率较低。如 CAP 患者病情严重则需住院治疗，这部分患者可能有相对较高的病死率。

一、病因

CAP 的最常见的致病病原体有：肺炎链球菌、流感嗜血杆菌（流感杆菌）、金黄色葡萄球菌（金葡菌）、军团病菌、革兰阴性菌、肺炎支原体、肺炎衣原体、结核分枝杆菌、病毒、厌氧菌。一般在受凉、劳累、上呼吸道感染后继发肺炎。青壮年以受凉、劳累、酗酒后易出现发热、咳嗽、咳痰等。老年人误吸较为常见、尤其是脑血管意外患者。未接种肺炎球菌疫苗的老年人，尤其合并免疫功能受损者，合并其他慢性疾病，肿瘤，长期服用免疫抑制药物等，是 CAP 的易感人群。结构性肺病患者，如慢阻肺、支气管扩张、慢性左心衰等，容易发生肺炎。

二、病理

1.大叶性肺炎

以叶间胸膜为界，大叶性肺炎病变局限叶、段。炎症过程分 4 期，即充血期、红色肝变期、灰色肝变期和消散期。这 4 期有时并不完全按时序出现，可以在同一病肺有 2~3 期病变同时存在。典型的大叶性肺炎主要见于肺炎链球菌，而肺炎克雷白杆菌、流感嗜血杆菌、金黄色葡萄球菌、军团菌和其他链球菌肺炎也可呈大叶性改变。

2.支气管肺炎

支气管肺炎表现为一个或多个肺小叶实变。因为渗出物（分泌物）重力作用，病变通常在肺底部或后部。病变界限不清楚，呈现较干的颗粒状，灰红色或黄色。有时病变影响整个肺小叶，而间隔的另一侧肺组织完全正常。组织学上见化脓性中性粒细胞渗出物充满支气管、细支气管和毗邻肺泡。常见病原体为葡萄球菌、链球菌、流感嗜血杆菌、铜绿假单胞菌和大肠埃希菌。

3.间质性肺炎

间质性肺炎病灶呈斑片状或弥漫性，单侧或双侧性分布。肉眼观肺实质呈现红色和充血，无明显实变。胸膜光滑，很少出现胸膜炎或胸腔渗液。镜下炎症过程累及肺间质（包括肺泡壁和支气管血管周围的结缔组织）。肺间隔见单核细胞（淋巴细胞、浆细胞、组织细胞）浸润。没有明显的肺泡渗出，但不少病例在肺泡腔内见有蛋白样物质。常见病原体包括肺炎支原体、病毒（呼吸道病毒、带状疱疹病毒）、衣原体、考克斯体以及肺孢子菌等。

4.混合性病变

病毒性肺炎并发细菌二重感染时，间质和肺泡的病变同时存在，导致细支气管及其周围和肺泡炎症反应，单核细胞间质性炎症和细支气管上皮坏死。

5.粟粒性病变

除血行播散性肺结核外，粟粒性病变亦可见于疱疹病毒、难治性组织胞浆菌、球孢子菌等所致肺炎。其组织学表现从干酪性肉芽肿到灶性坏死、纤维素渗出、急性坏死性出血灶各不相同，但共同特点是细胞反应甚少。

三、临床表现

1.症状

一般包括发热、寒战、胸膜胸痛和咳嗽。咳嗽可为干咳、咳黏痰或脓性痰，有时会咳铁锈痰或血痰，甚至咯血；伴发肺脓肿时（厌氧菌感染）可出现恶臭痰。临床上可将肺炎分为两大类。一类为典型肺炎，常常为化脓性病原菌感染所致；另一类为非典型肺炎，其病原菌有：肺炎支原体、肺炎衣原体、军团菌等。两种肺炎在临床上有所不同。非典型肺炎起病隐匿，常常以干咳或咳少量黏痰为临床特征。故从病史和查体可以发现肺炎病原体的线索。所以，一份详细的病史对 CAP 的诊断相当重要，流行病学线索可为诊断提供某些参考。急性发病、寒战和胸膜炎是肺炎链球菌的一些特征。低钠血症、明显的高热和头痛提示军团菌感染。COPD 是细菌性肺炎常见的基础疾病，脓臭痰提示厌氧菌感染。肺炎的肺外表现包括：头痛、恶心、呕吐、腹痛、腹泻、肌痛和关节痛等。这些肺外症状也常见于肺炎患者。但是，需注意老年人患 CAP 后主诉和症状比年轻患者要少。

2.体格检查

CAP 患者通常有发热，但有些患者可表现为低体温，这往往为预后不良的先兆，受累肺区能闻及湿啰音，有肺实变的表现，如叩诊呈实音、触觉语颤增强和语音增强、可有支气管管性呼吸音等。此外，有的患者可闻胸膜摩擦音。

四、辅助检查

1.血常规

中、重度细菌性肺炎常见周围血白细胞升高。伴菌血症者，白细胞总数大多超过 $10 \times 10^9/L$。部分患者白细胞减少。有人报道，肺炎患者白细胞 $>20 \times 10^9/L$ 或 $<5 \times 10^9/L$ 其病

死率约 20%；老年 CAP 白细胞>$20×10^9$/L 者的病死率是白细胞正常者的 12 倍。白细胞减少、酗酒和肺炎链球菌感染"三联征"是年轻 CAP 患者不良预后的重要征兆。一般地说非典型病原体支原体和衣原体所致肺炎白细胞很少升高，军团菌肺炎白细胞计数超过 $10×10^9$/L 的比率亦低于肺炎链球菌肺炎（分别为 60%和 85%）。但各家报道并不完全一致。

2.C-反应蛋白（CRP）

CRP 是一种机体对感染或非感染性炎症刺激的急性期蛋白，由肝合成。它是细菌性感染很敏感的生物反应标志物，感染后数小时即见升高，在肺炎患者大多超过 100mg/L，而急性支气管炎和慢性阻塞性肺疾病急性加重（AECOPD）虽亦升高，但数值较低。老年 CAP 与 HCAP 患者 CRP 均见升高，水平相仿。肺炎链球菌肺炎伴与不伴菌血症 CRP 增高没有差别。病毒性肺炎 CRP 通常较低。抗菌药物治疗后 CRP 迅速下降，持续高水平或继续升高高度提示抗菌治疗失败或出现感染性并发症（静脉炎、二重感染、肺炎旁渗液等）。

3.降钙素原（PCT）

PCT 是降钙素的前肽物，生理状态下主要由甲状腺髓质细胞分泌，而感染时各种器官尤其是肝的巨噬细胞和单核细胞也是主要分泌细胞，它可能是一种继发性介质，对感染的炎症反应具有放大效应，本身并不启动炎症反应。对入住 ICU 的 CAP 研究发现，细菌性感染血浆 PCT 升高是病毒型感染的 2 倍，是正常人的 5 倍，以 PCT>$0.1\mu g$/L 为界，PCT 诊断细菌性感染的敏感性特异性分别为 64.4%和 79.6%。严重脓毒血症合并 ARDS 时血浆 PCT 大多高于>$5\mu g$/L，而非感染性因素所致 ARDS 血清 PCT 大多低于<$3\mu g$/L（P<0.01）。连续监测 PCT 水平可以作为评估 CAP（也包括 HAP/VAP）严重程度和预测预后的指标。有意义的是 CAP 患者监测 PCT 水平可以指导临床抗菌治疗，减少不必要的抗菌药物使用和早期停药。但是 PCT 用于诊断、鉴别诊断和指导抗菌药物应用的界限值尚无统一标准，也存在假阳性和假阴性，而被认可的精确测定 PCT 的超灵敏检测仪器由于价格昂贵尚难普遍推广。

4.血生化检测

血清电解质、肝肾功能是住院包括 ICU 患者的基本检测项目。低钠血症在 CAP 颇常见，低钠血症和低磷血症是军团菌肺炎诊断的重要参考。尿素氮是 CAP 严重程度的评价参数之一。肝肾功能是选择抗菌药物的基本考虑因素。

5.影像学检查

（1）胸部 X 线检查：虽然欧洲对于主诉呼吸道症状和发热的就诊者不主张普遍作 X 线检查，仅在具备下列情形之一时才作胸部摄片：①新的局限性胸部异常体征；②呼吸困难；③呼吸频速；④发热>4d。但美国等都认为在这类患者应当进行标准的胸部正侧位摄片，只有显示肺部浸润提示肺炎的患者才有经验性抗菌药物治疗的指征；如果没有肺部炎症浸润，则仅能诊断急性气管支气管炎，大多为病毒所致，绝无应用抗菌药物的指征。这些差异固然与二者观察问题的角度不同有关，但也与医疗体制不同有关。在我国 X 线检查相当普及，反之抗菌药物不合理使用非常普遍，因此凡怀疑肺炎的患者无疑都应该进行 X 线检查，不仅有助于诊断和鉴别诊断，而且对于评估病情严重程度，有否并发胸腔积液以及推测可能的病原体非常有意义。

肺炎 X 线常见有 3 种基本改变。①肺实变：亦称气腔不透光阴影，是肺泡腔内被密度近似的炎性渗出物或其他物质充填，取代肺泡气体，因而呈现均匀的不透光阴影，边缘模糊。呈肺段或肺叶分布。可以伴有胸腔渗液，空洞和淋巴结增大少见。但结核、厌氧菌、金黄色葡萄球菌和 G-杆菌肺炎则常有空洞形成；而肺门或纵隔淋巴结增大，偶可见于结核、某些真菌、病毒和非典型病原体感染。当水肿液、出血、非感染性炎症、肿瘤浸润、肺泡蛋白沉着症的脂蛋白物质或液体吸入致肺泡气体被取代时亦呈现类似的肺泡实变。因此这一征象虽然是肺炎最常见的 X 线改变，但需要注意鉴别诊断；②间质性病变：炎症位于肺间质（肺泡壁、支气管血管周围结缔组织），在 X 线上显示网状、微结节、网状微结节状和肺泡隔增宽。主要见于病毒性肺炎；③混合性病变：兼具上述两种影像特点，支气管肺炎是其典型例子。见于吸入性肺炎、病毒和细菌混合感染等。

肺炎按其在 X 线上的形态可分以下 4 种类型，与肺炎的病理类型基本一致。①大叶性肺炎：病变始于初级气腔（初级肺小叶），小的周围性亚段或亚亚段不透光阴影，如未得到控制，病变扩展至整个肺段，经 Cohn 孔和终末气道扩散至整个肺叶，呈现均匀一致的不透光阴影。抗生素时代此种典型的大叶性肺炎已经相当少见；②支气管肺炎：病变始于气管或细支气管，迅速播散至细支气管周围的肺泡。早期在 X 线上可能仅有弥漫性或双侧肺纹理增强和支气管壁增厚。随着病程进展，病变出现在次级小叶，呈现多区域的斑片状阴影。进而病变可以融合，累及一个或多个肺叶，与大叶性肺叶不易区别。支气管肺炎由于炎性脱屑导致阻塞、肺不张比较常见。严重病例可发展为双侧弥漫性实变。病变坏死导致肺气囊、空洞和脓肿形成也是支气管肺炎的常见继发改变；③结节性肺炎：从单个圆形阴影到多发性广泛分布的小结节，大小 1~10cm（肿块），幅度变化很大。病灶边缘大多比较模糊。病理基础各异，包括灶性气腔实变、脓毒性栓塞和肉芽肿病变。分布可以区域性，亦可以是弥漫性。多发性腺泡大小或较大结节性阴影可以见于支气管肺炎早期。此种类型肺炎的病原体有金黄色葡萄球菌、肺炎链球菌、军团菌、诺卡菌、结核杆菌。血行播散性分枝杆菌病和真菌病（组织胞浆菌、粗球孢子菌）可以呈现<5mm 的弥漫性粟粒状改变，亦可归入此型肺炎；④弥漫性肺炎：通常由于间质性肺炎引起，亦可以是支气管肺炎、小结节性肺炎分布在一侧或双侧大部分肺野所形成。见于病毒和许多病原体的感染，肺孢子菌肺炎可以作为此型肺炎的代表。

（2）胸部 CT 扫描：尽管多数情况下普通 X 线胸片（正、侧位）足以满足肺炎的诊断与病情评估，但 CT 特别是薄层 CT 或高分辨率 CT（HRCT）敏感性更高，在显示气腔病变、腺泡水平的细小结节、磨玻璃样阴影、支气管充气征以及病灶分布等方面远较普通 X 线胸片为优，而在肺间质病变的发现和病变特征的揭示上更是普通 X 线胸片所不能达到的。此外 CT 对于了解肺炎并发症（肺炎旁胸腔渗液等）、发现掩蔽部位肺炎（心脏后、纵隔）等非常有帮助。选择性肺炎病例胸部 CT 检查是必要的。包括普通胸片上病灶显示不清、怀疑掩蔽部位病变、结节性肺炎、弥漫性肺炎、病灶需要鉴别诊断、重症肺炎需要更进一步评估、免疫抑制宿主肺炎、抗菌治疗反应不佳等。

6.病原学检测

（1）检测不同病原体所需标本和方法不完全相同。呼吸道感染细菌的检测仍以培养分离为主。

1）呼吸道分泌物：咳痰标本来源最方便。为减少上呼吸道定植菌污染和避免培养结果解释上的混乱，在标本采集和处理时应注意以下几点：①深部咳痰，选取脓性或黏液脓性痰，并在培养接种前进行涂片细胞学筛选，在非粒细胞缺乏患者只有白细胞>25 个/低倍视野或鳞状上皮细胞<10 个/低倍视野才是合格标本，可供培养；②涂片和培养结果互相印证和补充。如果涂片革兰染色镜检发现典型肺炎链球菌或嗜血流感杆菌之类的苛养菌，即使培养阴性，则仍有重要参考意义。痰培养阴性 CAP 患者涂片发现细菌的阳性率可达 30%~90%；但其他革兰阴性杆菌仅在培养和涂片均呈阳性时才有意义。仅有培养阳性而涂片阴性则大多属污染菌或低浓度定植菌；③尽可能采半定量和定量培养；④侵袭性下呼吸道采样，包括防污染标本毛刷（PSB）、支气管肺泡灌洗（BAL）等，适用于免疫抑制宿主或抗菌治疗无效的 CAP 以及需要与非感染性肺部浸润性疾病鉴别的患者。有人主张在难治性 CAP 患者 BAL 是首选的诊断采样技术，只要气体交换状态允许，所有气管插管或未插管患者均应考虑经纤维支气管镜从下呼吸道获取诊断标本。这些标本在相当程度上可减少上呼吸道细菌感染，但也需作定量培养。

2）血液：未治疗的 CAP 患者血培养阳性率 4%~18%，重症患者阳性率高。以肺炎链球菌最常见（占 60%），其次是流感嗜血杆菌（2%~13%）。为避免表皮葡萄球菌污染，穿刺点的皮肤应先用 80%~90%酒精、随后用 2%碘消毒，消毒剂应在穿刺部位停留至少 1min。每一培养采血量应至少 20ml。因为菌血症常为间断性的，故应在 1h 内从 2~3 处不同部位抽血。目前主张住院 CAP 都应做血培养；菌血症低风险患者可做 1 次，而高风险患者应做 2 次。

3）胸腔积液：凡有可穿刺的胸腔积液都应穿刺抽液作细菌培养、胸液常规、pH 和乳酸脱氢酶测定。

4）免疫血清学检测：用于非典型病原体的流行病学研究，不作为个体患者的临床检测常规。

5）抗原检测：嗜肺军团菌I型作抗原检测在入住 ICU 的重症 CAP 敏感性 88%~100%，而轻症患者仅 40%~53%。近年来应用尿液检测肺炎链球菌抗原研究取得进展，对流免疫法敏感性 70%~80%，特异性>95%，具有良好应用前景。真菌性肺炎目前已推广抗原检测，如隐球菌荚膜多糖乳胶凝集试验、曲霉半乳甘露聚糖（GM）试验曲霉及念珠菌 1-3-β-D 葡聚糖（G）试验，有参考价值。

（2）检测结果分析如下

1）可确定诊断的检测结果。①血或胸液培养到病原菌；②经纤维支气管镜或人工气道吸引的标本培养到病原菌浓度$\geq 10^5$cfu/ml（半定量培养＋＋）、支气管肺泡灌洗液（BALF）标本$\geq 10^4$cfu/ml（＋~＋＋）、防污染毛刷样本（PSB）或防污染 BALF 标本$\geq 10^3$cfu/ml（＋）；③呼吸道标本培养到肺炎支原体、肺炎衣原体、嗜肺军团菌；④血清肺炎支原体、肺炎衣原体、嗜肺军团菌抗体滴度呈 4 倍或 4 倍以上变化（增高或降低），同时肺炎支原体抗体滴度（补体结合试验）$\geq 1：64$、肺炎衣原体抗体滴度（微量免疫荧光试验）$\geq 1：32$、嗜肺军团菌抗体滴度（间接荧光抗体法）$\geq 1：128$；⑤嗜肺军团菌I型尿抗原检测（酶免疫测定法）阳性；⑥血清流感病毒、呼吸道合胞病毒等抗体滴度呈 4 倍或 4 倍以上变化（增高或降低）；⑦肺炎链球菌尿抗原检测（免疫层析法）阳性（儿童患者除外）。

2）有意义的检测结果：①合格痰标本培养优势菌中度以上生长（$\geq$＋＋＋）；②合

格痰标本细菌少量生长，但与涂片镜检结果一致（肺炎链球菌、流感嗜血杆菌、卡他莫拉菌）；③3d 内多次培养到较高浓度的相同细菌；④血清肺炎衣原体 IgG 抗体滴度≥1：512 或 IgM 抗体滴度≥1：16（微量免疫荧光法）；⑤血清嗜肺军团菌试管凝集试验抗体滴度升高达 1：320 或间接荧光试验 IgG 抗体≥1：1024。

3）无意义的检测结果：①痰培养有上呼吸道正常菌群的细菌（如草绿色链球菌、表皮葡萄球菌、非致病奈瑟菌、类白喉杆菌等）；②痰培养为多种病原菌少量（<＋＋＋）生长；③不符合上述可确诊或有意义的检测结果中的任何一项。

五、诊断

CAP 诊断需要依据临床症状、体征、实验室和影像学检查所见综合分析判断。由于 CAP 的病原学诊断困难，实验室检测敏感性和特异性低，病原学诊断不是诊断的主要依据，而抗菌药物治疗有效在多数情况下却是常见细菌性肺炎诊断的重要参考条件。因而 CAP 的诊断是一个动态的过程。

1.临床诊断

（1）新出现或进展性肺部浸润性病变。

（2）发热≥38℃。

（3）近期出现的咳嗽、咳痰，或原有呼吸道症状加重，并出现脓痰，伴或不伴胸痛。

（4）肺部实变体征和湿性啰音。

（5）WBC>$10×10^9$/L 伴或不伴核左移。

诊断标准：①＋②~⑤的任何 1 条。

必须强调以下几点。

1）根据临床和 X 线表现，CAP 最初诊断病例有 8%~30%最终确诊其他疾病，故在 CAP 初步确定诊断后必须继续随访和动态观察，补充和完善各项诊断检查，以排除某些特殊病原体所致肺炎如肺结核、肺真菌病、肺寄生虫病和"模拟"肺炎的非感染性肺部疾病（如肺部肿瘤、肺不张、肺水肿、肺栓塞、肺嗜酸性粒细胞浸润症、肺间质性疾病和肺肉芽肿病等）。

2）老年人和免疫低下患者应用上述诊断标准时应适当灵活掌握。前者罹患 CAP 时发热和呼吸道症状可以不明显，而突出表现为神志或精神状态以及心血管系统的方面改变，应及时行 X 线检查；后者并发 CAP 时发热可以是唯一表现，应严密动态观察，及早行影像学（包括 CT）和动脉血气检查。

3）传统非典型肺炎虽然无非常特征性表现，单纯依据临床和 X 线表现不足以诊断。但下列症状、体征和实验室检查的某些组合可以作为临床诊断的重要参考，以帮助临床进行经验性抗菌治疗和做进一步选择实验室检查：①肺炎支原体肺炎和肺炎衣原体肺炎：年龄<60 岁、无基础疾病、社区或家庭中发病、剧咳少痰、胸部体征很少，血白细胞正常，X 线显示磨玻璃状或病灶变化迅速；②军团菌肺炎：急性起病、发热、意识改变或脑病、腹痛或伴腹泻、相对缓脉、肾功能损害、低钠血症、低磷血症、一过性肝功能损害、β-内酰胺类治疗无效。

所有指南均主张在住院 CAP 患者除病原学检测外，均需作血细胞、血液生化、脉氧仪测定氧饱和度或测定动脉血气。欧洲指南还指出 CRP 虽然不能区分细菌与非细菌性感染，但能反映疾病的临床过程。IL-6 和降钙素原测定有助于区别感染与非感染以及估计预后，但价格昂贵，不列为常规。

2.病情严重程度评估

依据临床和必要的实验室资料对 CAP 病情严重程度作出评估，从而决定治疗场所（门诊、住院或入住 ICU），也是选择药物及用药方案的基本依据。评估病情的主要有 PSI 和英国胸科学会（BTS）CURB-65 两种评分系统。

美国重症 CAP 的标准、次要标准包括：R≥30/min，$PaO_2/FiO_2≤250$，多肺叶浸润，意识模糊/定向辨认（时、空、人）障碍，BUN≥20mg/dl，白细胞降低（感染所致），$≤4×10^9/L$，血小板减少，$≤100×10^9/L$，低体温<36℃，低血压需要积极的体液复苏。主要标准为：需要有创机械通气，或脓毒休克需要血管升压素。诊断重症肺炎符合主要标准任何 1 项即需立即入住 ICU，而次要标准则需要同时具备 3 条才能入住 ICU。

3.鉴别诊断

许多非感染性肺病表现为肺部浸润和呼吸道症状，甚至也有发热、周围血白细胞计数增高，非常类似于生物致病源引起的肺部炎症，有人称其为类肺炎疾病。临床上它们对抗菌治疗无效，常被误作肺炎，造成混淆，需要认真进行鉴别。类肺炎疾病包括肺栓塞、肺部肿瘤、隐源性机化性肺炎、药物性肺损伤、过敏性肺炎、血管炎、急慢性嗜酸细胞肺炎、肺泡蛋白沉着症、肺间质性疾病等。病种甚多，诊断颇为困难。

（1）肺栓塞：常发生于 50~60 岁年龄组。发病危险因素包括深静脉炎、静脉曲张、心肺疾病、创伤、手术、肿瘤、制动、妊娠和肥胖等。临床表现有气急、胸痛、咯血、惊恐、咳嗽、晕厥。可以有发热，但不超过 38.5℃。主要实验室异常为低氧血症、血浆 D-二聚体升高（阴性预测值较高，<50μg/L 可以排除肺栓塞诊断）、心电图异常（T 波改变如 ST 段下降，比较有意义的是 $S_IQ_{III}T_{III}$ 型改变）、X 线改变（楔形浸润影、胸腔积液）和血性胸液。诊断价值较高的非创伤性检查有核素肺通气-灌注扫描、心脏和下肢静脉超声检查、快速螺旋 CT 造影。难诊断病例则需要有创性肺动脉造影以确诊。

（2）支气管肺癌：小细胞癌和鳞癌生长于支气管管腔易引起阻塞性肺炎，而腺癌特别是肺泡细胞癌可以呈现炎症样表现，后者表现为片状浸润，并常有支气管充气征，酷似肺炎。但是支气管肺癌除非晚期，通常没有发热，周围血白细胞计数不会升高，痰找病理细胞是最常用的无创性诊断方法，而经纤支镜活检或经皮穿刺活检是确诊肺癌最实用的技术。

（3）肺血管炎：系统性坏死性血管炎（SNV）的肺部 X 线异常大多变化不定，但其中韦格纳肉芽肿（WG）、变应性肉芽肿、血管炎（CSS）和显微镜多血管炎（MPA）特别好发肺部侵犯，临床常有发热，需要与 CAP 鉴别。SNV 还可以引起肺出血，称为肺泡出血综合征，亦容易与 CAP 混淆，需要鉴别。肺血管炎常伴有抗中性粒细胞胞浆抗体（ANCAs）增高。它对不同抗原亲和力不一样，有助于区别各种 SNV，如对蛋白酶-3（PR3）特异的胞浆 ANCA 对肉芽肿血管炎特别是 WG 特异性相对较高，而抗髓过氧化酶的抗体是一个核周型抗体（P-ANCA），其特异性较低。

（4）间质性肺疾病（ILD）：需要与肺炎鉴别诊断的最重要类型是特发性肺纤维化（IPF）、急性间质性肺炎（AIP）和隐源性机化性肺炎（COP）。IPF 在高分辨 CT（HRCT）扫描图像上主要改变有：①磨玻璃样改变；②不规则线状或网格状阴影；③牵拉性支气管或细支气管扩张；④斑片状实变影；⑤小结节影；⑥蜂窝状改变。其分布位于双下肺周边和胸膜下部位的网格状、不规则线状和蜂窝状阴影是其特征。AIP 即过去所谓的 Hamman-Rich 综合征，原因不明。起病急骤，有咳嗽和呼吸困难，很快陷入呼吸衰竭。部分患者发病前有发热和类似感冒样症状。CT 示双侧弥漫性网状、微结节状和磨玻璃样改变，随病变迅速进展可融合成片乃至实变影。

IPF 诊断有赖于肺活检。在无活检资料时其临床诊断可参考下列标准。主要条件为：①除外已知原因的 ILD；②肺功能异常，包括限制性通气损害和气体交换障碍；③胸部 HRCT 表现双肺网状改变，晚期出现蜂窝肺，很少磨玻璃状阴影；④TBLB 或 BLA 检查不支持其他疾病。次要条件为：①年龄>50 岁；②隐匿起病或不能解释的进行性呼吸困难；③病程≥3 个月；④双肺闻及吸气性 velcro 啰音。符合所有主要标准和至少 3/4 次要标准方能作出诊断。AIP 诊断同样有赖于肺活检，但临床上 AIP 很少能耐受此类创伤性诊断技术。根据临床病程和影像学上病变颇似 ARDS，呈弥漫散在性分布，常有实变，可见支气管充气征，可以作出可能或可疑诊断，及时试验性治疗。其对激素的治疗反应可能稍优于 IPF。

BOP 好发于 50 岁左右中年人，常常发生于军团菌、支原体或病毒性肺部感染之后，也可以与各种自身免疫性疾病相关联。早期症状类似流感，有发热、干咳、乏力、周身不适等。随病情进展可出现气急，甚至呼吸衰竭。发热持续不退，病程 2 周至 6 个月不等。体征可以有吸气相爆裂音。极少有肺外表现。影像学表现可分为 3 种类型。①多发性肺泡型：最常见。两肺多发性斑片状影，中下肺野多见，胸膜下明显。CT 示 90%患者有气腔实变，有时呈游走性，颇似"过敏性肺炎"。病变范围从 1~2cm 到整个肺叶，变化不定。密度不甚均一，从磨玻璃状到肺泡实变。支气管充气征相当常见；②孤立局灶型：呈局灶性致密的肺泡浸润。上肺多见，可以有空洞，支气管充气征多见。病灶大小相当稳定，易误诊肺癌。此型可能伴随比较急性的病程，而对激素治疗反应较快；③弥漫性网织样浸润型：表现为弥漫性网织样或伴小结节样浸润，类似普通型间质性肺炎，但没有后者通常可见的小囊状或蜂窝状改变。COP 的病理特征为呼吸性细支气管、肺泡管和肺泡腔内斑片状分布的内成纤维细胞组成的息肉样肉芽组织，其病理过程扩展至邻近肺泡管和肺泡腔时便呈现"机化性肺炎"。肺泡结构保存完整，不形成蜂窝肺和严重纤维化。纤支镜下经支气管肺活检见上述典型组织学改变即可确诊。但有时因所取标本太小或病变呈灶性分布，纤支镜检查不足以诊断，需要经胸腔镜或剖胸肺活检才能确诊。

4.临床分组

根据 CAP 患者的治疗地区（门诊、住院、或 ICU）；是否存在心肺基础疾病（COPD、充血性心力衰竭）；存在"危险因素"：存在耐药肺炎球菌、革兰阴性菌（包括居住看护院）、铜绿假单胞菌（尤其是 ICU 患者）感染的危险因素等，可将患者分为四组（图 3-2-1）。

I.无心肺基础疾病和危险因素的门诊患者。

II.伴有心肺基础疾病（充血性心力衰竭、COPD）和其他危险因素［耐药肺炎球菌感染（DRSP）或革兰阴性菌易感因素］的门诊患者。

III.具有以下因素、但未入住 ICU 的住院患者：a.伴有心肺疾病和其他危险因素（包括来自看护院）；b.无心肺疾病并没有其他危险因素。

IV.具有以下因素的 ICU 患者：a.无铜绿假单胞菌感染危险因素；b.伴有铜绿假单胞

菌感染危险因素。

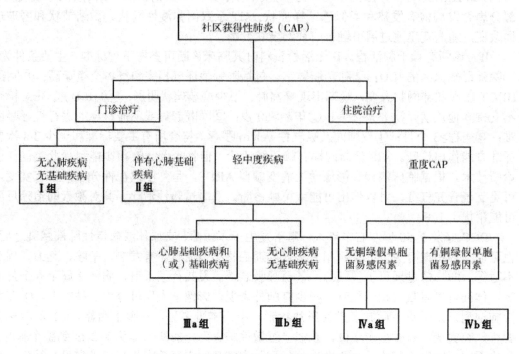

图 3-2-1 社区获得性肺炎患者分组示意图

第 I 组患者：无心肺基础疾病、无感染耐药肺炎链球菌（DRSP）和革兰阴性菌危险因素，这组患者最常见的病原菌为：肺炎链球菌、肺炎衣原体、肺炎支原体和呼吸道病毒。混合病原体包括军团菌（重症患者常见）、结核分枝杆菌和致病性真菌。此组患者如有吸烟史，则易患流感杆菌感染。第 I 组患者病死率小于 5%。

第 II 组患者：即具有心肺基础疾病（COPD、充血性心力衰竭）或易感 DRSP 因素（包括年龄>65 岁）或易感革兰阴性菌（包括居住于看护院）因素，本组中最常见病原菌与第一组不同。肺炎球菌仍为最常见病原菌，但常对青霉素或其他药物耐药（如大环内酯类和复方新诺明）。此外，如患者来自看护院，则有感染需氧革兰阴性菌，如大肠埃希菌、克雷白杆菌甚至铜绿假单胞菌（如果存在支气管扩张）的可能性。如患者口腔卫生较差、伴有神经疾病病史、意识不清或吞咽困难，则易患吸入性厌氧菌感染。不常见的病原菌包括卡他莫拉菌、军团菌、分枝杆菌和致病性真菌。本组病死率也小于 5%。

第 IIIa 组：住院患者伴有易感 DRSP 和革兰阴性肠杆菌的危险因素或伴有心肺基础疾病，本组患者感染革兰阴性杆菌，如肠杆菌属的概率与肺炎球菌、流感杆菌和非典型病原菌（单独或混合感染）的概率相同，还包括吸入性厌氧菌（如存在危险因素）。其次还有结核分枝杆菌和致病性真菌。本组患者的病死率为 5%~25%。

第 IIIb 组：住院患者不伴有易感 DRSP 和革兰阴性杆菌的危险因素，也不伴有心肺基础疾病，常见易感病原菌为：肺炎球菌、流感杆菌、支原体、衣原体、病毒和嗜肺军团菌。研究证明 CAP 住院患者，一般为多种病原菌混合感染，混合感染常包括一种细菌和一种非典型病原菌感染。通常，住院患者均可感染非典型病原菌。

IVa 组：通常为重症社区获得性肺炎患者。常见病原菌为肺炎球菌、嗜肺军团菌、流感杆菌、革兰阴性肠杆菌、金葡菌、肺炎支原体、呼吸道病毒和一组混合菌感染（肺炎衣原体、结核分枝杆菌和致病性真菌）。本组患者常有很高的病死率（高达 50%）。研究表明，随着时间推移，重症 CAP 患者感染嗜肺军团菌的概率逐渐减少，逐渐被肺炎衣原体和肺炎支原体等其他不典型病原菌所代替。

IVb 组：本组的危险因素包括：长期（近 1 个月>7 天）广谱抗生素治疗、存在支气管扩张、营养不良、与疾病和治疗相关性白细胞功能缺陷（如泼尼松>10mg/d）。HIV 感染也为是铜绿假单胞菌感染的一个危险因素。金葡菌感染占重症 CAP 的比例不同，分别占患者的 1%~22%。危险因素包括新近流感病毒感染、糖尿病和肾衰竭。

目前许多国家都制订了重症肺炎的诊断标准，虽然有所不同，但均注重肺部病变范围、器官灌注和氧合状态。我国重症肺炎的诊断标准为：①意识障碍；②呼吸频率≥30 次/min；③PaO_2<60mmHg、PaO_2/FiO_2<300，需行机械通气治疗；④动脉收缩压<90mmHg；⑤并发脓毒性休克；⑥X 线胸片显示双侧或多肺叶受累，或入院 48h 内病变扩大≥50%；⑦少尿，尿量<20ml/h 或<80ml/4h，或急性肾功能衰竭需要透析治疗。肺炎患者符合上述 1 项或以上者可诊断为重症肺炎。

六、治疗

CAP 的治疗包括两个方面，一般治疗和特异性治疗。特异性治疗就是抗菌药物的应用。除此之外，其他各种疗法均属于一般治疗。

（一）一般治疗

一般治疗的目的在于：①缓解临床症状，减少合并症状；②提高机体免疫防御功能；③提供有效的生命支持措施；④基础疾病的治疗和改善一般状态；⑤为患者提高合宜的休息环境，尤其需注意适当的室内温度。

1.对症治疗

（1）咳嗽、咳痰的处理：咳嗽是一种保护性预防机制，但过于激烈的咳嗽可能会发生各种并发症，如咳嗽晕厥、肋骨骨折、气道痉挛和气压伤等等。肺炎早期尤其是某些非典型肺炎，如果以干咳为主，则需要酌情使用镇咳药物。痰量增加或有脓痰时，患者可能会发生咳痰不畅，需要降低痰液的黏稠度、促进痰液的咳出。

常用方法有：①补充适当的水分和呼吸道湿化：患者有发热、出汗过多时，应该补充适量的液体，避免痰液干结、黏稠，必要时可以通过呼吸道雾化吸入方法来降低痰液的黏稠度，促进排痰。但需注意雾化吸入应当适量，因为过多的吸入雾粒可能加重气流受限，尤其是 COPD 患者，此外应该注意雾化装置的消毒，防止雾化吸入发生院内感染；②物理疗法：体位引流和翻身拍背，必要时辅以气管吸引，可以促进痰液引流，改善气体交换。尤其适用于合并支气管扩张、肺脓肿、COPD 继发肺部感染患者；③祛痰药物：祛痰药物也称为黏液溶解剂，可以降低痰液的黏稠度，有利于患者排痰。

（2）发热的处理：体温过高时尽量采取物理降温的措施，过度应用解热退烧药物可以造成患者大量出汗，产生水和电解质紊乱，老年患者可能因此发生虚脱和血压降低。故临床上应用退热药物时需要慎重，尽量使用小剂量的退热药物。

2.营养和水电解质平衡的维持

CAP 患者多数能够经胃肠道补充营养物质，保证蛋白质和热卡的摄入。重症 CAP 患者如果进食困难、不能保证足够的热卡和蛋白质摄入时，可能需要经肠营养或者完全胃肠外营养。如果发生脱水或电解质紊乱，需要及时纠正。

3.氧疗

CAP 时由于支气管黏膜充血水肿和气道内分泌物聚集，可以引起气道阻塞和通气分布不均、肺炎的实变区域通气缺如而血流依旧不变，造成通气/血流比例失调和分流的增加，这是 CAP 患者低氧血症的主要原因。当 $PaO_2 \leq 60mmHg$ 时，需要进行氧疗。如果有基础心肺疾病或有明显呼吸困难，氧疗指征可以适当放宽。

4.免疫调节治疗

CAP 患者在抗感染治疗的同时，需要提高患者的免疫防御应答。抑制或调节过度的免疫炎症反应。免疫球蛋白（IVIG）、如胸腺素等有利于肺部感染的控制。

（二）经验性抗菌药物治疗

CAP 抗生素治疗的原则：第一个原则是迅速给予抗生素。一般在住院 2 小时内，住 ICU1 小时内就要开始抗生素治疗。第二个原则是要根据 CAP 的严重程度分层进行抗生素选择：住院 CAP 患者肺炎链球菌是最主要的致病菌；其次是流感嗜血杆菌、肺炎支原体和肺炎衣原体；需要住 ICU 的重症 CAP 最重要的致病菌是军团菌、革兰阴性肠杆菌、铜绿假单胞菌等。第三个原则是要了解当地常见细菌的耐药率。最后抗生素要给予足够的剂量，同时又不产生毒副反应。

CAP 患者开始治疗初，往往还没有病原学诊断的结果，此时，选择抗菌药物要考虑许多因素，包括疾病的严重程度、患者的年龄、对抗菌药物的耐受性或副作用、临床表现、合并联合用药情况、接触史和流行病学等。此种情况下常需要经验性抗菌治疗。CAP 患者在未得到病原学检查结果前，一般可先按下列方案选用抗菌药物。

（1）首选：红霉素、克拉霉素、阿奇霉素或一种氟喹诺酮（氟喹诺酮类：左旋氧氟沙星、莫西沙星、吉米沙星或一种其他的具有加强的抗铜绿假单胞菌活性的氟喹诺酮）加头孢呋辛、头孢曲松或一种β-内酰胺类/β-内酰胺酶抑制剂（β-内酰胺类/β-内酰胺酶抑制剂：氨苄西林/舒巴坦、替卡西林/棒酸或哌拉西林/他唑巴坦；对于有肺结构性疾病者：替卡西林/棒酸或哌拉西林/棒酸）。如怀疑流感杆菌感染则首选克拉霉素或阿奇霉素。

（2）调整因素：如患者有肺结构性疾病（支气管扩张症等），应选用抗单胞菌青霉素、碳青霉烯或 cefepime 加一种大环内酯类抗生素（红霉素、克拉霉素或阿奇霉素等）；或氟喹诺酮类加一种氨基苷类。如青霉素过敏，可选用氟喹诺酮类合并或不合并克林霉素。

（3）怀疑吸入性肺炎，可选用抗厌氧菌的药物，如呼吸氟喹诺酮或甲硝唑或一种β-内酰胺类或β-内酰胺酶抑制剂。

（三）美国胸科学会（ATS）CAP 抗生素经验治疗方案

美国胸科学会（ATS）在"社区获得性肺炎治疗指南：诊断、疾病严重程度评估、抗菌治疗和预防"中提出了 CAP 新的抗生素经验治疗方案。

1.第一组（I组）

门诊患者，无心肺疾病，无危险因素。常见的感染病原体有：肺炎链球菌、肺炎支原体、肺炎衣原体（单一或混合感染）、流感杆菌、军团菌、呼吸系病毒、结核分枝杆菌、地方性真菌或其他。对其中某些细菌性感染的患者，临床上可选用以下抗生素：新一代大环内酯类抗生素，如阿奇霉素、克拉霉素或多西环素。

2.第二组（Ⅱ组）

门诊患者，伴心肺疾病，有/无危险因素。常见的感染病原体有：肺炎链球菌（包括DRSP）、肺炎支原体、肺炎衣原体、混合感染（细菌＋非典型病原体、病毒）、流感杆菌、肠道革兰阴性菌、卡他莫拉菌、军团菌、吸入（厌氧菌）、结核分枝杆菌、地区性真菌、呼吸系病毒等。对其中某些细菌性感染的患者，临床上可选用以下抗生素：β-内酰胺类抗生素（口服），如cefpodoxime、阿莫西林、阿莫西林/克拉维酸、静脉滴注头孢曲松（其后使用cefpodoxime）、加用：大环内酯类抗生素、多西环素或抗肺炎链球菌的氟喹诺酮（单用）。

3.第三组A（Ⅲa组）

住院患者A组伴有心肺疾病和伴有其他危险因素，但未住入ICU。常见的感染病原体有：肺炎链球菌（包括DRSP）、流感杆菌、肺炎支原体、肺炎衣原体、混合感染（包括非典型病原体）、肠道革兰阴性菌、吸入性肺炎时厌氧菌感染、病毒、军团菌、其他（结核分枝杆菌、肺孢子菌等）。对其中某些细菌性感染的患者，临床上可选用以下抗生素：静脉注射β-内酰胺类抗生素（头孢噻肟、头孢曲松、阿莫西林/苏巴坦）＋静脉应用大环内酯类抗生素或多西环素。

4.第三组B（Ⅲb组）

住院患者B组无心肺疾病、无危险因素，也未住入ICU。常见的感染病原体有：肺炎链球菌、流感杆菌、肺炎支原体、肺炎衣原体、混合感染（细菌加非典型病原体）、军团菌、病毒、其他（结核分枝杆菌、真菌和肺孢子菌等）。对其中某些细菌性感染的患者，临床上可选用以下抗生素：单独应用阿奇霉素静脉注射，如大环内酯类抗生素过敏或耐药，可应用多西环素和一种β-内酰胺类抗生素或者应用一种抗肺炎链球菌的氟喹诺酮作单一治疗。

5.第四组A（Ⅳa组）

住入ICU的患者，A组患者无铜绿假单胞菌感染的危险性。常见的感染病原体有：肺炎链球菌（包括DRSP）、军团菌、流感杆菌、肠道革兰阴性菌、金葡菌、肺炎支原体、呼吸系病毒、其他（结核分枝杆菌、真菌、肺炎衣原体等）。对其中某些细菌性感染的患者，临床上可选用以下抗生素：静脉注射β-内酰胺类抗生素（头孢噻肟、头孢曲松）加上静脉注射大环内酯类抗生素（阿奇霉素）或静脉注射氟喹诺酮。

6.第四组B（Ⅳb组）

住入ICU的患者，B组有感染铜绿假单胞菌的危险因素。常见的感染病原体有：所有上述A组的病原体加上铜绿假单胞菌。此时治疗应该选择静脉注射抗铜绿假单胞菌β-内酰胺类抗生素（cefepime、泰能、美洛培南、特治星）加上静脉注射抗铜绿假单胞菌氟喹诺酮（ciprofloxacin），或者选择静脉注射抗铜绿假单胞菌β-内酰胺类抗生素（cefepime、泰能、美洛培南、特治星）加上静脉注射氨基糖苷类抗生素，或加上静脉注射大环内酯类抗生素（阿奇霉素）或者抗铜绿假单胞菌氟喹诺酮。

（四）我国"社区获得性肺炎诊断和治疗指南"关于 CAP 抗生素经验治疗的建议

1.CAP 抗生素经验治疗的建议（表 3-2-1）

表 3-2-1　不同人群 CAP 患者初始经验性抗感染治疗的建议

不同人群	常见病原体	初始经验性治疗的抗菌药物选择
青壮年、无基础疾病患者	肺炎链球菌，肺炎支原体、流感嗜血杆菌、肺炎衣原体等	①青霉素类（青霉素、阿莫西林等）；②多西环素（强力霉素）；③大环内酯类；④第一代或第二代头孢菌素；⑤呼吸氟喹诺酮（左氧氟沙星、莫西沙星等）
老年人或有基础疾病患者	肺炎链球菌、流杆嗜血杆菌、金葡菌、需氧革兰阴性杆菌、卡他莫拉菌	①第二代头孢菌素（头孢呋辛、头孢丙烯、头孢克洛等）；②β-内酰胺类/β-内酰胺酶抑制剂（如阿莫西林/克拉维酸、氨苄西林/舒巴坦）单用或联合大环内酯类；③呼吸氟喹诺酮
普通病房住院患者	肺炎链球菌、流感嗜血杆菌、混合感染（包括厌氧菌）、需氧革兰阴性杆菌、金葡菌、肺炎支原体、肺炎衣原体、呼吸道病毒等	①静脉注射第二代头孢菌素单用或联合静脉大环内酯类；②静脉注射呼吸氟喹诺酮类；③静脉注射β-内酰胺类/β-内酰胺酶抑制剂（如阿莫西林/克拉维酸、氨苄西林/舒巴坦）单用或联合大环内酯类；④头孢噻肟、头孢曲松单用或联合应用静脉注射大环内酯类
需入住 ICU 的重症患者		
A 组：无铜绿假单胞菌感染的危险因素	肺炎链球菌、需氧革兰阴性杆菌、金葡菌、流感嗜血杆菌、肺炎支原体、嗜肺军团菌等	①头孢曲松或头孢噻肟联合静脉注射大环内酯类；②静脉注射呼吸氟喹诺酮联合氨基糖苷类；③静脉注射β-内酰胺类/β-内酰胺酶抑制剂（如阿莫西林/克拉维酸、氨苄西林/舒巴坦）单用或联合静脉注射大环内酯类；④厄他培南联合静脉注射大环内酯类
B 组：有铜绿假单胞菌感染的危险因素	A 组常见病原体＋铜绿假单胞菌	①具有抗假单胞菌活性的β-内酰胺类抗生素（如头孢他啶、头孢吡肟、派拉西林/他唑巴坦、头孢派酮/舒巴坦、亚胺培南、美罗培南等）联合静脉注射大环内酯类，必要时还可以同时联用氨基糖苷类；②具有抗假单胞菌活性的β-内酰胺类抗生素联合静脉注射氟喹诺酮类；③静脉注射环丙沙星或左氧氟沙星联合氨基糖苷类

2.CAP 抗生素经验治疗的说明和注意事项

（1）对于既往健康的轻症且胃肠道功能正常的患者，应尽量推荐用生物利用度良好的口服抗感染药物。

（2）我国成人 CAP 致病肺炎链球菌对青霉素的不敏感率（包括中介与耐药）在 20% 左右，青霉素中介水平（MIC0.1~1.0mg/L）耐药肺炎链球菌肺炎仍可选择青霉素，但需提高剂量，如青霉素 G 240 万 U 静脉滴注，1 次/4~6 小时，高水平耐药或存在耐药高危险因素时应选择头孢曲松、头孢噻肟、厄他培南、呼吸氟喹诺酮类或万古霉素。

（3）我国肺炎链球菌对大环内酯类耐药率普遍在 60%以上，且多呈高水平耐药。因此，在怀疑为肺炎链球菌所致 CAP 时不宜单独应用大环内酯类，但大环内酯类对非典型致病源仍有良好疗效。

（4）支气管扩张症并发肺炎，铜绿假单胞菌是常见病原体，经验性治疗药物选择应兼顾及此。除上述推荐药物外，亦提倡联合氟喹诺酮类或大环内酯类，此类药物易穿透或破坏细菌的生物被膜。

（5）疑有吸入因素时应优先选择氨苄西林或舒巴坦钠、阿莫西林或克拉维酸等有抗厌氧菌作用的药物，或联合应用甲硝唑、克林霉素等。也可选用莫西沙星等对厌氧菌有效的呼吸氟喹诺酮类药物。

（6）怀疑感染流感病毒时，一般并不推荐联合应用经验性抗病毒治疗，只有对于有典型流感症状（发热、肌痛、全身不适和呼吸道症状）、发病时间<2天的高危患者及处于流感流行期时，才考虑联合应用抗病毒治疗。

（7）对于危及生命的重症肺炎，建议早期采用广谱强效的抗菌药物治疗，待病情稳定后可根据病原学进行针对性治疗或降阶梯治疗。抗生素治疗要尽早开始，首剂抗生素治疗争取在诊断CAP后4小时内使用，以提高疗效，降低病死率，缩短住院时间。

（8）抗感染治疗一般可于热退和主要呼吸道症状明显改善后3~5天停药，但疗程视不同病原体、病情严重程度而异，不宜将肺部阴影完全吸收作为停用抗菌药物的指征。对于普通细菌性感染，如肺炎链球菌，用药至患者热退后72小时即可。对于金葡菌、铜绿假单胞菌、克雷伯菌属或厌氧菌等容易导致肺组织坏死的致病菌所致的感染，建议抗菌药物疗程≥2周。对于非典型病原体，疗程应略长。如肺炎支原体、肺炎衣原体感染的建议疗程为10~14天。军团菌属感染的疗程建议为10~21天。

（9）重症肺炎除有效抗感染治疗外，营养支持治疗和呼吸道分泌物引流亦十分重要。

（五）针对病原菌的治疗

CAP患者经临床和实验室有关检查，已经明确或高度怀疑某种病原菌，此时抗菌治疗的选择就可以有的放矢。根据已确定的病原菌选择抗菌治疗的方案见（表3-2-2）。

表3-2-2　根据病原菌选用抗菌药物治疗

病原菌	首选抗菌药物	其他抗菌药物的选择
肺炎链球菌		
青霉素敏感（MIC<0.1μg/ml）	青霉素G或青霉素V，阿莫西林	头孢菌素、大环内酯类、克林霉素、氟喹诺酮类、多西环素
青霉素中度耐药（MIC：0.1~1μg/ml）	静脉用青霉素、头孢曲松或头孢噻肟、阿莫西林、氟喹诺酮、根据体外药敏选择其他抗菌药物	克林霉素、多西环素、口服头孢菌素
青霉素高度耐药（MIC≥2μg/ml）	根据体外药敏选择其他抗菌药物氟喹诺酮类、万古霉素根据药敏结果	克林霉素、多西环素、万古霉素替考拉宁；利奈唑胺
经验选择		
流感嗜血杆菌	二、三代头孢菌素、多西环素、β-内酰胺类/β-内酰胺酶抑制剂、氟喹诺酮类	阿奇霉素、复方新诺明
卡他莫拉菌	二、三代头孢菌素、复方新诺明、阿莫西林/克拉维酸	大环内酯类、氟喹诺酮
厌氧菌	克林霉素、青霉素＋甲硝唑、β-内酰胺类/β-内酰胺酶抑制剂	青霉素G或青霉素V、氨苄西林/阿莫西林合用或不合用甲硝唑
金葡菌		
甲氧西林敏感	新青霉素Ⅲ/苯唑西林、合用或不合用利福平或庆大霉素、氟喹诺酮类	头孢唑林或头孢呋辛、万古霉素、克林霉素、复方新诺明需要体外药敏试验

甲氧西林耐药	万古霉素合用或不合用利福平或庆大霉素	替考拉宁±利福平；利奈唑胺
肠杆菌科		
（大肠埃希菌、克雷白杆菌、变形杆菌、肠杆菌）	三代头孢菌素合用或不合用氨基糖苷类、碳青霉烯类	氨曲南、β-内酰胺类/β-内酰胺酶抑制剂、氟喹诺酮类
铜绿假单胞菌	氨基糖苷类＋抗假单孢杆菌β-内酰胺类：替卡西林、哌拉西林、美洛西林、头孢他定、头孢吡肟（cefepime）、氨曲南或碳青霉烯类	氨基糖苷类＋环丙沙星或左氧氟沙星、环丙沙星或左氧氟沙星＋抗假单胞杆菌β-内酰胺类
军团菌属	大环内酯类、合用或不合用利福平、氟喹诺酮类	多西环素合用或不合用利福平
肺炎支原体	多西环素、大环内酯类、氟喹诺酮类	
肺炎衣原体	多西环素、大环内酯类、氟喹诺酮类	
鹦鹉热衣原体	多西环素	红霉素、氯霉素
诺卡菌	磺胺嘧啶合用或不合用米诺环素或阿米卡星、复方新诺明	泰能合用或不合用阿米卡星、多西环素或米诺环素
伯纳特立克次体	四环素	氯霉素

注：头孢菌素：头孢唑林、头孢呋辛、头孢噻肟、头孢曲松；大环内酯类：克拉霉素、阿奇霉素；氟喹诺酮类：左氧氟沙星、莫西沙星或其他有加强抗肺炎球菌活性的氟喹诺酮。环丙沙星适用于军团菌属、对氟喹诺酮类敏感金葡菌和多数革兰阴性杆菌。

（六）疗程和给药途径

通常根据病原菌、对治疗的反应、合并症和并发症可以作出抗菌疗程的决定。一般抗生素的疗程为 7~10 天。肺炎链球菌所致的细菌感染，抗菌治疗应持续到患者退热后 72 小时。军团菌肺炎、肺炎支原体或肺炎衣原体所致的肺炎，可能应该抗菌治疗至少两周。阿奇霉素因为组织半衰期较长，疗程可以短一些。

住院 CAP 患者开始治疗时应使用静脉注射药物。如果中重度 CAP 患者的临床病情开始好转（连续 2 日体温正常，咳嗽减轻，血白细胞下降），且患者的血流动力学稳定，胃肠道功能正常，则可以遵循从静脉到口服的序贯治疗原则，选用的口服抗菌药物的生物利用度和抗菌活性良好，对可耐受口服抗菌药的患者，可以给予口服抗菌药物治疗。这些条件大多数患者可以在有效的抗菌治疗后 3 天内达到，这时即可以开始口服抗菌药物治疗。

（七）对治疗反应的评估

对治疗的反应应根据临床疾病、致病菌、病情的严重性、患者的基本情况和胸部放射学表现作出估计。主观的反应通常在最初治疗的 3~5 天内可以见到。客观指标包括呼吸道症状（咳嗽或呼吸困难）、发热、PaO_2 水平、外周血白细胞计数和连续 X 线检查的改善。年轻成人肺炎链球菌肺炎平均治疗后发热持续时间是 2.5 天；菌血症肺炎患者是 6~7 天；老年患者似乎更长些。支原体肺炎患者通常在治疗 1~2 天后退热，无免疫缺陷的军团菌病平均需要 5 天才能退热。

CAP 患者在治疗最初的几天，尽管临床症状明显改善，胸片的病变常常还可有进展，肺部炎症消散逐渐消失。老年患者或有基础疾病、特别是酗酒、COPD 的患者，或重症 CAP 患者的恢复速度显著减慢。只有 20%~30% 的患者胸片表现可在 4 周时消散。嗜肺军团菌感染的肺部阴影消散时间则更长。只有 55% 的病例能在 12 周时完全消除。

1.对治疗无反应的患者

如果在最初的经验治疗后，临床情况无好转或恶化，应考虑以下情况可能性。

（1）诊断错误：可能导致肺炎样临床表现和胸部 X 线表现的非感染性疾病。包括充血性心力衰竭、肺栓塞、支气管扩张症、结节病、肿瘤、放射性肺炎、药物引起的肺部反应、闭塞性细支气管炎伴机化性肺炎（BOOP）、血管炎、ARDS、肺出血等疾病。

（2）诊断正确：患者对抗菌治疗无反应，应考虑患者、药物、致病菌三者中任何一个因素。

与患者相关的问题：常见原因是抗菌治疗开始得太晚或某些先前存在的情况使得对治疗不能作出充分的反应。有时患者存在一些阻碍良好反应的局部因素，如肿瘤或异物阻塞。肺气肿是对治疗无反应的一种重要的因素。其他的并发症包括药物副反应或药物治疗的其他并发症如液体过量、肺部二重感染或输液管感染。

与药物相关的问题：抗菌药物未能覆盖致病菌或细菌耐药，应结合痰培养结果及相关炎性指标等，综合判断，审慎调整抗感染药物，并重复病原学检查。此外，还需考虑抗菌药物的针对性和剂量、药代动力学以及炎症组织浓度等问题。还应排除有隔离感染灶（如脓胸）等并发症的存在。分泌物引流，以确认药物是否到达感染部位。

与致病菌相关的问题：应考虑耐药菌引起感染的可能性，还要考虑病原菌变化、增加或非常见致病菌的可能性。应根据患者的防御功能状况和流行病学因素考虑多种致病菌，如：结核分枝杆菌、真菌、病毒、奴卡菌、鹦鹉热衣原体、伯纳特立克次体、肺孢子菌和多重耐药的肺炎链球菌。

2.对治疗无反应患者的评估

如果最初的疗效不满意，医生需要确定：①患者是否真的是 CAP；②抗生素选择是否正确（包括种类、给药途径、剂量）；③对已知病原菌的治疗是否得当。下一步还应进一步检查以除外非感染性疾病的可能性。包括肺通气灌注扫描，甚至肺血管造影以明确有无肺栓塞；支气管镜检查或对某些病例实施开胸肺活检以诊断多种（包括肿瘤）非感染性病因。也应考虑其他疾病，如脓胸、肺脓肿、HIV 感染、囊性纤维化和肿瘤等。胸部 CT 有助于确认是否形成了阻止药物和致病菌接触的隔离感染灶，如肺脓肿和脓胸。如果在胸片上发现胸液，超声波检查可以明确胸液的位置和估计液体的量。在完善了这些检查后，给予第二个疗程的抗生素治疗可能是有必要的。

3.出院标准

CAP 患者经有效治疗后，病情明显好转，同时满足以下 6 项标准时，可以考虑出院（原有基础疾病可影响到以下标准判断者除外）：①体温正常超过 24 小时；②平静时心率≤100 次/分；③平静时呼吸≤24 次/分；④收缩压≥90mmHg；⑤不吸氧情况下，动脉血氧饱和度正常；⑥可以接受口服药物治疗，无精神障碍等情况。

（　）

第三节　医院获得性肺炎

医院内获得性肺炎（HAP）亦称医院内肺炎（NP）是指患者入院时不存在、也不处于感染潜伏期，而于入院48小时后在医院（包括老年护理院、康复院）内发生的肺炎。由于从未插管的HAP患者取得细菌学资料既困难又不准确，现有资料大多来自对呼吸机相关性肺炎（VAP）的研究。HAP的诊断和治疗原则适用于医疗机构相关性肺炎（HCAP）。HCAP患者具有下列特点：本次感染前90天内因为急性病住院治疗，并且住院时间>2天的；住在养老院和康复机构中的；本次感染前30天内接受过静脉抗生素、化疗或伤口护理的；到医院或透析门诊定期接受血液透析的。早期HAP指的是住院前4天内发生的肺炎，通常由敏感菌引起，预后好；晚期HAP指的是住院5天内或5天以后发生的肺炎，致病菌常是多种抗生素耐药（MDR）的细菌，病死率高。但早期HAP患者如此前有抗生素应用或发病90天之内有住院史者，有MDR菌定植或发生感染的风险。

一、病原学

在非免疫缺陷患者中，HAP、VAP和HCAP通常由细菌感染引起，可能为多种细菌的混合感染，由真菌和病毒感染引起的少见。常见的致病菌包括需氧的革兰阴性杆菌，如铜绿假单胞菌、大肠埃希菌、肺炎克雷伯菌和不动杆菌。金黄色葡萄球菌感染常在糖尿病、头部创伤和住在ICU的患者中发生。口咽部的定植菌（化脓链球菌、凝固酶阴性葡萄球菌、奈瑟菌属、棒状杆菌属）的过量生长可以造成免疫缺陷者和部分免疫正常患者的HAP。导致HAP的多重耐药菌（MDR）病原菌的种类受到多种因素的影响，如住在哪家医院、基础病、是否接受过抗生素治疗、外科患者还是内科患者。另外，MDR菌还随着时间而改变。没有插管的住院患者因为误吸可以引起厌氧菌HAP，但是VAP中厌氧菌少见。目前多药耐药的非发酵菌在亚洲国家的HAP/VAP患者中广泛流行。

病毒引起的HAP通常有季节性。流感病毒、副流感病毒、腺病毒、呼吸道合胞病毒，占病毒性肺炎的70%。流感病毒A是最常见的引起医院内病毒性肺炎的病原，可通过喷嚏、咳嗽等在人与人间传播。在易感人群中接种流感疫苗，早期抗病毒治疗可有效降低医院或护理机构内流感的传播。呼吸道合胞病毒引起的细支气管炎和肺炎在儿科病房更常见。成人散发病例中以巨细胞病毒（CMV）为重要，常伴免疫抑制。

二、病理

肺炎的病理改变取决于病原体。感染发生至组织学检查的时间、宿主的基础免疫状态以及抗菌治疗等。对于HAP/VAP病理学的研究有助于对本病的理解和认识。但由于方法学上的限制和影响因素众多，病理和临床相关性很难确定。如对VAP患者死后的研究表明，VAP病理上炎症程度与细菌负荷之间并不平行；而病理上VAP的早期病变临床上很难发现和诊断。

1.HAP/VAP的病理学分级

（1）细支气管炎：细支气管腔内多形核白细胞大量聚集和增殖，伴脓性黏液栓和支气管壁的改变。

（2）灶性支气管肺炎：终末细支气管和肺泡周围种性粒细胞散在性浸润。

（3）融合性支气管肺炎：上述改变扩展至若干毗邻的肺小叶。

（4）肺脓肿：支气管肺炎融合并伴随组织坏死，正常肺结构破坏。

2.HAP/VAP病理严重性分度

（1）轻度：终末细支气管及某些周围肺泡散在中性粒细胞浸润。

（2）中度：毗邻小叶间病变大片融合，细支气管内出现脓性黏液栓。

（3）重度：炎症广泛融合，偶见组织坏死。

3.HAP/VAP病理学分期

（1）早期（0~2d）：毛细血管充血伴多形核白细胞数量增加，肺泡腔可见纤维素渗出。

（2）中期（3~4d）：肺泡腔内出现纤维素、少量红细胞和若干多形核白细胞。

（3）后期（5~7d）：大多数肺泡内充满多形核白细胞、吞噬细胞、吞噬细胞脱屑。

（4）消散期（>7d）：由于单核巨噬细胞的吞噬或许炎性渗出消散。

三、临床表现

由于严重基础疾病、免疫状态低下以及治疗措施（药物、机械通气等）干扰等，HAP的临床表现常常很不典型。

1.症状变化

糖皮质激素、免疫抑制药等药物使医院肺炎的症状被干扰或掩盖；尚有患有严重的基础疾病削弱机体反应性。HAP起病较隐匿，发热和呼吸道症状常不典型，常见症状有咳嗽、咳脓痰。机械通气患者可以仅表现为发绀加重、气道阻力上升或肺顺应性下降等。但也有部分患者突发起病，呈暴发性进程，迅速进入呼吸衰竭，或使原已处于呼吸衰竭状态的患者其病程迅速演进而难以逆转。

2.并发症

医院内肺炎极易并发肺损伤和急性呼吸窘迫综合征，以及左心衰竭、肺栓塞等。接受机械通气患者一旦发生肺炎极易并发间质性肺气肿、气胸。

四、辅助检查

胸部X线检查发现HAP一般表现为支气管肺炎，但常常变化多端。严重脱水、粒细胞缺乏患者并发HAP和肺孢子菌肺炎可以在X线上无异常表现。而在机械通气患者可以仅显示肺不张，或者因为肺过度充气使浸润和实变阴影变得难以辨认。也有的因为合并存在的药物性肺损伤、肺水肿、肺栓塞等而使肺炎无法鉴别。

五、诊断

HAP（包括VAP）诊断标准宽严差异很大。譬如为预防细菌耐药与传播，ICU气管插管患者只要气管吸出物出现病原菌特别是易耐药菌或高耐药菌株，诊断肺炎的"金标准"是组织病理学和组织标本发现或培养分离到病原体，或影像学确认肺部炎症且穿刺物培养分离到病原体。但肺组织标本难以获取，即使获得也难以在肺炎发病时获取，抗菌或其它治疗常影响微生物的分离甚至组织学表现。尽管严格的科学定义应当如此要求，但HAP特别是VAP患者的病情使其一般不可能实施活组织检查技术。

1.临床诊断

HAP、VAP临床诊断标准是：发热、白细胞增高和脓痰气道分泌物3项中具备2项，另加在X线上肺部浸润性病变。此标准敏感性高，但特异性很低。即使临床3项和X线异常同时存在，其特异性仍低于50%，因此为临床不能接受。但必须强调临床表现仍是HAP、VAP诊断的基础。目前普遍认为只有重视临床诊断而不是等待或依靠病原学诊断选择抗菌治疗才可能改善HAP、VAP的治疗结果。

2.X线诊断

X线诊断VAP的研究提示，肺泡浸润敏感性为87%~100%，支气管充气征58%~83%，新的或进展性浸润58%~78%。但其特异性不清楚。呼吸机治疗尚可以合并其他类似肺炎的X线异常表现（肺不张、肺栓塞、心力衰竭等），没有任何一种特异性影像学异常能够提高VAP诊断的准确性。

目前胸部X线仍是作为诊断VAP的必备检查。机械通气患者可以出现胺性气道分泌物而X线阴性，此常被认为是化脓性气管支气炎或医院内气管-支气管炎（NTB），而非VAP。尸检研究表明，它存在肺炎的组织学改变，是肺炎的临床前征象。最终是否可能发展为肺炎，尚有待临床进一步通过研究确认。

3.病原学诊断

临床和X线诊断HAP、VAP特异性低，需要联合其他诊断技术以提高诊断特异性。而从感染性疾病本身的诊断和抗菌治疗来说，HAP、VAP亦需要特异性的病原学诊断。目前常用病原学诊断采样技术如下。

（1）气管内吸引：气管内吸引分泌物定量培养常被用来代替侵袭性诊断。其结果随细菌负荷量、机械通气持续时间长短和有无先期抗菌治疗等因素而异。敏感性较高（38%~100%），而特异性可以很低（14%~100%）。文献中定为阳性诊断的细菌浓度10^5cfu/ml至10^6cfu/ml不等。长期MV患者气道防御机制损伤，定植菌显著增加，气管内吸引分泌物培养特异性降低。涂片和培养联合检测可能有助于VAP的诊断。

（2）支气管肺泡灌洗（BAL）：BAL液定量培养诊断肺炎的敏感性为42%~93%（平均73%），特异性为45%~100%（平均82%）。其变化除受研究对象及先期抗生素治疗影响外，还与定量培养的阳性标准有关。通常以10^4cfu/ml划定为阳性，但文献中的界定从10^3~10^5cfu/ml都有。据研究，BAL对细胞内病原体诊断特异性高达89%~100%。阳性预测值高，但敏感性低（37%~100%）。肺炎急性肺损伤患者应用BLA一般是安全的，主要危险是氧合降低。一度强调BAL定量培养的诊断价值。但新的研究表明，气管内吸引定性培养与BAL液定量培养在28d病死率、目标抗菌药物使用比率、不用抗菌药物天数等指标上均无显著性差异。

（3）防污染样本毛刷（PSB）：诊断敏感性33%~100%（中位数67%），特异性50%~100%（中位数95%）。大多数报告VAP阳性诊断未强调细菌浓度界限。PSB采样技术未标准化，多数研究报告未说明标本的性状和采样前是否经支气管吸引和清除分泌物。目前倾向性意见是PSB诊断VAP可能更特异。除纤支镜检查的危险性外，PSB是否增加额外的危险性尚不清楚。

（4）盲式微侵袭性操作：包括3种技术。

1）盲式支气管采样（BBS）：导管盲插和嵌至远端支气管，吸引其分泌物而不灌注液体。该技术敏感性和特异性均达 74%~97%。

2）微量 BAL（mini-BAL）：以长度 50cm、灭菌、单鞘、带塞的套筒式导管盲插入支气管，灌注液体量 20~150ml，吸引采集回收液。敏感性 66%~100%，特异性 66%~99%。

3）盲式 PSB 采样（BPSB）：不同于直视下 PSB 技术，该法以防污染样本毛刷。其敏感性 58%~86%，特异性 71%~100%。盲式采样技术敏感性和特异性类似于 BAL 和 PSB，但更方便经济，危险性可能会低于纤支镜检查。同样的问题是这些技术缺乏标准化。

（5）血液和胸腔积液培养：血培养应常规进行。要求从两处同时抽血，每处采血量不少于 10ml 以提高阳性率，便于区分皮肤污染菌（当分离出皮肤寄居菌如凝固酶阴性葡萄球菌或棒状杆菌时）。胸腔积液视实际情况而定。如有足够抽吸的胸液时，应尽可能行诊断性穿刺抽液。

4.诊断标准

如前所述 HAP 诊断标准差异很大。无论从监测还是从临床角度来看，NNIS 提倡的标准可能是目前各种标准中比较严格而适用的（表 3-3-1）。

表 3-3-1　NNIS 诊断 HAP 的临床标准

X　线
≥2 次连续性胸部 X 线片显示新的或进展性的和持续性的肺部浸润、空洞或实变（无心肺基础疾病患者 1 次 X 线胸片即可）
临　床
下列条款之一：①发热>38℃而无其他明确原因；②WBC 计数<4×10^9/L 或>12×10^9/L；③对于≥70 岁老年人，出现意识状态改变而无其他明确原因
另加下列条款≥2 条：①新出现脓痰或痰性状改变、呼吸道分泌物增加或需要吸引次数增加；②新出现或加重的咳嗽、呼吸困难或呼吸频率增加；③肺部啰音或支气管呼吸音；④气体交换恶化、吸氧需要增加或需要通气支持
微生物学（任选）
阳性培养（1 种）：血液（无其他相关原因）、胸腔积液、BAL 或 PSB 定量培养，BAL 含胞内菌细胞数≥5%

六、治疗

1.初始经验性治疗

（1）对于临床怀疑或诊断 HAP 的患者，在完成病原学诊断采样和临床评估后应立即开始经验抗菌治疗。参考下列因素制订治疗方案：①发病时间、先期抗菌药物治疗及药物种类、器械和环境污染情况；②当地或所在医院（甚至所在 ICU）耐药情况；③基础疾病或影响抗菌治疗的因素（如肝肾功能、肥胖、极度消瘦或严重低蛋白血症）；④其他侵袭性技术；⑤患者免疫状态。

（2）推荐用药：参考患者发病时间和多耐药（MDR）危险因素分为两组。制订抗菌治疗推荐意见（表 3-3-2）。

表 3-3-2　ATS/IDSA 关于 VAP 经验性抗菌治疗的推荐

I.早发性、无 MDR 危险因素、任何严重程度	
可能病原菌	肺炎链球菌、流感嗜血杆菌、甲氧西林敏感金葡菌（MSSA）、抗菌药物敏感革兰阴性肠杆菌：大肠埃希菌、肺炎克雷白杆菌、肠杆菌属（以阴沟肠杆菌为代表）、变形杆菌属、沙雷菌
推荐抗菌药物	头孢曲松、左氧氟沙星、莫西沙星、环丙沙星；氨苄西林/舒巴坦；厄他培南
II.晚发性、存在 MDR 危险因素、所有重度	
可能病原菌	上述病原菌＋MDR 病原菌[铜绿假单胞菌、产 ESBL 肺炎克雷白杆菌、不动杆菌属、甲氧西林耐药金葡菌（MRSA）]、嗜肺军团菌
推荐抗菌药物	联合抗菌治疗 抗假单胞菌头孢菌素（头孢吡肟，头孢他啶）、抗假单胞菌碳青霉烯（亚胺培南或美罗培南）、内酰胺/β-内酰胺酶抑制药＋抗假单胞菌氟喹诺酮（环丙沙星或左氧氟沙星）、氨基糖苷（阿米卡星，庆大霉素或妥布霉素）、利奈唑胺、万古霉素（怀疑 MRSA）、大环内酯或氟喹诺酮（怀疑军团菌）

　　MDR 危险因素包括近 90d 内接受过抗菌药物治疗或住院。本次住院≥5d，MV≥7d。定期到医院静脉点注药或接受透析治疗；居住在护理院或长期护理机构；免疫抑制疾病或治疗；所在社区或 ICU 存在高频率耐药菌。后 4 项危险因素主要见于 HCAP。此类患者不分早发或晚发，一律按 MDR 菌感染处理。

　　（3）抗菌治疗策略：VAP 初始经验性治疗需要高效广谱抗菌药物联合使用，但又应避免过度和过长时间应用广谱抗菌药物，需要在改善疗效和防止耐药之间寻找结合点和平衡点。建议按下列程序和策略进行合理抗菌治疗（图 3-3-1）。

　　（4）抗菌药物联合治疗：尽管抗菌药物联合治疗迄今尚有争论。临床研究表明，广谱抗菌药物单药治疗与联合一样有效，也就是说联合治疗并不优于单药治疗。目前并无充分证据证明，联合治疗可以减少或防止耐药。面对耐药日趋严重，特别在难治性肺炎或 MDR-HAP 仍然主张联合治疗，以改善治疗方案的有效覆盖。ATS 推荐在存在耐药危险因素的患者应当联合抗菌治疗，直至下呼吸道病原菌培养结果确认可以单一用药时。针对 G-杆菌传统的联合抗菌治疗方案是β-内酰胺类＋氨基糖苷类，后者如果有效，应在 5~7d 停用，以减少其不良反应和不必要的过多抗生素暴露。β-内酰胺类＋氟喹诺酮类亦是被推荐的方案。

　　（5）给药途径和疗程：初始经验性治疗均应静脉给药。一旦临床症状改善，即可转换为口服治疗。口服药物宜选择同类或抗菌谱相近的药物。关于疗程应当区别对待。研究发现，在早发性 HAP（包括 VAP）有可能将抗菌治疗缩短至 1 周，以减少抗菌药物暴露时间，减少耐药。晚发性 HAP 和多重耐药肺炎抗菌治疗疗程需要进一步研究。

　　（6）抗菌药物的调整或更换：在经验性治疗 48~72h 后，应对病原学检测结果的临床意义及初始经验性治疗的临床反应进行一次新的评估。可采取以下程序：①病原学检测结果特异性较高、初始经验性治疗有效、则减少联合用药，改为有针对性的、相对窄谱的抗生素继续治疗；②病原学检测结果特异性不高或阴性、而初始治疗临床有效，可继续用原方案治疗 24~48h 再作评估和定夺，亦可以首先停用联合方案中的氨基糖苷类药物；③病原学检测特异性不高或阴性、所分离到的病原体虽然特异性不高、但属于原方案未覆盖者，且临床治疗反应不佳，则需要对诊断重新评价，或采用侵袭性诊断技术以获取特异性病原学诊断。由于种种原因无法获得病原学确诊的患者，更换或调整抗菌治疗是一个十分困难的问题。应当从对可能病原菌的估计、抗菌药物不同作用机制和不同耐药机制等几方面选择先前没有使用过和不同机制的药物。

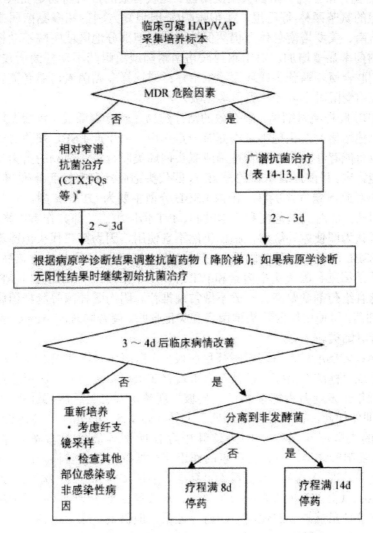

图 3-3-1 HAP/VAP 临床处理程序

CTX.头孢曲松；FQs.氟喹诺酮

2.特异性抗菌治疗

（1）铜绿假单胞菌：尽管目前具有抗铜绿假单胞菌活性的抗菌药有多种，但是耐药问题是困扰临床的最突出问题。因此药物选择需要参考药敏试验结果。尚不能充分证明联合抗菌治疗可以减少耐药或改善预后，然而多数人仍主张联合用药。传统的联合抗菌方案是抗假单胞菌β-内酰胺类（包括不典型β-内酰胺类）联合氨基糖苷类。但后者的剂量不足可能是影响结果的因素之一。另一种联合用药是抗假单胞菌β-内酰胺类联合抗假单胞菌氟喹诺酮类（环丙沙星、左氧氟沙星）。环丙沙星体外抗铜绿假单胞菌活性优于或相当于左氧氟沙星，但体内左氧氟沙星在肺泡上皮衬液中的浓度高于环丙沙星的近20倍。

（2）不动杆菌：常呈现多耐药甚至泛耐药。比较有效的抗菌药物是亚胺培南、美罗培南、含舒巴坦的氨苄西林/舒巴坦、头孢哌酮/舒巴坦复方制剂和多黏菌属或黏菌属。目前虽然亚胺培南、美罗培南总体上仍然保持敏感，但部分地区或医院不动杆菌分离株对碳青霉烯的耐药率显著增加。对于耐亚胺培南耐药或泛耐药不动杆菌所致VAP可选择含舒巴坦制剂联合氨基糖苷类或环丙沙星治疗；或选择多黏菌素，后者需要警惕其肾毒性，在全身应用受限时亦可经呼吸道雾化吸入。

（3）产ESBL肠杆菌科细菌：最有效的治疗药物是碳青霉烯类（包括无抗假单胞菌的帕尼培南和厄他培南），头孢霉素类亦有一定作用。由于产ESBL细菌对氨基糖苷类和氟喹诺酮类也可能存在耐药，碳青霉烯或氧头孢烯类联合这些药物的抗菌治疗方案是否更加有效不能肯定。目前最具争议的是第三、四代头孢菌素和哌拉西林/他唑巴唑（P/T）单药治疗。国内对此问题争议更甚。国内ESBL分型主要为CTX-M型。对头孢噻肟和头孢曲松普遍耐药，而对头孢他啶和头孢吡肟、P/T仍旧敏感，部分作者主张可以使用。但另一部分作者认为即使体外敏感，临床仍然不宜使用，因为第三代头孢菌素过度或不适当使用是产ESBL的最主要危险因素，头孢他啶耐药突变的积累最终导致高水平耐药。目前倾向性意见是第三、国代头孢菌素和P/T可以用于治疗产ESBLs菌HAP/VAP，但必须是体外敏感且给药剂量要高。一般不做常规推荐。阴沟肠杆菌等肠杆菌属是主要的高产AmpC酶细菌，可使用第四代头孢菌素和头孢吡肟。倘若同时产AmpC酶和ESBL，则需要选择碳青霉烯类。

（4）MRSA：MRSA对万古霉素耐药目前很少。指南和专家共识推荐为治疗MRSA感染的基本治疗或"标准"治疗。但是万古霉素存在组织穿透力差、肺组织药物浓度低等缺点。此外近年来发现万古霉素MIC"爬坡"现象，现已将其敏感性折点从≤4μg/ml改为≤2μg/ml。即便如此，在敏感范围内处于上界（即1或2μg/ml）的MRSA感染应用万古霉素治疗的失败率也较高，因为这其中存在所谓异质性万古霉素中介金葡菌（hVISA），其细胞壁增厚，对万古霉素的作用存在抵抗，而且前临床微生物实验室常规技术难以检测和发现hVISA。万古霉素"标准"剂量（1g每12h1次）治疗MRSA肺炎其失败率在40%以上。万古霉素联合利福平、磷霉素、氨基糖苷（阿米卡星）和呋西地酸是否能改善疗效虽然缺少有说服力的研究证据，但仍是临床上一种可能的选择。目前主张：①MRSA对万古霉素MIC≤0.5μg/ml时万古霉素可以常规使用，24h剂量不少于2.0g；②MIC为1或2μg/ml时应联合用药；③选用利奈唑胺等新药。替考拉宁治疗MR-SA-VAP的肾毒性较万古霉素为低，或许在使用剂量方面有较大调整余地，从而提高疗效。新药利奈唑胺治疗MRSA-HAP/VAP效果初步研究认为较万古霉素为优，可能与其渗透性较高、容易进入肺泡上皮衬液有关。该药尤其适用于：①万古霉素耐药或MIC值偏高的MRSA感染；②已有或潜在肾功能损害（如老年人）；③需要或预计有可能需要与氨基糖苷类、两性霉素B等肾毒性药物联合应用时；④休克或其他危重病情伴体液分布改变。如胸腔积液及肺灌注减少，可能影响药物在肺内分布。

3.抗菌治疗无反应的处理

HAP、VAP抗菌治疗无反应的原因大致包括：①覆盖不足；②细菌耐药；③并发症，包括二重感染和急性肺损伤；④少见病原体；⑤类似肺炎表现的非感染性肺病。应当搜集临床资料（病史、体征、影像学和实验室检查），综合分析，推测可能的原因，寻求解决办法。若为覆盖不足，则应参考流行病学资料和病原学检测，经过临床评估，审慎地调整或增加抗菌谱覆盖；细菌耐药则需要对病原菌及其药敏检测结果进行仔细评价，参考当地的耐药资料，运用PK/PD原理评估原有抗菌治疗方案，选择可能有效的和未曾使用过的药物或调整原方案的用药剂量与给药间歇时间。HAP、VAP的并发症常有肺炎旁胸腔积液、脓胸、菌血症、远隔部位迁徙性病灶、二重感染和急性肺损伤等。前几种并发症借助影像学和细菌学方法诊断尚不特别困难，处理主要是加强或调整抗菌治疗并给以必要的局部处理（引流等）。后两种并发症诊断比较困难。机械通气和广谱抗菌药物应用是真菌感染的重要危险因素。但另一方面真菌感染的确诊很困难，下呼吸道吸引标本即使培养到真菌，并不能确诊肺部真菌二重感染，特别是念珠菌。可以借助PSB采样技术或BAL采集远端支气管分泌物标本以获取相对比较特异的病原学诊断，从而调整抗菌治疗或加用抗真菌治疗。

（）

第四节　重症感染

重症感染是指威胁患者生命的严重感染。ICU为重症患者监护和救治的特殊区域，患者病情危重、大量使用抗菌药物并且接受各种有创性检查和治疗，免疫功能低下易发生医院感染。是威胁重症患者生命健康的重大临床难题，可导致住院时间延长、原有疾病恶化，甚至死亡，并带来繁重的经济负担。

一、重症感染流行病学因素

1.感染源

感染源可分为内源性和外源性。内源性是指病原体来自患者自身菌群（如皮肤、口腔、胃肠道、上呼吸道和阴道等）。而外源性是指病原体来自患者以外，如环境（水、空气、物品表面等）、被污染的药品或设备等以及其他人（其他患者、医务人员、探视者等）。

2.传播途径

在医院感染中接触传播是最主要的传播途径；其次是飞沫传播；而空气传播的疾病很少。

（1）接触传播：病原体通过手、媒介物直接或间接接触导致的传播。可分为直接接触传播和间接接触传播。直接接触传播是指病原体通过感染源与易感者的直接接触造成的传播。而间接接触传播是指病原体通过媒介物传播到易感者。医院感染中污染的手是接触传播的主要媒介，可导致直接或间接接触传播。

（2）飞沫传播：带有病原微生物的飞沫核（>5μm），在空气中短距离（1m 内）移动到易感人群的口、鼻黏膜或眼结膜等导致的传播。对于呼吸道有多重耐药菌（如鲍曼不动杆菌和 MRSA）定植（感染）的患者，其咳嗽或对其进行呼吸道操作（如吸痰）时可形成气溶胶造成飞沫传播。

（3）空气传播：带有病原微生物的微粒子（≤5μm）通过空气流动导致的疾病传播。目前确认经空气传播的疾病只有开放性肺结核、麻疹和水痘等少数几种。现已有较多 ICU 中医务人员和患者发生水痘的报道。

3.易感人群

处于免疫受抑状态或接受有创性操作的患者更易发生医院感染。重症感染的易感人群如下。

（1）伴发疾病导致细胞或体液免疫受限，如艾滋病、粒细胞缺乏、血液系统肿瘤、糖尿病、自身免疫性疾病等。

（2）接受免疫抑制治疗者：器官移植或骨髓移植者、化疗、糖皮质激素等药物应用患者等。

（3）低龄或高龄患者。

（4）处于严重应激状态患者：大面积烧伤或创伤患者等。

（5）接受有创性操作，如气管插管或气管切开、中心静脉置管、持续肾脏替代治疗、手术（尤其是安置人工植入物的手术或污染手术）、长期安置尿管等。

（6）长时间接受广谱抗菌药物患者。

（7）有误吸高风险患者，如持续昏迷、频繁呕吐、中枢神经系统疾病患者。

二、重症感染的病原学

ICU 中感染的病原体复杂多样，可以由细菌、真菌、病毒、寄生虫等各种微生物所致，病原体类型主要取决于感染部位和患者的免疫状态。总体上，ICU 感染病原体以革兰阴性菌最为常见，以非发酵菌（铜绿假单胞菌、不动杆菌、嗜麦芽窄食单胞菌等）和肠杆菌科细菌（大肠埃希菌、肺炎克雷伯菌、产酸克雷伯菌、黏质沙雷菌和变形杆菌等）为主。尤其是近年来在我国 ICU 中鲍曼不动杆菌已经成为 ICU 临床标本（主要是痰）中最常分离到的细菌。革兰阴性菌常导致医院获得性肺炎、腹腔感染、尿路感染等。

革兰阳性球菌病原体中以金黄色葡萄球菌（常导致医院获得性肺炎、伤口感染、败血症等）最为常见，其次为肠球菌（常导致腹腔感染和败血症）、肺炎链球菌（常导致社区获得性肺炎和脑膜炎）、凝固酶阴性葡萄球菌（常导致导管相关性血流感染）等。

非典型病原菌中军团菌也是 ICU 中重症肺炎的重要病原体。重症的结核分枝杆菌感染好发于接受免疫移植治疗者或艾滋病患者。其他一些少见的细菌病原体，如奴卡菌、放线菌、非结核性杆菌也可导致免疫受限患者的重症感染。厌氧菌中难辨梭状芽孢杆菌常导致抗菌药物相关性腹泻。

重症感染的真菌病原体中以念珠菌（常导致导管相关性血流感染、复杂腹腔感染和导尿管相关尿路感染）和曲霉菌（主要导致肺炎）最为常见。此外，卡氏肺孢子菌可导致艾滋病患者和其他免疫受限患者的重症肺炎。毛霉、毛孢子菌、奥莫柯达菌等也可导致 ICU 中的重症感染。病毒中流感、SARS 冠状病毒、腺病毒、柯萨奇病毒和巨细胞病毒等可导致重症肺炎。

三、临床常见类型

1.医院获得性肺炎

医院获得性肺炎是重症患者最常见的医院感染类型。病情常复杂严重，其中呼吸机相关性肺炎（VAP）为气管插管或气管切开接受机械通气后发生的肺炎。主要表现为咳嗽、痰黏稠、气紧、发热、肺部有湿啰音、X线发现渗出病灶等。病原体种类多，最常见的是革兰阴性杆菌（铜绿假单胞菌、不动杆菌、肺炎克雷伯菌、大肠埃希菌和黏质沙雷菌等），其次是革兰阳性球菌（主要是金黄色葡萄球菌和肺炎链球菌）、军团菌和真菌。

2.导尿管相关尿路感染（CAUTI）

导尿管相关尿路感染患者的尿路刺激症状可不明显，可有下腹触痛或肾区叩痛，也可能伴有发热。病原体主要是革兰阴性杆菌（大肠埃希菌、铜绿假单胞菌、变形杆菌、肠杆菌属细菌和肺炎克雷伯菌等）和念珠菌。

3.导管相关血流感染（CRBSI）

导管相关血流感染与中心静脉置管和透析置管相关。表现为高热、全身毒血症状和低血压等。凝固酶阴性葡萄球菌是最常见病原体，其他的常见病原体还有金黄色葡萄球菌、肠球菌、革兰阴性杆菌（大肠埃希菌、肺炎克雷伯菌、铜绿假单胞菌或鲍曼不动杆菌等）和念珠菌。

4.外科手术部位感染

外科手术部位感染分为表浅切口感染、深部切口感染和器官（或腔隙）感染。主要表现为切口或深部的化脓性改变。清洁切口感染的主要病原体是皮肤菌群，尤其是葡萄球菌。非清洁切口的感染常由邻近腔道中的菌群导致，多为混合菌感染。

5.抗菌药物相关性腹泻

近期曾应用或正在应用抗生素，出现腹泻，可伴大便性状改变如水样便、血便、黏液脓血便或见斑块条索状假膜，常伴有发热>38℃、腹痛或腹部压痛、反跳痛。难辨梭状芽孢杆菌是常见病原体。

四、重症感染的诊断

多数患者的感染依据临床表现、相应的辅助检查（如血白细胞总数和中性粒细胞百分比、X线、体液常规、微生物检查）等能够得以诊断。对于诊断困难者，需要密切监测其临床表现和辅助检查结果的动态变化以及对治疗的反应。

（一）呼吸机相关性肺炎

呼吸机相关性肺炎（VAP）是医院获得性肺炎的重要类型。它是指机械通气（MV）48小时后至拔管后48小时内出现的肺炎。下呼吸道感染（包括肺炎）的临床诊断标准如下。

符合下述两条之一即可诊断。

1.患者出现咳嗽、痰黏稠，肺部出现湿啰音，并有下列情况之一：①发热；②白细胞总数和中性粒细胞比例增高；③X线显示肺部有炎性浸润性病变。

2.慢性气道疾病患者稳定期（慢性支气管炎伴或不伴阻塞性肺气肿、哮喘、支气管扩张症）继发急性感染，并有病原学改变或X线胸片显示与入院时比较有明显改变或新病变。

总之，VAP 的临床诊断分 2 步进行：首先判断是否为肺炎；其次如果肺炎发生在机械通气 48 小时后或者停机 48 小时内，考虑 VAP；临床诊断基础上，符合下列情形之一者则为病原学诊断：①经筛选的痰液，连续两次分离出相同病原体；②痰定量培养分离到病原菌浓度$\geq 10^6 CFU/ml$；③血培养或并发胸腔积液者的胸腔积液分离到病原体；④经纤维支气管镜或人工气道吸引采集的下呼吸道分泌物分离到浓度$\geq 10^5 CFU/ml$ 病原菌、经支气管肺泡灌洗（BAL）分离到浓度$\geq 10^4 CFU/ml$ 的病原菌或经防污染样本毛刷（PSB）、防污染支气管肺泡灌洗（PBAL）采集的下呼吸道分泌物分离到病原菌；⑤痰或下呼吸道采样标本中分离到通常非呼吸道定植的细菌或其他特殊病原体；⑥免疫血清学、组织病理学的病原学诊断。

（二）血管内导管相关血流感染

关于血管内导管相关血流感染是指带有血管内导管或者拔除血管内导管 48 小时内出现细菌血症或真菌血症的患者，并伴有发热（>38℃）、寒战或低血压等感染表现，除血管导管外没有其他明确的感染源。关于血管内导管相关血流感染，目前有两个不完全相同的名词，即导管相关血流感染（CRBSI）和中心静脉置管相关血流感染（CLABSI）。前者适用于临床（用于指导治疗），后者适用于医院感染监测。两者的区别在于：对于CRBSI，需要有证据证明导管为血流感染的来源（这就需要抽导管血和外周血，并且导管血中菌量要多于外周血；对于已经拔除导管者，需要抽外周血和送导管尖端培养）；而对于 CLABSI，只要找不到导管以外的来源，就可以认为与导管相关。

CRBSI 的判断标准：在满足以上的血管内导管相关血流感染的标准基础上，满足以下一条：①管尖端半定量细菌培养阳性（>15CFU/导管段），或者定量培养阳性（>10^3CFU/导管段），同时从导管尖端培养出的细菌与外周血培养结果一致（种属和药敏结果）；②抽导管血和外周血送细菌定量培养，两者结果一致，且导管血与外周血的细菌浓度比例>5：1；或者导管血的报阳时间比外周血早 2 个小时以上。

血培养阳性不等于就是血流感染，因为可能是污染。如果血培养结果是常见皮肤污染菌，包括：类白喉杆菌（棒状杆菌属）、芽孢杆菌（非炭疽芽孢杆菌）、短棒菌苗、凝固酶阴性葡萄球菌（包括表皮葡萄球菌）、草绿色链球菌、气球菌和微球菌，则需要两次血培养阳性且患者至少有以下一种症状或体征：发热（>38℃）、寒战、低血压（≤1岁婴儿的症状体征，还包括体温过低（肛温<36℃）、呼吸暂停、心动过缓），才能判断为血流感染。非以上所列的常见皮肤污染菌，仅需要一次血培养阳性即可判断为血流感染。

（三）导尿管相关尿路感染

主要是指患者留置导尿管后，或者拔除导尿管 48 小时内发生的泌尿系统感染。按我国泌尿系统感染临床判断标准：患者出现尿频、尿急、尿痛等尿路刺激症状，或者有下腹触痛、肾区叩痛，伴有或不伴有发热，并且尿检白细胞男性≥5 个/高倍视野，女性≥10个/高倍视野，导尿管穿刺尿液培养革兰阳性球菌菌落数$\geq 10^4$CFU/ml，革兰阴性杆菌菌落数$\geq 10^5$CFU/ml。然而，留置导尿管者常无尿路刺激症状。按美国 CDC 的导尿管相关感染判断标准分为三种情况：

（1）患者留置导尿管>2 天且仍在留置期间：患者至少具有以下体征或症状之一，发热（>38℃）、耻骨压痛、肋脊角疼痛或压痛、排除其他原因；尿培养阳性，且菌落数≥10^5CFU/ml（病原体≤2 种）。

（2）患者留置导尿管>2 天且在拔管当天或 1 天后：患者至少具有以下体征或症状之一[发热（>38℃）、耻骨压痛、肋脊角疼痛或压痛、尿频、尿急、尿痛、排尿困难]，排除其他原因；尿培养阳性，且菌落数≥10^5CFU/ml（病原体≤2 种）。

（3）无症状的导管相关尿路感染：患者留置导尿管>2 天且仍在留置期间或者患者留置导尿管>2 天且在拔管当天或 1 天后，无以上（1）和（2）中的症状，则需要尿培养阳性，且菌落数≥10^5CFU/ml（病原体≤2 种），并且有至少一种血培养阳性病原菌与尿培养病原菌相同。

五、重症感染的治疗

（一）抗感染治疗原则

抗感染治疗可分为病原体未明时的经验性治疗和病原体确定时的目标治疗。重症感染的经验性治疗强调个性化和合理。目前主要的治疗原则仍是早期、恰当，充分覆盖和目标性治疗。

1.治疗时机

尽早开始治疗对取得较好的预后至关重要。每延迟 1 小时治疗，患者存活率就将降低约 7.6%。因此，应争取在重症感染患者诊断 1 小时以内应用首剂抗生素。

2.经验性治疗

经验性选择抗菌药物时需要综合考虑患者状况、可能的病原体和可选择的抗菌药物这三方面信息。首先需要结合患者临床表现和辅助检查判别患者感染的部位（感染的定位），再结合患者入院时间长短、患者基础疾病与免疫状况、感染部位等因素判断。

患者感染可能的病原体（感染的定性），依据当地的药物敏感性监测资料、患者近期抗菌药物使用史和医院内可用抗菌药物的药理学特点等选择适宜的药物进行治疗。经验性治疗有效后，可对抗菌药物进行降阶梯选择。有鉴于细菌耐药性仍在不断恶化，很少有新的抗菌药物用于临床，以及/CU 住院患者的病情严重度高，对抗菌药物的选择需要格外谨慎。除了及时予以初始经验性治疗外，还需持续地对抗菌药物使用进行评价以便尽早降阶梯治疗，并需要注意抗菌药物的剂量优化、药物间相互作用、副作用和疗程。监测降钙素原的变化，有助于指导抗菌药物的使用。关于经验性治疗应注意：

（1）开始抗菌药物系统治疗前：应尽可能送检微生物标本，其中血培养应严格在使用前采集，采集后尽快使用抗菌药物。而其他标本：尿、分泌物、呼吸道标本等可能需要更长时间，不应因为需要等待标本采集而延误抗菌药物治疗。可在抗菌药物使用后尽快采集。

（2）关键的第 3 天评价：重症感染的抗菌药物经验性治疗 48 小时后应依据患者临床变化、辅助检查结果对患者感染的整体情况作出评价，包括感染的诊断是否需要修正、现有治疗是否有效、病原体是否已经明确、病原体对抗菌药物敏感性情况等。然后对经验性使用的抗菌药物方案作出继续使用、换药（包括降阶梯）或停药等决定。

当获得微生物检查阳性结果后，应结合患者的临床表现变化以及其他辅助检查判断所获微生物检查结果的临床意义，即污染、定植还是致病。

如果微生物敏试结果与临床不符（培养所获病原体对现用抗菌药物耐药，但患者临床表现在持续好转），不需要依据敏试结果更换抗菌药物。如果判断检出的微生物为感染的致病菌时，则应依据治疗反应和敏试结果作出抗菌药物使用的决定，包括简化（从联合到单用、从广谱到窄谱、从强效到降阶梯、从静脉到口服等）、不变或升级等。

（二）呼吸机相关性肺炎的集束化干预措施

呼吸机相关性肺炎发病率高，治疗困难，预后差。加强预防是控制该病流行、缩短住院时间、降低住院费用、降低病死率的最重要措施。预防 VAP 的发生有以下几点措施。

1.一般防治措施

（1）手卫生、穿隔离衣、戴手套：接触患者前后均应严格执行手卫生措施；对气管插管或切开患者，吸痰时应严格执行无菌操作。吸痰前、后，医务人员必须遵循手卫生规则；不常规推荐与患者接触时穿隔离衣、戴手套，但接触多重耐药菌定植（感染）患者时应戴手套并且在进行操作时应穿隔离衣。对于器官移植、粒细胞减少症等严重免疫功能抑制患者，应进行保护性隔离，医务人员进入病室时须戴口罩、帽子，穿无菌隔离衣等。

（2）口腔护理：应对接受机械通气患者常规进行口腔护理，每日至少 2 次，最好能每日 4 次。

2.与胃肠道有关的防治措施

（1）应激性胃黏膜病的预防：去除应激因素，纠正供氧不足，维持水、电解质、酸碱平衡，及早给予营养支持等措施，尽量减少使用或尽早停用预防导致胃黏膜损伤的药物，预防性应用制酸剂，H_2 受体阻滞剂如西咪替丁和质子泵抑制剂，胃黏膜保护剂（如硫糖铝）。

（2）胃肠营养：胃肠营养不当致误吸是 VAP 的重要发病机制。应尽可能使用鼻肠管进行胃肠营养。当使用鼻胃管进行胃肠营养时，应注意鼻饲的量和速度以及患者体位和制动。特别留意鼻饲后有无胃潴留，并监测胃残余容量，必要时可应用胃肠动力药等措施来增加胃肠蠕动，避免腹胀。如患者胃功能瘫痪或蠕动较差时，应放置鼻肠管进行管饲。

（3）营养支持：提供充足的营养支持是预防呼吸机相关性肺炎的重要措施。患者应尽早给予肠内营养，若早期胃肠道不能耐受较大容积营养液时应辅以肠外营养。

3.与患者体位有关的防治措施

无特殊禁忌证患者应采取 30°~45°半卧位：采取改良式变换体位法（左侧 30°→45°→半卧位→右侧 30°→45°，在左右侧位时床头仍抬高 30°），改良式变换体位法始终保持抬高床头 30°→45°，半卧位及体位改变可减少反流，促进分泌物从气管经口排出或吸出，有利于咳嗽和深呼吸，从而有效地预防 VAP 发生。

4.人工气道管理

（1）气管套囊（CUFF）压力监测：常规监测带机患者 CUFF 压力，使之不过高或者过低，压力控制在 20~25cmH₂O。压力过高易导致气道黏膜损伤，过低不能密闭增加 VAP 发生率。

（2）声门下吸引（SSD）：声门下分泌物引流能明显减少早期和晚期呼吸器相关性肺炎的发生率。

（3）封闭式吸痰管正确吸痰：保证通气支持的连续性，防止交叉感染，严格落实无菌吸痰原则。掌握正确的吸痰技术，吸痰时应戴无菌手套，吸痰管一次一根。吸痰管放入时勿用负压，以旋转方式退出，切忌上下提插，以避免气道黏膜再损伤。

（4）经纤维支气管镜吸痰：保证肺深部痰液的引流，有益于感染的控制，改善肺功能。

（5）人工气道的护理：人工气道吸痰应严格执行无菌操作；坚持经口插管的原则，必须经鼻插管者，插管时间应小于48小时。若患者病情不能避免经鼻插管，应早期气管切开。仔细评价患者的自主呼吸和咳痰能力，鼓励术后患者（尤其胸部和上腹部手术）早期下床活动，指导患者正确咳嗽、翻身和拍背。

（6）胸部物理治疗：协助患者翻身、拍背、体位引流，及时清除呼吸道分泌物。VAP的发生与下呼吸道分泌物清除受阻有关，胸部物理治疗可以促进肺内分泌物的排出，从而减少机械通气患者VAP的发生。

（7）建立人工气道患者，每天应进行评估，确定是否可以撤机和拔管，减少插管天数。

5.机械通气患者呼吸机的管理

（1）呼吸机的清洁消毒参照相关规范要求进行。

（2）呼吸机螺纹管每周更换1次，有明显分泌物污染时应及时更换。

（3）湿化器中须使用无菌水，每24小时更换一次。

（4）积水杯中的冷凝水应及时倒弃，不可使冷凝水流向病人。冷凝水不可直接倾倒室内地面。

（5）呼吸机与管道：①呼吸机面板消毒：正在使用的呼吸机面板每天由护理人员以75%的酒精擦拭消毒；库房待用的呼吸机每周擦拭消毒一次；无菌连接呼吸机管道；定时更换呼吸机管道及过滤器。湿化器：每周更换管道及配件一次；②管道积水杯应放置在最低位：减少冷凝水倒流入气道。

（6）管道连接者应佩戴口罩帽子及无菌手套。

（7）无菌准备，更换管道。

（8）更换管道，调整参数等前后均应洗手。

6.培训教育

对全体医务人员包括护工定期进行相关预防措施的教育和培训。

（三）血管内导管相关血流感染的集束化干预措施

血管内留置中心静脉导管广泛应用于各临床科室，尤其是重症监护病房（ICU）。因导管插入、护理等不当，常导致血管内导管相关血流感染（CRBSI），部分病人因此而死亡。主要预防和控制措施如下。

1.人员要求

（1）进行中心静脉导管置管的医师应具备一定的资质。进修医生、实习医生、低年资的住院医生等应在上级医生的现场指导下进行操作。

（2）实施中心静脉置管的医师应具备相应的操作技能和严格的无菌观念。

（3）插管时须严格进行手卫生，并戴帽子、口罩，穿戴手套和无菌衣。

（4）患有疖肿、湿疹等皮肤病，患感冒等呼吸道疾病，感染或携带有MRSA的工作人员，在未治愈前不应进行插管操作。

2.置管时的预防控制措施

（1）严格执行手卫生。在触摸导管置入部位前后应遵循手卫生原则，同时也应在置管前后、换管前后及使用、修理导管、更换敷料时遵守。使用了消毒措施后不要再进行置管部位的触诊，必须触诊时应再次消毒。置管过程中手套意外破损应立即更换。使用手套不能代替洗手或手消毒。

（2）置管和护理过程中坚持无菌技术。

（3）置管时使用帽子、口罩、无菌衣、无菌手套，选用大的无菌巾，以保证最大的无菌防护屏障。

（4）置管或更换敷料时首选75%酒精制剂进行皮肤消毒。消毒2次。

（5）在无禁忌的情况下，成人选择锁骨下静脉穿刺。但对用来透析的导管置入，选择股静脉或颈内静脉比选择锁骨下静脉更能避免导管狭窄。

（6）如果经采用其他措施仍无法减少CRBSI发生，可考虑使用抗菌涂层导管。

3.置管后的预防控制措施

（1）用无菌透明专用贴膜或无菌纱布敷料覆盖穿刺点。

（2）定期更换穿刺点覆盖的敷料。更换间隔时间：无菌纱布为2天，专用贴膜可至7天，但敷料出现潮湿、松动、玷污时应立即更换。

（3）接触导管接口或更换敷料时，须执行严格的手卫生并戴手套，但不能以戴手套代替洗手。

（4）保持三通锁闭清洁，如有血迹等污染应立即更换。

（5）病人洗澡或擦身时要注意对导管的保护。不要把导管浸入水中。

（6）输液管更换不宜过频。但在输血、输入血制品、脂肪乳剂后或停止输液时应及时更换。

（7）急诊抢救病人或对无菌操作不严的紧急置管，应在48小时内更换导管，选择另一穿刺点。

（8）怀疑导管相关感染时，应考虑拔除导管，但不要为预防感染而定期更换导管。

（9）由经过培训且经验丰富的人员负责留置导管的日常护理。

（10）每天评价留置导管的必要性，尽早拔除导管。

4.感染后的处置

当怀疑导管相关感染时，应按标准流程采集血培养。

（1）方法一（适用于保留导管）

1）标本采集要求：从可疑CRBSI采集至少两套血培养，其中至少一套来自外周静脉，另一套从导管采集。两个来源的采血时间必须接近（时间不超过5分钟），各自做好标记。并立即送检。

2）结果解释：①如果两套血培养阳性且为同种菌：如缺乏其他感染证据，提示可能为CRBSI；②如果两套血培养阳性且为同种菌，而且来自导管的血培养报阳的时间比来自外周静脉的提前2小时：提示为CRBSI（如果报阳时间差异小于2小时但耐药谱一致，同时缺乏其他感染证据，也提示为CRBSI）；③如果仅是来自导管的血培养阳性，不能确定为CRBSI，可能为导管定植菌或采集血标本时污染；④如果仅是来自外周静脉的血培养为阳性：不能确定为CRBSI；但如为金黄色葡萄球菌或念珠菌，在缺乏其他感染证据则提示可能为 CRBSI；⑤如果两套血培养为阴性，可排除 CRBSI。

（2）方法二（适用于拔除导管）

1）标本采集要求：从独立的外周静脉无菌采集 2 套血培养，无菌状态下取出导管并剪下 5cm 导管末梢或近心端置于无菌容器送实验室培养。

2）结果解释：①如果一套或多套血培养阳性，且导管末梢培养阳性，根据鉴定和药敏谱提示两种培养为同种菌：提示可能为 CRBSI；②如果一套或多套血培养阳性，而导管末梢培养阴性：如培养结果为金黄色葡萄球菌或念珠菌且缺乏其他感染的证据，则提示可能为 CRBSI，确认可能要求额外的血培养阳性结果，且是同种细菌；③如果血培养为阴性而导管末梢培养为阳性，提示为导管定植菌，不是 CRBSI；④如果两套血培养和导管末梢培养均为阴性，不是 CRBSI。

（四）导尿管相关尿路感染的控制措施

尿路感染（UTI）是医院感染类型，75%~80%与留置导尿管相关。有效预防导尿管相关尿路感染措施如下。

1.插管前准备与插管时的措施

（1）严格掌握导尿指针，尽量避免不必要的留置导尿。

（2）导尿前彻底清洁外阴。

（3）仔细检查无菌导尿包。如过期、外包装破损、潮湿，不得使用。

（4）根据年龄、性别、尿道情况选择合适的导尿管口径、类型。

（5）严格执行手卫生和戴无菌手套的程序。

（6）常规的消毒方法：用聚维酮碘（碘伏）等刺激性小的消毒剂消毒尿道口及其周围皮肤黏膜。程序如下：①男性：自尿道口、龟头向外旋转擦拭消毒。注意洗净包皮及冠状沟；②女性：先清洗外阴，其原则由上至下，由内向外，然后清洗尿道口、前庭、两侧大小阴唇，最后会阴、肛门。每一个棉球不能重复使用。

（7）插管过程严格执行无菌操作，动作轻柔，选用无菌润滑剂，避免尿道黏膜损伤。

（8）对留置导尿患者，应采用密闭式引流系统，保持其密闭性。

2.安置尿管相关护理

（1）每天评价留置导管的必要性，尽早拔除导管。

（2）保持尿液引流系统通畅和完整，不要轻易打开导尿管与集尿袋的接口。

（3）如要留取常规尿标本，对集尿袋出口处进行消毒后采集，但此标本不得用于普通细菌和真菌学检查。

（4）需做尿病原学检查采取无菌方法从耻骨联合上穿刺或尿管处用无菌方法抽取。

（5）导尿管不慎脱落或导尿管密闭系统被破坏，需要更换导尿管。

（6）疑似导尿管阻塞应更换导管，不得冲洗。

（7）保持会阴部及尿道口清洁，日常用肥皂和水保持清洁即可，但大便失禁的患者清洁以后还需消毒。

（8）患者洗澡或擦身时要注意对导管的保护，不要把导管浸入水中。

（9）不主张使用含消毒剂或抗菌药物的生理盐水进行膀胱冲洗或灌注来预防泌尿道感染。

（10）不主张导尿的患者应用抗菌药物预防泌尿道感染。

（11）悬垂集尿袋，不可高于膀胱水平，并及时清空袋中尿液。

（12）长期留置导尿管患者，不宜频繁更换导尿管。若导尿管阻塞或不慎脱出时，以及留置导尿装置的无菌性和密闭性被破坏时，应当立即更换导尿管。

（13）严密观察保留导尿患者是否有泌尿系感染的症状和体征，及时留取标本，尽早采取控制措施，并做好相关记录。

3.其他预防措施

（1）临床发现导尿管相关性尿路感染病例，立即通过医院感染报告系统报告。感染管理科根据情况适时进行流行病学调查及采取控制措施。

（2）在高危科室进行导尿管相关尿路感染的目标性监测。

（3）适时对医务人员相关知识进行宣教。

六、多重耐药菌的治疗

（一）常见的多重耐药菌

1.耐碳青霉烯鲍曼不动杆菌

耐碳青霉烯鲍曼不动杆菌（CRAB）是指对亚胺培南或美洛培南耐药的鲍曼不动杆菌。鲍曼不动杆菌是不动杆菌属细菌，为腐生菌，广泛存在于土壤、水、动物、人类等自然界中，在无生命的物体上存活时间较长。目前，鲍曼不动杆菌已成为医院感染的主要致病菌之一，仅次于大肠埃希菌与肺炎克雷伯菌。鲍曼不动杆菌感染危险因素包括：长时间住院、入住监护室、接受机械通气、有创性操作、抗菌药物暴露以及严重基础疾病等。该菌可引起医院获得性肺炎、血流感染、腹腔感染、中枢神经系统感染、泌尿系统感染、皮肤软组织感染等。常见于危重患者，并且常伴有其他细菌和真菌的感染。

2.耐甲氧西林金黄色葡萄球菌

耐甲氧西林金黄色葡萄球菌（MRSA）是携带 mecA 基因、编码低亲和力青霉素结合蛋白导致耐几乎所有的β内酰胺类的金黄色葡萄球菌。临床判断时，可查看是否对苯唑西林耐药或头孢西丁诱导实验阳性。绝大多数 MRSA 呈现多重耐药表型，对氨基苷类、大环内酯类、四环素类等耐药。依据 MRSA 可能获得的场所，将 MRSA 分为社区相关（CA-MRSA）和医院相关（HA-MRSA）。CA-MRSA 常携带有 pvl 基因，该基因编码重要的毒力因子 Pamon-Valentine 杀白细胞素，可导致坏死性肺炎。

3.耐万古霉素肠球菌

肠球菌为革兰阳性球菌，包含多个菌种，临床最常见的为尿肠球菌和粪肠球菌。肠球菌为人类肠道正常菌丛的一部分，但可导致多种感染。万古霉素是治疗肠球菌感染的主要药物，但 1988 年在英国首先发现了耐万古霉素肠球菌（VRE），其后许多国家都有报道。VRE 常对青霉素类、氨基苷类、大环内酯类和四环素类等呈现高水平耐药，呈多重耐药菌表型。

4.多重耐药的铜绿假单胞菌

铜绿假单胞菌为兼性厌氧的非发酵菌，为革兰阴性杆菌，广泛分布于自然界和医院环境中。该菌是条件致病菌，在医院内广泛定植于潮湿环境、物体表面、各类导管、开放性气道等，并可污染各类液体甚至消毒溶液。该菌对多种抗菌药物天然耐药，包括青霉素 G、第一和第二代头孢菌素、四环素和厄他培南，并且易于获得外源性耐药基因，导致对其他抗菌药物耐药从而导致多重耐药。

5.产超广谱β内酰胺酶和耐碳青霉烯的肠杆菌科细菌

肠杆菌科细菌是一大类革兰阴性杆菌，兼性厌氧。许多肠杆菌科细菌是人类和其他动物肠道正常菌丛的一部分，也有一些见于土壤和水环境。常见的肠杆菌科细菌包括大肠埃希菌、肺炎克雷伯菌、产酸克雷伯菌、阴沟肠杆菌、变形杆菌、沙门菌、志贺菌、鼠疫耶尔森菌等。其中最常见的为大肠埃希菌和肺炎克雷伯菌，可导致多种感染。

肠杆菌科细菌对包括头孢菌素在内的β内酰胺类耐药的主要机制是产β内酰胺酶。其中超广谱β内酰胺酶（ESBL）是能够介导对青霉素类、头孢菌素类和氨曲南耐药。产 ESBL 的菌株常同时对氨基苷类、磺胺类、氟喹诺酮类和四环素类耐药，导致临床治疗困难。然而，肠杆菌科细菌可通过产 A 类碳青霉烯酶（如 KPC 酶）和 B 类金属β内酰胺酶（如 IMP、VIM 和新近出现的 NDM）等对碳青霉烯耐药。对碳青霉烯耐药的肠杆菌科细菌常呈现出泛耐药或全耐药的表型，治疗极为困难。

（二）多重耐药菌的防控措施

多重耐药菌最主要由不规范抗菌药物（特别是三代头孢等）广泛应用及耐药细菌传播产生，其传播途径为接触传播，包括直接接触传播、间接接触传播以及共同媒介传播等方式，飞沫传播的情况。因此，预防和控制多重耐药菌的传播，应采取相关有效防治措施。

1.加强行政管理措施

应让预防和控制多重耐药菌成为病人安全管理的一部分，为预防和控制多重耐药菌的传播提供行政支持、财力和人力支持。多学科协作，监督和促进医务人员坚持标准预防和接触隔离措施，同时至少每季度给健康护理人员、行政管理人员和护理单元反馈多重耐药菌的感染趋势，包括感染流行或发生情况的改变、持续监测与有效控制。减少院内感染。

2.对医务人员的教育和训练

定期对医务人员进行多重耐药菌感染和传播的危险因素、预防措施等相关知识的培训，包括对多重耐药菌的管理经验和预防控制措施。

3.开展多重耐药菌的监测

建立监测系统，每发现一例多重耐药菌感染（定植）患者，及时提醒感染控制人员和主管医生。定期对临床感染（定植）多重耐药菌的情况进行汇总和统计分析，以评估多重耐药菌的发生率是否降低以及是否需要采取强化干预措施。

4.手卫生

在医疗活动中，应严格执行《医务人员手卫生规范》，遵循手卫生的时机，在接触病人前、清洁（无菌操作）前、接触病人后、接触患者血液体液后、接触患者环境后做好手卫生。

5.预防多重耐药菌传播的感染控制措施

（1）在医院内，针对所有的患者遵循标准预防的措施，在进行可能发生飞溅操作的操作如伤口冲洗、吸痰、插管或给气管切开的病人和可能出现分泌物喷溅的病人做护理时，戴口罩。

（2）对所有感染和定植多重耐药菌的患者实行接触隔离措施。最好将病人安置于单间。条件有限时，相同病原菌可集中安置，应悬挂隔离标识。不宜将多重耐药菌感染或者定植患者与留置各种管道、有开放伤口或者免疫功能低下的患者安置在同一房间。没有条件实施单间隔离时，应当进行床旁隔离。应减少转运，如需要转运时，应采取有效措施，减少对其他患者、医务人员和环境表面的污染，转诊之前应当通知接诊的科室，采取相应隔离措施。

（3）接触隔离患者的血液、体液、分泌物、排泄物等物质时，应戴手套；离开隔离病室前，接触污染物品后应摘除手套，洗手和手消毒。手上有伤口时应戴双层手套。

6.环境措施

（1）物品、医疗设备、装置等应专人专用，或使用一次性用品。

（2）加强清洁和消毒工作。要加强多重耐药菌感染患者或定植患者诊疗环境的清洁、消毒工作，特别要做好物体表面的清洁、消毒。要使用专用的抹布等物品进行清洁和消毒。对医务人员和患者频繁接触的物体表面（如心电监护仪、微量输液泵、呼吸机等医疗器械的面板或旋钮表面、听诊器、计算机键盘和鼠标、电话机、患者床栏杆和床头桌、门把手、水龙头开关等），采用适宜的消毒剂进行擦拭、消毒。被患者血液、体液污染时应当立即消毒。出现多重耐药菌感染暴发或者疑似暴发时，应当增加清洁、消毒频次。如果去除环境中的目标多重耐药菌失败，则应腾空病房进行彻底的环境清洁和消毒。

（3）在多重耐药菌感染患者或定植患者诊疗过程中产生的医疗废物，应当按照医疗废物有关规定进行处置和管理。

7.主动筛查

在多重耐药菌流行不可控的情况下，应开展主动筛查，对获得处于危险因素的人群进行监测，对鼻前庭进行检查，筛查 MRSA；采集大便、直肠拭子或肛周的拭子筛查 VRE；怀疑呼吸道储源应该采集气管内吸引物或痰标本筛查多重耐药革兰阴性菌。

当有流行病学证据显示医务人员是一个持续的传染源时，应对医务人员进行多重耐药菌的筛查，并采取去定植的措施。

多重耐药菌的防控是目前我国感染控制工作中面临的巨大挑战，也是 ICU 医疗工作中面临的最大的挑战之一。在医疗活动中，应基于现有的条件和设施，严格执行各项医院感染防控制度和防控措施，持续改进，预防和控制多重耐药菌在 ICU 中的传播。

（）

第五节　呼吸衰竭

呼吸衰竭是各种原因引起的肺通气和换气功能严重障碍，以致不能进行有效的气体交换，导致缺氧伴（或不伴）二氧化碳潴留，从而引起一系列生理功能和代谢紊乱的临床综合征。在海平大气压下，于静息条件下呼吸室内空气，并排除心内解剖分流和原发于心排血量降低等情况后，动脉血氧分压（PaO_2）低于 8kPa（60mmHg），或伴有二氧化碳分压（$PaCO_2$）高于 6.65kPa（50mmHg），即为呼吸衰竭（简称呼衰）。

主要临床表现包括呼吸困难、呼吸费力、气促、心悸、面色苍白、多汗、神志改变甚至意识模糊。呼吸衰竭的诊断主要依靠临床表现，并结合血气分析和胸部 X 线平片等辅助检查。任何引起肺通气和肺换气功能障碍的因素，均可导致呼吸衰竭。呼吸衰竭系临床常见危重症，必须作出早期诊断，并采取及时有效的抢救措施。为原发病的治疗争取时间和创造条件才能降低病死率。

一、病因

外呼吸功能的完成依赖于调节灵敏的呼吸中枢和神经传导系统、完整而扩张良好的胸廓、健全的呼吸肌、畅通的气道、正常的肺组织及与之相匹配的肺循环。按照病变的部位，呼吸衰竭临床常见的病因包括以下六类。

1.呼吸道病变

支气管炎症、支气管痉挛、异物等阻塞气道，引起通气不足、气体分布不匀，导致通气/血流比例失调，发生缺氧和二氧化碳潴留。

2.肺组织病变

肺炎、重度肺结核、肺气肿、弥散性肺纤维化、成人呼吸窘迫综合征（ARDS）等，可引起肺容量、通气量、有效弥散面积减少，通气/血流比例失调导致肺动脉样分流，引起缺氧和二氧化碳潴留。

3.肺血管疾病

肺血管栓塞、肺梗死等，使部分静脉血流入肺静脉，发生缺氧。

4.胸廓病变

如胸廓外伤、手术创伤、气胸和胸腔积液等，影响胸廓活动和肺脏扩张，导致通气减少吸入气体不匀影响换气功能。

5.神经中枢及其传导系统呼吸肌疾患

脑血管病变、脑炎、脑外伤、药物中毒等直接或间接抑制呼吸中枢；脊髓灰质炎以及多发性神经炎所致的肌肉神经接头阻滞影响传导功能；重症肌无力等损害呼吸动力引起通气不足。

二、分类

（一）按动脉血气分析分类

I型呼吸衰竭：缺氧无 CO_2 潴留，或伴 CO_2 降低，见于换气功能障碍（通气/血流比例失调、弥散功能损害和肺动-静脉样分流）的病例。

II型呼吸衰竭：系肺泡通气不足所致的缺 O_2 和 CO_2 潴留，单纯通气不足，缺 O_2 和 CO_2 的潴留的程度是平行的，若伴换气功能损害，则缺 O_2 更为严重。多见于慢性阻塞性肺疾病，需增加肺泡通气量，必要时加氧疗来纠正。

（二）根据起病缓急分类，可分为急性呼吸衰竭和慢性呼吸衰竭

1.急性呼吸衰竭

患者既往无呼吸道基础病，因突发因素如溺水、喉头水肿等，重症肺炎、心力衰竭、脑血管意外、药物中毒抑制呼吸中枢、呼吸肌麻痹、肺梗死、ARDS 等，在数分钟、数小时甚至数日内发生，病情发展迅速，甚至危及生命，需及时抢救。

2.慢性呼吸衰竭

多继发于慢性阻塞性肺疾病（COPD）、重症肺结核、间质性肺疾病，起病缓慢，机体产生相应的代偿性改变如血 HCO_3^- 增高。部分患者因合并呼吸道感染、气胸、肺栓塞等情况，病情在短时间内加重，出现 PaO_2 进一步下降和 $PaCO_2$ 显著升高，属于慢性

呼吸衰竭急性发作。

（三）泵衰竭与肺衰竭

1.泵衰竭

呼吸中枢、周围神经、呼吸肌和胸廓等驱动或制约呼吸运动的组织器官统称呼吸泵。因呼吸驱动力不足或呼吸运动受限制而引起的呼吸衰竭为泵衰竭，主要表现为通气量不足，出现缺氧伴 CO_2 潴留。

2.肺衰竭

因气道、肺脏、肺血管疾患引起的属肺衰竭。因上呼吸道阻塞引起的呼吸衰竭与泵衰竭相似，主要表现为通气量不足。因肺组织病变引起的呼吸衰竭除通气量下降外，主要为氧合功能障碍，通气/血流比值失调是其主要原因。低氧血症是肺衰竭的共同表现，只有当通气量明显下降时才伴有 CO_2 潴留。

三、呼吸衰竭发病机制

呼吸衰竭的发病机制主要涉及缺氧和二氧化碳潴留，其中二氧化碳潴留的发病主要与通气不足有关，而缺氧还涉及通气/血流（V/Q）比值失调，弥散障碍等因素。

（一）通气不足

通常健康成人静息呼吸空气时，每分钟约耗氧 250ml，产生 200ml 左右二氧化碳，约需 4L 肺泡通气量才能有效地保持氧和二氧化碳的动态平衡。肺泡通气量不足时即会出现二氧化碳分压升高和肺泡氧分压降低。

（二）V/Q 比值失调

有效的气体交换（尤其是氧）除要求足够的肺泡通气量之外，还要求进入肺泡内的气体与血流充分接触。只有每个肺泡或每个肺区域的 V/Q 比值均为 0.8 左右，才能保证高效率的气体交换。V/Q 比值<0.8 时，即不能充分摄氧和排出二氧化碳，类似于"静-动脉分流"。V/Q 比值>0.8 时，部分气体则无机会与肺毛细血管接触，形成无效通气或称为"无效腔效应"。健康人由于重力的影响，也存在区域性比值的差别。但在临床实践中，V/Q 比值失调，除非是由严重通气不足引起，后果主要造成缺氧，而不引起二氧化碳潴留。其原因有以下两点。

1.缺氧和二氧化碳潴留均刺激肺泡通气和增加血流，由于二氧化碳解离曲线和氧解离曲线的差别，V/Q>0.8 的肺泡可排出更多的二氧化碳，但无法摄取更多的氧。

2.动静脉分流，V/Q0.8，静脉与动脉血氧和二氧化碳分压差分别为 60mmHg 和 6mmHg，相差悬殊。因此，静脉血分流进入动脉后，动脉血氧分压下降的幅度远较二氧化碳分压显著。

（三）弥散功能障碍

弥散功能障碍主要影响氧合功能，因为氧和二氧化碳通过肺泡毛细血管膜的弥散力相差很大，根据两者分子量和在体液中的溶解度计算，前者仅为后者的 1/20。但与 V/Q 比值失调比较，在病理变化引起弥散功能障碍之前，即已对 V/Q 比值产生了明显影响，所以 V/Q 比值失调对氧合功能的影响更重要，是最多见的低氧原因。

（四）氧耗量增加

健康成人静息状态下氧耗量不构成缺氧原因。成人每分钟氧耗量仅为 250ml 左右，4L/min 肺泡通气量即可保持适当的肺泡氧分压，维持 PaO_2 在生理范围。在发热、寒战和高气道阻力（如和哮喘、COPD）时可明显增加氧耗量，影响肺泡 PO_2。寒战时，氧耗量可达 500ml/min 支气管哮喘重度发作时，氧耗量可达正常几倍。如果肺泡通气量不变，随着氧耗量的增加，肺泡氧分压即明显下降。

（五）吸入气氧分压降低

在海平面生活的健康人，吸入氧气浓度 21%，可保持动脉血氧分压在 90~100mmHg，即使高龄老年人，如果无明显心肺疾病，动脉血氧分压也可保持在 90mmHg 以上。但是高原，由于大气压随海拔升高而氧浓度降低，肺泡氧分压相应减少，致使健康年轻人出现缺氧表现，甚至发生高原性疾病，如肺动脉高压，慢性肺心病等。

四、呼吸衰竭对机体的影响

呼吸衰竭时发生的缺氧和 CO_2 潴留，可影响全身各系统的代谢和功能。它们对机体的危害程度既与 PaO_2 和 $PaCO_2$ 的绝对值有关，更与 PaO_2 下降或 $PaCO_2$ 上升的速度和持续时间有关。

（一）中枢神经系统变化

中枢神经系统对缺氧十分敏感。缺氧程度不同，其影响也各异。PaO_2 降至 60mmHg 时，可出现注意力不集中、智力和视力轻度减退；PaO_2 低于 50mmHg 时，患者烦躁不安、定向与记忆障碍、谵妄；PaO_2 低于 30mmHg 时，患者意识丧失，陷入昏迷；PaO_2 低于 20mmHg 时，几分钟内神经细胞可发生不可逆性损害。缺氧发生的缓急及个体差异性也影响上述变化的出现。

CO_2 参与脑血流调节。当 $PaCO_2$ 在 100mmHg 内，$PaCO_2$ 每增加 10mmHg，脑血流量增加 50%。$PaCO_2$ 大于 80mmHg 时，患者头痛、烦躁不安、扑翼样震颤；$PaCO_2$ 大于 90mmHg 时，可出现昏迷，即所谓"CO_2 麻醉"。$PaCO_2$ 增高引起的昏迷与其发生速度有关。慢性呼吸衰竭患者耐受性较高，$PaCO_2$ 达到 100mmHg，PH 在正常范围内，仍可保持神志清醒。

呼吸衰竭引起的神经精神状态综合征称为肺性脑病，早期表现为头痛、头昏、失眠、兴奋、烦躁不安和睡眠倒错，晚期还可出现昏迷、谵妄、精神错乱、抽搐和呼吸抑制。肺性脑病的发病机制为缺氧、CO_2 潴留和酸中毒三个因素共同作用损伤脑血管和脑细胞。正常脑脊液的缓冲作用较血液弱，其 pH 也较低。血液中 HCCV 和 IT 不易通过血脑屏障进入脑脊液，因此，脑脊液的酸碱调节需时较长。CO_2 潴留时，脑脊液 pH 降低明显。当脑脊液 pH 低于 7.25 时，脑电波变慢，pH 低于 6.8 时，脑电活动完全停止。缺氧和 CO_2 潴留均会使脑血管扩张。缺氧损伤血管内皮细胞，使其通透性增高，导致脑间质水肿。缺氧导致细胞 ATP 生成减少造成细胞膜 Na^+-K^+ 泵功能障碍，引起细胞内高钠和水增多，形成脑细胞水肿。此外，脑细胞内的酸中毒可引起抑制性神经递质γ-氨基丁酸生成增多，加重中枢神经系统的功能和代谢障碍。

（二）循环系统变化

缺氧和 CO_2 潴留均可兴奋心血管运动中枢，使心肌收缩力增强、心率增快、心排出量增加。它们对机体不同部位血管的作用各异，脑血管和冠状动脉扩张，肺、肾及其他腹腔脏器血管收缩。缺氧可致皮肤血管轻度收缩，而 CO_2 潴留则使之扩张。长期缺氧和 CO_2 潴留可引起肺小动脉收缩、形成慢性肺动脉高压，导致右心室肥大。

（三）呼吸系统变化

PaO_2 降低刺激外周化学感受器，反射性增强呼吸运动，此反应在 PaO_2 降至 60mmHg 时才明显，为一种保护性反射调节。当 PaO_2 降至 30mmHg 时，严重缺氧直接抑制呼吸中枢。$PaCO_2$ 升高主要刺激中枢化学感受器，引起呼吸加深加快；长时间严重 CO_2 潴留会造成中枢化学感受器对 CO_2 的刺激效应发生适应；当 $PaCO_2$ 升至 80mmHg 时，反而抑制呼吸中枢，此时，呼吸运动主要靠缺氧对外周化学感受器的刺激而得以维持。

（四）其他系统变化

缺氧可引起肝细胞水肿、变性、甚至坏死，使丙氨酸氨基转移酶上升；严重缺氧因使胃壁血管收缩而降低胃肠黏膜的屏障作用、CO_2 潴留则可引起胃酸分泌增多，其共同作用的结果是导致消化不良、食欲不振，甚至胃肠黏膜糜烂、溃疡及出血；缺氧和 CO_2 潴留均可引起肾血管收缩，致肾血流量减少，轻者尿中出现蛋白、红细胞、白细胞，严重者发生急性肾功能衰竭。慢性缺氧产生继发性红细胞增多，血液黏稠度增加等。当缺氧得到纠正时，受损的肝、肾功能可逐渐恢复正常。

五、临床表现

呼吸衰竭的临床表现因原发病的不同而有很大差异，但均以缺氧和 CO_2 潴留对机体的影响为基本表现，出现一些典型的症状和体征。

1.呼吸困难

呼吸困难是呼吸衰竭最早出现的重要症状。患者主观感为气急，客观表现为呼吸用力，伴有呼吸频率、深度与节律的改变。出现点头或提肩呼吸，有时还可见鼻翼扇动、端坐呼吸。

2.发绀

发绀是缺氧的典型体征，舌色发绀较口唇、甲床更明显。因发绀是由血液中还原血红蛋白的绝对值增多引起，故重度贫血患者即使有缺氧也并不一定有发绀。

3.神经精神症状

急性呼吸衰竭的神经精神症状较慢性明显。急性严重缺氧可出现谵妄、抽搐、昏迷。慢性者则可有注意力不集中、智力或定向功能障碍。CO_2 潴留出现头痛、肌肉不自主抽动或扑翼样震颤，以及中枢抑制之前的兴奋症状如失眠、睡眠倒错、烦躁、昏迷等。

4.循环系统症状

缺氧和 CO_2 潴留均可导致心率增快、血压升高。严重缺氧可出现各种类型的心律失常，甚至心脏停搏。CO_2 潴留可引起多汗、球结膜充血和水肿、颈静脉充盈等。长期缺氧则引起肺动脉高压、右心室肥大，出现相应体征。

5.其他脏器的功能障碍

严重缺氧和 CO_2 潴留可导致肝肾功能障碍，出现黄疸、肝功能异常、上消化道出血；血尿素氮、肌酐增高，尿中出现蛋白、管型等。

6.酸碱失衡和水、电解质紊乱

因缺氧而过度通气可发生呼吸性碱中毒。CO_2 潴留则表现为呼吸性酸中毒。长时间严重缺氧则出现代谢性酸中毒及电解质紊乱。

六、血气分析

呼吸衰竭的诊断主要依靠动脉血气分析。目前仍采用 $PaO_2 < 60mmHg$ 和 $PaCO_2 > 50mmHg$ 作为诊断指标。临床应用时，应注意以下几点。

1.一般情况下，只要呼吸平稳，$PaCO_2$ 比较稳定，而 PaO_2 则随年龄、海拔、氧疗和体位等变化而有较大差异。阻塞性睡眠呼吸暂停综合征患者 PaO_2 和 $PaCO_2$ 存在昼夜节律性变化，白天基本正常，应注意夜间出现明显低氧血症和高碳酸血症。

2.对于无血气分析的基层医疗单位，可根据 SaO_2 与 PaO_2 地对应关系，大致推算出 PaO_2。SaO_2 为 90% 时，PaO_2 对应于 60mmHg；SaO_2 在 85%~90% 之间，PaO_2 为 50~60mmHg；SaO_2 在 75%~85% 时，PaO_2 为 40~50mmHg。

3.低氧血症是氧合功能障碍的表现，只有当肺泡通气量明显下降时才伴有 CO_2 潴留。故 PaO_2 降低患者的 $PaCO_2$ 可降低、正常或升高；但 $PaCO_2$ 升高者常有 PaO_2 降低；仅在氧疗过程中出现 $PaCO_2$ 升高伴 PaO_2 正常。而且，COPD 以外的疾患如出现 CO_2 潴留，多提示病情危重。

4.慢性高碳酸血症因肾脏的代偿，pH 常趋于正常。通常可根据 pH 判定 $PaCO_2$ 是否为急性增加，急性呼吸衰竭时，$PaCO_2$ 每升高 10mmHg，pH 下降 0.08；慢性呼吸衰竭时，$PaCO_2$ 每升高 10mmHg，pH 下降 0.03。如无代谢性酸中毒，任何水平的高碳酸血症伴有 pH<7.30，均应注意有无急性呼吸衰竭。

5.ARDS 虽属急性呼吸衰竭，但因其发病机制、病理及临床表现具有特殊性，一般为I型呼吸衰竭，故有其相应的诊断标准。

七、治疗

(一)急性呼吸衰竭的治疗

治疗原则首先是保持呼吸道通畅、吸氧并维持适宜的肺泡通气，其次为明确病因、治疗原发病及对症支持治疗。

1.氧疗

急性呼吸衰竭病人均需要氧疗，应该立即通过鼻导管或面罩增加吸入氧浓度来纠正病人缺氧状态。无效者可通过无创或有创机械通气给病人吸入一定浓度氧纠正缺氧。

2.保持呼吸道通畅

通畅的呼吸道是实施各种呼吸急救措施的必要条件。呼吸骤停患者常因体位不当、舌后坠、口咽部肌肉松弛、呼吸道分泌物等导致上呼吸道阻塞。呼吸急救的要点是使患者取仰卧位，头后仰、下颌向前，迅速清除呼吸道分泌物或异物。口对口呼吸是一种简便而有效的临时急救措施。若患者牙关紧闭，则可改为口对鼻呼吸。当上气道阻塞不能解除时，可行紧急环甲膜切开术开放气道。

若经上述处理，仍难以维持呼吸道通畅，或因病情需要长时间维持肺泡通气者，则需及时建立人工气道。一般有简便人工气道、气管插管、气管切开三种方法。简便人工气道主要有口咽通气道、鼻咽通气道和喉罩。气管插管和气管切开是重建呼吸道最为可靠的方法。紧急情况下多选择经口插管，其操作速度快于经鼻插管。经鼻插管容易被清醒患者耐受，但鼻窦炎发生率较高。

目前使用的气管插管或气管切开管的气囊多为低压高容型，对气管黏膜的损伤较小，不再提倡定期气囊放气。一般认为，气囊的压力维持在 $25cmH_2O$ 以下较为安全。建立人工气道后，应注意在无菌条件下行气道内分泌物的吸引和气道的湿化。

3 改善气体交换

(1)呼吸兴奋药：参见慢性呼吸衰竭治疗。

（2）机械通气：应用机械通气可维持必要的肺泡通气量，降低 $PaCO_2$、改善肺的气体交换效能、使呼吸肌得以休息，并有利于恢复呼吸肌功能。可首选无创机械通气。但病人应具备以下基本条件：①清醒合作；②血流动力学稳定；③不需要气管插管保护（即无误吸、严重消化道出血、气道分泌物过多且排痰不利等）；④无影响使用鼻/面罩的面部创伤；⑤能耐受鼻/面罩。无效者应及时气管插管采用有创通气。

气管插管的指征因病而异。病人昏迷逐渐加深，呼吸不规则或暂停，呼吸道分泌物增多，咳嗽和吞咽反射明显减弱或消失时，应考虑气管插管使用有创机械通气，同时根据血气分析和临床疗效调整呼吸机参数。机械通气的主要并发症为过度通气、呼吸性碱中毒、通气不足、加重原有的呼吸性酸中毒和低氧血症。并可出现血压下降、心排血量减少、脉搏增快等循环功能紊乱。气道压力过高或潮气量过大还可导致气胸、纵隔气肿或间质性肺气肿等气压伤。长期使用人工气道者，还可并发呼吸机相关肺炎（VAP）。

4.病因治疗

机械通气只为呼吸衰竭的基础治疗赢的时间，根本治疗主要为去除诱发因素。为此，在解决呼吸衰竭本身造成危害的前提下，还要及时针对不同病因采取适当的治疗措施，如肺炎应该积极抗感染治疗，哮喘应加强抗炎和平喘治疗。

5.一般支持疗法

电解质紊乱和酸碱平衡失调的存在，可以进一步加重呼吸系统乃至其他系统的功能障碍，并可干扰呼吸衰竭的治疗效果，因此应及时加以纠正。加强液体管理，防止血容量不足和液体负荷过大，保证血细胞比容（HVT）在一定水平，对于维持氧输送能力和防治肺水肿有重要意义。因为呼吸衰竭时可由于摄入不足和代谢失衡诱发营养不良，需保证充足的营养及热量供给。

6.综合监测与支持

呼吸衰竭往往会累及其他重要脏器，应及时将重症病人转入 ICU，加强对呼吸、心脏、脑和肝肾等重要脏器功能的监测与支持。积极预防和治疗肺动脉高压、肺源性心脏病、肺性脑病、肾功能不全、消化道功能障碍和弥散性血管内凝血（DIC），以及注意防治多器官功能障碍综合征（MODS）。

7.肺损伤性急性呼吸衰竭的治疗

目前尚无有效的方法中止 ALI/ARDS 的炎症性肺损伤，也无修复肺损伤的药物应用于临床，可应用的治疗原则主要为去除病因、抗感染、改善氧合和组织氧供，纠正水、电解质紊乱和酸碱失衡以及支持治疗，为肺损伤自然修复争取时间。

（1）去除病因：在 ALI/ARDS 的防治中占有重要地位。如果基础疾病为脓毒血症，除了清除感染灶外，应及早凭经验联合选用可能有效的抗生素，然后再根据药敏试验结果选择敏感抗生素。同时加强呼吸道卫生，如有效地进行呼吸道湿化，物理排痰，鼓励病人咳嗽等，以切断院内感染途径。部分直接和间接肺损伤的原因（严重感染，急诊大量输血输液）是可以治疗或避免的。如避免大量输血、输液及积极早期诊断和治疗原发病，避免高浓度吸氧和保护性机械通气对预防疾病进展具有重要意义。

（2）防治肺水肿：在 ALI/ARDS 治疗中应采取有效措施防治血管内静水压力升高，以减少肺水肿和改善肺功能。合理的策略是在保持适当系统灌注的前提下保持低水平的血管内容量。如果在恢复血管内容量后不能保持系统灌注，如脓毒血症休克时见到的，即提示应该用血管加压药物治疗来恢复最终的器官灌注并保持氧运输正常化。

（3）改善气体交换：①增加吸氧浓度：对分流量较大的病人，单纯增加 FiO_2 是不够的。因其低氧血症是肺泡内渗出和肺不张所引起的分流样效应，需应用机械通气加 PEEP；②机械通气：现已清楚地注意到，使用 PEEP 可改善 ALI/ARDS 的氧合，允许减少吸氧浓度。其机制是增加功能残气量，使萎陷的肺泡重新启用。

（4）防治肺损伤：①抗炎和抗氧化治疗：ALI/ARDS 肺损伤本质是炎症的认识引起了抗感染治疗的兴趣，特别是应用糖皮质激素治疗。然而其疗效一直存在争论.在发病前或早期使用糖皮质激素，并没有表现出明显效果，最近还被试用于治疗其后期纤维化性肺泡炎。除了糖皮质激素外，其他的抗炎药物也被设计用来干扰急性肺损伤的过程，但结果也没发现有明显疗效。这提示急性肺损伤炎症的复杂性和严重性，也可能需要精密设计个体化研究方案；②防治继发性肺损伤：大量临床研究已经证实 VILI 促进了病人的死亡。其机制可能为通过加重存在的肺损伤、延长需要机械通气的时间、增加患其他监护室并发症的危险，进而增加病人死亡率。VILI 也可以增加炎症介质释放入血，损害其他脏器，甚至介导多脏器功能不全/衰竭综合征（MODS/MSOF）。现在临床上采用的小潮气量通气策略可能无法完全预防 VILI 的发生。因此，有必要进一步研究 VILI 的细胞学机制，以便进一步指导和完善病人的通气策略。

（5）防治并发症：①预防呼吸机相关肺炎：除了积极治疗原发病、选择合适抗生素外，还应积极采取措施缩短病程和机械通气时间、加强物理治疗和营养支持。肺部物理治疗，包括体位、翻身、拍背、主动或被动性咳嗽、排痰和气道湿化，有利于充分发挥人体呼吸道非特异性防御功能的作用，可获得事半功倍的疗效；②防治气压伤：气压伤是影响 ALI/ARDS 机械通气病人预后的重要因素之一，一旦发生即应及时处理。包括积极治疗基础病、调整呼吸机和气道压力，同时建立引流通道，排除积气。气胸是气压伤中最常见的形式，应立即切开插管闭式引流。肺复张不满意时，可用-10~20cmH$_2$O 负压吸引。如果连续吸引 24h 后还有大量气泡溢出，提示存在支气管胸膜瘘。常规方法无效时可请胸外科医生帮助，进行明视或经胸腔镜手术修补。有条件者也可考虑分侧通气，但技术复杂，护理困难。此外，还应注意防治纵隔气肿、心包积气等气压伤；③防治应激性溃疡：应激性溃疡的治疗应针对病因，积极纠正低氧、二氧化碳潴留、低血压，改善微循环和纠正酸中毒。此外，对应激性溃疡和上消化道出血的预防性治疗对高危人群具有重要意义。可应用抗酸药物或减少胃酸分泌的药，如西咪替丁、雷尼替丁或奥美拉唑。但胃液升高后胃部细菌定殖也随之增多，可增加呼吸机相关肺炎的发病率。因此，也可用硫糖铝，既不减少胃酸或胃蛋白酶水平，又有助于预防应激性溃疡。胃肠营养也有助于预防应激性溃疡，但机制尚不清楚。发现应激性溃疡出血后应积极给予奥美拉唑等有效的抗酸药物，同时还可经鼻胃管给予去甲肾上腺素加冰盐水或凝血酶治疗；④防治 MODS/MSOF：能引起 MODS/MSOF 病因很多，但缺氧和休克导致的组织器官灌注不良和感染是主要因素。因此，应格外重视缺氧、休克和感染的治疗。

（6）降低肺动脉高压：一氧化氮（NO）是强力的血管扩张药，可通过吸入释放到肺血管结构中而不引起系统血管扩张。虽然有研究提示吸入一氧化氮对八 11/八尺 03 可能有效，但 I 期临床试验却表明吸入一氧化氮没有减少死亡率或缩短机械通气时间。这一治疗改善氧合的作用也不大、不持久，降低肺动脉压力幅度也有限。因此，目前尚不能推荐将一氧化氮作为常规治疗手段，但是用于难治性低氧血症的抢救性治疗可能是有效的。也有报道前列腺素可在降低肺动脉压力的同时，不明显影响气体交换，但也缺乏大规模临床验证。

（7）膜氧合和血液净化：早在 1970 年即认识到了 VILI 的可能性，并导致了启动体外膜肺（ECMO）合并应用较小潮气量机械通气的试验。然而，如同体外移除二氧化碳的研究一样，并没有减少死亡率，而且可产生炎症因子而导致肺及其他器官的损害。近年，随着血液净化技术的进步，又重新引起了用血液净化和体外膜肺合治疗 ARDS 的兴趣。从理论上分析这是有可能用于重症 ARDS 治疗方法的，是否可推广应用，也有待于循证医学验证。

（二）慢性呼吸衰竭的治疗

治疗原则是改善和纠正缺氧、CO_2 潴留以及代谢功能紊乱，提高生活质量；预防或减轻并发症的发生及程度；积极治疗基础疾病中的可逆性病变成分。

1.保持呼吸道通畅

保持呼吸道通畅原则与急性呼吸衰竭基本一致。

（1）支气管扩张剂：对于 COPD 或存在有气道高反应性的患者，应使用支气管扩张剂。常用茶碱、β_2 受体激动剂和抗胆碱能药，对于后两类药首选吸入制剂。使用茶碱和 β_2 受体激动剂过程中，需注意心脏的不良反应。目前已将吸入抗胆碱能药作为 COPD 患者的一线治疗药物，常用溴化异丙托品和噻托溴铵。前药为短效制剂，吸入后 5~10 分钟起效，持续 4~6 小时；后者为长效剂，每天一次吸入治疗，可保持 24 小时疗效。

（2）祛痰剂：呼吸道分泌物过多或不易排出常加重通气障碍，使病情进一步恶化。可用溴己新或氨溴索祛痰，后者的作用较前者强，它不仅降低痰液黏度，而且增强黏膜纤毛运动，促进痰液排出。另可选用中药鲜竹沥液等。

（3）湿化及雾化治疗：湿化吸入气体和雾化给药均可达到净化、湿化气道及局部治疗（解痉、消炎、祛痰等）作用。理想的雾化要求：等渗液体、雾滴直径为 1~3mm、雾化气体的水分应达到 100mg/L、深而慢的口呼吸，并在吸气后适当屏气。湿化和雾化治疗的局部用药有 β_2 受体激动剂、抗胆碱能药物、抗生素、激素等。治疗中应避免交叉感染、气道痉挛及干稠分泌物湿化后的膨胀作用。

（4）胸部理疗：凡气道分泌物增多、黏稠或分泌物的自然清除机制受损时，可考虑胸部理疗，如体位引流、拍击、振荡和深呼吸等。

2.氧疗

长期家庭氧疗对 COPD 并发慢性呼吸衰竭患者具有重要作用，已证明它可降低患者肺动脉高压、明显改善生活质量、提高存活率。要求吸氧持续时间不应少于 15h/d。

严重缺氧患者可在短时间内吸入高浓度氧，随后应及时将吸氧浓度调节至纠正缺氧的最低水平。对于II型呼吸衰竭患者强调控制性氧疗，因为吸氧可能会加重 CO_2 潴留和呼吸性酸中毒。

3.机械通气治疗

（1）无创通气：循证医学支持 COPD 急性加重期、心源性肺水肿、免疫功能低下并呼吸衰竭及辅助拔管的 COPD 患者行无创通气。无创性通气可减轻呼吸肌疲劳，也适用于家庭治疗。无创通气对饮食、谈话影响小，减少了气管插管或气管切开的并发症如呼吸机相关肺炎的发生率，可缩短住院时间。

接受无创通气的患者需具备下列条件：①意识清醒，具备咳痰和自主呼吸能力；②血流动力学稳定；③无面部和上呼吸道外伤；④无严重心律失常、无未经引流的气胸或纵隔气肿和严重腹胀、无误吸、无气道分泌物过多且排痰不利等情况；⑤有良好的配合能力等。

临床常用双水平气道正压通气（BiPAP）辅助通气。BiPAP 可以对吸气相和呼气相气道压分别进行调节，在吸气时提供较高的压力（10~25cmH$_2$O），在呼气时提供较低的压力（3~5cmH$_2$O）。BiPAP 的主要缺点是不能保证有效通气量。无创通气失败的常见原因有：患者不合作或不能耐受面罩或有恐怖感；鼻（面）罩不合适，漏气大；气道内存在大量分泌物或不能有效咳嗽。

应用无创通气过程中需要及时、准确地判断疗效，以确定是继续应用还是转换为有创通气。一般认为，应用无创通气 1~2 小时后，如果病情恶化或患者不耐受，应及时转为有创通气。

（2）有创通气：目前尚无明确、统一的标准来决定呼吸衰竭患者是否接受有创通气治疗。对不同原因所致的呼吸衰竭，上机的标准应有所差异。机械通气仅仅是一种支持呼吸功能的手段，对原发病并无治疗作用，其价值在于为诊治原发病及呼吸功能的恢复争取时间。上机之前应充分估计原发病是否可逆、有无撤机的可能，并综合考虑医疗、社会、经济等诸多因素。

临床可根据患者的一般情况（意识、呼吸频率及节律、自主排痰能力）及动脉血气指标的动态变化判定。当出现意识障碍、呼吸频率过快或过慢（如>35~40 次/分或<8 次/分）；呼吸节律不规则；无力咳痰；或自主呼吸微弱或消失；吸氧条件下 PaO$_2$<50mmHg；PaCO$_2$ 进行性升高，pH 动态下降。提示需及时使用有创通气。对 COPD 急性加重所致的慢性呼吸衰竭，选择上也的 PaO$_2$ 值一般较急性呼吸衰竭低。

根据患者的呼吸情况，选择控制性或辅助性通气模式。前者适用于自主呼吸不规则、减弱或消失，后者适用于自主呼吸存在并与呼吸机协调良好的患者。目前尚无充分的依据证明哪种模式最好，总的原则是当病情趋于稳定时尽早由控制模式改为辅助模式。有气道阻塞或存在肺部疾患时，宜选用同步性能好的呼吸机，以减少人机对抗并确保肺泡通气量的稳定。脑部及神经肌肉疾患所致的呼吸衰竭，因肺功能正常，各种类型的呼吸机均可选用。

为克服传统机械通气的局限性，目前提倡一些新的机械通气策略，循证医学将小潮气量（6ml/kg 理想体重）通气作为肺保护策略的 A 级推荐意见，因其能有效避免机械通气相关的肺损伤。同时注意平台压应小于 35cmH$_2$O。肺开放策略是指采用肺复张手法，即一次或多次给予高于常规平均气道压的压力并维持一定的时间（一般不超过 2 分钟）。肺复张手法一方面能使更多的萎陷肺泡开放，另一方面还可以防止小潮气量通气所带来的继发性肺不张，从而能达到减少肺损伤和改善肺顺应性及氧合目的。

（3）有创-无创序贯通气的应用：患者接受有创通气后，当呼吸衰竭得到一定程度缓解但尚未达到传统地拔管-撤机标准之前，代之以无创通气，从而减少有创通气的时间，称之为有创-无创序贯通气策略。多项研究证实该法可显著提高撤机成功率，缩短机械通气和住 ICU 的时间，降低院内感染率，增加患者存活率。

有创-无创序贯通气能否成功的关键是把握有创通气转为无创通气的切换点，王辰等提出对于 COPD 急性加重期患者以肺部感染控制窗作为切换点，能较准确地判断早期拔管时机。通过使用有效抗菌药和及时引流人工气道内痰液后，支气管-肺部感染往往在 5~7 天内得到控制，表现为痰量减少、黏度变稀、痰色转白、体温下降、血白细胞计数降低、X 线胸片上支气管-肺部感染影消退，此阶段称为肺部感染控制窗。肺部感染控制窗后若不及时拔管，则可能随插管时间延长并发呼吸机相关肺炎。出现肺部感染控制窗时患者痰液引流问题已不突出，而呼吸肌疲劳仍较明显，需要较高水平的通气支持，此时撤离有创通气，继之无创通气，能进一步缓解呼吸机疲劳，改善通气功能，明显减少再插管或气管切开。

（4）疾病特异性的机械通气治疗

1）COPD：COPD 患者因病情反复发作，需多次接受机械通气治疗，原则上选择气管插管，尽量避免气管切开。一般可采用辅助通气模式，以 PSV 较常用，压力支持从低压（$10cmH_2O$）开始，逐渐增加压力，最高压力以＝s30cmH$_2$O 为妥。由于 PSV 的主要缺点是没有通气量的保证，临床可采用 SIMV＋PSV，必要时设置 MMV 功能以保障通气安全。

COPD 急性发作期患者几乎均存在内源性呼气末正压（PEEPi），故可在呼气末加用一定的正压（通常为 $3~5cmH_2O$），以减少呼吸肌克服 PEEPi 做功，促进人机协调。患者多有慢性呼吸性酸中毒，因肾脏的代偿，体内 HCOr 增加，若（O$_2$ 排出过快，容易从酸中毒转变为碱中毒。故原则上使 PaCO$_2$ 逐渐下降，在 1~2 天达到或稍低于患者急性发作前的水平即可。

2）神经肌肉性疾病：主要为泵衰竭，由呼吸肌无力所致，患者的中枢呼吸驱动及肺换气功能基本正常。因呼吸肌无力使肺不能充分膨胀，易发生肺不张，可采用较大的潮气量（12ml/kg），必要时加用呼气末正压（$5~10cmH_2O$）或叹息（sigh）功能，以防止肺不张。该类患者肺功能基本正常，只要保证足够的通气量，吸入较低浓度的氧（FiO$_2$ 为 0.25~0.35），即可维持动脉血气于正常水平。对病情进展缓慢、延髓呼吸中枢功能正常、气道分泌物不多的患者可选择无创通气。一般根据患者自主呼吸力量的强弱，选择控制或辅助性通气模式。估计短期内有可能脱离机械通气者，可选用气管插管建立人工气道，若机械通气超过 2 周以上者，则应行气管切开。

3）脑部病变：常见由脑血管意外、颅脑外伤、脑炎等所致的中枢性呼吸衰竭。原则与神经肌肉性疾病的机械通气治疗类似。当伴有颅内高压时，可采用控制性过度通气，使 PaCO$_2$ 保持在 25~30mmHg 范围内，脑血管处于轻度收缩状态，以利于降低颅内压。颅内高压改善后，应逐渐减低通气量，使 PaCO$_2$ 恢复正常。部分患者的咳嗽反射减弱甚至消失，容易并发下呼吸道感染，应注意人工气道的护理。

4）外科手术后：外科术后呼吸功能减退的发生率较高，常见于胸腹部手术后。因术后肺不张、间质性肺水肿、误吸、肺部感染等引起。心胸外科手术、原有肺部基础疾患接受上腹部手术后，呼吸衰竭发生率较高，对此类患者可积极行机械通气治疗，帮助患者顺利渡过术后数日内呼吸功能明显下降这一关键阶段。因胸腹部手术切口对呼吸运动有一定影响，可设置相对较小潮气量及较快通气频率。可选 PSV 或 CPAP 等通气模式。

4.抗感染治疗

因住院时间久、免疫功能低下或缺陷、接受机械通气治疗等因素，患者易发生医院获得性下呼吸道感染。因此，选择有效的抗菌药物、采用适当的剂量和疗程控制感染十分重要。临床可通过呼吸系统症状和体征的变化、体温、外周血象、C反应蛋白及降钙素原等指标综合判断下呼吸道感染的控制状况。部分患者因年老体弱、机体反应性差，当出现呼吸道感染时仅有咳嗽和咳痰或气道分泌物增加（机械通气时），或呼吸频率增快、PaO_2降低。而较少有发热及外周血白细胞的升高，胸部X线检查可能缺乏明显改变。此时，观察咳嗽和咳痰或气道分泌物的变化常成为判断抗感染治疗是否有效的重要指标。

5.纠正酸碱失衡

（1）呼吸性酸中毒：在慢性呼吸衰竭中最常见。主要因通气不足、CO_2潴留产生高碳酸血症所致。原则上对此类患者不常规补充碱剂。仅当pH<7.200，每次补充5%碳酸氢钠40~50ml，然后复查血气，只要将pH升至7.20以上即可。临床应注意如通气功能得不到改善，则输入的碳酸氢钠有可能使$PaCO_2$上升更高。保持呼吸道通畅、增加肺泡通气量是纠正此型失衡的关键。

（2）呼吸性酸中毒合并代谢性碱中毒：常见于呼吸性酸中毒的治疗过程中，多为医源性因素所致。补充碱剂过量；应用利尿剂、糖皮质激素等药物致排钾增多，出现低血钾；呕吐或利尿剂使用引起低血氯；应用机械通气致CO_2排出过快等。碱中毒使组织缺氧加重、抑制呼吸中枢而对机体危害较大。处理原则为纠正呼吸性酸中毒的同时，只要每日尿量在500ml以上，常规补充氯化钾3~5g。若pH过高，可静脉滴注盐酸精氨酸10~20g。

（3）呼吸性酸中毒合并代谢性酸中毒：与严重缺氧、休克、感染、肾功能障碍等有关，常提示病情危重、预后差。处理包括增加肺泡通气量、纠正CO_2潴留；治疗引起代谢性酸中毒的病因；适当使用碱剂，补碱的原则同单纯型呼吸性酸中毒，以后根据血气再酌情处理。

（4）呼吸性碱中毒：多见于I型呼吸衰竭患者因缺氧引起CO_2排出过多所致。一般不需特殊处理，以治疗原发病为主。

6.呼吸兴奋剂

因呼吸中枢抑制而引起肺泡通气不足如镇静药中毒等，适宜应用呼吸兴奋剂。COPD引起的慢性呼吸衰竭，应用呼吸兴奋剂的疗效取决于气道阻力、胸肺顺应性、中枢反应性低下的程度等因素。当气道阻力增加、胸肺顺应性降低时，呼吸兴奋剂增加通气量的益处可能被氧耗量的增加所抵消，甚至得不偿失。若无明显效果则应停用，不可无限制地增加剂量，剂量过大可引起惊厥、氧耗量增加、加重呼吸肌疲劳。脊髓及神经肌肉疾患、肺水肿、ARDS、肺间质纤维化等以换气障碍为特征的呼吸衰竭，应用呼吸兴奋剂弊大于利，应列为禁忌。

尼可刹米（可拉明）仍是国内常用的呼吸兴奋剂，可先给予0.375~0.75g静脉注射，再以1.875~3.75g加入500ml液体中，按1~2ml/min静脉滴注。多沙普仑既可刺激颈动脉体化学感受器，又能直接作用于呼吸中枢。一般每次用量为0.5~2mg/kg静脉滴注，起始速度为1.5mg/min，每日总量不超过2.4g。该药对脑神经元的兴奋作用较弱，因而安全范围大，不易致惊厥，对于镇静催眠药过量引起的呼吸抑制和COPD并发急性呼吸衰竭有显著的呼吸兴奋效果。纳洛酮有兴奋呼吸中枢作用，每次 0.4~0.8mg 肌肉/静脉注射，或 1.2~2.8mg 静脉滴注。

7.糖皮质激素

糖皮质激素可抑制炎性介质的合成与释放，发挥抗炎作用，同时也有降低微血管通透性，减轻肺水肿和脑水肿等作用。对于 COPD 急性发作期，糖皮质激素的疗效肯定。临床可选用甲泼尼龙 40mg，疗程约 1 周，症状好转后减药或停药。

8.胃黏膜保护剂

呼吸衰竭易诱发上消化道出血，机械通气期间的应激反应、禁食、胆汁反流、腹内压升高等也是消化道出血的诱发因素，故需要注意防治，可选用制酸剂和胃黏膜保护剂。

9.合理应用脱水剂和镇静剂

（1）脱水剂：脑部疾患所致的中枢性呼吸衰竭常与脑水肿有关，对此类患者应尽早使用脱水剂，一般常用 20%甘露醇，按 1.0g/（kg•次）作快速静脉滴注，每 8 小时一次。

严重缺氧和 CO_2 潴留可导致脑血管扩张、脑细胞水肿，出现神经精神症状和颅内高压的表现，原则上以改善呼吸功能，纠正缺氧和 CO_2 潴留为主，仅当脑水肿症状明显或有脑疝时可短期使用 20%甘露醇，按 0.5~1.0g/（kg•次）作快速静脉滴注，每日 1~2 次。

（2）镇静剂：因抑制呼吸中枢、加重缺氧和 CO_2 潴留，抑制咳嗽反射使痰液引流不畅，原则上应避免使用。对脑水肿患者出现明显烦躁、抽搐时，可酌情使用地西泮（安定）5mg 或氟哌啶醇 2mg 肌肉注射，但仍需密切观察呼吸情况，并做好机械通气的准备。对于接受机械通气的患者，特别是接受控制通气模式为主的，可使用镇静剂避免人机对抗。

10.营养支持

呼吸衰竭患者因能量代谢增高、蛋白质分解加速、摄入不足，可出现营养不良。结果降低机体防御功能，感染不易控制，呼吸肌易疲劳等，不仅延长住院时间，而且引起死亡率增加。因而目前将营养支持作为治疗呼吸衰竭的重要手段。

营养支持的基础是合理的热量供给。早期可给予热量 20~25kcal/（kg•d），病程较长者可适当增加至 30~35kcal/（kg•d）。通常每日补充的热量中碳水化合物占 40%~60%，其余为脂肪、氨基酸或蛋白质。慢性呼吸衰竭患者体内氧化葡萄糖的能力受抑制，而且过多的碳水化合物摄入会导致二氧化碳的产生过多，增加呼吸商，造成撤机困难。因此，长期机械通气患者的碳水化合物比例不宜过高。

临床常用 10%~20%脂肪乳剂，通常与葡萄糖联合使用。脂肪乳剂尽量含中、长链混合脂肪乳，后者提供必需脂肪酸，对维持细胞膜的正常组分及功能具有重要作用。有报道应用营养制剂作为 COPD 患者的膳食（成分比例分别为蛋白质 16.7%、脂肪 55.1%、碳水化合物 28.2%），可显著改善患者的肺功能。对 COPD 并发慢性呼吸衰竭患者，如已给予充分营养支持，机体仍存在蛋白质营养不良或因呼吸肌力不足而导致撤机困难，可考虑使用人重组生长激素。

根据营养素补充途径，将营养支持分为肠外与肠内两种营养支持方法。前者适用于病情危重不能进食或胃肠功能欠佳者。一旦病情许可，应及时给予肠内营养，可经口或鼻饲给予，也可采用经皮内镜下胃造口或空肠造口术实施肠内营养。经胃喂养时特别需注意防止吸入性肺炎的发生，如反复出现胃潴留、呕吐和误吸者，宜选择经空肠喂养。

与肠外营养比较，经胃肠营养对保持胃肠黏膜的屏障功能及防止肠道菌群失调具有十分重要的作用，可降低感染性并发症的发生率并缩短住院时间。

()

第六节　多器官功能衰竭综合征

多器官功能衰竭综合征（MODS）是严重创伤、感染和病理产科等原发病发生24小时后，同时或序贯发生两个或两个以上脏器功能障碍以致衰竭的临床综合征。在重症监护室（ICU）中MODS的发病率可达15%，并成为最主要的死因。如其病情进一步加重，可发展为多器官功能衰竭（MOF）。慢性疾病终末期的器官衰竭不属于MODS范畴。目前虽然对MODS的认识不断加深，临床治疗手段有所进步，但其发病率和死亡率并无明显下降，仍维持在较高水平。

一、病因

1.严重创伤大面积烧伤、大手术和严重外伤往往容易引起MODS。

2.严重感染这是MODS的最主要原因之一，而MODS则是未能控制的感染的最致命表现。常见的有肺部感染、腹腔感染、泌尿系感染和败血症等。感染导致的脓毒症已成为诱发MODS的重要原因。

3.诊疗措施失当长时间高浓度吸氧造成氧中毒，血液透析和超滤吸附时造成不均衡综合征，抗休克时过多使用血管收缩药，输液输血过多使心肺负荷过大，都可能导致MODS。

4.心搏呼吸骤停重要脏器缺血缺氧复苏后出现缺血再灌注损伤，引起MODS。

5.休克特别是创伤后出血性休克和感染性休克，常因组织缺血缺氧而导致MODS。

6.中毒急性中毒时毒物常可直接或间接损伤机体组织器官，从而引起MODS。

研究表明，发生MODS的主要危险因素有：复苏不充分或延迟复苏，持续存在感染或炎症病灶，基础脏器功能障碍，年龄>55岁，嗜酒，大量反复输血，创伤严重评分（ISS）>25，营养不良，肠道缺血性损伤和手术意外等。

二、发病机制

MODS的发病机制尚未完全阐明。多器官功能障碍综合征（MODS）的发病机制非常复杂。以往认为MODS是感染、创伤、烧伤等严重机体损伤难以遏制的直接后果。目前认为，MODS不仅与感染、创伤等直接损伤有关。在某种程度上，MODS与机体自身对感染、创伤的免疫炎症反应具有更为本质性的联系。也就是说MODS的最大的威胁来自失控的炎症反应。对机体炎症反应的深刻认识有利于早期认识MODS病理生理紊乱，并使早期积极干预成为可能。MODS发病机制提出了不少学说，但归纳起来主要包括炎症反应学说、自由基学说和肠道动力学说。

正常情况下，感染和组织创伤时，局部炎症反应对细菌清除和损伤组织修复都是必要的，具有保护性作用。当炎症反应异常放大或失控时，炎症反应对机体的作用从保护性转变为损害性，导致自身组织细胞死亡和器官衰竭。无论是感染性疾病（如严重感染、重症肺炎、急性重症胰腺炎后期），还是非感染性疾病（如创伤、烧伤、休克、急性胰腺炎早期等）均可能导致 MODS。可见，任何能够导致机体免疫炎症反应紊乱的疾病均可引起 MODS。从本质上来看，MODS 是机体炎症反应失控的结果。感染创伤是机体炎症反应的促发因素，而机体炎症反应的失控，最终导致机体自身性破坏，是 MODS 的根本原因。炎症细胞激活和炎症介质异常释放、组织缺氧和自由基、肠道屏障功能破坏和细菌/毒素移位均是机体炎症反应失控的表现，构成了 MODS 的炎症反应失控的 3 个互相重叠的发病机制学说-炎症反应学说、自由基学说和肠道动力学说。

（一）炎症反应学说

炎症反应学基本内容包括感染或创伤引起的毒素释放和组织损伤并不是导致器官功能衰竭的直接原因，细菌/毒素和组织损伤所诱发的全身性炎症反应是导致器官功能衰竭的根本原因。

当机体遭受感染或创伤打击后，细菌/毒素或组织损伤将刺激机体巨噬细胞等炎症细胞，释放炎症介质。肿瘤坏死因子是最早释放的炎症介质之一，可进一步刺激和激活巨噬细胞、粒细胞、淋巴细胞和内皮细胞，释放大量的炎症介质，形成炎症介质释放的瀑布样连锁反应，犹如多米诺骨牌逐级放大，形成失控的炎症反应。参与炎症反应的介质包括：①炎症性细胞因子：肿瘤坏死因子（TNF）α、白细胞介素（IL）-1β、IL-2、IL6、IL-8 等；②自由基类介质：氧自由基、氮氧自由基等；③脂质代谢产物：白三烯、前列腺素、血小板活化因子等；④其他介质：溶酶体酶、缓激肽、组织胺、补体激活产物等。尽管一氧化氮和前列腺素被认为是炎症介质瀑布样反应的最后共同途径，导致血管麻痹和休克，但它们与其他炎症介质一起，均可引起组织细胞损害，最终导致 MODS。尽管认识还不全面，但炎症反应失控依然是 MODS 发生、发展中的根本性作用，炎症反应学说依然是 MODS 发病机制的基石。

（二）自由基学说

缺血再灌注和自由基也是导致 MODS 的重要机制之一。MODS 的自由基学说主要包括 3 方面：①氧输送不足导致组织细胞直接的缺血缺氧性损害；②缺血再灌注促发自由基大量释放；③白细胞与内皮细胞的互相作用，导致组织和器官损伤，最终发生 MODS。从根本上来看，自由基学说也是炎症反应学说的重要组成部分。

缺血缺氧引起组织器官损伤是 MODS 的重要原因。当氧输送低于临界水平时，必然引起全身组织器官的缺血缺氧，导致器官功能损害。以 Shoemaker 为代表的学者提出，通过提高心排血量、血红蛋白浓度或动脉血氧饱和度，使全身氧输送明显高于临界水平，即超常水平的氧输送，可以达到改善组织器官缺氧的目的。尽管高氧输送是符合逻辑的，但全身氧输送的提高与某一器官血流和氧输送改变并不一致。当全身氧输送高于正常时，肠道、肝脏等内脏器官仍然可能处于缺血缺氧状态。研究证实，以提高氧输送为复苏目标，并不能改变 MODS 的预后。肠道是休克及 MODS 中最易发生缺血缺氧的器官，对肠道缺血的监测可能是有益的。肠道黏膜 pH 监测可判断肠道缺血程度，用以指导 MODS 患者的复苏治疗似乎更为合理，但以改善器官氧输送为目标的复苏治疗，是否能够最终改善 MODS 患者的预后，尚待进一步研究。

再灌注和自由基的释放也是导致 MODS 的重要机制。组织器官血流灌注的恢复或重建对于机体的生存是很有必要的，但却能诱导自由基的释放。黄嘌呤氧化酶和白细胞激活途径是自由基生成的主要来源。黄嘌呤脱氢酶转化为黄嘌呤氧化酶是自由基释放的前提，一般情况下，肠道再灌注 10 秒后，黄嘌呤脱氢酶即转化为黄嘌呤氧化酶；在心肌组织中，酶的转化发生于再灌注后 8 分钟左右；而在肝脏、脾脏、肾脏和肺等器官，酶的转化发生在再灌注后 30 分钟。再灌注后不同组织器官酶转化时间的差异，是不同组织器官缺血再灌注损伤程度不同的基础。再灌注和自由基造成的损害往往比缺血更为严重，因此，组织器官最严重的损伤不是发生在缺血期，而是发生在再灌注期。针对再灌注期自由基对组织细胞的严重损害，抑制自由基生成、阻断自由基作用或直接中和自由基，则成为合理的 MODS 防治战略。实验研究证实，应用自由基阻滞剂或清除剂可以保护器官功能，但对炎症反应和 MODS 的临床疗效不肯定。天然超氧化物歧化酶（SOD）在血浆中的半衰期很短，且难以通过细胞膜，单独应用不易发挥抗氧化作用。研制理想的抗氧化剂是阻断缺血再灌注损伤的希望。

由毒素和炎症介质诱导的失控炎症反应，在很大程度上作用于血管内皮细胞水平。正常情况下，内皮细胞表现为非炎症性表型，具有调节毛细血管血流、参与凝血和炎症反应的功能。当内毒素或炎症介质作用于内皮细胞时，内皮细胞可表达组织因子激活外源性凝血途径，表达表面受体（内皮细胞-粒细胞黏附分子 ELAM、细胞间黏附分子 ICAM-1 等），促进白细胞与内皮细胞黏附和激活。此时毛细血管不再是炎症细胞的被动通道，而是炎症反应的积极参与者，促进炎症细胞向感染损伤部位趋化，激活炎症细胞，增强炎症细胞对细菌和异物的清除能力，有助于感染的控制和局限。但当局部炎症反应放大或失控时，毒素和炎症介质不仅刺激损伤部位的毛细血管内皮，而且可能弥漫性损伤全身毛细血管内皮细胞，结果造成微血栓形成及器官功能损害，导致 MODS。可以说，感染创伤等各种因素诱导 MODS 的共同途径是内皮细胞的激活和白细胞与内皮细胞的黏附。以抑制白细胞与内皮细胞黏附为主要目标的内皮细胞保护性措施也是 MODS 的治疗策略之一，可减轻由休克或缺血再灌注介导的毛细血管内皮及组织器官损害，但也有可能抑制机体对致病菌的清除能力。内皮细胞保护策略有待进一步研究证实。

（三）肠道动力学说

肠道动力学说的概念最早是由 Meakins 和 Marshall 提出的。目前，肠道动力学说已被基本证实，临床和实验研究证据包括：①约 1/3 的菌血症患者死于 MODS 而未发现明确的感染灶；②肠道对缺血和再灌注损伤最为敏感，创伤或感染患者或动物模型中，细菌或毒素移位已被证实；③应用肠道营养，保持肠黏膜的完整性，可降低感染发生率。但对这一学说也有不同的看法：①休克或创伤后，肠黏膜通透性增加与感染并发症并无必然联系；②细菌可从肠系膜淋巴结中检出，但进入循环很少；③选择性肠道去污染（SDD）对降低肺部感染有益，但对 MODS 的发病和病死无明显影响。

根据目前的认识水平，肠道不仅仅是一个消化器官，由于肠黏膜内大量散在分布的淋巴细胞、肠系膜中广泛分布的淋巴结以及肝脏内大量的库普弗细胞，肠道实际上也是一个免疫器官。在感染、创伤或休克时，即使没有细菌的移位，肠道内毒素的移位也将激活肠道及其相关的免疫炎症细胞，导致大量炎症介质的释放，参与 MODS 的发病。因此，肠道是炎症细胞激活、炎症介质释放的重要场地之一，也是炎症反应失控的策源地之一。从这一点来看，肠道动力学说实际上是炎症反应学说的一部分。

（四）二次打击学说与 MODS

MODS 往往是多元性和序惯性损伤的结果，而不是单一打击的结果。1985 年 Dietch 提出 MODS 的二次打击学说，将创伤、感染、烧伤、休克等早期直接损伤作为第一次打击，第一次打击所造成的组织器官损伤是轻微的，虽不足以引起明显的临床症状，但最为重要的是，早期损伤激活了机体免疫系统，尽管炎症反应的程度较轻，但炎症细胞已经被动员起来，处于预激活状态。此后，如病情稳定，则炎症反应逐渐缓解，损伤组织得以修复。当病情进展恶化或继发感染、休克等情况，则构成第二次或第三次打击。第二次打击使已处于预激活状态的机体免疫系统暴发性激活，大量炎症细胞活化、炎症介质释放，结果炎症反应失控，导致组织器官的致命性损害。第二次打击强度本身可能不如第一次打击，但导致炎症反应的暴发性激活，往往是致命性的。

当第一打击强度足够大时，可直接强烈激活机体炎症反应，导致 MODS，属于原发性 MODS。但大多数患者 MODS 是多元性和序惯性损伤的结果，并不是单一打击的结果，这类 MODS 属于继发性 MODS。常见的第二次打击包括继发性感染、休克、缺氧、缺血、创伤、手术等。对于多发性创伤的患者，如创伤严重，则直接可导致 MODS。但多数患者经早期清创处理后基本稳定，而创伤早期发生的低血压导致各器官发生不同程度的缺血再灌注损伤及巨噬细胞、中性粒细胞激活，使患者出现发热、白细胞升高等炎症反应表现。创伤后 3~7 天，继发性感染或休克，使已处于预激活或激活状态的炎症细胞发生暴发性激活，结果使炎症反应失控，导致自身组织器官的损害，最终发展为 MODS。

危重患者的病情往往是复杂的，机体遭受打击次数可能是两次，也可能是多次。多次反复打击将使机体炎症反应放大和失控更易发生，使患者更易发生 MODS。另外，不仅机体免疫系统参与多次打击导致 MODS 的病理生理过程，凝血、纤溶、补体、激肽等多个系统均参与或累及。

MODS 二次打击学说的提出，进一步强调了感染、创伤的后期处理。后期处理不当，后果比早期损伤的结果更为严重，更具危害性。

（五）SIRS/CARS 与 MODS

1.全身性炎症反应综合征（SIRS）

1991 年在芝加哥召开美国胸科医师学会和重症医学会（ACCP/SCCM）联席会议，将感染或创伤引起的持续全身炎症反应失控的临床表现命名为全身性炎症反应综合征（SIRS），并制定了相应的诊断标准。SIRS 可由感染因素引起，若进行性加重可导致全身性感染、严重感染、感染性休克、甚至 MODS。SIRS 也可由创伤、烧伤、急性重症胰腺炎等非感染因素引起，进行性加重亦可引起 MODS。SIRS 是感染或非感染因素导致机体过度炎症反应的共同特征，MODS 是 SIRS 进行性加重的最终后果。因此，就本质而言，SIRS 是导致 MODS 的共同途径。

SIRS 的提出是对感染、创伤及 MODS 认识的重大突被和进展。导致 MODS 临床和基础研究的重点从感染、创伤本身转移到机体炎症反应这一本质上，同时也使 MODS 治疗手段从控制感染、创伤，延伸到调节机体炎症反应上。尽管 SIRS 概念的提出是 MODS 认识上的重大进步，但 SIRS 的诊断标准本身存在许多不足，特别是把它作为一个综合征或疾病时，不能停留在 SIRS 水平上，应积极寻找导致 SIRS 的致病因素。

2.代偿性抗炎反应综合征（CARS）

基于 SIRS 是导致 MODS 的本质性原因这一认识，抑制 SIRS 有可能阻断炎症反应发展，最终可能降低 MODS 病死率。20 世纪 90 年代初期研究显示，抑制炎症介质，明显降低感染或内毒素血症动物的病死率，为临床 MODS 的救治带来希望。令人失望的是，内毒素单抗、TNFα 单抗等炎症介质拮抗剂在临床试验中相继失败，甚至个别研究报道增加病死率。因此 Bone 针对感染或创伤时，导致机体免疫功能降低的内源性抗炎反应，提出了代偿性抗炎反应综合征（CARS）的概念。CARS 作为 SIRS 地对立面，两者常常是不平衡的。如保持平衡，则内环境稳定得以维持，不会引起器官功能损伤。一旦SIRS/CARS 失衡，将引起内环境失去稳定性，导致组织器官损伤，发生 MODS。

如果把 SIRS 和 CARS 看作机体炎症反应天平的两端，则 CARS 作为天平的另一端，对 SIRS 发生、发展所起的关键性作用是不言而喻的。CARS 的发生主要与抗炎性介质合成、抗炎性内分泌激素及炎症细胞凋亡等因素有关。

（1）多种内源性抗炎介质参与 CARS：单核巨噬细胞被过度激活后，不仅释放大量的促炎性介质，引起广泛地组织的自身性破坏，同时，也释放一种强烈的内源性免疫抑制剂-前列腺素（PG）E_2，引起细胞免疫功能瘫痪。临床研究证实，严重创伤或感染早期，单核细胞等可释放大量 PGE_2，并持续升高长达 21 天。PGE_2 通过抑制 T 辅助细胞（TH）向 TH_1 细胞分化，促使向 TH_2 细胞分化，从而抑制 IL-2 和 IFNγ 释放及 IL-2 受体表达，抑制细胞免疫功能；同时 PGE_2 诱导 TH_2 细胞及单核巨噬细胞释放 IL-4、IL-10、IL-13等抗炎介质，强烈抑制 TNFα、IL-1β等炎症介质释放。可见，PGE_2 强烈抑制机体免疫功能，对抗 SIRS。另外，IL-4 和 IL-10 对炎症介质释放具有明显抑制作用，也是引起 CARS的抗炎介质。临床研究发现 IL-4 和 IL-10 水平升高与创伤患者感染发生率呈正相关。另外，TNF 可溶性受体、IL-1 受体拮抗剂（IL-1ra）、超氧化物歧化酶、$α_1$-抗胰蛋白酶等物质均属于内源性抗炎物质的范畴，参与 CARS 的发生。

（2）糖皮质激素和儿茶酚胺：是参与 CARS 的重要抗炎性内分泌激素糖皮质激素对免疫功能具有强烈非特异性抑制作用，明显抑制 TNFα、IL-1β等炎症介质的释放，是导致 CARS 的重要原因。对于 CARS 占主导地位的 MODS，糖皮质激素治疗不可能获得积极疗效。去甲肾上腺素和肾上腺素等内源性儿茶酚胺物质对内毒素诱导的炎症介质释放亦具有明显抑制作用。

（3）炎症细胞的凋亡是影响 CARS 的重要因素：粒细胞是重要的炎症细胞，其存活时间长短直接影响炎症反应的程度。正常情况下，粒细胞在循环中存活时间不超过 24小时。内毒素及 IL-1β、IL-8 等与粒细胞结合，均使粒细胞凋亡延迟。当 Fas 和 P55 表达时，则粒细胞凋亡就会加速，使炎症趋于局限。可见，粒细胞凋亡加速也是 CARS 的重要机制，应引起重视。

CARS 具有重要的临床意义。炎症无疑是消灭入侵病原体和异物的防御反应，但炎症反应过度又难免损害宿主自身。CARS 的意义就在于限制炎症，保护宿主免受炎症的损害。机体受细菌/内毒素刺激后，引起炎症细胞活化和炎症介质的生成；与此同时，机体动员抗炎机制限制这种活化，这就是正常体内的炎症和抗炎症的平衡及其在机体自稳中的作用。当炎症刺激过强或持续刺激时，则导致炎症反应过度，超过 CARS，SIRS/CARS平衡失调，则发生自身性破坏。反之，抗炎反应过强，又可导致 CARS 或免疫功能低下。

CARS 以机体免疫功能低下为特征，但临床难以判断。为了使 CARS 应用于临床，Bone 提出 CARS 的诊断标准，即外周血单核细胞 HLA-DR 的表达量低于 30%，而且伴有炎症性细胞因子释放减少。同时，Bone 指出，如果患者同时存在 SIRS 和 CARS，则诊断为混合性炎症反应综合征（MARS）。CARS 诊断标准有利于对炎症反应状态的判断，使 SIRS/CARS 失衡理论应用于临床。

3.SIRS/CARS 失衡与 MODS

就其本质而言，MODS 是 SIRS/CARS 免疫失衡的严重后果。SIRS/CARS 失衡导致 MODS 的发展过程可分为 3 个阶段：①局限性炎症反应阶段：局部损伤或感染导致炎症介质在组织局部释放，诱导炎症细胞向局部聚集，促进病原微生物清除和组织修复，对机体发挥保护作用；②有限全身炎症反应阶段：少量炎症介质进入循环诱发 SIRS，诱导巨噬细胞和血小板向局部聚集。同时，由于内源性抗炎介质释放增加导致 CARS，使 SIRS 与 CARS 处于平衡状态，炎症反应仍属生理性，目的在于增强局部防御作用；③SIRS/CARS 失衡阶段：表现为两个极端，一是大量炎症介质释放入循环，刺激炎症介质瀑布样释放，而内源性抗炎介质又不足以抵消其作用，导致 SIRS。另一个极端是内源性抗炎介质释放过多而导致 CARS。SIRS/CARS 失衡的后果是炎症反应失控，使其由保护性作用转变为自身破坏性作用，不但损伤局部组织，同时打击远隔器官，导致 MODS。恢复 SIRS 和 CARS 的动态平衡可能是 MODS 治疗的关键。

三、临床表现

1.临床特征

MODS 多由严重创伤、感染和中毒等的应激状态引起，老年患者和原有脏器功能损害者更易发生。MODS 的起病大多比较隐匿，有的在原发病后 2~3 天就出现，大部分在 1 周左右发生，也有的到 3 周后才出现；但起病后病情进展往往很迅速。MODS 脏器功能受损或衰竭的发生并无固定顺序，往往因病因不同而各异。多数是从一个器官开始，再累及其他器官；肺经常是最早受累的器官。同时发生几个脏器功能损害者较序贯发生者预后更差。MODS 的病程平均为 30 天左右，与累及脏器的数目和严重程度有关。MODS 的病理学改变缺乏特异性，主要为广泛炎症反应。

MODS 的临床特征是在 SIRS 的临床表现基础上出现各脏器功能障碍的表现：①循环系统：低血压、休克、心律失常和心功能不全等；②呼吸系统：急性肺损伤（ALD）或急性呼吸窘迫综合征（ARDS），表现为进行性呼吸困难和低氧血症等；③肾脏：急性肾功能衰竭，可为少尿型或多尿型；前者出现少尿或无尿、尿钠升高、血肌酐和尿素氮升高等；④肝脏：出现黄疸，血清胆红素、ALT、AKP 和 LDH 升高等；⑤胃肠道：胃肠胀气、应激性溃疡甚至消化道出血；⑥血液系统：红细胞、白细胞和血小板计数下降，凝血功能异常甚至弥散性血管内凝血（DIC）；⑦中枢神经系统：出现不同程度的神志和精神改变、抽搐甚至昏迷。

2.分类

根据 MODS 器官功能障碍发生的主要原因以及 SIRS 在器官功能损伤中的地位，可将 MODS 分为原发性 MODS 和继发性 MODS。

原发性 MODS 是指某种明确的损伤直接引起器官功能障碍，即器官功能障碍由损伤本身引起，在损伤早期出现。如严重创伤后，直接肺挫伤导致急性呼吸衰竭，横纹肌溶解导致肾脏功能衰竭，大量出血补液导致凝血功能异常。在原发性 MODS 的发病和演进过程中，SIRS 在器官功能障碍发生中所占比重较低。

继发性 MODS 并非是损伤的直接后果，而与 SIRS 引起的自身性破坏关系密切。损伤引起 SIRS，而异常的炎症反应继发性造成远距离器官发生功能障碍。所以，继发性 MODS 与原发损伤之间存在一定的间歇期，易合并感染。在继发性 MODS 中，SIRS 是器官功能损害的基础，全身性感染和器官功能损害是 SIRS 的后继过程。SIRS-全身性感染-MODS 就构成一个连续体，继发性 MODS 是该连续体造成的严重后果。

对于原发性 MODS 患者，当机体发生原发性器官功能损害后，如能够存活，则原发性损伤与原发性器官功能损害将刺激机体免疫炎症反应，导致全身性炎症反应，又可进一步加重器官功能障碍或引起新的严重器官功能损伤，实际上，MODS 就从原发性转变为继发性。

四、诊断

1.SIRS 诊断标准

根据 1991 年美国 ACCP/SCCM 会议的定义，以下 4 项临床指标中出现 2 项或 2 项以上者称为 SIRS：①体温 >38℃ 或 <36℃；②心率 >90 次/分；③呼吸 >20 次/分或 $PaCO_2$<32mmHg；④WBC>$12.0×10^9$/L 或 <$4.0×10^9$/L 或未成熟的 WBC>10%。

Bone 提出，典型的 SIRS 按其发生发展可分为五期，表现为一个进行性过程。①第一期：局部反应期--炎症因子的释放仅限于局部；②第二期：全身炎症反应始动期--少量炎症因子开始在血中出现；③第三期：SIRS 期-大量促炎因子在血中出现，全身炎症反应达到高峰；④第四期：CARS 期-抗炎因子释放过多，免疫功能广泛抑制；⑤第五期：免疫不协调期-MODS 发展到晚期阶段。

在 SIRS 期，炎症反应占优势，促炎>抗炎；在 CARS 期，抗炎反应占优势，抗炎>促炎。两者均反映了炎症反应失控，这是导致 MODS 的重要原因。但从 SIRS 状态过渡到临床确定的 MODS，尚无明确的早期分界线。SIRS 的发展是进行性的，而且是可逆的。SIRS 发展到晚期严重阶段，就成为 MODS。对 SIRS 的早期诊治有助于防止患者出现 MODS。

2.MODS 诊断

至今，国内外尚无一致公认的 MODS 诊断标准。MODS 的诊断主要根据以下几点综合分析：①有引起 MODS 的病因；②有 MODS 的临床表现；③有相关的辅助检查结果支持；④对治疗措施的反应。

（1）多器官功能衰竭和多器官功能障碍综合征的诊断标准：1980 年 Fry 提出第一个多器官功能衰竭诊断标准。在此之前，循环、呼吸、肾脏和肝脏等器官已经具有单一器官衰竭的判断或诊断标准。因此，Fry 在提出多器官功能衰竭诊断标准时，仅包含了呼吸、肝脏、肾脏和胃肠道系统（表 3-6-1）。

表 3-6-1 多器官功能衰竭诊断标准（Fry）

衰竭器官	诊断标准
呼吸功能衰竭	在创伤或手术后，为纠正低氧血症需要机械通气 5 天以上
肾功能衰竭	血肌酐>177μmol/L（2mg/dl）或原有肾脏疾病者，血肌酐浓度升高 1 倍以上
肝功能衰竭	血胆红素>34nmol/L（2mg/dl），并伴有转氨酶较正常值升高 1 倍

胃肠功能衰竭	上消化道出血，24 小时需输血 400ml 以上

该诊断标准中，呼吸衰竭采用了 Fulton 的提法。即在创伤或手术后，为纠正低氧血症需要机械通气 5 天以上。许多患者在创伤、手术或复苏后，往往会出现低氧血症，需要机械通气给予支持。尽管第一天低氧血症最严重，但第二到第三天逐步进入恢复期，短期机械通气后即可脱机。因此，选择机械通气不短于 5 天作为呼吸衰竭的诊断标准，以排除早期的一过性低氧血症。

同时符合血胆红素>34μmol/L（2mg/dl）和转氨酶较正常值升高 1 倍，作为肝脏功能衰竭的诊断标准，可排除假性的肝脏功能衰竭。即使肝脏未受损害，严重创伤患者非肝脏源性的转氨酶释放，也可导致转氨酶升高，而胆红素多不升高。同样，大量输血、腹膜后或盆腔血肿及胆道结石梗阻等常常引起单纯胆红素升高。胆红素和转氨酶同时升高诊断肝脏功能衰竭，可避免误诊。

尽管少尿或无尿是急性肾衰竭最突出表现，肾脏功能衰竭采用了血肌酐>177μmol/L（2mg/dl）或原有肾脏疾病者，血肌酐浓度升高 1 倍以上为诊断标准，而未包含尿量的指标。一方面，部分急性肾衰竭患者为非少尿型，以少尿来诊断急性肾衰竭显然会漏诊；另一方面，当急性肾衰竭患者发生少尿时，血肌酐可能高达 442~707μmol/L（5~8mg/dl），如以少尿为诊断标准，则会延误诊断，不利于急性肾衰竭早期治疗。

以上消化道出血为特征的胃肠道功能衰竭是重症患者的常见并发症。由于急诊床边消化内镜在 ICU 未普遍开展，只能以 24 小时需输血 400ml 以上作为上消化道出血的间接诊断。如能够实施床边紧急消化内镜检查，则有助于明确诊断。

尽管 Fry 的多器官功能衰竭诊断标准是目前被公认的、应用最普遍的诊断标准，仍然存在很多问题。①该标准未包括神经系统、循环系统、血液系统等常见的器官功能衰竭；②以终末期的功能衰竭为诊断标准，不利于早期诊断和治疗；③难以反映多器官功能衰竭动态连续变化的病理生理过程；④呼吸功能衰竭的诊断过于严格，容易漏诊。

针对 Fry 诊断标准存在的问题，邱海波等于 1997 年提出了修正的 Fry-MODS 诊断标准（表 3-6-2）。该标准结合国际常用的诊断标准，几乎包括了所有可能累及的器官或系统。当然，该标准未能包括 MODS 的整个病理生理过程，但避免烦琐的程度评分，较为简捷，增加了临床实用性。

表 3-6-2　多器官功能障碍综合征诊断标准

系统或器官	诊断标准
循环系统	收缩压低于 90mmHg（1mmHg＝0.133kPa），并持续 1 小时以上，或需要药物支持才能使循环稳定
呼吸系统	急性起病，动脉血氧分压/吸入氧浓度（PaO_2/FiO_2）≤200mmHg（无论有否应用 PEEP），X 线正位胸片见双侧肺浸润，肺动脉嵌顿压≤18mmHg 或无左房压力升高的证据
肾脏	血肌酐>177μmol/L（2mg/dl）伴有少尿或多尿，或需要血液净化治疗
肝脏	血胆红素>34μmol/L（2mg/dl），并伴有转氨酶升高，大于正常值 2 倍以上，或已出现肝昏迷
胃肠	上消化道出血，24 小时出血量超过 400ml，或胃肠蠕动消失不能耐受食物，或出现消化道坏死或穿孔

血液	血小板<50×10⁹/L 或降低 25%，或出现弥散性血管内凝血
代谢	不能为机体提供所需的能量，糖耐量降低，需要用胰岛素；或出现骨骼肌萎缩、无力等表现
中枢神经系统	格拉斯哥昏迷评分<7 分

（2）反映 MODS 病理生理过程的疾病特异性诊断标准：对 MODS 病理生理过程认识的进步，也体现在 MODS 的诊断标准方面。计分法诊断标准是定量、动态评价 MODS 病理生理过程的较理想手段。但简捷准确是计分法标准是否实用的关键。Marshall 和 Sibbald 提出的计分法 MODS 诊断评估系统值得推广（表 3-6-3）。通过每天做 MODS 评分，可对 MODS 的严重程度及动态变化进行客观地评估。Marshall 提出的 MODS 计分法评估系统中，MODS 分数与病死率呈显著正相关，对临床 MODS 的预后判断具有指导作用。

表 3-6-3　多器官功能障碍综合征计分法评估系统

器官或系统	器官评分				
	0	1	2	3	4
肺（PaO_2/FiO_2）	>300	226~300	151~225	76~150	≤75
肾（血清肌酐，μmol/L）	≤100	101~200	201~350	351~500	>500
肝（血清胆红素，μmol/L）	≤20	21~60	61~120	121~240	>240
心脏（PARmmHg）	≤10	10.1~15	15.1~20	20.1~30	>30
血液（血小板，×10⁹/L）	>120	81~120	51~80	21~50	≤20
脑（格拉斯哥昏迷评分）	15	13~14	10~12	7~9	≤6

注：PAR：压力校正心率＝心率×右房压（或中心静脉压）/平均动脉压；如应用镇静剂或肌松剂，除非存在神经功能障碍的证据，否则应视作正常计分

3.MODS 诊断标准的片面性

尽管 MODS 的诊断标准已经能够初步反映器官功能障碍的病理生理过程，但仍然存在片面性。①任何一个 MODS 诊断标准，均难以反映器官功能衰竭的病理生理内涵；②目前的 MODS 诊断标准容易使临床医师产生误解，将 MODS 看作是功能障碍或功能衰竭器官的简单叠加，而忽视了 MODS 的病理机制以及器官之间互相作用的重要性。

五、治疗

所有多器官功能障碍综合征（MODS）患者均应进入重症医学科（ICU），但 MODS 患者的监测和治疗应由专科医师和 ICU 专职医师共同完成。对具有全身损害因素者要考虑到 SIRS 和 MODS 的可能性，积极预防，及时诊断和处理。对原发疾病和创伤应该尽早诊治，防止出现 MODS。手术患者应注意预防外科并发症。在炎症反应活动期避免手术等"二次打击"。对已发生 MODS 患者，应采取一切措施，使功能障碍的脏器免于衰竭，使受累脏器数目不再增加。在治疗上必须兼顾脏器功能支持、维持内环境稳定和控制原发病等各方面。

（一）控制原发病

病因治疗是预防和治疗 MODS 取得良好效果的前提。对于存在严重感染的患者，必

须积极的引流感染灶和目标性应用有效抗生素。若为创伤患者，则应积极清创，并预防感染的发生。当重症患者出现腹胀、不能进食或无石性胆囊炎时，应采用积极的措施，如导泻、灌肠等，以保持肠道通畅，恢复肠道屏障功能，避免肠道菌群移位。而对于休克患者，则应争分夺秒的进行休克复苏，尽可能地缩短休克时间，避免引起进一步的器官功能损害。另外，严重创伤、休克、失血和缺氧等都可引起强烈的应激反应。控制应激原的治疗，如镇静、镇痛和控制体温等，也是防治 MODS 的重要方面。同时还须注意防止医源性疾病。

（二）免疫调节治疗

免疫调控治疗实际上是 MODS 病因治疗的重要方面。但要将免疫-炎症反应调节在适当程度是相当困难的。几种免疫调节药物的临床研究至今未取得预期疗效。

1.炎症反应失控的评估和 MODS 治疗策略

正确判断 MODS 患者 SIRS/CARS 失衡方向，是进行临床干预、恢复 SIRS 与 CARS 平衡的前提。虽然目前尚无快速、准确的指标应用于临床，但有关外周血单核细胞表面 HLA-DR 表达量及 T 辅助细胞 TH_1/TH_2 功能的研究，可判断 SIRS/CARS 的失衡方向，从而为指导免疫调控治疗带来曙光。

外周血单核细胞表面 HLA-DR 表达量是反映细胞免疫功能状态的客观指标之一。Bone 提出 HLA-DR 的表达量低于 30%则可诊断 CARS。研究发现 HLA-DR 的表达量仅能粗略反映机体免疫功能状态，尚难以用于评价 SIRS/CARS 失衡方向。

TH_1/TH_2 细胞功能改变也能够反映机体的免疫功能状态，TH_1/TH_2 漂移方向则有助于反映 SIRS/CARS 的失衡方向和程度。TH_1 细胞以产生 IL-2、$IFN\gamma$、$TNF\beta$ 等促炎介质为特征，增强炎症细胞的毒性作用，介导细胞免疫应答。TH_2 细胞可产生 IL-4、IL-5、IL-10、IL-13 等细胞因子，以抗炎症反应为主，促进抗体生成，介导体液免疫应答。TH_1 和 TH_2 细胞实际上分别反映促炎和抗炎反应，两者的失衡则反映了 SIRS 和 CARS 是否失衡，是 MODS 免疫失衡的重要环节。感染、创伤时，TH_1 向 TH_2 漂移，说明机体发生细胞免疫功能低下，CARS 占优势。此时免疫调控的重点应放在通过促进 TH_0 向 TH_1 分化，同时对 PGE_2-TH_2 通道进行下调，重建细胞免疫功能，恢复 SIRS 和 CARS 的平衡。研究发现 $IFN\gamma$ 等能够有效促进 TH_2 向 TH_1 漂移，但是否能够恢复机体免疫功能，降低 MODS 患者的病死率，尚有待进一步的临床观察。

2.炎症介质基因表达的多态性与 MODS 治疗策略

近年来，分子生物学的发展，尤其是以抑制炎症反应为主的免疫调控治疗临床试验失败，使人们逐渐注意到遗传和基因特征参与感染创伤和 MODS 的发病过程。研究证实 TNF 和 IL-1 等炎症介质基因具有多态性的特点。$TNF\beta$基因上游调控区（启动子区）-308 位点含有 NcoI限制性内切酶多态性位点。一项研究表明，具有 NcoI限制性内切酶多态性位点的 $TNF\beta_2$ 纯合子患者，血浆 TNF 浓度和患者病死率均显著高于 $TNF\beta_1$ 纯合子患者，证实 $TNF\beta_2$ 基因型可能是患者释放高浓度 $TNF\alpha$ 和凶险预后的基因标志。IL-1β基因外显子 5 具有 TaqI限制性内切酶的多态性位点。体外实验显示，含有多态性位点的 IL-1β基因纯合子（A_2/A_2）患者，单核细胞受 LPS 刺激后，IL-1β的释放明显增加，但对严重感染的易感性研究则发现 IL-1β的 TaqI基因多态性与严重感染易感性和病死率无明显相关。

当然，抗炎介质也具有基因多态性的特征。1L-1 受体拮抗剂（IL-1ra）基因多态性表现为内含子 2 中具有不同重复数量的 86 个 bp 的重复序列。具有 2 个重复序列的纯合子 IL-1raA$_2$/A$_2$ 的患者，IL-1ra 的表达量较低，感染易感性高，而且一旦发生严重感染，病死率明显高于其他基因型的患者。可见，IL-1ra 基因多态性是 IL-1ra 表达水平和预后的基因标志。

细胞因子的基因型不同，免疫炎症性反应不同。特别值得注意的是，基因表达的多态性对介质表达、感染易感性和危重患者预后具有明显不同的影响。可见，基因多态性与感染患者炎症反应的差异有关。极富挑战性的是，哪些炎症相关基因具有多态性的特征，目前尚不清楚。炎症相关基因多态性的研究日益受到重视，通过对 MODS 动物和患者炎症相关基因多态性的分析，试图寻找与感染及 MODS 的相关基因，弄清细胞因子基因多态性对炎症反应程度和患者预后的影响，并为进一步的基因调控治疗和个体化的免疫调控治疗奠定基础。

（三）临床监测

有效的临床监测是 MODS 防治的重要方面之一，有利于 SIRS 和 MODS 的早期发现和及时处理。这包括对各系统有创和无创的监测措施。例如，循环系统主要为心电图（ECG）、动脉血压（ABP）、中心静脉压（CVP）、肺动脉压（PAP）、肺动脉楔压（PAWP）和心脏指数（CI）等。呼吸系统主要为脉搏氧饱和度（SpO$_2$）、动脉血气（ABG）、氧供和氧耗量以及呼吸力学监测等。肝肾功能和凝血功能等监测也同样重要。近年来应用于临床的一些监测方法均有助于 MODS 的防治，这些包括改进的热稀释导管测定右心室舒张末容积、血乳酸水平测定、混合静脉血氧饱和度（SvO$_2$）、中心静脉血氧饱和度（ScvO$_2$）、组织氧饱和度（StO$_2$）、连续心排血量和动脉血气测定等。目前新的临床监测信息系统中，可对多个监测指标进行综合分析，提供预警，有利于及早发现和识别 SIRS、脓毒症和 MODS。

（四）及早进行脏器功能支持

1.呼吸系统

ALI/ARDS 常为 MODS 中较早出现的临床表现且治疗比较困难，应早期进行呼吸支持。机械通气仍是目前的主要方法，可用有创或无创方式。机械通气时应避免采用大潮气量，目前推荐使用小潮气量（6ml/kg）的保护性机械通气，气道压力<30cmH$_2$O。小潮气量的保护性通气可显著降低患者死亡率，还可缩短呼吸机的使用时间，恢复患者的自主呼吸。对 ARDS 患者应加用一定水平的呼气末正压（PEEP），避免长时间维持较高的吸入氧浓度，但须注意 PEEP 对心血管等系统的影响。患者可以保持一定程度的自主呼吸，但应以压力支持等方法减少其呼吸做功。机械通气患者需要适当但非过度的镇静，后者可以加剧循环不稳，延长人工通气，并增加医院获得性肺炎的危险。镇静剂量调节应基于客观地评估方法。每日中断镇静可缩短机械通气和加强治疗的时间。神经肌接头阻断药应避免使用，因为存在长期神经肌肉功能障碍的危险。

体外膜肺氧合（ECMO）是将体内的静脉血引出体外，经过特殊材质人工心肺旁路氧合后注入患者动脉或静脉系统，起到部分心肺替代作用，维持人体脏器组织氧合血供。ECMO 适用于各种原因引起的心搏呼吸骤停、急性严重心功能衰竭、急性严重呼吸功能衰竭以及各种严重威胁呼吸循环功能的疾患、酸碱电解质重度失衡、重症哮喘、溺水、冻伤、外伤、感染等。ECMO 的临床应用还需要进一步的深入研究。

2.循环

早期目标导向治疗（EGDT）作为脓毒症的早期基础治疗可以降低其病死率，要求在 6 小时内达到以下治疗目标：①CVP8~12mmHg；②MAP>65mmHg；③尿量>0.5ml/（kg•h）；④SvO_2>70%。EGDT 的治疗理念还逐渐被应用到其他类似的临床状态。

EGDT 要求在治疗中首先要有充足的有效血容量和适当的血红蛋白浓度，保持适当的前负荷和动脉压。在补足血容量和纠正酸中毒的基础上血压仍不理想可选用血管收缩药如多巴胺等。出现低排高阻情况的应合理选用正性肌力药物和降低后负荷药物以提高心排血量。前者包括强心苷类（如毛花苷 C）和非强心苷类药物（如磷酸二酯酶抑制剂米力农），后者如硝普钠等。其次，在维持一定血压基础上，要保证重要脏器如肾脏、脑等的有效灌注，临床上每小时尿量的变化可以比较敏感地表现肾脏灌注情况。加强心肌保护，增加冠状动脉血供，降低心肌氧耗。必要时使用小剂量硝酸甘油和选择性$β_1$受体阻断药。对心律失常应及时予以控制。如进行机械通气则须考虑到其对循环功能的不利影响，及时调整通气模式和参数。要特别注意的是，应尽量改善氧供和氧耗的关系，尤其是对于高代谢和高动力状态的患者。不仅要在总体上充分保证氧供并减少氧耗，而且要有效改善患者的微循环，改善组织细胞对氧的摄取和利用，最终目标是在组织细胞水平达到氧供和氧耗的平衡，并注意防止氧利用障碍。其措施包括：维持水电解质和酸碱平衡，合理应用血管活性药物，改善血液流变学，改善细胞能量代谢，应用抗氧化剂或自由基清除剂，以支链氨基酸拮抗芳香氨基酸蓄积而合成的伪神经递质等。

3.肾脏

对肾功能的支持，重点在于预防急性肾功能衰竭。应维持足够的有效血容量和血压，维持和改善肾脏的血流灌注，保证有充足的尿量。注意避免医源性的肾功能损害，慎用有肾毒性的抗生素，避免过量使用缩血管药物，注意渗透性利尿药（如甘露醇）和血浆代用品（如低分子右旋糖酐）对肾脏的影响。患者存在严重挤压伤、缺血肢体恢复灌注和急性溶血等，应注意碱化尿液并维持足够的尿量。小剂量多巴胺[2~4μg/（kg•min）]并不能减少肾脏支持的需求，不能改善结局，故不推荐应用。一旦出现急性肾功能衰竭（少尿型），应限制入液量，调整药物剂量，应用利尿药，必要时进行血液净化治疗。

持续动静脉血液滤过（CAVH）、持续静脉-静脉血液滤过（CVVH）、持续动静脉血液透析滤过（CAVHD）和持续静脉-静脉血液透析滤过（CVVHD）等施行方便且安全有效，都可酌情采用。研究表明，持续肾脏替代治疗与间断血液净化是等效的，但持续肾脏替代治疗对血流动力学影响更小，可以更方便地管理液体平衡。大剂量的肾脏替代治疗与正常剂量的相比并不能降低患者的死亡率。在 MODS 的 SIRS 期，利用血液净化技术能去除一些细胞因子、炎症介质、某些致病因子及代谢产物等，可能有免疫调节作用。

4.肝脏和凝血功能

保持良好的内脏血流，避免或减轻肝脏缺血缺氧，注意机械通气对内脏血流的不利影响。避免使用有肝毒性的药物。保护胃肠道功能，营养支持应注意肝脏的需要和保护。对肝功能受损者宜选用支链氨基酸为主的氨基酸制剂，使用脂肪乳剂应考虑所用制剂在肝脏的代谢情况。肝脏与凝血功能密切相关，肝功能损害可引起肝脏合成的凝血因子减少，甚至出现 DIC 或原发性纤溶。除常规补充维生素 K 外，必要时应补充凝血因子和血小板等。DIC 可为 MODS 的原因或结果，在高凝期应使用肝素（普通肝素或低分子肝素），到继发性纤溶期使用抗纤溶药。

5.胃肠道和代谢改善

患者的全身营养状况、维护胃肠道功能并努力维持内环境的稳定，是 MODS 防治取得良好效果的重要基础。在严重应激状态下，分解代谢占主要地位，提供过多的热量并不能降低分解代谢或增加合成。在代谢亢进或 MODS 时，高热量或过低的热量供给都会使病情恶化。因此营养和代谢支持的总热卡和配方须合理，建议每天给予蛋白质 1.5~2g/kg，碳水化合物 4~5g/kg，脂肪 0.5~1.0g/kg，热量：氮不超过 100（kcal）：1（g）。根据需要适当使用生长激素、谷氨酰胺、精氨酸和纤维素等。

维护胃肠道功能首先要防止胃肠道缺血缺氧；其次，尽早恢复胃肠动力，早期给予肠内营养，恢复肠道内微生态平衡，有利于保持胃肠道结构和功能的完整，对防止肠源性感染至关重要。必要时可经胃、十二指肠或空扬造瘘喂食。

应激性溃疡出血是胃肠道功能衰竭的主要表现之一。其防治除病因治疗外，抑酸仍是目前的主要措施。常用药物有 H_2 受体阻断药（法莫替丁等）和质子泵抑制剂（奥美拉唑等），同时应给予胃黏膜保护剂如硫糖铝。

（）

第七节 肺动脉栓塞

肺动脉检塞（PE）的栓子中最常见的是血栓，其他包括脂肪、羊水、空气、肿瘤、静脉输入的药物颗粒甚至导管头端、新生物细胞等，这些栓子随着血液循环阻塞肺动脉系统，进而导致肺血流阻断，引起一系列临床综合征。肺血栓栓塞症（PTE）是 PE 中最常见的一种类型，引起 PTE 的血栓主要来源是深静脉血栓形成（DVT）。PTE 与 DVT 是静脉血栓栓塞症两种不同的临床表现。常见血管疾病中，VTE 仅次于急性冠状动脉综合征和卒中。

一、肺栓塞的防治进展

自国家"九五"科技攻关项目列入三项肺栓塞课题以来，肺栓塞的防治进入一个新阶段随着涵盖多学科，集预防、诊断、治疗、康复、健康教育等多方面规范化共识的公布和推广，随着人们对肺栓塞的逐渐认识和诊断意识的提高，尽管 PTE 自身缺乏特异性的临床表现，但其误诊率、漏诊率已有明显的下降。

肺栓塞典型的症状之一是胸痛，"急性胸痛"是急诊科病人就诊最常见的症状，它可涉及多个器官系统，如何能快速准确的进行鉴别诊断是处理的重点难点。在遇到急性胸痛时，医师已有了急性心肌梗死、主动脉夹层、急性肺栓塞、张力性气胸的诊断和鉴别诊断意识，尤其是"胸痛中心"的成立更促进包括 PTE 在内的多种致命性疾病的认识、规范化诊断和治疗。

二、肺栓塞的危险因素

肺栓塞的危险因素分为原发性和继发性两部分，常见危险因素已为大家所熟知，值得进一步关注的是肺栓塞地再发相关危险因素。对 1995 年 1 月至 2011 年 5 月期间 42 项关于肺栓塞再发相关研究中共计 36909 例 PTE 和 DVT 患者进行 meta 分析，提示下列因素与栓塞再发相关：D-二聚体升高、原发性肺栓塞、右心功能障碍、抗凝治疗时间过短、内源性凝血酶活性增加、VII因子水平升高、抗磷脂抗体阳性、抗凝血酶缺陷及男性。当多重因素并存时，再发风险增加更为显著。

三、肺栓塞的预后评估

对肺栓塞的预后评估仍有待更多研究，发掘更多预后预测模型。对血流动力学稳定的 PTE 患者进行危险分层对于确定治疗方案有重要作用。肺栓塞严重度指数低的患者，住院治疗时间相对较短或可以在门诊治疗。

PESI 结合心肌肌钙蛋白检测可帮助医生鉴别哪些 PE 患者可以尽早出院。一项涵盖 567 名急性 PE 患者的单中心、前瞻性研究根据 PESI 分级（I~IV级）和入院血 cTnI 水平将患者分为 4 组：第 1 组为 PESI 分级I~II级且 cTnI<O.lng/ml；第 2 组为 PESI 分级III~IV级且 cTnI<0.lng/ml；第 3 组为 PESI 分级I~II级且 cTnI≥0.lng/ml；第 4 组为 PES1 分级III~IV级且 cTnI≥0.lng/ml。结果显示 30 天病死率 4 组分别为 1.3%、14.2%、0% 及 15.4%。与 cTnl 水平未升高组相比，PESI 低危对病死率有更高的阴性预测价值。在 PESI 基础上增加 cTnl 作为评估指标并未改善 NPV，提示 PESI 较 cTnl 可更准确地预测低危 PE 患者 30 天内全因死亡率。

一项 meta 分析纳入 1995 年 1 月至 2011 年 5 月期间发表的 35 项肺栓塞研究，19613 个肺栓塞病例平均死亡率为（10.7±7.6）%（0.5%~30.0%）。其中右心功能障碍、D-Dimer 升高、cTnl 升高、低血压、合并恶性肿瘤、静态生活方式、充血性心衰、心动过速、合并慢性肺部疾病、年龄>65 岁均可增加肺栓塞病死率。

PTE 患者的长期预后以及慢性血栓栓塞性肺高压的发生仍有待深入研究。对 375 名 PTE 患者平均随访 16.3 个月（6~50.7 个月），观察残留血栓、CTEPH 发生情况。结果显示残存慢性血栓率在急性 PTE 后第 3 个月、第 6 个月、第 12 个月分别为 48%、27.4%、18.2%。CTEPH 的发生率为 4.6%，多因素回归分析表明肺动脉收缩压>50mmHg 为 CTEPH 发生的预测因素，因此对高危 PTE 患者密切监测，早诊断、早治疗尤为重要。

四、肺栓塞的临床表现

（一）肺栓塞的症状

PTE 的症状没有特异性，也就意味着肺栓塞患者可能在医院的各个科室就诊，因此需要了解肺栓塞典型的、不典型的症状和体征，并加以仔细鉴别。和心绞痛相似，典型的"肺梗死三联征"包括胸痛、呼吸困难和咯血，只出现在 1/3 患者中。

1.以胸痛为首发症状的这类患者多首先到心内科就诊。胸痛主要有两种，其一为胸膜性疼痛，较为多见，多为周围肺动脉栓塞累及胸膜后出现疼痛感，疼痛多与呼吸运动相关，吸气时加重，而且疼痛可随炎症反应的消退或胸腔积液的增加而逐渐减轻；其二为胸骨后胸痛，较为少见，呈心绞痛样发作，这可能是因为肺动脉栓塞后体循环低血压、冠状动脉痉挛、右心室室壁张力增高等，这些因素导致冠状动脉血流量减少、低氧血症和心肌耗氧量增加，进而引起心绞痛样胸痛。若肺栓塞患者心绞痛样胸痛剧烈且持续发生，应注意是否合并心肌梗死，其中以右室梗死最为多见。若该疼痛持续存在或进行性加重，右心功能不全将进一步加重。在临床工作中，当患者有胸痛症状，并且同时心电图可见部分导联 T 波改变时，最先考虑的是冠心病、心绞痛发作，但同时，尤其是对于老年患者，当出现胸痛症状时应注意询问胸痛与咳嗽或者呼吸运动的关系。

2.不明原因的呼吸困难或者气促是 PTE 最常见的症状，其程度与肺栓塞的面积有关，这类患者多首先到呼吸科或者心内科就诊。某些病人的呼吸困难与心功能不全症状类似，从而被认定为患有心脏方面的疾病，疏漏了 PTE 方面的考虑而未做进一步检查去鉴别。因此在临床工作中，遇到有基础心肺疾病和存在呼吸困难表现的患者，必须详细采集病史，明确呼吸困难的诱因，加重或缓解的方式、对治疗的反应等各方面内容，以协助诊断。有些被初步认定为"心力衰竭"的患者，经给予强心、利尿、扩血管等处理后，如果症状依然无改善，需警惕肺动脉栓塞存在的可能，可进一步进行血气分析、核素肺灌注/通气扫描检查等明确。

3.也有部分肺栓塞的首发或主要症状为晕厥，容易误诊是心脑血管疾病，甚至会被认为是癫痫发作。晕厥虽然不常见，但提示患者预后相对较差。这类患者多首先到神经科和心内科就诊。在排除其他原因引起晕厥的前提下，需进一步明确肺栓塞是否存在。晕厥症状多见于发生大面积肺栓塞时，可通过心电图、超声心动图及核素肺灌注/通气扫描等手段协助诊断。

4.其他还有一些症状比如咯血、惊恐、咳嗽、心悸、腹痛等。

（二）肺栓塞的体征

1.呼吸系统体征

呼吸频率≥20 次/分有诊断意义。部分患者肺部听诊呼吸音粗糙，可闻及哮鸣音和细湿啰音；一侧肺叶或全肺栓塞时，可出现气管移向患侧，膈肌上移，病变区叩诊浊音。有肺梗死者，可有肺实变征、胸膜摩擦音、胸腔积液等相应体征。

2.心血管系统体征

心率>100 次/分有诊断意义。部分患者在栓塞早期，由于交感神经兴奋可出现血压一过性升高；少数 PE 患者，由于血流动力学不稳定，会发生血压下降甚至休克，提示预后不良。大面积 PE 患者常可查及：肺动脉高压的体征、右心扩大的体征、右心功能不全的体征，还可出现各种房性、室性心律失常。

3.其他体征有发热、发绀、黄疸等。

五、肺栓塞的检查

除了血气分析、B 型脑钠肽等检查外，D-Dimer（D 二聚体）由于具有阴性预测值高的特点，是 PTE 的必查项目之一。DVT 或 PTE 时 D-Dimer 可异常增高，若其含量低于50mg/L，可基本除外急性 PTE。PE 和 DVT 的病程较长时，在没有新的血栓形成和纤溶活性存在的情况下，D 二聚体可能不会升高，因此对慢性 PTE 的排除诊断价值不大。

肺栓塞的影像学检查中，肺血管 CT 成像已成为肺栓塞评估的一线无创影像学检查。CTPA 表现可有直接征象和间接征象。怀疑 PE，而 CTPA 阴性的患者可不必再接受进一步检查或治疗。但 CT 结果有争议时如何处理、检查的辐照剂量、特定人群中 PE 患病率、在特定人群（如合并癌症或慢性阻塞性肺疾病的患者）中检查的最佳流程都有待进一步研究。

提高判定肺栓塞阳性的 D-Dimer 阈值是否可以减少不必要的 CTPA 筛查呢？一项研究纳入 678 名怀疑 PE 并接受 64 排 CTPA 检查的患者，统一实验室测定 D-Dimer，两名放射医生独立报告 CTPA 结果，评估 30 天临床预后。结果显示 126 名 PE 阳性（19%）、93 名患有肺炎（14%），以 Well's 评分≤4 分或 RGS 评分≤6 分为标准可得到相似结果。当 Geneva 评分≤6 分且 D-Dimer 标准阈值为<500ng/ml 时，D-Dimer 阴性比例为 110/678（16%），其中 PE 阳性比例为 4/110（16%）、肺炎比例为 9/110（8.2%）。当 RGS≤6 分且 D-Dimer 阈值提高为<1000ng/ml 时，D-Dimer 阴性比例为 208/678（31%），其中 PE 阳性比例为 11/208（5.3%）、肺炎比例为 12/208（5.4%）；在漏诊的 11 名 PE 患者中，10 人为亚段肺栓塞且不伴有 DVT。研究表明增加 D-dimer 判定阈值可减少低危 PE 患者不必要的 CTPA 检查数量，但同时轻度增加漏诊孤立、亚段肺栓塞的风险，而漏诊肺炎的风险则没有增加。

六、肺栓塞的治疗

肺栓塞如果不治疗死亡率约 30%，而充分治疗者死亡率降至 2%至 8%，由此可见，PTE 的正确诊断和及时治疗意义重大。

对于大面积肺栓塞伴休克和低血压的患者，可考虑行溶栓治疗，这种情况下多数禁忌证只是相对的。溶栓治疗时间窗以 14 天内为最佳，2 周以上也有一定效果。溶栓治疗时间越早效果越好。

高危 PE 患者即就诊时出现休克、低血压的患者，院内死亡风险高，尤其是入院后第一个小时。一项纳入血流动力学不稳定 PE 患者的 meta 分析显示，溶栓治疗可以明显降低院内死亡率以及 PE 再发生率。因此，对于有血流动力学障碍的 PE 患者，只要没有禁忌证，均应给予溶栓治疗。溶栓治疗可能作为存在右心游离栓子的 PE 患者外科手术之外的一种安全有效的治疗方案。

总体来说，对血流动力学稳定的 PE 患者，溶栓治疗的出血风险大于临床获益。血压正常的 PE 患者如果肝素抗凝治疗得当的话，短期预后较好，因此被认为是非高危 PE 患者。然而在血压正常的 PE 患者中，若患者出现右心功能障碍的表现，如超声心动图、CT 异常或心肌标志物水平升高，则这些患者为 PE 急性期负性事件发生的中危人群。现有数据提示中危 PE 患者可能从早期溶栓治疗中获益，尤其是出血风险低的患者。关于溶栓治疗期待更具说服力的随机临床试验的数据。

肺栓塞抗凝方案包括溶栓后序贯抗凝和单纯抗凝。口服抗凝药物最佳时程取决于再发栓塞风险与抗凝相关出血间的平衡。预测血栓再发风险的因素中，临床危险因素很重要，而生化及病理检查的作用则尚不确定。研究显示再发静脉血栓栓塞的风险在不同的 PTE 患者中有所区别：首次事件若是由手术等可逆性危险因素导致，则再发风险较低，抗凝治疗 3 个月即可。反之，首次事件若是由非手术导致或有持续性危险因素如癌症，则再发风险较高，抗凝治疗至少需要 6 个月。此外抗凝治疗时程还需要考虑是否并存下述危险因素如血小板增多症、慢性肺高压、大面积肺栓塞；并存上述因素的患者，如果 PTE 由于手术导致，抗凝治疗时间 6 个月；如果 PTE 是非手术导致，抗凝治疗时间 12~24 个月。抗凝治疗相关出血风险高的患者，抗凝治疗时间应相应缩短（即 PTE 是手术导致者治疗 3 个月，PTE 是非手术导致者治疗 3~6 个月）。对于患有癌症的 PE 患者，如果癌症处于活动期或者正接受对症治疗，抗凝治疗时间应持续 6 个月甚至更长。未来还需要更多的随机临床试验探索抗凝治疗的最佳时程。

外科手术治疗急性肺栓塞的死亡率报道不一，从 16%~64% 不等，目前公认的手术指征是：内科治疗无效、有溶栓禁忌证者、出现心搏骤停或循环衰竭者。慢性血栓栓塞可导致肺动脉高压及右心衰竭，预后不良，以往多行肺动脉血栓内膜剥脱术或进行肺移植，或心肺联合移植。肺动脉球囊成形术治疗无法手术或者肺叶切除术后持续性肺高压的 CTEPH 患者的研究逐渐增多。一项研究纳入 20 名平均年龄（60±10）岁的 CTEPH 患者，对每名患者的肺段及亚肺段血管进行平均（18.6±6.1）次 BPA，合计 73 次导管手术。BPA 术后较术前平均肺动脉压下降、心排血量增加，血浆 NT-proBNP 及 TnT 水平明显下降，活动耐量显著提高，NYHA 功能改善。随访（51±30）个月，17 名患者仍存活。但 2 名患者在第一次手术后死亡，围术期死亡率为 10%。7 人发生再灌注水肿并发症。另一项研究纳入 29 名 CTEPH 患者接受经皮肺动脉成形术治疗。28 名患者 PTPA 术后即刻虽未出现血流动力学改善，但随访（6.0±6.9）个月时血流动力学指标、平均肺动脉压、心排血量、NYHA 心功能分级、血浆 BNP 水平均有显著改善。但 1 名患者术后发生导丝穿孔并发症，并于术后 2 天死亡。总计 51 次手术操作中的 27 次（53%）、28 次首次手术中的 19 次（68%）术后出现再灌注性肺水肿。基线时有明显临床症状和严重血流动力学障碍的患者发生再灌注肺水肿的风险更高。

肺动脉成形术可能作为 CTEPH 患者的有效治疗手段之一，可改善患者症状及部分主客观指标，但严重的围术期并发症仍需警惕，今后需要更多随机对照临床试验来明确。

总之，肺栓塞的预防、诊断、治疗、康复、健康教育需要多学科的共同参与，以降低其发生率、病死率、误诊率和漏诊率。

（李佳旎）

第八节　支气管哮喘

支气管哮喘（bronchial asthma 简称哮喘）是由多种细胞（如嗜酸性粒细胞、肥大细胞、T 淋巴细胞、中性粒细胞、气道上皮细胞等）和细胞组分参与的，一种常见的复杂的慢性气道疾病，通常出现广泛而多变的可逆性呼气气流受限，特点是变异性和复发性的气流受限、支气管反应性增高及潜在炎症。主要表现为反复发作的喘息、气急、胸闷或咳嗽等症状，常在夜间和清晨发作、加剧，多数患者可自行或经治疗后缓解。如果诊治不及时，随病程的延长可产生气道不可逆性缩窄和气道重塑，可能由轻度间歇的症状发展为重度及功能障碍。

一、病因

1.遗传因素

个体过敏体质及外界环境的影响是发病的危险因素。哮喘与多基因遗传有关，哮喘患者亲属患病率高于群体患病率，并且亲缘关系越近，患病率越高；患者病情越严重，其亲属患病率也越高。

2.变应原

（1）室内外变应原：尘螨是最常见、危害最大的室内变应原，是哮喘的重要发病原因，特别是存在特应性体质者，如尘螨、烟雾、真菌、花粉与草粉、动物毛屑、二氧化硫、氨气等各种特异和非特异性吸入物等。

（2）职业性变应原：常见的变应原有谷物粉、面粉、木材、饲料、茶、咖啡豆、家蚕、鸽子、蘑菇、抗生素（青霉素、头孢霉素）、松香、活性染料、过硫酸盐、乙二胺等。

（3）药物及食物：阿司匹林、普萘洛尔（心得安）和一些非皮质激素类抗炎药是药物所致哮喘的主要变应原。此外，鱼、虾、蟹、蛋类、牛奶等食物亦可诱发哮喘。

3.促发因素

常见空气污染、吸烟、呼吸道感染，如细菌、病毒、原虫、寄生虫等感染、妊娠以及剧烈运动、气候转变；多种非特异性刺激如：吸入冷空气、蒸馏水雾滴等都可诱发哮喘发作。此外，精神因素亦可诱发哮喘。

二．发病机制：

哮喘的发病机制尚未完全阐明，可概括为遗传、气道炎症、气道高反应、气道重塑、神经调节机制（图3-8-1）。

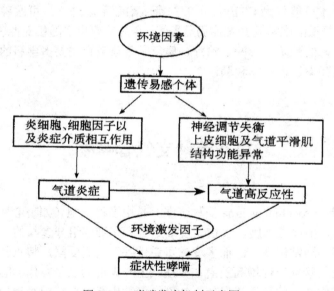

图 3-8-1　哮喘发病机制示意图

1.遗传机制

哮喘具有家族集聚现象，即哮喘患者及其家庭成员患过敏性疾病如哮喘、过敏性鼻炎、荨麻疹等概率较一般人群的患病率高，并且亲缘关系越近，患病率越高；患者病情越严重，其亲属患病率也越高。

2.气道炎症

气道炎症形成机制：气道慢性炎症是哮喘的基本特征。这种炎症反应是由多种炎症细胞、炎症介质和细胞因子共同参与、相互作用的结果。

当外源性变应原通过吸入、食入或接触等途径进入机体后被抗原递呈细胞（如树突状细胞、巨噬细胞、嗜酸粒细胞）内吞并激活 T 细胞。一方面，活化的辅助性 Th2 细胞产生 IL 如 IL-4、IL-5 和 IL-13 等激活 B 淋巴细胞，使之合成特异性 IgE，后者结合于肥大细胞和嗜碱粒细胞等细胞表面的 IgE 受体。若变应原再次进入体内，可与结合在细胞表面的 IgE 交联，使该细胞合成并释放多种活性介质导致气道平滑肌收缩、黏液分泌增加和炎症细胞浸润等，产生哮喘的临床症状，这是典型的变态反应过程。另一方面，活化的辅助性 Th2 细胞分泌的 IL 等细胞因子可直接激活肥大细胞、嗜酸粒细胞及肺泡巨噬细胞等，使之在气道浸润和聚集。这些细胞相互作用并进一步分泌多种炎症介质、细胞因子及趋化因子，如组织胺，白三烯（LT），前列腺素（PG），活性神经肽，类晶体碱性蛋白如主碱基蛋白（MBP）、嗜酸粒细胞阳离子蛋白（ECP），IL，血小板活化因子（PAF），嗜酸粒细胞趋化因子（ECF）和中性粒细胞趋化因子（NCF），转化生长因子（TGF）等，构成了一个与炎症细胞相互作用的复杂网络，导致气道慢性炎症。近年来认识到 Th17 细胞在以中性粒细胞浸润为主的激素依赖型哮喘和重症哮喘发病中起到了重要作用，调节性 T 细胞因具有抑制 T 细胞免疫应答的功能，也参与了哮喘的发病。

根据变应原吸入后哮喘发生的时间，可分为早发型哮喘反应（early asthmatic response，EAR）、迟发型哮喘反应（late asthmatic response，LAR）和双相型哮喘反应（dual asthmatic response，DAR）。EAR 几乎在吸入变应原的同时立即发生反应，15~30min 达高峰，2 h 后逐渐恢复正常。LAR 约 6h 左右发病，持续时间长，可达数天。约半数以上患者出现 LAR。

3.气道高反应性（airway hyperresponsiveness，AHR）

气道高反应性是指气道对各种刺激因子如变应原、理化因素、运动、药物等呈现的高度敏感状态，表现为患者接触这些刺激因子时气道出现过强或过早的收缩反应。AHR 是哮喘的一个基本特征，可通过支气管激发试验来量化和评估，有症状的哮喘患者几乎都存在 AHR。目前认为气道慢性炎症是导致 AHR 的重要机制之一，当气道受到变应原或其他刺激后，多种炎症细胞、炎症介质和细胞因子参与，气道上皮损害、上皮下神经末梢裸露等，从而导致气道高反应性。然而，出现 AHR 者并非都是哮喘，如长期吸烟、接触臭氧、病毒性上呼吸道感染、慢性阻塞性肺疾病（慢阻肺）等也可出现 AHR，但程度相对较轻。

4.气道重构（airway remodeling）

气道重构是哮喘的重要病理特征，表现为气道上皮细胞黏液化生、平滑肌肥大/增生、上皮下胶原沉积和纤维化、血管增生等，多出现在反复发作、长期没有得到良好控制的哮喘患者。气道重构使哮喘患者对吸入激素的敏感性降低，出现不可逆气流受限以及持续存在的 AHR。气道重构的发生主要与持续存在的气道炎症和反复的气道上皮损伤/修复有关。除了炎症细胞参与气道重构外，转移生长因子（TGF）-β、血管内皮生长因子（VEGF）、白三烯、基质金属蛋白酶（MMP）-9、解聚素-金属蛋白酶（ADAM）-33 等多种炎症介质也参与了气道重构的形成。

5.神经调节机制

神经因素是哮喘发病的重要环节之一。支气管受复杂的自主神经支配，除肾上腺素能神经、胆碱能神经外，还有非肾上腺素能非胆碱能（NANC）神经系统。哮喘患者β-肾上腺素受体功能低下，而患者对吸入组胺和醋甲胆碱反应性显著增高则提示存在胆碱能神经张力的增加。NANC能释放舒张支气管平滑肌的神经介质如血管活性肠肽（VIP）、一氧化氮（NO）及收缩支气管平滑肌的介质如P物质、神经激肽，两者平衡失调，则可引起支气管平滑肌收缩。此外，从感觉神经末梢释放的P物质、降钙素基因相关肽（CGRP）、神经激肽A等导致血管扩张、血管通透性增加和炎症渗出，此即为神经源性炎症，神经源性炎症能通过局部轴突反射释放感觉神经肽而引起哮喘发作。

三、临床表现

几乎所有的支气管哮喘患者都有长期性和反复发作性的特点，哮喘的发作与季节、周围环境、饮食、职业、精神心理因素、运动和服用某种药物有密切关系。

（一）主要临床表现

1.前驱症状

在变应原引起的急性哮喘发作前往往有打喷嚏、流鼻涕、眼痒、流泪、干咳或胸闷等前驱症状。

2.喘息和呼吸困难

喘息和呼吸困难是哮喘的典型症状，喘息的发作往往较突然。呼吸困难呈呼气性，表现为吸气时间短，呼气时间长，患者感到呼气费力，当呼吸肌收缩克服气道狭窄产生的过高支气管阻力负荷时，患者感到呼气和吸气都费力，甚至端坐呼吸，大汗淋漓，意识障碍等

3.咳嗽、咳痰

咳嗽是哮喘的常见症状，由于气道的炎症和支气管痉挛引起。干咳常是哮喘的前兆，哮喘发作时，咳嗽、咳痰症状反而减轻，以喘息为主。有的哮喘患者，以刺激性干咳为主要表现，无明显的喘息症状，这部分哮喘称为咳嗽变异性哮喘（CVA）。

4.胸闷和胸痛

哮喘发作时，患者可有胸闷和胸部发紧的感觉。如果哮喘发作较重，可能与呼吸肌过度疲劳和拉伤有关。突发的胸痛要考虑自发性气胸的可能。

5.体征

哮喘的体征与哮喘的发作有密切的关系，在哮喘缓解期可无任何阳性体征。在哮喘发作期，根据病情严重程度的不同可有不同的体征。哮喘发作时支气管和细支气管进行性的气流受限可引起肺部动力学、气体交换和心血管系统一系列的变化。为了维持气道的正常功能，肺出现膨胀，伴有残气容积和肺总量的明显增加。由于肺的过度膨胀使肺内压力增加，产生胸腔内负压所需要的呼吸肌收缩力也明显增加。呼吸肌负荷增加的体征是呼吸困难、呼吸加快和辅助呼吸肌运动。在呼气时，肺弹性回缩压降低和气道炎症可引起显著的气道狭窄，在临床上可观察到喘息、呼气延长和呼气流速减慢。这些临床表现一般和第1秒用力呼气容积（FEV_1）和呼气高峰流量（PEF）的降低相关。由于哮喘患者气流受限并不均匀，通气的分布也不均匀，可引起肺通气/血流比值的失调，发生低氧血症，出现发绀等缺氧表现。在吸气期间肺过度膨胀和胸腔负压的增加对心血管系统有很大的影响。右心室受胸腔负压的牵拉使静脉回流增加，可引起肺动脉高压和室间隔的偏移。在这种情况下，受压的左心室需要将血液从负压明显增高的胸腔射到体循环，

产生吸气期间的收缩压下降。称为奇脉。

（1）一般体征：哮喘患者在发作时，精神一般比较紧张，呼吸加快、端坐呼吸，严重时可出现口唇和指（趾）发绀，三凹征和意识障碍

（2）双肺哮鸣音伴呼气音延长：在胸部听诊时可听到呼气时间延长而吸气时间缩短，如笛声的高音调哮鸣音。或在吸气和呼气都可闻及哮鸣音。在哮喘严重发作，支气管发生极度狭窄，出现呼吸肌疲劳时，喘鸣音反而消失，称为寂静肺，是病情危重的表现。单侧哮鸣音突然消失要考虑发生自发性气胸、肺不张的可能。

（3）肺过度膨胀体征：即肺气肿体征。表现为胸腔的前后径扩大，肋间隙增宽，叩诊呈过清音，肺肝浊音界下降，心浊音界缩小。长期哮喘的患者可有桶状胸，儿童可有鸡胸。

（4）奇脉：重症哮喘患者发生奇脉是吸气期间收缩压下降幅度（一般不超过 1.33kPa 即 10mmHg）增大的结果。这种吸气期收缩压下降的程度和气流受限的程度相关，它反映呼吸肌对胸腔压波动的影响的程度明显增加。呼吸肌疲劳的患者不再产生较大的胸腔压波动，奇脉消失。严重的奇脉（≥3.33kPa，即 25mmHg）是重症哮喘的可靠指征。

（5）呼吸肌疲劳的表现：表现为呼吸肌的动用，肋间肌和胸锁乳突肌的收缩，还表现为反常呼吸，即吸气时下胸壁和腹壁向内收。

（6）重症哮喘的体征：随着气流受限的加重，患者变得更窘迫.说话不连贯，皮肤潮湿，呼吸和心率增加。并出现奇脉和呼吸肌疲劳表现。呼吸频率≥25/min，心率≥110/min，奇脉≥25mmHg 是重症哮喘的指征。患者垂危状态时可出现寂静肺或呼吸乏力、发绀、心动过缓、意识恍惚或昏迷等表现。

（二）特殊类型的哮喘

1.嗽变异性哮喘

是指以慢性咳嗽为主要或唯一临床表现的一种特殊类型哮喘，可以是支气管哮喘的一个先兆。可有家族过敏史或其有其他的过敏性疾病史，如过敏性鼻炎、湿疹等。临床表现主要为长期顽固性干咳，常常在运动、吸入冷空气、上呼吸道感染后诱发，在夜间或凌晨加剧，体检时无哮鸣音，肺功能检查正常，但支气管激发试验阳性，皮肤过敏原试验可以阳性，一般的止咳化痰药和抗生素治疗无效，而用抗组胺药、β_2-受体激动剂、茶碱类或肾上腺皮质激素可缓解。

2.脆性哮喘（BA）

正常人的支气管舒缩状态呈现轻度生理性波动，第 1 秒用力呼气容积（FEV_1）和高峰呼气流量（PEF）在晨间降至最低（波谷），午后达最大值（峰值）。哮喘患者这种变化尤其明显。有一类哮喘患者 FEV_1 和 PEF 在治疗前后或一段时间内大幅度地波动，称为"脆性哮喘"。大多有过敏因素引起，又称过敏性哮喘：Ayres 提出 BA 分型如下。

（1）I型 BA：尽管采取了正规、有力的治疗措施，包括吸入糖皮质激素（如吸入二丙酸倍氯米松 1500μg/d 以上），或口服相当剂量糖皮质激素，同时联合吸入支气管舒张药，连续观察至少 150d，半数以上观察日的 PEF 变异率>40%。

（2）II型 BA：在基础肺功能正常或良好控制的背景下，无明显诱因突然急性发作的支气管痉挛，3h 内哮喘严重发作伴高碳酸血症，可危及生命，常需机械通气治疗。月经期前发作的哮喘往往属于此类。

3.运动诱发性哮喘（EIA）

EIA 也称为运动性哮喘，是指达到一定的运动量后，出现支气管痉挛而产生的哮喘。其发作大多是急性的、短暂的，而且大多能自行缓解。运动性哮喘特点为：①发病均发生在运动后；②有明显的自限性，发作后经一定时间的休息后即可逐渐恢复正常；③一般无过敏性因素参与，特异性过敏原皮试阴性，血清 IgE 水平不高。

4.药物性哮喘

药物性哮喘是由于使用某种药物导致的哮喘发作。常见的可能引起哮喘发作的药物有阿司匹林、β受体阻滞药、血管紧张素转换酶抑制药（ACEI）、局部麻醉药、添加剂（如酒石黄）、医用气雾剂中的杀菌复合物等。个别患者吸入支气管舒张药时，偶尔也可引起支气管收缩，可能与其中的氟利昂或表面活性剂有关。免疫血清、含碘造影剂也可引起哮喘发作。这些药物通常是以抗原、半抗原或佐剂的形式参与机体的变态反应过程，但并非所有的药物性哮喘都是机体直接对药物产生过敏反应引起。例如β受体阻滞药，它是通过阻断β受体，使β_2受体激动药不能在支气管平滑肌的效应器上起作用，从而导致支气管痉挛。

阿司匹林是诱发药物性哮喘最常见的药物，某些患者可在服用阿司匹林或其他非甾体抗炎药数分钟或数小时内发生剧烈支气管痉挛。此类哮喘多发生于中年人，在临床上可分为药物作用相和非药物作用相。药物作用相指服用阿司匹林等解热镇痛药后引起哮喘持续发作的一段时间，潜伏期可为 5min 至 2h，患者的症状一般很重，常见明显的呼吸困难和发绀，甚至意识丧失，血压下降，休克等。药物作用相的持续时间不等，从 2~3h 至 1~2d。非药物作用相阿司匹林性哮喘指药物作用时间之外的时间，患者可因各种不同的原因发作哮喘。阿司匹林性哮喘的发病可能与其抑制呼吸道花生四烯酸的环氧酶途径，使花生四烯酸的脂氧酶代谢途径增强，产生过多的白三烯有关。白三烯具有很强的支气管平滑肌收缩能力。近年来研制的白三烯受体拮抗药，如扎鲁斯特和孟鲁斯特可以很好地抑制口服阿司匹林导致的哮喘发作。

5.职业性哮喘

职业性哮喘的发生率往往与工业的发展水平有关，发达的工业国家，职业性哮喘的发病率较高。凡是由职业性致喘物引起的哮喘统称为"职业性哮喘"。但从职业病学的角度，职业性哮喘应该有严格的定义和范围。致喘物规定为：异氰酸酯类、苯酐类、多胺类固化剂、铀复合盐、剑麻和青霉素。职业性哮喘的病史有如下特点：①有明确的职业史，本病只限于与致喘物直接接触的劳动者；②既往（从事该职业前）无哮喘史；③自开始从事该职业至哮喘首次发作的"潜伏期"最少半年以上；④哮喘发作与致喘物的接触关系非常密切，接触则发病，脱离则缓解。还有一些患者在吸入氯气、二氧化硫等刺激性气体时，出现急性刺激性干咳症状、咳黏痰、气急等症状，称为反应性气道功能不全综合征，可持续 3 个月以上。

四、辅助检查

1.肺功能测定

肺功能测定有助于确诊支气管哮喘，也是评估哮喘控制程度的重要依据之一。主要有通气功能检测、支气管舒张试验、支气管激发试验和最大呼气流量（PEF）及其日变异率测定。

（1）常规肺通气及容量检测：哮喘发作时呈阻塞性通气改变，呼气流速指标显著下降。第 1 秒用力呼气容积（FEV_1）、FEV_1 占用力肺活量比值（$FEV_1/FVC\%$）、最大呼气中段流速（MMEF）以及最大呼气流量（PEF）均下降。肺容量指标见残气量增高、功能残气量和肺容量增高，残气占肺总量百分比增高。完全控制情况下上述指标可正常。

（2）支气管舒张试验：对于有气道阻塞的患者，可行支气管舒张试验。吸入支气管扩张药（如沙丁胺醇、特布他林），如用药后 FEV_1 较用药前增加≥12%，且绝对值增加≥200ml，为支气管舒张试验阳性，对诊断支气管哮喘有帮助。

（3）支气管激发试验：对于有哮喘症状但肺功能正常的患者，可行支气管激发试验，常用吸入激发剂为醋甲胆碱、组胺。吸入激发剂后其通气功能下降、气道阻力增加。在设定的激发剂量范围内，如 FEV_1 下降≥20%，为支气管激发试验阳性，使 FEV_1 下降 20% 的累积剂量（$PD_{20}\text{-}FEV_1$）或累积浓度（$PC_{20}\text{-}FEV_1$），表示气道高反应性的程度，可对气道反应性增高的程度作出定量判断。

（4）PEF 及 24 小时变异率：PEF 及其日变异率可反映通气功能的变化。哮喘发作时 PEF 下降，并且哮喘患者常有通气功能昼夜变化，夜间或凌晨通气功能下降，如果昼夜 PEF 变异率≥20%有助于诊断为哮喘。

2.胸部 X 线检查

胸部 X 线摄片多无明显异常，哮喘严重发作时可有肺过度充气表现，并注意有无肺部感染、肺不张、气胸、纵隔气肿等并发症的存在。

3.动脉血气分析

轻度哮喘发作，PaO_2 和 $PaCO_2$ 基本正常；中度哮喘发作时，PaO_2 下降而 $PaCO_2$ 正常；重度哮喘发作时，PaO_2 明显下降而 $PaCO_2$ 超过正常，出现呼吸性酸中毒和代谢性酸中毒。

4.变应原检测

特异性变应原检测：哮喘患者大多数伴有过敏体质，对众多的变应原和刺激物敏感。测定变应性指标，结合病史有助于对患者的病因诊断和脱离致敏因素的接触。

体外变应原检测：多数患者外周血可检测到增高的变应原特异性 IgE。血清总 IgE 测定对哮喘诊断价值不大，但其增高的程度可作为重症哮喘使用抗 IgE 抗体治疗的依据。

体内变应原试验：皮肤变应原试验用于指导避免变应原接触和脱敏治疗，临床较为常用。需根据病史和当地生活环境选择可疑的变应原进行检查，可通过皮肤点刺等方法进行，皮试阳性提示患者对该变应原过敏。

5.呼出气一氧化氮（FeNO）浓度检测，可了解气道炎症情况，对哮喘的诊断和鉴别有一定作用。

五、诊断

（一）诊断标准

1.反复发作喘息、气急、胸闷或咳嗽，多与接触变应原、冷空气、物理、化学性刺激以及病毒性上呼吸道感染、运动等有关。

2.发作时双肺可闻及散在或弥漫性，以呼气相为主的哮鸣音，呼气相延长。

3.上述症状和体征可经治疗缓解或自行缓解。

4.除外其他疾病所引起的喘息、气急、胸闷和咳嗽。

5.临床表现不典型者，应至少具备以下一项阳性：①支气管激发试验或运动激发试验阳性；②支气管舒张试验阳性[第 1 秒用力呼气容积（FEV_1）增加≥12%，且 FEV_1 增加绝对值≥200ml]；③最大呼气流量（PEF）日内变异率≥20%。

符合 1~4 条或 4、5 条者，可以诊断为支气管哮喘。

（二）哮喘分期

1.非急性发作期

非急性发作期也称为慢性持续期，指患者虽然没有哮喘急性发作，但在相当长的时间内仍有不同频度和不同程度的喘息、咳嗽、胸闷等症状，可伴有肺通气功能下降。可根据白天、夜间哮喘症状出现的频率和肺功能检查结果，将慢性持续期哮喘病情严重程度分为间歇性、轻度持续、中度持续和重度持续 4 级，但这种分级方法在日常工作中已少采用，主要用于临床研究。

2.急性发作期

急性发作期指喘息、气象、胸闷或咳嗽等症状突然发生或加重，伴有呼气流量降低，常因接触变应原等刺激物或治疗不当所致。哮喘急性发作时其程度轻重不一，病情加重可在数小时或数天内出现，偶尔可在数分钟内即危及生命。

（三）哮喘急性发作时严重程度分级

可分为轻度、中度、重度和危重 4 级（表 3-8-1）。

轻度：步行或上楼时气短，可有焦虑，呼吸频率轻度增加，闻及散在哮鸣音，肺通气功能和血气检查正常。

中度：稍事活动感气短，讲话常有中断，时有焦虑，呼吸频率增加，可有三凹征，闻及响亮、弥漫的哮鸣音，心率增快，可出现奇脉，使用支气管舒张剂后 PEF 占预计值 60%~80%，$SaO_2$91%~95%。

重度：休息时感气短，端坐呼吸，只能发单字表达，常有焦虑和烦躁，大汗淋漓，呼吸频率>30 次/分，常有三凹征，闻及响亮、弥漫的哮鸣音，心率增快常>120 次/分，奇脉，使用支气管舒张剂后 PEF 占预计值<60%或绝对值<100L/min 或作用时间<2 小时，PaO_2<60mmHg，$PaCO_2$>45mmHg，SaO_2≤90%，pH 可降低。

危重：患者不能讲话，嗜睡或意识模糊，胸腹矛盾运动，哮鸣音减弱甚至消失，脉率变慢或不规则，严重低氧血症和高二氧化碳血症，pH 降低。

表 3-8-1　哮喘急性发作时病情严重程度的分级

临床特点	轻度	中度	重度	危重
气短	步行、上楼时	稍事活动	休息时	
体位	可平卧	喜坐位	端坐呼吸	
讲话方式	连续成句	单词	单字	不能讲话
精神状态	可有焦虑，尚安静	时有焦虑或烦躁	常有焦虑、烦躁	嗜睡或意识模糊
出汗	无	有	大汗淋漓	
呼吸频率	轻度增加	增加	常>30 次/min	
辅助呼吸肌活动及三凹征	常无	可有	常有	胸腹矛盾运动

哮鸣音	散在，呼吸末期	响亮、弥漫	响亮、弥漫	减弱乃至无
脉率（次/min）	<100	100~120	>120	脉率变慢或不规则
奇脉	无，<10mmHg	可有，10~25mmHg	常有，>25mmHg（成人）20~40mmHg（儿童）	无，提示呼吸肌疲劳
最初支气管扩张剂治疗后PEF占预计值或个人最佳值%	>80%	60%~80%	<60%或<100L/min或作用持续时间<2h	
PaO_2（吸空气，mmHg）	正常	≥60	<60	
$PaCO_2$（mmHg）	<45	≤45	>45	
SaO_2（吸空气，%）	>95	91~95	≤90	
pH				降低

注：只要符合某一严重程度的某些指标，而不需满足全部指标，即可提示为该级别的急性发作。

（四）哮喘控制水平的分级

这种分级方法更容易被临床医师掌握，有助于指导临床治疗，以取得更好的哮喘控制（表 3-8-2）。

表 3-8-2 哮喘控制水平分级

	完全控制（满足以下所有条件）	部分控制（在一周内出现以下 1-2 项）	未控制
白天症状	无（或≤2 次/周）	>2 次/周	在任何一周内出现 3 种或以上部分控制特征
活动受限	无	有	
夜间症状/憋醒	无	有	
需要使用缓解药的次数	无（或≤2 次/周）	>2 次/周	
肺功能（PEF 或 FEV_1）	正常	<正常预计值（或本人最佳值）的 80%	
急性发作	无	超过每年 1 次	在任何一周内出现 1 次

（五）评估患者的临床控制水平

无肺功能设备的基层医疗机构可以采用哮喘控制测试（asthma control test，ACT）问卷评估哮喘患者的控制水平（表 3-8-3）。ACT 简便、易操作，适合在基层医院应用。

表 3-8-3 哮喘控制测试（ACT）问卷

问题	1 分	2 分	3 分	4 分	5 分	得分
在过去 4 周内，在工作，学习或家中，有多少时候哮喘妨碍您进行日常活动？	所有时间	大多数时候	有些时候	很少时候	没有	

在过去 4 周内，您有多少次困难？	每天>1 次	每天 1 次	每周 3~6 次	每周 1~2 次	完全 没有	
在过去 4 周内，因为哮喘症状（喘息、咳嗽、呼吸困难、胸闷或疼痛），您有多少次在夜间醒来或早上比平时早醒？	每周≥4 晚	每周 2~3 晚	每周 1 次	1~2 次	没有	
在过去 4 周内，您有多少次使用急救药物治疗（如沙丁胺醇）？	每天≥3 次	每天 1~2 次	每周 2~3 次	每周 1 次或 更少	没有	
您如何评估过去 4 周内您的哮喘控制情况？	没有控制	控制 很差	有所 控制	控制 很好	完全 控制	

注：ACT 问卷得分判读：20~25 分，哮喘得到良好控制；16~19 分，哮喘部分控制；5~15 分，哮喘未控制。

（六）评估患者有无未来急性发作的危险因素

哮喘未控制、接触变应原、有上述合并症、用药不规范、依从性差以及过去 1 年中曾有哮喘急性发作急诊或住院等都是未来哮喘急性发作的危险因素。

（七）鉴别诊断

1.上气道肿瘤、喉水肿和声带功能障碍

这些疾病可出现喘息，但主要表现为吸气性呼吸困难，肺功能测定流量-容积曲线可见吸气相流速减低。纤维喉镜或支气管镜检查可明确诊断。

2.各种原因所致的支气管内占位

支气管内良恶性肿瘤、支气管结核等导致的固定的、局限性哮鸣音，需与哮喘鉴别。胸部 CT 检查、纤维支气管检查可明确诊断。

3.急性左心衰竭

急性左心衰发作时症状与哮喘相似，阵发性咳嗽、喘息，两肺可闻及广泛的湿啰音和哮鸣音，需与哮喘鉴别。但急性左心衰患者常有高血压性心脏病、风湿性心脏病、冠心病等心脏疾病史，胸片可见心影增大、肺淤血征，有助于鉴别。

4.慢性阻塞性肺病

慢阻肺亦有呼吸困难，常与哮喘症状相似，大部分患者对支气管扩张药和抗炎药疗效不如哮喘，气道阻塞的可逆性差。但临床上大约 10%的慢阻肺患者对激素和支气管扩张药反应很好，这部分患者往往同时合并有哮喘。而支气管哮喘患者晚期出现气道重塑亦可以合并慢阻肺。

六、治疗

哮喘虽然不能被根治，但经过规范治疗，大多数哮喘患者都可以得到很好的控制。哮喘的总体控制目标是既要达到当前控制，又要减少未来风险。在使用最小有效剂量药物治疗的基础上或不用药物，能使患者与正常人一样生活、学习和工作。

常见药物：治疗哮喘的药物主要分为两类：一是控制类药物，即需要每天使用并长时间维持应用的药物，主要通过其抗炎作用使哮喘患者维持在临床控制状态，包括吸入性糖皮质激素（ICS，最有效安全的控制类药物）、ICS/长效β$_2$受体激动剂（ICS/LABA）、全身性激素、白三烯调节剂（LTRA）、缓释茶碱、抗 IgE 单克隆抗体；二是缓解类药物，又称急救药物，急性发作时可按需使用，主要通过迅速解除支气管痉挛从而缓解患者哮喘症状，包括速效吸入和短效口服β₂受体激动剂（SABA）、ICS/福莫特罗、全身性激素、吸入型抗胆碱能药物、短效茶碱。

（一）药物治疗

对于所有哮喘患者，如出现哮喘急性发作，可吸入缓解类（解救类）药物治疗。

1.β₂肾上腺素受体激动剂

主要通过对气道平滑肌和肥大细胞等细胞膜表面的β₂受体的作用，舒张气道平滑肌、减少肥大细胞和嗜碱粒细胞脱颗粒和介质的释放、降低微血管的通透性、增加气道上皮纤毛的摆动等，缓解哮喘症状。

SABA主要有沙丁胺醇和特布他林，是缓解轻中度哮喘急性症状的首选药物。沙丁胺醇气雾剂每次1~2喷，按需给药；沙丁胺醇片剂每次1~2片。口服给药虽然方便，但是不良反应相对较大。

LABA舒张支气管平滑肌的作用可持续12h以上，主要有沙美特罗和福莫特罗。福莫特罗起效快，也可作为缓解药物按需使用。长期单独使用LABA有增加哮喘死亡的风险，不推荐长期单独使用LABA。

注意事项：大剂量使用β₂受体激动剂可引起心悸、手抖、肌颤和低血钾。

2.抗胆碱能药

阿托品类抗胆碱能类药物作用机制是抑制肺内运动神经释放乙酰胆碱，以阻止其作用于迷走神经和受神经支配的气道平滑肌。短效抗胆碱药物异丙托溴铵和长效的抗胆碱药物噻托溴铵都具有一定的舒张支气管的作用。短效抗胆碱药物用于哮喘急性发作期，按需使用；噻托溴铵用于中重度慢性持续哮喘患者，每次18μg，1次/d。

常见不良反应：妊娠早期妇女和患有青光眼或前列腺肥大的患者应慎用。

3.抗白三烯药

白三烯拮抗剂包括抑制白三烯合成类药和白三烯受体拮抗剂均是能够有效治疗轻、中度哮喘的口服药。抑制白三烯合成的药物如齐留通，600mg，每天4次使用，在治疗期的前3~6个月内需要监测肝功能，如果高出正常值上限3倍以上时须停药。白三烯CysLT₁受体拮抗剂如孟鲁斯特（顺尔宁）10mg，Qd；潘鲁斯特225mg，每天2次；扎鲁斯特20mg，每天2次等。轻症病例单用这类药物即可，较重的持续性哮喘则可与吸入激素联合治疗。

4.茶碱

具有舒张支气管平滑肌及强心、利尿、兴奋呼吸中枢和呼吸机的作用，低浓度茶碱具有一定的抗炎作用。常用口服茶碱：氨茶碱，每次0.1~0.2g，3次/d；多索茶碱，每次0.2~0.4g，2次/d；茶碱缓释片（缓释型茶碱），每次0.1~0.2g，2次/d。常用静脉茶碱：氨茶碱，首次负荷剂量4~6mg/kg，维持剂量每小时0.5~0.8g/kg；多索茶碱每次0.3g，1次/d。

常见不良反应：有效血药浓度与中毒浓度接近，且影响茶碱代谢的因素较多，如同时应用西咪替丁、氟喹诺酮类或大环内酯类等可影响茶碱代谢而使其排泄减慢，增加其毒性（恶心、呕吐、心率增快、心律失常等）。

5.抗组胺、抗过敏药物

口服酮替芬、氯雷他定、阿司咪唑、氮卓司丁、特非那定和曲尼司特等具有抗过敏和较弱的治疗哮喘作用，适用过敏性哮喘的治疗，其不良反应主要是嗜睡。阿司咪唑和特非那定可能引起严重的心血管事件，应慎用。

6.糖皮质激素

糖皮质激素：是最有效的控制哮喘气道炎症的药物。

（1）吸入性糖皮质激素（ICS）可有效控制气道炎症、降低气高反应性、减轻哮喘症状、改善肺功能、提高生命质量、减少哮喘发作的频率和减轻发作时的严重程度。

哮喘慢性持续期以吸入给药最为常见，常见的吸入制剂主要有二丙酸倍氯米松，布地奈德，丙酸氟替卡松。

（2）ICS/LABA复合制剂：ICS和LABA具有协同的抗炎和平喘作用，联合使用可增加患者的依从性、减少大剂量ICS的不良反应，尤其适用于中重度慢性持续哮喘患者的长期治疗，常用剂量为氟替卡松/沙美特罗50/100μg或50/250μg，每次1吸，2次/d；布地奈德/福莫特罗160/4.5μg，每次1~2吸，2次/d，每日最大剂量不超过6吸。

（3）全身皮质激素：①应用大剂量ICS/LABA后仍不能控制的持续性哮喘和激素依赖性哮喘，一般推荐半衰期较短的激素，推荐采用每天或隔天给药的方式，口服泼尼松的每日维持剂量最好≤10mg；②对SABA初始治疗反应不佳或在控制药物治疗基础上发生急性发作的哮喘患者，推荐使用泼尼松龙0.5~1.0mg/kg或等效剂量的其他全身激素口服5~7d；③严重的急性发作患者或不宜口服激素的患者可以静脉给药，推荐用法：氢化可的松400~1000mg/d分次给药，或甲泼尼龙80~160mg/d，地塞米松因半衰期较长，对肾上腺皮质功能抑制作用较强，一般不推荐使用；④注意事项：长期吸入临床推荐剂量范围内的ICS安全，少数患者可出现口咽部的不良反应如声音嘶哑、咽部不适和念珠菌感染；长期大剂量应用可引起骨质疏松症、高血压、糖尿病、下丘脑-垂体-肾上腺轴的抑制、肥胖症、白内障、青光眼、皮肤变薄导致皮纹和瘀斑、肌无力。伴有结核病、寄生虫感染、骨质疏松、青光眼、糖尿病、严重忧郁或消化性溃疡的哮喘患者应慎用。

7.IgE抗体治疗

皮下注射奥马珠单抗（重组人源化抗IgE单克隆抗体）可以降低血清游离IgE浓度。对于伴有血清IgE浓度增高并已接受吸入激素治疗的中、重度哮喘患者，即使降低吸入激素使用剂量，使用奥马珠单抗仍有助于哮喘的控制。具体使用剂量依据患者体重和治疗前IgE水平：每月剂量为0.016mg×体重（kg）×IgE浓度（U/mL）。例如：一位体重70kg的患者，治疗前总IgE水平300U/mL，应当每月皮下注射奥马珠单抗336mg。IgE抗体可以减少哮喘急性发作的频率，改善严重哮喘患者的生活质量，但是它的治疗地位尚未明确。

8.其他抗哮喘药物

色甘酸钠（压力定量气雾剂，1~2喷，每日3~4次）和奈多罗米钠（压力定量气雾剂，2喷，每日3~4次）都是非类固醇类吸入剂，已证实治疗轻、中度持续性哮喘有效。对儿科患者以及有明确刺激（如运动或接触变应原）诱发的哮喘似最有效。严重慢性哮喘不能停止大剂量糖皮质激素治疗的患者，有人主张应用金剂（如类风湿关节炎时）、氨甲蝶呤或环孢素A。但这些药物都是试用性，不宜常规应用。

（二）哮喘的非药物治疗

非药物治疗可减轻哮喘患者的症状、减少未来急性发作风险。

1.脱离变应原

部分患者能找到引起哮喘发作的变应原或其他非特异刺激因素，使患者立即脱离并长期避免接触变应原是防治哮喘最有效的方法。

2.戒烟及避免香烟暴露

鼓励患者及家人戒烟。

3.体育运动

建议哮喘患者进行规律的体育活动；为运动诱发哮喘发作的患者提供运动相关的建议。

4.职业性哮喘

了解所有成年起病的哮喘患者的职业情况，尽可能识别和去除职业相关的哮喘。

5.药物性哮喘

处方非甾体抗炎药（NSAIDs）前需询问患者有无哮喘，并告知哮喘患者若哮喘症状加重时需停用 NSAIDs；并非所有哮喘患者都禁用阿司匹林等 NSAIDs，只有既往服用 NSAIDs 药物后哮喘症状加重者才限制使用该类药物。

6.支气管热成形术

通过支气管镜导入射频探头，利用射频能量（或热量）打薄气道壁上增生的气道平滑肌（ASM），从而降低气道在哮喘症状发作时的收缩幅度，并降低发作的频率与严重程度。主要用于糖皮质激素和长效的β-受体激动剂治疗没有得到良好控制，并且能够耐受支气管的镜检查的重度持续性哮喘患者。

7.健康饮食

建议哮喘患者多吃水果、蔬菜。

（三）重症哮喘的治疗

支气管哮喘急性发作的病人一旦出现以下表现即可考虑重度和危重患者：以单音节方式说话，或因呼吸困难不能说话；大汗淋漓，呼吸频率>30 次/分，呼吸节律异常；心率>120 次/分或脉率变慢或不规则；常有奇脉（收缩压下降）；辅助呼吸肌运动及三凹征，胸腹矛盾运动；哮鸣音响亮、弥漫，甚而减弱至消失；神志障碍，如谵妄，嗜睡或昏迷。

处理原则：迅速缓解支气管痉挛和控制呼吸道炎症，纠正低氧血症和呼吸衰竭，及时发现和处理并发症。危重型哮喘一般需转入 RICU 治疗。

1.面罩或鼻管吸氧，使 SaO_2 保持在 90%以上。

2.迅速解除支气管痉挛，吸入β受体激动剂（0.083%沙丁胺醇雾化液 0.5ml，第 1h1 小时每 20 分钟 1 次可联合应用抗胆碱能药物（如可必特）吸入；静脉点滴氨茶碱，负荷量 4~6mg/kg，维持量 0.6~0.8mg/kg/h，监测其血药浓度，安全血药浓度范围 6~15mg/L。

3.静脉应用糖皮质激素，琥珀酸氢考（400~1000mg/d），甲泼尼龙（80~160mg/d）。无激素依赖的患者 3~5 天病情控制后停用，给予续贯口服继而吸入治疗；有激素依赖者延长静脉应用激素时间。

4.纠正内环境紊乱，危重症哮喘患者，常有大量出汗，及呼吸道不显性失水，根据情况可补液 2000~4000ml，纠正电解质紊乱，根据血气分析及临床表现特点，纠正酸碱平衡失调，特别容易出现呼酸合并代酸，PH 小于 7.2 适当补充 5%碳酸氢钠。

5.合并肺炎的病人，应抗感染治疗。

6.呼吸机辅助通气，无创通气治疗效果不佳，应行气管插管或气管切开，行有创机械通治疗

7.防治呼吸道感染。

8.监测、预防和处理多脏器功能损害及其他对症处理（祛除痰液与痰栓）。

（四）哮喘控制阶梯治疗策略

为了达到控制哮喘的理想水平，应采用阶梯式的哮喘治疗策略。如果患者的哮喘得到有效控制，治疗方案应维持或降阶治疗（图3-8-2）；如果患者的哮喘控制欠佳，则应当采用升级治疗。对于轻度哮喘患者，如其活动不受限，肺功能基本正常，睡眠不受影响，建议按需吸入解救药物治疗。通常，如果患者每隔7~8周甚至更长时间才需使用一次单一的解救药物，则不需要使用控制类药物。如果患者需要使用更多剂量的解救药，或有夜间发作，或肺功能下降，应当加用控制类药物治疗。控制药物包括吸入性糖皮质激素和抗白三烯类药。

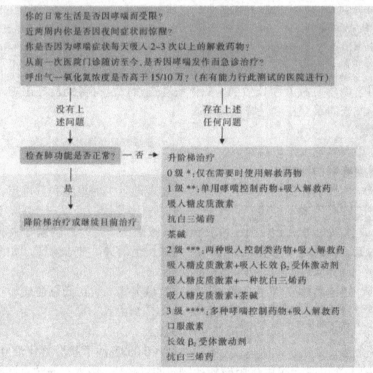

图 3-8-2　慢性哮喘的控制治疗路径

*吸入沙丁胺醇或异丙托溴铵（使用沙丁胺醇有不良反应者）。**吸入糖皮质激素是改善肺功能最有效的药物，但在大剂量使用时有不良反应，应从最小剂量开始。抗白三烯药相对疗效较差，但有些患者宁愿口服或需要避免吸入激素副作用者可以使用。如果单药治疗不能控制应该换用其他药物。***吸入糖皮质激素＋吸入长效β受体激动剂是最佳的联合用药选择。

单药如果不能有效控制哮喘，应该更换另一种药物或联合用药将吸入激素和长效β_2受体激动剂联合使用，可以达到更佳的治疗效果和减少吸入激素的使用剂量。另一种治

疗方案，将抗白三烯类药与吸入激素联合应用优于单药治疗效果，但这种治疗方案的疗效不像前一种联合治疗方案已有充分的依据得以证实。

（五）哮喘慢性持续期的治疗方案

1.分级：1级~5级（表2-8-4）

第1级	第2级	第3级	第4级	第5级
哮喘教育，环境控制				
按需使用：短效β₂受体激动剂	按需使用短效β₂受体激动剂			
控制性药物	选用1种	选用1种	在第3级基础上，增加1种或1种以上	在第4级基础上增加1种
第1级	第2级	第3级	第4级	第5级
控制性药物	低剂量糖皮质激素*	低剂量糖皮质激素加LABA*	中等剂量或高剂量ICS加LABA	口服最小剂量糖皮质激素
	白三烯受体阻断剂	中等剂量或高剂量糖皮质激素	白三烯受体阻断剂	抗IgE治疗
		低剂量糖皮质激素加白三烯受体阻断剂	缓释茶碱	
		低剂量糖皮质激素加缓释茶碱		

注：＊推荐使用的治疗方案，但也要考虑患者的实际情况，如经济收入和当地的医疗资源等。

2.低剂量糖皮质激素指

每日吸入布地奈德（或等效其他糖皮质激素）200~400μg，中等剂量为>400~800μg，高剂量为>800~1600μg。

3.治疗起点

（1）对于大多数未经治疗的持续性哮喘患者，初始治疗应从第2级治疗方案开始；

（2）如果初始评估提示哮喘处于严重未控制，治疗应从第3级方案开始。

（3）初治患者1~3个月回访，以后每3个月随访1次。当哮喘控制维持至少3个月后，治疗方案可以降级。

（六）哮喘急性发作先兆的自我处理方案

1.使用SABA1~2喷，必要时可每隔4~8h吸入一次，但24h内最多不宜超过8喷；布地奈德/福莫特罗作为缓解用药使用可减少严重急性发作风险，当出现哮喘急性发作先兆症状时，可增加布地奈德/福莫特罗（160/4.5μg）1~2吸缓解症状，每日最大剂量一般不超过6吸。

2.增加控制药物

当使用缓解药物后仍有症状，PEF不能恢复至正常预计值或个人最佳值，需要增加控制药物，如增加ICS的剂量，或增加其他的控制药物。

3.加用口服激素和就医

当采用以上措施后症状仍继续加重时，可加用口服激素，如泼尼松0.5~1.0mg/kg，并及时到医疗机构就医。

七、并发症

哮喘严重发作时可并发气胸、纵隔气肿、肺不张；长期反复发作或感染可致慢性并发症，如慢阻肺、支气管扩张、间质性肺炎、肺纤维化和肺源性心脏病。

（熊瑛）

第九节　慢性阻塞性肺疾病

慢性阻塞性肺疾病（chronic obstructive pulmonary disease，COPD，简称慢阻肺）是一种常见的、可以预防和治疗的疾病，以持续呼吸症状和气流受限为特征，通常是由于明显暴露于有毒颗粒或气体引起的气道和肺泡异常所导致。炎症为慢阻肺进展的核心机制，导致肺结构性变化、小气道狭窄及肺实质破坏，最终破坏肺泡与小气道的附着，降低肺弹性回缩能力。慢阻肺不仅累及肺，对全身也有影响，慢阻肺晚期常有体重下降，营养不良，骨骼肌无力，精神抑郁，由于呼吸衰竭，可并发肺源性心脏病，肺性脑病，还可伴发心肌梗死、骨质疏松等。慢阻肺致残和致死率高，病程较长，严重影响患者的劳动能力和生活质量。前慢阻肺 COPD 居全球死亡原因的第 4 位。我国的流行病学调查表明，40 岁以上人群 COPD 患病率为 8.2%，患病率极高。如能及早防治，可有效控制病情，减缓疾病进展。改善生活质量。

一、病因

慢性阻塞性肺疾病的病因目前尚未完全阐明，因此早期预防比较困难。通过研究发现多种因素与慢阻肺的发病率增高有关，这些危险因素大致可以分为外因（即环境因素）与内因（即个体易患因素）两类。外因和内因相互作用产生本病。环境因素包括吸烟（主动和被动）、大气污染（室内、室外）、职业环境、感染，其他（社会条件、营养）等。宿主因素包括遗传、易感基因、气道高反应性、肺的发育及年龄等有关。GOLD 2019 新增了关于慢阻肺危险因素的 4 项研究，包括室内生物燃料、社会经济地位、人类免疫缺陷病毒（human immunodeficiency virus，HIV）感染及基因多态性。

二、发病机制

COPD 的发病机制尚未完全明了。目前普遍认为 COPD 以气道、肺实质和肺血管的慢性炎症为特征，在肺组织有肺泡巨噬细胞、T 淋巴细胞（尤其是 CD）和中性粒细胞增加，部分患者有嗜酸性粒细胞增多。这些炎症细胞激活后释放多种介质，包括白三烯 B_4（LTB_4）、白细胞介素 8（1L-8）、肿瘤坏死因子 α（TNF-α）和其他介质，并相互影响，使炎症反应进一步放大，破坏肺的结构和肺功能损害。反复感染等因素，导致肺部的蛋白酶和抗蛋白酶失衡、氧化与抗氧化失衡以及自主神经系统功能紊乱（如胆碱能神经受体分布异常）等也在 COPD 发病中起重要作用。吸入有害颗粒或气体可导致肺部炎症；吸烟能诱导炎症并直接损害肺脏；各种危险因素可促使 COPD 的炎症过程的发生发展，从而导致 COPD 病情进行性进展，导致肺功能损害，肺动脉高压，甚至发生呼吸功能衰和心力衰竭。

COPD 的发生与个体遗传易感因素以及环境因素有关两者相互影响，导致促进 COPD 发生和病情逐渐加重和肺功能损害。

（一）个体与遗传因素

与 COPD 发病有关已知的遗传因素为α1-抗胰蛋白酶缺乏。重度α1-抗胰蛋白酶缺乏与非吸烟者的肺气肿形成有关。在我国α1-抗胰蛋白酶缺乏引起的肺气肿报道甚少。需进一步深入研究。支气管哮喘和气道高反应性是 COPD 的危险因素，气道高反应性可能与机体某些基因和环境因素有关。

（二）环境因素

1.吸烟

吸烟为 COPD 重要发病因素。吸烟者肺功能的异常率较高，FEV_1 的年下降率较快，吸烟者死于 COPD 的人数较非吸烟者为多。被动吸烟也可能导致呼吸道症状以及 COPD 的发生。孕期妇女吸烟可能会影响胎儿肺脏的生长及在子宫内的发育，并对胎儿的免疫系统功能有一定影响。

2.职业性粉尘和化学物质

当职业性粉尘及化学物质（烟雾、过敏原、工业废气及室内空气污染等）的浓度过大或接触时间过久，均可导致与吸烟无关的 COPD 发生。接触某些特殊的物质、刺激性物质、有机粉尘及过敏原能使气道反应性增加。

3.空气污染

化学气体如氯、氧化氮、二氧化硫等，对支气管黏膜有刺激和细胞毒性作用。空气中的烟尘或二氧化硫明显增加时，COPD 急性发作显著增多。其他粉尘如二氧化硅、煤尘、棉尘、蔗尘等也刺激支气管黏膜，使气道清除功能遭受损害，为细菌入侵创造条件。烹调时产生的大量油烟和生物燃料产生的烟尘与 COPD 发病有关，生物燃料所产生的室内空气污染可能与吸烟具有协同作用。

4.感染

呼吸道感染是 COPD 发病和加剧的另一个重要因素，肺炎链球菌和流感嗜血杆菌可能为 COPD 急性发作的主要病原菌。病毒也对 COPD 的发生和发展起作用。儿童期重度下呼吸道感染和成年时的肺功能降低及呼吸系统症状发生有关。

5.社会经济地位

COPD 的发病与患者社会经济地位相关。这也许与室内外空气污染的程度不同、营养状况或其他和社会经济地位等差异有一定内在的联系。

三、临床表现

1.症状

（1）慢性咳嗽：通常为首发症状。初起咳嗽呈间歇性，早晨较重，以后早晚或整日均有咳嗽，常在冬春季节容易复发和加重，少数病例咳嗽不伴咳痰。也有部分病例虽有明显气流受限但无咳嗽症状。

（2）咳痰：咳嗽后通常咳少量黏液性痰，部分患者在清晨较多；合并感染时痰量增多，常有脓性痰。

（3）逐渐加重的气短或呼吸困难：这是 COPD 的标志性症状，早期仅于劳力时出现，后逐渐加重，以致日常活动甚至休息时也感气短。

（4）喘息和胸闷：不是 COPD 的特异性症状。部分患者特别是重度患者有喘息；胸部紧闷感通常于劳力后发生，与呼吸费力、肋间肌等容性收缩有关。

（5）全身性症状：晚期常有体重下降、食欲减退、精神抑郁和焦虑等，合并感染时可咳脓痰或咯血。后期出现低氧血症和高碳酸血症，可并发慢性肺源性心脏病和右心衰竭 COPD 患者的病史特征：①多有长期较大量吸烟史；②职业性或环境有害物质接触史：如较长期粉尘、烟雾、有害颗粒或有害气体接触史；③家族史：COPD 有家族聚集倾向；④多于中年以后发病，症状好发于秋冬寒冷季节，常有反复呼吸道感染及急性加重史。随病情进展，急性加重愈渐频繁；⑤COPD 后期出现低氧血症和高碳酸血症，可并发慢性肺源性心脏病和右心衰竭。

2.COPD 体征

（1）视诊及触诊，肋间隙增宽，肋骨呈水平位，胸廓前后径增大，胸骨下角增宽（桶状胸），部分患者呼吸变浅，频率增快，严重者可有缩唇呼吸等。

（2）触诊：双肺呼吸多难过度减弱，触觉语颤对称性减弱。

（3）叩诊：肺部过清音，心浊音界缩小，肺下界和肝浊音界下降。

（4）听诊两肺呼吸音减弱，呼气延长，合并下呼吸道感染者可闻及干性啰音和湿性啰音。

3.临床类型

慢阻肺可分为两种典型的类型，但大多数慢阻肺患者兼有这两种类型的基本临床特点和肺功能特点（表 2-9-1、表 2-9-2）。

（1）支气管炎型（BB 型）：支气管病变较重，而肺气肿病变较轻。患者常常有多年的吸烟史及慢性咳嗽、咳痰史。查体发现患者较为肥胖、发绀、颈静脉怒张、下肢水肿，双肺底可闻及啰音。胸片示肺纹理增粗为主，无明显的肺气肿症。肺功能检查示通气功能明显损害，气体分布不均匀，功能残气及肺总量增加，弥散功能正常，PaO_2 降低，$PaCO_2$ 增加，血细胞比容增高，易发展为呼吸衰竭和右心衰竭。

（2）肺气肿型（PP 型）：肺气肿较为严重，多见于老年患者，体格消瘦，呼吸困难明显，通常无发绀。患者常采取特殊体位，如两肩高耸、双臂扶床、呼气时二颊鼓起和缩唇。胸片示双肺透明度增加。通气功能虽有损害，但不如 BB 型严重，残气占肺总量的比值增大，肺泡通气量正常甚至过度通气，故 PaO_2 降低不明显，$PaCO_2$ 正常或降低。

表 2-9-1　慢阻肺慢性支气管炎型与肺气肿型的临床特点比较

临床表现	BB 型	PP 型
一般表现	肥胖、体重超重、肢体温热	消瘦、憔悴、缩唇呼吸、主要应用辅助呼吸肌呼吸、肢体冷
年龄（岁）	40~55	50~75
发绀	明显	轻度或无
气短	轻	重
咳痰	多	少
呼吸音	中度减弱	显著减弱
支气管感染	频繁	少

呼吸衰竭	反复出现	少
肺心病和右心衰竭	常见	仅在呼吸系统感染期间发生，或在临终时发生
胸部 X 线片	肺纹理增重、心脏大	肺透光度增加、肺大疱、心界小、横膈扁平
PaO$_2$（mmHg）	<60	>60
PaCO$_2$（mmHg）	>50	<45
血细胞比容	增高	正常
肺心病	常见	少见或终末期表现
气道阻力	高	正常至轻度
弥散能力	正常	降低

表 2-9-2 慢阻肺慢性支气管炎型与肺气肿型的肺功能特点比较

FEV1/VC	降低	降低
FRC	轻度增加	显著增加
TLC	正常或轻度增加	明显增加
RV	中度增加	显著增加
肺顺应性	正常或降低	正常或降低
肺泡弹性回缩力	正常或增加	降低
MVV	中度降低	显著降低
气道阻力	增加	正常或稍有增加
弥散功能	正常或降低	降低
动脉血氧分压	中度至重度降低	轻度至中度降低
动脉血高碳酸血症	慢性较常见	仅在急性感染时发生
肺动脉压力	一般增加	正常或轻度增加

注：TLC，肺总量；RV，残气量；MVV，最大通气量

3.并发症

（1）慢性肺源性心脏病和右心衰竭：低氧血症和二氧化碳潴留以及肺泡毛细血管床破坏等，均可引起肺动脉高压。在心功能代偿期，并无右心衰竭表现。当呼吸系病变进一步加重，动脉血气恶化时，肺动脉压显著增高，心脏负荷加重，加上心肌缺氧和代谢障碍等因素，可诱发右心衰竭。

在静息状态下的肺动脉压可上升到 30~40mmHg（正常值 10~18mmHg）。活动后肺动脉压可上升到 50~60mmHg 或更高。慢阻肺合并 PH 的诊断比较困难，现在尚无简单易行的方法确定或排除 PH。

（2）气胸：慢阻肺患者如果突然发生呼吸困难，应该考虑气胸的可能性。发生气胸后，呼吸音减弱为重要的临床症状，但是慢阻肺患者由于已经有严重的肺气肿存在，此时很难发现呼吸音的减弱。明确诊断气胸需要摄胸片，在呼气时摄胸片往往有较大的诊断意义。偶尔较大的肺大疱与气胸相似，临床上需要参考既往的胸片，以明确诊断。

（3）肺炎：慢阻肺患者易合并肺炎，肺炎在慢阻肺患者中的发病率高于正常人群。慢阻肺患者由于存在下呼吸道气流受限和细菌寄殖，成为合并肺炎的重要危险因素。此

外，长期吸入糖皮质激素治疗，可使肺炎的发生率增加。肺炎链球菌、需氧革兰阴性杆菌、流感嗜血杆菌、卡他摩拉菌和军团菌等均为常见病原体。在近期住院的慢阻肺患者中，铜绿假单胞菌偶可成为肺炎的致病菌。金黄色葡萄球菌较为罕见。并发肺炎是慢阻肺患者的一个重要死亡原因。

（4）睡眠疾患：慢阻肺是一种常见疾病，而睡眠呼吸暂停低通气综合征（SAHS）也是一种多发病，故两者合并存在的概率相当高。某些重症慢阻肺患者常死于夜间，尤其有明显低氧血症和高碳酸血症的慢阻肺患者易发生夜间睡眠期间忽然死亡。慢阻肺患者的夜间血氧饱和度的最低值和夜间平均血氧饱和度，与患者的生存时间显著相关。夜间血氧饱和度越低，则患者的预后越差，且生存时间越短。

（5）重叠综合征：可用来概括慢阻肺与 SAHS 合并存在的患者，重叠综合征患者比单一的慢阻肺或 SAHS 患者有更为严重的夜间睡眠相关的低氧血症，且这类患者的白天心肺功能异常也十分显著，表现出更为严重的肺功能损害，动脉血气异常和肺动脉高压.临床上往往需要做较为积极的处理。

四、辅助检查

1.肺功能检查

肺功能检查是判断有无气流受限、诊断慢阻肺的金标准，对其严重度评价、监测治疗反应和疾病进展、评估预后也有重要意义。应对所有慢性咳嗽、咳痰和危险因素接触史（即使没有出现呼吸困难）者进行肺功能检查，当吸入支气管舒张剂后 $FEV_1/FVC<70\%$ 并排除其他疾病引起的气流受限即可确诊 COPD。

2.胸部 X 线检查

早期 X 线胸片可无明显变化。有肺过度充气后可发现胸廓前后径增长，肋间隙增宽，肺野透亮度增高，膈肌低平，心影狭长。肺血管纹理残根状，肺外周血管纹理稀疏等，有时见肺大疱形成。并发肺动脉高压和肺心病时，除右心增大的 X 线征外，还可有肺动脉圆锥膨隆、肺门血管影扩大及右下肺动脉增宽等。

3.胸部 CT 检查

高分辨率 CT（HRCT）有助于本病鉴别诊断，且对辨别小叶中央型或全小叶型肺气肿及确定肺大疱的大小和数量有很高敏感性和特异性，对预计肺大疱切除或外科减容术的效果也有一定价值。研究还表明低剂量 CT 对早期诊断也有重要参考价值。

4.动脉血气分析

对于需要住院治疗的患者来说，动脉血气是评价加重期疾病严重度的重要指标。在海平面呼吸室内空气条件下，$PaO_2<60mmhg$ 和/或 $PaO_2>50mmHg$，提示呼吸衰竭。如 $PaO_2<50mmhg$，$PaO_2>70mmHg$，$pH<7.30$，提示病情危重，需严密监控病情发展或入住 ICU 治疗。

5.血常规检查

血红细胞计数及血细胞比容有助于了解红细胞增多症或有无出血。血白细胞计数通常对了解肺部感染情况有一定帮助。部分患者肺部感染加重时白细胞计数可增高和/或出现中性粒细胞核左移。相当比例的慢阻肺患者的气道、肺和血液中嗜酸粒细胞增多。部分 AECOPD 患者的嗜酸粒细胞、中性粒细胞以及其他炎症细胞数量同时增加。 痰中嗜酸粒细胞的存在与病毒感染易感相关。如果在急性加重时伴有痰或外周血中嗜酸粒细胞增多，则对全身糖皮质激素治疗的反应性更好。

6.痰培养及药物敏感试验等

痰液物理性状为脓性或黏液性脓性时，则应在开始抗菌药物治疗前留取合格痰液进行涂片及细菌培养。因感染而加重的病例若对最初选择的抗菌药物反应欠佳，应及时根据痰培养及抗菌药物敏感试验指导临床治疗。但咽部定植的菌群可能干扰微生物学检测结果。在肺功能为GOLDIII级和GOLDIV级的慢阻肺患者中，铜绿假单胞菌为重要致病细菌。已经较长时间使用抗菌药物和反复全身应用糖皮质激素治疗的患者，注意真菌感染可能性，特别是近期内反复加重的AECOPD患者。对于重度AECOPD患者，推测可能为难治性病原菌感染（铜绿假单胞菌）或对抗菌药物耐药（曾使用抗菌药物或口服糖皮质激素治疗，病程迁延，每年急性加重>4次，$FEV_1<30\%$），推荐采用气管内吸取分泌物（机械通气患者）进行细菌检测或应用经支气管镜保护性毛刷病原学检查。

7.睡眠呼吸监测

睡眠呼吸监测适用于怀疑睡眠呼吸暂停或者睡眠时低氧血症者。慢阻肺患者睡眠呼吸暂停发生率与相同年龄的普通人群大致相同，但是两种情况并存时睡眠中血氧饱和度下降更显著。

五、诊断与鉴别诊断

1.诊断

（1）任何有呼吸困难，慢性咳嗽或咳痰，有反复下呼吸道感染史，和/或有危险因素暴露史的患者，需考虑COPD的诊断。

（2）需通过肺功能检查来确诊，当使用支气管扩张剂后，$FEV_1/FVC<0.70$，确认存在持续性气流受限，可确诊COPD。

2.鉴别诊断

（1）支气管哮喘：一般认为慢阻肺患者有重度的吸烟史，进行性加重的气短、呼吸困难与气流受限，易与支气管哮喘混淆，但支气管哮喘是以可逆行气流受限和气道高反应为特征，即支气管激发试验阳性，支气管舒张试验阳性[第1秒用力呼气容积（FEV_1）增加≥12%，且FEV_1增加绝对值≥200ml]，而应用支气管扩张剂或皮质激素后肺功能显著改善。但部分病程较长的哮喘患者可发生气道重塑，发展成COPD，出现持续性不可逆的气流受限，即可诊断COPD，部分患者中，两种疾病可重叠存在。临床上依据以下几项鉴别诊断慢阻肺与支气管哮喘（表2-9-3）。

表2-9-3　慢阻肺和支气管哮喘的区别

区别	慢阻肺	支气管哮喘
发病时间	多于中年后起病	多在儿童或青少年期起病
病史特点	多有长期吸烟史和有害气体、颗粒接触史	常伴有过敏体质、过敏性鼻炎和湿疹等，部分有哮喘家族史
症状	逐渐进展	间断发作
体征	严重时合并肺心病	极少有肺心病
对糖皮质激素的效应	<12%	>12%
炎性细胞	中性粒细胞	嗜酸性粒细胞

（2）充血性心力衰竭：而呼吸困难是心功能不全（充血性心力衰竭）的重要症状之一，有时临床上慢阻肺需要与充血性心力衰竭相鉴别。充血性心力衰竭的主要症状为夜间阵发性呼吸困难、端坐呼吸、发绀、咳嗽、咯血性痰为主，痰中有大量的心力衰竭细胞。体格检查发现左心增大、心前区器质性杂音、肺动脉瓣第二音亢进、奔马律、双肺底湿性啰音等。臂-舌循环时间延长。急性右心衰竭见于肺栓塞所致的急性肺源性心脏病，主要表现为突然出现的呼吸困难、发绀、心动过速、静脉压升高、肝大与压痛、肝颈回流征等。

（3）支气管扩张：支气管扩张患者有时可合并气流受限，支气管扩张多数有肺炎病史，特别是麻疹、百日咳、流感等所继发的支气管性肺炎。咯血是支气管扩张的常见症状，90%患者有不同程度的咯血，并可作为诊断的线索。

支气管扩张的好发部位是下肺，以左下叶较右下叶为多见，最多累及下叶基底支。病变部位出现呼吸音减弱和湿性啰音，位置相当固定，体征所在的范围常能提示病变范围的大小。常有杵状指（趾）。胸部 HRCT 可用于支气管扩张的诊断，其敏感性为63.9%~97%，特异性为93%~100%。

（4）肺结核：原发性肺结核患者以青壮年多见，患者常出现疲乏、食欲缺乏、体重减轻、午后潮热、盗汗、脉快、心悸等全身中毒症状。临床上细菌学检查是肺结核诊断的确切依据，但并非所有的肺结核都可得到细菌学证实。痰结核菌检查阳性可确诊为肺结核，且为活动性肺结核依据。但痰菌阴性并不能否定肺结核的存在，对可疑病例需反复多次痰液涂片检查，如有需要，可采取浓集法、培养法、PCR 法、BACTEC 法。以提高痰菌阳性率。

（5）闭塞性细支气管炎（bronchiolitis obliterans，BO）：一种小气道疾病，是各种原因导致的上皮细胞损伤，免疫反应介导，上皮细胞在修复过程中发生炎症反应和纤维化。目前病因不十分清楚，患者可能有类风湿关节炎病史或烟雾接触史，毒气、异物、胃-食管反流（GER）、反复感染、药物等病史。临床表现为快速进行性呼吸困难，肺部可闻及高调的吸气中期干鸣音；BOOP 主要表现为双肺有斑片影。BOOP 的肺功能多为限制性障碍。最可靠的鉴别依据是病理检查，BO 为管外瘢痕引起缩窄，而 BOOP 为管腔内肉芽组织阻塞。闭塞性细支气管炎对皮质激素治疗反应差，患者常常预后不良。

（6）弥漫性泛细支气管炎（Diffusive panbronchiolitis，DPB）：一种鼻旁窦-支气管综合征，其特征为慢性鼻窦炎和支气管炎症。主要表现为慢性咳嗽、咳痰，伴有气流受限和活动后呼吸困难，并可导致呼吸功能障碍。常有反复发作的肺部感染，并可诱发呼吸衰竭。DPB 与慢阻肺在临床症状有相似之处，DPB 可被误诊为慢阻肺、支气管扩张和肺间质纤维化等。DPB 和慢阻肺虽均表现为阻塞性通气功能障碍，但慢阻肺患者的胸片缺乏结节状阴影。病理学检查有助于对本病的确诊。

3.慢阻肺的综合评估

慢阻肺综合评估的目的在于决定疾病的严重程度，包括气流受限的严重程度，患者的健康状况和未来的风险程度（如急性加重），最终目的是指导治疗。慢阻肺的综合评估包括 4 个方面，即症状评估、肺功能评价气流受限的程度、急性加重风险评估和合并症的评估。症状评估采用慢阻肺评估测试（CAT）或 mMRC 呼吸困难指数；气流受限程度仍采用肺功能严重度分级，即占预计值 80%、50%、30%为分级标准；采用急性加重病史和肺功能评估急性加重的风险，上一年发生 2 次或以上的急性加重或 $FEV_1<50\%$ 预计值提示风险增加；需要正确评估合并症并给予恰当的治疗。

（1）慢阻肺严重程度的肺功能分级：慢阻肺严重程度分级是基于气流受限（GOLD）的程度。气流受限是诊断慢阻肺的主要指标，反映病理改变的严重度。由于 FEV_1 下降与气流受限有很好的相关性，故 FEV_1 的变化是严重度分级的主要依据。慢阻肺严重程度的肺功能分级为 4 级（表 2-9-4）。

表 2-9-4 慢阻肺患者气流受限分级（吸入支气管舒张剂后的 FEV_1）

分级	FEV_1
GOLD1：轻度	$FEV_1\%\geq80\%$预计值
GOLD2：中度	$50\%\leq FEV_1\%<80\%$预计值
GOLD3：重度	$30\%\leq FEV_1\%<50\%$预计值
GOLD4：非常重度	$FEV_1\%<30\%$预计值

（2）呼吸困难分级：可用 mMRC 呼吸困难评分表来评价（表 2-9-5）。

表 2-9-5 改良英国 MRC 呼吸困难指数（mMRC）分级

分级	mMRC 评估呼吸困难严重程度
mMRC 分级 0	患者仅在费力运动时出现呼吸困难
mMRC 分级 1	患者平地快步行走或步行爬小坡时出现气短
mMRC 分级 2	患者由于气短，平地行走时比同龄人慢或者需要停下来休息
mMRC 分级 3	患者在平地行走 100m 左右或数分钟后需停下来喘气
mMRC 分级 4	患者因严重呼吸困难以至于不能离开家，或在穿衣服.脱衣服时出现呼吸困难

（3）慢阻肺评估测试（CAT）：CAT 问卷（表 2-9-6）包含 8 条，反映了慢阻肺对患者生活量的影响，已经在全世界得到广泛应用。可量化慢阻肺对患者健康的影响程度，对现有慢阻肺评估（肺功能等）进行补充，为慢阻肺患者健康状况的可靠评估方法。CAT 的分值范围是 0~40。病情越重的患者，CAT 评分越高。

表 2-9-6 慢阻肺评估测试（CAT）

对于以下每一项，请在圈中打"√"以选出最适合您目前状况的描述。		分数
我从不咳嗽	①②③④⑤ 我一直在咳嗽	
我一点痰也没有	①②③④⑤ 我有很多很多痰	
我没有任何胸闷的感觉	①②③④⑤ 我有很严重的胸闷感觉	
当我爬坡或上一层楼梯时，我没有气喘的感觉	①②③④⑤ 当我爬坡或上一层楼梯时，我感觉非常喘不过气来	
我在家里能够做任何事情	①②③④⑤ 我在家里做任何事情都很受影响	
尽管我有肺部疾病，但我对外出离家很有信息	①②③④⑤ 由于我有肺部疾病，我对离家外出一点信心都没有	
我的睡眠非常好	①②③④⑤ 由于我有肺部疾病，我的睡眠相当差	
我精力旺盛	①②③④⑤ 我一点精力也没有	
	计算总分：	

（4）急性加重的风险评估：慢阻肺急性加重（AECOPD）指呼吸症状急性恶化，导致需要额外的治疗。可分为轻度（仅需要短效支气管扩张剂治疗），中度（需要短效支气管扩张剂、抗生素和/或口服糖皮质激素治疗）和重度（患者需要住院或急诊就医）。频繁急性加重（每年≥2 次）对患者的健康状态和生活质量危害大，预后不良，因此需要对急性加重风险进行评估，从而采取积极的治疗措施，预防未来的急性加重。而频繁急性加重的最好的预测指标就是既往的急性加重事件。既往一年轻至中度急性加重≥2 次或重度急性加重（住院治疗）1 次，为发生急性加重的高风险患者。

此外，也有研究显示高血嗜酸性粒细胞计数与频繁急性加重相关，多数研究选取的血 EOS 的界值是 2%，但仍有待更多的研究去明确。

（3）GOLD 的慢阻肺防治策略 2017 版更新了评估工具。把肺功能分级从旧版的 ABCD 分组中分离出来，只根据患者的症状水平和急性加重史进行 ABCD 分组，进而指导治疗药物的选择。肺功能、症状和急性加重史三者相结合，对于慢阻肺的诊断、预后以及是否需要其他重要的治疗方法仍然至关重要（图 2-9-2）。

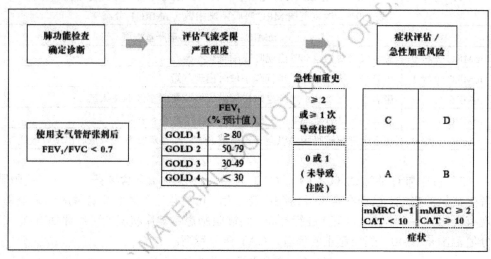

图 2-9-2　GOLD2017 慢阻肺综合评估

修订后的评估系统中，数字代表了气流受限的严重程度（肺功能 1~4 级），而字母（A 组~D 组）包含了患者的症状负荷和急性加重史，用于指导治疗方案的选择。在整体人群水平，FEV_1 是预测重要临床结果（如死亡率和住院），以及指导非药物治疗（如肺减容或肺移植手术）的重要因素，但对于个体用药指导，FEV_1 准确性不足，并不能单独用于指导慢阻肺治疗。此外，在一些情况下，例如患者在住院期间或紧急到门诊或急诊室就医时，临床医生不需要肺功能数据，只根据症状和急性加重史，就可以按照改进后的 ABCD 分组启动治疗计划了。这种新的评估系统既承认了 FEV_1 在指导个体化治疗方案的局限性，又强调了患者的症状和急性加重风险在指导治疗中的重要性。气流受限与另外两个临床参数的分离使得被评估的内容和先后顺序更加清晰。根据症状和病史，在任何特定时间，都有助于做出更精确的治疗建议。

六、治疗

慢阻肺管理目标分短期目标和长期目标，短期目标为减轻症状，提高运动耐量和改善健康状态；长期目标包括预防疾病进展，防治急性加重，减少病死率，防治并发症和减少治疗不良反应。

（一）药物治疗

药物治疗用于预防和控制症状，减少急性加重的频率和严重程度，提高运动耐力和生活质量。

1.支气管舒张剂

支气管舒张剂可松弛支气管平滑肌、扩张支气管、缓解气流受限，是控制慢阻肺症状的主要治疗措施。短期按需应用可缓解症状，长期规则应用可预防和减轻症状，增加运动耐力。但不能使所有患者的 FEV_1 得到改善。

（1）β_2受体激动剂：β_2受体是一种广泛分布于呼吸道平滑肌和上皮细胞、内皮细胞膜上的跨膜受体，尤以小气道和肺泡中的数量居多。β_2受体激动剂主要作用于呼吸道平滑肌细胞中的β_2受体，以舒张支气管。同时β_2受体激动剂还能抑制气道的胆碱能神经递质传递，减少血浆蛋白的渗出和细胞因子的分泌，增加气道的排痰作用，改善心血管的血流动力学，降低肺动脉高压，改善膈肌的耐力和收缩力，对减轻气道炎症和预防慢阻肺病情恶化有重要意义。

β_2受体激动剂可通过吸入或口服应用，临床常用的口服制剂有丙卡特罗和特布他林等。丙卡特罗为第 3 代高度选择性支气管β_2-受体兴奋剂，对心脏的作用明显弱于特布他林，该药在舒张支气管平滑肌的同时，还具有较强抗过敏和促进呼吸道纤毛运动的作用，因此还具有祛痰和镇咳作用。上述口服制剂均可有心悸、手颤等不良反应，临床应用受到一定限制。

临床上在患者稳定期以吸入制剂为主，常用短效制剂主要有沙丁胺醇、间羟舒喘宁等，为短效定量雾化吸入剂，由支气管迅速吸收，数分钟内开始起效，15~30min 达到峰值，持续疗效 4~5h，每次剂量 100~200μg（每喷 100μg），24h 不超过 8~12 喷。主要用于缓解症状，按需使用。沙美特罗与福莫特罗为长效支气管舒张剂，通过定量吸入装置吸入，起效快，且不良反应少。福莫特罗可于 3~5min 起效，沙美特罗在 30min 起效，作用持续>12h。沙美特罗 50μg，每日 2 次，可改善慢阻肺健康状况。

（2）抗胆碱能药：慢阻肺患者的迷走神经张力较高，而支气管基础口径是由迷走神经张力决定的，迷走神经张力愈高，则支气管基础口径愈窄。此外各种刺激，均能刺激迷走神经末梢，反射性地引起支气管痉挛，抗胆碱能药物可与迷走神经末梢释放的乙酰胆碱竞争性地与平滑肌细胞表面的胆碱能受体相结合，因而可阻断乙酰胆碱所致的支气管平滑肌收缩。随着药物研究的发展，尤其是异丙托溴铵季胺结构类药物的发现，使抗胆碱类药物已成为安全有效的支气管扩张剂，选择性、长效胆碱能受体阻断剂的临床应用，使其扩张支气管作用明显增加，在气流阻塞性疾病尤其是慢阻肺治疗中占有重要地位。抗胆碱能药物在慢阻肺的很多阶段都被提倡使用，能提高患者肺功能和健康相关的生活质量及运动耐力，降低急性发作和死亡率。目前临床上用于慢阻肺治疗的抗胆碱能药物主要有以下几种。①短效抗胆碱能药物：异丙托溴铵、氧托溴铵；②长效抗胆碱能药物：噻托溴铵；③短效β_2受体激动剂和抗胆碱能药物联合制剂：沙丁胺醇/异丙托溴铵。

异丙托溴铵属于水溶性的阿托品季胺类衍生物，经胃肠道黏膜吸收很少，不易被全身吸收，不透过血-脑屏障，从而可避免吸入后出现了似阿托品的一些不良反应，在慢阻肺治疗中发挥着重要作用。异丙托溴铵为非亚型选择性的抗胆碱能药物，同时阻断 M_1、M_2、M_3 受体，而拮抗 M_2 受体会导致更多的乙酰胆碱释放，降低其扩张支气管的作用。目前临床常用短效抗胆碱能药物主要为异丙托溴铵，起效 30~90min，作用持续时间 3~6h，较β₂受体起效慢但激动剂长，尤其适用于需立即缓解症状，而不能耐受β₂受体激动剂的患者。

异丙托溴铵用定量吸入器（MDI）每日喷 3~4 次，每次 2 喷，每喷 20μg，必要时每次可喷 4~8 次，剂量越大则作用时间越长；水溶液用雾化吸入（用雾化器）每次剂量可用至 0.5mg。定量吸入时，开始作用时间比沙丁胺醇等短效β₂受体激动剂慢，但持续时间长，30~90min 达最大效果，维持 6~8h。由于此药不良反应少，可长期吸入。据最近资料，早期慢阻肺患者吸入异丙托品每日 3 次，每次 40μg，经 5 年观察，未发现耐药性与明显的不良反应。而抗胆碱能制剂（溴化异丙托品）具有有效持久的支气管扩张效应，长期使用抗胆碱能药物能改善基础肺功能，并可增加气道气流和改善慢阻肺患者健康状况。

噻托溴铵是一种长效季胺类抗胆碱能药物，选择性结合 M 受体，又较快从 M_2 受体解离，而与 M_1、M_3 受体结合时间较长，尤其与 M_3 受体结合时间长达 34.7h，每日给药 1 次，支气管扩张作用在 1~3h 达峰，疗效持久时间可延长 24h 以上，支气管扩张效果明显。该药作为一种选择性和长效的抗胆碱能药物，与 M 受体的结合力大约是异丙托溴铵的 10 倍，支气管扩张作用更强，且使用方便，提高了患者的治疗依从性，在慢阻肺的治疗中具有特异、强大的抗胆碱能作用。噻托溴铵 18μg，每日 1 次吸入治疗，支气管扩张作用优于异丙托溴铵。噻托溴铵能显著缓解呼吸困难临床症状，提高慢阻肺患者活动耐力，降低慢阻肺急性发作的频率和严重程度，持续显著改善肺功能。噻托溴铵像异丙托溴铵一样，不易被胃肠道吸收，安全性较好，全身不良反应小，主要的不良反应为口干，发生率 10%~16%，但较易耐受。研究表明，噻托溴铵可以有效改善慢阻肺患者的肺功能，改善健康相关的生活质量，降低急性加重和相关住院风险，降低死亡率。目前还没有发现其对支气管扩张作用有耐受性。

抗胆碱能药物和β₂受体激动剂的联合应用：抗胆碱能药物和β₂受体激动剂具有不同的作用机制，为联合应用提供了理论依据。当单独使用这两种药物吸入治疗不能很好控制慢阻肺患者临床症状时，可以推荐联合用药，尤其吸入性抗胆碱能药物和β₂受体激动剂联合，能更好缓解症状，提高肺功能。噻托溴铵的支气管扩张作用>24h，联合长效β₂受体激动剂（LABA），达到更快的支气管平滑肌的松弛。噻托溴铵联合福莫特罗较噻托溴铵单用，显著提高 FEV_1，更好缓解呼吸困难症状，减轻 AE 慢阻肺。严重气流受限、反复急性加重、持续呼吸困难的慢阻肺患者，推荐抗胆碱能药物和β₂受体激动剂以及糖皮质激素联合吸入治疗，可以使支气管达到最大程度的扩张。

（3）茶碱类药物可解除气道平滑肌痉挛，在慢阻肺应用广泛。另外，还有改善心搏血量、扩张全身和肺血管、增加水盐排出、兴奋中枢神经系统、改善呼吸肌功能，以及某些抗炎作用等。但总的来看，在一般治疗茶碱血浓度下，茶碱的其他多方面作用不很突出。缓释型或控释型茶碱每日 1 次或 2 次口服可达稳定的血浆浓度，对慢阻肺有一定效果。茶碱血浓度监测对估计疗效和不良反应有一定意义。血茶碱浓度>5μg/ml，即有治疗作用；血清茶碱水平较高时，有一种剂量-反应的相应关系。但是当茶碱水平上升到一定水平后，药物的治疗作用就不再增加。茶碱的有效血药浓度与中毒浓度接近，有效治疗窗较窄，当血茶碱浓度>15μg/ml，其毒性增加，可出现恶心、呕吐、心率增快、心律失常、睡眠障碍，精神障碍等副作用。吸烟、饮酒、服用抗惊厥药、利福平等可引起肝酶受损并缩短茶碱半衰期；老人、持续发热、心力衰竭和肝功能明显障碍者尤为明显；同时应用西咪替丁、大环内酯类药物（红霉素等）、氟喹诺酮类药物（环丙沙星等）和口服避孕药等可影响茶碱代谢而使其排泄减慢，都可使茶碱血浓度增加当血清茶碱。

（4）糖皮质激素：吸入糖皮质激素（ICS）的长期规律治疗适用于具有适应证的慢阻肺患者。对稳定期慢阻肺患者，不推荐长期口服糖皮质激素治疗。

1）ICS在慢阻肺稳定期的应用：慢阻肺稳定期治疗原则是根据病情采用个性化治疗方案，目标为提高生活质量，减少症状和并发症。ICS作为慢阻肺稳定期吸入用药，属于局部给药，与全身用药相比具有以下优点：局部靶区域可达到较高的药物浓度，充分利用了药物剂量-反应曲线的顶部；较少的剂量进入全身，极大地减少不良反应的发生，增加药物的安全性。研究发现ICS（布地奈德800μg/d或丙酸氟替卡松1mg/d）能使稳定期慢阻肺患者急性发作频率、就诊率降低，改善健康生活质量，降低气道高反应。目前长期联合吸入糖皮质激素和长效支气管扩张剂的治疗，推荐应用于具有急性加重风险的慢阻肺患者。慢阻肺患者不推荐长期单一使用吸入糖皮质激素的治疗。

2）联合用药：ICS联合LABA吸入治疗在慢阻肺稳定期的疗效已明确。ICS和LABA有相互促进作用，糖皮质激素可提高β2肾上腺受体的表达，而LABA可加速激素受体核转位，促进诱导基因的转录和表达，增强糖皮质激素的抗炎效应。吸入氟替卡松，每次500μg，每日2次，联合吸入沙美特罗，每次50μg，每日2次，可大幅减少气道炎症细胞。两者在气道细胞内相互补充的这种生物效应在临床上产生协同效应，因此在气道平滑肌细胞和上皮细胞代谢，炎症介质释放及对呼吸道黏膜的保护作用等方面，两药联用的疗效比单用一种要好。中重度慢阻肺患者应用氟替卡松/沙莫特罗8周，可减少急性发作，改善健康状态，其效果明显优于单一用药，肺功能也有一定程度的改善。研究证明联合吸入治疗后可改善慢阻肺患者的呼吸困难评分、6min步行距离、生活质量评分等指标，并减少急性加重次数和住院次数，表明联合用药对慢阻肺的治疗有相当优越性。目前临床上可用长效β2受体激动剂和糖皮质激素联合制剂有：福莫特罗/布地奈德、沙美特罗/氟替卡松。倍氯米松/福莫特罗、环索奈德/福莫特罗、莫米松/茚达特罗、卡莫特罗/布地奈德，均是以每日1次应用剂型为主的。

临床上对于严重气流受限、反复急性加重、持续症状的慢阻肺患者，抗胆碱能药物和β2受体激动剂以及糖皮质激素联合使用，使其支气管达到最大程度的扩张。噻托溴铵、沙美特罗、氟替卡松3种药物联合应用吸入治疗慢阻肺，在住院次数、健康相关生活质量等方面显示相当明显的疗效。

（5）抗菌药物：抗菌药物的应用指征：①AECOPD同时出现以下三种症状：呼吸困难加重、痰量增加、痰液变脓；②患者仅出现以上三种症状中的两种但包括痰液变脓这一症状；③严重的急性加重，需要有创或无创机械通气。

1）抗菌药物类型、疗程：应根据当地细菌耐药情况选择抗菌药物，优先选择口服抗菌药物，呼吸困难改善和脓痰减少提示治疗有效，推荐疗程为（表 2-9-7B 组）。

2）初始抗菌治疗的推荐：抗菌药物的类型：临床上应用抗菌药物的类型应根据当地细菌耐药情况选择。对于反复发生急性加重的患者、严重气流受限和/或需要机械通气的患者，应该作痰液培养，因为此时可能存在革兰阴性杆菌（例如：铜绿假单胞菌属或其他耐药菌株）感染，并出现抗菌药物耐药。

表 2-9-7　铜绿假单胞菌感染危险因素

分组	铜绿假单胞菌感染危险因素	推荐用药
A 组（无铜绿假单胞菌感染危险因素）		阿莫西林/克拉维酸 左氧氟沙星或莫西沙星
B 组（有铜绿假单胞菌感染危险因素）	出现以下数项中的一项 ①近期住院史。 ②经常（>4 次/年）或近期（近 3 个月内）抗菌药物应用史。 ③病情严重（$FEV_1 > 30\%$）。 ④应用口服糖皮质激素（近 2 周服用泼尼松>10mg/d）	口服： 环丙沙星或左旋氧氟沙星 静脉： 环丙沙星或/和抗铜绿假单胞菌的β内酰胺类，同时可加用氨基糖苷类抗菌药物

3）抗菌药物的应用途径和时间：药物治疗的途径（口服或静脉给药），取决于患者的进食能力和抗菌药物的药代动力学，最好予以口服治疗。呼吸困难改善和脓痰减少提示治疗有效。抗菌药物的推荐治疗疗程为 5~7d，特殊情况可以适当延长抗菌药物的应用时间。

4）初始抗菌治疗的建议：AECOPD 患者通常可分成 2 组。

A 组：无铜绿假单胞菌感染危险因素；

B 组：有铜绿假单胞菌感染危险因素。

以下数点提示铜绿假单胞菌感染危险因素，如出现以下数项中的一项，应考虑可能铜绿假单胞菌感染：①近期住院史；②经常（>4 次/年）或近期（近 3 个月内）抗菌药物应用史；③病情严重（$FEV_1 > 30\%$）；④应用口服糖皮质激素（近 2 周服用泼尼松>10mg/d）。如患者无铜绿假单胞菌危险因素则有数种抗菌药物可供选择。选择主要依据急性加重的严重程度，当地耐药状况，费用和潜在的依从性。推荐使用阿莫西林/克拉维酸，也可选用左氧氟沙星或莫西沙星。对于有铜绿假单胞菌危险因素的患者，如能口服，则可选用环丙沙星或左旋氧氟沙星。需要静脉用药时，可选择环丙沙星或/和抗铜绿假单胞菌的β内酰胺类，同时可加用氨基糖苷类抗菌药物。应根据患者病情严重程度和临床状况是否稳定选择使用口服或静脉用药。住院 3d 以上，如病情稳定可更改用药途径（静脉改为口服）。

5.其他药物

（1）磷酸二酯酶抑制剂：抑制磷酸二酯酶（PDE）可增加中性粒细胞中的环磷腺苷酸（cAMP）的含量，降低其化学趋化性、活性、脱颗粒和黏附作用。磷酸二酯酶-4 抑制剂罗氟司特是一种选择性 PDE_4 抑制剂，每日 1 次，口服罗氟斯特无直接的支气管扩张作用，但在已经应用沙美特罗或噻托溴铵治疗的患者中，显示能够改善 FEV_1。在已经应用糖皮质激素治疗的慢性支气管炎，严重、非常严重和伴有急性加重史的慢阻肺患者中，口服罗氟司特4周以上可明显减少痰内中性粒细胞数量和CXCL8（即IL-8）浓度。罗氟斯特能够减少15%~20%的中等和严重的慢阻肺急性加重。长效支气管扩张剂治疗时加用罗氟斯特也显示有改善肺功能的效应，而对于患者的预后尤其是对急性加重的影响仍然有争议。现在还没有罗氟斯特和吸入糖皮质激素的比较研究报道。

（2）祛痰药：对于有些痰液黏稠的患者，祛痰药（黏液溶解剂，如氨溴索、厄多司坦、羧甲司坦、碘甘油等）可能会有一定作用，但仍存有争议。因此，目前对慢阻肺患者不推荐常规应用祛痰药。抗氧化剂药物，如N-乙酰半胱氨酸可能具有抗氧化效应，因此推测该药可用于反复发生急性加重的患者。已有证据表明，未经吸入糖皮质激素治疗的患者应用祛痰药，例如羧甲司坦和N-乙酰半胱氨酸治疗，可减少急性加重。

（3）免疫调节剂：对降低AECOPD严重程度可能具有一定的作用。但尚未确证，不推荐作常规使用。

（4）疫苗：流感疫苗可减少慢阻肺患者的严重程度和死亡，可每年给予1次（秋季）或2次（秋、冬）。它含有杀死的或活的、无活性病毒，应每年根据预测的病毒种类制备。肺炎球菌疫苗含有23种肺炎球菌荚膜多糖，已在慢阻肺患者应用，但尚缺乏有力的临床观察资料。

（5）戒烟药物：大部分慢阻肺患者发病与吸烟有关，目前戒烟在这些患者中是减缓慢阻肺进展最有效的措施。现在常用的有尼古丁替代疗法及抗抑郁药物，两者效果差，患者复吸率高。随着对尼古丁成瘾的神经机制逐渐明确，多种新型戒烟药物将应用于临床。伐尼克兰为α_4~β_2尼古丁受体部分拮抗剂，通过减轻或阻断尼古丁对人体的作用，帮助吸烟者戒烟。利莫那班是首个大麻脂（CB1）受体拮抗剂，通过作用于大脑与脂肪组织中的CB1受体来减少食物和烟草的摄取，达到戒烟及减肥的效果。

（6）呼吸介入微创肺减容术：由于LVRS手术创伤较大，对手术条件有一定要求，且存在一定的围术期死亡率，目前正在探索一些不需开胸的微创LVRS技术。主要包括：内镜下单向活瓣的放置、内镜下肺气肿局部注射聚合体使其不张、支气管肺开窗增加呼气流量、胸腔镜下压缩肺气肿部位等方法。其中，通过支气管镜在肺气肿最严重的部位气管内放置单向活瓣，导致局部肺不张，可以达到类似LVRS的效果，此项研究较多。

（二）外科治疗

1.肺容量减容术

肺容量减容术（LVRS），为近年来新发展的手术治疗慢阻肺合并重症肺气肿的方法。LVRS的指征：慢阻肺患者有明显的呼吸困难、活动受限，影像学检查提示肺脏过度充气，通气/血流扫描出现肺气肿组织分布不均，有明显的肺气肿区。肺功能检查：FEV1<35%预计值、RV>250%预计值，肺总量>125%预计值等。心功能正常，年龄<75岁。总之，LVRS为慢阻肺合并重症肺气肿的患者提供了一个有效的治疗方式，但是其适应证、疗效、手术方法都有待于进一步评估。

2.肺大疱切除术

在有指征的患者，术后可减轻患者呼吸困难的程度并使肺功能得到改善。术前胸部CT检查、动脉血气分析及全面评价呼吸功能对于决定是否手术是非常重要的。肺减容术与常规的治疗方法相比，其效果及费用仍待进一步调查研究，目前不建议广泛应用。

3.肺移植术

对于选择合适的慢阻肺晚期患者，肺移植术可改善生活质量，改善肺功能，但技术要求高，花费大，很难推广应用。

（三）氧疗

1.控制性氧疗

氧疗是 AECOPD 住院患者的基础治疗。无严重合并症的 AECOPD 患者氧疗后易达到满意的氧合水平（$PaO_2>60mmHg$ 或 $SaO_2>90\%$）。但吸入氧浓度不宜过高，需注意可能发生潜在的 CO_2 潴留及呼吸性酸中毒。给氧途径包括鼻导管或文丘里面罩，其中文丘里面罩更能精确地调节吸入氧浓度。氧疗 30min 后应复查动脉血气，以确认氧合满意，且未引起 CO_2 潴留和/或呼吸性酸中毒。

2.长程氧疗

通过吸入氧，提高肺泡氧分压（PAO_2），增加肺泡膜两侧氧分压差，促进氧的弥散功能，增加动脉血氧分压（PaO_2）和血氧饱和度（SaO_2），增进氧向组织的供应能力，纠正组织低氧状态为氧疗主要目的。慢性阻塞性肺疾病（慢阻肺）患者由于通气功能障碍和换气/血流比例失调，常导致低氧血症的发生。低氧血症指的是动脉血氧分压下降的状态。达某种水平以下的低氧血症伴有组织某种水平的低氧状态，可致多种脏器的病理组织学的变化。慢阻肺患者由于换气功能障碍和通气/血流比例失调导致低氧血症的发生，换气功能障碍的肺泡又因低氧性血管痉挛使肺循环阻力增加，形成肺动脉高压。长期低氧又继发红细胞增多症，使血液黏稠度增加，也促进肺动脉高压的形成。

慢阻肺稳定期患者进行长期家庭氧疗，可以提高有慢性呼吸衰竭患者的生存率，对血流动力学、血液学特征、运动能力、肺生理和精神状态都会产生有益的影响。长期家庭氧疗应在极重度慢阻肺患者中应用，具体指征：①$PaO_2\leq55mmHg$ 或 $SaO_2\leq88\%$，有或无高碳酸血症；②PaO_2 为 55~60mmHg 或 $SaO_2<89\%$，并有肺动脉高压、心力衰竭水肿或红细胞增多症（血细胞比容>0.55）。长期家庭氧疗一般是经鼻导管吸入氧气，流量 1.0~2.0L/min，每日吸氧持续时间>15h。

（四）无创正压机械通气

无创正压机械通气（NIPPV）是指不经人工气道（气管插管或气管切开），而采用经鼻/口鼻面罩进行气道正压机械通气。无创通气治疗时无须建立人工气道，因而避免了有创通气的并发症；由于并发症的减少和脱机的方便，使医疗费用降低。慢阻肺急性加重期及慢性稳定期均可使用，目前已成为慢阻肺患者呼吸衰竭的常用治疗手段。无创正压通气在慢阻肺急性加重期的治疗作用已得到充分的肯定。无创通气联合长期氧疗对某些患者，尤其是在日间有明显高碳酸血症的患者有一定益处。无创通气可以改善生存率但不能改善生命质量。主要通气模式为双水平气道正压通气（BiPAP）和持续气道正压通气（CPAP）。慢阻肺合并阻塞性睡眠呼吸暂停综合征的患者，应用持续正压通气在改善生存率和住院率方面有明确益处。

在美国的指南中，稳定期慢阻肺患者应用 NPPV 的指征如下。

1.伴有乏力、呼吸困难、嗜睡等症状。

2.气体交换异常：$PaCO_2\geq55mmHg$ 或在低流量给氧情况下 $PaCO_2$ 为 50~55mmHg，伴有夜间 $SaO_2<88\%$ 的累计时间占监测时间的 10%以上。

3.对支气管舒张剂、糖皮质激素、氧疗等内科治疗无效。

通常治疗 2 个月后重新评价，如果依从性好（>4h/d）且治疗有效则继续应用。

（五）康复治疗

康复治疗对进行性气流受限、严重呼吸困难而很少活动的慢阻肺患者，可以改善其活动能力，提高生命质量，这是慢阻肺患者一项重要的治疗措施。肺康复的定义为：基于整体患者评估，为患者量身打造的全面干预包括但不局限于运动训练、教育、自我管理干预，目的在于通过改变行为模式，改善慢性呼吸疾病患者的身体和精神状态，并促进长期坚持增强健康的行为。

康复治疗包括呼吸生理治疗、肌肉训练、营养支持、精神治疗和教育等多方面措施。呼吸生理治疗包括帮助患者咳嗽，用力呼气以促进分泌物清除；使患者放松，进行缩唇呼吸及避免快速浅表呼吸，以帮助患者克服急性呼吸困难等措施。肌肉训练有全身性运动和呼吸肌锻炼，前者包括步行、登楼梯、踏车等，后者有腹式呼吸锻炼等。营养支持的要求应达到理想体重，同时避免摄入高碳水化合物和高热量饮食，以免产生过多二氧化碳。

（六）稳定期慢阻肺患者治疗

稳定期慢阻肺患者根据评估结果选择治疗方案，包括药物治疗和非药物治疗。

1.非药物治疗

A 组患者必须戒烟、推荐体力活动并进行流感和肺炎疫苗接种。B、C、D 组患者必须戒烟并进行肺康复、推荐体力活动并进行流感和肺炎疫苗接种。

2.药物治疗

（1）A 组患者所有应给予一种支气管扩张剂治疗。短效或长效支气管扩张剂均可。评估疗效后可继续、停用或者更换其他支气管扩张剂。

（2）B 组患者：①初始治疗应选择一种长效支气管扩张剂单药治疗。由于长效吸入型支气管扩张剂优于按需使用的短效支气管扩张剂，因此推荐使用；②对 B 组患者，目前尚无证据支持哪类长效支气管扩张剂能更好地缓解症状。具体选用哪种药物，应取决于不同患者对症状缓解的感知情况；③使用一种长效支气管扩张剂单药治疗后，如果患者呼吸困难无缓解，建议联合使用两种支气管扩张剂；④对于严重呼吸困难的患者，初始治疗时可考虑联合使用两种支气管扩张剂；⑤如果联合两种支气管扩张剂后患者症状没有得到改善，建议降级为一种长效支气管扩张剂的单药治疗；⑥鉴于 B 组患者常有共患疾病，并可能会加重症状以及影响其预后，因此对这些情况应给予关注。

（3）C 组患者：①初始治疗应选择一种长效支气管扩张剂单药治疗。两项头对头地对比研究显示，就预防慢阻肺急性加重而言，LAMA 优于 LABA，因此，该组初始治疗选择 LAMA；②如果患者存在持续急性加重，则添加另一种长效支气管扩张剂（LABA/LAMA）或使用 LABA/ICS 可能获益。由于 ICS 可增加部分患者肺炎的发生风险，因此我们主要选择 LABA/LA。

（4）D 组患者

1）对于 D 组患者，初始治疗推荐选用 LABA/LAMA 联合治疗，因为相关研究表明，LABA/LAMA 联合治疗疗效优于单药治疗。但如果初始治疗选择一种支气管扩张剂单药治疗的话，则优选 LAMA，因为 LAMA 预防急性加重优于 LABA。也有研究显示从预防急性加重和患者报告预后指标来看，LABA/LAMA 联合治疗效果优于 LABA/ICS 联合治疗。但需注意大多数 LABA/LAMA 联合治疗研究的入组人群是急性加重发生率较低的患者，由此提示 LABA/LAMA 对于频繁急性加重的患者没有足够的医学证据。

2）D 组患者在接受 ICS 治疗后，在某些患者要注意肺炎的发生的风险较高。

3）部分患者，如患者具有哮喘-慢阻肺重叠综合征病史和/或临床表现提示为重叠综合征，可首选 LABA/ICS 作为初始治疗药物。另外，外周血嗜酸性粒细胞计数增高也可视做支持选用 ICS 治疗的指标，即以嗜酸细胞比例是否大于 2%，作用 ICS 使用的参考之一，但这一结果尚有争议。

4）如果患者在使用 LABA/LAMA 治疗后仍发生急性加重，建议更换为以下两种方案：①升级为 LABA/LAMA/ICS 三联药物治疗。目前，比较 LABA/LAMA 和 LABA/LAMA/ICS 对于预防急性加重的研究正在进行中；②转为 LABA/ICS。但目前尚无证据表明由 LABA/LAMA 转为 LABA/ICS 可以更好地预防急性加重。但如果 LABA/ICS 未能显著改善临床症状和急性加重，可再加用 LAMA。

（5）如果患者使用 LABA/LAMA/ICS 治疗后仍有急性加重，可考虑如下几个选择：①加用罗氟司特，该药物可考虑用于 $FEV_1 < 50\%$ 预计值，有慢性支气管炎病史，尤其是在前一年因急性加重至少需住院治疗一次的患者；②加用大环内酯类药物，目前最有力的证据来自使用阿奇霉素的临床试验。但应当考虑到伴随的细菌耐药问题。

（6）关于停用 ICS，如果疗效不明显，相关不良反应（包括肺炎）增多，有证据显示此时逐渐减量继而停用 ICS 也没有明显的害处。

（七）慢阻肺急性加重期的治疗

1.门诊治疗

对于 AECOPD 早期、病情较轻的患者可在门诊治疗，但需特别注意病情变化，及时决定送医院治疗的时机。治疗包括适当增加以往所用支气管舒张剂的量及频度，联合应用支气管舒张剂吸入。全身使用糖皮质激素对加重期治疗有益，可能加快病情缓解和肺功能恢复。如果患者的基础 $FEV_1 < 50\%$ 预计值，除支气管舒张剂外可考虑加用糖皮质激素如给予甲泼尼龙 30~40mg/d，10~14 天。慢阻肺症状加重、特别是有痰量增加并呈脓性时应给予抗生素治疗。抗生素的选用需依据患者所在地常见病原菌类型及药物敏感情况决定。

2.住院治疗

AECOPD 且病情严重者需住院治疗。AECOPD 期住院患者的处理方案：①根据症状、血气分析、胸片等评估病情的严重程度；②控制性氧疗并于 30min 后复查血气；③应用支气管扩张剂：增加剂量或频度，联合应用 β_2 受体激动剂和抗胆碱能药物，使用贮雾器或气动雾化器，考虑静脉加用茶碱类药物；④口服或静脉加用糖皮质激素；⑤细菌感染是 AECOPD 的重要原因，应密切观察细菌感染征象，积极、合理使用抗生素；⑥考虑应用无创性机械通气；⑦整个治疗过程中应注意：水和电解质平衡和营养状态，识别和处理可能发生的合并症（如心力衰竭、心律失常等），对患者情况进行密切监测。此外，鉴于近来血栓栓塞病例增多的趋势，在慢阻肺治疗中应对本病给予注意，必要时考虑皮下注入低分子肝素进行预防。

3.AECOPD 主要的治疗方法

（1）控制性氧疗：氧疗是 AECOPD 患者住院的基础治疗。无严重合并症的 AECOPD 患者氧疗后较容易达到满意的氧合水平（$PaO_2>60mmHg$ 或 $SaO_2>90\%$），但有可能发生潜在的 CO_2 潴留。给氧途径包括鼻导管或 Venturi 面罩，其中 Venturi 面罩更能精确地调节吸入氧浓度。氧疗 30min 后应复查动脉血气以确认氧合满意而未引起 CO_2 潴留或酸中毒。

（2）抗生素：当患者呼吸困难加重，咳嗽伴有痰量增加及脓性痰时，应根据患者所在地常见病原菌类型及药物敏感情况积极选用抗生素。由于多数 AECOPD 由细菌感染诱发，故抗感染治疗在 AECOPD 治疗中具有重要地位。COPD 患者多有支气管-肺部感染反复发作及反复应用抗生素的病史，且部分患者合并有支气管扩张，因此这些患者感染的细菌耐药情况较一般肺部感染患者更为严重。长期应用广谱抗生素和糖皮质激素者易导致真菌感染，宜采取预防和抗真菌措施。

AECOPD 的常见病原体：为肺炎链球菌、非典型病原体，（如肺炎支原体、肺炎衣原体、军团菌等）、流感嗜血杆菌、卡他莫拉菌和铜绿假单胞菌、病毒等。铜绿假单胞菌感染的危险因素有：①最近住院史；②抗生素频繁治疗史（过去一年中使用过 4 个疗程的抗生素）；③严重 COPD 恶化（$FEV_1<30\%$）；④口服糖皮质激素（近 2 周每日口服剂量>10mg）；⑤以前急性加重时分离到铜绿假单胞菌或稳定期有铜绿假单胞菌的定植。

AECOPD 时抗菌药物的应用指征：①COPD 恶化.同时有下列 3 个主要症状，即呼吸困难加重，痰量增加，痰变脓性；②COPD 恶化，同时有 2 个主要症状，其中之一为痰变脓性；③COPD 严重恶化，需机械通气治疗（包括无创和有创机械通气）。抗生素推荐治疗疗程为 5~10 天。

AECOPD 的抗生素应用方案：感染性 AECOPD 患者在住院初，可以应用经验性抗感染治疗。①患者没有铜绿假单胞菌感染的危险因素，抗生素的选择需要考虑急性加重的严重程度、当地抗生素的耐药情况、患者的耐受性、药物的价格以及患者的顺应性。首选复方阿莫西林-克拉维酸，次选左氧氟沙星和莫西沙星；②患者具有铜绿假单胞菌感染的危险因素，如果患者能够口服，则选择环丙沙星，或者左氧氟沙星。如果患者需要静脉应用抗生素，可选择环丙沙星或者一种具有抗铜绿假单胞菌感染的β-内酰胺类抗生素。此外，还可以选用氨基糖苷类药物；③选用口服抗生素或静脉滴注抗生素，取决于疾病的临床稳定性以及疾病的严重程度。在静脉应用抗生素 3 天，进行病情评估，如果临床状况改善，可以转为口服抗生素治疗；④AECOPD 抗流感病毒治疗：欧洲呼吸学会（ERS）发布的下呼吸道感染处理指南特别指出，AECOPD 通常不推荐经验性抗病毒治疗。但是在流感流行季节，对于怀疑流感的患者，以及在流感流行季节时，流感高危患者，如果出现典型流感症状（发热、肌肉痛、全身乏力和呼吸道感染症状），并且起病 2 天以内，可以考虑抗病毒治疗。

（3）支气管舒张剂：短效β2 受体激动剂较适用于 AECOPD 治疗。单一吸入短效β2 受体激动剂，或短效β2 受体激动剂和短效抗胆碱能药物联合吸入，在急性加重时为优先选择的支气管扩张剂。由于 COPD 患者在急性加重期往往存在严重呼吸困难、运动失调或感觉迟钝，因此以使用压力喷雾器（CGNs）较合适。如果 CGNs 由空气驱动，吸入时患者低氧血症可能会加重，如果由氧气驱动，需注意避免吸入氧浓度（FiO_2）过高。患者接受机械通气治疗时，可通过带有特殊接合器进行吸入治疗。由于药物颗粒可沉淀在呼吸机管道内，因此所需药量为正常的 2~4 倍。

常用雾化吸入治疗：①万托林雾化溶液：5mg/ml，采用呼吸器或喷雾器给药。间歇性用法每日 4 次。成年人每次 0.5~1.0ml，本品（2.5~5.0mg 硫酸沙丁胺醇）应以生理盐水/注射用生理盐水稀释至 2.0~2.5ml。稀释后的溶液由患者通过适当的驱动式喷雾器吸入；②异丙托溴铵雾化吸入溶液：吸入用异丙托溴铵溶液可使用普通的雾化吸入器。在有给氧设施情况下，吸入雾化液最好在以每分钟 6~8L 的氧流量的条件下给予雾化吸入。用量应按患者个体需要做适量调节；通常成年人每次吸入 500μg/2ml；③吸入用复方异丙托溴铵溶液（可必特）：2.5ml 内含有异丙托溴铵 0.5mg 和硫酸沙丁胺醇 3.0mg（相当于沙丁胺醇碱 2.5mg）。通过合适的雾化器或间歇正压呼吸机给药。适用于成年人（包括老年人）和>12 岁的青少年。每日 3~4 次，每次使用 2.5ml。

对于较为严重的 AECOPD，可考虑静脉滴注茶碱类药物，监测血茶碱浓度对估计疗效和不良反应有一定意义。

（4）糖皮质激素：全身使用糖皮质激素对 AECOPD 治疗有益，可能加快病情缓解和肺功能恢复。AECOPD 患者宜在应用支气管扩张剂基础上，口服或静脉滴注糖皮质激素，可加快患者的恢复，改善肺功能和低氧血症.还可能减少早期复发，降低治疗失败率，缩短住院时间。皮质激素的剂量要权衡疗效及安全性。如果 AECOPD 患者的基础 $FEV_1 < 50\%$ 预计值，宜在应用支气管扩张剂基础上口服或静脉使用糖皮质激素，如给予甲泼尼龙 30~40mg/d，连用 5~10 天。延长糖皮质激素的给药时间不能增加疗效，相反使不良反应增加。对于在急性加重期经常反复全身使用糖皮质激素治疗的 AECOPD 患者，应该警惕合并真菌感染的可能性。此外，对这些反复全身使用糖皮质激素治疗的患者，必要时应该采取预防骨质疏松的措施。

COPD 患者，雾化吸入糖皮质激素可以代替口服或静脉使用糖皮质激素。雾化糖皮质激素治疗 AECOPD 的疗效与全身用药相近，可以快速改善肺功能、改善低氧血症，并减轻全身应用糖皮质激素的不良反应。雾化吸入布地奈德 8mg 治疗 AECOPD 与全身应用甲泼尼龙 40mg 疗效相当。

（5）机械通气：AECOPD 患者发生急性呼吸衰竭或慢性呼吸衰竭急性加重时，建议使用无创机械通气（NIV），使 $SaO_2 > 90\%$，压力支持通气＋呼气末正压（PSV＋PEEP，又称双水平正压通气）模式最为常用。

有创机械通气不再是 AECOPD 合并急性呼吸衰竭的一线治疗（表 2-9-10）。对于某些 AECOPD 患者，早期 NIV 的干预明显减少了有创通气的使用，但对于有 NIV 禁忌或使用 NIV 失败的严重呼吸衰竭患者，一旦出现严重的呼吸形式、意识、血流动力学等改变，应及早插管改用有创通气。①无创机械通气（NIV）的适应证和相对禁忌证：慢阻肺患者发生急性呼吸衰竭时 NIV 的适应证和相对禁忌证（表 2-9-8）。慢阻肺急性加重时无创通气治疗可有效改善肺功能和呼吸性酸中毒，提高 pH，降低 $PaCO_2$、呼吸频率，减轻气促，降低气管插管率、住院天数以及死亡率。如果经无创机械通气病情无改善可选用有创机械通气，②有创通气指征：慢阻肺患者急性呼吸衰竭时有创通气指征（表 2-9-9）。

表 2-9-8 慢阻肺患者发生急性呼吸衰竭时 NIV 的适应证和相对禁忌证

适应证	中重度呼吸困难伴辅助呼吸肌参与呼吸和腹部矛盾运动
	中重度酸中毒（pH≤7.35）和高碳酸血症（PaCO$_2$>45mmHg）
	呼吸每分钟>25 次
禁忌证	呼吸暂停
	心血管不稳（低血压，心律失常，心肌梗死）
	精神状态改变，不能合作
	易误吸者
	分泌物黏稠或量大
	最近的面部或胃食管手术
	颜面部外伤
	固定的鼻咽部异常
	烧伤
	过度肥胖

表 2-9-9 慢阻肺患者急性呼吸衰竭时有创通气指征

不能耐受 NIV 或 NTV 治疗失败（或不适合 NIV）
呼吸或心脏暂停
呼吸暂停伴有意识丧失
精神状态受损，严重的精神障碍需要镇静剂控制
大量吸入
长期不能排出呼吸道分泌物
心率每分钟<50 次伴有意识丧失
严重的血流动力学不稳定，对液体疗法和血管活性药物无反应
严重的室性心律失常
威胁生命的低氧血症，不能耐受 NIV
不能耐受 NTV 或 NIV 治疗失败（或不适合 NIV）

表 2-9-10 AECOPD 并发呼吸衰竭时有创机械通气治疗

与患者的连接	气管插管或气管切开
通气方式	辅助控制通气（A/C）；同步间歇指令通气（SIMV）；压力支持通气（PSV）
最初治疗目标	气体交换得到改善，呼吸肌群得到休息
呼吸参数	潮气量（VT）：7~9ml/kg，通气频率（RR）：10~15 次/min 吸呼比（I∶E）：1∶2/1∶3，吸气流速（>60L/min），吸氧浓度（FiO$_2$）能使 SaO$_2$>90% 最小的外源性 PEEP（PEEPe），吸气末平台（Pplat）<30cmH$_2$O
主要缺点	如有必要可采用允许性高碳酸血症的策略 气管插管和气管切开的并发症 肺泡过度充气的危险、气压伤 妨碍患者摄取足够的营养、妨碍患者活动

（5）痰液引流及祛痰药物应用：COPD 常存在营业高分泌及痰栓形成，严重影像肺通气功能和肺部感染的控制，应积极排痰（刺激咳嗽、翻身拍背、体位引流等）；合理应用友谊祛痰药物，如 N 乙酰半胱氨酸、沐舒坦等；加强气道管理与湿化。

大约有 10%~20% 的 AECOPD 患者可能对初始经验治疗反应不佳。治疗失败的原因可能与以下因素有关：①导致治疗失败最常见原因是初始经验性抗感染治疗未能覆盖引起感染病原微生物，如铜绿假单胞菌，金黄色葡萄球菌（包括 MRSA），不动杆菌和其他非发酵菌；②长期使用糖皮质激素的患者可能发生真菌感染；③引起感染的细菌可能为高度耐药的肺炎链球菌；④进行有创机械通气治疗的患者并发院内感染对于这部分治疗失败的患者，还应分析导致治疗失败的其他原因。常见的原因有不适当的药物治疗及其他非感染因素，如肺栓塞、心力衰竭等。通常应采取处理措施包括：①寻找治疗无效的非感染因素；②重新评价可能的病原体；③更换抗生素，使之能覆盖铜绿假单胞菌、耐药肺炎链球菌和非发酵菌，或根据微生物学检测结果对新的抗菌药物治疗方案进行调整。

（八）AECOPD 预防

戒烟、流感疫苗接种和肺炎球菌疫苗接种、掌握药物吸入技术等现有治疗的相关知识；慢阻肺稳定期维持治疗，应用长效支气管扩张剂治疗联合或不联合吸入糖皮质激素，应用磷酸二酯酶-4 抑制剂，均可减少 AECOPD 的发生和住院次数。推荐慢阻肺稳定期患者吸入长效支气管扩张剂复合制剂以及糖皮质激素/支气管扩张剂治疗，适用于 AECOPD 的预防（表 2-9-11）。

AECOPD 患者出院后尽早进行肺康复，能显著改善出院 3 个月时的运动能力和健康状态。①疫苗：美国胸科学会（ATS）和加拿大胸科学会（CTS）推荐每年接种流感疫以预防 AECOPD，肺炎球菌疫苗接种预防 AECOPD 的证据较少；②吸入糖皮质激素＋长效 β_2 受体激动剂（LABA）复合制剂：对于重至极重度的稳定期慢阻肺患者，ATS/CTS 推荐吸入糖皮质激素＋LABA 复合制剂治疗以预防 AECOP；③吸入长效支气管扩张剂：长效抗胆碱能药物（LAMA）以及 LABA 广泛用于慢阻肺稳定期的治，对于预防 AECOPD 有明确的作用；④吸入长效支气管扩张剂复合制剂（LABA/LAMA）：LABA（茚达特罗）和 LAMA（格隆溴胺）复合制与其单一成分相比较，能增加支气管扩张效应；⑤三联治疗：噻托溴铵＋氟替卡松＋沙美特罗三联复合吸入治疗减少了必须住院治疗的严重急性加重次数达 47%。

表 2-9-11　减少 AECOPD 发生频率和住院次数的预防措施

药物预防	非药物预防
疫苗：流感疫苗和肺炎球菌疫苗接种	戒烟
吸入糖皮质激素＋LABA 复合制剂	家庭氧疗
控制污染	无创通气支持
氟替卡松＋沙美特罗、布地奈德＋福莫特罗	肺康复
吸入长效支气管扩张剂	肺减容术
LABA：茚达特罗、沙美特罗、福莫特罗、奥达特罗	
LAMA：噻托溴铵、芜地溴胺、格隆溴铵、阿地溴胺	
吸入长效支气管扩张剂复合制剂（LABA/LAMA）	

噻托溴铵＋奥达特罗、芜地溴胺＋维兰特罗、阿地溴胺＋福莫特罗、格隆溴铵＋茚达特罗、格隆溴铵＋福莫特罗	
三联治疗	
吸入糖皮质激素＋LABA＋LAMA	
磷酸二酯酶-4抑制剂：罗氟司特	
茶碱	
黏液溶解剂：氨溴索、厄多司坦、羧甲司坦	
抗氧化剂药物：N-乙酰半胱氨酸	
免疫调节剂	

（熊瑛）

第十节　肺源性心脏病

肺源性心脏病（简称肺心病）主要是由于支气管-肺组织或肺动脉血管病变所致肺动脉高压引起的心脏病。根据起病缓急和病程长短，可分为急性和慢性两类。临床上以后者多见。本病发展缓慢，临床上除原有肺、胸疾病的各种症状和体征外，主要是逐步出现肺、心功能衰竭以及其他器官损害。

一、急性肺源性心脏病

急性肺源性心脏病简称急性肺心病，主要由于来自静脉系统或右心的栓子进入肺循环，致肺动脉主干或其分支广泛栓塞，同时伴发广泛肺细小动脉痉挛，肺循环受阻，肺动脉压急剧升高，右心超负荷，引起急性右心室扩张和右心功能衰竭。

（一）病因

急性肺源性心脏病常见于肺动脉栓塞，栓子可源于周围静脉血栓，以下肢深静脉和盆腔静脉血栓或血栓性静脉炎的血栓脱落最常见，栓子尚可源于右心血栓、感染性病灶、癌栓、脂肪栓塞、妊娠羊水栓塞、寄生虫虫卵栓塞及因操作不当所致空气栓塞。

（二）发病机理

血管内栓子包括：①脂肪栓：长骨（特别是胫骨和股骨）骨折后，游离脂肪球进入体静脉引起肺栓塞；②气栓：在静脉输液（特别是空气加压输液）、输卵管充气、气腹、颈部外科手术、腹膜后注气、鼻窦冲洗和快速减压术等操作中，空气可意外地进入静脉系统。短时内进入5~7.5ml/kg的空气可导致死亡；③羊水栓：子宫阵缩，子宫内胎儿死亡，过大婴儿用力分娩，胎盘早剥等致使羊水中的固体物（包括胎粪、细胞、类脂、粘蛋白和胎毛等）穿过有缺陷的子宫肌层或蜕膜进入子宫静脉窦产生肺栓塞。羊水具有形成血栓的活性，易引起播散性血管内凝血；④瘤栓：肿瘤细胞如肾癌、原发性肝癌和绒毛膜上皮癌等的栓子可产生肺栓塞；⑤寄生虫卵栓：急性血吸虫病时，大量血吸虫虫卵经过扩张的中央肝静脉栓塞于肺血管中。当栓子运行到肺部对肺循环影响的大小，视血管阻塞的部位面积、肺循环原有的储备能力以及肺血管痉挛的程度而定。当肺动脉两侧的主要分支突然被巨大的血块栓子阻塞以及血块表面的血小板崩解释放的体液因子如组胺、5-羟色胺、血小板活化因子、多种前列腺素、血栓素 A_2 等进入肺循环，可引起广泛肺细小动脉痉挛，肺动脉压骤升，或因大量的微小栓子同时发生肺小动脉栓塞造成肺循环横断面积阻塞超过 30% 时，肺循环阻力明显增加，肺动脉压开始升高，如超过 50% 时，肺动脉压急升，右心室排血受阻，氧化应激反应等，发生右心室扩张与右心衰竭。此外，可因左心血回流减少，血压下降，冠状动脉供血不足等影响左心功能。

肺栓塞常见为多发及双侧性，下肺多于上肺，尤其好发于右下肺，尸检中仅 10%~15% 的肺栓塞患者发生肺梗死。肺梗死以下叶肋膈角附近多见，呈三角形，有明确红色实质界限，肺泡或间质内有出血性改变，肺泡壁可有凝固性坏死，梗死组织吸收后局部可遗留瘢痕。

（三）病理生理

肺栓塞导致主要呼吸生理的改变有：①肺泡无效腔增加，由于血流受阻，有通气而无灌注的肺泡不能参与气体交换，致使无效通气增加，生理无效腔增大；②通气障碍，血栓可释放组胺、5-羟色胺、白三烯、前列腺素、血小板活化因子等炎性递质，氧自由基的参与，使支气管平滑肌发生痉挛，气道阻力增加。肺梗死时由于肺组织充血、水肿及不张，可使肺顺应性降低；③通气/血流比值失调，肺梗死后血流受阻，肺泡表面活性物质严重减少，导致肺栓塞区肺泡陷闭、局部肺不张及肺水肿，肺动脉的血液在流经这些通气不足或无通气的肺区时，未经正常的交换即进入肺静脉，形成通气/血流比值减低和静-动脉生理性分流。此外，在严重肺动脉高压时，可使肺动脉旁路开放，肺动脉的血直接流入肺静脉。上述这些变化在临床上主要表现为严重的低氧血症，伴有明显的呼吸困难与发绀及胸痛等症状。

（四）临床表现

急性肺心病的主要临床表现特点。

1.症状

小的栓塞可无症状，或有发热、短暂气促、胸痛、心悸和血压下降。大块或多发性肺梗死时，患者可有突然出现的剧烈胸痛及与体征不相符合的呼吸困难、胸闷、心悸、发绀、剧烈咳嗽，咳暗红或鲜红血痰。严重者可出现烦躁、焦虑、出冷汗、恶心、呕吐、晕厥、血压下降、心律失常甚至休克、死亡。肺栓塞后部分患者可出现非特异性临床表现，包括发热、弥散性血管内凝血（DIC）、急性腹痛、无菌性肺脓肿、无症状性肺部结节。尚可发生梗死后综合征，多在肺栓塞后 5~15 天出现，类似心肌梗死后综合征，如心包炎、发热、胸骨后疼痛、胸膜炎等。严重者常致猝死，或因心力衰竭、休克、心脏停搏或心室纤颤而死亡。

2.体征

大块梗死区域叩诊浊音，呼吸音减弱或伴有湿啰音。如病变累及胸膜可出现胸膜摩擦音或胸腔积液的体征。心率增快，心浊音界扩大，胸骨左缘第 2~3 肋间肺动脉段区浊音增宽、搏动增强。肺动脉瓣区第 2 音亢进，并可闻及收缩期和舒张期杂音。三尖瓣区亦可闻及收缩期杂音及舒张期奔马律。可出现心动过速、期前收缩，心房扑动、颤动等心律失常。右心衰竭时，心浊音界扩大、颈静脉怒张、肝大并有疼痛及压痛，可出现黄疸。急性期下肢水肿多不甚明显。

（1）肺部体征：大块梗死区域叩诊浊音，肺部呼吸音减低，呼吸音减弱或伴有湿啰音。如病变累及胸膜可出现胸膜摩擦音或胸腔积液的体征。

（2）心脏体征：心律失常，心动过速，心浊音界向右扩大，胸骨左缘第 2~3 肋间肺动脉段区浊音增宽，搏动增强，肺动脉瓣区第 2 音亢进及分裂，可及收缩期和舒张期杂音。三尖瓣区亦可闻及收缩期杂音和舒张期奔马律，吸气时增强。并可出现心动过速、期前收缩，心房扑动、颤动等心律失常。右心衰竭时，心浊音界扩大。

（3）其他：尚可出现颈静脉怒张，肝大，肝颈静脉回流征阳性，黄疸，急性期下肢水肿可不明显，部分患者有血栓性静脉炎体征。

（五）辅助检查

1.血液检查

血白细胞数可正常或升高，红细胞沉降率增快，血清乳酸脱氢酶、肌酸磷酸激酶及胆红素升高。血清纤维蛋白原降解产物（FDP）和可溶性纤维蛋白复合物（SFC）均为阳性时，D 二聚体阳性，有利于肺栓塞的诊断。

2.动脉血气和肺功能的检查

肺栓塞后常有低氧血症，原有心肺疾病者尤著。肺泡氧分压与动脉血氧分压差 P（A-a）O_2 明显增高，生理无效腔增高，肺内分流量（QS/QT）增加。

3.心电图

心电图改变一般于栓塞后数小时发生，1~2 天最明显，数天或 2~3 周后逐渐恢复。典型的心电图改变包括：电轴显著右偏，极度顺钟向转位和右束支传导阻滞，肺性 P 波，可出现 ST-T 改变及心律失常，典型者可出现 SI、QIII、TIII 的心电图改变，大多数患者 ECG 正常，或仅有非特异性改变，故 ECG 正常不能排除肺栓塞。

4.超声心动图

可见肺动脉高压，右心室扩张、肥厚，三尖瓣环扩张伴三尖瓣反流，室间隔矛盾运动，左心室舒张功能受损、右心室肥厚等表现。经食道超声尚可见右心腔及主肺动脉和右肺动脉起始部的较大血栓。

5.X 线检查

肺梗死形成早期，X 线检查可无特殊发现或仅见肋膈角模糊，一侧肺门血管影重，周围局部肺血管影变细及同侧膈肌抬高。肺梗死明显时，可出现梗死区卵圆形或三角形密度增高影，底部向外与胸膜相连，可有胸腔积液。两肺多发栓塞时，可出现了似支气管肺炎的浸润影，密度不均，非节段性分布，双下肺多见，右侧明显，好发于后基底段。严重者肺动脉段明显突出、心影增大、奇静脉与上腔静脉增宽。

6.CT 和 MRI

增强 CT 可显示右、左肺动脉及其分支的血栓栓塞，表现为管腔内中心或偏心性充盈缺损及截断性阻塞。MRI 可显示主肺、左右肺动脉及较大分支的血栓栓塞。CT 和 MRI 均有助于显示继发性肺动脉高压所致的右心室壁肥厚和扩张。

7.肺通气/灌注（V/Q）显像

V/Q 显像是诊断肺栓塞无创且阳性率高的方法，肺通气/灌注（V/Q）显像结果可分为正常、低度可能、中度可能和高度可能性。正常和低度可能性者基本可除外肺栓塞，高度可能性者肺栓塞的可能性大于 90%。

8.肺动脉造影

选择性肺动脉造影是目前诊断肺栓塞最正确可靠的方法，其阳性率高，可准确了解栓塞部位和范围。

（六）诊断

患者多有长期卧床、手术、骨折、分娩、操作不当及慢性充血性心力衰竭等病史。临床表现出不能解释的呼吸困难、心动过速、胸膜性胸痛或不能解释的影像学异常及气体交换异常时需警惕肺栓塞的出现，结合血生化检查、ECG、UCG、血气分析、影像学检查、肺 V/Q 显像等，可明确诊断。对经 V/Q 显像不能确诊的可疑患者应行肺动脉造影。

肺栓塞的临床表现不特异，需与冠状动脉缺血性疾病、细菌性肺炎、胸膜炎、夹层动脉瘤、急性食管破裂、气胸、纵隔气肿等相鉴别。

（七）治疗

急性肺心病的预后取决于肺栓塞的部位和面积，以及患者肺功能的状况，大多数患者血栓可自溶或在原部位机化收缩，约 10%患者在起病后 1~48 小时死亡，少数患者因反复肺栓塞可发展为慢性肺动脉高压。急性心力衰竭时可应用毛花苷 C 或毒毛花苷 K 等强心药物，应主要治疗急性肺动脉栓塞。

1.一般治疗

一般治疗包括绝对卧床休息，吸氧，镇痛，抗休克治疗。避免患者突然用力，必要时可予通便药或灌肠。

2.溶栓治疗

溶栓治疗主要应用高危 PTE，巨大肺栓塞、肺血管床阻塞 50%以上，或伴休克者。无禁忌证者可考虑，用 UK、SK、rt-PA 溶栓治疗，在发病 2 周以内的患者治疗效果较理想。

3.抗凝治疗

无抗凝绝对禁忌证的肺栓塞病例，应立即开始抗凝治疗，首选肝素，还可选用低分子肝素和口服维生素 K 拮抗剂。注意监测凝血酶原时间（PT）及激活的部分凝血活酶时间（APTT）。

4.手术治疗

大肺动脉栓塞可考虑手术粹栓治疗，但风险性大，存在再栓塞的风险，下肢静脉血栓形成者，可放置静脉滤网。

5.预防

积极防治静脉血栓形成或血栓性静脉炎是预防本病的关键。必要时可予阿司匹林预防。

二、慢性肺源性心脏病

慢性肺源性心脏病简称慢性肺心病。慢性肺心病在我国属常见病、多发病，其发病率随年龄增长而增高，男女发病比例无显著差异，40 岁以上人群患病率较 40 岁以下人群高，吸烟者较不吸烟者高，寒冷地区较温暖地区高，高原山区较平原高，农村较城市高，居住条件差，空气污染严重地区患病率增高。从肺部基础疾病发展为肺心病，一般需 10~20 年的过程（约占 75.2%），亦有短至 1 年或长达 50 年者。急性发作以冬、春季多见，急性呼吸道感染为导致心肺功能衰竭的主要诱因。

（一）病因

引起慢性肺心病的原发疾病可归纳为以下几种。

1.支气管肺疾病

包括以影响气道为主的病变和以影响肺间质或肺泡为主的病变，前者以慢性阻塞性肺疾病（COPD）最常见，占80%~90%，其次为支气管哮喘、支气管扩张等引起气道阻塞时，后者肺泡弹性减退或扩张受限，常见疾病有肺结核、肺尘埃沉着病（尘肺）、放射病、特发性弥漫性间质纤维化、弥漫性泛细支气管炎、结节病、肺泡微石病等。

2.胸廓疾病

广泛胸膜粘连、类风湿性脊柱炎、胸廓和脊柱畸形等使胸廓活动受限，肺脏受压，支气管扭曲变形，肺泡通气不足，动脉血氧分压降低，肺血管收缩，最终导致肺循环高压和慢性肺心病。

3.神经肌肉疾病

如重症肌无力、急性炎症性脱髓鞘性多发性神经病、脊髓灰质炎等。由于呼吸中枢兴奋性降低或神经肌肉传递功能障碍或呼吸肌麻痹，呼吸活动减弱，肺泡通气不足。

4.通气驱动力失常性疾病

包括肥胖-低通气综合征、原发性肺泡低通气、睡眠呼吸暂停综合征等，由于肺泡通气不足致低氧血症。

5.肺血管疾病

广泛或反复发生的结节性肺动脉炎及多发性肺小动脉栓塞，其他原因所致肺动脉炎，原发性肺动脉高压等，致肺动脉高压，右心负荷加重，发展为慢性肺心病。

（二）发病机制

慢性肺心病的形成主要以为肺动脉高压（PAH）和心脏病变有关。其中PAH的发生是肺心病发病机制的中心环节和先决条件，而心脏病变是肺心病的最终表现。肺动脉高压的形成：PAH可分为两种：分显性肺动脉高压，即静息时肺动脉平均压≥20mmHg，以及隐性肺动脉高压，即静息时肺动脉平均压<20mmHg，而运动后肺动脉平均压> 30mmHg。正常肺循环具有低压、低阻、高容的特点，当肺小动脉收缩时，肺循环阻力增加，各种病因造成肺的功能和结构的改变，以导致PAH。缺氧、高碳酸血症和呼吸性酸中毒，均可使肺血管收缩，从而使肺血管口径缩小，阻力增加，形成PAH。

1.肺血管的器质性改变

（1）肺血管结构与功能改变：长期反复发作的慢支及支气管周围炎可累及邻近的肺小动脉，引起血管炎，腔壁增厚，管腔狭窄或纤维化，甚至完全闭塞，使肺血管阻力增加，产生PAH。

（2）肺血管重构：是PAH重要病理生理机制，可使肺动脉压力升高变得持续且不可逆，对PAH的病程进展有着重要意义。主要表现在较大的肺小动脉内膜和中膜弹力纤维和胶原纤维增生；肌型小动脉中膜肥厚，内膜出现纵行肌束；无肌型细动脉因肺动脉高压出现中膜肌层和内、外弹力层，即发生了无肌性细动脉肌化。

（3）肺毛细血管床的毁损：随肺气肿的加重，肺泡内压增高，压迫肺毛细血管，造成毛细血管管腔狭窄或闭塞，肺泡破裂造成毛细血管网的毁损。当肺泡毛细血管床减损>70%时，肺循环阻力可进一步增大。

（4）肺微小动脉血栓形成 PAH 时，部分肺心病急性发作期患者存在肺微小动脉原位血栓形成，引起肺血管阻力增加，加重 PAH 形成。

2.血液黏稠度增加和血容量增多

肺心病可出现长期慢性缺氧，促红细胞生成素（EPO）分泌增加，导致继发性红细胞生成增多。当血细胞比容 0155~0160 时，血液黏稠度明显增高，肺血流阻力增大。缺氧还可使醛固酮分泌增加，导致水、钠潴留；使肾小动脉收缩，肾血流减少，也加重水、钠潴留，血容量增多。肺心病患者还存在肺毛细血管床面积减少和肺血管顺应性下降等因素，导致肺容量血管的代偿能力明显下降，在肺血流量增加时，亦加重 PAH。

3.心脏病变和心力衰竭

（1）右心病变：肺循环阻力增加时，右心发挥其代偿功能，以克服肺动脉压升高的阻力而发生右心室肥厚。肺动脉高压早期，右心室尚能代偿，舒张末压仍正常。随着病情的进展，特别是急性加重期，肺动脉压持续升高且严重，超过右心室的负荷，右心失代偿，右心排血量下降，右室收缩末期残留血量增加，舒张末压增高，促使右心室扩大和右心室功能衰竭。

（2）右心功能代偿期：肺动脉高压早期，机体通过一系列适应性调整，心脏本身的储备功能（如心肌收缩力加强、心率增快和心肌肥大等）以及心脏以外的代偿功能（如血容量增加、血液再分配等），来维持右心排血量、肺循环灌注的稳定和搏出量与回心血量的平衡。

（3）右心功能失代偿期：随着肺部原发疾病的进展，肺动脉压力的持续升高，心肌的不平衡生长，而长期慢性缺氧、心肌重构和冠脉微循环障碍，均可加重心肌的能量生成和利用障碍，以及兴奋收缩耦联障碍，导致肥大的心脏不能长期维持正常的功能，最终由代偿转为失代偿而发生心力衰竭。

（4）左心病变：肺心病除发现右心室改变外，也有少数可见左心室肥厚。肺心病时由于缺氧、高碳酸血症、酸中毒、相对血流量增多、心肌缺氧、乳酸积累、高能磷酸键合成降低，反复肺部感染、细菌毒素对心肌的毒性作用以及酸碱平衡失调、电解质紊乱等因素持续加重，使心功能受损，可发生左、右心室肥厚，促进心力衰竭形成，发生左心衰竭，心律失常等临床表现。

（三）病理

1.肺部原发病变

肺部主要病变为慢性阻塞性肺疾病，包括慢性支气管炎、肺气肿、支气管哮喘，占病因的 82.2%。其基本病理变化为支气管黏膜柱状上皮细胞变性、坏死、增生、再生或鳞状化生，纤毛粘连倒伏以致脱落，纤毛运送功能减弱，杯状细胞明显增生，黏液腺肥大、增生，分泌过度旺盛。炎症过程同时累及细支气管，导致柱状细胞增生，炎症细胞浸润管壁，管腔内黏液栓塞，平滑肌增多，管壁周围纤维组织增生，支气管扭曲。COPD 患者尸检资料提示小气道是气流阻塞发生的主要部位。小气道发生炎症时易向周围肺组织扩散、肺泡间隔损伤断裂，肺泡壁弹力纤维遭破坏，很容易出现肺气肿，炎症还可以引起肺间质修复增生，特别是肺泡间质纤维化，造成弥散功能障碍。

2.血管病变

（1）肺心病肺小动脉病变：管径<60μm 伴行于肺泡管、肺泡囊的无肌细动脉，主

要改变为中膜肌层和新鲜血栓形成，中膜肌层可能为前一级肺小动脉因缺氧而痉挛，或真正的平滑肌细胞增生肥大，向无肌层细动脉延伸所致，同时管腔发现扩张现象也较明显。管径>60μm肺小动脉以中膜平滑肌肥大和内膜弹力纤维增多为突出表现，可有微血栓形成。

（2）肺血管的毁损：严重的肺气肿可致肺泡间隔断裂，肺泡壁毛细血管毁损，血管床数目减少，当超过70%时可致肺动脉高压，并发展成肺心病。肺广泛纤维化，瘢痕组织收缩，严重肺气肿等均可压迫肺血管使其变形、扭曲，血管阻力增加，引起肺动脉高压并发生肺心病。

3.心脏的改变

心脏主要表现为心脏重量增加，左右心室均可发生肌壁增厚，尤以右心肥厚、扩张更明显，心腔显著扩大，肺动脉圆锥膨隆，心尖圆钝。镜下可见心肌纤维肥大、萎缩、变性、间质纤维化，心肌可有小灶性坏死，空泡变性、肌浆凝集和肌细胞溶解等。

4.其他脏器病变

缺氧和高碳酸血症除对心脏有影响外，对其他重要器官如脑、肝、肾、胃肠、内分泌及血液系统均有影响，引起多脏器功能衰竭。肺性脑病患者脑重量增加，脑膜血管扩张充血，可见蛛网膜下腔出血，脑水肿明显。上消化道出血和溃疡患者见胃黏膜糜烂，多发点状出血和浅表溃疡。肝脏损害者见肝组织明显出血，肝细胞脂肪变性、灶性坏死和淤血性肝硬化。肾脏损害者见肾间质充血，肾皮质灶性出血，肾小管上皮细胞坏死和腔内蛋白管型。肾上腺皮质灶性出血坏死，各层细胞空化和肾上腺皮质萎缩。

（四）临床表现

1.肺、心功能代偿期

主要表现为胸肺基础疾病的临床特点，常见症状包括慢性咳嗽、咳痰和喘息，活动后心悸、气促、呼吸困难，劳动耐力下降，有不同程度的发绀等缺氧表现。体格检查见明显肺气肿表现，如桶状胸、肋间隙增宽、肺部叩诊过清音、肝上界和肺下界下移，肺底活动度缩小，听诊普遍呼吸音降低，急性期常可闻及干湿啰音。右心室扩大，心音遥远，肺动脉瓣第二音亢进，提示有肺动脉高压存在。三尖瓣可能闻及收缩期杂音，剑突下可及心脏收缩期搏动，提示右心室肥厚和扩大。因肺气肿胸腔内压升高，腔静脉回流障碍，可出现颈静脉充盈，肝下缘因膈肌下移而可在肋缘触及。

2.肺、心功能失代偿期

（1）呼吸衰竭：急性呼吸道感染为最常见诱因。主要表现为缺氧和二氧化碳潴留所致的一系列症状。患者发绀明显，呼吸困难加重，被迫坐位，患者呼吸节律、频率和强度均表现异常。常有头痛，夜间为著。当有中、重度呼吸衰竭时可出现轻重不等的肺性脑病表现。体格检查见球结膜充血水肿、眼底网膜血管扩张和视盘水肿等颅压升高表现。腱反射减弱或消失，锥体束征阳性。此外，高碳酸血症可导致周围血管扩张，皮肤潮红，儿茶酚胺分泌亢进而大量出汗。早期心排出量增加，血压升高，晚期血压下降甚至休克。

（2）心力衰竭：主要表现为右心衰竭。患者心悸、气短、发绀更明显，腹胀、食欲不振、尿少，查体颈静脉怒张，肝大有压痛，肝颈静脉回流征阳性，可出现腹腔积液及下肢水肿。此时静脉压明显升高，心率增快或可出现心律失常，剑突下可闻及收缩期反流性杂音，吸气时增强，可出现三尖瓣舒张中期杂音甚至三尖瓣舒张期奔马律。少数患者可出现急性肺水肿或全心衰竭。

（3）其他器官系统损害：包括肺性脑病、酸碱平衡失调、水电解质代谢紊乱、消化道出血、肾脏损害、肝脏损害、休克等。

（五）辅助检查

1.血液检查

在缺氧的肺心病患者，外周血红细胞计数和血红蛋白可增高，血细胞比容、血液黏滞度增高，合并感染时，可见白细胞和中性粒细胞增加。部分患者出现肝肾功能异常及电解质、酸碱失衡。

2.X线检查

胸片可见肺部原发疾病的表现，如肺透光度增加，肺纹理增粗紊乱，膈肌下移等，尚可见肺动脉高压和右心增大等表现。肺动脉高压时，胸片见上肺血管影较正常粗大，右下肺动脉扩张，横径≥15mm，其横径与气管比值≥1.07，肺动脉段突出≥3mm，中央肺动脉扩张，外周肺血管纤细，右前斜位肺动脉圆锥突出≥7mm。右心室增大者见心尖上翘或圆突，右侧位见心前缘向前隆凸，心前间隙变小，有时可见扩大的右心室将左心室后推与脊柱阴影重叠。右心衰竭时心脏面积多呈明显扩大，肺淤血加重，心力衰竭控制后心脏扩大、肺动脉高压和肺淤血情况可有所缩小或控制。

3.心电图检查

心电图表现为右心房、心室增大的表现，可见肺型P波，电轴右偏，右束支传导阻滞及低电压等，有时需与心肌梗死相鉴别。

4.超声心动图检查

超声心动图可表现为右心室内径增大，左右心室内径比值变小，右心室流出道内径增宽，右心室流出道/左心房内径比值增大。室间隔运动减低，出现矛盾运动，右心室射血前期/右心室射血期比值增高，可见肺总动脉和右肺动脉内径增宽。

5.血气分析

血气分析如为慢性阻塞性肺病出现呼吸衰竭时可表现为低氧血症和高碳酸血症，以及以呼吸性酸中毒为主的多种酸碱失衡，如为原发性肺血管疾病或肺间质病变可仅表现为低氧血症。pH值视酸碱平衡而定。

6.其他

右心导管检查有助于肺心病的早期诊断，核素心血管造影有助于了解右心室功能的变化。

（六）诊断

1.临床诊断

诊断需结合病史、症状、体征和辅助检查全面分析、综合判断。以下各项可作为诊断肺心病的参考：①具慢性肺、胸疾病病史；②有慢性阻塞性肺气肿或慢性肺间质纤维化等基础疾病体征；③出现肺动脉高压的征象；④出现右心室肥厚、扩张的表现；⑤肺心功能失代偿期的患者出现呼吸衰竭和心力衰竭的临床征象。

2.鉴别诊断

（1）冠状动脉粥样硬化性心脏病（简称冠心病）：肺心病和冠心病均多见于老年人，可以同时并存。冠心病有典型心绞痛、心肌梗死的病史或心电图表现，体征及辅助检查可见左心室肥大为主的征象，可有冠心病的高危因素如原发性高血压、高脂血症、糖尿病等。对肺心病合并冠心病者需仔细询问病史，并行有关心、肺功能检查以鉴别。

（2）风湿性心脏瓣膜病：风湿性心脏病应与肺心病相鉴别，尤其三尖瓣病变。前者多有风湿性关节炎和心肌炎病史，可同时多瓣膜受累，X线、心电图和超声心动图有助于鉴别。

（3）其他：尚需与先天性心脏病、原发性心肌病及慢性缩窄性心包炎等相鉴别。

（七）治疗

1.急性加重期

积极控制感染，保持呼吸道通畅，改善呼吸功能，纠正缺氧和二氧化碳潴留，控制呼吸和心力衰竭。

（1）控制感染：呼吸道感染是慢性肺心病急性加重的主要原因之一，故控制呼吸道感染是治疗心、肺功能衰竭的重要环节，抗菌药物的选择可参考本地区及本院的细菌学变迁特点，以及痰图片及培养与药物敏感试验选择抗菌药物，在没有培养结果前，可根据症状、体征、血象、X线及感染的环境和痰涂片革兰染色选用抗生素。院外感染以革兰阳性菌为主，院内感染以革兰阴性菌多见。应用广谱抗生素时须注意避免继发真菌感染。

（2）保持呼吸道通畅：是改善通气功能的重要措施，除加强护理工作，如翻身、拍背、吸痰、雾化吸入等措施外，可予支气管扩张剂如选择性β_2受体激动剂、茶碱类药物，必要时可予皮质激素治疗以消除气道非特异性炎症，可迅速改善COPD患者气流受限具有可逆性时临床症状，同时可予气道黏液溶解剂和祛痰剂治疗。

（3）纠正缺氧和二氧化碳潴留：合理氧疗可提高PaO_2，降低呼吸肌做功和肺动脉高压，减轻右心负荷。改善肺泡通气不足，在气道通畅的前提下，适当应用呼吸兴奋剂以增加通气量，促进二氧化碳排出。必要时进行无创人工通气治疗，或建立人工气道和有创呼吸机辅助呼吸。

（4）纠正水、电解质、酸碱失衡。

（5）降低肺动脉压：氧疗是治疗肺动脉高压的方法之一，长程氧疗可明显降低肺心病患者的患病率和病死率。多中心研究表明，对于严重低氧和二氧化碳潴留、存在不可逆气道阻塞性肺病的患者，每日至少15个小时的低浓度鼻管吸氧可明显降低患者静息和运动肺动脉压力，且5年病死率较对照组明显降低。长程氧疗的指征包括：①静息非吸氧状态$PaO_2<55mmHg$或$SaO_2<88\%$；②$PaO_2>55mmHg$或$SaO_2>88\%$，有继发性红细胞增多症、右心室肥厚、有精神或认知功能异常表现者；③运动时$PaO_2<55mmHg$或$SaO_2<88\%$，氧疗可明显改善其运动耐量者；④睡眠状态$PaO_2<55mmHg$或$SaO_2<88\%$，合并心律失常、心肌缺血或肺动脉高压者。

血管扩张剂：如α受体阻断剂、钙离子通道阻断剂、血管紧张素转换酶抑制剂、β受体激动剂、前列环素等均可扩张肺血管，有助于降低肺动脉压。

血心房钠尿肽（ANP）和脑钠尿肽（BNP）有血管扩张剂的活性，它可通过调控环磷酸鸟嘌呤核苷酸，作用于血管平滑肌细胞致血管扩张，ANP和BNP还可通过抑制醛固酮的生物合成直接抑制肾素-血管紧张素-醛固酮系统（RAAS）。ANP的释放与心房急性扩张有关，BNP的释放与心室后负荷持续升高有关。

（6）控制右心衰竭：①利尿剂：适当使用利尿剂可减轻水肿、腹腔积液、肝淤血，减轻右心负荷，但需警惕其降低心室灌注压力致心排出量下降及电解质紊乱；②强心剂：可改善左室收缩功能异常，但对于单纯右心功能衰竭效果欠佳，且因低氧易出现心律失常等毒副作用；③正性肌力药物：持续静滴正性肌力药物可用于治疗严重心功能衰竭患者。小剂量多巴胺可改善血压、心排出量、肾脏灌注，并促进尿钠排泄，有利尿作用。

（7）抗凝剂：抗凝治疗可减少血栓形成和血栓栓塞的危险性，降低病死率，前瞻性和回顾性研究均表明抗凝治疗可延长生存期，患者 3 年存活率提高近 1 倍。

（8）积极治疗并发症：包括对肺性脑病、酸碱失衡、电解质紊乱、心律失常、休克、消化道出血、弥散性血管内凝血等的治疗。

（9）加强营养支持治疗。

2.缓解期治疗

缓解期治疗主要包括呼吸锻炼，提高机体抵抗力等。原则上采用中西医结合综合治疗措施，目的是增强患者的免疫功能，去除诱发因素，戒烟、减少或避免急性加重期的发生，如长期家庭氧疗、调整免疫功能等。具体方法可参阅本篇第六章。慢性肺心病患者多数有营养不良，营养疗法有利于增强呼吸肌力，改善缺氧。

（熊瑛）

第十一节　肺癌

原发性支气管肺癌（简称肺癌），是指起源于支气管黏膜、腺体或肺泡上皮的恶性肿瘤。是最常见的肺部原发性恶性肿瘤。肺癌的发病率和死亡率逐年上升。临床症状隐匿，以咳嗽、咳痰、咯血、消瘦等为主要表现，X 线影像主要表现为肺部结节、肿块影等。男性多于女性，男女比约为 2.1∶1。尽管目前新的诊断方法和治疗手段不断涌现，由于约 75%患者就诊时已是肺癌晚期，因此要进一步提高患者的生存率就必须重视早期诊断和规范治疗。

一、病因和发病机制

肺癌的发病机制迄今未完全明确，目前认为与下列因素有关。

1.吸烟

吸烟是引起肺癌发生十分重要的因素。肺癌患者中 85%以上有吸烟史。吸烟者肺癌死亡率比不吸烟者高 10~13 倍。而且吸烟开始的年龄越早、吸烟时间越长、吸烟量越大，肺癌的死亡率越高。戒烟者患肺癌的危险性随着戒烟年份的延长而逐渐降低。纸烟中含有 10 余种致癌物质，如苯并芘、烟碱、亚硝胺及微量砷等。有足够的证据显示，吸烟与肺鳞癌、小细胞肺癌关系密切。被动吸烟者也容易引起肺癌。

2.空气污染

城市中的工业废气、汽车废气、公路沥青都有致癌物质，如苯并芘、甲基胆蒽类环烃化合物、SO_2、NO 和飘尘等。因此有资料显示，城市肺癌发病率明显高于农村。女性肺癌与厨房内空气污染有关，如煤焦油、煤烟、烹调时的油烟（如菜油和豆油高温加热后产生的油烟凝聚物）等污染，香烟燃烧物，室内氡气、氡子体等均可成为女性肺癌的危险因素。

3.职业致癌因子

某些职业的劳动环境中具有许多致癌物质。目前公认的致癌物有砷、石棉、铬、镍、煤焦、芥子气、异丙油、矿物油、二氯甲醚、氯甲甲醚及烟草的加热产物，在一定程度上与肺癌的发生相关。由于肺癌的形成是一个漫长的过程，不少患者在已停止接触上述物质很长时间后才发现肺癌。

4.电离辐射

肺是对放射线敏感的器官之一。电离辐射可能是职业性的，也可能是非职业性的，有来自体外的电离辐射，也有因吸入放射性粉尘和气体而引起的体内照射。如日本原子弹受害者，肺癌的发病率有一定的增高。

5.遗传因素

许多基因与肺癌的易感性有关。正常细胞发生癌变前期常有一系列的基因改变，如原癌基因中 ras 家族点突变，myc 家族及 Her-2/neu 的活化，隐性或抑癌基因（RbI、3P21 及 P53）失活等。

6.饮食与营养

据估计癌症中的 1/3 与营养因素有关。食物中天然维生素 A 素、维甲类、β胡萝卜素和微量元素（锌、硒）的摄入量与以后癌症的发生呈负相关，其中最突出的是肺癌。维生素 E、维生素 B_2 的缺乏和不足在肺癌患者中较为突出。

7.肺部其他疾病

有不少资料说明，肺内结核瘢痕处易发肺癌。病毒感染、某些慢性肺部疾病、如慢性支气管炎、支气管扩张、结节病，间质性肺纤维化的患者都易发生肺癌。

二、分类

（一）按解剖学部位分类

1.中央型肺癌

发生在段及段以上支气管的肺癌，约占 3/4，以鳞状上皮癌和小细胞肺癌较多见。

2.周围性肺癌

发生在段以下支气管的肺癌，约占 1/4，以腺癌较多见。

（二）按组织学分类

1.小细胞肺癌（SCLC）

包括燕麦细胞型、中间细胞型、复合细胞型，是原发性肺癌中恶性程度最高的一种。一般起源于较大的支气管，大多为中央型肺癌，较早出现淋巴和血行转移，在其发展的早期多已转移至肺门和纵隔淋巴结，在诊断时大多已有肺外转移。

2.非小细胞肺癌（NSCLC）

（1）鳞状上皮细胞癌（简称鳞癌）：是肺癌中最常见的类型。以中央型多见，并有向管腔生长的趋势。早期常引起支气管狭窄，导致肺不张或阻塞性肺炎。

（2）腺癌：女性多见多为周围型肺癌，倾向于管腔外生长，也可循肺泡壁蔓延，常在肺部边缘形成直径 2~3cm 的肿块腺癌血管丰富，较鳞癌转移早，易转移致肝、脑和骨，更易累及胸膜而引起胸腔积液。

（3）大细胞癌：可发生在肺门附近或边缘的支气管，细胞较大。转移较小细胞未分化癌晚，手术切除机会较大。

（4）其他：腺鳞癌、类癌、肉瘤样癌、唾液腺型癌等。

三、临床表现

肺癌的临床表现与所在部位，病变大小、类型、发展阶段、有无并发症或转移相关。其中5%~15%的患者无症状，仅在胸部影像学检查时发现。其他可表现或多或少与肺癌有关的症状与体征，按部位可分为原发肿瘤、胸内肺外扩展、胸外转移和胸外表现4类。

1.原发肿瘤引起的症状和体征

（1）咳嗽：可为早期症状，50%~75%的患者表现咳嗽，鳞癌和SCLC易累及大气道故咳嗽偏多。常为无痰或少痰的刺激性干咳，当肿瘤引起支气管狭窄后可使咳嗽加重，多为持续性、高调金属音性咳嗽或刺激性呛咳。细支气管-肺泡细胞癌可咳出大量黏液痰。伴有继发感染时，痰量增加，且呈黏液脓性。

（2）痰血或咯血：25%~50%的肺癌患者会出现痰血或咯血，常见于中央型肺癌。

（3）呼吸困难或喘鸣：大约25%的肺癌患者在就诊时有呼吸困难。该症状可由许多原因引起，如肺癌淋巴管转移或癌栓、外压性或腔内气道阻塞、阻塞性肺炎或肺不张、胸腔积液、气胸和心包积液填塞等。听诊时可发现局限或单侧哮鸣音，肺功能检查可对鉴别诊断提供重要帮助，若肿瘤位于气管本身，气管外的压迫或声带麻痹均可引起吸气和呼气流速-容量环压低。

（4）体重下降：恶性肿瘤的常见症状之一，由肿瘤晚期肿瘤毒素和消耗所致；与感染和疼痛所致的食欲减退有关，可表现为消瘦或恶病质。

（5）发热：可因肿瘤组织坏死引起，多数发热的原因是由于肿瘤引起的阻塞性肺炎所致，抗生素治疗效果不佳。

2.胸内肺外扩展症状和体征

（1）声音嘶哑：肿瘤直接压迫或转移至纵隔淋巴结压迫喉返神经，可引起声音嘶哑（多见左侧）。

（2）胸痛：约1/4的肺癌患者就诊时主诉多样的胸痛。其原因可能由肿瘤直接累及胸膜、阻塞性肺炎或高凝状态引起的肺栓塞所致。

（3）胸腔积液：约10%的患者有不同程度的胸腔积液，常提示肿瘤转移至胸膜或肺淋巴回流受阻所致。单纯胸腔积液并不意味着无手术机会，在可切除的病例中，良性胸腔积液可能由淋巴管阻塞、阻塞性肺炎和肺不张引起。此时，需要明确诊断或排除胸膜转移，以免错失根治性手术的机会。

（4）上腔静脉阻塞综合征：65%~80%上腔静脉综合征与肺癌相关，其机制是由于上腔静脉被附近肿大的转移性淋巴结压迫或右上肺的原发性肺癌侵犯，以及腔静脉内癌栓阻塞静脉回流所致。患者常主诉领口进行性变紧，体征为头面部和上半身瘀血水肿，颈部肿胀，颈静脉扩张，可在前胸壁见到扩张的静脉侧支循环。

（5）Horner综合征：肺尖部肺癌称肺上沟癌（Pancoast癌），可压迫颈交感神经，引起患侧眼睑下垂、瞳孔缩小、眼球内陷，伴患侧额部与胸壁无汗或少汗，称Horner综合征。

（6）咽下困难：肿瘤侵犯或压迫食管后可引起咽下困难。

3.胸外转移所致症状和体征

3%~10%的患者可有胸腔外转移的症状和体征。以 SCLC 居多，其次为未分化大细胞肺癌、腺癌、鳞癌。由于肺癌可通过直接浸润、淋巴道或血道播散，几乎所有机体组织均可发生肺癌转移。最常见的远处转移部位是肝脏、肾上腺、骨和脑。并可出现相应的临床表现特征。

4.肺癌非转移性胸外表现

副癌综合征（paraneoplastic syndrome）是指肺癌非转移性胸外表现，是癌细胞产生的某些特殊激素、抗原、酶或代谢产物而引起的临床表现。

（1）肥大性肺性骨关节病：临床以杵状指（趾）、广泛性骨膜新骨形成和关节疼痛、积液为主要表现。肺性肥大性骨关节病往往先于肺部症状数月或数年出现，多见于肺癌，也是肺癌早期症状之一，与大细胞癌、鳞癌、腺癌与肥大性肺性骨关节病密切相关，临床上需与类风湿性关节炎鉴别。

（2）男性乳腺增生：发病机制为异位促性腺激素分泌增多，与外周血中雌激素水平升高、雄激素水平降低，致使肺癌患者体内性激素失衡和紊乱有关，从而引起。

（3）库欣综合征：库欣综合征是各种病因造成的肾上腺分泌过多糖皮质激素（主要是皮质醇）所致病症的总称。典型表现可有向心性肥胖、满月脸、高血压、低钾等。

肺癌患者常常在癌组织甚至血中可以检测到促肾上腺皮质激素（ACTH）升高，不断刺激正常肾上腺组织，使其分泌过多肾上腺皮质激素。出现库欣综合征多见于小细胞肺癌或支气管类癌。

（4）抗利尿激素分泌失调综合征：抗利尿激素分泌失调综合征（SIADH），是内源性抗利尿激素分泌异常增多或活性作用超常，从而导致水潴留，尿排钠增多以及稀释性低钠血症等临床表现的一组综合征。可伴随水中毒症状，甚至可能出现精神症状，意识模糊甚至昏迷等神经并发症。患者血清钠低于 135mmol/L，严重者甚至低于 120mmol/L，血浆渗透压低于 280mOsm/kg，尿钠高于 20mmol/L。小细胞肺癌与 SIADH 的相关性可以达到 75%。

（5）多发性肌炎（PM）和皮肌炎（DM）：首发症状通常为四肢近端无力，往往从盆带肌开始逐渐累及肩带肌肉，仅有 5%的患者伴有肌肉疼痛或压痛。咽喉肌受累可发生吞咽困难；颈肌受累常见，可出现抬头困难，也可累积呼吸肌，皮炎和皮肌炎，典型改变包括眶周、口角、颧部、颈部、前胸、肢体外侧、指节伸侧和指甲周围的红斑和水肿、脱屑、色素沉着和硬结。

临床上约 8%PM/DM 患者伴发恶性肿瘤，可先于恶性肿瘤 1~2 年出现，也可同时或晚于肿瘤发生。小细胞肺癌、鳞癌与 PM/DM 有明显相关性。

（6）高钙血症：主要存在于鳞癌，发生机制与异位甲状旁腺激素与其相关蛋白有关，也可由骨转移直接所致。

研究发现，在没有骨转移的情况下，高钙血症发生率占 40%。许多肿瘤都可产生异位甲状旁腺激素，尤以肺癌发生率高。高钙血症的患者常表现为嗜睡、厌食、恶心、呕吐和体重减轻、精神变化。血钙可高达 3.5mmol/L 以上，切除肿瘤后血钙水平往往可以恢复正常。

（7）类癌综合征：类癌综合征的典型表现是皮肤、心血管、胃肠道和呼吸功能异常。

主要表现为面部、上肢躯干的潮红或水肿，胃肠蠕动增强，腹泻，心动过速，喘息，瘙痒和感觉异常。症状多呈阵发性，机制为肿瘤释放不同的血管活性物质，包括 5-羟色胺，缓激肽，血管舒缓素，儿茶酚胺，组胺等。常见于小细胞肺癌。

（8）神经肌肉综合征：神经肌肉综合征包括小脑皮质变性、脊髓小脑变性、周围神经病变、肌无力综合征（Lambert-Eaton 综合征）等。

1）小脑皮质变性表现为急性或亚急性机体功能障碍，两侧上下肢行动困难，动作震颤，发音困难，眩晕，但眼球震颤不常见，有报道称切除肺癌后上述症状自行消退。

2）运动、感觉等外周神经病变时可有急性或亚急性发作。感觉或感觉运动神经兼有受累主要表现为肢体感觉异常、疼痛、深部腱反射消失等。

3）肌无力综合征（Lambert-Eaton 综合征）与胸腺病变有关的重症肌无力不同，应用新斯的明等药物无缓解作用，但用皮质激素类可能有效。肿瘤经治疗后消失或缓解时，其肌无力症状也随之缓解。

具体发病机制尚不明确，但研究发现，这些症状与肿瘤的部位和有无转移武馆，它可以发生于肿瘤出现前数年，也可与肿瘤同时发生，多见 1 于小细胞未分化癌。

（9）其他：也有研究发现，肺癌与硬皮症，栓塞性静脉炎，非细菌性栓塞性心内膜炎，血小板减少性紫癜，毛细血管病性渗出性贫血也有一定的相关性，具体发病机制还需进一步研究。

四、辅助检查

1.胸部 X 线检查

胸片具有易普及、应用方便和辐射量小等优点，但分辨率低，不易检出肺脏隐蔽部位病灶和微小病灶，对肺癌早期诊断有局限性，不推荐作为肺癌筛查的手段。

2.电子计算机断层扫描

胸部 CT 是目前诊断肺癌的重要手段，对小病灶和早期肺癌的检出率显著高于普通 X 线胸片，可提示病变所在的部位和累及范围，为区分良性和恶性提供重要的参考意见。为减少对受试者的潜在辐射损伤，对于肺癌高危人群，可采用低剂量 CT（LDCT）进行筛查，因其分辨率较胸片优势明显，无结构重叠，同时也降低了对球管和探测器的损耗费用。

3.胸部 CT 检查

胸部 CT 能够显示许多在 X 线胸片上难以发现的影像信息，可以有效地检出早期周围型肺癌，进一步验证病变所在的部位和累及范围，也可鉴别其良、恶性，是目前肺癌诊断、分期、疗效评价及治疗后随诊中最重要和最常用的影像手段。

对于难以定性诊断的胸部病变，可采用 CT 引导下经皮肺穿刺活检来获取细胞学或组织学诊断。对于高危人群的肺癌筛查，推荐采用胸部 LDCT 扫描。

根据影像学将其分为中央型和周围型。①中央型肺癌：可表现为肺门肿块，以及局限性气肿、阻塞性肺炎、阻塞叶性肺不张，如右上叶肺癌伴肺门淋巴结大时下缘可呈倒 S 状影像；②周围型肺癌：早期多呈局限性小结节或斑片状阴影，易误诊为炎症或结核。随着肿瘤增大，可形成密度较高，边缘毛糙结节或伴有分叶、脐凹或细毛刺状肿块影。高分辨 CT 可清晰地显示肿瘤分叶、边缘毛刺、胸膜凹陷征，甚至钙质分布类型、支气管充气征和空泡征。如肿瘤向肺门淋巴结转移，可见其间引流淋巴管增粗形成条索状阴影伴肺门淋巴结增大。癌组织坏死与支气管相通后，表现为厚壁、偏心和内缘凹凸不平的癌性空洞，继发感染后可出现液平。

CT和薄层重建是肺结节最主要的检查和诊断方法。对于肺内≤2cm孤立性结节，应常规进行薄层重建和多平面重建；对于初诊不能明确诊断的结节，视结节大小、密度不同，给予CT随诊间隔；随诊中关注结节大小、密度变化，尤其是部分实性结节中的实性成分增多和非实性结节中出现实性成分。

4.纤维支气管镜

支气管镜检查技术是诊断肺癌最常用的方法，包括支气管镜直视下刷检、活检、针吸以及支气管灌洗获取细胞学和组织学诊断。刷检的诊断率可达92%，活检诊断率可达93%。经支气管镜肺活检（TBLB）可显著提高周围型肺癌的诊断率。对于直径>4cm的病变，诊断率可达到50%~80%。但对于直径<2cm的病变，诊断率仅20%左右。几种方法联合应用可以提高检出率。经支气管针吸活检术（TBNA）和超声支气管镜引导的经支气管针吸活检术（EBUS-TBNA）：可以穿刺气管或支气管旁的淋巴结和肿块，有助于肺癌诊断和淋巴结分期。经支气管肺活检术（TBLB）：可在X线、CT、气道超声探头、虚拟支气管镜、电磁导航支气管镜和细支气管镜引导下进行，适合诊断中外2/3的肺外周病变（PPL），在诊断PPL的同时检查了管腔内情况，是非外科诊断肺部结节的重要手段。

5.胸腔镜检查

可以准确地进行肺癌诊断和分期，对于TBLB和经胸壁肺肿物穿刺针吸活检术（TTNA）等，检查方法无法取得病理标本的早期肺癌，尤其是肺部微小结节病变行胸腔镜下病灶楔形切除，可达到明确诊断及治疗目的。对于中晚期肺癌，胸腔镜下可以行淋巴结、胸膜和心包的活检，胸腔积液及心包积液的组织和细胞学检查，为制订全面个体化治疗方案提供可靠依据。

6.细胞学检查

可通过有创和无创方法获得标本进行细胞学检查。有创检查方法包括呼吸内镜和穿刺检查，如浅表淋巴结穿刺，经胸穿刺的细胞学检查，纤支镜检查可穿刺和获得灌洗物和刷检物，均可对诊断提供重要帮助。无创检查中痰脱落细胞学检查简便易行，系列痰标本可明显提高诊断率，特别是中央型肺癌。如果患者的痰量不多，可吸入加温的10%~15%生理盐水或20%丙烯乙二醇导痰。

7.肿瘤标记检查

部分肺癌患者的血清和切除的肿瘤组织中，含有1种或多种生物活性物质，如激素、酶、抗原和癌胚蛋白等。其中神经特异性烯醇化酶（NSE），在小细胞肺癌中的阳性率可达40%~100%，敏感性为70%，与病情分期、肿瘤负荷密切相关。癌胚抗原（CEA）在肺腺癌中阳性率达60%~80%，可反映病情变化；对肺鳞癌相关抗原（SCC-Ag）和细胞角蛋白19片段（CYFRA21-1）等对诊断和鉴别诊断、观察病情变化也有帮助。但是这些癌标记的敏感性也不够高，往往在肿瘤负荷较重时才显著升高，限制了其早期诊断的临床价值。多种肿瘤标记物联合检测可以部分弥补其不足。胸液肿瘤标记的诊断价值有时高于血清检查。

8.磁共振成像

MRI 与 CT 相比，在明确肿瘤与大血管之间的关系和发现脑实质或脑膜转移上有优越性，而在发现肺内小病灶（<5mm）方面则不如 CT 敏感。MRI 特别适用于判定脑、脊髓有无转移，脑增强 MRI 应作为肺癌术前常规分期检查。MRI 对骨髓腔转移敏感度和特异度均很高，可根据临床需求选用。

9.经皮肺穿刺活检

可在超声、X 线或 CT 引导下进行定位穿刺活检，作病理学检查，免疫组化，以及基因检测，协助诊断指导治疗。特别适用于肺外周性病变组织活检。

10.其他检查技术

（1）痰细胞学检查：是目前诊断肺癌简单方便的无创伤性诊断方法之一。

（2）胸腔穿刺术：胸腔穿刺术可以获取胸腔积液，进行细胞学检查。

（3）胸膜活检术：对于诊断不明的胸腔积液，胸膜活检可以提高阳性检出率。

（4）浅表淋巴结及皮下转移结节活检术：对于伴有浅表淋巴结肿大及皮下转移结节者，应常规进行针吸或活检，以获得病理学诊断。

（5）开胸活检：对高度怀疑肺癌，经上述各种检查均未确诊且可耐受手术者，可行开胸活检，以免失去手术切除机会。

五、诊断

1.临床诊断

肺癌的诊断依据患者临床表现特点，主要是组织和细胞病理学检查，并需免疫组织化学协助鉴别组织学类型。如因活检取材限制不能确定病理诊断时，需多次活检或病理科专家联合会诊，同时尽可能做到分子病理诊断，对 NSCLC 患者建议同时进行表皮生长因子受体（EGFR）基因突变检测、EML4-ALK 融合基因和 ROS1 融合基因检测，为个体化精准治疗做好准备（图 2-11-1）。

2.肺癌的早期诊断

凡 40 岁以上。吸烟者，并具有以下特点，应及早进行检查，以早期诊断肺癌。

（1）持续 2 周以上的刺激性咳嗽，且治疗无效。

（2）慢性肺部疾病，出现咳嗽性质的改变或咯血，特别是痰中带血。

（3）反复同一部位肺炎，特别是叶、段性肺炎，治疗效果不佳。

（4）单侧或局限性，咳嗽不消失的哮鸣音。

（5）原因不明的关节疼痛和肥大性骨关节病变。

（6）无吸入因素的不明原因，无中毒原因的肺脓肿，经抗感染治疗无效。

（7）肺孤立性结节周围有分叶毛刺，并伴单侧肺门肿大。

（8）肺部出现支气管部分狭窄伴局限肺气肿、肺不张。

（9）不明原因的迁移性、栓塞性静脉炎。

3.为提高早期诊断率，需要普及 LDCT 筛查，并高度警惕肺癌相关的临床特征。美国国家综合癌症协作网推荐对所有年龄 55~74 岁，吸烟/年，并有肺癌危险因素人群进行年度 LDCT 筛查。中国由于大气污染加上吸烟和被动吸烟影响，肺癌发病有年轻化趋势，建议适当提早筛查年龄。从影像诊断学角度可以将肺结节分为 3 类。

（1）恶性可能性小的结节：①直径<8mm；②年龄<40 岁；③边缘光滑，中心性钙

化。

（2）恶性可能性大的结节：①直径为 8~20mm；②年龄 40~55 岁；③吸烟<400 年支，或吸烟≥400 年支，戒烟≥15 年；④边缘不光整，呈磨玻璃样。

（3）恶性可能性高的结节：①直径>20mm；②年龄≥55 岁；③吸烟≥400 年支，有肺癌家族史和慢性肺部疾病史；④边缘毛刺、分叶，实性结节或混杂性结节。

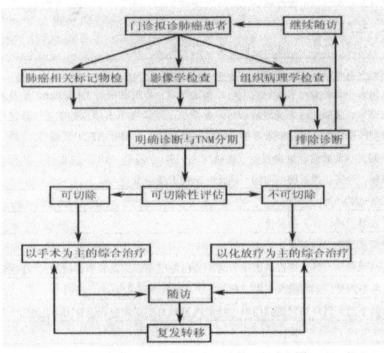

图 2-11-1　肺癌诊断与治疗的一般流程图

4.临床分期

肺癌分期对选择恰当的治疗方法和判断预后具有重要意义。分期是依据其解剖范围，用简洁的语言来描述原发瘤的位置和大小，向肺外生长的情况，有无局部、肺门和纵隔淋巴结的转移及远处脏器的转移。

（1）TNM 分期：美国联合癌症分类委员会（AJCC）和国际抗癌联盟（UICC）2009年 10 月公布了第 7 版的癌症分期（表 2-11-1）（表 2-11-2）。

表 2-11-1　肺癌的 TNM 分期

原发肿瘤（T）	
T_x	原发肿瘤大小无法测量；或痰脱落细胞，或支气管冲洗液找到癌细胞，但影像学或支气管镜没有可视肿瘤
T_0	没有原发肿瘤的证据
T_{is}	原位癌
T_{1a}	原发肿瘤最大径≤2cm，局限于肺和脏层胸膜内，镜下肿瘤没有累及叶支气管以上#

	（即没有累及主支气管）；或局限于气管壁的肿瘤，无论大小，无论是否累及主支气管
T_{1b}	肿瘤最大径>2cm，≤3cm
T_{2a}	肿瘤大小或范围符合以下任何一点： 肿瘤最大径>3cm，≤5cm 累及主支气管，但距隆突≥2cm 累及脏层胸膜 扩展到肺门的肺不张或阻塞性肺炎，但不累及全肺
T_{2b}	肿瘤最大直径>5cm，≤7cm
T_3	任何大小的肿瘤已直接侵犯下述结构之一者：原发肿瘤最大径>7cm，累及胸壁（上沟癌）、膈肌、纵隔胸膜或心包，肿瘤位于距隆突2cm以内的主支气管但尚未累及隆突；全肺的肺不张或阻塞性炎症；原发肿瘤同一肺叶出现卫星结节
T_4	任何大小的肿瘤已直接侵犯下述结构之一者：纵隔、心脏、大血管、气管、食管、椎体、隆突；原发肿瘤同侧不同肺叶出现卫星结节
区域淋巴结（N）	
N_x	区域淋巴结转移不能评价
N_0	没有区域淋巴结转移
N_1	转移至同侧支气管周围淋巴结和同侧肺门淋巴结和原发肿瘤直接侵及肺内淋巴结
N_2	转移至同侧纵隔和隆突下淋巴结
N_3	转移至对侧纵隔和对侧肺门淋巴结和同侧或对侧斜角肌或锁骨上淋巴结
远处转移（M）	
M_x	远处转移不能评价
M_0	无远处转移
M_{1a}	胸膜播散（恶性胸腔积液#、心包积液或胸膜结节）
M_{1b}	原发肿瘤对侧肺叶出现卫星结节；有远处转移（肺、胸膜除外）

#：大部分肺癌患者的胸腔积液是由肿瘤所引起的，如果胸腔积液的多次细胞学检查未能找到癌细胞，胸腔积液又是非血性和非渗出性的，临床判断该胸腔积液与肿瘤无关，这种类型的胸腔积液不影响分期。

表 2-11-2　TNM 与临床分期的关系

隐性癌	$T_xN_0M_0$
0 期	$TisN_0M_0$
Ia 期	$T_1N_0M_0$
Ib 期	$T_{2a}N_0M_0$
IIa 期	$T_1N_1M_0$；$T_{2b}N_0M_0$；$T_{2a}N_1M_0$
IIb 期	$T_{2b}N_1M_0$；$T_3N_0M_0$
IIIa 期	$T_{1\sim2}N_2M_0$；$T_3N_{1\sim2}M_0$；$T_4N_{0\sim1}M_0$

IIIa 期	$T_{1\sim4}N_3M_0$；$T_4N_{2\sim3}M_0$
IV 期	$T_{1\sim4}N_{0\sim3}M_1$

#：大部分肺癌患者的胸腔积液是由肿瘤所引起的，如果胸腔积液的多次细胞学检查未能找到癌细胞，胸腔积液又是非血性和非渗出性的，临床判断该胸腔积液与肿瘤无关，这种类型的胸腔积液不影响分期。

（2）SCLC 分期：关于小细胞肺癌（SCLC）的分期，采用的是局限和广泛两期分类法。局限型指肿瘤局限于一侧胸腔内，包括有锁骨上和前斜角肌淋巴结转移的患者，但无明显上腔静脉压迫、声带麻痹和胸腔积液。广泛型则指超过上述范围者。新的指南建议在此基础上加入 TNM 分期，后者一方面更适用于手术治疗患者的分期，另外由于放疗技术的改进，也适用于对局限期患者行精准 N 分期来确定放射野。

根据两种分期的定义，局限期小细胞肺癌等同于下 T 任何 N 任何 M_0 期，除去多发肺结节的 $T_{3\sim4}$ 期；广泛期小细胞肺癌等同于 T 任何 N 任何 $M_{1a/b}$ 期，包括多发肺结节的 $T_{3\sim4}$ 期。

六、鉴别诊断

1.肺结核

（1）结核球易与周围型肺癌混淆。结核球多见于青年，一般病程较长，发展缓慢。病变常位于上叶尖后段或下叶背段。X 线片上块影密度不均匀，可见到稀疏透光区和钙化点，肺内常有散在性结核灶。

（2）粟粒性肺结核易与弥漫型细支气管肺泡癌混淆。粟粒性结核常见于青年，全身毒性症状明显，抗结核药物治疗可改善症状，病灶逐渐吸收。

（3）肺门淋巴结核在 X 线片上可能误诊为中心型肺癌。肺门淋巴结结核多见于青幼年，常有结核感染症状，很少咯血。应当注意，肺癌可以与肺结核合并存在。应结合临床症状，X 线片、痰细胞学及支气管镜检，早期明确诊断，以免延误治疗。

2.肺炎

肺癌阻塞支气管引起的阻塞性肺炎时，应与大叶性肺炎相鉴别。大叶性肺炎发病较急，感染症状比较重，全身感染症状明显。X 线片上表现为边界模糊的片状或斑点状阴影，密度不均匀，且不局限于一个肺段或肺叶。经抗感染治疗后症状迅速消失，肺部病变吸收较快。但如肺炎多次发作在同一部位，则应高度怀疑有肿瘤堵塞所致，应作痰液做细胞学检查和进行纤维支气管镜及病理学检查。肺部炎症部分吸收，并被纤维组织包裹形成结节或炎性假瘤时，需与周围型肺癌鉴别，但炎性假瘤形态不规则，边缘不光滑，高密度为核心，动态观察无变化。

3.肺部良性肿瘤肺部良性肿瘤：如结构瘤、软骨瘤、纤维瘤等都较少见，但都须与周围型肺癌相鉴别，良性肿瘤病程较长，临床上大多无症状，X 线摄片上常呈圆形块影，边缘整齐，没有毛刺，也不呈分叶状。支气管腺瘤是一种低度恶性的肿瘤，常发生在年轻妇女，因此临床上常有肺部感染和咯血等症状，经纤维支气管镜检查常能作出诊断。

4.纵隔淋巴瘤（淋巴肉瘤及霍奇金病）临床上常有咳嗽、发热等症状，影像学显示纵隔影增宽，且呈分叶状，双侧肺门对称性淋巴结肿大，有时难以与中央型肺癌相鉴别。如果有锁骨上或腋窝下淋巴结肿大，应作活检明确诊断。

七、治疗

肺癌的治疗，应当采取多学科综合治疗与个体化治疗相结合的原则，即根据患者的机体状况、有计划、合理地应用手术、化疗、放疗和分子靶向治疗等手段，以期达到最大限度地延长患者的生存时间、提高生存率、控制肿瘤进展和改善患者的生活质量，延长患者生存期的目的。

（一）手术治疗

外科治疗是早期肺癌的最佳治疗方法。肺癌手术分为根治性手术与姑息性手术，应当力争根治性切除，以期达到最佳、彻底的切除肿瘤，减少肿瘤转移和复发，根据病理及 TNM 分期，指导术后综合治疗。电视辅助胸腔镜外科手术是近年来发展较快的微创手术技术，主要适用于I期肺癌患者。有研究显示该技术比标准胸廓切开术（或胸膜切开术）具有一定的优势。

1.NSCLC 手术治疗

对于I期及II期非小细胞肺癌，手术切除仍为最基本的治疗手段，首先推荐手术治疗。当病灶局限，未侵袭对侧及高位纵隔淋巴结时，可行肺叶、肺段、楔形、双肺叶及袖状切除术。术后根据患者最终病理 TNM 分期、切缘情况，选择再次手术、术后辅助化疗或放疗。T_3N_1 的IIIa 期患者仍首选手术治疗联合术后辅助化疗。但对于 N_2 期的IIIa 期患者，手术切除是有争议的，建议多学科综合团队讨论制订治疗方案，可考虑诱导化疗联合手术治疗，但不建议单独的手术治疗或放射治疗，而且一般不推荐优先选择手术治疗联合术后辅助化疗。对不能耐受手术的I期患者，立体定向放射治疗或者楔形切除术也可能优于不手术者。

2.SCLC 的手术治疗

小细胞肺癌 90%以上就诊时已有胸内或远处转移。因此，国内多数学者主张先化疗后手术。其外科治疗一直存在争议，目前推荐肺叶切除和淋巴结清扫，并术后用含铂的两药化疗方案。

（二）药物治疗

肺癌的药物治疗包括化学药物治疗（化疗）和分子靶向药物治疗。

化疗分为姑息化疗、辅助化疗和新辅助化疗（术前化疗），应当严格掌握临床适应证，充分考虑患者疾病分期、体力状况、不良反应、生活质量及患者意愿，避免治疗过度或治疗不足。患者行为状态评分≤2 分，重要脏器功能正常，可耐受者可给予化疗。常用的药物包括铂类（顺铂、卡铂）、吉西他滨、培美曲塞、紫杉类（紫杉醇、多西他赛）、长春瑞滨、依托泊苷和喜树碱类似物（伊立替康）等。目前一线化疗推荐治疗方案为含铂的两药方案，二线化疗方案多推荐多西他赛或培美曲塞单药治疗。新辅助化疗可使原先不能手术的患者降期而可以手术。一般治疗 2 个周期后及时评估化疗疗效，密切监测及防治不良反应，并酌情调整药物和剂量。

分子靶向治疗是以肿瘤组织或细胞中所具有的特异性分子为靶点，利用分子靶向药物特异性阻断该靶点的生物学功能，选择性从分子水平逆转肿瘤细胞的恶性生物学行为，从而达到抑制肿瘤生长甚至使肿瘤消退的目的。例如以表皮生长因子受体（EGFR）为靶点的吉非替尼、厄洛替尼和以肿瘤血管生成为靶点的贝伐单抗（rhuMAb-VEGF）等药物能提高化疗治疗晚期 NSCLC 的疗效；克唑替尼用于治疗间变性淋巴瘤激酶（ALK）

阳性的局部晚期和转移的 NSCLC 有显著的治疗活性，并可延长患者的生存期。靶向治疗成功的关键是选择特异性的标靶人群，可明显增加生存率。

1.NSCLC 的药物治疗

非小细胞肺癌对化疗的反应较差，对于晚期 NSCLC 患者联合化疗可增加生存率、缓解症状及提高生活质量，可达 30%~40% 的部分缓解率，近 5% 的完全缓解率，中位生存期 9~10 个月，1 年生存率为 30%~40%。目前一线化疗推荐含铂两药联合化疗（表2-11-3），如卡铂/紫杉醇、顺钴/紫杉醇、顺铀/长春瑞滨、吉西他滨/顺铂、顺铂/培美曲塞和多西他赛/顺铂等，治疗 4~6 个周期。对于 EGFR 突变阳性的IV期 NSCLC，一线给予 EGFR-TKI（吉非替尼、厄洛替尼）治疗较一线含铂的两药化疗方案，其治疗反应、无进展生存率（PFS）更具优势，并且毒性反应更低。对于 EMI4-ALK 融合基因阳性的患者可选择克唑替尼治疗。对于IV期非鳞状细胞癌的 NSCLC，若患者无咯血及脑转移，可考虑在化疗基础上可联合抗肿瘤血管药物。对于 4~6 个周期化疗之后肿瘤缓解或疾病稳定而没有发生进展的患者，可给予维持治疗。一线治疗失败者，多推荐多西他赛或培美曲赛单药治疗作二线化疗（表 2-11-4），以及吉非替尼或厄洛替尼二线或三线口服治疗。

表 2-11-3　非小细胞肺癌常用的一线化疗方案

化疗方案	剂量	用药时间	时间及周期
NP 方案			
长春瑞滨	$25 \ mg/m^2$	第 1,8 天	21 d 为 1 个周期，
顺铂	$75 \sim 80 \ mg/m^2$	第 1 天	4~6 个周期
TP 方案			
紫杉醇	$135 \sim 175 \ mg/m^2$	第 1 天	
顺铂或卡铂			21 d 为 1 个周期，
顺铂	$75 \ mg/m^2$	第 1 天	4~6 个周期
卡铂	$AUC = 5 \sim 6$	第 1 天	
GP 方案			
吉西他滨	$1\ 000 \sim 1\ 250 \ mg/m^2$	第 1,8 天	
顺铂或卡铂			21 d 为 1 个周期，
顺铂	$75 \ mg/m^2$	第 1 天	4~6 个周期
卡铂	$AUC = 5 \sim 6$	第 1 天	
DP 方案			
多西他赛	$75 \ mg/m^2$	第 1 天	
顺铂或卡铂			21 d 为 1 个周期，
顺铂	$75 \ mg/m^2$	第 1 天	4~6 个周期
卡铂	$AUC = 5 \sim 6$	第 1 天	
AP 方案			
培美曲塞（非鳞癌）	$500 \ mg/m^2$	第 1 天	
顺铂或卡铂			21 d 为 1 个周期，
顺铂	$75 \ mg/m^2$	第 1 天	4~6 个周期
卡铂	$AUC = 5 \sim 6$	第 1 天	

表 2-11-4　非小细胞肺癌常用的二线化疗方案

化疗方案	剂量（mg/m²）	用药时间	时间及周期
多西他赛	75	第 1 天	21d 为 1 个周期
培美曲塞（非鳞癌）	500	第 1 天	21d 为 1 个周期

2.SCLC 的药物治疗

小细胞肺癌对化疗非常敏感，对于所有 SCLC 患者，化疗是治疗的基本方案（表 2-11-5）。一线化疗药物包括依托泊苷、伊立替康联合顺铂或卡铂，共 4~6 个周期。手术切除的患者推荐辅助化疗。对于局限期 SCLC（II~III 期）推荐放、化疗为主的综合治疗。对于广泛期患者则以化疗为主的综合治疗，广泛期和脑转移患者，取决于患者是否有神经系统症状，可在全脑放疗之前或之后给予化疗。大多数局限期和几乎所有的广泛期 SCLC 都将会复发。复发 SCLC 患者根据复发类型选择二线化疗方案或一线方案的再次使用。

表 2-11-5　小细胞肺癌常用的化疗方案
中国原发性肺癌诊疗规范（2015 年版）

化疗方案	剂量	用药时间	时间及周期
EP 方案			
足叶乙甙	100 mg/m²	第 1~3 天	21 d 为 1 个周期，
顺铂	75~80 mg/m²	第 1 天	4~6 个周期
EC 方案			
足叶乙甙	100 mg/m²	第 1~3 天	21 d 为 1 个周期，
卡铂	AUC = 5~6	第 1 天	4~6 个周期
IP 方案			
伊立替康	60 mg/m²	第 1,8,15 天	21 d 为 1 个周期，
顺铂	60 mg/m²	第 1 天	4~6 个周期
IP 方案			
伊立替康	65 mg/m²	第 1,8 天	21 d 为 1 个周期，
顺铂	30 mg/m²	第 1,8 天	4~6 个周期
IC 方案			
伊立替康	50 mg/m²	第 1,8,15 天	21 d 为 1 个周期，
卡铂	AUC = 5		4~6 个周期

（三）放射治疗

放疗治疗分为，根治性放疗、姑息放疗、辅助放疗和预防性放疗等。根治性放疗用于病灶局限、因解剖原因不便手术或其他原因不能手术者，若辅以化疗，可提高疗效；姑息性放疗目的在于抑制肿瘤的发展，延迟肿瘤扩散和缓解症状，对肺癌引起的顽固性咳嗽、咯血、肺不张、上腔静脉阻塞综合征有肯定疗效，也可缓解骨转移性疼痛和脑转移引起的症状。辅助放疗适应于术前放疗、术后切缘阳性的患者。预防性放疗适用于全身治疗有效的小细胞肺癌患者全脑放疗。

放疗通常联合化疗治疗肺癌，因临床分期、治疗目的和患者一般情况的不同，联合方案可选择同步放化疗、序贯放化疗。同步放化疗方案为依托泊苷/顺铂和含紫杉类方案。

接受放化疗的患者，潜在毒副反应会增大，应当注意对肺、心脏、食管和脊髓的保护；治疗过程中应当尽可能避免因毒副反应处理不当导致的放疗非计划性中断。

肺癌对放疗的敏感性，以小细胞癌对放疗的最敏感性，其次为鳞癌和腺癌，故照射剂量以小细胞癌最小，腺癌最大。一般 40~70Gy（4000~7000rad）为宜，分 5~7 周照射，常用的放射线有 60 钴γ线，电子束β线和中子加速器等。应注意减少和防止白细胞减少、放射性肺炎、放射性肺纤维化和放射性食管炎等放疗反应。对全身情况太差，有严重心、肺、肝、肾功能不全者应列为禁忌。三维适形放疗技术（3DCRT）和调强放疗技术（IMRT）是目前最先进的放疗技术。

1.NSCLC 的放疗

用于因身体原因不能手术治疗的早期 NSCLC 患者的根治性治疗，可手术患者的术前、术后辅助治疗，局部晚期病灶无法切除患者的局部治疗以及晚期不可治愈患者的重要姑息治疗方式。

2.SCLC 的放疗

局限期 SCLC 经全身化疗后部分患者可以达到完全缓解，但是如果不加用胸部放疗，胸内复发的风险很高，加用胸部放疗不仅可以显著降低局部复发率，而且死亡风险也显著降低。广泛期 SCLC 患者，远处转移病灶经过化疗控制后加用胸部放疗也可以提高肿瘤控制率，延长生存期。小细胞肺癌的放射治疗应当尽早开始，可以考虑与化疗同步进行。

（四）分子靶向治疗

肺癌分子靶向药物治疗是近年分子迅速地新的肿瘤治疗药物（表 2-11-6），与化疗药物的毒副作用相比，有较大优势，对具有相应靶位基因突变者，治疗后不少患者受益，肺癌分子靶向药物治疗的特点，是能精准打击肿瘤细胞上的相应靶点，消灭癌细胞，而副作用小，可提高患者的依从性。

表 2-11-6　非小细胞肺癌常用的抗血管新生药物和靶向治疗药物

药物	剂量（mg）	用药时间
抗血管新生药物		
血管内皮抑素	15	第 1 ~ 14 天,21 d 为 1 个周期
靶向治疗药物		
吉非替尼	250	1 次/d
厄洛替尼	150	1 次/d
埃克替尼	125	3 次/d
克唑替尼	250	2 次/d

（五）肺癌的免疫治疗

人体免疫系统是保护机体不受外界疾病侵袭的关键保障。肺癌的免疫治疗是通过免疫介导杀伤肿瘤细胞的一种治疗方法，主要是通过增强机体的免疫反应或利用各种方法刺激机体免疫系统反应来抵抗肿瘤细胞，对人体的侵袭，采用相关的手段来调动人体"自卫队"给癌症治疗带来了新的希望。近年来，国内外免疫治疗发展迅猛，被认为是继手术、放疗、化疗之后，对肿瘤有明确效果的又一重要治疗方法，如依普利单抗已广泛应用于多种恶性肿瘤的治疗。

目前有关 PD-1/PD-L1 通路的研究，一类是与 T 细胞上的 PD-1 受体结合，从而抑制肿瘤细胞上的 PD-L1 与之结合，即 PD-1 抗体；另一类是抑制肿瘤细胞表面 PD-L1 蛋白的表达，即 PD-L1 抗体。T 细胞表面的 PD-1 受体与肿瘤细胞表面的 PD-L1 相互结合，使 T 细胞不能发挥杀死肿瘤细胞的细胞毒作用，从而使肿瘤细胞实现免疫逃逸，而 PD-1 单抗或 PD-L1 单抗均可阻断 PD-1 与 PD-L1 的结合，使 T 细胞的活性得以恢复，从而发挥杀死肿瘤细胞的作用。

（六）肺癌的其他治疗

包括肺癌介入治疗（支气管动脉灌注化疗、经支气管镜微创介入治疗），中医中药等治疗；经支气管镜行腔内放疗：可缓解肿瘤引起的阻塞和咯血症状。超声引导下的介入治疗，可直接将抗癌药物等注入肿瘤。

八、肺癌的预防

肺癌的预防分为三级，一级预防：是指病因预防；二级预防：主要是指早期发现、早期诊断、早期治疗，提高治愈率，降低死亡率；三级预防：是指对癌症患者进行合理有效的治疗，改善生活质量、延长生存期。

（一）肺癌的一级预防

病因预防，目的是防止癌症的发生。针对化学、物理、生物等具体致癌、促癌因素和体内外致病条件，采取预防措施。

1.治理环境

空气污染工业化生产所产生的烟尘、粉尘、化学性气体，以及汽车尾气等排入到空气中形成了大气污染。人吸入后造成呼吸系统的炎症及损伤，在易感性高的一部分人肺内就形成了癌变的基础。保护环境、改善大气空气质量，加强居室内的有效通风等。

2.控制吸烟

已经证实，吸烟是导致肺癌的最主要的原因。应提高认识，加强宣传，开展吸烟有害，戒烟可以防病、防癌的健康教育。在接触石棉、粉尘等作业时要采取有效防护措施，防止细小颗粒物质进入到肺内。尽量避免接触到无机砷化合物、氡气、铬等有害物质。

3.生活方式及饮食习惯

研究证实多种水果和绿叶蔬菜等都对肺癌具有预防作用。饮食的关键是要注意营养均衡，进食高蛋白、高维生素、高纤维素、适当脂肪和热量的食物。不吃发霉变质的食物，尽量少吃煎、炸、薰、烤食物，坚持体育锻炼，作息时间规律，睡眠充足。

4.良好的心理状态

人的沮丧、失望、消沉和愤怒等不良情绪，可以对人的内分泌系统和免疫系统形成负面影响，影响人体免疫细胞数量和功能，从而容易导致细胞突变，诱发癌症。

（二）肺癌的二级预防

从肺癌的临床分期看，早期肺癌患者手术后的 5 年生存率要明显高于中晚期患者。早期发现，早期诊断，早期治疗在肺癌的二级预防中占有重要地位。对于突然出现的刺激性咳嗽，痰中带血，胸闷不适、胸痛等症状要及早到医院检查。出现气短、发热、消瘦、声音嘶哑等症状时已经是肺癌的晚期。定期体检，行胸部 X 线片和 CT 不失为一个好的检查方法，尤其是对有肺癌家族遗传倾向的人群。

（三）肺癌的三级预防

为临床期预防或康复性预防。其目标是防止病情恶化，防止残疾发生。由于肺癌恶性程度高、进展快，5 年相对生存率较低。对有治愈机会的患者提供根治性治疗措施，临床上多采取综合手段，选择合理的、最佳的诊断和治疗方案。即以手术切除肺癌、清扫淋巴结为主，辅助以化疗及放疗，配合以中医中药及免疫治疗，尽早、尽快清除体内癌细胞。同时恢复肺的局部功能及恢复身体的全部功能，促进康复，提高生活质量，甚至重返社会。对无治愈希望的患者提供姑息性治疗，以达到改善生活质量、延长生存期的目的。

（熊瑛）

第四章　循环系统疾病

第一节　急性心力衰竭

一、概述

急性心力衰竭系指在静脉循环血量与血管舒缩功能正常时，心脏在短时间内发生心肌收缩力明显减低，或心室负荷加重而导致急性心排出量减少的临床情况。其中以急性左心衰竭最为常见，表现为急性肺水肿，可发生心源性休克或心搏骤停。急性右心衰竭比较少见，多由大块肺栓塞所致，表现为急性肺源性心脏病，偶可发生于急性右心室心肌梗死。

心力衰竭属于中医学"心悸"、"水肿"、"喘证"、"痰饮"等范畴。如《素问•藏气法时论》说："腹大胫肿，喘咳身重"。《素问•逆调篇》说："夫不得卧，卧则喘者"这些描述与心衰临床表现相似。

二、病因病机

（一）中医认识

"心主身之血脉"，"气为血帅"、"血随气行"。心藏神而舍脉，脉为血之府而诸血皆属于心，心欲动而神欲静，一动一静则心脏一张一缩不疾不迟有一定节律，一息四至谓之无过。血液之流行有恒一之方向，逆流则为病，故曰"神转不回，回而不转乃失其机"。其所以如此者，由于心气旺盛，心血充盈，否则张缩异常，或疾或迟，血运失常回流障碍，血液瘀积，肺气壅滞，升降失调，见气逆喘促、咯吐血样痰等则为左心衰竭之症；甚则导致心肾虚脱，阳亡阴竭猝死。

现代中医医家一般认为急性心力衰竭是本虚标实之证。其本为心肾两虚，其标为痰浊水湿游血。本病的病位在心，可累及肺、脾、肝、肾，它脏病变也可累及于心。是心气亏虚，淤血阻滞，水饮蓄留三种病理变化共存的气、血、水病变。

（二）西医认识

1.急性弥漫性心肌损害

致使心肌收缩无力，如急性心肌炎、急性广泛性心肌梗死等。

2.急性机械性阻塞

致使心脏压力负荷加重，排血受阻，如严重二尖瓣或主动脉瓣狭窄、左室流出道梗阻、二尖瓣黏液瘤或血栓的嵌顿、急进型高血压等。

3.急性容置负荷过重

如急性心肌梗死、感染性心内膜炎或外伤所致乳头肌功能不全、腱索断裂、瓣膜穿孔、室间隔穿孔和主动脉瘤破裂等。静脉输血或输入含钠液体过快或过多时也可导致急性心力衰竭。

4.急性心室舒张受限

如急性大量心包渗液或积血的急性心包填塞，导致心排血量减少和体循环静脉淤血、快速的异位心律等。

5.严重的心律失常

如心室颤动和其他严重室性心律失常、心室暂停、显著的心动过缓等使心脏暂停排血或排血量显著减少。

急性左心力衰竭是指由于急性左室代偿功能不全引起的心排血量显著、急骤降低导致组织器官灌注不足和急性肺淤血综合征。急性右心衰即急性肺源性心脏病，较少见，主要为大块肺梗死引起。临床上急性左心衰较为常见。当心脏解剖或功能突发异常，使心排血量急剧降低和肺静脉压突然升高，均可发生急性左心衰竭。其主要的病理生理基础为心脏收缩力突然严重减弱，心排血量急剧减少，或左室瓣膜性急性反流，LVEDP迅速升高，肺静脉回流不畅。由于肺静脉压快速升高，肺毛细血管压随之升高，使血管内液体渗入到肺间质和肺泡内形成急性肺水肿。

三、诊断与鉴别诊断

（一）诊断依据

1.急性左心衰竭

（1）病史：有引起急性左心衰的基础心脏病变。

（2）诱发因素：感染、心律失常、血容量增加、过度体力劳动或情绪激动、风湿活动、甲亢等。

（3）临床表现

1）晕厥：指心排血量减少致脑部缺血，而发生的短暂性意识丧失，若持续数秒以上，可发生四肢抽搐、呼吸暂停、发绀、心音消失或相应的心律失常。发作大多短暂，发作后意识常立即恢复。

2）休克：除有心功能不全征象外，尚有休克的临床表现。

3）心脏骤停：为严重的心功能不全的表现，详见"心脏骤停"。

4）急性肺水肿：为急性左心衰竭的主要表现，典型者常突然发作，高度气急，呼吸浅速（30~40 次/分）、端坐呼吸、咳嗽、咯白色或粉红色泡沫样痰，若为肺间质水肿，则为干咳，患者面色灰白。口唇及肢端发绀、大汗、烦躁不安、心悸、乏力等。体征包括双肺广泛水泡音和哮鸣音，心率增快，心尖区第一心音低钝，可出现收缩期杂音和奔马律，心界向左下扩大，可有心律失常和交替脉，血压可以升高也可降低，伴血压下降者往往病情更为严重。

（4）实验室及其他检查

1）胸部 X 线检查：肺门有蝴蝶形大片阴影并向周围扩展，心界扩大，心尖冲动减弱。此外，不同心脏病尚有相应 X 线征，如高血压、主动脉瓣病变等可呈靴型心改变；二尖瓣狭窄致左心房扩大可有梨形心改变。

2）心电图检查：常有窦性心动过速或各种心部失常，心臟害，左心房、左心室肥大等。

3）超声心动图：可显示左心房、左心室肥大，搏动减弱，同时可检出相应心脏病的形态学改变。EF，E 峰<A 峰。

4）血流动力学指征：毛细血管楔压（PCWP）>2.4kPa（18mmHg）。

2.急性右心衰竭

（1）病史：常有导致肺栓塞的危险因素。

（2）症状、体征

1）起病急骤，肝脏肿大压痛，颈静脉怒张，肝颈静脉征阳性，足踝水肿，胸腔积液，腹水，全身浮肿，发绀等。

2）血压偏低，脉细快，两肺湿啰音或哮鸣音，右室奔马律，三尖瓣区收缩期杂音。

（3）血流动力学指征：中心静脉压：>1.6kPa（12mmHg）；肺动脉压力>（6.6~9.3）/2.6kPa。

（二）诊断

根据典型的症状、体征，一般不难作出诊断。急性左心衰竭，主要表现为肺淤血、肺水肿，出现呼吸困难，端坐呼吸，咳嗽、咯痰、咯血，心尖部舒张晚期成早期奔马律，交替脉，肺部湿啰音等；右心衰竭，主要表现体循环淤血及水肿，出现上腹部胀满，纳呆，恶心呕吐。肝大、颈静脉怒张，下肢浮肿。心导管检查有助于心力衰竭的诊断，尤其是急性心肌梗死泵衰竭时有重要意义。静脉压测定对心力衰竭诊断与治疗、预后判断均有一定意义。

（三）鉴别诊断

1.急性左心功能衰竭主要应与其他原因导致的昏厥、休克、肺水肿等相鉴别

（1）昏厥的同时，心率、心律无明显异常，又无引起急性心功能不全的心脏病基础的可以排除心源性昏厥。

（2）心源性休克时静脉压和心室舒张末期压升高，与其他原因导致的休克不同。

（3）肺水肿伴肺部哮鸣音时应与支气管哮喘相鉴别。支气管哮喘部分病例有家族或个人过敏史，过去有长期反复发作史，病程长。多从青少年起病，以冬春季节较多，每次持续时间长达数小时或数日；发作前有咳嗽、胸闷、喷嚏等先兆。无心脏病体征，双肺布满哮鸣音，呈呼气性呼吸困难，可有肺气肿体征。心脏正常，肺野清晰或有肺气肿征象。用氨茶碱、肾上腺皮质激素等治疗有效。

（4）其他原因导致的肺水肿，如化学或物理因素导致的肺血管通透性改变、肺间质淋巴引流不畅等，根据相应的病史和体征不难鉴别。

2.急性右心衰竭主要与心包积液或缩窄性心包炎相鉴别

（1）心包积液或缩窄性心包炎有静脉压增高、颈静脉充盈或怒张、肝大、水肿和腹水等表现，与右心衰竭相似。心包积液者，心浊音界向两侧明显扩大。心尖冲动在心浊音界之内侧，心影随体位改变而改变。站立或坐位时心影呈烧瓶状，卧位时心底部增宽，并有奇脉，静脉压显著升高。胸部透视时，肺野清晰，无淤血现象。心电图示低电压及ST-T 改变。超声心动图可显示心包积液的液性暗区。

（2）缩窄性心包炎，X 线摄片可见蛋壳样钙化影，记波摄影亦有助于鉴别诊断。

（四）辩证要点

1.辨邪正虚实

本病虚实夹杂，本虚标实。虚证当别阴阳。阴虚者症见疲乏、头晕、盗汗、颧红、

心烦失眠、舌红少津、脉细数等。阳虚者症见气短息微、畏寒肢冷、腰酸尿少、舌淡苔白、脉沉细微等。如心悸、气喘、烦躁、大汗而四肢厥冷者，则属阳气虚脱的危重症候。标实所见，若淤血停滞，症见面色晦暗、胁下痞块、颈脉怒张、脉涩等；如水湿泛滥，症见四肢浮肿、胸腔积液腹水，便溏，尿少等。

2.辨脏腑病变

本病以心为主，累及肺脾肝肾。病在心，见心悸、怔忡、脉象参差不齐等；病在肺，见咳嗽、咯血、喘促气急、不能平卧等，病在脾，见恶心、食欲缺乏、便溏、腹胀、水肿等；病在肝，见头晕目眩、胸胁满痛、颈静脉怒张、胁下痞块等；病在肾，见尿少尿闭、足跗肿胀、四肢厥冷等。

四、治疗

（一）治疗要点

急性心力衰竭是一本虚标实之证，以水饮、淤血为标，标实较盛。宗"急则治其标"原则，治标之法，以泻肺利水，开鬼门、洁净府，以治水饮，活血化瘀以治血瘀为主要治法。外邪入侵而诱发者，兼治外邪；正气欲脱者，应扶正固脱，救阴回阳。缓解期以气虚、阳虚为主要病机，"缓则治其本"，治疗要点当益气、温阳。

（二）辩证治疗

1.心肺气虚

主证：喘促心悸，动则尤甚，咳嗽，神疲自汗，纳呆乏力，舌胖嫩，边有齿印，苔薄白，脉弱无力，或结代。

治法：益气活血，泻肺利水。

方药：生脉散加味。

人参15g（单煎），麦冬15g，五味子6g，黄芪30g，丹参15g，赤芍12g，葶苈子15g，桑白皮12g，车前子15g，茯苓15g。

临证事宜：若气虚甚者重用人参、黄芪；心悸加酸枣仁、远志、珍珠母。胸闷痛甚者加郁金、降香；若兼口干咽燥，两颧暗红，心烦不寐，脉细数，舌红苔少，属气阴两虚，加石斛、沙参；咳嗽加贝母、紫菀。

2.气滞血瘀

主证：心悸怔忡，胸闷胸痛，咳嗽气促，两颧暗红，口唇青紫，浮肿尿少，舌紫暗或有瘀斑，脉涩或结代。

治法：理气活血。

方药：血府逐瘀汤加减。

桃仁10g，红花10g，当归尾10g，生地15g，枳壳10g，柴胡12g，川芎10g。

临证事宜：气虚甚加人参、黄芪；胸痛甚加延胡、郁金、三七；咳喘甚加益母草、葶苈子。

3.水饮凌心

主证：心悸突发，喘促不得卧，咯吐泡沫痰或粉红色痰涎，或夜间阵发性咳嗽，浮肿尿少，舌淡、苔滑，脉微细数或脉弦滑或沉细而滑。

治法：化气利水，泻肺逐饮。

方药：苓桂术甘汤合葶苈大枣泻肺汤。

茯苓 30g，白术 15g，桂枝 10g，炙甘草 6g，葶苈子 30g，大枣 5 枚。

临证事宜：浮肿尿少，加泽泻、防己；恶心呕吐加陈皮、法半夏；喘咳加杏仁、桔梗、葶苈子、五加皮，兼淤血加当归、川弯、丹参；阳虚饮盛可加附子；咯血、咯粉红色泡沫痰可加丹参、茜草根、三七等；若伴发热口干，痰多黏稠，舌苔黄腻，为痰热壅肺，可用麻杏石甘汤合苇茎汤加减。

4.阳虚饮停

主证：心悸怔忡，气喘咳嗽，形寒肢冷，面色苍白，神疲纳呆，脘腹胀满，尿少肢肿。舌淡胖，苔白，脉细沉，或结代。

治法：温阳利水、活血化瘀。

方药：真武汤合桂术甘汤加减。

熟附子 10g，白芍 15g，茯苓 15g，白术 15g，桂枝 10g，甘草 6g，生姜 6g。

临证事宜：气虚喘悸加人参、黄芪；阴寒过盛加肉桂、巴戟；水肿甚加猪苓、泽泻、车前子；咯血痰加茜草根、仙鹤草；血脉瘀阻、面色青紫者加丹参、三七、赤芍。

5.阳气虚脱

主证：心悸喘促甚，不能平卧，面色晦暗，大汗淋漓，烦躁不安，四肢厥冷，尿少肢肿，舌质紫暗，苔少，脉微欲绝。

治法：回阳救逆。

方药：参附龙牡汤。

熟附子 15g，人参 15g，锻龙骨 30g（先煎），煅牡蛎 30g（先煎）。

临证事宜：虚甚加黄芪、人参、附子；喘甚加五味子、山萸肉、蛤蚧以纳气定喘；阴竭者加麦冬、五味子以敛阴固脱；兼水饮加葶苈子、泽泻、五加皮；兼淤血加丹参、赤芍；兼阴虚加麦冬，五味子。

（三）常用中成药

1.气虚为主者加用丽参注射液 40~60ml，加人 10%葡萄糖注射液 500ml，静脉注射。

2.气阴两虚者加用参麦注射液 40~60ml，加入 10%葡萄糖注射液 500ml，或生脉注射液 60ml 加入 10%葡萄糖注射液静脉滴注。

3.阳虚者加用参附注射液 40~60ml，加入 10%葡萄糖注射液 500ml，静脉注射。

4.血瘀者加用复方丹参注射液 20ml，加入 10%葡萄糖注射液 500ml，静脉滴注。

（）

第二节　高血压急症

高血压急症是高血压患者在疾病发展过程中或在某些诱因作用下血压显著的或急骤的升高收缩压（SBP）>26.67kPa（200mmHg），舒张压（DBP）>17.33kPa（130mmHg），同时伴有心、脑、肾及视网膜等靶器官功能损害的一种危及生命的严重临床综合征，包括高血压危象、高血压脑病、急进型恶性高血压。若 DBP>18.62~19.95kPa（140~150mmHg）和 SBP>26.6kPa（200mmHg），无论有无症状亦视为高血压急症。

在发达国家和比较发达国家，原发性高血压是成年人最常见的多发病之一。我国曾进行了 3 次普查，1959 年的患病率不到 5%，1979~1980 年全国 29 个省市对 15 岁以上的人群进行普查，升为 7.7%，1990~1991 年第 3 次普查，估计全国至少有 6000 万高血压患者，其中高血压急症的发病率占高血压患者的 5%左右，高血压急症并发的心、脑血管病又是使人致残和猝死的常见原因，因此对高血压急症的诊治理应引起医务人员的重视。本病属中医"薄厥"、"痉证"、"肝风"的范畴。

一、病因病机

（一）中医认识

长期的情志不遂，如抑郁、暴怒、思虑等均可致五志过极，肝郁化火，肝阳上亢；饮食不节，损伤脾胃，脾失健运，湿浊窒遏，亦可化火，灼津为痰，痰浊内蕴，挟风上扰；年老体衰、用脑伤精，或妇女天癸将竭，心脾阴血暗耗，肝之阴血亏虚；肾之阴精不足，阴不潜阳，虚阳浮越，形成上盛下虚之势。上述各种因素也可相互作用，使阴阳平衡失调，脏腑功能紊乱而发为高血压急症。因此高血压急症证属肝风内动，病位在肝，证有虚实之分，本虚标实多见，标实以实证为主，病因火极生风，在病变过程中不仅气分火盛，而且血分亦盛，不仅肝阳升动无制，其他脏腑之气也并走于上。因此临床上不仅可以见到剧烈头痛、眩晕肢麻、颈项强硬、烦躁不安、手足抽搐等一派肝经风火上动征象，同时还可有汗出心悸、喘促不宁、不能平卧、恶心呕吐等木火扰心、肝火犯胃等脏腑同病之象。病本以肝肾阴虚多见。

（二）西医认识

1.高血压危象

多数学者认为，高血压危象是由于高血压患者在诱发因素的作用下，血液循环中的肾素、血管紧张素 II、去甲肾上腺素和精氨酸加压素等收缩血管的物质突然急剧升高，引起肾出、入球小动脉收缩。这种情况持续存在，导致压力性多尿，继而发生循环血容量减少。血容量减少又反射性引起血管紧张素 II、去甲肾上腺素和精氨酸加压素生成增加，使循环血中血管活性物质和血管毒性物质达到危险水平。小动脉收缩和舒张交替出现，呈"腊肠"样改变，小动脉内皮细胞受损、血小板聚集，导致血栓素等有害物质释放形成血栓。组织缺血、缺氧，并伴有微血管病性溶血性贫血及血管内凝血，血小板和纤维蛋白迁移，内膜细胞增生，动脉狭窄，血压进一步升高，形成恶性循环。

2.高血压脑病

其发病机制尚未完全阐明，有两种学说。

（1）"过度调节"或小动脉痉挛：正常情况下，在一定的血压范围，脑血#随血压变化而舒缩，血压升高时脑部血管收缩，血压下降时血管扩张，以保持相对稳定的脑血流量，此即脑血流的自动调节机制。当血压急剧升高，脑膜及脑细小动脉强烈收缩，导致脑缺血和毛细血管通透性增加，引起脑水肿、颅内压增高。

（2）自动调节破裂学说：当血压明显上升时，自动调节机制破坏，原先收缩的脑血管因不能承受过高的压力而突然扩张，产生所谓强迫扩张现象，结果脑血流量增加，脑灌注过度，血浆渗入血管周围组织而导致脑水肿和颅内高压，产生一系列临床症状。

3.急进型恶性高血压

本病发病机制还不明确，其发生可能与下列因素有关：①血压升高的水平、速度及同时存在的靶器官损害；②肾素-血管紧张素质系统功能亢进；③免疫功能的异常；④吸烟；⑤激肽系统的异常。

二、诊断与鉴别诊断

（一）高血压急症分类

1.根据临床表现可分为 3 类

（1）高血压危象：是在高血压的基础上，因某些诱因使周围细小动脉发生暂时性强烈痉挛，引起血压进一步急骤升高而出现的一系列血管加压危象的表现，并在短时间内发生不可逆的重要器官损害，可发生于缓进型高血压，亦可见于急进型恶性高血压。

高血压危象的病因复杂，临床表现多样，预后亦随病因不同和病情轻重而有所不同。多数患者病情较温和，进展较慢，虽症状明显但发作持续时间较短，对降压药物较敏感，预后较好；但少数患者病情严重，进展较快，预后差。

（2）高血压脑病：是指在高血压病程中发生急性脑部循环障碍引起脑水肿和颅内压增高而产生的一系列临床表现，可出现于任何类型的高血压，但多见于近期内血压升高者/如急性肾小球肾炎、妊娠高血压综合征，也可发生于急进型或严重缓进型高血压伴明显脑动脉硬化的患者。

（3）急进型恶性高血压：是由各种原因引起血压持续显著地升高[DBP 常>17.29kPa（130mmHg）]，病情迅速发展，出现严重的视网膜病变（K-W 眼底分级瓜级以上）和肾功能障碍，如不及时恰当治疗，易导致尿毒症、急性左心衰甚至死亡，预后不良。眼底改变为视网膜出血、渗出，为急进型高血压；若出现视盘水肿即为恶性高血压。本病为一种特殊类型的高血压，其典型的病理变化为小动脉纤维坏死和增殖硬化，以肾脏的改变最为明显。各型高血压均可发展为急进型恶性高血压，其中以肾脏疾病引起者最多。

急进型恶性高血压如不及时有效地治疗，预后极差，1 年生存率为 10%~20%，多数在半年内死亡，死因为尿毒症、心力衰竭、脑血管意外、心肌梗死、主动脉夹层分离等。该病的预后与血压水平、靶器官损害程度有密切关系。

2.从治疗的观点出发，将高血压急症分为两类

（1）需在 lh 内将血压降至适当水平的高血压急症，包括：高血压脑病，高血压并急性左心衰、不稳定型心绞痛或急性心肌梗死，高血压合并肾功能不全，先兆子痫，嗜铬细胞瘤危象。这类患者常伴有急性靶器官损害。

（2）需在 24h 内将血压降至适当水平的高血压急症，包括：急进型恶性高血压，妊娠高血压，围术期高血压等。

（二）诊断依据

1.高血压危象

高血压危象发病突然，历时短暂，但易复发。表现为血压突然升高、自主神经功能失调、靶器官急性损害。临床特点如下。

（1）血压突然显著升高，收缩压（SBP）升高程度比舒张压（DBP）显著，可达 26.6kPa（200mmHg）。

（2）靶器官急性损害的表现，有以下几个方面：①冠状动脉痉挛时可出现心绞痛、心律失常或心力衰竭；②脑部小动脉痉挛时出现短暂性脑局部缺血征象，表现为一过性感觉障碍，如感觉过敏、半身发麻、瘫痪失语，严重时可出现短暂的精神障碍，但一般

无明显的意识障碍；③肾小动脉强烈痉挛时可出现急性肾功能不全；④其他：当供应前庭和耳蜗内小动脉痉挛时，可产生类似内耳眩晕的症状；视网膜小动脉痉挛时，可出现视力障碍；肠系膜动脉痉挛时，可出现阵发性腹部绞痛。

（3）自主神经功能失调的征象：如烦躁不安、口干、多汗、心悸、手足震颤、尿频及面色苍白等。

2.高血压脑病

高血压脑病是一种突发、重度、持久的高血压，伴中枢神经系统功能障碍的临床综合征。如能及时有效地治疗，血压下降 12h 内大脑功能可恢复，这一特点不同于脑出血和脑栓塞。

以 DBP 升高为主，常>15.69kPa（120mmHg）甚至达 18.62~23.94kPa（140~180mmHg），并伴有脑水肿、颅内压增高、局限性脑实质性损害的征象。首发症状为弥漫性剧烈头痛，一般在 12~48h 内逐渐加重，继而出现神经症状，多数表现烦躁不安，眼底见渗出、出血，脑积液检查显示压力明显升高，约 10%并发心、肾功能危象。经积极降压治疗，临床症状体征消失后一般不遗留任何脑部损害后遗症。

3.急进型恶性高血压

按起病缓急和病程进展，高血压病可分为缓进型和急进型，急进型占 1%左右，可由缓进型突然转变而来，也可起病即为急进型。

急进型高血压是指血压显著升高，DBP 多在 17.29kPa（130mmHg）以上；恶性高血压是指 DBP 持续在 17.29kPa（130mmHg），并有视网膜病变，迅速出现血管损害和急性肾功能衰竭。眼底镜检查可发现除了慢性小动脉硬化外，急性改变有小血管节段或弥漫性痉挛，视网膜水肿，反光增强呈波纹状、条状或火焰状出血，蜡状或棉絮样渗出，乳头水肿及静脉增粗。开始视网膜变成灰白色，24h 内恢复成白色，边缘呈绒毛样。血压控制 2~12 周后视力可完全恢复。视神经盘水肿在血压控制后 2~3 周才能消失，虽可出现视神经萎缩和视力减退，但常无后遗症。

急进型和恶性高血压的病理变化和临床表现十分相似，目前认为他们是血压急剧升高发病过程中的两个不同阶段，即急进型高血压是恶性高血压的前期，统称为急进型恶性高血压。多见于肾血管性高血压及大量吸烟患者，且年轻男性居多。SBP、DBP 均持续升高，少有波动，DBP 常持续≥17.29kPa（130mmHg），症状多而明显，进行性加重，并发症多而严重，常于 1~2 年内发生心、脑、肾损害和视网膜病变，出现脑卒中、心力衰竭、尿毒症和视力障碍。

（三）诊断

高血压患者在疾病发展过程中或在某些诱因作用下血压显著或急骤升高，收缩压（SBP）>26.6kPa（200mmHg），舒张压（DBP）>17.29kPa（130mmHg），常同时伴有心、脑、肾及视网膜等靶器官功能急性损害者，属高血压急症。尽管血压水平是决定病情严重程度的重要因素，但是在某些情况下，血压升高的速度比血压的绝对值更为重要。高血压急症的诊断及分类不能仅依据升高血压的读数，而应主要依据有无急性血管及心、脑、肾损害的症状或证据。此外，有学者认为若舒张压高于 18.62~19.95kPa（140~150mmHg）和收缩压高于 29.26kPa（220mmHg），无论有无症状，亦应视为高血压急症。

1.高血压危象的诊断依据

（1）高血压病史及诱发危象的危险因素如精神创伤、情绪激动、过度疲劳、气候骤变等。

（2）突然出现血压急剧升高，以收缩压升高为主，舒张压可达 14.63kPa（110mmHg）以上。

（3）靶器官急性损害的表现，即心、脑、肾的缺血性症状与体征。

（4）血压升高及靶器官损害具有可逆性。

2.高血压脑病的诊断条件

（1）高血压患者的血压突然迅速升高，舒压达 15.96kPa（120mmHg）以上。

（2）出现颅内压增高和局限性脑组织损害的神经精神系统表现。

（3）经紧急降压治疗后，随着血压的下降，症状体征在数小时内明显减轻或消失，不留后遗症。

3.急进型恶性高血压

（1）血压显著升高，以舒张压升高为主，多在 17.29kPa（130mmHg）以上。

（2）眼底检查有视网膜渗出、出血或视盘水肿。

（3）有不同程度的心、脑、肾功能损害的表现。

（4）可有高血压史。

（四）鉴别诊断

1.高血压危象与下列疾病相鉴别

其他原因所致的左心衰：其早期可能血压偏高，但 DBP 低于 1L29~18.62kPa（130~140mmHg）。

2.急进型恶性高血压应注意与下列疾病相鉴别

（1）任何原因所致的尿毒症：一般在高血压出现前先有肾性、肾前性或肾后性病变的病史。

（2）脑肿瘤：即使出现高血压也仅是轻度，且视神经盘水肿限于单侧。

（3）需注意少数恶性高血压患者可无眼底或肾脏改变。

3.高血压脑病要注意与高血压病并发脑卒中及颅内占位性病变相鉴别

（1）脑梗死：脑梗死的头痛多不严重，有神经系统定位体征，CT 断层扫描可发现局部梗死灶。

（2）出血性脑卒中：脑出血或蛛网膜下腔出血者头痛严重，常迅速发生昏迷，前者有明显的定位体征，后者有脑膜刺激征，脑脊液呈血性。

（3）颅内肿瘤：颅内占位性病变头痛严重，起病缓慢且病情进行性加重，有固定的局灶性神经体征；CT、MR、脑电图检查显示有局部病损。眼底镜检查可见视神经盘水肿，但无动脉痉挛。这些均有助于与高血压脑病相鉴别。

三、辩证要点

1.辨病性病理

高血压急症不等同于肝阳上亢，二者既有区别又有联系。临床要辩证正确。高血压急症的患者往往合并有靶器官损害情况存在，应该予以充分的评估，需要时应该予以兼顾和对症处理。

2.辨病因

对于继发性高血压导致的高血压急症，在血压平稳之后要予以明确其病因。

四、治疗

（一）治疗要点

本病来势急剧，在治疗上当权衡主次，阳亢重阴虚轻者应以潜阳为主、滋阴为次，同时在潜阳药中佐以苦寒泻火之品以平抑肝阳；阴虚阳亢并重者，在用药上滋、潜并用；痰火上蒙治以潜降清化、通利二便；木火扰心、痰浊壅肺者治以清泻肝火、泻肺利水。高血压急症要求迅速而适当地降低血压，需要应用中西医结合方法治疗。对于应该把血压降低到什么程度需根据不同病人以及不同的合并症而定，不能一概而论，切忌一刀切。

（二）辨证论治

1.肝火亢盛

主证：眩晕，头痛，面红目赤，口苦，烦躁甚至神志不清，便秘尿赤，舌红，苔黄，脉弦。

治法：平肝泻火。

方药：龙胆泻肝汤加减。

龙胆草10g，栀子10g，黄芩12g，钩藤20g（后下），生地15g，菊花10g，夏枯草15g，木香10g，川牛膝15g，泽泻30g。

临证事宜：大便秘结加大黄泻火通便；头痛眩晕甚者加生石决明、珍珠母潜镇肝阳；口干舌燥者加石斛、玄参以滋阴泄热；胸闷心痛者加丹参、红花活血化瘀；喘促气急者加葶苈子、猪苓、茯苓泻肺利水；肝火扰心者加黄连、莲子心清泻肝火。

2.阴虚阳亢

主证：眩晕头痛，腰膝酸软，耳鸣健忘，五心烦热，心悸失眠，舌红苔薄，脉弦细而数。

治法：育阴潜阳。

方药：杞菊地黄丸加减。

熟地15g，山萸肉12g，山药15g，菊花10g，丹皮10g，茯苓15g，泽泻15g，龟板15g（先煎）。

临证事宜：头晕头痛，烦躁心悸者加用天麻、钩藤、石决明、地龙以加大平肝潜阳之效；阴虚大便不通者加用胡麻仁、柏子仁以润肠通便、潜阳。肢体麻木有淤血者可加丹参、红花活血化瘀。

3.痰热闭窍

主证：眩晕，头痛头重，胸闷，心悸，食少，呕吐痰涎或食物；甚至发生抽搐、神志不清，苔黄腻，脉滑。

治法：祛痰开窍。

方药：涤痰汤。

茯苓12g，白术12g，陈皮10g，半夏10g，胆星10g，天麻10g，钩藤20g（后下）代赭石 g（先煎），石决明20g（先煎）天竺黄12g 菖蒲12g，黄连10g

临证事宜；偏身麻木者加桃仁、红花、鸡血藤活血通络；大便秘结者加生大黄、芒硝泄热通便；烦躁不安者加山栀、生龙骨清肝潜阳。

（三）常用中成药及验方

1.痰热闭窍者，醒脑静注射液 20~30ml 加入 250ml 葡萄糖注射液中静滴。

2.淤血阻滞者，丹参注射液 20ml 加入 250ml 葡萄糖中静滴。

（四）中西疾结合治疗

1.西医治疗

（1）高血压急症的治疗应掌握以下原则：①迅速而适当地降低血压，除去引起急症的直接原因；②纠正受累靶器官的损害，恢复脏器的生理功能；③巩固疗效，继以维持治疗。

（2）降压治疗策略：若在院外，可先予舌下含服捣碎的降压药，如硝苯地平或卡托普利（开博通）。在医院一般以静脉用药为宜 1，在应用速效降压药的过程中，要仔细观察血压下降的速度和幅度，防止血压下降超过脑循环自动调节限度。一般来说，根据治疗前血压水平使收缩压下降 6.65~10.64kPa（50~80mmHg），舒张压下降 3.99~6.65kPa（30~50mmHg）为宜。若血压较初始血压下降达 40%，可出现脑血流低灌注的症状，因此并不要求把血压降至正常水平。

（3）药物治疗

1）肾上腺素能受体阻滞剂：常用的有：①乌拉地尔（Urapidil，商品名为压宁定）：为选择性α_1-肾上腺素能受体阻滞剂，是近年来临床上应用较多的一种新型强力降压药。通过阻滞血管突触后α_1受体和兴奋中枢 5-H_{1A} 受体而起降压作用，能抑制延髓心血管中枢的交感反馈调节，从而可防止反射性心动过速，对阻力血管功能不全者，也可用于伴脑卒中者。用法：一般 25mg 加 20ml 生理盐水中缓慢静注，5min 无效者可重复 1 次，也可继之以 75~125mg 加入 250~500ml 液体内静滴；②酚妥拉明：为非选择性α-肾上腺素能受体阻滞剂，最适用于血液循环中儿茶酚胺升高引起的高血压危象，如嗜铬细胞瘤。用法：5~10mg 加入 20ml 葡萄糖液中静注，待血压下降后改用 10~20mg 加入 250ml 葡萄糖液中静滴以维持降压效果。酚妥拉明可引起心动过速，增加心肌耗氧量，故伴冠心病者慎用；③拉贝洛尔（Labetobl，商品名为柳胺苄心定）：同时阻滞α受体及β受体阻滞作用。β-阻滞作用约为普萘洛尔的 1/6~1/4，但无明显心肌抑制作用。其α-阻滞作用为酚妥拉明的 1/6~1/10。口服时阻滞β：α为 3：1，静脉注射时为 6.9：1，适用于高血压伴心绞痛或心肌梗死者，对慢性肾功能不全者无不良影响，亦适用于主动脉夹层分离患者。血压降低之同时不减少脑血流量，所以亦可用于脑卒中。用法：一般以 25~50mg 加入 20~40ml 葡萄糖液中缓慢静注，15min 后无效者可重复 1 次，也可以 2mg/min 速度静滴，伴哮喘、心动过缓、房室传导阻滞者禁用。

2）钙拮抗剂：常用的有硝苯地平与硝苯地平控释片（或缓释片），关于口服或舌下含化短效的硝苯地平的研究很多，多数是肯定的报道，但最近有报道中强调了否定的意见。Damacreno 等（1998）报道了一项硝苯地平及其缓释片治疗高血压危象的随机安慰剂对照其降压作用及安全性的研究，其结果显示，用药 3h 短效硝苯地平降压作用较缓释片快而明显，并伴有心率加快。与安慰剂相比，两者血压下降幅度最大时均达 30%左右，但降压高峰时间缓释片明显延迟。用药 4h 后硝苯地平组的降压作用已基本消失，需再次给药；而缓释片降压作用平稳，维持时间等于或接近 12h。此外，面红和头痛的不良反应短效硝苯地平发生率高得多，提示硝苯地平急速降压可能有潜在的危害，而由于缓释片有效、较快、平稳地降压，并能维持 12h，因此硝苯地平缓释片用于高血压危象的治疗更可取，最初剂量建议为 10mg。

3）血管扩张剂：①硝普钠：用法为 25~50mg 加入 250~500ml 葡萄糖液中静滴，起始滴速为 20g/min，根据血压下降情况可逐渐增至 200~300g/min，静滴时间不宜超过 72h。该药起效快，作用消失亦快；②硝酸甘油，曾有人主张以之取代硝普钠，但两药药理作用不同，效应有差别。一般以 10~30mg 加入 500ml 葡萄糖液中以 30~50g/min 速度静滴，连续用 24~48h，尤适用于合并冠心病和心力衰竭者。

4）血管紧张素转换酶抑制剂（ACEI）：卡托普利是国内最常用的血管紧张素转换酶抑制剂（ACEI），国外对依那普利治疗高血压危象的报道也不少。卡托普利口服吸收迅速，舌下含服 25~50mg，15min 起效，30~60min 降压作用明显，持续 3h 左右，继续服用降压作用可增强，每日 2~3 次。对伴心力衰竭者尤为适用。对患有双侧肾动脉狭窄和严重肾功能不全者禁用，妊娠期和哺乳期妇女慎用。

5）利尿剂：常用呋塞米，该药系通过减少血容量及心排血量的途径来实现降压作用，一般以 20~40mg 加入 20ml 葡萄糖中静注，多用于伴心肾功能不全者，该药能增强其他降压药的作用，所以合用时其他药宜减量，用药过程中应注意避免出现低钾血症。

2.几种常见急症合并高血压的治疗

（1）急性脑血管病

1）脑梗死：脑梗死患者缺血脑组织部分或完全丧失了脑血流的自动调节机制，缺血区的脑血流几乎完全依赖动脉血压来维持脑灌注。多数脑梗死患者发病后数小时内血压增高，随着时间的推移，即使未使用降压药，血压常自行降低。因此慎用降压药以避免血压过低造成脑血流灌注减少，加大梗死面积。若血压过高，如舒张压≥15.96kPa（120mmHg），可将舒张压降至 13.3kPa（100mmHg），若血压过低，应给予补液，或给予适当的药物如多巴胺、间羟胺以升高血压，维持脑血流灌注。

2）脑出血：脑出血急性期患者血压通常都很高，这是颅内压升高时为保证脑组织供血的代偿反应，当颅内压下降时，血压亦随之下降，因此一般也不应使用降压药。但若血压长期维持在较高的水平，容易导致继续出血。一般认为收缩压在 26.6kPa（200mmHg）以上可给予降压。降压速度和血压应降至的水平目前仍有争议。通常认为血压应控制在略高于发病前的水平，或维持在 19.95~21.28kPa（150~160mmHg）/11.97~13.3kPa（90~100mmHg）。降压药物可选用乌拉地尔、卡托普利、呋塞米等。

（2）急性左心衰竭：高血压是引起急性左心衰竭的常见原因。高血压合并急性左心衰竭的治疗关键是尽快降低心脏前、后负荷，降低血压，同时给予强心、镇静、给氧等治疗。降压可使用呋塞米、硝酸甘油、硝普钠，也可使用钙拮抗剂、卡托普利等。

（3）急性心肌梗死：需迅速降压，选用血管扩张剂同时可给予美托洛尔（美多心安）或拉贝洛尔（柳氨苄心定）静注，减慢心率同时降低心肌收缩力，减少心肌氧耗，对有持续性心肌缺血、心动过速没有心力衰竭和房室传导阻滞的患者尤为适用，可降低 AMI 病人的病死率。但对伴阻塞性肺疾患及周围血管的病人应避免使用。有研究认为硝苯地平可可引发心肌缺血，大剂量应用可增加 AMI 患者病死率，宜慎用。

（4）主动脉夹层分离：大约有 80%的主动脉夹层分离患者伴有高血压。高血压是促使主动脉夹层分离形成的因素之一，也是导致夹层血肿扩展的原因之一。控制血压、降低心肌收缩力、解除疼痛是治疗主动脉夹层分离的关键。治疗的目标是：将收缩压控制在 13.3~15.96kPa（100~120mmHg），心率控制在 60~75 次/分钟。这样才能有效终止主动脉夹层继续分离，缓解疼痛，可选用拉贝洛尔或血管扩张剂硝普钠与 受体阻滞剂普萘洛尔合用，既能降低血压、控制心率，又能降低心肌收缩力，减慢左室收缩速度，使夹层不再扩展，缓解疼痛。

（5）肾功能不全：高血压可导致肾功能硬化，加重肾功能的损害，故合理降压非常重要。理想的降压药物应在降低血压的同时，保持肾血流量、肾小球滤过率，同时降低肾血管阻力。

选用药物的基本原则是：①选择增加肾血流量、降压作用温和、不良反应少、使用方便的药；②从小剂量开始，逐渐加量，达到降压目的后改为维持量；③避免选用对肾脏有毒性作用的药物；④经肾脏排泄的药物，剂量应控制在常规用量 1/2~1/3；⑤血压降至 19.95~21.28KPa（150~160mmHg）/11.97~13.31KPa（90~100mmg）为宜，以避免肾血流量减少，影响肾功能，加重氮质血症。常选用：①钙离子拮抗剂：其优点为在扩张血管制同时，能维持心、脑、肾的血流量，较少激活交感神经和肾素-血管紧张素-醛固酮系统，较少引起水钠潴留；②利尿剂：常用袢利尿剂如呋塞米。噻嗪类利尿剂在严重肾功能不全时因降低肾小球滤过率，降低肾血流董，加重肾功能不全而禁用。禁用保钾利尿剂如螺内酯（安体舒通）等；③β受体阻滞剂：如哌唑嗪，因对肾血流量影响较小，亦可选用，转换酶抑制剂如卡托普利因有潴钾的作用，而且在双侧肾动脉狭窄的患者可诱发急性肾功能的不全，因此应慎用。

（6）嗜铬细胞瘤危象：首选酚妥拉明 1~5mg 快速静注，待 SBP 降至 21.28kPa（160mmHg），DBP 降至 13.3kPa（l00mmHg）后以 10~50mg 溶于 500ml 葡萄糖生理盐水中缓慢滴注，此外尚可采用冬眠疗法。酚妥拉明可引起心动过速，增加心肌耗氧量，冠心病者慎用。

（7）妊娠高血压：血压>22.61/14.63kPa（170/110mmHg）时应及时予以治疗，以防止母亲发生脑卒中或子痫。首选硫酸镁解除小动脉痉挛，一般采用 25%硫酸镁 10ml 加入 50%葡萄糖 20ml 缓慢静推，继以 25%硫酸镁 40ml 加入 10%葡萄糖注射液 1000ml 静滴（lg/h），每日 1 次，将血压降至 18.62/11.97kPa（140/90mmHg）。如无效，可加用冬眠疗法。硝普钠或硝酸甘油静滴亦可选用。避免血压下降过快，幅度过大，影响胎儿血供。钙拮抗剂可抑制子宫平滑肌收缩，影响产程进展，不宜用于妊娠晚期。妊娠高血压急症常伴血容量不足，故利尿剂慎用。ACE_1 和所有 AgII 受体拮抗剂应避免使用。

3.中西医结合治疗的时机与策略

高血压急症是临床常见的心血管急症之一，由于高血压危象将危及患者生命，因此必须采取紧急措施。降压是治疗高血压危象的关键措施，要尽快用西药把血压降至安全范围内，以防严重并发症的发生。同时采取中西医结合的方法，整体调理，防治并发症。

纯用中医药使血压能在短时期内降到理想水平的方法目前还没有。中医治疗高血压，不能只着眼于降低血压。在应用西药降低血压的同时，配合中药辨证论治，从整体入手，调整机体阴阳气血的平衡，消除病因，改善血流供求关系，帮助机体血压自稳调节机制正常化，是中医治疗本病的关键。中医药方法特别是针灸的辅助西药治疗，能提高临床疗效，对所谓顽固高血压急症有一定的帮助。

（五）其他疗法

针灸疗法

1.肝火亢盛针灸取穴风池、肝俞、曲池、足三里、太冲、百会，用泻法，强刺激，留针20~30min。

2.阴虚阳亢针灸取穴肾俞、肝俞、太溪、太冲，中等刺激，留针20~30min。

（六）调养与护理

1.饮食调理

膳食营养因素与高血压有一定的关系。要注意节制饮食，减少钠盐的摄入，适当增加钾盐的摄入，多食新鲜蔬菜。减少热量摄入，防止超重和肥胖。增加优质蛋白摄入，减少饱和脂肪摄入及戒烟酒。

2.调摄精神

保持良好心理状态，防止持续或过于激烈的精神刺激，以防气机逆乱，阴阳失调。

3.起居有常

生活规律，适应自然规律的变化。

（王秋林）

第三节　心绞痛

一、概述

由于冠状动脉器质性或功能性的变化引起冠状动脉血流和心肌需求之间不平衡而导致的心肌缺血，称为冠状动脉性心脏病，简称冠心病，亦称缺血性心脏病。绝大多数冠心病为冠状动脉粥样硬化所致（器质性病变），少数由冠脉的功能性改变（痉挛）、冠状动脉炎引起。心绞痛是冠状动脉供血不足，心肌一过性缺血缺氧所引起的，以发作性胸痛为主的临床综合征。

本病多发生在40岁以后，男性多于女性，脑力劳动者较多。在欧美国家极为常见，在我国不如欧美多见，但近年有增多的趋势，是危害人民健康的常见病。冠心病心绞痛属于中医"胸痹"、"心痛"范畴。

二、病因病机

（一）中医认识

胸痹、心痛，病位在心，病性为本虚标实，本虚为心气虚，心阳不足，阴血亏虚，标实为血瘀、痰浊、寒凝、气滞。主要病理为脉络不通。

1.气虚血瘀

由于思虑烦劳过度，耗伤心气，加之终日伏案少动，胸阳不展；或因年迈体弱，脾肾两虚，心失所养，致心气不足。"气为血帅，气行则血行"，由于心气虚，不得帅血运行，则气虚血瘀，心脉瘀阻，发为心痛。如《灵枢•经脉篇》"手少阴气绝则脉不通，脉不通则血不流"。

2.年迈体衰

（1）阳气虚衰：肾阳虚衰，不能鼓舞五脏之阳气，致心阳不足，血脉失于温运，血流不畅，痹阻于心系脉络则致心痛。

（2）肾阴亏虚：肾阴虚，不能濡养于心致心阴虚，脉道不充，血行不畅，瘀阻于心系脉络而致心痛；也有因阴损及阳，致心气虚，故而出现气阴两虚致瘀而痛。如《景岳全书•胁痛》"凡人之气血犹源泉也，盛则流畅，少则壅滞，故气血不虚则不滞，虚则无有不滞"。

3.气滞血瘀

因于情志所伤，忧思恼怒，气机不利，久则气滞血瘀，瘀阻于心系脉络则发为心痛。正如《灵枢•口问篇》"忧思则心系急，心系急则气道约，约则不利"。《灵枢•经脉》又曰"心系实则心痛"。

4.饮食不节

恣食肥甘厚味、生冷或嗜酒成癖，日久损伤脾胃，运化失常，聚湿生痰，上犯心胸清旷之 K，清阳不展，气机不畅，心脉闭阻，发为心痛。

5.寒邪内侵

素体阳虚，或心阳不足者，复感寒邪，则阴寒之邪乘虚而入，寒凝胸中，胸阳失展，心脉痹阻，发为心痛。正如《类证治裁•胸痹》"胸痹胸中阳微不运，久则阴乘阳位，而为痹结也"。又如《医门法律•中寒门》"胸痹心痛，然总因阳虚，故阴得乘之"。

（二）西医认识

当冠状动脉的供血与心肌的需血之间发生矛盾，冠状动脉血流量不能满足心肌代谢的需要，引起心肌急剧的、暂时的缺血与缺氧时，即产生心绞痛。

心肌能量的产生要求大量的氧供，心肌平时对血液中氧的吸取已接近于最大量，增加氧供需求主要靠增加冠状动脉的血流量。活动或缺氧时，冠状动脉可扩张 4~6 倍。动脉粥样硬化而致冠状动脉狭窄时，冠状动脉扩张性减弱，对心肌的供血量相对固定。如心肌的血液供给尚能应付心脏平时的需要，则休息时可无症状。一旦心脏负荷突然增加，心肌对血液的需求增加，或当冠状动脉发生痉挛，冠状动脉血流量进一步减少，心肌血液供求之间矛盾加深，心肌缺血而引起心绞痛。

产生疼痛的直接因素：可能是在缺血缺氧的情况下，心肌内积聚过多的代谢产物，如乳酸、丙酮酸、磷酸和多肽类等物质，刺激心脏内自主神经的传入纤维末梢，经胸 1~5 交感神经节和相应的脊髓段，传至大脑，产生疼痛感觉。这种痛觉反映在与自主神经进入水平相同脊髓段的脊神经所分布的皮肤区域，即胸骨后及两臂的前内侧与小指，尤其是在左侧，而多不在心脏的解剖部位。

三、诊断与鉴别诊断

（一）诊断依据

1.病史

男性 40 岁以上，女性更年期后，肥胖者，高血压病史、高脂血症病史、糖尿病史、吸烟史及家族史均为冠心病的易患因素。

2.症状

心绞痛以发作性胸痛为主要临床表现，典型心绞痛的特点为。

（1）部位：胸痛常位于胸骨体上段或中段的后方，可放射至左肩、左前臂内侧达无名指与小指。

（2）性质：为压迫、憋闷或紧缩等钝痛不适感，重者出汗、面色苍白，常迫使患者停止活动。

（3）诱因：发作常由劳累、情绪激动、受寒或饱餐后所诱发，自发性心绞痛常无诱因。疼痛发生于劳力或激动的当时，而不在1天或一阵劳累之后。

（4）持续时间：历时短暂，一般为3~5min，很少超过15min。

（5）缓解方法：去除诱因、休息可缓解，部分患者含服硝酸甘油（1~3min，偶至5min）后可迅缓解。

不典型心绞痛指典型心绞痛的5个特点中，某些表现不典型，如胸痛部位不在胸骨后，而在上腹部、左或右胸、颈、下颌及牙齿等；性质不典型，表现为烧灼感、闷胀感等，但必须有数个特点是典型的，否则很难称为心绞痛。

3.体征

平时一般无异常体征。心绞痛发作时常见心率增快、血压升高、表情焦虑、皮肤冷或出汗，有时出现第四或第三心音奔马律。

（二）实验室和其他检查

1.心电图检查

约半数心绞痛患者在平静时的心电图正常，部分患者可有ST段下移及T波倒置，极少数可有陈旧性心肌梗死的改变，也可出现各种心律失常。但若在平静时给患者做运动负荷试验（如踏板或蹬车运动）或24h动态心电图，或当心绞痛发作时记录心电图，95%以上患者可有特征性的缺血型改变，即在以R波为主的导联中ST段呈水平型下移和T波倒置。

2.放射性核素心肌灌注显像

心肌摄取201铊的量与心肌血流成正比，故缺血或坏死心肌表现为放射性稀疏和缺损，数小时后同位素再分布，如为心肌缺血引起的稀疏或缺损则出现再填充，如仍有缺损，则提示陈旧或急性心肌梗死。201铊运动试验或双嘧达莫-201铊心肌灌注显像，可提高检出率。

3.冠状动脉造影

可发现各支动脉狭窄病变的部位并估计其程度。一般认为，管腔直径缩小至70%~75%以上会严重影响血供，50%~70%者也有一定意义。

（三）诊断

有典型心绞痛发作的特点，结合年龄、血压、血脂、血糖等冠心病易患因素，一般即可做出诊断。发作不典型者，诊断可依靠硝酸甘油的疗效和发作时心电图改变；如仍不能确诊，可多次复查心电图及其负荷试验，有条件者可做24h动态心电图；诊断有困难可做放射性核素检查和冠状动脉造影。

1.心绞痛的分型诊断

参照WHO的"缺血性心脏病的命名及诊断标准"，可做如下分类。

（1）劳累性心绞痛：其特点是疼痛由体力劳累、情绪激动或其他足以增加心肌需氧量的情况所诱发，休息或舌下含用硝酸甘油后迅速消失。可分为3型。

1）稳定型心绞痛：最常见，指劳累性心绞痛发作的性质这个月内无改变，即每日和每周疼痛发作次数大致相同，诱发疼痛的劳累和情绪激动程度相同，每次发作疼痛的性质和部位无改变，疼痛时限相仿，用硝酸甘油后，也在相同时间内发生疗效。

2）初发型心绞痛：过去未发生过心绞痛或心肌梗死，初次发生劳累性心绞痛时间未到1个月。有过稳定型心绞痛的病人已数月不发生疼痛，现再次发生时间未到1个月，也可列入本型。

3）恶化型心绞痛：原为稳定型心绞痛的病人，在3个月内疼痛的频率、程度、时限、诱发因素经常变动，进行性恶化。

（2）自发性心绞痛：其特点为疼痛发生与心肌需氧量增加无明显关系，疼痛程度较重，时限较长，不易为含用硝酸甘油所缓解。

1）卧位型心绞痛：休息时或熟睡时发生，常在半夜、偶在午睡或休息时发作。可发展为心肌梗死或猝死。由于卧位时回心血量增加、室壁张力增加致心肌耗氧量增加，因而也有学者把卧位型心绞痛归为劳累性心绞痛范畴。

2）变异型心绞痛：与卧位型心绞痛相似，但发作时心电图示有关导联ST段抬高，与之相对的导联ST段则可压低。为冠状动脉发生痉挛所诱发，病人可能会发生心肌梗死。

3）中间综合征：疼痛在休息或睡眠时发生，历时较长，达30min~1h或以上，但无心肌梗死的客观证据，常为心肌梗死的前奏。

4）梗死后心绞痛：是急性心肌梗死发生后1个月内又出现的心绞痛。由于供血的冠状动脉阻塞，发生心肌梗死，但心肌尚未完全坏死，一部分未坏死的心肌处于严重缺血状态下又发生疼痛，随时有再发生梗死的可能。

初发型心绞痛、恶化型心绞痛和各型自发性心绞痛统称为不稳定型心绞痛，现多归入急性冠脉综合征范围。劳累性心绞痛和自发性心绞痛同时存在，称为混合性心绞痛。

2.心绞痛严重度的分级

加拿大心脏病协会将劳累性心绞痛分为4级。

I级：一般体力活动（如步行和登楼）不受限，仅在强、快或长时间努力时发生心绞痛。

II级：一般体力活动轻度受限。快速、饭后、寒冷、精神应激或醒后数小时内步行或登楼、步行两个街区以上、登楼一层以上和爬山均可引起心绞痛。

III级：一切体力活动明显受限。步行1~2个街区、登楼一层引起心绞痛。

IV级：一切体力活动都引起不适，静息时可发生心绞痛。

3.鉴别诊断

（1）心脏神经官能症：多见于女性，为心前区刺痛或持久的闷痛，常伴有叹息性呼吸，症状多在疲劳之后出现，而不在疲劳的当时，做轻度体力活动反觉舒适，含用硝酸甘油无效或在10多分钟后才见效。心电图可有某些导联的T波低平、倒置，服 β受体阻滞剂可恢复正常。

（2）急性心肌梗死：疼痛性质剧烈，持续时间长达数小时，常伴有休克、心律失常及心力衰竭，含用硝酸甘油多不能缓解。心电图及血清酶学可有特异性改变。

（3）肌肉、骨、关节疾病：胸肌劳损、颈椎病、胸椎病、肩关节及周围韧带病变、肋软骨炎、带状疱疹等均可出现了似心绞痛症状，但前者都有局部压痛，疼痛常与某些姿势及动作有关，仔细的局部检查和 X 线检查可明确诊断。

四、辩证要点

（一）辨疼痛性质

1.闷痛

闷痛是胸痹心痛的主要特点，但若以闷重痛轻多为湿浊重者，常伴食欲欠佳，甚则恶心呕吐，形体肥胖，苔厚腻，脉滑。

2.胀痛

胀痛常出现于情志抑郁或忧思恼怒之后的患者，常伴有两侧胸胁胀痛，叹息后则舒，食欲不佳，不寐，梦多等症，生气后易诱发。苔薄黄或薄白，脉弦。

3.室痛

常出现于阳虚患者，疼痛程度较重，胸痛彻背，遇寒易诱发或疼痛加重，常伴有畏寒肢冷，或背部发凉，易疲劳，重者还可见咳喘，痰稀白量多，甚者咳喘不能平卧。苔白腻或水滑，脉沉无力。

4.隐痛

隐痛时时发作，遇劳累则诱发，常伴乏力气短、心悸、懒言、自汗等症，为心气虚的表现，苔薄白，舌暗淡，脉沉。

5.灼痛

灼痛上连咽部，时轻时重，尚能忍受，常伴头晕头痛，虚烦不眠，五心烦热等症，为阴虚火旺的疼痛特点。苔少或剥脱，脉细弦。

（二）辨病性

年壮初痛者多实证，胸闷心痛，脘闷食欲缺乏，形体偏胖，苔腻、脉滑者，属痰浊；心痛彻背，形寒肢厥，唇青面白，脉弦紧者，属风冷；痛如针刺，入夜痛甚，舌黯紫有瘀斑、瘀点、脉涩者，属淤血。久病年老者多虚证，胸闷心痛，歇息稍疮，气促自汗，脉懦弱或结代者，属气虚；胸膺闷痛，虚烦不寐，口干便难，舌红少苔或有剥、裂，脉细数者，属阴虚；胸痛彻背，形寒肢冷，舌淡胖，苔白滑，脉沉细者，属阳虚。

（三）辨顺逆

1.顺

心痛反复发作，但尚能忍受，不伴汗出及面色苍白，每因劳累或遇寒而诱发，疼痛持续时间短，一般常可持续数分钟，或十数分钟，无濒死感。

2.逆

疼痛频繁发作，间隔时间短，疼痛难以忍受，常伴冷汗出，面色苍白，口唇及爪甲紫暗，四末不温，稍动即痛，有濒死感。

（四）证候规律

病之早期，多以邪实为主，病之后期多为本虚标实，虚实夹杂。痰浊痹阻胸阳，久郁不解，可郁而化热，形成痰热壅阻胸膈，或病延日久，耗气伤阳损阴，向心气不足或阴阳并损证转化；阴寒凝结，气失温煦，暴寒折阳，阳气受损，病向心肾阳微转化；瘀阻脉络，气血运行不畅，水停脉外，聚湿成痰，痰瘀互结，淤血不去，新血不生，日久可转化为心气血不足；心气不足，鼓动无力，易致气滞血瘀，淤血阻络；心气血不足，日久伤及阴阳，可致阴阳并损之证；心肾阳微，易为风冷阴寒邪气所伤，致阴寒凝结等等。该病总的趋势是由标及本，由轻转剧。寒邪伤及阳气，痰亦耗气伤阳，留瘀日久，气阳痹遏，新血不生，气虚不复，阳亦衰微，心阴不复，阴损及阳。心肾阳伤，根本不固，心阳既脱，阴阳离决，危在旦夕。总之，各证候之间在一定条件下，常可互相转化或兼夹，临证时必须细审。

五、治疗

（一）辨证论治

1.气虚血瘀

主证：心痛时重时轻，以隐痛为主，遇劳则发，乏力气短，心悸，自汗懒言，苔薄白，舌质暗淡，胖有齿痕，脉弱无力。

治法：益气活血止痛。

方药：保元汤加减。

党参 12g，黄芪 12g，黄精 9g，丹参 9g，赤芍 9g，郁金 6g，陈皮 3g。

临证事宜：兼脾气虚者，可见腹胀便溏，食后胀满等症，上方加茯苓、白术等；兼肾气不足者，常见腰酸腿软，夜尿频，则可加用补骨脂、菟丝子、益智仁等；兼阴虚者，常见虚烦不眠，五心烦热，舌红少苔，或为苔中剥脱者，以生脉散合方，加丹皮、地骨皮。

2.胸阳痹阻

主证：心痛甚，痛如锥刺，或如刀割，胸痛彻背，遇寒加重，伴有畏寒，肢冷，乏力自汗，气短心悸，甚则喘咳不卧，吐白色泡沫痰，苔薄白或白腻，舌淡体胖有齿痕，脉沉迟无力。

治法：宣痹通阳，散寒化饮。

方药：瓜蒌薤白半夏汤加味。

瓜蒌 9g，薤白 9g，半夏 6g，丹参 12g，赤芍 9g，桂枝 6g。

临证事宜：对阴寒极盛，阴寒凝滞，心痛彻背，背痛彻心，心痛频发，伴心悸气短，重则喘息不得卧者，用瓜蒌薤白白酒汤；发作无休止，身寒肢冷者可予乌头赤石脂丸合苏合香丸，目前临床常以冠心苏合丸代替苏合香丸；对兼肾阳虚，心痒头晕，腰酸腿软，夜尿多，脉迟者，加用补骨脂、仙茅、淫羊藿、巴戟天、肉苁蓉等；若肾阳虚水饮不化，外溢肌肤而见水肿者，真武汤合五苓散，以温阳利水；若水饮上泛心肺，而出现心动悸，喘咳不得卧，咳吐白色泡沫痰者，予乌头赤石脂丸合五苓散，加白果、苏梗、苏子、枣仁；若阳气虚衰，短气汗出如珠，面色苍白，精神疲惫，全身湿冷，四苓不温，脉微欲绝，应予参附汤或参附汤与右归饮合方，以回阳救逆固脱。

3.气滞血瘀

主证：左胸刺痛，部位固定不移，入夜更甚，伴两胁胀痛，胸闷不舒，常太息，时而烦躁欲哭，心悸不宁，苔薄白，舌质紫暗，或有瘀斑，脉沉涩，或弦涩。

治法：理气活血化瘀。方药：血府逐瘀汤。

当归 9g，桃仁 9g，红花 9g，赤芍 6g，川芎 5g，生地 9g，柴胡 3g，枳壳 6g，桔梗 5g，牛膝 9g，甘草 6g。

临证事宜：若疼痛轻者，可予丹参饮；若痛甚者，酌加降香、郁金、元胡以活血理气止痛；若因肝郁化火者，可酌加丹皮、栀子；若为女性七七肝始衰，因肝失濡养，而致肝失疏泄者，当以逍遥散加桃仁、红花、郁金等。

4.阴虚血瘀

主症：心痛时轻时重，呈隐痛，伴憋闷，劳则加重，伴头晕目眩，腰酸腿软，五心烦热，午后潮热，虚烦不眠，舌暗红，或有瘀斑，苔少或剥脱，脉沉细弦。

治法：育阴活血，通脉止痛。

方药：左归饮加味。

熟地 9g，山药 6g，枸杞子 6g，茯苓 4g，山茱萸 5g，炙甘草 3g，桃仁 6g，红花 4g，丹皮 6g。

临证事宜：若虚热明显者，当上方加知母、鳖甲、地骨皮等药；若头晕目眩，耳鸣如蝉者，上方加夏枯草、龙骨、牡蛎等；兼心悸加麦冬、五味子、柏子仁、酸枣仁以养心安神。

5.痰热闭阻

主证：胸闷痛，甚则胸痛彻背，伴脘腹胀满不适，食欲欠佳，重则恶心呕吐，体形肥胖，舌暗红，苔黄厚腻，脉滑数。

治法：化痰清热，宣痹通脉。

方药：小陷胸汤加味。

瓜蒌 9g，半夏 6g，黄连 6g，丹参 12g，赤芍 9g，鸡血藤 9g，郁金 6g，枳壳 6g。

临证事宜：若兼胸脘满闷，咳吐黄痰者，可予温胆汤加黄芩、桑白皮；伴便秘者可加酒军。

（二）常用中成药及验方

1.中成药

（1）地奥心血康胶囊：每次 200mg，每日 3 次，连服 2 周后改为每次 100mg，每日 3 次。主治瘀血内阻之胸痹、眩晕、胸闷、心悸、气短等。

（2）通心络胶囊：口服，每次 2~4 粒，每日 3 次。用于冠心病心绞痛证属心气虚乏，瘀血阻络者。

（3）复方丹参滴丸：每次 5~10 粒，每日 3 次，主治冠心病胸闷、憋气、心悸气短等症。

（4）麝香保心丸：每次 2 粒，每日 3 次，或发作时服用。用于寒邪内犯，气血阻滞者。

（5）补心气口服液：口服，每次 1 支（10ml），每日 3 次，4 周为一个疗程。主治心气虚损型冠心病。

（6）滋心阴口服液：口服，每次 1 支（10ml），每日 3 次，4 周为一个疗程。主治心阴不足型冠心病。

（7）速效救心丸：含服每次 4~10 粒，1 日 3 次，急性发作时用 10~15 粒。用于冠心病胸闷憋气，心前区疼痛。

（8）川芎嗪注射液：每次 80~120mg 加入 5%葡萄糖或生理盐水 250ml 中，静脉滴注，每日 1 次，10 天为 1 疗程，休息 1~2 天后再进行第 2 个疗程。

（9）复方丹参注射液：取 20~40ml 加入 5%葡萄糖注射液或生理盐水 250ml 中，静脉滴注，每日 1 次，10 日为一个疗程，休息 1~2 天后再进行第 2 个疗程。

（10）生脉注射液：含人参或党参、麦冬、五味子，每次 40 加入 5%葡萄糖或生理盐水 250ml 中，静脉滴注，每日 1 次，10 天为 1 疗程。用于冠心病心绞痛属气阴两虚型者。

（11）血塞（栓）通注射液：主要成分为三七总皂苷，每次 20ml（10ml）加入 5%葡萄糖或生理盐水 250ml 中，静脉滴注，每日 1 次，10 天为 1 疗程，休息 1~2 天后再进行第 2 个疗程。用于血瘀型冠心病心绞痛患者。

（12）灯盏花注射液：成分为灯盏细辛提取物，45mg/支，每次 4~5 支加入 5%葡萄糖或生理盐水 250ml 中，静脉滴注，每日 1 次，10 天为 1 疗程，休息 1~2 天后再进行第 2 个疗程。该药为温性，多用于兼寒象的冠心病心绞痛患者。

（13）葛根素注射液：100mg/支，具有 受体阻滞剂样作用，每次 4~5 支加入 5%葡萄糖或生理盐水 250ml 中，静脉滴注，每日 1 次，10 天为 1 疗程，休息 1~2 天后再进行第 2 个疗程。据临床报道，该药偶可引起急性溶血性贫血，应引起注意。

2.验方

（1）阴邪壅盛：治宜辛温通阳，益气活血。药用瓜蒌 30g，薤白 9g，桂心 5g，枳壳 10g，丹参 15g，太子参 30g，白术 15g，茯苓 15g，干姜 6g，白酒 90g，炙甘草 10g。

（2）气滞血瘀：治宜行气散结，活血化瘀，温通络脉。药用瓜蒌 30g，薤白 9g，桂枝 4.5g，当归 9g，丹参 15g，枳壳 9g，赤芍 12g，川芎 6g，檀香 6g，桃仁 9g，红花 9g，鸡血藤 30g，天仙藤 12g，甘草 45g。

（3）阴虚阳亢：治宜滋肾柔肝，育阴潜阳佐以通络。药用生石决明 30g，珍珠母 30g，钩藤 15g，夏枯草 15g，菊花 12g，白蒺藜 12g，瓜蒌 30g，半夏 9g，生白芍 15g，麦冬 12g，女贞子 15g，生地 15g，旱莲草 15g，地龙 9g，桑寄生 30g。

（4）气阴两虚：治宜益气养阴，辛温通阳。药用太子参 30g，沙参 15g，麦冬 12g，五味子 9g，丹参 15g，远志 9g，生地 15g，柏子仁 9g，炙甘草 9g，鸡血藤 30g，丝瓜络 9g，桂心 5g。

（5）肾虚：治宜滋阴补肾，疏气通脉。药用黑桑椹 30g，瓜蒌 30g，薤白 12g，半夏 9g，旱莲草 12g，肉苁蓉 12g，郁金 9g，降香 6g，丹参 15g，鸡血藤 30g，枸杞子 12g，菖蒲 9g，远志 9g，柏子仁 12g。

（三）中西医结合治疗

1.西医治疗

（1）发作时的治疗

1）休息：发作时立刻休息，一般患者在停止活动后症状即可消失。

2）药物治疗：硝酸盐类为最有效的抗心绞痛药物。除扩张冠状动脉，降低阻力，增加其血流量外，还通过对周围血管的扩张作用，减少静脉回心血董，降低心室容量、心腔内压、心排血量和血压，减低心脏前后负荷和心肌耗氧量，从而缓解心绞痛。①硝酸甘油：首选，0.3~0.6mg 舌下含化，1~3min 即可缓解，可维持 20~30min，可出现轻度的头胀痛、面红、心悸等不良反应；②硝酸异山梨酯：5~10mg，舌下含化，2~5min 见效，作用维持 2~3h。

（2）缓解期的治疗

1）一般治疗：宜避免一切能诱发或加重心绞痛的因素，特别是过度的体力劳动和情绪激动。宜低脂饮食，肥胖者应逐渐减轻体重，禁止吸烟等。

2）抗心绞痛药物治疗：①硝酸盐类：是冠心病心绞痛治疗的基础药物，有青光眼者禁用。硝酸异山梨酯：口服 5~20mg，每日 3~4 次，服后 15~30miri 起作用，持续 4~5h。单硝酸异山梨酯：为新一代长效硝酸盐制剂，20mg，每日 2 次，持续时间长达 12h。戊四硝酯制剂：长效片剂作用可持续 8~12h；或应用硝酸甘油贴剂于胸前或上臂皮肤而缓慢吸收，作用可持续 24h；②受体阻滞剂：通过对心肌（3 受体的阻滞，减慢心率和减弱心肌收缩力而使耗氧董减低。常用制剂有普萘洛尔，每日 30~90mg；阿替洛尔，每日 6.25~75mg；美托洛尔，每日 25~200mg 等，均分 3~4 次口服。合适的剂量应是使晨间醒来时的心率保持在 50~60 次/分钟，如心率不能降低至此范围，而心绞痛仍有发作，表明受体阻滞剂剂量不足，应增加剂量。对心绞痛伴有低血压、心动过缓、严重心力衰竭、支气管哮喘等不宜使用。停用受体阻滞剂应逐渐减量，如突然停用，有出现不稳定型心绞痛甚至急性心肌梗死的可能；③钙通道阻滞剂：抑制钙离子进入细胞内，抑制心肌收缩，减少心肌氧耗；扩张冠状动脉，解除冠状动脉痉挛，改善心内膜下心肌的血供；扩张周围血管，降低动脉压，减轻心脏负荷；降低血液黏度，抗血小板聚集，改善心肌的微循环。常用制剂有：硝苯地平：10~20mg，3 次/日，不良反应有头痛、头晕、乏力、血压下降、心率增快等。地尔硫草：30~90mg，3 次/日，不良反应有头痛、头晕、失眠等。

治疗变异型心绞痛以钙通道阻滞剂的疗效最好。可与硝酸盐类同服。

2.中西医结合治疗的时机与策略

提高疗效，控制严重并发症、改善生存质量及降低病死率仍是当今防治冠心病心绞痛研究中亟待解决的课题。而中西医结合治疗将有望成为解决防治胸痹心痛时所碰到问题的突破口。一方面，将中医辨证与西医辨病相结合，把中医侧重全身性病理生理反应的辩证治疗与西医侧重病因、局部病理及生理的诊断治疗有机地结合起来，并且运用各种经临床研究中摸索出地对中医辨证有辅助价值的客观指标，对疾病的本质及发展程度做更进一步了解，较全面地做出反应病情动态变化的综合判断，正确地制定个体化治疗方案和估计预后。另一方面，临床实践证明，应用中西医协同治疗，有可能较好地控制严重的并发症，改善生存质量，降低病死率。据报道，北京协和医院曾对 5 年急性心肌梗死病死率进行比较研究，由于采用中西医结合治疗，使急性心肌梗死的病死率由 1973 年的 40.2%降至 1977 年的 12%；中国医学科学院心血管研究所对 1972~1976 年 282 例急性心肌梗死并发休克的病例分析表明，随着中西医结合工作的加强，合并休克发生率逐年下降，由 1972 年的 27.9%降为 1976 年的 6.2%；中国中医科学院广安门医院等也报道了 276 例急性心肌梗死单纯西医与中西医结合方法疗效地对比观察，结果表明，单纯西医组和中西医结合组死亡率分别为 15.3%和 7.3%。以上资料充分说明，中西医结合治疗较单纯西医或中医治疗有着明显的优势。

临床治疗中，还应注意充分发挥中西医各自的优势，将中西医治疗有机地结合，而不是简单地相加。对于急危重症患者，应充分发挥西医对症、对因治疗及疗效迅速可靠的优势，以迅速控制及缓解发作；当病情趋于缓解或稳定阶段，突出中医中药的治疗，发挥中医药"扶正祛邪"及多方面、多层次的整体综合调节功能，以期降低严重并发症，改善患者的生存质量，减少病死率。对于内科治疗无效者，可实施西医介入治疗，于治疗前后可依据中医辨证进行中医施治，并可结合针灸及气功疗法，以期降低再狭窄的发生率。

（四）其他疗法

1.针灸

（1）体针取心俞、巨阙、膻中、内关、厥阴俞、神门、郄门等穴。以标实为主时行泻法，以本虚为主时行补法并可加灸。要求有酸、麻、胀、沉、走窜等得气感，并留针20min。每日1次，10~12天为一个疗程。疗程间休息3~5天，一般观察3个疗程。

（2）耳针取心、肾、小肠、交感、神门、皮质下、肾上腺等耳穴。任取其中3~4个穴，一般留针1h左右，每日1次，两耳交替针刺，10次为一个疗程。

（3）穴位注射多选用背俞穴为主，如心俞、厥阴俞、肾俞，或以阳性反应点为注射穴位，一般在四肢以经络之原、合、络、郄穴等找到阳性反应穴位。每次取3~4个穴位，选5%当归注射液或10%丹参注射液或10%玄参注射液或20%栀子注射液，每次注入0.5~1ml，隔日1次，10次为一个疗程。

2.外敷法

（1）通心膏：由徐长卿、当归、丹参、王不留行、鸡血藤、葛根、延胡索、红花、川芎、桃仁、姜黄、郁金、参三七、血竭、椿皮、穿山甲、乳香、没药、樟脑、冰片、木香、人工麝香、硫酸镁、透骨草等组成，外敷心俞、厥阴俞或膻中。

（2）取伤湿止痛膏，撒七厘散少许于其上，敷贴膻中、鸠尾穴。24h换1次，连续2周。

3.气功疗法

选平卧式内养功。通过平卧、放松、入静、意宁、调息，而达到调理阴阳，通达气血作用，从而减轻胸痹、心痛发作。每日2~4次，1周后多见效。

4.食疗药膳

（1）痰浊未尽者可用双菇冬瓜汤：取鲜香菇、鲜蘑菇各5只，洗净，入生油中稍煸，加食盐少许，水适量，旺火煮汤沸，人寸许冬瓜小块，煮令熟。

（2）留瘀未清者可用三仁粥：取桃仁、麻仁、柏子仁各10g，洗净，加水适量，文火煮约15min，人粳米50g，煮成粥。

（3）气虚血亏者可用黄芪莲子红枣粥：取黄芪15g，莲子10g，红枣10粒，文火煮20min，捞去黄芪，炊入粳米50g，煮成粥。

（4）阴虚不复者可用山药煲猪肾：取猪腰子1对，割开，刮去脂膜，以粗盐擦洗，切成丁块，另取山药50g，洗净，去皮切片。先取山药，人油锅中煸炒，盛起，另起油锅，取葱、姜稍煸，入猪腰片爆炒，加黄酒、细盐少许，人山药片，旺火煮令熟，勾芡即成。

（5）阳虚不复者可用羊肉胡桃粥：取羊肉30g，洗净，放葱、姜煮令酥烂，炊入粳米30g，煮成粥；另取胡桃1个，用生油炙熟，研细末，撒人粥中即成。

（五）临床经验荟萃

1.岳美中

认为胸阳衰弱，浊阴干犯清阳之府，是冠心病的基本病机。提出治疗原则，以阳药及通药廓清阴邪，不可掺杂滋阴的药物。方用枳实薤白桂枝汤（枳实、厚朴、薤白、桂枝、瓜蒌）、变通血府逐瘀汤、归尾、川芎、桂心、瓜蒌、薤白、桔梗、枳壳、红花、桃仁、怀牛膝、柴胡〉、苏合香丸。

2.赵锡武

认为冠心病是本虚标实，应以补为通，以通为补，通补兼施，即用补法而不能使其阻塞，用通法而不能伤其正气。方多以瓜蒌薤白半夏汤为主方随症加减。

3.任应秋

认为心的功能，首先是主阳气，其次是主血脉，在冠心病患者亦首先为阳气亏虚，其次才是血脉之损害，提出"阳气、神志、血脉三者统一"的观点。临床上提出"益气扶阳，养血和营，宣痹涤饮，通窍宁神"十六字诀，用来概括对冠心病的治疗大法。以黄芪五物汤加味治疗心气不足；以乌头赤石脂丸化裁治疗心阳衰微，症见心痛剧烈、汗出肢冷、面色苍白、脉细或结代者；以人参养荣汤加减治疗营血虚少不足以养心所出现的心痛、烦躁、口干、舌红等症状；以知柏地黄汤化裁治疗阴虚阳亢证；以金铃子散化裁治疗气滞血瘀型；以瓜蒌薤白半夏汤为主加减治疗胸闷、痞塞之痰浊阻滞型。

4.姜春华

因《金匮要略》胸痹病症的描述与冠心病较接近，而上焦阳虚尤近于本病。故临床上采用瓜蒌薤白汤为主，方用全瓜蒌、薤白、姜半夏，加桂枝、丹参、椒目、吴茱萸、细辛；或用枳实薤白桂枝汤，药物为枳实、川朴、薤白、桂枝、瓜蒌。上述二方为一般胸痹常用方。如疼痛较剧者加檀香、降香、乳香、沉香末、郁金，或加麝香少许。

5.秦伯未

认为心绞痛的病机是心脏的气血不利，不通则痛，心以血为体，以阳为用，血液的运行有赖于心脏阳气的鼓动，所以心绞痛的发病既与心血不足有关，又与心阳衰弱有关，治疗必须兼顾。主张用仲景复脉汤为基本方。针对心绞痛的不同病情和阶段，制订出几张自拟方：①用于一般证候方：麦冬6g，阿胶6g，川桂枝1.5g，炙甘草3g，丹参6g，郁金6g，远志4.5g，炒枣仁9g，浮小麦9g，红枣3个，三七粉0.6g（分冲），朝鲜参（也可用红参）粉0.6g（分冲）；②用于严重阶段方：朝鲜参3g，生地6g，当归6g，丹参6g，桂枝3g，细辛1.5g，西红花3g，郁金4.5g，炙甘草3g，三七粉1.2g（分冲）；③用于巩固阶段方：朝鲜参1.5g，生、熟地各4.5g，天、麦冬各4.5g，阿胶6g，肉桂0.9g，炙甘草3g，丹参6g，炒枣仁9g，柏子仁6g，龙眼肉6g。

6.蒲辅周

治疗心痛重在活血顺气，反对破血攻气。推崇两和汤（人参、丹参、没药、琥珀粉、石菖蒲、鸡血藤、远志、血竭或藏红花、香附、茯苓），通补兼施。

7.冉雪峰

治疗心痛，主张先通后补，常用利膈通络消癥散结法（全瓜蒌、半夏、枳实、黄连、制乳没、归须、石菖蒲、郁金、琥珀粉、制鳖甲），后期好转时加丹参、当归益血，并重其制，分阶段论治。

8.郭士魁

治疗心痛主张用通法以活血、通瘀、行气、豁痰，体壮者早用，体弱者减量用，当补虚者，分别温阳或滋阴，务求温而不燥，滋而不腻，通而不伤其正，正复而痰浊除。常用补阳还五汤，失笑散，丹参饮，活血通痹奔，人参汤，炙甘草汤，瓜蒌薤白半夏汤等合方化裁，并根据病情运用"逆者正治，从者反治"的治疗原则。对于中、重度心绞痛，除以汤剂辨证施治外，还常施以散剂，取效迅速，服用方便，患者乐于接受。

9.陈可冀

对不少患者餐后痛剧，餐后规律性地发作各类心律失常，用调理脾胃之橘枳姜汤、枳术丸、温胆汤、三仁汤、平胃散、六君子汤分别针对痞满食滞、肝胃不和、湿热中阻、脾虚胀满等常有效果。老年人心肾气虚或阳虚的证候常较突出，不能温润五脏，温煦心阳，故心绞痛发作时，疼痛症状可以不重，但体乏无力、畏冷胸闷和气短自汗却可能较显著，以保元汤（人参、黄芪、肉桂、甘草、生姜）补益心脾肺肾诸脏，冲服细辛、沉香各0.5g，常有较好效果。老年人舌质紫暗较多，有时可见瘀斑，有心绞痛者出现率尤高，可用保元汤冲服复方血竭散（血竭、沉香、琥珀、冰片、三七、元胡），以补肾、理气、活血定痛。另外，老年心绞痛的发作，常和情志抑郁不畅有关，疏肝解郁汤有一定功效，该方由柴胡、郁金、香附、金铃子、元胡、青皮、红花、丹参、川芎、泽兰组成，具有疏肝解郁、活血行瘀作用。

六、调养与护理

冠心病心绞痛患者应进低盐低脂饮食，多吃蔬菜及水果，切忌过饱；保持大便通畅，便秘者应予导泻，切忌临厕努争；应戒烟酒，避免厚味炙煿及辛辣、刺激食物，消除紧张、恐惧心理，使其树立早日康复的信念，安心静养，避免焦躁及情志过激，避免劳累。

可配合气功疗法，冠心病患者练功应以静功为主，采用坐、站、卧三式。先调心练意，意守丹田，逐渐"入静"。然后调息，舌抵上颚，呼吸放松，用意念诱导气息均匀，运行丹田。还要调身，使身体放松，姿势自然，气血得以循经畅行。此外配合太极拳、太极剑、慢跑，长期坚持，能调和气血，疏通经络，增强体质。

胸痹、心痛较轻，发作周期较长者，可适当运动；若短期内发作频繁，心痛彻背，喘息难以平卧者，更见心悸汗出者，应卧床休息接受治疗；若见唇甲青紫，面色苍白，喘、汗、肢厥，脉微欲绝者，应予绝对卧床，吸氧，记24h出入量，并监测呼吸、血压、脉搏变化，有条件者应予心电监护。

七、研究进展

自20世纪70年代，我国已经开始对中医药治疗冠心病心绞痛的病因病机和辨证论治规律进行了探索研究，取得了很大的进展，主要体现在以下几个方面。

（一）病因病机

20世纪70年代时认为冠心病主要是由于气滞血瘀、不通则痛所致的实证，治疗以理气活血为主，代表方为冠心Ⅱ号方。近年来对其病因病机的认识逐渐趋于统一：认为本病属于本虚标实之证，本虚为气血阴阳亏虚，病位在心，涉及肺、脾、肾，标实为气滞、血瘀、痰浊、寒凝，而以气虚血瘀为主。有人收集近5年有关本病治疗文章100篇，共包括病例近5800例。将这些病例用药情况进行分析、归纳，把在处方中出现频率在15次以上的中药从高到低排列如下：丹参、党参、黄芪、当归、川芎、人参、红花、桃仁、三七、郁金，其药性可大致分为两大类：即补气药3味：党参、黄芪、人参；活血化瘀药7味：丹参、当归、川芎、红花、桃仁、三七、郁金。从以上简单统计可看出，本病的基本病机为气虚血瘀，以气虚为本，血瘀为标，本虚标实，这一结论符合本病的病理基础。同时现代药理研究表明，益气药对心血管系统有较强的调节作用，能提高窦房结功能，增强心肌收缩力，降低心肌耗氧量。活血化瘀具有改善血液流变学及心脏微循环，扩张血管，增加冠脉流量的作用，因而能改善心肌缺血、缺氧状态，防止体内血液凝结及降低血液黏稠度。从冠心病的病理生理改变进行病证结合的分析研究发现，冠心病心绞痛急性期多属气滞、寒凝、血瘀，闭阻心脉、不通而痛；缓解期则为正虚邪实并存。稳定型劳累性心绞痛，因痛每由劳累诱发，劳则气耗，其病机多为气虚血瘀。自发性心绞痛，尤其是变异型心绞痛，则多为阳虚、寒凝、气滞；不稳定型心绞痛因其血小板活性增高、微血栓形成、纤维蛋白原增高等，其血瘀程度多较稳定型劳累性心绞痛为重。此外，近年来尚有学者认为风邪是冠心病心绞痛的重要致病和诱发因素，其病位在心之令脉，属络病，病机主要为心络阻滞和心络痉挛，发病特点属风病。有人甚至提出风药具有辛、散、温、通、窜、透等多种特性，能发挥开郁畅气、发散祛邪、辛温通阳、燥湿化痰、通络开窍、化瘀止痛等多种作用，既可消除引发本病的原因，又能直接作用于心脉，振奋阳气，通利心络，是治疗冠心病心绞痛的理想药物，在治疗本病中占有十分重要的地位。

（二）辨证论治

1.辨证分型现状

（1）按标本分型：根据本病之"本虚标实"的病机特点，目前多按标本进行分型。如梁氏结合"心"与"肾"的关系辨证分型为心血瘀阻、寒凝心脉、痰浊内阻、气血虚弱、心肾阳虚、心肾阴虚6个证型。1980年全国冠心病辨证论治研究座谈会制订的辩证试行标准和1990年中国中西医结合学会心血管学会修订的冠心病中医辨证标准见（图4-3-1，表4-3-1），也是以标实证和本虚证为纲进行分型的，可供参考。

图 4-3-1　1980 年全国冠心病辨证论治研究座谈会制订的辩证试行标准

分型			辨证		必备条件
标实证	痰浊	偏寒	胸脘痞满，恶心，心悸，心慌	苔白滑或腻，脉沉滑或结代	胸脘痞满及苔腻，恶心，脉滑
		偏热		苔黄腻，脉弦滑或弦数	
	血瘀		胸痛，痛有定处，舌质暗或有瘀斑，脉弦细、涩促、结代		胸痛及舌质暗有瘀斑
	气滞		胸闷痛，憋气，苔薄白，脉弦		胸闷痛或憋气
	寒凝		胸痛甚，遇寒即发，舌质淡，脉沉弦或迟		胸痛甚及遇寒即发
本虚证	阴虚	心阴虚	五心烦热，口干，自汗或冷汗，面潮红，脉细数或促	心悸	心悸及其余2项以上
		肝肾阴虚		头晕，目眩，耳鸣，腰酸，肢麻	前具2项以上，后具1项以上
	阳虚	心阳虚	精神疲倦，自汗或冷汗，肿胀，面色白，舌淡或胖，脉沉细	身寒肢冷，心悸	身寒肢冷，心悸及其余1项以上
		肾阳虚		身寒肢冷，夜尿频数	身寒肢冷，夜尿频数及其余2项以上
		脾阳虚		身寒肢冷，腹胀，食少，便溏	身寒肢冷，腹胀，食少，便溏是1项，及其余1项以上
	气虚	心气虚	气短乏力，舌质淡胖，嫩或有齿印，脉濡或沉细结代	心悸，心慌	心悸及其余2项
		肾气虚		头晕目眩，健忘，腰膝酸软，耳鸣	前1项以上，后2项
	阳脱		四肢厥冷，大汗出，脉微欲绝，表情淡漠，面色㿠白，或晦淡，或浮红，舌质淡暗		前3项中必具2项以上

表 4-3-1　中国中西医结合学会心血管学会冠心病中医辨证标准（1990 年修订）

标实证
1.痰浊：胸脘痞满，苔厚腻，脉滑。
（1）偏寒：苔白厚腻。
（2）偏热：苔黄厚腻、脉滑数。
2.血瘀：胸痛，痛有定处，舌质紫黯，或有瘀点、斑。
3.寒凝：胸痛甚，遇寒常发。
4.气滞：胸闷痛，憋气，苔薄白，脉弦。

本虚证
1.气虚：其共性的表现为疲乏、气短，舌质淡胖嫩，或有齿痕，脉沉细。
（1）心气虚：气虚兼有心悸者。
（2）脾气虚：气虚兼有腹胀、食少者。
（3）肾气虚：气虚兼有头晕目眩、健忘耳鸣、腰膝酸软者。
2.阳虚：其共性的表现为疲乏，气短，身寒，肢凉，舌淡胖，或有齿痕，脉沉细或迟。
（1）心阳虚：阳虚兼有心悸者。
（2）肾阳虚：阳虚兼有腰膝酸软、肿胀、夜尿频数者。
3.阴虚：其共性表现为舌红少苔或无苔，或五心烦热，口干，脉细数。
（1）心阴虚：阴虚兼有心悸者。
（2）肝肾阴虚：阴虚兼有头晕，目眩，耳鸣，腰膝酸软，健忘者。
4.阳脱：四肢厥冷，大汗出，脉微欲绝，表情淡漠，面色㿠白或暗淡，舌质黯淡。

说明：①上述各证候皆可见结、代、促脉；②气滞证原则上应是无明显疲乏、气短等气虚表现；③寒凝证原则上应是经常遇冷而发作心绞痛。胸痛甚是指心绞痛发作有肢冷、汗出者；④病程中病情如有变化，应按照演变情况进一步做出辩证诊断，并在病程记录中注明，应反映辩证的动态变化；⑤如患者病悄用本辩证标准未能概括者，可另行辩证诊断。

（2）证病结合分型：根据冠心病的病理生理改变特点，近年来结合冠心病的分型进行辩证日益受到重视。如刘氏在分析 395 例冠心病心绞痛中医证型特点时认为，自发性心绞痛以阴虚寒凝为主型，劳累性心绞痛则以气虚血瘀型为多见。钟氏等人亦结合冠心病的分型用药有所侧重，如初发型劳累性心绞痛重用活血祛瘀，恶化型劳累性心绞痛主张益气补肾、活血祛瘀，自发性心绞痛强调温阳散寒、活血祛瘀，卧位型心绞痛重用益气补肾，兼以活血化瘀。

2.辩证客观化研究

有人研究发现，与非阴虚型冠心病患者比较，阴虚型者脂质过氧化物（LPO）明显升高，提示 LPO 可作为区别阴虚型与非阴虚型的客观指标之一。此外，冠心病患者的心功能有不同程度的减退，而以虚证最为显著。还有研究表明发现，心气虚型、气阳两虚型和气阴两虚型的收缩末期容积均高于正常组，而射血分数低于正常组，且以上变化以气阳两虚型最为显著；心气虚证与非心气虚证比较，左室舒张和收缩功能部分检测指标有显著性差异，左室舒张功能评价对心气虚证诊断有高敏感性（87%），而左室收缩功能则有高特异性（88%）；冠心病患者血清高半胱氨酸水平较对照组显著升高，实证及虚实夹杂证较单纯虚证明显升高，血清高半胱氨酸水平可为冠心病辩证分型提供一定的科学依据。其他如痰浊型与血脂异常、血瘀型与血液流变学异常等的研究亦较多。

3.治疗及疗效现状

综述全国各地报道，中医中药缓解心绞痛总有效率为80%~95%，显效率为20%~45%，心电图缺血性改变改善总有效率为40%~60%，显效率为15%~40%。近些年来，速效抗心绞痛的中药剂型的出现，使中医中药更发挥出迅速缓解心绞痛的作用，如上海的麝香保心丸3min内心绞痛缓解率达59.67%，全国胸痹心痛协作组心痛气雾剂（热证及寒证型）相应缓解率为54.02%及50.55%，中国中医科学院西苑医院的宽胸气雾剂为50.6%。在胸痹心痛的治疗过程中，充分体现了中医的整体观及重视个体特性的医疗思想，既能减轻心绞痛症状，又能较好地改善其他全身伴随症状，如头晕乏力，心悸气短，纳呆腹胀，腹泻秘结等，并可增强患者的体质及提高运动耐力。

气功疗法有平衡阴阳，调和气血，疏通经络以及培育真气的作用，与调节人体的整体功能有密切关系。临床研究表明，气功锻炼可增强机体自我调整，自我控制的能力，可降低多种心脑血管病的危险因素，如高血压、高脂血症及交感神经张力过高等，还可改善血液流变异常状态。经现代科学测试证明，运气者手眼所发出的能量可使人体经络舒畅，并能促进血液循环。这些均为气功疗法治疗冠心病心绞痛的作用基础。

针刺疗法可迅速缓解心绞痛，北京的协作组观察621例，显效率达47.8%，部分心电图获得改善。针刺疗法尚可改善心功能。

近年来研究防治冠心病所常用的中草药达百余种，复方近50个，其中进行各种药理、药化等实验研究的单味药约70种，复方30个左右。部分药物并进行了有效成分的分离、提取和人工合成，迄今已分离与心血管疾病有关的有效单体结构38种。这些均为冠心病的防治研究开辟了新的途径。

在当前各地常用的固定复方中，以活血化瘀为主者占一半以上，在此基础上或是加以发展，佐以益气养阴，宣痹通阳，行气理气，扶正补肾或补心安神等法，或在此基础上简化为一、二味药的专方。在百余种常用中草药中，最常用者近20种，例如以丹参为主或有丹参的方剂占2/3，川芎、红花、赤芍及郁金约占1/3，三七、桃仁、红花、生地、党参、瓜蒌、降香、延胡索、细辛、冰片、麦冬及五味子等约占10%~15%。这些方剂的药物中以活血化瘀药最常用，其次为益气、理气、温通及止痛等药物。

各地对于一些复方进行了实验研究。据统计，这些方剂绝大部分具有扩张冠状动脉，增加冠状血流量或心肌营养血流量的作用，部分方剂还有降低心肌耗氧，减慢心率，减少心脏做功，调节心肌代谢及血凝状态，改善末梢循环等作用。有些方剂有对抗垂体后叶素、异丙肾上腺素或阻断冠状动脉所引起的心肌缺血的作用。这些实验研究从不同角度证实了临床疗效。

防治冠心病心绞痛常用中药及其有效成分的药理作用可归纳为：①对缺血缺氧心肌的保护作用：如气血注射液（人参、黄芪、当归）、丹参注射液、人参总皂苷、绞股蓝总皂苷、三七总皂苷、川芎嗪等；②影响血小板功能及前列腺素代谢的作用：如党参、黄芪、川芎、当归、丹参、蒲黄、益母草、粉防己碱、阿魏酸钠及人参皂苷等均可抑制血小板聚集；而党参、阿魏酸钠对前列腺素代谢具有调节作用；③影响血流动力学：党参、黄芪、人参皂苷等补气中药可明显提高心衰患者的心功能，增强左室收缩力；补阳中药淫羊藿有明显的扩冠作用，而三七皂苷、人参皂苷及绞股蓝皂苷可降低外周阻力及冠状动脉阻力；④对血液流变学及微循环的影响：大多数活血化瘀药物均具有改善血液流变性及微循环状态的作用；⑤对血脂及动脉粥样硬化的作用：如月见草油、大黄、蒲黄、鬼箭羽、珍珠层粉、三七总皂苷及血府逐瘀汤具有调节血脂代谢及抗动脉粥样硬化的作用；⑥钙拮抗作用：药理实验证实三七总皂苷、粉防己碱、大蒜素及前胡维生素 C 等中药有效成分均具有钙通道阻滞作用。

（王秋林）

第四节　心律失常

心脏传导系统由负责正常心电冲动形成与传导的特殊心肌组成。它包括窦房结、结间束、房室结、希氏束、左、右束支和浦肯野纤维网。正常心律起源于窦房结，成人正常频率 60~100 次/min，比较规则。窦房结冲动经正常房室传导系统顺序激动心房和心室。心律失常是指心脏起搏和传导功能紊乱而发生的心脏节律、频率或激动顺序异常，主要表现为心动过速、心动过缓、心律不齐和停搏。心室停搏或颤动是心脏骤停的主要表现形式，是心脏性猝死的重要原因。

一、分类

1.激动起源异常

（1）窦性：①窦性心动过速；②窦性心动过缓；③窦性心律不齐；④游走心律（窦性、窦-房室交界区）；⑤病窦综合征；⑥窦性静止。

（2）异位性：①被动性：逸搏及逸搏心律，房性、房室交界性、室性；②主动性：期前收缩，窦性、房性、房室交界性、室性；③扑动及颤动：心房、心室。

2.激动传导异常

（1）生理性传导障碍：干扰：窦房结及房室交界区干扰、房性融合波、室性融合波、干扰性房室脱节。

（2）传导障碍：窦房传导阻滞、房内阻滞、房室传导阻滞，第I、II、III度房室传导阻滞，室内阻滞、左右束支阻滞。左束支分支阻滞：左前分支阻滞、左后分支阻滞、中隔支阻滞。间歇性束支传导阻滞。三束支阻滞。

（3）传导途径异常：预激综合征。

3.激动形成合并传导异常

（1）隐匿性传导。

（2）差异性传导：房性、交界性、室性。

（3）室性时相性传导阻滞：3、4 相传导阻滞，空隙现象，超常传导，韦金斯基现象。

（4）并行心律：房性、房室交界性、室性。

（5）反复心律：房性、房室交界性、室性。

（6）异位心律伴传出阻滞：异位心房传出阻滞、房室交界区传出阻滞、异位心室传出阻滞。

4.其他

人工起搏器引起的心律失常。

二、窦性心律失常

凡激动起源于窦房结的心律统称为窦性心律。其中包括窦性心律与窦性心律失常（窦性期前收缩、窦性心动过速、窦缓、窦房结内游走性心律、窦房传导阻滞及病态窦房结综合征）。

（一）窦性心动过速

窦房结激动频率超过 100 次/min 时，称为窦性心动过速。

1.临床表现

（1）窦性心动过速心跳通常逐渐加快，并且逐渐减慢至正常，偶有持续性心跳加快。

（2）窦性心动过速心率通常为 100~160 次/min，刺激迷走神经可使其频率逐渐减慢，停止刺激后又加速至原先水平。注意有无继发病的体征，如贫血貌、气促、发绀、四肢湿冷、甲状腺肿大、心脏增大和心脏杂音等。

2.心电图检查

（1）P 波为窦性，II、III、avF 直立，avR 倒置，频率>100 次/min，甚至 180 次/min，儿童高于同年龄组的正常上限。

（2）P-R 间期≥0.12s。

（3）按压颈动脉窦时，心率逐渐减慢，停止按压后又逐渐增快。

（4）P-R 间期不是绝对匀齐。

窦性心动过速时，心电图并可有以下改变：

（1）PII、III、avF 高尖，达正常高限，初学者易误诊为肺型 P 波，这是由于激动起源于窦房结头部所致。

（2）P-R、Q-T 间期可缩短。

（3）部分引起 ST 段下移，T 波低平、双向或倒置。

3.治疗

窦性心动过速的治疗主要是针对病因进行治疗，必要时可以应用β-受体阻滞剂或镇静剂。

（二）窦性心动过缓

窦房结激动频率低于 60 次/min 时，称为窦性心动过缓。

1.临床表现

窦性心动过缓可无症状或出现心排血量不足症状，轻者乏力、头昏、眼花、失眠、记忆力差、反应迟钝或易激动等；重者为阿-斯综合征发作等。

2.心电图

（1）窦性 P 波，PII、III、avF 直立，avR 倒置。

（2）成人窦性频率<60 次/min。

（3）P-R 间期≥0.12s。

窦缓时常伴不齐，一般认为起搏位于窦房结尾部所致。窦缓心率<40 次/min 时，临床上引起头晕、胸闷，甚至晕厥等。

3.治疗

驱除病因，避免使用减慢心率的药物。如果没有伴随快速的异位心律时，可以应用加快心率的药物，如阿托品、麻黄碱、异丙肾上腺素。如已发生异位快速心律，使用此类药物要慎重。对于严重的窦性心动过缓，特别是有晕厥史者，应及时安装人工心脏起搏器。

（三）窦性心律不齐

窦房结不规则的发出激动，引起心率快慢不匀齐，称为窦性心律不齐。常见于健康人群，尤其是儿童或青年人，也见于心脏病患者等。

1.分类

（1）呼吸性窦性心律不齐：呼吸性窦性心律不齐很常见，多发生于儿童及青年人，无重要临床意义。心电图特征：心率随呼吸改变，吸气时增快，呼气时减慢，其 P 波形态与 P-R 间期常无明显改变，有时，心率快时，P 波稍增高，P-R 间期轻度延长，相反屏气时，此现象可消失。

（2）非呼吸性窦不齐：P 波频率变化与呼吸无关，发生机制尚不清楚，部分可见于心脏病患者，如慢性冠状动脉供血不足、窦房结动脉发生缺血，使之窦房结发放激动受到影响。

（3）室性时相性窦性心律不齐：在II度或III度房室传导阻滞以及室性期前收缩时，其窦性频率可因心室激动而发生不齐。心电图特征：夹有 QRS 波群的 P-P 间期较不夹有 QRS 波群的 P-P 间期短，这种现象称为时相性窦性心律不齐。室相性窦不齐时，其 P-P 间隔相差<0.12s。

有时夹有 QRS 波群较不夹有 QRS 波群的 P-P 间期为长，此时，P-R 也延长 10~20ms，称为颠倒型室相性窦性心律不齐，与迷走神经兴奋有关。其本身并无特殊意义，其临床意义取决于病因，引起室相性心律不齐的原因有：①心室收缩可使心房内压力轻度增高，反射性地抑制迷走神经，使窦房结频率加快；②窦房结的血供因心室收缩而改善，使窦性冲动加快释放。心室收缩对心房有牵拉作用，同时对窦房结也是一种机械性刺激，使窦房结激动加快释放。

（4）异位激动诱发的窦性心律不齐：异位激动特别是房性期前收缩，有时可使窦房结提前激动，继而窦房结发生抑制，节律发生重整和发生一时性窦性心律不齐。

2.治疗

一般窦性心律不齐不出现临床症状，临床意义不大，不需治疗。窦性心律不齐多与窦性心动过缓同时存在，只有明显窦性心动过缓的窦性心律不齐，需要阿托品、异丙肾上腺素等增加心率的方法治疗。对于由心脏病或药物等引起的非呼吸性窦性心律不齐者，应针对病因进行治疗。

（四）窦性停搏

窦房结由于某种原因使之自律性或久或短暂停止发放激动，称为窦性静止或窦性停搏。窦性静止或窦性停搏的时间可长可短，通常是间歇性的，持续性的较为少见。

1.临床表现

短暂的窦性静止或适时的逸搏出现不会产生症状，随着时间的延长，临床上出现胸闷、心悸、头晕甚至晕厥、抽搐。正常人有迷走神经张力亢进或颈动脉窦过敏者，常可发生窦性静止。

诱发因素：呼气后屏气，吞咽，压迫舌根部，颈动脉按压，气管插管等均可诱发，另外老年人因窦房结退行性纤维化或急性下后壁心梗累及窦房结的供血引起窦性静止。此外，药物或手术损伤窦房结，期前收缩或短阵心动过速之后，以及患者濒死时常可出现窦性静止。

2.心电图

在较长时间内无窦性 P 波及其后的 QRS 波群，P-P 间隔明显增长，增长的 P-P 与最短的 P-P 间期不成倍数关系，亦无 P-P 逐增逐减的规律。

窦性静止时，低位起搏点可发放激动，产生逸搏或逸搏心律，或房室脱节，常见有交界区逸搏或逸搏心律及室性逸搏。

3.治疗

（1）窦性停搏的治疗主要是针对病因治疗。

（2）对于偶发的、一过性的窦性停搏（尤其是迷走神经张力增高所致），又无症状者，心率在 50 次/min 以上的常不需做对症治疗。

（3）对于频发的，持续时间长的窦性停搏，有头昏或晕厥发作者，可试用阿托品、异丙肾上腺素、麻黄碱等药物。严重者可用阿托品或 654-2 注射，或用异丙肾上腺素静点，每分钟点入 $1\sim3\mu g$。

（4）对反复发作晕厥，阿-斯综合征且药物治疗无效者，应考虑安置人工心脏起搏器。

（五）病态窦房结综合征

病态窦房结综合征又称病窦或 S.S.S 综合征。主要是由于窦房结的自律性和或窦房结传导功能发生障碍或衰竭引起的一组临床综合征。

1.临床表现

起病隐袭，进展缓慢，从无症状到症状严重可长达 5~10 年或更长。临床表现轻重不一，可呈间歇性发作，多以心率缓慢所致脑、心、肾等脏器供血不足尤其是脑血供不足症状为主。轻者乏力、头昏、眼花、失眠、记忆力差、反应迟钝或易激动等，易被误诊为神经官能症。出现高度窦房传导阻滞或窦性停搏时，可引起短暂黑矇、近乎晕厥或阿-斯综合征发作。部分患者合并短阵室上性快速心律失常发作，又称慢-快综合征。快速心律失常发作时，心率可突然加速达 100 次/min 以上，持续时间长短不一，患者心慌、多汗症状多明显，心动过速突然中止后可有心脏暂停伴或不伴晕厥发作。

严重心动过缓或心动过速除引起心悸外，还可加重原有心脏病症状，引起心力衰竭或心绞痛。心排出量过低严重影响肾脏等脏器灌注还可致尿少、消化不良，慢-快综合征还可能导致血管栓塞症状。急性下壁心肌梗死和心肌炎，可引起暂时性窦房结功能不全，急性期过去后多消失。

2.心电图特征

（1）窦病型：突出表现是窦房结功能低下。①显著持久的窦性心动过缓，50 次/min 以下，如窦性心律低于 45 次/min，排除药物等因素，均应考虑病窦综合征；②窦性静止；③窦房传导阻滞：分为I、II、III度，以II度窦房传导阻滞常见。少数病例，窦房结周围存在窦-房传出和房-窦传入阻滞，称为窦房结周围双向性阻滞；④房室交界性逸搏心律：较少见双结病变或全部传导系统障碍时，出现室性逸搏；⑤电复律后窦性心律长时间不能恢复者，应疑是病窦综合征。

（2）快慢型：该型以快-慢心律失常交替出现。①房早或室上速后长时间停顿间歇，这种现象是由于快速的激动传至窦房结，并产生抑制作用，其后表现为长的窦性间歇，或出现低位逸搏及逸搏心律；②心动过缓-心动过速综合征，这类型病窦综合征具有临床和心电图的特殊表现，引起窦性心动过缓的原因多为窦房结本身病变的问题。心电图表现：窦缓、窦停、窦阻等。引起心动过缓的原因多因心房或心脏其他部位同时受累，心电图表现为心房扑动、颤动、阵发室上速等。亦可出现阵发室性心动过速。在心电图上快、慢心律间歇出现。

（3）双结病变型：窦房结与房室结同时存在病变。①伴有房室结病变的心电图表现；②伴有心室率 30~50 次/min 的慢性房颤。有人认为它是严重的病窦综合征，如合并传导阻滞，同时可伴有逸搏；③长时间窦性停搏后出现室性心律或心脏停搏。

（4）全障型：整个心脏传导系统均有异常改变。窦房传导阻滞，窦性停止合并房内、房室、室内传导阻滞。

3.治疗

（1）病因治疗：首先应尽可能地明确病因，如冠状动脉明显狭窄者可行经皮穿刺冠状动脉腔内成形术，应用硝酸甘油等改善冠脉供血。心肌炎则可用能量合剂、大剂量维生素 C 静脉滴注或静注，目前针对窦房结组织退化、变性、纤维化的病因治疗尚无成熟的治疗方法。

（2）药物治疗：对不伴快速性心律失常的患者，可试用阿托品、麻黄素或异丙肾上腺素以提高心率。SSS 患者禁用可能减慢心率的药物如强心药、β-肾上腺素能阻滞剂及二氢吡啶类钙拮抗剂等。心房颤动或心房扑动发作时，不宜进行电复律。

（3）安装按需型人工心脏起搏器：有症状的患者需永久性起搏。双腔系统的起搏器（DDI，DDDR，DDIR）可延迟或防止 AF 的发生，所有患者均应作考虑。当 AF 已经出现，适合用 VVI 或 VVIR。为预防阵发性快速心律失常有指征用抗心律失常药物。

三、房性心律失常

（一）房性期前收缩

房性期前收缩是指起源于窦房结以外心房的任何部位的心房激动，是临床上常见的心律失常。

1.临床表现

房性期前收缩主要表现为心悸，一些患者有胸闷、乏力症状，自觉有停跳感，有些患者可能无任何症状。多为功能性，正常成人进行 24h 心电检测，大约 60%有房性期前收缩发生。在各种器质性心脏病如冠心病、肺心病、心肌病等患者中，房性期前收缩的发生率明显增加，并常可引发其他快速性房性心律失常。

2.心电图检查

房性期前收缩的 P 波提前发生，与窦性 P 波形态不同。房性期前收缩下传的 QRS 波形态通常正常，较早发生的房性期前收缩有时亦可出现宽大畸形的 QRS 波，称为室内差异性传导。如发生在舒张早期，适逢房室结尚未脱离前次搏动的不应期，可产生传导中断，无 QRS 波发生（被称为阻滞的或未下传的房性期前收缩）或缓慢传导（下传的 PR 间期延长）现象。房性期前收缩常使窦房结提前发生除极，因而包括期前收缩在内前后两个窦性 P 波的 PP 间期短于窦性间期的两倍，称为不完全性代偿间歇。少数房性期前收缩发生较晚，或窦房结周围组织的不应期长，窦房结的节律未被扰乱，期前收缩前后 PP 间期恰为窦性者的两倍，称为完全性代偿间歇。

3.治疗

房性期前收缩通常无须治疗。当有明显症状或因房性期前收缩触发室上性心动过速时，应给予治疗。吸烟、饮酒与咖啡均可诱发房性期前收缩，应劝导患者戒除或减量。治疗药物包括普罗帕酮、莫雷西嗪或β受体拮抗剂。

（二）房性心动过速

房性心动过速（房速）指起源于心房，且无须房室结参与维持的心动过速。发生机制包括自律性增加、折返与触发活动。心肌梗死、慢性肺部疾病、洋地黄中毒、大量饮酒以及各种代谢障碍均可成为致病源因。心外科手术或射频消融术后所导致的手术瘢痕也可以引起房性心动过速。

1.临床表现

房速可表现为心悸、头晕、胸痛、憋气、乏力等症状，有些患者可能无任何症状。合并器质性心脏病的患者甚至可表现为晕厥、心肌缺血或肺水肿等。症状发作可呈短暂、间歇或持续发生。当房室传导比例发生变动时，听诊心律不恒定，第一心音强度变化。颈静脉见到 3 波数目超过听诊心搏次数。

2.心电图

（1）心房率通常为 150~200 次/min。

（2）P 波形态与窦性者不同。

（3）常出现二度I型或II型房室传导阻滞，呈现 2：1 房室传导者亦属常见，但心动过速不受影响。

（4）P 波之间的等电线仍存在（与心房扑动时等电线消失不同）。

（5）刺激迷走神经不能终止心动过速，仅加重房室传导阻滞。

（6）发作开始时心率逐渐加速。

多源性房性心动过速也称为紊乱性房性心动过速，是严重肺部疾病常见的心律失常。心电图表现为：①通常有 3 种或以上形态各异的 P 波，PR 间期各不相同；②心房率 100~130 次/min；③大多数 P 波能下传心室，但部分 P 波因过早发生而受阻，心室率不规则。多源性房性心动过速最终可发展为心房颤动。

3.治疗

房速的处理主要取决于心室率的快慢及患者的血流动力学情况。如心室率不太快且无严重的血流动力学障碍，不必紧急处理。如心室率达 140 次/min 以上、由洋地黄中毒所致或临床上有严重充血性心力衰竭或休克征象，应进行紧急治疗。

（1）积极寻找病因，针对病因治疗：如洋地黄引起者，需立即停用洋地黄，并纠正可能伴随的电解质紊乱，特别要警惕低钾血症。必要时可选用利多卡因、β受体拮抗剂。

（2）控制心室率：可选用洋地黄、β受体拮抗剂、非二氢吡啶类钙通道阻滞剂以减慢心室率。

（3）转复窦性心律：可加用IA、IC 或III类抗心律失常药；部分患者药物治疗效果不佳时，亦可考虑射频消融治疗。

（三）心房扑动

心房扑动（房扑）是介于房速和心房颤动之间的快速性心律失常。健康者很少见，患者多伴有器质性心脏病。

1.临床表现

患者的症状主要与房扑的心室率相关，心室率不快时，患者可无症状；房扑伴有极快的心室率，可诱发心绞痛与充血性心力衰竭。房扑往往有不稳定的倾向，可恢复窦性心律或进展为心房颤动，但亦可持续数月或数年。房扑患者也可产生心房血栓，进而引起体循环栓塞。体格检查可见快速的颈静脉扑动。当房室传导比例发生变动时，第一心音强度亦随之变化。有时能听到心房音。

2.心电图

心电图特征为：①心房活动呈现规律的锯齿状扑动波称为 F 波，扑动波之间的等电线消失，在II、III、aVF、V_1 导联最为明显。典型房扑的频率常为 250~300 次/min；②心室率规则或不规则，取决于房室传导比例是否恒定。当心房率为 300 次/min，未经药物治疗时，心室率通常为 150 次/min（2∶1 房室传导）；③QRS 波形态正常，当出现室内差异传导、原先有束支传导阻滞或经房室旁路下传时，QRS 波增宽、形态异常。

3.治疗

（1）药物治疗：减慢心室率的药物包括β受体拮抗剂、钙通道阻滞剂（维拉帕米、地尔硫䓬）或洋地黄制剂（地高辛、毛花苷 C）。转复房扑的药物包括IA（如奎尼丁）或IC（如普罗帕酮）类抗心律失常药，如房扑患者合并冠心病、充血性心力衰竭等时，应用IA、IC 类药物容易导致严重室性心律失常。此时，应选用胺碘酮。

（2）非药物治疗：直流电复律是终止房扑最有效的方法。通常应用很低的电能（低于 50J），便可迅速将房扑转复为窦性心律。食道调搏也是转复房扑的有效方法。射频消融可根治房扑，因房扑的药物疗效有限，对于症状明显或引起血流动力学不稳定的房扑，应选用射频消融治疗。

（3）抗凝治疗：持续性心房扑动的患者发生血栓栓塞的风险明显增高，应给予抗凝治疗。具体抗凝策略同心房颤动。

（四）心房颤动

心房颤动（房颤，AF）是一种常见的心律失常，是指规则有序的心房电活动丧失，代之以快速无序的颤动波，是严重的心房电活动紊乱。心房无序的颤动即失去了有效的收缩与舒张，心房泵血功能恶化或丧失，加之房室结对快速心房激动的递减传导，引起心室极不规则的反应。因此，心室律（率）紊乱、心功能受损和心房附壁血栓形成是房颤患者的主要病理生理特点。

1.临床表现

房颤症状的轻重受心室率快慢的影响。心室率超过 150 次/min，患者可发生心绞痛与充血性心力衰竭。心室率不快时，患者可无症状。房颤时心房有效收缩消失，心排血量比窦性心律时减少达 25%或更多。

房颤并发体循环栓塞的危险性甚大。栓子来自左心房，多在左心耳部，因血流淤滞、心房失去收缩力所致。

心脏听诊第一心音强度变化不定，心律极不规则。当心室率快时可发生脉搏短绌，原因是许多心室搏动过弱以致未能开启主动脉瓣，或因动脉血压波太小，未能传导至外周动脉。颈静脉搏动 a 波消失。

一旦房颤患者的心室律变得规则，应考虑以下的可能性：①恢复窦性心律；②转变为房性心动过速；③转变为房扑（固定的房室传导比率）；④发生房室交界区性心动过速或室性心动过速。如心室律变为慢而规则（30~60 次/min），提示可能出现完全性房室传导阻滞。心电图检查有助于确立诊断。房颤患者并发房室交界区性与室性心动过速或完全性房室传导阻滞，最常见原因为洋地黄中毒。

2.心电图

心电图表现包括：①P 波消失，代之以小而不规则的基线波动，形态与振幅均变化不定，称为 f 波；频率约 350~600 次/min；②心室率极不规则，房颤未接受药物治疗、房室传导正常者，心室率通常在 100~160 次/min 之间，药物（儿茶酚胺类等）、运动、发热、甲状腺功能亢进等均可缩短房室结不应期，使心室率加速；相反，洋地黄延长房室结不应期，减慢心室率；③QRS 波形态通常正常，当心室率过快，发生室内差异性传导，QRS 波增宽变形。

3.治疗

应积极寻找房颤的原发疾病和诱发因素，作出相应处理。

（1）抗凝治疗：房颤患者的栓塞发生率较高。对于合并瓣膜病患者，需应用华法林抗凝。对于非瓣膜病患者，需使用 $CHADS_2$ 评分法对患者进行危险分层。$CHADS_2$ 评分法是根据患者是否有近期心力衰竭（1 分）、高血压（1 分）、年龄≥75 岁（1 分）、糖尿病（1 分）和血栓栓塞病史（2 分）确定房颤患者的危险分层，$CHADS_2$ 评分≥2 的患者发生血栓栓塞危险性较高，应该接受华法林抗凝治疗。口服华法林，使凝血酶原时间国际标准化比值（INR）维持在 2.0~3.0，能安全而有效预防脑卒中发生。$CHADS_2$ 评分＝1 的患者可考虑华法林或阿司匹林（100~300mg/d）治疗。$CHADS_2$ 评分＝0 的患者可不需抗凝治疗。房颤持续不超过 24h，复律前无须作抗凝治疗。否则应在复律前接受 3 周华法林治疗，待心律转复后继续治疗 3~4 周。或行食道超声心动图除外心房血栓后再行复律，复律后华法林抗凝 4 周。紧急复律治疗可选用静注肝素或皮下注射低分子肝素抗凝。

（2）转复并维持窦性心律：将房颤转复为窦性心律的方法包括药物转复、电转复及导管消融治疗。IA（奎尼丁、普鲁卡因胺）、IC（普罗帕酮）或Ⅲ类（胺碘酮）抗心律失常药物均可能转复房颤，成功率 60%左右。奎尼丁可诱发致命性室性心律失常，增加死亡率，目前已很少应用。IC 类药亦可窒息性心律失常，严重器质性心脏病患者不宜使用。胺碘酮致心律失常发生率最低，是目前常用的维持窦性心律药物，特别适用于合并器质性心脏病的患者。药物复律无效时，可改用电复律。如患者发作开始时已呈现急性心力衰竭或血压下降明显，宜紧急施行电复律。复律治疗成功与否与房颤持续时间的长短、左心房大小和年龄有关。近年来有关房颤消融的方法，标测定位技术及相关器械的性能均有了较大的进展。房颤消融的适应证有扩大趋势，但成功率仍不理想，复发率也偏高。导管消融仍被列为房颤的二线治疗，不推荐作为首选治疗方法。此外，外科迷宫手术也可用于维持窦性心律，且具有较高的成功率。

（3）控制心室率：控制心室率的药物包括β受体拮抗剂、钙通道阻滞剂或地高辛，但应注意这些药物的禁忌证。对于无器质性心脏病患者来说，目标是控制心室率<110 次/min。对于合并器质性心脏病的房颤患者，则需根据患者的具体情况决定目标心率。对于房颤伴快速心室率、药物治疗无效者，可施行房室结阻断消融术，并同时安置心室按需或双腔起搏器。对于心室率较慢的房颤患者，最长 RR 间歇>5s 或症状显著者，可考虑植入起搏器治疗。

四、房室交界区性心律失常

（一）房室交界区性期前收缩

房室交界区性期前收缩（交界性期前收缩），冲动起源于房室交界区，可前向和逆向传导，分别产生提前发生的 QRS 波与逆行 P 波。逆行 P 波可位于 QRS 波之前（PR 间期 12s）、之中或之后（PR 间期 20s）。QRS 波形态正常，当发生室内差异性传导，QRS 波形态可有变化。房室交界区性期前收缩通常无须治疗。

（二）房室交界区逸搏与心律

房室交界区组织在正常情况下不表现出自律性，称为潜在起搏点。下列情况时，潜在起搏点可成为主导起搏点：由于窦房结发放冲动频率减慢，低于上述潜在起搏点的固有频率；由于传导障碍，窦房结冲动不能抵达潜在起搏点部位，潜在起搏点除极产生逸搏。房室交界区性逸搏的频率通常为 40~60 次/min。心电图表现为在长于正常 PP 间期的间歇后出现一个正常的 QRS 波，P 波缺失，或逆行 P 波位于 QRS 波之前或之后，此外，亦可见到未下传至心室的窦性 P 波。

房室交界区性心律指房室交界区性逸搏连续发生形成的节律。心电图显示正常下传的 QRS 波，频率为 40~60 次/min。可有逆行 P 波或存在独立的缓慢的心房活动，从而形成房室分离。此时，心室率超过心房率。房室交界区性逸搏或心律的出现，与迷走神经张力增高、显著的窦性心动过缓或房室传导阻滞有关，并作为防止心室停搏的生理保护机制。

查体时颈静脉搏动可出现大的 a 波，第一心音强度变化不定。一般无须治疗。必要时可起搏治疗。

（三）非阵发性房室交界区性心动过速

非阵发性房室交界区性心动过速的发生机制与房室交界区组织自律性增高或触发活动有关。最常见的病因为洋地黄中毒，其他为下壁心肌梗死、心肌炎、急性风湿热或心瓣膜手术后，亦偶见于正常人。

心动过速发作起始与终止时心率逐渐变化，有别于阵发性心动过速，故称为"非阵发性"。心率 70~150 次/min 或更快，心律通常规则。QRS 波正常。自主神经系统张力变化可影响心率快慢。如心房活动由窦房结或异位心房起搏点控制，可发生房室分离。洋地黄过量引起者，经常合并房室交界区文氏型传导阻滞，使心室律变得不规则。

治疗主要针对基本病因。本型心律失常通常能自行消失，如患者耐受性良好，仅需密切观察和治疗原发疾病。已用洋地黄者应立即停药，亦不应施行电复律。洋地黄中毒引起者，可给予钾盐、利多卡因或β受体拮抗剂治疗。其他患者可选用IA、IC与III类（胺碘酮）药物。

（四）与房室交界区相关的折返性心动过速

阵发性室上性心动过速（室上速，PSVT）大多数心电图表现为 QRS 波形态正常、

RR 间期规则的快速心律。大部分室上速由折返机制引起，折返可发生在窦房结、房室结与心房，分别称为窦房折返性心动过速、房室结内折返性心动过速与心房折返性心动过速。房室结内折返性心动过速（AVNRT）是最常见的阵发性室上性心动过速类型。

1.临床表现

心动过速发作突然起始与终止，持续时间长短不一。症状包括心悸、胸闷、焦虑不安、头晕，少见有晕厥、心绞痛、心力衰竭与休克者。症状轻重取决于发作时心室率快速的程度以及持续时间，亦与原发病的严重程度有关。若发作时心室率过快，使心排血量与脑血流量锐减或心动过速猝然终止，窦房结未能及时恢复自律性导致心搏停顿，均可发生晕厥。体检心尖区第一心音强度恒定，心律绝对规则。

2.心电图

心电图表现为：①心率 150~250 次/min，节律规则；②QRS 波形态与时限均正常，但发生室内差异性传导或原有束支传导阻滞时，QRS 波形态异常；③P 波为逆行性（II、III、aVF 导联倒置），常埋藏于 QRS 波内或位于其终末部分，P 波与 QRS 波保持固定关系；④起始突然，通常由一个房性期前收缩触发，其下传的 PR 间期显著延长，随之引起心动过速发作。

3.心电生理检查

在大多数患者能证实存在房室结双径路。房室结双径路是指：①β（快）径路传导速度快而不应期长；②α（慢）径路传导速度缓慢而不应期短。正常时窦性冲动沿快径路下传，PR 间期正常。最常见的房室结内折返性心动过速类型是通过慢径路下传，快径路逆传。其发生机制如下：当房性期前收缩发生于适当时间，下传时受阻于快径路（因不应期较长），遂经慢径路前向传导至心室，由于传导缓慢，使原先处于不应期的快径路获得足够时间恢复兴奋性，冲动经快径路返回心房，产生单次心房回波，若反复折返，便可形成心动过速。由于整个折返回路局限在房室结内，故称为房室结内折返性心动过速。

其他心电生理特征包括：①心房期前刺激能诱发与终止心动过速；②心动过速开始几乎一定伴随着房室结传导延缓（PR 或 AH 间期延长）；③心房与心室不参与形成折返回路；④逆行激动顺序正常，即位于希氏束邻近的电极部位最早记录到经快径路逆传的心房电活动。

4.治疗

（1）急性发作期：应根据患者基础的心脏状况，既往发作的情况以及对心动过速的耐受程度作出适当处理。如患者心功能与血压正常，可先尝试刺激迷走神经的方法。颈动脉窦按摩（患者取仰卧位，先行右侧，5~10s/次，切莫双侧同时按摩）、Valsalva 动作（深吸气后屏气、再用力作呼气动作）、诱导恶心、将面部浸没于冰水内等方法可使心动过速终止，但停止刺激后，有时又恢复原来心率。初次尝试失败，在应用药物后再次施行仍可望成功。

1）腺苷与钙通道阻滞剂：首选治疗药物为腺苷，起效迅速，副作用为胸部压迫感、呼吸困难、面部潮红、窦性心动过缓、房室传导阻滞等。由于其半衰期短于 6s，副作用即使发生亦很快消失。如腺苷无效可改静注维拉帕米或地尔硫草。上述药物疗效达 90% 以上。如患者合并心力衰竭、低血压或为宽 QRS 波心动过速，尚未明确室上性心动过速的诊断时，不应选用钙通道阻滞剂，宜选用腺苷静注。

2）洋地黄与β受体拮抗剂：静脉注射洋地黄可终止发作。目前洋地黄已较少应用，但对伴有心功能不全患者仍作首选。β受体拮抗剂也能有效终止心动过速，但应避免用于失代偿的心力衰竭、支气管哮喘患者，并以选用短效β受体拮抗剂如艾司洛尔较为合适。

3）普罗帕酮：1~2mg/kg 静脉注射。

4）其他药物：合并低血压者可应用升压药物（如去氧肾上腺素、甲氧明或间羟胺），通过反射性兴奋迷走神经终止心动过速。但老年患者、高血压、急性心肌梗死患者等禁忌。

5）食管心房调搏术：常能有效中止发作。

6）直流电复律：当患者出现严重心绞痛、低血压、充血性心力衰竭表现，应立即电复律。急性发作以上治疗无效亦应施行电复律。但应注意，已应用洋地黄者不应接受电复律治疗。

（2）预防复发：是否需要给予患者长期药物预防，取决于发作频繁程度以及发作的严重性。药物的选择可依据临床经验或心内电生理试验结果。洋地黄、长效钙通道阻滞剂或β受体拮抗剂可供首先选用。导管消融技术已十分成熟，安全、有效且能根治心动过速，应优先考虑应用。

五、预激综合征

预激综合征（WPW 综合征）是指心电图呈预激表现，临床上有心动过速发作。心电图的预激是指心房冲动提前激动心室的一部分或全体。

1.临床表现

预激综合征本身不引起症状。频率过于快速的心动过速（特别是持续发作心房颤动），可恶化为心室颤动或导致充血性心力衰竭、低血压。

2.心电图

房室旁路典型预激表现为：①窦性心搏的 PR 间期短于 0.12s；②某些导联之 QRS 波超过 0.12s，QRS 波起始部分粗钝（称 delta 波），终末部分正常；③ST-T 波呈继发性改变，与 QRS 波主波方向相反。根据心前区导联 QRS 波的形态，以往将预激综合征分成两型，A 型胸前导联 QRS 主波均向上，预激发生在左室或右室后底部；B 型在 V_1 导联 QRS 波主波向下，V_5、V_6 导联向上，预激发生在右室前侧壁。

预激综合征发作房室折返性心动过速，最常见的类型是通过房室结前向传导，经旁路作逆向传导，称正向房室折返性心动过速，此时 QRS 波形态与时限正常，但可伴有室内差异传导，而出现宽 QRS 波。约 5%的患者折返路径恰巧相反：经旁路前向传导、房室结逆向传导，产生逆向房室折返性心动过速，发生心动过速时 QRS 波增宽、畸形，此型极易与室性心动过速混淆，应注意鉴别。预激综合征患者亦可发生房颤与房扑，若冲动沿旁路下传，由于其不应期短，会产生极快的心室率，甚至演变为心室颤动。

3.治疗

对于无心动过速发作或偶有发作但症状轻微的预激综合征患者的治疗目前仍存在争议。通过危险分层决定是否接受导管消融治疗可能是合适的。危险分层的手段主要包括无创心电学检查，药物激发，运动试验以及有创的经食管或经心腔内电生理检查。

如心动过速发作频繁伴有明显症状，应给予治疗。治疗方法包括药物和导管消融术。

预激综合征患者发作正向房室折返性心动过速，可参照房室结内折返性心动过速处理。如迷走神经刺激无效，首选药物为腺苷或维拉帕米静脉注射，也可选普罗帕酮。洋地黄缩短旁路不应期使心室率加快，因此不应单独用于曾经发作心房颤动或扑动的患者。

预激综合征患者发作心房扑动与颤动时伴有晕厥或低血压，应立即电复律。治疗药物宜选择延长房室旁路不应期的药物，如普鲁卡因胺或普罗帕酮。应当注意，静脉注射利多卡因与维拉帕米会加速预激综合征合并心房颤动患者的心室率。如房颤的心室率已很快，静脉注射维拉帕米甚至会诱发心室颤动。

经导管消融旁路作为根治预激综合征室上性心动过速发作应列为首选，其适应证是：①心动过速发作频繁者；②心房颤动或扑动经旁路快速前向传导，心室率极快，旁路的前向传导不应期短于 250ms 者；③药物治疗未能显著减慢心动过速时的心室率者。当尚无条件行消融治疗者，为了有效预防心动过速的复发，可选用β受体拮抗剂或维拉帕米。普罗帕酮或胺碘酮也可预防心动过速复发。

六、室性心律失常

（一）室性期前收缩

室性期前收缩是一种最常见的心律失常。是指希氏束分叉以下部位过早发生的，提前使心肌除极的心搏。

1.临床表现

室性期前收缩常无与之直接相关的症状；每一患者是否有症状或症状的轻重程度与期前收缩的频发程度不直接相关。患者可感到心悸，类似电梯快速升降的失重感或代偿间歇后有力的心脏搏动。

听诊时，室性期前收缩后出现较长的停歇，室性期前收缩之第二心音强度减弱，仅能听到第一心音。桡动脉搏动减弱或消失。颈静脉可见正常或巨大的 a 波。

2.心电图检查

（1）提前发生的 QRS 波，时限通常超过 0.12s、宽大畸形，ST 段与 T 波的方向与 QRS 主波方向相反。

（2）室性期前收缩与其前面的窦性搏动之间期（称为配对间期）恒定。

（3）室性期前收缩很少能逆传心房，提前激动窦房结，故窦房结冲动发放节律未受干扰，室性期前收缩后出现完全性代偿间歇，即包含室性期前收缩在内前后两个下传的窦性搏动之间期，等于两个窦性 RR 间期之和。如果室性期前收缩恰巧插入两个窦性搏动之间，不产生室性期前收缩后停顿，称为间位性室性期前收缩。

（4）室性期前收缩的类型：室性期前收缩可孤立或规律出现。二联律是指每个窦性搏动后跟随一个室性期前收缩；三联律是每两个正常搏动后出现一个室性期前收缩；如此类推。连续发生两个室性期前收缩称成对室性期前收缩。连续三个或以上室性期前收缩称室性心动过速。同一导联内，室性期前收缩形态相同者，为单形性室性期前收缩；形态不同者称多形或多源性室性期前收缩。

（5）室性并行心律：心室的异位起搏点规律地自行发放冲动，并能防止窦房结冲动入侵。其心电图表现为：①异位室性搏动与窦性搏动的配对间期不恒定；②长的两个异位搏动之间距是最短的两个异位搏动间期的整倍数；③当主导心律（如窦性心律）地冲动下传与心室异位起搏点地冲动几乎同时抵达心室，可产生室性融合波，其形态介于以上两种 QRS 波形态之间。

3.治疗

首先应对患者室性期前收缩的类型、症状及其原有心脏病变做全面的了解；然后，根据不同的临床状况决定是否给予治疗，采取何种方法治疗以及确定治疗的终点。

（1）无器质性心脏病：室性期前收缩不会增加此类患者发生心脏性死亡的危险性，如无明显症状，不必使用药物治疗。如患者症状明显，治疗以消除症状为目的。应特别注意对患者做好耐心解释，说明这种情况的良性预后，减轻患者焦虑与不安。避免诱发因素如吸烟、咖啡、应激等。药物宜选用β受体拮抗剂、美西律、普罗帕酮、莫雷西嗪等。

二尖瓣脱垂患者发生室性期前收缩，仍遵循上述原则，可首先给予β受体拮抗剂。

（2）急性心肌缺血：在急性心肌梗死发病开始的 24h 内，患者有很高的原发性心室颤动的发生率。近年来成功开展溶栓或直接经皮介入干预，早期开通梗死相关血管的实现，使原发性心室颤动发生率大大下降。目前不主张预防性应用抗心律失常药物。若急性心肌梗死发生窦性心动过速与室性期前收缩，早期应用β受体拮抗剂可能减少心室颤动的危险。

急性肺水肿或严重心力衰竭并发室性期前收缩，治疗应针对改善血流动力学障碍，同时注意有无洋地黄中毒或电解质紊乱（低钾、低镁）。

（3）慢性心脏病变：心肌梗死后或心肌病患者常伴有室性期前收缩。应当避免应用 IA 类药物治疗心肌梗死后室性期前收缩。β受体拮抗剂对室性期前收缩的疗效不显著，但能降低心肌梗死后猝死发生率、再梗死率和总病死率。

（二）室性心动过速

室性心动过速（室速）是起源于希氏束分支以下的特殊传导系统或者心室肌的连续 3 个或 3 个以上的异位心搏。及时正确的判断和治疗室速具有非常重要的临床意义。

1.病因

（1）临床表现：室速的临床症状轻重视发作时心室率、持续时间、基础心脏病变和心功能状况不同而异。非持续性室速（发作时间短于 30s，能自行终止）的患者通常无症状。持续性室速（发作时间超过 30s，需药物或电复律始能终止）常伴有明显血流动力学障碍与心肌缺血。临床症状包括低血压、少尿、晕厥、气促、心绞痛等。

听诊心律轻度不规则，第一、二心音分裂，收缩期血压可随心搏变化。如发生完全性室房分离，第一心音强度经常变化，颈静脉间歇出现巨大 a 波。当心室搏动逆传并持续夺获心房，心房与心室几乎同时发生收缩，颈静脉呈现规律而巨大的 a 波。

（2）心电图

1）3 个或以上的室性期前收缩连续出现。

2）QRS 波形态畸形，时限超过 0.12s，ST-T 波方向与 QRS 波主波方向相反。

3）心室率通常为 100~250 次/min，心律规则，但亦可略不规则。

4）心房独立活动与 QRS 波无固定关系，形成室房分离，偶尔个别或所有心室激动逆传夺获心房。

5）通常发作突然开始。

6）心室夺获与室性融合波：室速发作时少数室上性冲动可下传心室，产生心室夺获，表现为在 P 波之后，提前发生一次正常的 QRS 波。室性融合波的 QRS 波形态介于窦性与异位心室搏动之间，其意义为部分夺获心室。心室夺获与室性融合波的存在对确立室速诊断提供重要依据。按室速发作时 QRS 波的形态，可将室速区分为单形性室速和多形性室速。QRS 波方向呈交替变换者称双向性室速。

（3）心电生理检查：心电生理检查对确立室速的诊断有重要价值。若能在心动过速发作时记录到希氏束波（H），通过分析希氏束波开始至心室波（V）开始的间期（HV 间期），有助于室上速与室速的鉴别。室上速的 HV 间期应大于或等于窦性心律时的 HV 间期，室速的 HV 间期小于窦性 HV 间期或为负值（因心室冲动通过希氏束-浦肯野系统逆传）。由于导管位置不当或希氏束波被心室波掩盖，则无法测定 HV 间期。心动过速发作期间，施行心房超速起搏，如果随着刺激频率的增加，QRS 波的频率相应增加，且形态变为正常，说明原有的心动过速为室速。

应用程序电刺激技术，大约 95% 的持续性单形性室速患者在发作间歇期能诱发出与临床相同的室速。程序电刺激或快速起搏可终止 75% 的持续性单形性室速发作，其余 25% 的室速发作则需直流电转复。由于电刺激技术能复制与终止持续性单形性室速，可用作射频消融治疗时标测和评价效果。

（4）治疗：首先应决定哪些患者应给予治疗。目前除了β受体拮抗剂、胺碘酮以外，尚未能证实其他抗心律失常药物能降低心脏性猝死的发生率。况且，抗心律失常药物本身亦会导致或加重原有的心律失常。目前对于室速的治疗，一般遵循的原则是：有器质性心脏病或有明确诱因应首先给以针对性治疗；无器质性心脏病患者发生非持续性短暂室速，如无症状或血流动力学影响，处理的原则与室性期前收缩相同；持续性室速发作，无论有无器质性心脏病，应给予治疗。

1）终止室速发作：室速患者如无显著的血流动力学障碍，首先给予静脉注射利多卡因或普鲁卡因胺，同时静脉持续滴注。静脉注射普罗帕酮亦十分有效，但不宜用于心肌梗死或心力衰竭的患者，其他药物治疗无效时，可选用胺碘酮静脉注射或改用直流电复律。如患者已发生低血压、休克、心绞痛、充血性心力衰竭或脑血流灌注不足等症状，应迅速施行电复律。洋地黄中毒引起的室速，不宜用电复律，应给予药物治疗。持续性室速患者，如病情稳定，可经静脉插入电极导管至右室，应用超速起搏终止心动过速，但应注意有时会使心率加快，室速恶化转变为心室扑动或颤动。

2）预防复发：应努力寻找和治疗诱发及使室速持续的可逆性病变，如缺血、低血压及低血钾等。治疗充血性心力衰竭有助于减少室速发作。窦性心动过缓或房室传导阻滞时，心室率过于缓慢，亦有利于室性心律失常的发生，可给予阿托品治疗或应用人工心脏起搏。

β受体拮抗剂能降低心肌梗死后猝死发生率，其作用可能主要通过降低交感神经活性与改善心肌缺血实现。荟萃分析结果表明，胺碘酮显著减少心肌梗死后或充血性心力衰竭患者的心律失常或猝死的发生率。药物长期治疗应密切注意各种毒副反应。维拉帕米对大多数室速的预防无效，但可应用于"维拉帕米敏感性室速"患者，此类患者通常无器质性心脏病基础，QRS 波呈右束支传导阻滞伴有电轴左偏。单一药物治疗无效时，可联合应用作用机制不同的药物，各自使用量均可减少。不应使用单一药物大剂量治疗，以免增加药物的不良反应。

抗心律失常药物亦可与埋藏式心室起搏装置合用，治疗复发性室速。植入型心律转复除颤器、外科手术亦已成功应用于选择性病例。对于无器质性心脏病的特发性、单源性室速，导管射频消融根除发作疗效甚佳。

2.心室扑动与心室颤动

心室扑动与心室颤动常见于缺血性心脏病，抗心律失常药物，特别是引起 QT 间期延长与尖端扭转的药物，严重缺氧、缺血、预激综合征合并房颤与极快的心室率、电击伤等亦可引起。心室扑动与颤动为致命性心律失常。

心室扑动呈正弦图形，波幅大而规则，频率 150~300 次/min（通常在 200 次/min 以上），有时难与室速鉴别。心室颤动的波形、振幅与频率均极不规则，无法辨认 QRS 波、ST 段与 T 波。急性心肌梗死的原发性心室颤动，可由于舒张早期的室性期前收缩落在 T 波上触发室速，然后演变为心室颤动。

临床症状包括意识丧失、抽搐、呼吸停顿甚至死亡、听诊心音消失、脉搏触不到、血压亦无法测到。

伴随急性心肌梗死发生而不伴有泵衰竭或心源性休克的原发性心室颤动，预后较佳，抢救存活率较高，复发率很低。相反，非伴随急性心肌梗死的心室颤动，一年内复发率高达 20%~30%。心室扑动与颤动的治疗见心脏骤停与心脏性猝死。

七、心脏传导阻滞

冲动在心脏传导系统的任何部位的传导均可发生减慢或阻滞。按照传导阻滞的严重程度，通常可将其分为三度。一度传导阻滞的传导时间延长，全部冲动仍能传导。二度传导阻滞分为两型：莫氏I型和II型。I型阻滞表现为传导时间进行性延长，直至一次冲动不能传导；II型阻滞表现为间歇出现的传导阻滞。三度又称完全性传导阻滞，此时全部冲动不能被传导。

（一）房室传导阻滞

房室传导阻滞（房室阻滞）是指房室交界区脱离了生理不应期后，心房冲动传导延迟或不能传导至心室。房室阻滞可以发生在房室结、希氏束以及束支等不同的部位。

1.临床表现

一度房室阻滞患者通常无症状。二度房室阻滞可引起心搏脱漏，可有心悸症状，也可无症状。三度房室阻滞的症状取决于心室率的快慢与伴随病变，症状包括疲倦、乏力、头晕、晕厥、心绞痛、心力衰竭。如合并室性心律失常，患者可感到心悸不适。当一、二度房室阻滞突然进展为完全性房室阻滞，因心室率过慢导致脑缺血，患者可出现暂时性意识丧失，甚至抽搐，称为 Adams-Strokes 综合征，严重者可致猝死。

一度房室阻滞听诊时，因 PR 间期延长，第一心音强度减弱。二度I型房室阻滞的第一心音强度逐渐减弱并有心搏脱漏。二度II型房室阻滞亦有间歇性心搏脱漏，但第一心音强度恒定。三度房室阻滞的第一心音强度经常变化，第二心音可呈正常或反常分裂，间或听到响亮亢进的第一心音。凡遇心房与心室收缩同时发生，颈静脉出现巨大的 a 波（大炮波）。

2.心电图

（1）一度房室阻滞：每个心房冲动都能传导至心室，但 PR 间期超过 0.20s。房室传导束的任何部位发生传导缓慢，均可导致 PR 间期延长。如 QRS 波形态与时限均正常，房室传导延长部位几乎都在房室结，极少数在希氏束本身；QRS 波呈现束支传导阻滞图形者，传导延缓可能位于房室结和希氏束-浦肯野系统。希氏束电图记录可协助确定部位。如传导延缓发生在房室结，AH 间期延长；位于希氏束-浦肯野系统，HV 间期延长。传导延缓亦可能同时在两处发生。偶尔房内传导延缓亦可发生间期延长。

（2）二度房室阻滞：通常将二度房室阻滞分为I型和II型。I型又称文氏阻滞。

1）二度I型房室传导阻滞：这是最常见的二度房室阻滞类型，表现为：①PR 间期进行性延长直至一个 P 波受阻不能下传心室；②相邻 RR 间期进行性缩短，直至一个 P 波不能下传心室；③包含受阻 P 波在内的 RR 间期小于正常窦性 PP 间期的两倍。最常见的房室传导比例为 3∶2 和 5∶4。在大多数情况下，阻滞位于房室结，QRS 波正常，极少数可位于希氏束下部，QRS 波呈束支传导阻滞图形。二度I型房室阻滞很少发展为三度房室阻滞。

2）二度II型房室传导阻滞：心房冲动传导突然阻滞，但 PR 间期恒定不变。下传搏动的 PR 间期大多正常。当 QRS 波增宽，形态异常时，阻滞位于希氏束-浦肯野系统；若 QRS 波正常，阻滞可能位于房室结内。

2∶1 房室阻滞可能属I型或II型房室阻滞。QRS 波正常者，可能为I型；若同时记录到 3∶2 阻滞，第二个心动周期之 PR 间期延长者，便可确诊为I型阻滞。当 QRS 波呈束支传导阻滞图形，需作心电生理检查，始能确定阻滞部位。

（3）三度（完全性）房室阻滞：三度（完全性）房室阻滞的全部心房冲动均不能传导至心室。其特征为：①心房与心室活动各自独立、互不相关；②心房率快于心室率，心房冲动来自窦房结或异位心房节律（房性心动过速、扑动或颤动）；③心室起搏点通常在阻滞部位稍下方。如位于希氏束及其近邻，心室率约 40~60 次/min，QRS 波正常，心律亦较稳定；如位于室内传导系统的远端，心室率可低至 40 次/min 以下，QRS 波增宽，心室律亦常不稳定。心电生理检查如能记录到希氏束波，有助于确定阻滞部位。如阻滞发生在房室结，心房波后无希氏束波，但每一个心室波前均有一个希氏束波。如阻滞位于希氏束远端，每一个心房波后均有希氏束波，心室波前则无希氏束波。

3.治疗

应针对不同的病因进行治疗。一度房室阻滞与二度I型房室阻滞心室率不太慢者，无须特殊治疗。二度II型与三度房室阻滞如心室率显著缓慢，伴有明显症状或血流动力学障碍，甚至 Adams-Stroke 综合征发作者，应给予起搏治疗。

阿托品（0.5~2.0mg，静脉注射）可提高房室阻滞的心率，适用于阻滞位于房室结的患者。异丙肾上腺素（0~4μg/min 静脉滴注）适用于任何部位的房室传导阻滞，但应用于急性心肌梗死时应十分慎重，因可能导致严重室性心律失常。以上药物使用超过数天，往往效果不佳且易发生严重的不良反应，仅适用于无心脏起搏条件的应急情况。因此，对于症状明显、心室率缓慢者，应及早给予临时性或永久性心脏起搏治疗。

（二）室内传导阻滞

室内传导阻滞（室内阻滞）是指希氏束分叉以下部位的传导阻滞。室内传导系统由三个部分组成：右束支、左前分支和左后分支，室内传导系统的病变可波及单支、双支或三支。

1.临床表现

右束支阻滞较为常见，常发生于风湿性心脏病、高血压性心脏病、冠心病、心肌病与先天性心血管病，亦可见于大面积肺梗死、急性心肌梗死后。此外，正常人亦可发生右束支阻滞。左束支阻滞常发生于充血性心力衰竭、急性心肌梗死、急性感染、奎尼丁与普鲁卡因胺中毒、高血压性心脏病、风湿性心脏病、冠心病与梅毒性心脏病。左前分支阻滞较为常见，左后分支阻滞则较为少见。

单支、双支阻滞通常无临床症状。间可听到第一、二心音分裂。完全性三分支阻滞的临床表现与完全性房室阻滞相同。由于替代起搏点在分支以下，起搏频率更慢且不稳定，预后差。

2.心电图检查

（1）右束支阻滞（RBBB）：QRS 时限≥0.12s。V_1~V_2 导联呈 rsR'，R' 波粗钝；V_5、V_6 导联呈 qRS，S 波宽阔。T 波与 QRS 主波方向相反。不完全性右束支阻滞的图形与上述相似，但 QRS 时限<0.12s。

（2）左束支阻滞（LBBB）：时限≥0.12s。V_5、V_6 导联 R 波宽大，顶部有切迹或粗钝，其前方无 q 波。V_1、V_2 导联呈宽阔的 QS 波或 rS 波形。V_5~V_6 导联 T 波与 QRS 主波方向相反。不完全性左束支阻滞图形与上述相似，但 QRS 时限<0.12s。

（3）左前分支阻滞：额面平均 QRS 电轴左偏达 - 45°~ - 90°。I、aVL 导联呈 qR 波，II、III、aVF 导联呈 rS 图形，QRS 时限<0.12s。

（4）左后分支阻滞：额面平均 QRS 电轴右偏达＋90°~120°（或＋80°~140°）。I导联呈 rS 波，II、III、aVF 导联呈 qR 波，且 R_{III}>R_{II}，QRS 时限<0.12s。确立诊断前应首先排除常见的引起电轴右偏的病变，如右心室肥厚、肺气肿、侧壁心肌梗死与正常变异等。

（5）双分支阻滞与三分支阻滞：前者是指室内传导系统三分支中的任何两分支同时发生阻滞。后者是指三分支同时发生阻滞。如三分支均阻滞，则表现为完全性房室阻滞。由于阻滞分支的数量、程度、是否间歇发生等不同情况组合，可出现不同的心电图表现。最常见为右束支合并左前分支阻滞。右束支合并左后分支阻滞较罕见。当右束支阻滞与左束支阻滞两者交替出现时，双侧束支阻滞的诊断便可成立。

3.治疗

慢性单侧束支阻滞的患者如无症状，无须接受治疗。双分支与不完全性三分支阻滞有可能进展为完全性房室传导阻滞，但是否一定发生以及何时发生均难以预料，不必常规预防性起搏器治疗。急性前壁心肌梗死发生双分支、三分支阻滞，或慢性双分支、三分支阻滞，伴有晕厥或阿斯综合征发作者，则应及早考虑心脏起搏器治疗。

（王秋林）

第五章　消化系统疾病

第一节　胃食管返流病

胃食管反流病（GERD）是一种由于胃及十二指肠的内容物反流到食管，导致一系列症状和并发症的疾病。可分为三种类型：反流性食管炎（RE）非糜烂性反流病（NERD）、Barrett食管（BE）。也可以导致咽喉、气道或者食管附近组织受到损伤，引起食管外症状。胃食管反流病的发病具有显著的地理差异性。欧美国家的患病率较高，亚洲地区的发病率亦日渐升高。

一、病因

1.食管抗反流机制减弱

抗反流机制主要由以下几方面构成：抗反流屏障、食管对反流物的廓清及黏膜屏障功能。

（1）抗反流屏障作用：食管和胃交接处存在结构缺陷或者功能异常时，可以导致胃或者十二指肠内容物反流至食管内，其中最重要的是食管下段括约肌（LES）的功能状态。

食管下段括约肌指的是食管末端长约3至4厘米的环形肌肉束。正常情况下是一种高压力状态，以防止胃内容物向上反流。当食管下段括约肌的结构发生改变时，比如贲门失弛缓症手术后，LES静息压可下降，进而并发反流性食管炎。LES的功能受神经体液调节，一些胃肠激素也可以影响其舒缩，某些食物（如脂肪、巧克力）、药物（如激素、钙离子拮抗剂、多巴胺、地西泮）以及精神压力等均可导致LES功能异常。一些会引起腹内压或者胃内压升高的行为或者状态，比如负重劳动、弯腰、腹水、呕吐、妊娠、胃扩张、胃潴留等，也可以降低LES压力水平，引起胃食管反流的发生。

据近年研究发现，一过性LES松弛（TLESR）也是一个重要影响因素。正常情况下，有吞咽动作时LES松弛，食物由食道进入胃里。而TLESR时则是LES在无吞咽动作时出现自发性松弛，且松弛的时间要明显延长。生理性胃食管反流多与此相关，它也是LES静息压正常的胃食管反流病的主要病因。

（2）食管廓清作用：正常食管对反流物的廓清能力分为食管清除和唾液中和两部分。出现胃食管反流时，多数反流物经过一到两次的食管蠕动性收缩被排入到胃腔，又称容量清除，这为食管廓清的主要方式，剩下少量的反流物由唾液中和。当食管蠕动异常或者唾液分泌不足时会导致食管廓清能力下降。食管裂孔疝时，一部分胃通过膈食管裂孔进入胸腔内，也会导致胃内容物反流入食管。

（3）食管黏膜屏障：食管黏膜屏障由三部分组成，分别为由食管上皮表面黏液层、不移动水层和表面HCO_3^-等构成的前上皮屏障；角质层细胞及其细胞内、细胞间的缓冲系统、离子转运系统构成的上皮屏障；以及黏膜下的血供及修复机制构成的后上皮屏障，当有反流物进入食管时，上述机制共同作用对抗反流物的攻击，当有某些因素比如长期吸烟、饮酒、抑郁等存在时会使这种屏蔽功能下降，从而导致食管黏膜抵御能力下降。

2.反流物对食管黏膜的攻击作用

胃酸、胃蛋白酶是食管黏膜的主要损害因素，胆汁、胰液、十二指肠液也可参与其中。当食管抗反流能力减弱时，反流物持续刺激食管黏膜，其损伤程度取决于以下两点：反流物的质和量；反流物与黏膜接触的时间、部位。

二、临床表现

GERD 的临床表现可分为典型症状、非典型症状和胃肠外症状。70%的 GERD 患者有典型症状，如胃灼热感和返流。非典型症状有胸痛、上腹部痛、恶心等，少数有胃肠外症状如咽喉炎、哮喘、咳嗽等。

1.胸骨后烧灼感或疼痛

胸骨后烧灼感或疼痛感多发生在进食后 1h 左右，食管病变的轻重与疼痛的程度不平行。当食管病变严重尤其伴瘢痕形成时可无症状或者较为轻微。半卧位、前屈位或剧烈运动时可以诱发，过热过酸食物可加重病情，一般症状经口服制酸剂后可消失。但胃酸缺乏者的烧灼感主要是胆汁反流引起，制酸剂止痛效果差。

2.食管反流

多在胸骨后烧灼感或疼痛感出现前发生。当身体前屈、进餐后或者卧床休息时，自觉有酸性液体或食物经由胃和食管反流到咽部或口腔的一种不适感。

3.咽下困难

发病早期食管炎诱发食管痉挛，表现为间歇性咽下困难。后期食管瘢痕形成时，管腔狭窄，虽然烧灼感或疼痛感减弱，但可出现持续性咽下困难，尤其是在进食固体食物时，可在胸骨后或剑突下出现堵塞感。

4.消化道外症状

反流的胃液损害咽部、声带和气管黏膜，进而导致慢性咽炎、声带炎和慢性气管炎形成，临床上又称为 Delahunty 综合征。当反流的胃液或者胃内容物吸入呼吸道时，又可诱发吸入性肺炎。近期的研究证实，反流性食管病和一些反复发作的哮喘、咳嗽、咽炎、耳痛、牙龈炎、睡眠障碍等均有一定的关系。

三、辅助检查

1.X 线检查

食管钡餐造影对于明确有无黏膜病变、管腔狭窄、食管裂孔疝等具有意义，甚至可呈现出造影剂的胃食管反流，可以印证临床诊断，敏感性较差。

2.内镜检查

怀疑 GERD 存在时一般先行内镜检查，除发现黏膜破损外，重要的是可以排除其他器质性疾病。内镜发现食管糜烂性病灶，结合典型症状确诊 GERD 的特异性较高，而仅有充血、黏膜易脆、齿状线不齐不能诊断为 GERD。内镜下发现橘红色黏膜上移超过胃食管交接线，活检确认有肠化生者即可诊断 Barrett 食管，内镜下染色放大有助于诊断，Barrett 内镜下表现为岛状、舌状、环状分布。

3.食管 24 小时 pH 监测

诊断胃食管反流病的"金标准"是食管 24 小时 pH 监测，其方法为将一微探头固定在食管下段括约肌上方 5 厘米处，连续记录 24 小时的酸反流活动。通过 24 小时食管 pH 测定可以了解昼夜酸反流规律、酸反流与症状的关系以及患者对治疗的反应。

适应证：典型症状治疗无效、症状不典型、质子泵抑制剂试验性治疗无效、外科手术前评估。远端食管 pH<4 的时间>4%，Demeester 评分>14.72 视为病理性酸反流，但阴性结果不能排除 GERD 的诊断。Bravo 无线便携式 pH 监测能在更为生理的条件下记录 48~96 小时，增加诊断的阳性率。

4.24 小时胆汁反流监测

部分胃食管反流病的发病与非酸反流因素有关，尤其是胆汁反流。可通过监测胆红素以反映是否存在胆汁反流及其程度，但有一定局限性。

5.食管测压

食管测压可以间接反映食管与胃交界区的屏障功能。不仅可以协助食管 pH 电极定位、术前评估食管功能、预测手术效果，还可以预测用药疗效和是否需长期维持治疗。

四、诊断

（一）临床诊断

患者症状典型，内镜下符合食管炎表现，并已排除其他原因食管炎后可确诊。RE 洛杉矶分级：A 级：一个或以上黏膜破损，长径小于 5MM；B 级：一个或以上黏膜破损，长径大于 5MM，病灶间无融合；C 级：黏膜破损有融合，融合范围小于食管周径的 75%；D 级：黏膜破损融合，累及范围大于食管周径的 75%。

不典型症状咽喉炎、哮喘、咳嗽、胸痛的患者应结合内镜、食管反流检测、PPI 试验性治疗结果综合判断。

（二）鉴别诊断

1.感染性食管炎

感染性食管炎好发于免疫功能低下的患者。溃疡面多点活检的病理学检查为诊断提供明确依据。念珠菌属性食管炎内镜下可见无数黄白色小斑块，黏膜含有微生物、炎性细胞和坏死的黏膜。在高碘酸希夫试剂或特殊银试剂中刷检和活检组织染色可见念珠菌假菌丝。HSV 食管炎的内镜表现为无数囊泡，以后破溃形成浅小呈火山状的溃疡。溃疡边缘活检组织的鳞状上皮细胞-嗜酸性核内发现有 HSV 感染的病理表现。CMV 食管炎特点是直径大（>2cm）且深的线性溃疡，活检取溃疡基底部组织，在成纤维细胞和血管内皮细胞—嗜碱性包裹体内有 CMV 感染的病理表现。

2.嗜酸性粒细胞性食管炎

嗜酸性粒细胞性食管炎是一种少见的免疫介导疾病。儿童和青年人多发，男性发病率较高，约为女性的 3 倍。1/2 的患者合并哮喘、皮肤反应、外周嗜酸性粒细胞增多等情况。这种疾病是由于食物过敏所致，表现为胸部疼痛或烧灼感、吞咽固体食物困难、食物嵌塞的特点。内镜检查发现食管波纹状红肿，糜烂或纤维化，一处或多处环形食管僵硬、狭窄，无扩张。食管活检是诊断依据，在高倍视野下可发现嗜酸性粒细胞聚集。

3.腐蚀性食管炎

吞服化学腐蚀剂可导致腐蚀性食管炎的发生,引起口咽和食管出现接触性液化坏死,急性溃疡，穿孔，狭窄。如果泛影葡胺和钡餐排除穿孔，可使用内镜评估食管损伤，若损伤严重，有穿孔危险，应避免检查。

4.放射性食管炎

在胸部放疗可引起食管炎和溃疡，导致出血、穿孔或形成瘘。同时用细胞毒药物如多柔比星化疗，可加重放射性损伤。典型症状如胸骨后疼痛、咽下疼痛、吞咽困难等。吞钡和内镜检查能了解黏膜炎症、溃疡形成和管腔狭窄的范围与程度。

5.食管源性吞咽困难

食管源性吞咽困难是由于食管平滑肌疾病导致其动力障碍，对固体和流体均有吞咽困难，与食团的大小无关。它与反流性食管病继发的食管狭窄及吞咽困难不同，食管吞钡造影是鉴别动力性或机械性吞咽困难的首选。当提示动力性疾病时，食管测压是诊断和提供食管蠕动和括约肌功能定性和定量的指标。

五、治疗

治疗目的是缓解症状，治愈食管炎症，防治并发症，预防复发，提高生活质量。

1.一般治疗

合适的体位可有效减少反流，将床头抬高15至20厘米能够改善卧位及夜间反流，睡前2到3小时不宜进食，饭后不宜立即平卧，肥胖者减肥有助于减少反流。一般认为以下措施可减少反流：戒烟、禁酒、降低腹压、避免高脂饮食、巧克力、咖啡与咖啡因、酸性与刺激性食品等，但尚无足够的研究证明能有效控制 GERD 症状。

2.药物治疗

（1）抑酸剂：质子泵抑制剂（PPI）是治疗 GERD 的首选药物，它对于胃酸的基础分泌和刺激后分泌均能持久抑制，临床目前常用的有奥美拉唑、泮托拉唑、兰索拉唑、雷贝拉唑、埃索美拉挫等，每日1到2次口服。通过常规或双倍剂量连续治疗8周后，多数患者症状完全缓解，RE 愈合。但由于患者 LES 张力尚未完全改善，约80%的患者在停药后6个月内会复发。所以推荐在愈合治疗后继续维持治疗1个月。如果在停药后仍有复发，可考虑在病情再次缓解后继续按需维持治疗：即当出现症状时，任选一种 PPI 制剂口服。如有必要，可在晨起服用一次 PPI 的同时，临睡前再服用一次 H_2 受体拮抗药剂，这样可以预防夜间酸突破（NAB）。

（2）抗酸药和黏膜保护药：抗酸药可以中和胃酸，如氢氧化铝、碳酸钙等，近来较常用的有铝碳酸镁，常用方法为2片/次，每日3次，饭后1~2小时嚼碎服下。铝碳酸镁可保护胃黏膜，同时能可逆性吸附胆酸等碱性成分，对于非酸反流相关胃食管反流患者尤为使用。黏膜保护剂主要有硫糖铝及铋剂，其可形成保护膜覆盖于受损黏膜表面，防止侵袭物质的侵蚀，促进受损面的愈合。硫糖铝的常用剂量为1g，每日4次，饭前1小时和睡前服用。

（3）促动力药：单独使用疗效差，PPI 效果不佳时，考虑联合应用促动力剂，特别是 LES 压力降低、食管动力减弱和胃排空延迟的患者。常用的有多潘立酮（吗丁啉）、莫沙必利、伊托必利等，多潘立酮是一种多巴胺受体拮抗剂，可以明显促进食管和胃平滑肌的蠕动；治疗用量为5~20mg，每日3次，饭前30分钟服用。

（4）联合用药：目前治疗 GERD 最常用的方法是抑酸剂联合促胃动力药物口服，其中质子泵抑制剂和多潘立酮或莫沙必利联用效果较好。巴氯芬可以增加 LES 压力，对于 PH 疗效不佳的患者可以试用。但注意突然停药会导致反跳症状，所以需逐渐减量至停用。

3.内镜治疗

Barrett 食管的内镜下治疗包括高频电疗、氩离子激光凝固术（APC）、内镜下黏膜剥离术（ESD）、射频消融、光动力治疗等。对于并发食管狭窄的患者，应当首选扩张治疗；在进行内镜手术之前，也宜先行扩张治疗。BE 一般预后良好，定期内镜随访。Barrett 食管不伴有异型增生时，患者应每两年复查一次内镜，连续两次复查后未发现异型增生或癌变者，可适当延长随访间隔时间；伴有轻度异型增生者，第一年应每 6 个月复查一次内镜，若病情无进展，可以每年复查一次内镜；而存在重度异型增生患者，癌变的风险较大，应立即内镜下或手术治疗。

4.手术治疗

手术无法根治 GERD，约半数以上的患者仍需再次药物治疗，也无法预防食管癌的发生，但对无法停药且手术条件好的患者，手术治疗比终生服药更可取，控制反流症状也比药物疗法好。适应证为：①抑酸剂治疗有效，但需要长期服药；②24 小时反流监测确认存在反流，服用抑酸剂期间存在非酸反流，反流与症状相关；③LES 压力降低、而食管体部动力正常。

5.Barrett 食管治疗

必须使用 PPI 长程维持治疗；密切随访；伴有重度异型增生或重度肠腺化生者，可行内镜下黏膜局部切除（ESD）、氩离子凝固术（APC）和光动力学治疗，必要时行手术治疗。

（李佳旎）

第二节　胃炎

胃炎是各种原因引起的胃黏膜炎症，胃黏膜对损害的反应涉及上皮损伤、黏膜炎症和上皮细胞再生 3 个过程，但有时可仅有上皮损伤和细胞再生，而无明显的胃黏膜炎症，此时一般应称为胃病。一般临床上将胃炎分成急性胃炎和慢性胃炎两大类。

一、急性胃炎

急性胃炎是由多种原因引起的急性胃黏膜非特异性炎症，病理上以中性粒细胞浸润为主要特点。急性胃炎主要有下列 3 种：急性糜烂出血性胃炎、急性幽门螺杆菌（H.pylori）胃炎和除 H.pylori 以外的急性感染性胃炎。

（一）病因

1.理化因素

过冷、过热或过于粗糙的食物、饮料（如浓茶、浓咖啡、烈酒）、刺激性调味品、特殊类型药物（如非甾体消炎药、肾上腺皮质激素、抗生素、抗肿瘤药物等），均可刺激胃黏膜，破坏黏膜屏障造成胃黏膜损伤和炎症。非甾体消炎药还能干扰胃黏膜上皮细胞合成硫糖蛋白，使胃内黏液减少，脂蛋白膜的保护作用削弱，引起胃腔内 H^+ 逆扩散，导致黏膜固有层肥大细胞释放组胺、血管通透性增加，以致胃黏膜充血、水肿、糜烂和出血等病理过程，同时药物还抑制前列腺素合成，使胃黏膜的修复受到影响而加重炎症。

2.生物因素

常见致病菌为沙门菌属、嗜盐菌、致病性大肠杆菌等，常见毒素为金黄色葡萄球菌及肉毒杆菌毒素，尤其是前者较为常见。进食污染细菌或毒素的不洁食物数小时后即可发生胃炎或同时合并肠炎，此即急性胃肠炎。

3.内源性因素

全身感染、严重创伤、颅内高压、大手术、休克、过度紧张劳累等。在应激状态下，可兴奋交感神经及迷走神经，前者使胃黏膜血管痉挛收缩，血流量减少，后者则使黏膜下动静脉短路开放，黏膜缺血缺氧加重，导致胃黏膜上皮损害，发生糜烂和出血。严重休克可致 5-羟色胺及组胺等释放，前者刺激胃壁细胞释放溶酶体，直接损害胃黏膜，后者则增加胃蛋白酶及胃酸的分泌而损害胃黏膜屏障。

（二）病理

急性胃炎病变多为弥漫性，也可为局限性。大体表现为黏膜充血水肿，表面常有渗出物及黏液覆盖，急性糜烂出血性胃炎表现多发性糜烂和浅表性溃疡，常有簇状出血病灶。显微镜下表现为黏膜固有层中性粒细胞浸润或形成小脓肿。糜烂出血性胃炎胃黏膜上皮失去正常柱状形态并有脱落，黏膜层有多发局灶性出血坏死。

（三）临床表现

多数患者症状不明显，或症状被原发疾病所掩盖。有症状者主要表现为轻微上腹不适或隐痛。急性胃炎突出的临床表现是上消化道出血，患者可以突然呕血和/或黑便为首发症状。在所有上消化道出血的病例中，急性糜烂出血性胃炎所致者占 10%~30%，仅次于消化性溃疡。

（四）诊断

有上消化道出血者根据病史一般不难作出诊断，确诊依赖于急诊胃镜检查，一般应在出血后 24~48 小时内进行，可见到以多发性糜烂、浅表溃疡和出血灶为特征的急性胃黏膜病损。一般急性应激所致的胃黏膜病损以胃体、胃底部为主，而 NSAIDs、或酒精所致的则以胃窦部为主。

（五）治疗

急性单纯性胃炎治疗：去除病因、适当休息、清淡流质饮食，必要时禁食 1~2 餐。呕吐、腹泻剧烈者注意水与电解质补充，保持酸碱平衡；对症处理，可给予黏膜保护剂；细菌感染所致者应给予抗生素；腹痛明显可给阿托品或山莨菪碱（654-2）。

急性糜烂出血性胃炎：应积极治疗原发病，除去可能的致病因素。除黏膜保护剂应用外，疼痛明显，胃镜下糜烂、出血病灶广泛的患者可同时给予抑酸药物如 H2 受体阻断药（西咪替丁、雷尼替丁、法莫替丁）；严重患者尤其以消化道出血表现者需要应用更强的抑酸治疗如质子泵抑制药（奥美拉唑、兰索拉唑、泮托拉唑、雷贝拉唑、埃索美拉唑）。

临床上对存在应激状态，可能引起急性胃黏膜病变的患者常给予适当抑酸治疗达到预防目的；对长期服用非甾体消炎药物患者应首选肠溶片、选择性 COX-2 抑制药，饭后服用，或加用质子泵抑制药、H2 受体阻断药。

二、慢性胃炎

慢性胃炎是由多种病因引起的胃黏膜慢性炎症，主要由 H.pylori 感染所引起。胃黏膜层以淋巴细胞和浆细胞浸润为主，部分患者在后期可出现胃黏膜固有腺体萎缩和化生。慢性胃炎可分成非萎缩性、萎缩性和特殊类型胃炎三大类，萎缩性胃炎又分成多灶性和自身免疫性萎缩性胃炎。临床按病变部位将慢性胃炎分为慢性胃窦炎（B 型）和慢性胃体炎（A 型），我国主要为慢性胃窦炎。

（一）病因

1.幽门螺杆菌感染

大量研究证明，幽门螺杆菌（H.pylori，HP）是慢性胃炎，特别是 B 型胃炎的主要发病因素。HP 呈螺旋状，有鞭毛结构，可在私膜中自由活动，并与黏膜上皮紧密接触，直接侵袭黏膜；HP 代谢产物（尿素酶、蛋白酶等）及其毒素可致炎症反应；HP 可造成自体免疫损伤。

2.理化因素

长期进食冷热、粗糙饮食或长期饮用浓茶、咖啡、烈酒可损伤胃黏膜。

3.十二指肠液反流

当幽门括约肌功能失调，十二指肠液反流入胃与胆汁和胰酶一起破坏胃钻膜屏障，引起慢性胃炎。

4.免疫因素

慢性胃体胃炎（A 型）患者的血清中可以检测到壁细胞抗体（90%），在伴有恶性贫血患者的血清中可以检测到内因子抗体（75%）。前者使壁细胞总数减少，导致胃酸分泌减少或缺乏；后者使内因子缺乏，引起维生素 B_{12} 吸收不良，导致恶性贫血。

（二）病理

1.黏膜慢性炎症

固有膜内有炎性细胞浸润为特征，炎症细胞以淋巴细胞为主。可见灶性出血。根据慢性炎症细胞密集程度和浸润深度分级，以前者为主。①正常：单个核细胞每高倍视野不超过 5 个，如数量略超正常而内镜无明显异常时，病理可诊断为无明显异常；②轻度：慢性炎症较少并局限于黏膜浅层，不超过黏膜层的 1/3；③中度：慢性炎症细胞较密集，超过黏膜层 1/3，达到 2/3；④重度炎症：慢性炎症细胞密集，占黏膜全层。活动性炎症表现为在慢性炎症背景上有中性粒细胞浸润。

2.腺体萎缩

胃黏膜萎缩是指胃固有腺体（幽门腺或泌酸腺）减少，组织学上有两种类型：①化生性萎缩：胃固有腺体被肠化或假幽门化生腺体替代；②非化生性萎缩：胃黏膜层固有腺体被纤维组织或纤维肌性组织替代或炎性细胞浸润引起固有腺体数量减少。萎缩程度以固有腺体减少量来计算。

3.化生

慢性胃炎胃黏膜萎缩性病变中常见有肠上皮化生（肠化）和假幽门腺化生。前者指肠腺样腺体替代了胃固有腺体；后者指胃体泌酸腺的颈黏液细胞增生，形成幽门腺样腺体，它与幽门腺在组织学上一般难以区别，病理检查时应注意所取黏膜确实来自胃体部而非幽门部。一般的胃黏膜化生指肠化生。根据细胞形态及分泌的黏液类型，用组织化学和酶学方法将其分为小肠型完全肠化、小肠型不完全肠化、大肠型完全肠化、大肠型不完全肠化。肠化是一种老年化改变，与胃癌关系有限。临床定义为癌前状态。

4.上皮内瘤变

上皮内瘤变与异型增生、不典型增生同义，系指腺管及表面上皮在增生中偏离正常分化所产生的形态和功能异常。细胞核多形性，核染色过深，核浆比例增大，胞浆嗜碱性，细胞极性消失。黏液细胞、主细胞和壁细胞之间差别消失。胃上皮分泌产物改变或消失，腺管结构不规则。上皮内瘤变可见于炎症、糜烂、溃疡、胃息肉或胃癌边缘黏膜上，本身尚不是癌，但可能恶变，也可能长期保持原状，甚至自然地或在某些药物作用下退变回复。

5.其他组织学特征

其他组织学特征分非特异性和特异性两类，不需要分级。前者如淋巴滤泡、小凹上皮增生、胰腺化生等；后者如肉芽肿、集簇性嗜酸性粒细胞浸润、明显上皮内淋巴细胞浸润和特异性病原体等。

（三）临床表现

约 70%~80%的慢性胃炎患者可无任何症状。有症状者主要表现为非特异性消化不良，如上腹疼痛或不适，这些症状一般无明显节律性，进食可加重或减轻。此外也可有食欲缺乏、嗳气、反酸、恶心等症状。这些症状的有无和严重程度与慢性胃炎的内镜所见和组织病理学分级程度无明显相关性。胃黏膜有显著糜烂者可有上消化道出血，长期少量出血可引起缺铁性贫血。恶性贫血者常有疲软、舌炎和轻微黄疸，而消化道症状则较少见。慢性胃炎的体征多不明显，有时可有上腹轻压痛。

（四）辅助检查

1.胃镜和活组织检查

胃镜和活组织检查是诊断慢性胃炎的主要方法。包括内镜诊断和病理诊断两部分。内镜下可描述为充血水肿（单纯性胃炎），或者伴有平坦糜烂、隆起糜烂、出血、粗大皱襞或胆汁反流等征象，病理评定为非萎缩性（浅表性）胃炎和萎缩性胃炎。同时评估萎缩程度、肠化生以及上皮内瘤变存在与否及其程度。新型内镜技术应用于临床，对于胃癌癌前状态和癌前病变的检出率大大提高。

2.幽门螺杆菌检查

幽门螺杆菌检查包括有创检查和无创检查。有创检查主要指通过胃镜检查获得胃黏膜标本的相关检查，包括快速尿素酶试验、病理 Hp 检查（HE 或 Warthin-Stairy 或 Giemsa 染色）、组织细菌培养、组织 PCR 技术。前两种检查常应用于临床，后两种作为科研在特殊患者采用。无创检查指不需要通过胃镜检查获得标本，包括血清抗体检测、13C 或14C 尿素呼吸试验、粪幽门螺杆菌抗原检测（多用于儿童）等方法。前者通常应用于流行病学调查，后两种方法应用于临床，并作为幽门螺杆菌根除治疗后评价疗效的主要方法。需要注意的是，抗生素及抑酸药物影响 Hp 检查，复查时需要停用抑酸药物 2 周或者抗生素 4 周。

3.自身抗体

A 型萎缩性胃炎的血清 PCA 常呈阳性。血清 IFA 阳性率比 PCA 低，但如果胃液中检测到 IFA，对诊断恶性贫血帮助很大。

（五）诊断

1.临床诊断

诊断主要有赖于胃镜检查和直视下胃黏膜多部位活组织病理学检查。慢性胃炎的病变有局灶性分布，作活检时宜多部位取材。一般胃角部萎缩和肠化较严重，是上皮内瘤变好发部位。通过胃镜检查能明确慢性胃炎的诊断，同时对胃癌、消化性溃疡等疾病也可以排除。

2.鉴别诊断

（1）胃癌：慢性胃炎的症状如食欲缺乏、上腹部不适、贫血等少数胃窦胃炎的 X 线征与胃癌颇相似，需要特别注意鉴别、绝大多数患者纤维胃镜及活检有助于鉴别。

（2）消化性溃疡：两者均有慢性上腹痛，但消化性溃疡以上腹部节律性、周期性疼痛为主，而慢性胃炎疼痛很少有节律性并以消化不良为主鉴别依靠 X 线钡餐透视及胃镜检查。

（3）慢性肠道疾病：如慢性胆囊炎、胆结石常有慢性右上腹痛、腹胀、暖气等消化不良的症状，易误诊为慢性胃炎。但该病胃肠检查无异常发现，胆囊造影及 B 超常可最后确诊。

（六）治疗

慢性胃炎的治疗目的是缓解症状和改善胃黏膜组织学，治疗应尽可能针对病因，遵循个体化原则。无症状、无黏膜糜烂和无感染的非萎缩性慢性胃炎不需要治疗。慢性胃炎需要根据不同的临床症状和内镜及病理改变选择不同的治疗。

1.一般治疗

选择易消化无刺激性的食物，少吃过酸过甜的食物及饮料，忌烟酒、浓茶、咖啡，进食细嚼慢咽等。避免服用损伤胃黏膜的药物，如阿司匹林、吲哚美辛等。

2.对症治疗

无症状可以随访；以反酸、腹痛为主要表现，尤其内镜下表现糜烂的病例，可给予抑酸治疗。消化不良以腹胀、早饱为主，应用促动力药物如甲氧氯普胺、多潘立酮、莫沙必利等治疗有助于改善症状。存在胆汁反流可给予中和胆汁的黏膜保护药如铝碳酸镁、瑞巴派特等。萎缩性胃炎伴恶性贫血者可给予维生素 B_2 和叶酸；中药及维生素类药物对肠上皮化生可能有益。存在心理因素可以考虑心理干预。

3.根除 Hp 治疗

根除 Hp 治疗能使部分患者消化不良症状消失，同时减轻炎症、减少肠上皮化生的发生或者进展。对慢性胃炎伴胃黏膜萎缩、肠化，慢性胃炎伴消化不良症状，计划长期使用 NSAIDs，有胃癌家族史者应给予根除 Hp 治疗。

对 HP 感染有效的药物包括铋剂（RBC）、阿莫西林、克拉霉素、四环素、甲硝唑、替硝唑、呋喃唑酮、左氧氟沙星等。质子泵抑制药（PPI）对 HP 有较强的抑制作用，能加强抗菌药物的杀菌活性。临床常用的一线根除 HP 治疗方案为 PPI 或铋剂加 2 种抗生素。为减少耐药发生，也可选择铋剂加 PPI 加 2 种抗生素的四联治疗方案作为一线治疗方案（表 5-2-1）。

表 5-2-1　推荐的根除幽门螺杆菌治疗方案

方案与用药	用法	疗程
一线方案		

1.PPI/RBC 标准剂量＋克拉霉素 0.5g＋阿莫西林 1.0g	2 次/日	7~10 天
2.PPI/RBC 标准剂量＋克拉霉素 0.5g 或阿莫西林 1.0g＋甲硝唑 0.4g 或呋喃唑酮 0.1g	2 次/日	7~10 天
3.PPI 标准剂量＋RBC 标准剂量＋克拉霉素 0.5g＋阿莫西林 1.0g	2 次/日	7~10 天
4.PPI 标准剂量＋RBC 标准剂量＋克拉霉素 0.5g＋甲硝唑 0.4g 或呋喃唑酮 0.1g	2 次/日	7~10 天
补救治疗方案		
5.PPI 标准剂量＋铋剂标准剂量＋呋喃唑酮 0.1g＋阿莫西林 1.0g	2 次/日	7~14 天
6.PPI 标准剂量＋阿莫西林 1.0g＋左氧氟沙星 0.2g	2 次/日	7~14 天

注：方案中甲硝唑 0.4g 可用替硝唑 0.5g 代替

当甲硝唑耐药率≤40%时，首先考虑 PPI＋甲硝唑＋阿莫西林或者克拉霉素方案

当克林霉素耐药率 15%~20%时，首先考虑 PPI＋克拉霉素＋阿莫西林或者甲硝唑

三、特殊类型胃炎

1.急性腐蚀性胃炎

急性腐蚀性胃炎是由于吞服强酸、强碱或其他腐蚀剂所引起的胃壁的腐蚀性炎症。病理变化的轻重取决于腐蚀剂的性质、浓度、剂量、当时胃内情况（空腹与否）、有无呕吐以及是否得到及时抢救等因素。主要的病理变化为黏膜充血、水肿和黏液增多。严重者可发生糜烂、溃疡、坏死黏膜剥脱，甚至穿孔，后期可引起消化道狭窄。一般同时出现食管和胃贲门部的损害，并且更为严重。

吞服腐蚀剂后，最早出现的症状为口腔、咽喉、胸骨后及中上腹部剧烈疼痛，常伴有吞咽疼痛、咽下困难、频繁的恶心呕吐。患者可发生虚脱或休克。严重病例可出现食管或胃穿孔的症状。唇、口腔及咽喉黏膜与腐蚀剂接触后，可产生颜色不同的灼痂。

诊断首先要问清病史，着重询问腐蚀剂的种类、吞服量与吞服时间；检查唇与口腔黏膜痂的色泽，呕吐物的色、味及酸碱反应；收集剩下的腐蚀剂作化学分析，对于鉴定其性质最为可靠。在急性期内，禁忌 X 线钡餐及胃镜检查，以避免食管、胃穿孔。

腐蚀性胃炎是一种严重的急性中毒，必须积极抢救。吞服强酸、强碱者严禁洗胃，可服牛奶、蛋清或植物油，也可用液态黏膜保护药，但不宜用碳酸氢钠中和强酸，以免产生二氧化碳导致腹胀，甚至胃穿孔。剧痛时可用吗啡、哌替啶（哌替啶）镇痛。若有继发感染，应选用抗菌药物。抑酸药物应静脉给予，剂量足够并维持到口服治疗开始以减少胃酸对破损胃黏膜病灶的损伤。在病情好转后 1 个月或更长时间，可施行 X 线碘水检查了解食管损伤程度和范围，内镜检查了解胃黏膜病变情况。对局限性狭窄可施行内镜下治疗如内镜下球囊扩张术。反复狭窄也可采用腹膜支架治疗、手术治疗等。

2.急性化脓性胃炎

急性化脓性胃炎又称急性蜂窝组织胃炎，是胃壁细菌感染引起的急性化脓性炎症，以黏膜下层最为明显。发病多由化脓菌通过血液循环或淋巴播散至胃壁所致；亦可继发于胃部疾病（如胃溃疡穿孔、胃壁异物嵌顿、胃内镜下治疗或外科手术等），由致病菌直接从溃疡或病灶进入胃壁，引起蜂窝织炎。

起病突然且凶险，以全身败血症和急性腹膜炎症为其主要临床表现，常有上腹剧痛、

寒战、高热、上腹部肌紧张和明显压痛。可并发胃穿孔、腹膜炎、血栓性门静脉炎及肝脓肿。周围血白细胞增多，以中性粒细胞为主。早期进行胃镜检查可判断病变范围和程度，但穿孔风险大，需慎用。

应及早给予积极治疗，大剂量敏感抗生素控制感染，纠正休克、水与电解质紊乱等。如病变局限而形成脓肿者，可考虑内镜下治疗或患者全身情况许可时，行胃部分切除术。

3.巨大胃黏膜肥厚症

巨大胃黏膜肥厚症又称 Menetrier 病，病因尚不清楚，近年来有报道可能与幽门螺杆菌感染有关。常见于 50 岁以上男性。临床表现有上腹痛、体重减轻、水肿、腹泻。无特异性体征，可有上腹部压痛、水肿、贫血及低蛋白血症。粪隐血常阳性。内镜可见胃底、胃体部黏膜皱襞粗大、曲折迂回呈脑回状，有的呈结节状或融合为息肉样隆起，大弯侧较明显。皱襞嵴上可有多发性糜烂或溃疡。组织学显示胃小凹增生、延长，伴明显囊状扩张，炎症细胞浸润不明显。胃底腺主细胞和壁细胞相对减少，代之以黏液细胞化生，造成低胃酸分泌.由于血浆蛋白经增生的胃黏膜漏入胃腔，可有低蛋白血症。超声胃镜能清晰显示黏膜第二层明显增厚改变，超声图像为低回声间以无回声改变，可帮助诊断。

目前无特效治疗，有溃疡形成时予以抑酸治疗，伴有 H.pylori 感染者予以根除治疗；有巨细胞病毒感染者予以抗病毒治疗，蛋白质丢失持续而严重者可考虑胃切除术。

（李升金）

第三节　消化性溃疡

消化性溃疡（PU）指胃肠道黏膜被胃酸和胃蛋白酶消化而发生的溃疡，好发于胃和十二指肠，也可发生于食管下段、胃肠吻合口等部位。一般临床上指的消化性溃疡常特指胃溃疡（GU）和十二指肠溃疡（DU）。PU 可见于各年龄段，DU 多见于青壮年人，GU 多见于中老年人，两者发病年龄相差约 10 岁左右。男性患病多于女性。消化性溃疡是全球性多发性疾病，但在不同国家、地区的患病率可存在不同差异。近年来消化性溃疡发病率有逐渐下降趋势，而随着药物与诊断技术的不断发展，严重并发症的发病率亦有降低。溃疡病发作有季节性，秋冬和冬春之交是高发季节。

一、病因

正常情况下胃和十二指肠黏膜具有一系列防御和修复机制，包括黏液/碳酸氢盐屏障、黏膜屏障、黏膜血流量、细胞更新、前列腺素及表皮生长因子等，因此，胃十二指肠黏膜能够抵御这些侵袭因素的破坏作用，维持翻膜的完整性。当胃十二指肠的侵袭因素与黏膜自身防御修复因素之间失去平衡便发生溃疡。消化性溃疡是由多种病因导致相似结果的一类异质性疾病。

1.Hp 感染

大量研究证明 Hp 感染是消化性溃疡的重要病因。规范化试验证实十二指肠患者的 Hp 感染率超过 90%，而 80%~90%的胃溃疡患者亦存在 Hp 感染。因此，对于 Hp 感染阴性的消化性溃疡，应积极寻找原因，其中以 Hp 感染检测手法不当造成假阴性、非甾体消炎药（NSAIDs）应用史为常见，其他原因尚包括胃泌素瘤、特发性高酸分泌、克罗恩病、心境障碍等。反之，在存在 Hp 感染的个体中亦观察到了消化性溃疡发病率的显著上升。Hp 感染可使消化性溃疡出血的危险性增加 1.79 倍。若合并 NSAIDs 应用史，Hp 感染将使罹患溃疡的风险增加 3.53 倍。

2.非甾体消炎药

一些药物对消化道黏膜具有损伤作用，其中以 NSAIDs 为代表。其他药物包括肾上腺皮质激素、治疗骨质疏松的双磷酸盐、氟尿嘧啶、氨甲蝶呤等均有类似作用。一项大型荟萃分析显示，在服用 NSAIDs 的患者中，Hp 感染将使罹患溃疡的风险增加 3.53 倍；反之，在 Hp 感染的患者中，服用 NSAIDs 将使罹患溃疡的风险增加 3.55 倍。Hp 感染和 NSAIDs 可相互独立地显著增加消化性溃疡的出血风险（分别增加 1.79 倍和 4.85 倍）。目前 NSAIDs 和 Hp 已被公认为互相独立的消化性溃疡危险因素，在无 Hp 感染、无 NSAIDs 服用史的个体发生的消化性溃疡终究是少见的。比较公认的 NSAIDs 溃疡风险因素除了与药物的种类、剂量、给药形式和疗程有关外，还与既往溃疡病史、高龄患者、两种以上 NSAIDs 合用、与华法林合用、与糖皮质激素合用、合并感染、嗜烟酒和 O 型血有关。

3.胃酸和胃蛋白酶

消化性溃疡被定义为由胃液中的胃酸和胃蛋白酶对胃壁的自身消化而引起，这一论点直到今天仍被广泛认同。尽管 Hp 和 NSAIDs 在溃疡的发病中非常重要，但其最终仍通过自我消化的途径引起溃疡，只是上游机制在不同个体中不尽相同，即消化性溃疡的异质性。胃蛋白酶缘由胃黏膜主细胞分泌，经胃酸激活转变为胃蛋白酶而降解蛋白质分子。由于胃蛋白酶的活性收到酸分泌的制约，因而探讨消化性溃疡的发病机制时重点讨论胃酸的作用。无酸的情况下罕见溃疡发生；胃泌素瘤患者好发消化性溃疡；抑酸药物促进溃疡愈合；难治性溃疡经抑酸治疗愈合后，一旦停用药物常很快复发，这些事实均提示胃酸的存在是溃疡发生的重要因素。

4.胃十二指肠运动异常

胃十二指肠的异常运动主要包括胃排空过速、排空延缓和十二指肠液反流。前者可使十二指肠球部酸负荷显著增加而促使十二指肠溃疡发生，而后二者可通过胃窦局部张力增加、胃泌素水平升高、反流的胆汁和胰液对胃黏膜产生损伤而在胃溃疡的发病机制中起重要作用。

5.环境和生活因素

相同药物治疗条件下，长期吸烟者溃疡愈合率较不吸烟者显著降低。吸烟可刺激胃酸分泌增加，引起血管收缩，抑制胰液和胆汁的分泌而减弱其在十二指肠内中和胃酸的能力；烟草中烟碱可使幽门括约肌张力减低，导致胆汁反流，从而破坏胃黏膜屏障。食物对胃黏膜可引起物理和化学性损害。暴饮暴食或不规则进食可能破坏胃分泌的节律性。咖啡、浓茶、烈酒、高盐饮食、辛辣调料、泡菜等食品，以及偏食、饮食过快、太烫、太凉、不规则等不良饮食习惯，均可能是本病发生的相关因素。

二、病理

1.溃疡的形态特征

（1）部位：GU 多发生于胃小弯，尤其是胃角。也可见于胃窦或高位胃体，胃大弯和胃底较少见。在组织学上胃溃疡常发生于胃窦幽门腺和胃体胃底腺移行交界处的幽门腺区侧,随着年龄增大幽门腺区沿胃小弯向胃的近端上移扩大,故老年人溃疡有时发生于胃体中上部,称高位溃疡。胃大部切除术后发生的吻合口溃疡,则多见于吻合口空肠侧。DU 主要见于球部,约 5%见于球部以下部位,称球后溃疡。在球部的前后壁或大、小弯侧同时见有溃疡,称对吻溃疡。

(2)数目:消化性溃疡绝大多数是单个发生,2 个以上溃疡并存时,称多发性溃疡。GU 与 DU 并存时称复合性溃疡。

(3)大小:DU 的直径一般<1cm;GU 直径一般<2.5cm,但直径 2.5cm~4cm 的巨大溃疡并非罕见,需与恶性肿瘤鉴别。

(4)形态:典型的活动期溃疡呈圆形或卵圆形,溃疡边缘常有充血水肿,称为"环堤"。溃疡基底光滑、清洁,表面常覆以白或灰黄色苔膜。

(5)深度:溃疡有不同深度,浅者仅累及黏膜肌层,深者可贯穿肌层,造成穿孔。

2.溃疡的组织病理变化

溃疡活动期,在溃疡的底部,由表面向深部依次分为 4 层:①第一层为急性炎性渗出物,系由坏死的细胞、组织碎片和纤维蛋白样物质组成;②第二层为以中性粒细胞为主的非特异性细胞浸润所组成;③第三层为肉芽组织层,含有增生的毛细血管、炎症细胞和结缔组织的各种成分;④最底层为纤维样或瘢痕组织层,呈扇形,可扩展到肌层,甚至可达浆膜层。溃疡边缘的黏膜有明显的上皮细胞再生和炎症性变化,并常见腺体有肠化生。

三、临床表现

PU 临床表现不一,部分患者可无症状,或以出血、穿孔为首发症状。

1.疼痛

慢性、周期性、节律性上腹痛是典型消化性溃疡的主要症状。但无疼痛者亦不在少数,尤其见于老年人溃疡、治疗中溃疡复发以及 NSAIDs 相关性溃疡。典型的十二指肠溃疡疼痛常呈节律性和周期性疼痛,可被进食或服用相关药物所缓解。

(1)疼痛部位:十二指肠溃疡位于上腹正中或偏右,胃溃疡疼痛多位于剑突下正中或偏左,但高位胃溃疡的疼痛可出现在左上腹或胸骨后。疼痛范围一般较局限,局部有压痛。若溃疡深达浆膜层或为穿透性溃疡时,疼痛因穿透出位不同可放射至胸部、左上腹、右上腹或背部。内脏疼痛定位模糊,不应以疼痛部位确定溃疡部位。

(2)疼痛的性质与程度:溃疡疼痛的程度不一,其性质视患者的痛阈和个体差异而定,可描述为饥饿样不适感、隐痛、钝痛、胀痛、烧灼痛等,亦可诉为嗳气、压迫感、刺痛等。

(3)节律性:与进食相关的节律性疼痛是消化性溃疡的典型特征,但并非见于每个患者。十二指肠溃疡疼痛多在餐后 2~3h 出现,持续至下次进餐或服用抗酸药后完全缓解。胃溃疡疼痛多在餐后半小时出现,持续 1~2h 逐渐消失,直至下次进餐后重复上述规律。十二指肠溃疡可出现夜间疼痛,表现为睡眠中痛醒,而胃溃疡少见。胃溃疡位于幽门管处或同时存在十二指肠溃疡时,其疼痛节律可与十二指肠溃疡相同。当疼痛节律性发生变化时,应考虑病情加剧,或出现并发症。合并较重的慢性胃炎时,疼痛多无节律性。

（4）周期性：周期性疼痛为消化性溃疡的又一特征，尤以十二指肠溃疡为突出。除少数患者在第一次发作后不再复发外，大多数患者反复发作，持续数天至数月后继以较长时间的缓解，病程中出现发作期与缓解期交替。发作频率及发作/缓解期维持时间，因患者个体差异、溃疡发展情况、治疗及巩固效果而异。发作可能与下列诱因有关：季节（尤秋末或冬春）、精神紧张、情绪波动、饮食不调或服用与发病有关的药物等。

2.其他症状

其他胃肠道症状如嗳气、反酸、胸骨后烧灼感、上腹饱胀、恶心、呕吐、便秘等可单独或伴疼痛出现。恶心、呕吐多反映溃疡活动。频繁呕吐宿食，提示幽门梗阻。部分患者有失眠、多汗等自主神经功能紊乱症状。

3.体征

消化性溃疡缺乏特异性体征。疾病活动期可有上腹部局限性轻压痛，缓解期无明显体征。幽门梗阻时可及振水音、胃型及胃蠕动波等相应体征。少数患者可出现贫血、体重减轻等体质性症状，多为轻度。部分患者的体质较瘦弱。

4.特殊类型的消化性溃疡

（1）巨大溃疡：指直径>2.5cm 的胃溃疡或>2cm 的十二指肠溃疡。症状常难以鉴别，但可伴明显的体重减轻及低蛋白血症，大出血及穿孔较常见。临床上需要同胃癌及恶性淋巴瘤相鉴别。随着内科抗溃疡药物的飞速发展，巨大溃疡的预后已大大好转。

（2）复合性溃疡：指胃和十二指肠同时存在溃疡，大多先发生十二指肠溃疡，后发生胃溃疡。男性多见，疼痛多缺乏节律性，出血和幽门梗阻的发生率较高。

（3）对吻溃疡：指在球部的前后壁或胃腔相对称部位同时见有溃疡。胃腔内好发于胃体部和幽门部的前、后壁。当消化腔蠕动收缩时，两处溃疡恰相合，故名。

（4）多发性溃疡：指胃或十二指肠有两个或两个以上的溃疡，疼痛程度较重、无节律性，疼痛部位不典型。

（5）食管溃疡：通常见于食管下段、齿状线附近。多并发于胃食管反流病和食管裂孔疝患者。发生于鳞状上皮的溃疡多同时伴有反流性食管炎表现，亦可发生于化生的柱状上皮（Barrett 食管）。食管胃或食管-小肠吻合术后较多见。症状可类似于胃食管反流病或高位胃溃疡。

（6）高位胃溃疡：指胃底、贲门和贲门下区的良性溃疡，疼痛可向背部及剑突下放射，尚可向胸部放射而类似心绞痛。多数患者有消瘦、贫血等体质症状。值得注意的是在老年人，由于半生理性胃底腺萎缩和幽门腺上移，幽门腺与胃底腺交界亦逐渐上移，伴随胃黏膜退行性变增加，黏膜屏障的防御能力减弱，高位溃疡的发生机会随年龄而增大。老年人消化性溃疡常见于胃体后壁及小弯侧，直径常较大，多并发急慢性出血。较小的高位溃疡漏诊率高，若同时伴有胃癌，常进展较快。

（7）幽门管溃疡：指溃疡位于胃窦远端、十二指肠球部前端幽门管处的溃疡。症状极似十二指肠溃疡，表现为进餐后出现腹痛，疼痛剧烈，无节律性，多数患者因进餐后疼痛而畏食，抗酸治疗可缓解症状，但不能彻底，易发生幽门痉挛和幽门梗阻，出现腹胀、恶心、呕吐等症状。疼痛的节律性常不典型，但若合并 DU，疼痛的节律可较典型。常伴高胃酸分泌。内科治疗效果较差。

（8）球后溃疡：发生于十二指肠球部环形皱襞远端的消化性溃疡，多发生在十二指肠降部后内侧壁、乳头近端。具有十二指肠溃疡的症状特征，但疼痛较重而持久，向背部放射，夜间疼痛明显，易伴有出血、穿孔等并发症。漏诊率较高。药物疗效欠佳。

（9）吻合口溃疡：消化腔手术后发生于吻合口或吻合口附近肠黏膜的消化性溃疡。发病率与首次胃切除术式有关，多见于胃空肠吻合术，术后第2~3年为高发期。吻合口溃疡常并发出血，是不明原因消化道出血的重要原因。

（10）无症状性溃疡：亦称沉默性溃疡，约占全部消化性溃疡的5%，近年来发病率有所增加。多见于老年人，无任何症状。常在体检时甚至尸检时才被发现，或以急性消化道出血、穿孔为首发症状。

（11）应激性溃疡：指由烧伤、严重外伤、心脑血管意外、休克、手术、严重感染等应激因素引起的消化性溃疡。由颅脑外伤、手术、肿瘤、感染及脑血管意外所引起者称Cushing溃疡；由重度烧伤所致Curling溃疡。多发生于应激后1~2周内，以3~7d为高峰期。溃疡通常呈多发性、浅表性不规则形，周围水肿不明显。临床表现多变，多数症状不典型或被原发病掩盖。若应激因素不能及时排除则可持续加重。消化道出血常反复发作，部分患者可发生穿孔等严重并发症，预后差，病死率高。若原发病能有效控制，则溃疡可快速愈合，一般不留瘢痕。

（12）Meckel憩室溃疡：Meckel憩室是最常见的先天性真性憩室，是胚胎期卵黄管之回肠端闭合不全所致。位于末端回肠，呈指状，长0.5~13cm，平均距回盲瓣80~85cm。半数的憩室含有异位组织，大多为胃黏膜，可分泌胃酸引起局部溃疡。大部分患者无症状，可能的症状包括肠套叠、肠梗阻及溃疡所致出血或穿孔，多见于儿童。一旦出现症状，均应接受手术治疗。

四、辅助检查

1.内镜检查

胃镜不仅可直接观察胃、十二指肠黏膜变化及溃疡数量、大小、形态及周围改变，还可直视下刷取细胞或钳取活组织做病理检查，对消化性溃疡作出准确诊断。此外，还能动态观察溃疡的活动期及愈合过程，明确急性出血的部位、出血速度和病因，观察药物治疗效果等。

临床上通常将消化性溃疡的内镜下表现分为3期，每期又可细分为2个阶段。

（1）活动期（A），又称厚苔期。溃疡初发，看不到皱襞的集中。A_1期：溃疡覆污秽厚苔，底部可见血凝块和裸露的血管，边缘不整，周围黏膜肿胀。A_2期：溃疡覆清洁厚苔，溃疡边缘变得清晰，周边出现少量再生上皮，周围黏膜肿胀消退，并出现皱襞向溃疡中心集中的倾向。

（2）愈合期（H）：又称薄苔期。此期可见皱襞向溃疡中心集中。H_1期：溃疡白苔开始缩小，再生上皮明显，并向溃疡内部长入。溃疡边缘界限清晰，至底部的黏膜倾斜度变缓。H_2期：溃疡苔进一步缩小，几乎全部为再生上皮所覆盖，毛细血管集中的范围较白苔的面积大。

（3）瘢痕期（S）。白苔消失，溃疡表面继续被再生上皮修复，可见皱襞集中至溃疡中心。S_1期（红色瘢痕期）：稍有凹陷的溃疡面全部为再生上皮所覆盖，聚集的皱襞集中于一点。当A期溃疡较大时，此期可表现为皱襞集中于一定的瘢痕范围。再生上皮起初为栅栏状，逐渐演变为颗粒状。S_2期（白色瘢痕期）：溃疡面平坦，再生上皮与周围黏膜色泽、结构完全相同。皱襞集中不明显。

2.X 线检查

上消化道气钡双重对比造影及十二指肠低张造影术是诊断消化性溃疡的重要方法。溃疡的 X 线征象有直接和间接两种。龛影为钡剂填充溃疡的凹陷部分所形成，是诊断溃疡的直接征象。胃溃疡多在小弯侧，侧面观位于胃轮廓以外，正面观呈圆形或椭圆形，边缘整齐，周围可见皱襞呈放射状向溃疡集中。胃溃疡对侧常可见痉挛性胃切迹。十二指肠球部前后壁溃疡的龛影常呈圆形密度增加的钡影，周围环绕月晕样浅影或透明区，有时可见皱襞集中征象。间接征象多系溃疡周围的炎症、痉挛或瘢痕引起，钡剂检查时可见局部变形、激惹、痉挛性切迹及局部压痛点。十二指肠球部变形常表现为三叶草形和花瓣样。间接征象特异性有限，需注意鉴别。钡剂检查受钡剂及产气粉质量、体位和时机、是否服用有效祛泡剂、检查者操作水平、读片能力等影响明显，对小病灶辨别能力不理想。

3.Hp 感染的检测

Hp 感染状态对分析消化性溃疡的病因、治疗方案的选择具有重要意义。

4.粪便隐血试验

溃疡活动期以及伴有活动性出血的患者可呈阳性。经积极治疗多在 1~2 周内阴转。该试验特异性低，且无法与胃癌、结肠癌等疾病鉴别，临床价值有限。

5.胃液分析

GU 患者的胃酸分泌正常或低于正常，部分 DU 患者则增多，但与正常人均有很大重叠，故胃液分析对消化性溃疡诊断和鉴别诊断价值不大。目前胃液分析主要用于胃泌素瘤的辅助诊断。

6.血清胃泌素测定

消化性溃疡患者的血清胃泌素较正常人稍高，但诊断意义不大。故不应列为常规。但如怀疑有胃泌素瘤，应作此项测定。血清胃泌素水平一般与胃酸分泌成反比：胃酸少，胃泌素水平高；胃酸多，胃泌素水平低。但胃泌素瘤则两者同时升高。

五、诊断

1.临床诊断

根据患者慢性病程、周期性发作的节律性中上腹疼痛等症状，可作出本病的初步诊断。上消化道钡剂检查、特别是内镜检查可确诊。内镜检查应进镜至十二指肠降段，并做到完整、细致。

2.鉴别诊断

（1）胃癌：主要鉴别手段为内镜活组织病理检查。对于怀疑恶性溃疡的患者，应行多处内镜下活检，阴性者必须短期内复查内镜并再次活检。良恶性胃溃疡的鉴别（表4-3-1）。

（2）功能性消化不良：患者常表现为上腹疼痛、反酸、嗳气、胃灼热、上腹饱胀、恶心、呕吐、食欲缺乏等，部分患者症状可酷似消化性溃疡，易于消化性溃疡诊断相混淆。内镜检查则示完全正常或轻度胃炎。

（3）慢性胆囊炎和胆石症：对疼痛与进食油腻有关、位于右上腹、并放射至背部且伴发热、黄疸的典型病例不难与消化性溃疡作出鉴别。对不典型的患者，鉴别需借助腹部 B 超或内镜下逆行胆管造影检查。

（4）胃泌素瘤：又称卓-艾综合征（Zoll-inger-Ellison 综合征），由胰腺非 B 细胞瘤分泌大量胃泌素所致，肿瘤往往较小，生长慢，多为恶性。大量胃泌素导致胃酸分泌量显著增高，引起顽固性多发性溃疡，不典型部位溃疡（如十二指肠降段、横段或空肠近端等），易并发出血、穿孔，多伴有腹泻和明显消瘦。胃液分析、血清胃泌素检测和激发试验（胰泌素试验或钙输注试验阳性）有助于胃泌素瘤定性诊断，而超声检查（包括超声内镜）、CT、MRI、选择性血管造影术等有助于定位诊断。

（5）克罗恩病：累及胃和十二指肠的克罗恩病较少，不超过 5%。少数有胃灼热、上腹痛、吞咽困难和呕吐，甚至幽门梗阻，大多数可无症状。内镜下表现为深溃疡或阿弗他溃疡，周围充血、结节样隆起或狭窄。部分活检标本可见肉芽肿病变有助于鉴别诊断。鉴别还可借助于超声内镜、CT、MRI 和肠镜检查。

表 5-3-1 良恶性胃溃疡的鉴别诊断

临床表现	良性胃溃疡	恶性胃溃疡（胃癌）
年龄	中青年居多，亦见于老年人	多见于中老年人
病史	周期性、节律性发作	持续性、进行性发展，或原有症状改变、加重
症状	轻	可伴明显贫血、体重减轻等
对药物反应	多较好	多不理想
内镜检查		
部位	胃窦或胃角多见于中年患者，高位溃疡多见于老年患者	可见于任何部位。中青年的高位溃疡、老年患者的远端胃溃疡多恶性
形态	类圆形	不规则形
边缘	较清晰，周围均匀充血	凹凸不平、结节样增生、或模糊或断崖状
苔色	较清洁（A1 期可污秽）	污秽，时见残存黏膜岛
周围黏膜	柔软，均匀聚集	浸润、增厚、脆性增加；结节状隆起；皱襞杵状膨大、突然变尖/中断
蠕动	正常，反复发生可蠕动不佳	多僵硬
钡剂 X 线检查		
龛影直径	多<2.5cm	多>2.5cm
形态	类圆形	不规则形
边缘	光整	不整齐、结节状
龛影位置	胃腔外	胃腔内
周围黏膜	纹理规则整齐，柔软，龛影周围可见炎症水肿引起的低密度带，溃疡口部常见宽 1~2mm 的透亮细影（Hampton 线）	皱襞增粗、僵硬、结节状浸润，皱襞突然变尖、毛糙、中断
蠕动	正常，反复发生可蠕动不佳	多僵硬
其他检查		

| 粪便隐血 | 活动期可阳性，治疗后转阴 | 可持续阳性 |
| 胃液分析 | 胃酸正常或偏低 | 缺酸者较多 |

六、治疗

消化性溃疡病因复杂，影响因素众多，需要综合性治疗，目的在于缓解临床症状，促进溃疡持久愈合，防止复发和减少并发症，提高生活质量。

1.一般治疗

消化性溃疡是临床常见病，普及宣教是治疗本病的重要环节。应让患者了解本病的背景因素、发病诱因及发作规律，帮助患者建立规律的生活制度，增强恢复痊愈的信心，积极配合治疗，从而达到持久愈合的目标。

生活上须避免过度紧张与劳累，缓解精神压力，保持愉快的心态。禁烟戒酒，慎用NSAIDs、肾上腺皮质激素等易致胃黏膜损伤的药物，必须应用时应尽量选用胃肠黏膜损害较小的制剂或选择性 COX-2 抑制药，或用质子泵抑制药、胃黏膜保护药同服。米索前列醇是被公认能减少所致胃肠道并发症的预防性药物。根除 Hp 对预防 NSAIDs 相关溃疡有益。饮食要定时定量，进食不宜太快，避免过饱过饥，避免粗糙、过冷过热和刺激性大的食物如香料、浓茶、咖啡等。急性活动期症状严重的患者可给流质或软食，进食频数适当增加，症状缓解后可逐步过渡至正常饮食。消化性溃疡属心身疾病，对明显伴有焦虑、抑郁等精神症状的患者，应鉴别疾病的因果关系，并给予针对性治疗。

2.Hp 感染的治疗

根除 Hp 可有效治疗消化性溃疡，防止复发，从而降低胃癌发病的风险。大量证据支持对存在 Hp 感染的溃疡患者，预防溃疡复发和并发症的第一步是给予 Hp 根除治疗。对有溃疡并发症病史，多次复发或顽固性的溃疡病患者，应该持续治疗至证实 Hp 感染确实已被治愈。研究显示单用 Hp 根除疗法可使超过 90%的十二指肠溃疡愈合。胃食管反流病与根除 Hp 不存在冲突。

由于 Hp 耐药性发展很快，导致在很多国家和地区对甲硝唑、克拉霉素、左氧氟沙星等药物的敏感度显著下降。在三联疗法的基础上，加上含有铋剂的四联疗法已成为一线标准方案。枸橼酸铋钾常用量为 480mg/d，每日分 2 次服用。二线、三线抗生素如呋喃唑酮、利福布汀等可根据本地区 Hp 耐药率及患者情况决定是否应用。

3.降低胃酸治疗

（1）抗酸药：弱碱或强碱弱酸盐，能结合或中和胃酸，减少氢离子的逆向弥散并降低胃蛋白酶的活性，缓解疼痛，促进溃疡愈合。常用药物种类繁多，有可溶性和不可溶性两类。可溶性抗酸药主要为碳酸氢钠，不溶性抗酸药有碳酸钙、氧化镁、氢氧化镁、氢氧化铝及其凝胶剂、碱式碳酸铋等。中药珍珠粉、乌贼骨主要成分也是碳酸钙类。由于铋、铝、钙制剂可致便秘，而镁制剂町致腹泻，故常将上述元素搭配使用，制成复盐或复方制剂，以抵消各自副作用。中和作用取决于药物颗粒大小及溶解速度，通常以凝胶最佳，粉剂次之，片剂又次之，后者宜嚼碎服用。由于此类药物副作用较大，临床长期应用受限。

（2）H_2 受体拮抗药（H_2RA）：选择性阻断胃黏膜壁细胞上的组胺 H_2 受体，抑制胃酸分泌。由于 H_2 受体拮抗药疗效确切、价格低廉，为临床常用药物。H_2 受体拮抗药口服吸收完全，如与制酸药合用则吸收被轻度抑制。通常认为食物不影响药物吸收。H_2受体拮抗药治疗消化性溃疡的效果呈时间依赖性，4周疗程溃疡愈合率 70%~80%，疗程延长至 8 周，则愈合率可达 87%~94%。然而，除非维持治疗，H_2受体拮抗药治愈的溃疡复发率较高，即溃疡愈合质量欠理想。此外，泌酸反跳现象亦是 H_2 受体拮抗药的主要不足。H_2 受体拮抗药是相当安全的药物，其可能的不良反位包括抗雄激素作用、免疫增强效应、焦虑、头痛等神经系统症状、肝脏及心脏毒性等，发生率低，大多轻微且可耐受。

（3）质子泵抑制药（PPI）：质子泵抑制剂抑制胃酸分泌的时间较长。质子泵抑制药安全高效，价格亦随着国际专利的到期、国内仿制品的大量推出而明显下调。目前此类药物已成为治疗消化性溃疡和其他一系列酸相关性疾病的首选药物。目前临床上，常用的质子泵抑制药包括奥美拉唑、兰索拉唑、雷贝拉唑、泮托拉唑和埃索美拉唑。

奥美拉唑是第一代的质子泵抑制药，本身是一种苯并咪唑硫氧化物。在通常剂量下，可抑制 90%以上的胃酸分泌。4 周疗程十二指肠溃疡愈合率 90%，6~8 周几乎完全愈合，复发风险低。治疗消化性溃疡常用剂量 20~40mg/d，餐前服用，DU 和 GU 的疗程分别为 4 周和 6~8 周。

兰索拉唑生物利用度较奥美拉唑提高了 30%以上，而对幽门螺杆菌的抑菌活性比奥美拉唑提高了 4 倍。十二指肠溃疡患者通常口服 15~30mg/d，连用 4~6 周；胃溃疡和吻合口溃疡患者通常 30mg/d，疗程同奥美拉唑。维持治疗剂量 15mg/d。

泮托拉唑为合成的二烷氧基吡啶化合物，其生物利用度比奥美拉唑提高 7 倍，在弱酸性环境中稳定性较好，对壁细胞的选择性更高。治疗十二指肠溃疡与胃溃疡的常用剂量分别为 40mg/d 和 80mg/d，疗程同奥美拉唑。维持剂量为 40mg/d。

雷贝拉唑体外抗分泌活性较奥美拉唑强 2~10 倍。研究显示雷贝拉唑缓解溃疡患者疼痛症状优于奥美拉唑。本品可直接攻击 Hp，非竞争性地、不可逆地抑制 Hp 的尿素酶。常用剂量为 20mg/d，疗程同奥美拉唑。维持剂量 10mg/d。

埃索美拉唑是奥美拉唑的（S）-异构体，而奥美拉唑则是（S）-型和（R）-型的外消旋体。其代谢过程具有立体选择性，较奥美拉唑的生物利用度更高，药动学一致性较强，抑酸作用优于奥美拉唑。常用剂量为 40mg/d，疗程同奥美拉唑。维持剂量为 20mg/d。

总的说来，质子泵抑制药是非常安全的临床药物，不良反应少见。部分患者服用后可出现头晕、口干、恶心、腹胀、腹泻、便秘、皮疹等，大多轻微而无须中断治疗。正因如此，使得其在全球范围的过度使用问题变得越来越突出。有证据显示这种长期过度使用可导致接受治疗者胃内菌群过度生长，导致弯曲菌肠炎和假膜性肠炎的感染风险显著上升，肺炎的发病率亦因此上升。长期应用可能导致胃底腺息肉增生，虽然绝大多数情况下这是无害的。急性间质性肾炎和骨质疏松症虽不常见，亦需给予警惕。质子泵抑制药引起高胃泌素血症，动研究发现长期大剂量应用可能导致胃黏膜肠嗜铬样细胞的过度增生并诱发胃类癌。

4.黏膜保护治疗

胃黏膜保护药可保护和增强胃黏膜的防御功能，部分品种尚能促进胃黏膜分泌，促进内源性 PG 合成、增加黏膜血流量等，加速黏膜的自身修复。黏膜保护药一般于餐后2~3h 服用。

（1）米索前列醇（喜克溃）：前列腺素 E1 的衍生物，能抑制胃酸和胃蛋白酶分泌，增加胃十二指肠黏膜分泌功能，增加黏膜血流量。临床研究表明米索前列醇对预防 NSAIDs 引起的胃肠道损伤有效。不良反应主要是痉挛性腹痛和腹泻，可引起子宫收缩，孕妇禁用。常用剂量为 200mg，1 次/d，4~8 周为一个疗程。

（2）铋剂：为经典的消化不良与消化性溃疡药物，常用剂型包括枸橼酸铋（CBS）和次水杨酸铋（BSS）。在酸性环境下效果佳，胃内 pH 升高可妨碍铋盐激活。铋剂可能通过螯合溃疡面蛋白质、抑制胃蛋白酶活性、促进合成、刺激黏膜分泌及血供等作用促进溃疡愈合，其本身尚有杀灭 Hp 的作用。CBS 常用剂量 120mg，1 次/d 或 240mg，2 次/d。主要不良反应为长期应用可能致铋中毒，又以 CBS 较 BSS 为突出，故本药适合间断服用。铋盐与结肠内硫化氢反应生成氢化铋盐，可使粪便变为黑色。

（3）硫糖铝：在酸性环境下可覆盖胃黏膜形成保护层，并可吸附胆汁酸和胃蛋白酶，促进 PG 合成，并吸附表皮生长因子使之在溃疡处浓集。硫糖铝亦有部分抗 Hp 的作用。常用剂量为 1g，1 次/d，餐前口服。便秘较常见。主要临床顾虑为慢性铝中毒，应避免与柠檬酸同服，肾功能不全时应谨慎。铝剂可妨碍食物中磷的吸收，长期应用有导致骨质疏松、骨软化的风险。

（4）铝碳酸镁：市售品达喜为层状网络晶格结构，作用包括迅速中和胃酸、可逆而选择性结合胆汁酸、阻止胃蛋白酶对胃的损伤、上调表皮生长因子及其受体表达、上调成纤维细胞生长因子及其受体的表达、促进前列腺素生成等。常用剂量 0.5~1.0g，3 次/d。常见不良反应为腹泻。由于同为铝制剂，应用注意事项同硫糖铝。

（5）瑞巴派特（膜固思达）：可促进胃黏膜 PG 合成、增加胃黏膜血流量、促进胃黏膜分泌功能、清除氧自由基等。临床研究证明瑞巴派特可以使 Hp 相关性胃炎和 NSAIDs 引起的胃炎的组织学明显改善。常用剂量 100mg，3 次/d。不良反应轻微，包括皮疹、腹胀、腹痛等，多可耐受。

（6）替普瑞酮（施维舒）：萜类化合物，可增加胃黏膜分泌功能、增加内源性 PG 生成、促进胃黏膜再生、增加胃黏膜血流量等，从而减轻多种因子对胃黏膜的损害作用。国内外临床研究表明替普瑞酮可以促进溃疡愈合，提高溃疡愈合质量，并可防治门脉高压性胃病。常用剂量 50mg，tid。不良反应轻微。

（7）吉法酯：市售品惠加强-G 为吉法酯和铝硅酸镁的复方制剂，具有促进溃疡修复愈合，增加胃黏膜前列腺素，促进胃黏膜分泌，增加可视黏液层厚度，促进胃黏膜微循环等作用。常用剂量 400~800mg，3 次/d。偶见口干、恶心、心悸、便秘等不良反应。

其他胃黏膜保护药还包括 L-谷氨酰胺呱仑酸钠、伊索拉定、蒙脱石散剂、表皮生长因子、生长抑素等，对一般患者除后二者外可选择应用。

5.其他药物

其他还包括促胃肠动力药物和抗胆碱能药物。对于伴有恶心、呕吐、腹胀等症状的患者，排除消化道梗阻后可酌情合用促动力药物，如甲氧氯普胺、多潘立酮、莫沙比利、伊托必利等，宜餐前服用。抗胆碱能药物能抑制胃酸分泌，解除平滑肌和血管痉挛，延缓胃排空作用，可用于十二指肠溃疡，如颠茄、溴丙胺太林等。由于副作用较大，目前已少用。促胃肠动力药物和抗胆碱能药物药理相悖，不宜合用。

6.药物治疗的选择

对于 Hp 阳性的消化性溃疡患者，应首先根除 Hp 感染，必要时（尤其对于胃溃疡）在根除治疗结束后再续用抗溃疡药物治疗。Hp 阴性患者直接应用抗溃疡药物治疗，主要药物首选标准剂量质子泵抑制药，次选 H_2 受体拮抗药或铋剂。胃黏膜保护药亦足有效的辅助药物，可选择 1~2 种合用。促动力药物等可酌情选用。通常治疗十二指肠溃疡和胃溃疡的疗程为 4 周和 6~8 周。

对消化性溃疡患者符合下列情况者，宜考虑维持治疗：不伴有 Hp 感染者；Hp 未能成功根除者在再次根除 Hp 间期；Hp 已根除但溃疡复发者；不能避免溃疡诱发因素（如烟酒、生活精神压力、非选择性 NSAIDs 药物应用）；有严重并发症而不能手术者。维持治疗方案包括：①正规维持治疗，适合于症状持久、反复发作、部分药物依赖者。可选择维持剂量质子泵抑制药、H2 受体拮抗药或胃黏膜保护药。长期治疗需充分考虑药物体内蓄积危险、与其他药物相互作用及其他潜在风险；②间歇治疗，即当症状发作或溃疡复发时，按初发溃疡给予全疗程标准治疗；③按需治疗，即当症状发作时给予标准剂量治疗，症状控制后停药，易导致治疗不彻底，故至可能贻误病情。

7.NSAIDs 溃疡的治疗和预防

首先应尽可能停用 NSAIDs，必须使用时，应选用临床证明对胃肠黏膜损害较小的药物或选择性 COX-2 抑制药。合理应用外用型 NSAIDs 可有效减少包括胃肠道症状在内的全身不良反应。对于伴有 Hp 感染、长期服用 NSAIDs 的患者，应予根除 Hp 治疗。质子泵抑制药可有效对抗此类溃疡，故为临床首选，H_2 受体拮抗药则疗效欠佳。米索前列醇是唯一能减少 NSAIDs 所致胃肠道并发症的预防性药物，而多种胃黏膜保护药与质子泵抑制药联用均可取得更巩固的疗效。

8.内镜下治疗

溃疡的内镜治疗通常仅限于紧急止血术。消化性溃疡出血是上消化道出血的最常见病因，其风险随着患者年龄增大而急剧增加。尤其合并严重基础疾病、手术的风险较大时，内镜下紧急止血是最核心的处理措施。较常用的方法包括内镜直视下喷洒去甲肾上腺素、5%~10%孟氏液（碱式硫酸铁溶液）、凝血酶；局部注射肾上腺素、硬化药、黏合剂；使用热探头、热活检钳、氩离子凝固术等电外科设备；使用钛夹钳夹止血等。

（李升金）

第四节　胃癌

胃癌是起源于胃上皮的恶性肿瘤，是最常见的恶性肿瘤之一，居全球癌症死亡原因的前列。我国属胃癌较高发病区，40~60 岁多见，发病率农村是城市的 1.6 倍。近几十年来，发达国家（如美国）胃癌的发病率明显下降，但近端胃癌的发病有所增加，我国胃癌发病也呈逐年下降的趋势。

一、病因
胃癌病因与发病机制尚未阐明，研究资料表明胃癌的发生是多因素综合作用的结果。
1.饮食因素

胃癌的发生呈现明显地域性，对高发区和低发区的饮食差别进行了广泛研究，结果发现，进食碳水化合物含量丰富食物的人群胃癌发生的危险性增加，这些食物有蚕豆、马铃薯和发酵煎饼，高碳水化合物饮食经常伴高盐、霉菌污染的谷物摄入增加，而新鲜水果和蔬菜摄入减少。在日本，咸鱼、酱油和酸菜与胃癌发生相关，咸鱼和酸菜的摄入伴有高盐饮食，新鲜蔬菜、水果的摄入量减少。因此，有关饮食与胃癌的研究甚为复杂，没有任何一个饮食因素能解释胃癌发病的所有差异。一些食物可以产生抗肿瘤的效应，如食用洋葱、大蒜和韭菜可以对人体产生保护作用。饮用硝酸盐浓度较高的井水人群萎缩性胃炎和肠化生发病率较高，硝酸盐也能通过肉、鱼和蔬菜进入食物，硝酸盐是一个重要的胃癌危险饮食因素。

2.香烟、酒精

香烟和酒精的使用增加胃癌的风险性，但美国20世纪吸烟人群显著增加，胃癌的发病率却显著下降。近年认为吸烟与食管和胃贲门癌增加有关。

3.Hp 感染

Hp 感染是慢性胃炎最重要的原因，已有多项前瞻性流行病学研究证实 Hp 感染增加胃癌发病的危险性。一项国际多中心研究（11 个欧洲国家、美国和日本）发现，Hp 阳性者的胃癌发生危险性是 Hp 阴性人群的 6 倍，多项病例对照研究也得到相似的结果。但同时也发现，在一些 Hp 高感染地区，胃癌发病率相当低。

4.癌基因

癌来自积累的基因突变，这些基因调控着正常细胞的增生和其他的细胞活动。因此，在这个层面讲，所有的癌都是基因疾病。胃癌与染色体畸变和其他基因缺失相关，ras 原癌基因的突变在胃癌中出现相当频繁，$ERBB_2$ 蛋白在胃癌表达增加，P53 蛋白在胃癌也有高表达。

二、病理

1.胃癌的发生部位

胃癌可发生于胃的任何部位，半数以上发生于胃窦部，大弯、小弯及前后壁均可受累，其次在贲门部，胃体部及累及全胃者相对较少。胃食管连接处腺癌占胃癌的25%，与远端胃肿瘤不同，近几十年来的发病率一直升高，多发生在 Barrett 食管化生情况下，是食管腺癌的变型。

2.大体形态

（1）早期胃癌：指病变仅限于黏膜及黏膜下层，不论范围大小和有无淋巴结转移。原位癌是指未突破固有膜的癌肿，也属早期胃癌。可分隆起型（息肉型，Ⅰ型）、表浅型（平坦型，Ⅱ型）和深凹陷型（溃疡型，Ⅲ型）。Ⅱ型中又分Ⅱa（隆起表浅型）、Ⅱb（平坦表浅型）及Ⅱc（凹陷表浅型）三个亚型。以上各型可有不同的组合。如Ⅱc＋Ⅱa，Ⅱc＋Ⅲ等。

（2）中晚期胃癌：也称进展型胃癌，胃癌一旦突破黏膜下层即为进展期胃癌。按 Bomnann 分型法，有以下几种类型。

Ⅰ型（息肉样癌）：癌肿呈息肉样明显突出于黏膜面，呈结节状、息肉状，表面可有糜烂或溃疡，与周围正常黏膜分界清楚。

Ⅱ型（溃疡型癌）：肿瘤呈盘状，中央坏死，常有较大而深的溃疡；边缘隆起呈堤状，与周围正常组织分界清楚。

Ⅲ型（溃疡浸润型癌）：肿瘤呈浸润性生长，常形成明显向周围及深部浸润的肿块，中央坏死形成溃疡，与周围正常黏膜分界不清。

Ⅳ型（弥漫浸润型癌）：又称皮革胃，癌组织在胃壁内广泛浸润，胃壁厚而僵硬，胃腔变小，浸润区和正常黏膜界限不清。

两种或两种以上病变同时并存者为混合型。其中以Ⅲ型、Ⅱ型多见。

3.组织病理学

胃癌 90%~95%是腺癌，极少数是腺鳞癌、鳞癌、类癌等。按组织结构不同，腺癌包括管状腺癌、乳头状腺癌、黏液腺癌、印戒细胞癌等数种，根据其分化程度又可分为高分化、中分化与低分化 3 种。根据组织起源可分为肠型和弥散型。

4.转移途径

（1）直接播散：浸润型胃癌可沿黏膜或浆膜直接向胃壁内、食管或十二指肠发展。肿瘤一旦侵及浆膜，即容易向周围邻近器官或组织如肝、胰、脾、横结肠、空肠、膈肌、大网膜及腹壁等浸润。癌细胞脱落时也可种植于腹腔、盆腔、卵巢与直肠膀胱陷窝等处。胃癌种植于卵巢称 Krukenberg 瘤。

（2）淋巴结转移：占胃癌转移的 70%，胃下部癌肿常转移至幽门下、胃下及腹腔动脉旁等淋巴结，而上部癌肿常转移至胰旁、贲门旁、胃上等淋巴结。晚期癌可能转移至主动脉周围及膈上淋巴结。由于腹腔淋巴结与胸导管直接交通，故可转移至左锁骨上淋巴结。也可以有跳跃式淋巴结转移。

（3）血行转移：最常受累的脏器是肝和肺，其次是胰腺、骨、肾上腺、脑、皮肤等处。

三、临床表现

1.症状

早期胃癌常缺乏特异性症状，大部分患者仅有消化道症状。当症状较为明显时患者病情多已进入进展期。进展期胃癌常见症状如下。

（1）上腹部疼痛：是胃癌常见的症状。疼痛缺乏规律性，可为隐痛、钝痛；部分患者疼痛与消化性溃疡相似，进食或抗酸剂可有一定程度缓解。老年人痛觉较迟钝，多以腹胀为主诉。癌肿侵及胰腺或横结肠系膜时可呈持续性剧痛，向腰背部放射。极少数癌性溃疡穿孔时可出现腹膜刺激征。

（2）食欲减退和消瘦：多见，往往进行性加重，表现为乏力、食欲不振、恶心、消瘦、贫血、水肿、发热等，晚期呈恶病质状态。

（3）呕血和黑便：1/3 胃癌患者经常有少量出血，多为粪便隐血试验阳性伴不同程度贫血，部分可出现呕血或黑便，也有患者以大量呕血就诊的。当位于胃体的肿块呈圆形或菜花样突出胃腔内，由于病体巨大且质脆，易致坏死，脱落而引起出血。故上消化道出血常为胃体癌的首发症状。

（4）消化道梗阻症状：贲门部的癌肿可出现吞咽困难，位于幽门附近可引起幽门梗阻。

（5）癌肿扩散转移引起的症状：如腹水、肝大、黄疸及肺、脑、心、前列腺、卵巢、骨髓等的转移而引起的相应症状。

2.体征

早期胃癌可无任何体征，中晚期癌的体征以上腹部压痛最为常见，病程长而瘤体大者，可在上腹部触及肿块，硬而固定，表面高低不平。胃窦部癌可扪及腹块者较多，其他体征如质坚不光滑的肿大肝脏、黄疸、腹水、左锁骨上、左腋下淋巴结肿大等。腹部种植转移时肛门指诊常可在直肠膀胱陷窝处触及坚硬而固定的肿块，女性胃癌患者癌细胞可种植在卵巢上面生长，即 Krukenber 瘤。

3.并发症

胃癌可发生出血、穿孔、梗阻、胃肠瘘管、胃周围粘连及脓肿形成等。

4.伴癌综合征

胃癌在其早、晚期及治疗后复发时，往往出现与病灶本身及其转移灶无直接关系的一系列的临床表现，多因有些胃癌可以分泌某些特殊激素或具有一定生理活性物质而导致的，称之为伴癌综合征。如皮肤表现（黑棘皮病、皮肌炎、脱皮样红皮病、Bowen 病等）、神经综合征（多发性神经炎、小脑变性等）、血栓-栓塞综合征、血液病综合征（类白血病反应、嗜酸性粒细胞增多症等）、内分泌-代谢综合征（Cushing 综合征、类癌综合征）等。

四、辅助检查

1.内镜检查

内镜检查和活检，是诊断胃癌的最重要、最可靠的方法。目前内镜诊断的先进水平便体现在早期胃癌的诊断率上。

（1）早期胃癌：内镜是发现早期胃癌的有效方法。①隆起型：主要表现为局部黏膜隆起，息肉状，有蒂或广基，表面粗糙，表面可有糜烂；②表浅型：病变常不明显，局部黏膜粗糙，细颗粒状，略微隆起或凹陷，界限不清，表面颜色变淡或发红，可有糜烂，此类病变最易遗漏；③凹陷型：最多见，有较为明显的溃疡，凹陷多超过黏膜层，黏膜颜色异常，边缘可有结节状颗粒。

上述各型可合并存在而形成混合型早期胃癌。早期胃癌有时不易辨认，可通过黏膜染色发现早期病变。常用的色素为亚甲蓝、靛胭脂等。正常胃黏膜不吸收亚甲蓝而不着色，肠上皮化生和不典型增生胃黏膜可吸收亚甲蓝而染成蓝色。一般在胃镜下充分冲洗胃黏膜表面黏液后，对病灶喷洒 0.5%~0.7%亚甲蓝溶液 10~20ml，2~3 分钟后用水冲洗，观察黏膜染色情况，靛胭脂为对比染色剂，不使胃黏膜着色，而是沉积在胃小窝内或其他异常凹陷病灶内，与橘红色的胃黏膜形成鲜明地对比，易于显示胃黏膜的微细变化。通常在内镜下用喷洒导管将 0.2%~0.4%溶液 30~50ml 均匀喷洒在胃壁上，易于发现早期病变。也便于活检取材及确定手术切除范围。

（2）中晚期胃癌：常具有胃癌的典型表现，内镜诊断不难。通常按 Bormann 分型分为四型。对癌前病变的监测随访是内镜检查及活检病理检查的重要内容之一。不典型增生和肠上皮化生是目前公认的癌前病变。组织学上不典型增生可分为隐窝型、腺瘤型、再生型、球型及囊性异型增生。目前国内外对胃黏膜上皮不典型增生程度的分级尚不统一，一般分为轻度、中度及重度三级，其中重度属于原位癌范畴。重度异型增生与早期癌的区分不统一，造成了临床上治疗的困难，治疗不足或治疗过度。有鉴于此，西方国家的学者提出胃上皮内肿瘤（GIN）的诊断名称，它包括从癌前病变到早期癌变的各个阶段。又可分为两级：①低级上皮内瘤（LIN），包括轻度和中度异型增生，未见癌变，此类患者的治疗可采取随访或内镜切除；②高级上皮内瘤（HIN），包括重度异型增生及早期癌变（含原位癌、可疑浸润癌、黏膜内癌），临床治疗可采用内镜切除或手术切除。

2.内镜超声检查（EUS）

内镜超声检查具有胃镜和实时超声检查两者的优点，对胃壁各层肿瘤浸润状况、邻近器官及淋巴结转移的诊断有独到之处。正常胃壁超声内镜图像分为5层结构，第1~5层分别为黏膜界面、黏膜层、黏膜下层、肌层和浆膜层，回声分别为高回声、低回声、高回声、低回声和高回声。第4层是划分早期胃癌和进展期胃癌的分界线。早期胃癌主要发现第1、2、3层管壁增厚、变薄或缺损等，进展期胃癌可发现不规则向胃腔内突出的较大肿块，或大面积局限性管壁增厚伴中央凹陷，1~3层回声消失。EUS对邻近器官浸润和淋巴结转移有较好的识别能力，特别适合内镜下发现病变，但反复活检并不能获取恶性肿瘤证据的病例以及确诊为胃癌需术前进行分期以指导治疗方案者。如部分BorrmannIV型胃癌（革囊胃），癌细胞弥漫性浸润胃壁，伴有大量纤维结缔组织增生，引起胃壁广泛硬化增厚，但很少在黏膜表面形成巨大溃疡或肿块。由于黏膜内癌细胞分布较少，即使在内镜直视下反复活检也不易获得阳性病理结果，此时行EUS检查常能明确诊断。

3.X线检查

气钡双重造影可提高早期胃癌检出率。为使适量充以钡剂和空气后的胃能扩张展平而显示微细的黏膜病变，可用山莨菪碱肌注以产生低张作用。早期胃癌在适当加压或双重对比下，隆起型常显示小的充盈缺损，表面粗糙不平，基底部较宽，附近黏膜增粗、紊乱；表浅型显示黏膜表面可见颗粒状增生或轻微盘状隆起；病变部位一般蠕动仍存在，但胃壁较正常略僵硬。凹陷型可见浅龛影，底部大多毛糙不齐，胃壁可较正常略僵硬，但蠕动及收缩仍存在；邻近黏膜可出现杵状中断，胃小区破坏消失，胃壁稍僵硬。进展期胃癌的X线表现较明确，主要征象有胃壁僵硬、蠕动消失、黏膜皱襞中断、充盈缺损，或出现位于胃腔轮廓内龛影，边缘不整。BormannIV型癌还可出现胃腔明显缩小或呈革囊状。

4.腹部CT检查

正常胃壁的厚度在5mm以下，胃窦部、胃体部稍厚，浆膜面光滑，收缩的胃窦，均匀对称。胃癌主要表现为胃壁的增厚、肿块和局部胃壁的异常强化。多数为不规则的局限性增厚（>1cm），但少数也可呈弥漫性向心性增厚，使胃腔狭窄。病变与正常胃壁分界不清，侵及浆膜层则外缘不光整。增厚的胃壁密度与肌肉相似，增强后有明显强化。肿瘤向腔内外生长可形成软组织肿块，可发现肿块内溃疡或坏死。胃周脂肪层消失提示肿瘤向外蔓延，并可显示大网膜、胰腺等周边脏器受累和淋巴结、肝转移情况。螺旋CT增强扫描对胃癌术前分期的准确性明显高于普通CT。常规CT胃壁多显示为单层结构，螺旋CT增强扫描在胃适度充盈下，正常胃壁可呈现多层结构。增强扫描能明确显示不同病理组织学类型胃癌的强化特征及其血供特点，并且能提高胃癌术前TNM分期的准确性。

5.磁共振（MRI）检查

MRI 具有多平面成像特点，可最大限度地减少部分容积效应的影响，从而能更好地显示病灶与周围解剖结构的关系以判断有无直接侵犯。可较好地显示肿大淋巴结，转移灶及腹部脏器的侵犯。正常胃底有适量气体，衬托出胃壁内轮廓，胃底胃泡在 MRI 的 T_1 加权及 T_2 加权均呈低信号区。当胃泡变形时，常提示胃内有占位病变。典型的表现为胃壁明显增厚，内面高低不平，结节影响腔外突出，T_1 呈低信号肿块影，胃壁外周围脂肪信号消失，T_2 肿瘤信号强度增强明显。胃癌向周围浸润或转移的淋巴结常表现为异常软组织肿块，且增强后强化较差，与周围组织信号差异大，借此可与炎性浸润或反应性淋巴结肿大相鉴别。

6.肿瘤标志物检查

癌胚抗原（CEA）在 40%~50% 的胃癌病例中升高，在随访而非普查和诊断中有一定意义其他肿瘤标志物（CA19-9，CA125，CA724 等）均有可能在部分胃癌病例中出现不同程度的升高，但均无筛查或诊断价值。

五、诊断

1.临床表现

凡有下列情况者，应高度警惕，并及时进行胃肠钡餐 X 线检查、胃镜和活组织病理检查，以明确诊断：①40 岁以后出现中上腹不适或疼痛，无明显节律性并伴明显食欲缺乏和消瘦者；②胃溃疡患者，经严格内科治疗而症状仍无好转者；③慢性萎缩性胃炎伴有肠上皮化生及不典型增生，经内科治疗无效者；④X 线检查显示胃息肉>2cm 者；⑤中年以上患者，出现不明原因贫血、消瘦和粪便隐血持续阳性者。

胃癌需与胃溃疡、胃息肉、胃平滑肌瘤、胃巨大皱襞症、肥厚性胃窦炎、疣状胃炎、胃黏膜脱垂等良性病变相鉴别。还需与原发性恶性淋巴瘤、胃肉瘤等胃部其他恶性肿瘤相鉴别。与其他如胃类癌、胃底静脉瘤、假性淋巴瘤、异物肉芽肿等病变相鉴别。当上腹部摸到肿块时尚须与横结肠或胰腺肿块相区别，有肝转移者与原发性肝癌者相区别。

2.TNM 分期

参照美国癌症联合委员会（AJCC）和国际抗癌联盟（UICC）颁布的 TNM 分期。

0 期：$T_{is}N_0M_0$

IA：$T_1N_0M_0$

IB：$T_1N_1M_0$、$T_2N_0M_0$

IIA：$T_1N_2M_0$、$T_2N_1M_0$、$T_3N_0M_0$

IIB：$T_1N_3M_0$、$T_2N_2M_0$、$T_3N_1M_0$、$T_{4a}N_0M_0$

IIIA：$T_2N_3M_0$、$T_3N_2M_0$、$T_{4a}N_1M_0$

IIIB：$T_3N_3M_0$、$T_{4a}N_2M_0$、$T_{4b}N_1M_0$、$T_{4b}N_0M_0$

IIIC：$T_{4a}N_3M_0$、$T_{4b}N_3M_0$、$T_{4b}N_2M_0$

IV：任何 T 任何 NM_1

原发肿瘤（T）

T_X：原发肿瘤无法评价。

T_0：切除标本中未发现肿瘤。

T_{is}：原位癌。

T_1：侵犯黏膜固有层，黏膜肌层或黏膜下层（T_{1a}：侵犯黏膜固有层或黏膜肌层，T_{1b}：

侵犯黏膜下层）。

T_2：侵犯固有肌层（肿瘤可以穿透固有肌层达胃结肠韧带、肝胃韧带或大小网膜，但没有穿透这些结构的脏腹膜。在这种情况下，原发肿瘤分期为 T_3。如果穿进这些韧带或网膜脏层，则分期为 T_4）。

T_3：侵犯至浆膜下结缔组织，但没有穿透脏腹膜（浆膜）或侵犯临近组织结构（胃的临近结构包括脾、横结肠、肝脏、膈肌、胰腺、腹壁、肾上腺、肾脏、小肠及后腹膜）。

T_4：侵犯浆膜或临近组织结构（T_{4a}：侵犯浆膜；T_{4b}：侵犯临近组织结构）。

局部淋巴结（N）

N_X：淋巴结无法评价。

N_0：局部淋巴结无转移。

N_1：局部转移淋巴结 1~2 枚。

N_2：局部转移淋巴结 3~6 枚。

N_3：局部转移淋巴结≥7 枚（N3a：局部转移淋巴结 7~15 枚；N_{3b}：局部转移淋巴结>15 枚）。

远处转移（M）

M_X：无法评价是否有远处转移。

M_0：无远处转移。

M_1：存在远处转移。

组织分级：G_X：分级无法评价；G_1：高分化；G_2：中分化；G_3：低分化；G_4：未分化。

六、治疗

早期发现，早期诊断，早期治疗是提高胃癌疗效的关键。以手术为中心，开展化疗、放疗、中医中药和生物学等治疗，是改善胃癌预后的重要手段。目前胃癌根治术是唯一有效且有可能将胃癌治愈的方法，因此一旦确诊，便应力求根治，术后再根据病程分期、肿瘤的生物学特性和患者的全身情况，全面考虑辅助性综合治疗。

（一）治疗方案

胃癌治疗方案：①0 期胃癌：原发灶 2cm 以下的黏膜内癌，行内镜下黏膜切除术（EMR）或内镜下吸附黏膜切除术（EAM）；原发灶 2cm 以上行胃癌根治性切除术；②I期胃癌：Ia 期无淋巴结转移者行胃癌根治性切除术；③Ib 期有淋巴结转移者行胃癌根治性切除术＋化疗；④II期胃癌可视为中期，根治性手术切除为主，术后常规辅以化疗、生物治疗；⑤III期胃癌已经是进展期，手术以扩大根治性切除，术后更应强调化疗、放疗、中西医结合疗法等综合性疗法；⑥IV期胃癌属晚期：姑息性胃大部切除术或全胃切除术，侵犯邻近器官者则行联合脏器切除术。对于不能切除的病例可施以减症手术，包括胃空肠吻合术、胃或空肠食管吻合术空肠造口术。对于IV期胃癌患者，无论手术与否，均应考虑化疗、放疗、免疫治疗及中西医结合治疗，以达到提高患者生存质量的目的。

（二）外科治疗

对临床检查无明显远处转移征象、主要脏器无严重疾患、全身营养状况尚好、免疫功能尚佳、可以承担手术者均应首选手术治疗，以期达到根治或缓解症状、减轻痛苦。外科手术以彻底根除、安全和保存功能为三个主要原则。年龄不应成为判断手术禁忌证的标准。但全身麻醉危险性高的病例如 3 个月内发生过心肌梗死、难以控制的心功能不全、高度肝硬化、有意识障碍的患者应为手术禁忌证。

1.手术分类

根治性切除术又称治愈性切除术，含内镜下黏膜切除术（EMR）、内镜下吸附黏膜切除术（EAM）、联合脏器切除术（Appleby 手术）；姑息性切除术又称非治愈性切除术；减症手术包括胃空肠吻合术、胃或空肠食管吻合术、空肠造口术等。

2.根治性手术

根治性手术是唯一有可能治愈胃癌的治疗方法。根据病灶情况和病期选择合理的手术方式，彻底切除原发灶及转移淋巴结，努力开展扩大根治和联合脏器切除是目前能达到治愈目的的基本要求和主要手段。

（1）以区域淋巴结清楚范围为标准的根治术分类：①D_0 术：未全部清楚第一站淋巴结的根治性切除术；②D_1 术：全部清除第 1 站淋巴结的根治性手术；③D_2 术：全部清除 1、2 站淋巴结的根治性手术；④D_3 术：全部清除 1、2、3 站淋巴结的根治性手术；⑤D_4 术：全部清除第 1、2、3、4 淋巴结的根治性手术。Ia、Ib 期早期癌常考率胃次全切除加上清扫第 1 站淋巴结（D_1 术）。进展期癌应用最多的手术是胃大部或胃切除加上第 1、2 站淋巴结清扫（D_2 术）。

（2）原发灶切除范围的确定：胃切除范围主要由病灶距切缘的距离和淋巴结清扫范围两方面决定。早期胃癌和局限性的进展期胃癌要求切缘距病灶至少 2cm，浸润型进展期癌需要至少 5cm 以上距离。胃远端和近端癌分别切除十二指肠和食管下端 3~4cm，胃切缘 1cm 以内应无癌细胞残留，这是防止术后复发的重要因素。

3.腹腔镜手术

腹腔镜手术原来只做胆囊切除等良性病变。从 1990 年起试用于治疗胃癌，目前尚处于研究阶段，原则上用于无淋巴结转移可能性、切除局部病灶能根除的病例。多用于 EMR 不能确实保证完全性切除的早期癌。

手术方法有腹腔镜下胃楔状切除术（适用于前壁病变）和腹腔镜下胃内手术（黏膜切除，适于后壁病变）。此两种方法都不能清扫淋巴结，切除标本有淋巴结转移的要追加开腹腔手术。现在由于腹腔镜器具的发展，腹腔镜下做远侧胃切除、全胃切除已有可能，但是腹腔镜下作 D_2 清除手术，技术上还有困难。

4.内镜治疗

（1）内镜下黏膜切除术（EMR）：EMR 方法是用内镜注射针向癌灶基底部注射生理盐水或 1：10000 的肾上腺素盐水 5~10ml 使癌变黏膜隆起，再用圈套器直接或使用透明帽负压吸引后再套住隆起的癌灶，然后行高频电流切除病变，适用于直径小于 2cm 无淋巴结转移的早期癌。分化型癌即乳头状癌、高分化或中分化管状腺癌，如果是平坦凹陷型癌，应无溃疡。选择 2cm 的原因主要由于 EMR 术后存在残余肿瘤复发的危险，大量临床资料显示分化型癌向黏膜下层浸润较晚，小于 2cm 的基本上都无淋巴结转移。故 EMR 选择之前必须准确评估肿瘤浸润胃壁的深度，它的组织类型，肿瘤大小。不能满足以上条件的黏膜肿瘤，应采用外科手术方式。

（2）内镜下消融术：适于早期癌或引起狭窄晚期癌姑息治疗，通过电凝、激光、微波等灼除肿瘤以减少肿瘤负荷、减轻梗阻症状。激光治疗主要适合那些年龄较大，有严重其他疾病的高危患者或拒绝手术治疗者，特别是早期胃癌可获得较好的疗效。方法有多种，如直接凝固、汽化或炭化、激光光动力学疗法、激光刺激疗法、激光温热疗法等，以 Nd：YAG 激光最为常用。也可内镜下借助食道静脉曲张套扎器，吸引病灶进行套扎治疗微小胃癌及原位癌和直径小于 1.5cm 的良性息肉方法。

（3）内镜下光敏治疗：主要是利用血卟啉在光照下激活杀伤肿瘤的效应。常用氦-氖激光或铜蒸气染料激光作光照源。治疗前可采用皮肤划痕法先作血卟啉过敏试验，阴性者按 5mg/kg 剂量加入葡萄糖溶液 250ml 中静滴。于 24、48 及 72 小时分别在内镜下对病灶进行激光照射，每点照射 15~20 分钟。照射后肿瘤出现大片坏死，注意可出现出血甚至穿孔等并发症。照射后 1 周内禁食、4 周避光。

（4）内镜下注射药物：常用的药物为氟尿嘧啶（5-Fu）及丝裂霉素（MMC）。一般先将 5-Fu500mg＋MMC8mg 溶于 20ml 注射用水中稀释，内镜下根据瘤体大小多点注射，一般注射 10 点左右，每点 1~2ml。7~10 天注射 1 次，连续 3 次。亦可加注一些免疫调节剂，如肿瘤坏死因子、IL-2 及 OK432 等。经内镜注射 95%乙醇，每点约 0.5ml，多点注射，可使肿瘤组织坏死，病灶缩小。

另外，对贲门及幽门部肿瘤出现梗阻者可在内镜下放置支架，重建通道。

（三）化学疗法

化疗的根本宗旨是既要延缓患者的生存期，又要改善其生活质量。给药量和方法要结合患者状态，根据个体差异做出调整。全身情况较好者，为尽可能治愈而采取积极态度；对全身情况较差者，则考虑副作用较小的方案，不增加患者的病痛，而又能使肿瘤保持不发展状态。此外还要考虑有无并发症来选择化疗药物，如糖尿病、心脏病慎用阿霉素及其衍生物多柔比星，肺疾病要慎用博来霉素、丝裂霉素 C，肾病则慎用顺铂和丝裂霉素 C。还要估计到化疗后肿瘤坏死可引起胃大出血或穿孔，肝肾功损害，造血系统抑制等可能的副作用。

1.分类

（1）术前化疗：估计手术切除局部癌灶有困难者，可采用术前短程化疗，目的是使癌灶局限，有利于手术彻底切除，抑制癌细胞的生物活性，有利于减少术中播散，消灭亚临床癌灶，减低术后复发率。

（2）术中化疗：当手术中发现肿瘤已浸润至浆膜外或肉眼可判定有淋巴结转移、腹膜播散种植以及估计有残存癌灶时，术中化疗目的是消灭残存癌灶。

（3）术后化疗：进展期胃癌根治切除后，均应辅助化疗，手术不能发现的亚临床癌灶，是手术后复发的根源。辅助化疗的目的是防止复发与转移，提高 5 年生存率。

（4）晚期胃癌化疗：不能手术，姑息手术及术后复发的晚期患者，以化疗为主的药物治疗目的是控制原发与转移癌灶，争取消除病灶，缓解症状，改善生活质量，延长生存期。

2.化学治疗的适应证

早期胃癌根治术后原则上不辅助化疗，如有以下情况应酌情化疗：①病理类型恶性度高；②有脉管癌栓或淋巴结转移；③浅表广泛型早期胃癌面积大于 5cm²；④多发癌灶；⑤青年胃癌患者（40 岁以下），有其中一项者可辅助单药化疗，癌灶浸润深至肌层以下的进展期胃癌术后采用联合化疗，晚期胃癌化疗应是主导措施，即以化学治疗为主的内科综合疗法。

3.化疗方案

（1）单一药物只用于早期需化疗的患者，或不能承受联合化疗者，联合化疗指采用两种化学药物的方案，一般只采用两至三种联合，更多药物合用不一定能提高疗效，并可增加药物的毒副反应。

（2）联合用药采用细胞周期非特异性药物与细胞周期特异性药物联合。前者采用高剂量间歇给药，后者采用连续给药。

（3）不将毒副反应相同的药物联合，不采用同类药物联合，以免毒副反应叠加，增加毒性。

（4）首选化疗方案治疗失败后不能再重复原方案，换用补救治疗时应另选二线药物联合应用。

（5）早期胃癌单一用药术后辅助化疗1年，2~3个疗程。进展期胃癌，术后辅助联合化疗，第一年3个疗程，第二年2个疗程。如采用短周期的联合化疗，以3个周期为一疗程计算。

4.胃癌的联合化疗

胃癌细胞对化疗药物相对较不敏感，单药化疗很难达到完全缓解；理论上讲一个好的化疗方案应使有效率达到50%以上，完全缓解率10%以上；因此联合化疗应按照胃癌的细胞动力学和不同药物的作用特点设计方案，以使其产生最大协同作用，减低毒性反应并避免或延缓癌细胞耐药性的发生。

晚期胃癌化疗方案设计常分两类：①以5-Fu或其衍生物为主的联合方案，仍占大多数；②以ADM或DDP为主的方案，排除了5-Fu或其衍生物为主的联合方案。联合用药中加入生化调节剂，如CF/5-Fu协同。CF（醛氢叶酸，亚叶酸钙）本身无细胞毒作用，为生化调节剂，在肿瘤细胞内与5-Fu活化物氟尿苷酸及胸苷酸合成酶结成三联复合物，从而增强阻止尿苷酸向胸苷酸的转化，最终影响DNA合成。CF采用200mg/m²，先于5-Fu静点，以后5-Fu推注，增大CF剂量不一定更提高疗效，且毒副反应增加。

（1）国内常用方案MFC方案：MMC 10~20mg，第1天静脉推注；5-Fu750~1000mg，第8~10天静脉滴注；Arab-C100mg，第1天静脉滴注。每4周重复一次，共6个周期，此方案除轻中度骨髓抑制外无严重的不良反应。

FM方案：5-Fu750mg，第1~5天滴注；MMC8~10mg，第1天静脉推注；每4周重复一次，共用4~6个周期，有效率达到47%。

FAM方案：5-Fu600mg第1、2、5、6天静脉滴注；ADM30mg/m²第1、5天静脉推注；MMC8~10mg，第1天静脉推注。每2个月重复，有效率21%~55%，以表阿霉素替代ADM，即FEM，EPI用量为50~90mg/m²。

UFTM方案：UFT2~3片/次，口服，3/d；MMC6mg/m²静脉推注，每周1次，共6次，UFT总量30g。

FAB方案：5-Fu600mg/m²，第1、2、5天静脉推注；ADM30mg/m²，第1、5天静脉推注；BCNU100mg/m²，第1天静脉滴注、推注。

FAP方案：5-Fu600mg/m²，第1天静脉推注；ADM30mg/m²，第1天静脉推注；CDDP20mg/m²第1~5天静脉滴注。每3周为一疗程，重复使用3~4次。

（2）国外常用化疗方案：80 年代末，德国胃癌研究所推出两个新的化疗方案，即 EAP 方案（鬼臼乙叉甙、阿霉素、顺铂）和 ELF 方案（鬼臼乙叉甙、甲酰四氢叶酸、氟尿嘧啶）；欧美国家进一步的临床应用表明 EAP 方案对中晚期胃癌疗效显著 ELF 方案不良反应轻微，尤其适用于高龄或体质较差的胃癌患者。

EAP：ADM20mg/m^2，静注，第 1、7 天；VP16 120mg/m^2 第 4、5、6 天；DDP 40mg/m^2，静点，第 2、8 天。60 岁以上者 VP16 100mg/m^2，VP16 加入 0.9% NaCl 500ml 静点 1.5 小时。

DDP 使用程序：①0.9% NaCl 1000ml 静点 2 小时；②10%甘露醇 125ml 静注；③DDP 加入 0.9%NaCl 2000ml 静点 2 小时；④0.9%NaCl 1000ml 静点 1 小时；⑤当尿量少于 150ml 时，呋塞米 40mg 静注。

ELF 方案：VP16 120mg/m^2，静点，第 1~3 天；CF 200mg/m^2，静注，第 1~3 天；5-Fu 500mg/m^2，静点，第 1~3 天；每 3~4 周为一周期，重复 3 周期为一疗程。

ELFP 于第 1 天加 DDP，60mg/m^2，静点。

FAMTX 方案 HD-MTX，1500mg/m^2，静点，第 1 天；HD-5-Fu1500mg/m^2，静点，第 1 天（MTX 注 1 小时后开始）；ADM 30mg/m^2，静注，第 15 天；CF15mg/m^2，口服，每 6 小时，第 2~4 天。每 4 周为一周期，2 周期为一疗程。

MFC 方案 MMC10~20mg，静注，第 1 天；5-Fu750~1000mg，静点，第 1~5 天；Ara-c50~100mg，静点，第 8~10 天；每 4 周为一周期，2 周期为一疗程。

联合化疗方案用于晚期胃癌，也用于根治切除术后辅助化疗，作为辅助化疗时，选择方案应根据患者状况，肿瘤生物学特性和病期而定，不区别对待只采用一种方案并非上策。

5.胃癌的手术辅助化疗

（1）术前化疗：对进展期胃癌术前化学治疗称为新辅助化疗，以区别术后辅助化疗。给药途径可全身（静脉、口服、直肠），局部（动脉内镜下注药、腹腔）。多采用静脉给药法，化疗周期短，一般不超过 2 周。采用联合化疗方案一周期，如 FAM、EAP、FAMTX、ELFP 等。口服给药采用 CF/5-Fu 或 5-Fu 衍生物 UFT、FTL 等。动脉给药使用 5-Fu、MMC、MTX、VLB 等，于术前 7~10 日内给 3~5 次。也可采用术前 10 天内经内镜给药或腹腔内给药，多用联合化疗。

（2）术中化疗：进展期胃癌术中发现癌灶已浸出浆膜面，有淋巴结转移及腹膜播散，术中局部用药可使高浓度化学药物直接杀伤残留癌细胞，防止扩散。

（3）术后化疗：术后辅助化疗主张早期开始，一般在术后第 3 周进行。进展期根治术后均采用联合化疗，对于辅助化疗的作用仍有争议。

（4）针对浆膜侵犯与腹膜种植性转移：近年研究采用术后早期腹腔内化疗，术中留置 Tenckhoff 管，术后第一日 37℃生理盐水灌洗，清除残留血液与组织碎片，然后将化疗药（常用 ADM、EPI、5-Fu、MMC、DDP）溶于灌液中，预热 37℃，注液量 1~2L，15~30 分钟灌入，保留 12~24 小时更换 1 次，3~7 天为一疗程。本技术局部药物作用时间长、浓度高、血浆浓度相对较低，全身毒副反应轻，不增加术后并发症与死亡率，远期随访明显减少腹膜复发。并发症有肠麻痹，吻合口瘘与原发性腹膜炎。

（四）放射治疗

据报道，术前放疗可使手术切除率提高 10%~14%；术中放疗近年在日本开展较多，认为能延长Ⅱ期、Ⅲ期胃癌生存率，但需进一步研究验证。术后辅助放疗是否有助于提高患者生存率的意见并不统一，但可使局部复发率减少。

上述各种治疗方法综合应用可提高疗效，如化疗和手术；放疗和手术；以及化疗和放疗联合应用等。在抗癌治疗中，必须十分注意对患者的支持治疗，如心理支持、补充营养、纠正贫血、调整酸碱平衡、预防感染、镇痛、止血等。

（谭嘉莉）

第五节　溃疡性结肠炎

溃疡性结肠炎（UC）又称非特异性溃疡性结肠炎。一种原因不明的结、直肠慢性炎症，大多认为本病与自体免疫和遗传有关，病原微生物可能是本病的促发因素，而精神因素可诱发本病。本病与克罗恩病统称为炎症性肠病。临床主要表现有腹痛、腹泻、黏液脓血便和里急后重。病情迁延易反复发作。

一、病因
病因不明，目前认为本病与感染、遗传和自体免疫有关。

1.免疫异常

多数学者认为本病属自身免疫性疾病。①血清中存在着抗结肠上皮细胞抗体，这种抗体与大肠埃希菌 O_{14} 黏多糖抗原有交叉抗原性；②本病常伴其他自身免疫性疾病，经皮质激素治疗有效；③新近研究发现 UC 患者中可检测出一种正常结肠上皮细胞抗原的特异性抗体。

2.遗传因素

UC 种族差异：因种族不同，发病率有很大差异；UC 具有家族集体性：患者的直系血缘亲属 15%~30%发病；双胞胎发病的一致性：单卵双胞胎可同患本病，发病率为 36%。

3.感染因素

有人认为感染可能是本病的病因。但迄今未能找到与致病有关的病原体。

4.精神因素

神经中枢通过自主神经系统引起肠运动亢进、肠血管平滑肌痉挛而致结肠黏膜炎症、糜烂及溃疡。精神因素与本病的发生、复发、恶化可能有关。

二、病理
UC 多位于直肠和乙状结肠，严重者可累及降结肠、横结肠，甚至全部结肠。炎症常局限于黏膜和黏膜下层，病变黏膜充血、水肿、出血、变脆、形成浅小不规则溃疡，沿结肠纵轴发展，可融合成广泛、不规则的大溃疡。显微镜下可见肠腺隐窝脓肿、病变处有淋巴细胞、浆细胞、嗜酸性及中性粒细胞浸润。重症患者溃疡可累及肌层或浆膜层，并发穿孔，引起弥散性腹膜炎等。

三、临床表现

溃疡性结肠炎起病多缓慢，轻重不一，呈慢性经过，迁延数年或 10 余年，常因精神刺激、劳累、饮食失调而反复发作。

1.消化系症状

（1）腹泻：最常见，轻者每日 3~4 次或腹泻与便秘交替出现，重者 1~2 小时 1 次。粪便呈糊状或稀水状，为黏液血便，极少数为黄色稀糊状或水样便。病变仅限于直肠者，多表现为黏液血便或血液与粪便不相混渚；如病变仅累及右侧结肠者，则黏液血便与粪便相混；如病变累及直肠，多伴里急后重或排便不尽感。

（2）腹痛：一般为轻、中度疼痛，多为隐痛、钝痛，少数绞痛，常局限于下腹部或左下腹，亦可全腹，有腹痛-便意-便后缓解的规律。

2.其他症状

可有发热、乏力等，严重者可出现高热、脉速、消瘦、贫血等。部分患者有自体免疫性疾病的表现，如关节炎、虹膜睫状体炎、葡萄膜炎、口腔溃疡及慢性活动性肝炎等。

3.体征

除左下腹压痛外无异常；重症和暴发型可有腹胀、腹肌紧张、压痛、反跳痛。

四、辅助检查

1.血常规

可有贫血，多因慢性失血和营养不良引起。红细胞沉降率常增快。严重者人血白蛋白及钠、钾、氯等均可降低。

2.粪便常规

脓、血黏液便，镜检有多量的红、白细胞和巨噬细胞。反复检查和培养均无特异性病原体发现。

3.结肠镜检查

结肠镜检查对诊断有重要价值。①黏膜多发溃疡、充血、水肿（呈弥散性分布）；②黏膜粗糙，呈颗粒状，血管模糊、脆而易出血；③后期可见炎性息肉、肠壁僵直、结肠袋消失、肠腔狭窄。重症患者做此检查应慎防结肠穿孔。

4.X 线检查

气、钡双重造影有利于观察黏膜病变，可显示微小溃疡及糜烂。①膜粗乱和或颗粒样改变呈"雪花点"征；②多发性溃疡：表现为管壁边缘呈毛刺状及小龛影；③炎症息肉：表现为小圆形或卵圆形充盈缺损；④肠壁纤维组织增生时：可见结肠袋消失，肠壁变硬，缩短变细，可呈铅管状结肠。

五、诊断别

1.临床诊断

若有典型临床表现为疑诊 UC 患者，应安排进一步检查：根据临床表现和结肠镜或钡剂灌肠检查中一项，可为拟诊者，若有病理学特征性改变，可以确诊；初发病例、临床表现和结肠镜改变均不典型，应列为"疑诊"随访；对结肠镜检查发现的轻度直肠、乙状结肠炎症不能等同于 UC，需认真检查病因，观察病情变化。诊断包括疾病类型、病情程度、活动性、病变范围、并发症和肠外表现，以便选择治疗方案、用药途径和评估预后。

2.鉴别诊断

（1）慢性痢疾：①有急性细菌性痢疾病史；②粪便培养：可找到痢疾杆菌；③抗生素治疗有效。

（2）慢性阿米巴痢疾：①病变在右结肠；②粪便检查：可找到阿米巴滋养体和包囊；③抗阿米巴治疗有效。

（3）直肠癌、结肠癌：①中、老年人，恶病质；②肛门指检可触及肿块；③乙状结肠镜和组织检查可以鉴别。

（4）克罗恩病：①有腹泻，但脓血便少见；②病变在近端结肠及末段回肠；③内镜检查可见病变呈节段性分布，溃疡之间黏膜大致正常；④性质：为消化道慢性肉芽肿性炎症疾病。

六、治疗

1.一般治疗

（1）休息：急性发作期或病情严重者应卧床休息。一般病例应适当休息，劳逸结合。

（2）饮食：一般给予易消化、少渣、营养丰富、足够热量的饮食。急性发作期宜给予流质饮食。病情严重应禁食，给予静脉高营养治疗。

（3）对症治疗：①纠正水和电解质紊乱；②腹痛或腹泻次数较多者可用抗胆碱能药物或止泻药如复方地芬诺酯 2.5~5mg，2~4 次/天；洛呱丁胺首剂 4mg，以后每腹泻一次服用 2mg，直到腹泻停止，但重症患者应慎用，以免诱发中毒性巨结肠；③有贫血者可给予输血、铁剂治疗；④有低蛋白血症可输白蛋白；⑤合并感染者可选用抗生素或加用甲硝唑治疗。

2.药物治疗

（1）氨基水杨酸制剂：柳氮磺胺吡啶（SASP）是治疗本病的常用药物。该药适用于轻、中型患者或重型经糖皮质激素治疗已有缓解者。用药方法为 4g/d，分 4 次口服；病情缓解减量使用，然后改为准持续量 2g/d，分次口服。不良反应有与剂量有关的恶心、呕吐、食欲不振、头痛、可逆性男性不育等；有皮疹、粒细胞减少、自体免疫性溶血、再生障碍性贫血等。

（2）糖皮质激素：是重症和暴发型患者的首选药物。它通过非特异性抗炎、免疫抑制及对致炎性细胞因子的调节作用，减轻黏膜组织的炎症反应。口服是常用的给药方法，一般用泼尼松或泼尼松龙每日 30~40mg，重症可达 60mg。病情控制后逐渐减量至每日 10~15mg，维持半年左右停药。暴发型患者常用氢化可的松每日 200~300mg 静脉滴注，可较快起到作用。皮质激素亦可用于局部灌肠，每日用琥珀酸氢化可的松 100mg 或地塞米松 5mg 加生理盐水 100ml 保持灌肠，每晚 1 次，对远端直肠或左半结肠病变效果较好。

（3）免疫抑制剂：对水杨酸类和皮质激素治疗无效者可试用，或作为激素的辅助治疗，在巩固疗效期间加用，可减少激素的用量和副作用。如硫唑嘌呤，一般剂量为 1.5mg/（kg·d），分次口服。近年来国外报道，对严重溃疡性结肠炎急性发作使用糖皮质激素治疗无效的病例，可应用环孢素，剂量为 2~4mg/（kg·d），静脉滴注 7~14 天，有效者可改口服 4~6mg/（kg·d），疗程多在 6 个月减停。

（李升金）

第六章　内分泌系统疾病

第一节　甲状腺炎

甲状腺炎是指各种原因导致甲状腺组织发生损伤的一组异质性疾病。共同特征是甲状腺滤泡结构破坏，伴有甲状腺功能正常、升高或降低等。甲状腺炎可按不同方法分类：按发病缓急可分为急性、亚急性及慢性甲状腺炎；按组织病理学可分为化脓性、肉芽肿性、淋巴细胞性、纤维性甲状腺炎；按病因可分为感染性、自身免疫性、放射性甲状腺炎；按症状有疼痛性、无痛性甲状腺炎，分娩后发病的则为产后甲状腺炎。

一、急性化脓性甲状腺炎

急性化脓性甲状腺炎（AST）很少见，是一种化脓感染性疾病。病变部位以甲状腺左叶多见，可反复发病。甲状腺因包膜完整、血供丰富、组织内含有高浓度的碘离子，具有较强的抗感染力，如无一些特殊情况一般不易发生化脓性感染。急性化脓性甲状腺炎多发生于儿童，也可见于成人，女性多见。

（一）病因

引起急性化脓性甲状腺炎的常见细菌包括葡萄球菌、大肠埃希菌及溶血性链球菌等，此外厌氧菌偶可致病。感染途径包括：①周围感染灶蔓延，此途径最为常见，如细菌从易发生感染的梨状窝瘘管扩散至甲状腺，引起甲状腺组织受累发生化脓性炎性改变；②血行播散，全身感染灶中的细菌可通过血行播散造成甲状腺感染；③物理损伤，如颈部外伤、甲状腺穿刺检查或治疗可在原有甲状腺囊肿等疾病的基础上导致甲状腺细菌感染。另外，还可通过淋巴管途径导致细菌感染。

（二）临床表现

患者发病常在上呼吸道感染或甲状腺结节细针穿刺之后，出现前颈部甲状腺侧叶肿大、疼痛以及吞咽困难、甲状腺局部表面皮肤可有红斑与热感，并伴有发热性疾病的全身症状及颈部淋巴结肿大。

（三）辅助检查

白细胞计数、血沉与 C 反应蛋白浓度均明显升高。甲状腺功能一般正常，如甲状腺组织破坏严重时可出现轻微的一过性甲状腺毒症。甲状腺细针穿刺可抽取到含有大量中性粒细胞的脓液，并培养出病原体。超声波，CT 显示脓肿样的影像。

（四）诊断

1.临床诊断

根据患者的临床表现和相关检查常可做出诊断。其诊断依据有：①发病急，颈部红、肿、热、痛，疼痛放射至耳周、下颌及枕部；②全身感染表现如畏寒、发热及白细胞总数升高等；③儿童发病前常有上呼吸道感染或咽炎等前驱表现；④甲状腺肿大伴压痛，脓肿形成后可扪及波动感；⑤甲状腺穿刺，抽出脓液。

2.鉴别诊断

（1）亚急性甲状腺炎：亚急性甲状腺炎发病较缓慢，可伴上呼吸道感染的前驱症状。甲状腺功能检查 T_3、T_4 浓度升高，而甲状腺摄碘功能降低，即所谓"分离现象"。血沉显著增高。FNAB 提示多核巨细胞或肉芽肿形成。使用抗生素治疗，急性化脓性甲状腺炎疼痛可缓解，而对亚急性甲状腺炎无效。予以糖皮质激素如泼尼松治疗疼痛迅速缓解。

（2）甲状腺恶性肿瘤继发坏死：有时恶性肿瘤继发局部坏死出血后，其临床表现类似急性化脓性甲状腺炎。但恶性肿瘤常有颈部包块病史，可伴声音嘶哑等症状，FNAB 具较大价值，抗生素治疗无效。

（五）治疗

早期给予抗感染治疗，若脓肿形成则行切开引流，对于反复发作者应寻找病因。

1.一般治疗

充分休息，补充足量水分，确保呼吸道通畅，局部可热敷。

2.抗感染治疗

在没有查出致病菌的情况下，可先予以广谱抗生素，同时加用抗厌氧菌的药物如甲硝唑等进行治疗。在脓肿形成后，根据脓液培养结果合理选择有效抗菌药物。

3.脓肿切开引流或穿刺抽脓

当甲状腺内脓肿形成时，仅仅运用抗生素治疗并不能达到良好的治疗效果，此时应及时行脓肿切开引流，部分较小脓肿可穿刺抽脓，并在脓腔内注入抗菌药物。手术后继续运用抗菌药物至体温正常。经过以上治疗，患者一般可在 1~2 周内恢复。

4.病因治疗

梨状窝瘘管、甲状舌管囊肿及甲状腺囊肿等疾病可使甲状腺易感染。反复发生急性化脓性感染者，应针对原有病因进行治疗，可在急性炎性期过后手术切除梨状窝瘘管及甲状舌管囊肿，必要时行甲状腺部分切除术。

二、亚急性甲状腺炎

亚急性甲状腺炎多呈自限性，是最常见的甲状腺疼痛疾病，为非化脓性甲状腺炎（SAT）。多由甲状腺的病毒感染引起，以短暂疼痛的破坏性甲状腺组织损伤伴全身炎症反应为特征，持续甲状腺功能减退发生率一般报道少于 10%。近年来逐渐增多，临床变化复杂，可有误诊及漏诊。多见于中年女性。

（一）病因

病因未明，一般认为与病毒感染有关。起病前 1~3 周常有上呼吸道感染，患者血清中某些病毒抗体滴度增高，如流感病毒、柯萨奇病毒、腺病毒和腮腺炎病毒等。但没有确切的证据。

此外，中国人，日本人等的亚急性甲状腺炎与 HLA-Bw35 有关联，显示对病毒的易感染性具有遗传因素，但也有患者与上述 HLA-Bw35 无关。

（二）临床表现

SAT 典型者病期可分为早期伴甲状腺毒症，中期甲状腺功能减退症以及恢复期三期。

1.早期

起病多急骤，呈发热，伴以怕冷和全身乏力等。最为特征性的表现是甲状腺部位疼痛或压痛，并常向颌下、耳后或颈部等处放射，吞咽时疼痛加重。甲状腺病变范围不一，可从一叶开始以后扩大转移到另一叶，病变腺体肿大，坚硬，压痛显著。病变广泛时，滤泡内甲状腺激素以及非激素碘化蛋白质一时性大量释放入循环中，因而除感染的一般表现外，病后一周内多数患者尚可伴有甲状腺毒症的临床表现。

2.中期

当甲状腺滤泡内甲状腺激素由于组织结构感染破坏而发生耗竭，甲状腺滤泡组织尚未修复前，血清甲状腺激素浓度降至甲状腺功能减退的水平，临床上也可转变为甲状腺功能减退症。

3.恢复期

上述症状逐渐改善，甲状腺肿或结节也渐消失，也有不少病例遗留小结节，以后慢慢吸收。95%的患者甲状腺功能恢复正常，但5%的患者可持续存在甲状腺功能减退症。仅2%的患者会复发亚急性甲状腺炎。

在轻或不典型病例中，甲状腺仅略肿大，疼痛和压痛也轻微，无发热等全身症状，临床上也未必有甲亢或甲减的表现。本病病程长短不一，可数周至半年以上，一般约2~3个月。

（三）辅助检查

血沉明显增高，C反应蛋白浓度也有相似升高，但白细胞计数正常或轻微升高。血甲状腺激素浓度升高，T_4与T_3比值小于20，反映了甲状腺内储存激素的比例，TSH降低或检测不到。24小时摄碘率低下（<5%），抗甲状腺过氧化物酶抗体，抗甲状腺球蛋白抗体等甲状腺自身抗体通常阴性，也有部分患者的甲状腺自身抗体一过性轻微升高，随着病情好转，而消失。超声波在其活动期时，常能显示出与压痛部位一致的不规则形状低回声病灶。细针穿刺的细胞涂片可见多核巨细胞和其他炎症细胞。

（四）诊断

1.临床诊断

患者甲状腺肿大、疼痛、触痛、质地硬，伴发热、乏力、心慌、颈淋巴结肿大等症状和体征；血沉增快，血T_3、T_4、TSH和^{131}I摄取率降低（分离现象），可确立诊断。

2.鉴别诊断

（1）急性化脓性甲状腺炎：常可出现前颈部甲状腺侧叶肿大伴疼痛或压触痛，并伴有发热性疾病的全身症状和颈部淋巴结肿大。白细胞计数及血沉与C反应蛋白浓度均明显升高。甲状腺功能一般正常。细针穿刺细胞学检查显示大量中性粒细胞的浸润，抽取液培养出病原体。超声波、CT示脓肿样的显像。

（2）无痛性甲状腺炎：可出现一过性甲状腺毒症症状，系甲状腺激素自滤泡漏出所致，类似于亚急性甲状腺炎，但无前颈部甲状腺侧叶疼痛或触痛以及全身发热症状，血沉也正常，且一般具有自身免疫性甲状腺疾病的背景，故抗甲状腺自身抗体均明显升高。

（3）结节性甲状腺肿大伴结节急性出血：出血之结节常伴自发疼痛与压痛，但病变以外的甲状腺组织无疼痛也无其他全身症状。甲状腺功能、血沉均正常。

（五）治疗

本病为自限性疾病，治疗仅仅是缓解症状。一般采用阿司匹林等非甾体类药物足以控制症状。如症状改善不明显、较重者可考虑使用糖皮质激素，如泼尼松 20~40mg/d，以缓解症状，但激素并不能缩短其病程，因此症状一好转，即可减量维持（10~20mg/d，4~6 周），直至 24 小时摄碘率恢复正常。受体阻断药可控制甲亢症状，甲状腺激素替代治疗可在甲减时期有症状患者中使用。

三、慢性淋巴细胞性甲状腺炎

慢性淋巴细胞性甲状腺炎（CLT）包括两个临床类型，即甲状腺肿大的桥本甲状腺炎（HT）和甲状腺萎缩的萎缩性甲状腺炎（AT）。二者有相同的甲状腺自身抗体和变化的甲状腺功能，不同点为前者甲状腺肿大，后者甲状腺萎缩，后者可能是前者终末期。

HT 为甲状腺炎中最常见的临床类型，是自身免疫性甲状腺炎（AIT）的一个类型，多见于女性，女性患者是男性的 15~20 倍，各年龄均可发病，但以 30~50 岁多见。常见的是男性患者的发病年龄较女性晚 10~15 岁，不论患者的甲状腺是否肿大，患者血中的抗甲状腺抗体峰值比发病年龄晚 10~20 年。男女患者均是如此。目前认为本病为遗传因素和多种内外环境因素相互作用而发生的。有家族聚集性。目前公认的病因是自身免疫，主要为辅助性 T 细胞（Th_1）免疫功能异常。

（一）诊断

1.HT

凡是弥漫性甲状腺肿大，质地较韧，特别是伴峡部锥体叶肿大，不论甲状腺功能有否改变，都应怀疑 HT。如血清 TPOAb 和 TgAb 阳性，诊断即可成立。FNAC 有确诊价值。伴临床甲状腺功能减退或亚临床甲状腺功能减退进一步支持诊断。

2.AT

临床一般以甲状腺功能减退首诊。触诊和超声检查甲状腺无肿大或萎缩，血清 TPOAb 和 TgAb 阳性，即可诊断。

3.鉴别诊断

（1）结节性甲状腺肿：有地区流行病史，甲状腺功能正常，甲状腺自身抗体阴性或低滴度。FNAC 有助鉴别。HT 病理可见淋巴细胞浸润，巨噬细胞，少量的滤泡上皮细胞表现为 Hürthle 细胞的形态；结节性甲状腺肿则为增生的滤泡上皮细胞，没有淋巴细胞浸润。

（2）甲状腺癌：甲状腺明显肿大、质硬伴结节者，需要与甲状腺癌鉴别。但是分化型甲状腺癌多以结节首发，不伴甲状腺肿，抗体阴性，FNAC 检查结果是恶性病变；HT 与甲状腺淋巴瘤的鉴别较为困难。

（二）治疗

1.随访

如果甲状腺功能正常，随访则是 HT 与 AT 处理的主要措施。一般主张每半年到 1 年随访 1 次，主要检查甲状腺功能，必要时可行甲状腺超声检查。

2.病因治疗

目前尚无针对病因的治疗方法。提倡低碘饮食。文献报道 L-T_4 可以使甲状腺抗体水平降低，但尚无证据说明其可以阻止本病病情的进展。

3.替代疗法

甲状腺功能减退和亚临床甲状腺功能减退的治疗需使用 L-T_4 替代疗法。

4.甲状腺肿的治疗

对于没有甲状腺功能减退者，L-T$_4$可能具有减小甲状腺肿的作用，对年轻患者效果明显。甲状腺肿大显著、疼痛、有气管压迫、经内科治疗没有效果者，可以考虑手术切除。术后往往发生甲状腺功能减退，需要甲状腺激素长期替代治疗。

5.TPOAb 阳性孕妇的处理

对于妊娠前已知 TPOAb 阳性的妇女，必须检查甲状腺功能，确认甲状腺功能正常后才可以怀孕；对于妊娠前 TPOAb 阳性伴临床甲状腺功能减退或者亚临床甲状腺功能减退的妇女，必须纠正甲状腺功能至正常才能怀孕；对于 TPOAb 阳性，甲状腺功能正常的孕妇，妊娠期间需定期复查甲状腺功能，一旦发生甲状腺功能减退或低 T$_4$血症，应当立即给予 L-T$_4$治疗。否则会导致对胎儿甲状腺激素供应不足，影响其神经发育。应当强调的是由于妊娠的生理变化，妊娠期的甲状腺功能指标的参考值范围发生变化，需要采用妊娠期特异性的参考值范围。一般认为妊娠的血清 TSH 参考值范围是：妊娠 1~3个月 0.3~2.5mIU/L；妊娠 4~10 个月 0.3~3.0mIU/L。

（朱晓巍）

第二节　甲状腺结节

甲状腺结节是指甲状腺内可以触及的孤立病灶，是甲状腺细胞在局部异常增生所引起的一个或多个组织结构异常的团块。在超声检查下发现的与周边甲状腺不同的组织。多种甲状腺疾病可表现为甲状腺结节，如自身免疫性甲状腺炎、囊肿、肿瘤、退行性变等。甲状腺结节分为良性和恶性两大类。

一、病因

1.增生性结节性甲状腺肿

碘过高或过低、食用致甲状腺肿的食物、服用致甲状腺肿药物或甲状腺激素合成酶缺陷等。由于机体内甲状腺激素相对不足，垂体分泌 TSH 增多，甲状腺在增多的 TSH 长期刺激下，经过反复或持续增生导致甲状腺不均匀性增大和结节样变。

2.肿瘤性结节

甲状腺良性腺瘤、甲状腺乳头状癌、滤泡细胞癌、Hürthle 细胞癌、甲状腺髓样癌、未分化癌、淋巴瘤等甲状腺滤泡细胞和非滤泡细胞恶性肿瘤以及转移癌。

3.囊肿

结节性甲状腺肿、腺瘤退行性变和陈旧性出血伴囊性变、甲状腺癌囊性变、先天的甲状舌骨囊肿和第四鳃裂残余导致的囊肿。

4.炎症性结节

急性化脓性甲状腺炎、亚急性甲状腺炎、慢性淋巴细胞性甲状腺炎均可以结节形式出现。亚甲炎临床上除有甲状腺结节外，还伴有发热和甲状腺局部疼痛，结节大小视病变范围而定，质地较坚韧；慢性淋巴细胞性甲状腺炎主要是由自身免疫性甲状腺炎引起的，多见于中、青年女性，患者的自觉症状较少，检查时可扪及多个或单个结节，质地硬韧、少有压痛,甲状腺功能检查时显示甲状腺球蛋白抗体和甲状腺微粒体抗体常呈强阳性。极少数情况下甲状腺结节为结核或梅毒所致。

二、临床表现

大多数甲状腺结节在体检中发现,没有临床症状。部分患者由于结节压迫周围组织,出现声音嘶哑、压迫感、呼吸或吞咽困难等压迫症状。结节内出血能引起急性疼痛和结节增大。合并甲状腺功能异常时,可出现相应的临床表现。

三、辅助检查

1.血清 TSH

如果 TSH 减低,提示结节可能分泌甲状腺激素,需进一步检测 FT_3/TT_3 和 FT_4/TT_4,并做甲状腺核素扫描,检查结节是否具有自主功能。有功能的结节恶性的可能性小。如果血清 TSH 增高,提示存在甲状腺功能减退,需要进一步测定 FT_4/TT_4、甲状腺自身抗体并行甲状腺细针穿刺抽吸活检(FNAB)。

2.甲状腺超声

高分辨率超声检查是评估甲状腺结节的首选方法,可以确定甲状腺结节的大小、数量、位置、质地(实性或囊性)、形状、血供和与周围组织的关系等,同时可以评估颈部区域淋巴结情况。癌性征象包括:结节边缘不规则、实性低回声、微钙化、血供丰富紊乱等,一般认为纯囊性或呈海绵状改变的结节为良性结节。

3.甲状腺核素扫描

受显像仪分辨率所限,甲状腺核素显像适用于评估直径>1cm 的甲状腺结节。在单个(或多个)结节伴有血清 TSH 降低时,甲状腺 ^{131}I 或 ^{99m}Tc 核素显像可判断结节是否有自主摄取功能("热结节")。"热结节"绝大部分为良性,一般不需做 FNAB。

4.FNAB

FNAB 是术前评估甲状腺结节良恶性敏感度和特异度最好的方法。FNAB 有助于减少不必要的甲状腺结节手术,并帮助确定恰当的手术方案。直径>1cm 的甲状腺结节,均可考虑 FNAB 检查。直径<1cm 的甲状腺结节,如存在下述情况,可考虑超声引导下 FNAB,如超声提示结节有恶性征象;伴颈部淋巴结超声异常;童年期有颈部放射线照射史或辐射污染接触史;有甲状腺癌或甲状腺癌综合征的病史或家族史;18F-FDG PET 显像阳性;或伴血清降钙素(Ct)水平异常升高。超声引导下 FNAB 可以提高取材成功率和诊断准确率。

5.甲状腺球蛋白(Tg)

Tg 是甲状腺产生的特异性蛋白,由甲状腺滤泡上皮细胞分泌。多种甲状腺疾病可引起血清 Tg 水平升高,因此血清 Tg 不能鉴别甲状腺结节的良恶性。

6.降钙素(Ct)

由甲状腺滤泡旁细胞(C 细胞)分泌。血清 Ct>100pg/ml 提示甲状腺髓样癌(MTC)。血清 Ct 升高但不足 100ng/ml 时,诊断 MTC 的特异性较低。

四、诊断

(一)诊断标准

下列情况提示其恶性的可能性较大:①年龄<20 岁或>60 岁;②男性患者;③家族

中有甲状腺癌患者；④既往有头颈部放疗或较长期接触放射线病史者；⑤结节增大较迅速；⑥伴有压迫症状或声嘶者；⑦结节较坚实，无压痛，检查时结节的移动性差；⑧核素扫描示"冷"结节或超声图上提示有恶性征象；⑨甲状腺引流的淋巴结肿大；⑩甲状腺肿瘤标志物或瘤基因表达阳性。

2006年美国甲状腺学会发表了甲状腺结节和分化性甲状腺癌的诊断和治疗指南，发现患者有甲状腺结节后，应收集其完整病史并对甲状腺及邻近的颈部淋巴结做详细检查。快速生长和声嘶等病史均预示结节为恶性。提出有助于恶性诊断的病史包括头颈部放射照射史，或骨髓移植时的全身照射；一级亲属中有甲状腺癌的家族史；14岁以下放射性尘埃暴露史，以及肿块增长迅速和声音嘶哑，声带麻痹、结节同侧颈部淋巴结肿大并与周围组织相对固定等检查结果等。新指南未再提年龄对甲状腺结节性质的影响。提示恶性病变的体征有声带麻痹，同侧颈淋巴结病变及结节，并与周围组织粘连固定等。一般只对直径>1cm的结节进行进一步检查与评估。对直径<1cm的结节，如果超声检查有可疑超声征象，头颈部有放射照射史，有甲状腺癌家族史者也应进行评估。

当甲状腺结节的直径>1cm时，应检查血清促甲状腺激素（TSH）水平。如TSH低下，则应行放射线核素甲状腺扫描，以确定结节为功能性结节、等功能结节（"温结节"）或无功能结节。功能性结节极少为恶性，因此，无须对这类结节作细胞学评估。如血清TSH未被抑制，应行诊断性甲状腺超声检查，该检查有助于明确：是否确实存在与可触及病变相吻合的结节，结节的囊性部分是否>50%，结节是否位于甲状腺后侧等问题。后两种情况会降低细针抽吸活检（FNA）的精确度。即便TSH升高，也建议行FNA，因为正常甲状腺组织与桥本甲状腺炎累及组织中结节的恶变率相似。血清甲状腺球蛋白水平在多数甲状腺疾病时均会升高，这项指标对甲状腺癌既不敏感，也不特异。血清降钙素是一项有意义的指标，常规检测血清降钙素可早期检出甲状腺旁细胞增生和甲状腺髓样癌，从而改善这类患者的总体生存率。在未经刺激的情况下，血清降钙素>100pg/ml，则提示可能存在甲状腺髓样癌。FNA是评估甲状腺结节最精确且效价比最高的方法。FNA结果为恶性者应直接手术治疗。对于细胞成分较少不足以诊断者，如结节为实性，应予手术切除。对于不确定性病变（也称为可疑病变或滤泡性病变），通过某些临床资料或细胞学特点分析可以提高诊断的准确性，但总的预测价值仍然较低。

（二）分类

1.结节性甲状腺肿

结节性甲状腺肿是多种原因导致的甲状腺滤泡上皮细胞增生，如碘过高或过低，食用致甲状腺肿的食物或药物，甲状腺素合成酶缺陷等。该病发病率高，占普通人群的5%左右，中年女性多见。病程一般较长，临床表现为不同程度的甲状腺肿大，伴有大小不等的结节，结节内可有出血和囊性变。甲状腺功能检查大多正常。

2.毒性结节性甲状腺肿

毒性结节可单发，亦可多发。常见于已有甲状腺肿大者，多年后出现甲亢症状，但甲亢的程度轻，症状不典型。血清甲状腺素水平增高，TSH降低。甲状腺扫描显示"热结节"，结节周围甲状腺组织的摄碘功能可被抑制。

3.炎性结节

炎性结节分感染性和非感染性两类。急性化脓性结节临床极为少见，多由于咽部和颈部感染播散所致。临床表现甲状腺局部红肿热痛，伴有发热等全身症状，需抗感染治疗。结核性感染更为罕见。病毒感染后引起的亚急性甲状腺炎属肉芽肿性炎症，甲状腺结节伴疼痛和压痛，质地硬；有发热及甲状腺毒症；红细胞沉降率（血沉）增快，甲状腺摄碘率低。非感染性炎症结节主要为慢性淋巴细胞性甲状腺性炎所致。临床多无症状，或有甲减症状，结节可单发或多发，质地韧。

4.甲状腺囊肿

甲状腺囊肿多为结节性甲状腺肿和腺瘤退行性变或陈旧性出血。可分为真性囊肿和假性囊肿。真性囊肿临床少见占5%（甲状舌管囊肿），囊液清。假性囊肿占95%，囊液呈棕色，内含有血液或巨噬细胞。囊肿与周围边界清楚，核素扫描示"冷结节"，B超检查可帮助诊断。

5.甲状腺腺瘤

甲状腺良性肿瘤中以滤泡性腺瘤最多，多为单发，生长缓慢。一般呈圆形，直径在1~3cm，实性，有完整包膜，质地较周围甲状腺组织硬，甲状腺功能检查一般正常。高功能腺瘤（毒性腺瘤）临床少见，肿瘤自主分泌甲状腺激素，不受TSH调节。临床和生化检查符合甲亢的诊断。核素扫描为"热结节"，肿瘤周围组织的摄碘功能被明显抑制。高功能腺瘤极少恶变。

五、治疗

绝大多数甲状腺良性结节患者，不需要治疗，需每6~12个月随诊1次。常用治疗方法如下。

1.L-T$_4$抑制治疗

L-T$_4$治疗的目的是使已有的结节缩小。但研究发现L-T$_4$治疗患者中，只有20%的甲状腺结节较前缩小，同时发现缩小的甲状腺结节停药后可以重新变大。同时，由于长期L-T$_4$治疗可导致多种不良反应，如绝经后妇女骨密度显著降低、心房颤动发生的危险性明显增加。因此，目前认为L-T$_4$治疗只是适用少数甲状腺良性结节患者，不推荐广泛使用，特别不适于血清TSH水平的年龄>60岁的男性患者或绝经后妇女及合并心血管疾病患者。如果L-T$_4$治疗3~6个月后甲状腺结节不缩小，或结节反而增大者，需要重新进行FNAC。

2.手术治疗

甲状腺结节患者出现局部压迫症状，或伴有甲状腺功能亢进，或出现结节进行性增大或FNAC提示可疑性癌变时，可行外科手术治疗。

甲状腺囊性或实性结节，经FNAC检查不能明确诊断者，应重复FNAC检查，这样可使其中30%~50%的患者可明确诊断。如果重复FNAC检查仍不能确诊，尤其是结节较大、固定者，需要手术治疗。

3.超声引导下经皮酒精注射（PEI）治疗

PEI是一种微创性治疗甲状腺结节的方法。主要用于治疗甲状腺囊肿或结节合并囊性变。本法复发率较高。大的或多发囊肿可能需要多次治疗方能取得较好的效果。对单发、实性结节不推荐使用。特别要注意的是，在PEI治疗前，一定要先做FNAC检查，除外恶性变的可能，才能实施。

4.放射性 ^{131}I 治疗

放射性碘治疗目的是除去功能自主性结节，恢复正常的甲状腺功能状态。有效性高达 80%~90%。少数患者治疗后可发生甲状腺功能减退，极少数患者治疗后发生 Graves 病。^{131}I 治疗用于自主性高功能腺瘤；毒性结节性甲状腺肿且甲状腺体积<100ml 者或不适宜手术治疗或手术治疗复发者。本法不适于有巨大的甲状腺结节者，妊娠和哺乳期妇女禁用。

（朱晓巍）

第三节　先天性肾上腺增生症

先天性肾上腺皮质增生症（CAH）主要由于肾上腺皮质激素生物合成过程中所必需的酶存在缺陷，致使皮质激素（糖皮质激素、盐皮质激素等）合成不足而雄性激素过多，出现不同程度的肾上腺皮质功能减退，低血钠，高血压，女性男性化，男性性早熟等多种症候群，属常染色体隐性遗传病，发病常有家族性，在同一家族中常表现为同一类型的缺陷。目前，已经识别的有六型，21-羟化酶缺乏症最常见。

一、病因

先天性羟化酶缺乏引起的肾上腺性征异常的病因现已明确为基因突变，本病为常染色体隐性遗传，在两个携带致病的基因同时存在时（即纯合子）发病，仅有一个致病的基因存在时（即杂合子）不发病。一个家庭成员中一般只出现同一类型缺陷，临床上较多见的为 21-羟化酶（约占患者总数的 90%左右），21-羟化酶（CYP21）基因位于第 6 号染色体短臂 HLA 基因区域，与补体 C4 及未知功能 X 基因相邻。其次为 11-羟化酶（约占患者总人数的 5%左右）的缺陷，其他如 17-羟化酶，3β羟类固醇脱氢酶，18-氧化酶，20、22 碳链酶等缺陷则甚少见。

1.21-羟化酶缺陷症

21-羟化酶缺乏（CYP21）约占 CAH 患者的 90%~95%。21-羟化酶缺陷使最终产物皮质醇和盐皮质激素产生不足、17-羟孕酮（17-OHP）堆积，伴雄激素分泌过多。当 21-羟化酶完全缺乏时，皮质醇和醛固酮分泌均不足，临床为典型失盐型，约占 75%；当 21-羟化酶不完全缺乏时，醛固酮的合成尚能满足生理需要，但肾上腺合成的雄激素增多，为单纯男性化型，占 25%。两种类型皆可引起女性的外因畸形及男性的假性性早熟。

2.11β-羟化酶缺陷症

11β-羟化酶缺乏（CYP11β）约占 5%~8%。CYP11B 有两种同工酶，即 CYP11B1 和 CYP11B2，这两个同工酶有 93%氨基酸序列相同，95%编码区序列相同，90%内含子序列相同。这些酶在第 8 号染色体的两个基因（8q21-q23）编码。CYP11B1 基因（11B-羟化酶）主要在球状带和束状带表达，参与 DOC 合成皮质酮及 11-去氧皮质醇合成皮质醇，受 ACTH 调控。

3.17-羟化酶缺陷症

17-羟化酶缺乏（CYP17）占 CAH 病的 1%。CYP17 具有 17α-羟化酶、20 裂解酶双重生理作用，前者参与糖皮质激素合成，两种酶共同参与性激素的合成。CVP17 基因在肾上腺和性腺表达，其基因 CVP17 位于第 10 号染色体 10q20-q25。CYP17 缺陷使肾上腺、睾丸、卵巢的性激素的合成完全被阻断。临床 17-羟化酶缺乏，皮质醇合成亦受阻，引起皮质增生，由于合成盐皮质激素途径畅通，使合成盐皮质激素前体如 11-去氧皮质酮、皮质酮增多但醛固酮无明显增多，因醛固酮主要受肾素-血管紧张素促进其分泌。患儿表现为明显高血压，低血钾和碱中毒。

4.3β-羟脱氢酶缺陷

3β-羟类固醇脱氢酶（3β-HSD）缺乏是一种危险的类型。合成Δ5 类固醇增多，皮质醇和盐皮质激素的合成均严重受阻，患儿往往出生后即严重失盐、脱水、休克。雄激素产生亦减少，只能合成去氢异雄酮，其雄激素作用较弱。由于 3β-羟脱氢酶可能部分不足，使Δ4 雄烯二酮部分增加，导致男性外生殖器两性畸形和女性外生殖器表现正常或轻度男性化，如不能及早诊断和治疗，可引起死亡。

5.皮质酮甲基氧化酶缺陷症

皮质酮甲基氧化酶缺陷症极为少见，此酶缺乏，醛固酮的合成障碍，而皮质酮合成增多，如能够代偿醛固酮的不足，临床无失盐症状，如皮质酮分泌量不足以代偿时，可出现失盐症状。由于皮质醇及雄激素合成正常，尿中 18-羟醛固酮增多。临床无性分化和发育的异常。

6.先天性类脂质性肾上腺增生症

先天性类脂质性肾上腺增生是最少见和最严重的一型。由于 20，22 裂链酶的缺陷，使胆固醇不能形成Δ5-孕烯醇酮，肾上腺皮质不能合成皮质醇、醛固酮及雄激素等任何一种皮质激素，胆固醇不能被利用，而在细胞内存积。垂体 ACTH 促进皮质增生，表现为类脂质细胞的增生，这种胎儿外阴表现为女性或男性两性畸形，皮肤有色素沉着。很难存活，如果早期诊断治疗适当亦可能存活。

二、临床表现

各种酶缺陷导致的先天性肾上腺皮质增生症的临床表现各有不同，差异性较大，临床表现的严重程度取决于酶基因缺陷导致酶活性降低的程度。

1.21-羟化酶缺乏

（1）典型失盐型：大约 3/4 患儿有失盐表现，由于血中皮质醇不足，醛固酮减低，血浆肾素活性增高，肾远曲小管，集合管对水和钠的重吸收障碍和排钾障碍，导致低钠，高钾血症。临床出现呕吐、腹泻、喂养困难，体重不增、脱水、酸中毒及难以纠正的低血钠、高血钾等表现，多在生后 1~2 周发病，新生儿出生后即可表现为肾上腺危象，如不及时治疗，可出现血容量降低血压下降和休克。由于诊断技术的进步和及时的治疗，使失盐型患者的存活率增高。此外，醛固酮（ALD）可随年龄增长而减轻，故对男性新生儿和小婴儿的诊断应提高警惕，需细心观察及早做出诊断。

（2）单纯男性化：单纯男性化指患儿有过多的雄激素表现而无失盐的临床表现，女胎在早期暴露于肾上腺雄酮过多的环境中，女性外阴可表现为不同程度的两性畸形甚至完全男性化，阴唇闭合类似阴囊，阴蒂肥大似阴茎，而内生殖器子宫和卵巢不受影响。若不及时治疗，阴蒂可继续增大，体毛增多，痤疮出现，女性第二性征发育不良，甚至无乳房发育和原发性闭经，无生殖能力。男孩出生时内外生殖器的形成不受高水平雄激素血症的影响，外生殖器可能无异常或稍大，阴囊色素沉着，随生长过程因高雄激素作用，在婴幼儿期阴茎进一步增大，睾丸不大，伴有或不伴有阴毛早先的外周性性早熟。由于性激素过早，长时期的作用，使儿童期生长过速伴骨龄快速增长，骨骺过早闭合致成人矮身材。

（3）非典型的晚发型：是一种轻型 21-羟化酶缺乏引起的轻型晚发的 CAH。多见于女性，种族差异性较大，起病晚，可有各种不同的临床表现，可发生于任何年龄。大多出生时无临床症状，外生殖器正常，随年龄增长女性患者可有阴毛早现，月经初潮延迟，月经量过少或闭经，部分患者可发生严重痤疮，不明原因的骨骺成熟增速，生长增快的表现，最后身高矮于父母的平均身高。NC21-OHD 约占多囊卵巢综合征（PCOS）的 12%，可能由于肾上腺雄酮过多阻断促性腺激素的周期性释放或者是肾上腺雄酮直接作用于卵巢的结果。

2.11β-羟化酶缺乏症

典型 CYP11B 缺乏的患儿，部分出现高血钠、低血钾、碱中毒和高血容量，又可因皮质醇减少出现皮质功能减低的症状及雄激素过高的症状，但雄性化程度比 CYP21 轻，女性患儿仅有阴蒂增大，男性外生殖器出生时可正常，到儿童时期性发育提前。非典型者临床差异较大，大部分因面部痤疮、月经不调来就诊，少数有高血压，大多血压正常。

3.17α-羟化酶缺乏症

17α-羟化酶缺乏症可发生在不同年龄，临床大部分患儿出现高血压，高血钠，低血钾和碱中毒，有轻度皮质醇不足的症状，男性假两性畸形，男性女性化。女性因雌激素缺乏表现性幼稚至青春发育期无第二性征发育，原发闭经。

4.3β-羟脱氢酶缺乏症

患者出生时即可出现失盐和肾上腺皮质功能不全症状，严重者因循环衰竭而死亡。男性为不同程度的外生殖器发育不全，如小阴茎。女性不同程度男性化，多毛，月经不调。非典型者与非典型的 CYP21 缺陷症相似。

三、辅助检查

1.生化检测

表 6-3-1 各种类型 CAH 生化检测

酶缺陷	血液							尿液			
	Na	K	PRA	Aldo	17-OHP	DHEA	DOC	T	17-OHCS	17-KS	孕三醇
21-羟化酶（失盐型）	↓	↑	↑↑	↓↓	↑↑	N↑	N↓	↑↑	↓	↑↑	↑↑
21-羟化酶（单纯男性化型）	N	N	↑	N↓	↑↑	N↓	N↓	↑↑	↓	↑↑	↑↑
11β-羟化酶	↑	↓	↓	↓	↑	N↑	↑↑	↑	↑	↑	↑
17-羟化酶	↑	↓	↓	N↓	↓	↓↓	↑↑	↓	↑	↓	↓
3β-羟类固醇脱氢酶	↓	↑	↑	↓	N↑	↑	N↓	↓	↓	↑	N↑
类脂性肾上腺皮质增生	↓	↑	↑	↓	↓	↓	↓	↓	↓	↑	↓

18-羟化酶	↓	↑	↑	↓	N	N	N	N	N	N	N

（1）尿液 17-羟类固醇（17-OHCS）、17-酮类固醇（17-KS）和孕三醇测定：其中 17-KS 是反映肾上腺皮质分泌雄激素的重要指标，对本病的诊断价值优于 17-OHCS。肾上腺皮质增生症患者 17-KS 明显升高。

（2）血液 17-羟孕酮（17-OHP）、肾素血管紧张素原（PRA）、醛固酮（Aldo）、脱氢异雄酮（DHEA）、去氧皮质酮（DOC）及睾酮（T）等的测定：血 17-OHP、孕酮、DHEA、Δ4-雄烯二酮（Δ4-A）及 T 均可增高。其中 17-OHP 增高可为正常的几十至几百倍，是 21-OHD 特异性诊断指标：①17-OHP>300nmol/L（10000ng/ml）时考虑为典型的 21-OHD；②6~300nmol/L（200~1000ng/ml）时考虑为非典型 21-OHD。但早产儿、低出生体重儿在生后早期和新生儿期疾病时 17-OHP 可相对较足月产和正常出生体重儿为高。17-OHP 和肾上腺类固醇谱的测定可用于肾上腺皮质增生症的新生儿筛查及诊断和鉴别诊断。

（3）血电解质测定：失盐型可有低钠、高钾血症、酸中毒。

（4）血皮质醇、ACTH：典型失盐型 CAH 患者的皮质醇水平低于正常，单纯男性化型可在正常范围或稍低于正常。血 ACTH 不同程度升高，部分患儿尤其是非典型者可正常。

2.染色体核型及基因

染色体核型可鉴别真正遗传性别，女性患儿颊黏膜涂片可见到 X 小体（染色质），细胞核型为 46，XX。21-羟化酶基因（CFP27）定位于第 6 号染色体短臂 6p21。CYP21 缺乏症的基因异常约分三大类：CYP21 结构基因缺失，占 10%~20%；大部分是基因突变，由于与 CYP21B 与 CYP21A 互相重组所致，85%基因突变属于基因转换，其中 10% 为大片基因转换所引起的 CKP21 酶基因转录功能消失，最后导致失盐型 CAH；CYP11B 缺乏者基因突变分布在 CYP11B1 所有编码区 9 号外显子上，至今已发现 20 种；CYP17 缺乏的基因突变已发现 21 种，大多在第 8 外显子。

四、诊断

1.临床诊断

典型单纯男性化型患者无失盐及明显的糖皮质激素缺乏的症状，而有雄激素增高的症状，如多毛、阴毛早现、声音变粗、男孩阴茎粗大和女孩外生殖器男性化等；典型失盐型患儿在新生儿期即出现呕吐、腹泻、脱水和难以纠正的低血钠、高血钾及代谢性酸中毒，严重者出现循环衰竭等危象；无论男女均有生长加速，骨龄超前。非典型者在儿童早期无明显临床症状，以后往往因多毛、痤疮、月经过少、闭经和生育能力障碍等就诊。

本病如能早期诊断、早期治疗，可维持患儿的正常发育和生活，因此早期确诊极为重要典型失盐型 21-OHD 临床诊断不难，而单纯男性化型以及不典型 21-OHD 易引起漏诊或误诊。婴幼儿外阴发育异常时，应高度警惕 CAH 的可能，特别是对于男性患儿单纯出现阴茎增大，不伴阴毛早生、睾丸不增大；青春期女孩出现月经稀发、不规则伴多毛痤疮或骨龄快速进展，应注意及时进行相应生化检查，排除 CAH。

2.鉴别诊断

（1）先天性肥厚性幽门狭窄：新生儿期失盐型表现呕吐引起的脱水应与幽门狭窄相鉴别。肾上腺增生失盐时有低钠高钾性酸中毒；幽门狭窄为低钠低钾低氯性碱中毒；消化道钡餐二者可鉴别。

（2）肾上腺皮质分泌雄酮的肿瘤：二者皆有男性化表现和尿 17-酮排量升高，但皮质肿瘤 17-酮，去氢化异雄酮的增多更为明显，后两者为肾上腺肿瘤的标志。尿孕三醇排量增多则是先天性皮质增生症 17α-羟孕酮的测定更有鉴别意义。腹部 CT 对诊断有帮助。

（3）真性性早熟：睾丸间质细胞瘤或垂体，脑内病变引起真性性早熟时，血睾酮增高，最高亦不超过正常成人男性。血 LH、FSH 升高，17α-OHP 不高。垂体病变引起性早熟者，还有促性腺激素的分泌增多，睾丸亦发育增大。睾丸间质细胞瘤时做病理活检可以证明。影像学 B 超可协助诊断。

五、治疗

诊断确定后应及早应用氢化可的松或泼尼松治疗，一方面可以替代其本身肾上腺皮质激素合成之不足，又可抑制垂体促肾上腺皮质激素的释放，从而抑制肾上腺雄激素的过量产生，停止男性化的发展。如应用恰当，患者可维持正常生长发育及生活。

1.及时纠正水、电解质紊乱（针对失盐型患儿）

静脉补液可用生理盐水，有代谢性酸中毒则用 0.45%氯化钠和碳酸氢钠溶液。忌用含钾溶液。重症失盐型需静脉滴注氢化可的松 25~100mg；若低钠和脱水不易纠正，可口服氟氢可的松 0.05~0.1mg/d。脱水纠正后，糖皮质激素改为口服；并长期维持，同时口服氯化钠 2~4g/d。

2.药物治疗

（1）糖皮质激素：糖皮质激素治疗一方面可补偿肾上腺分泌皮质醇的不足，一方面可抑制下丘脑和垂体分泌过多的 CRH 和 ACTH，从而减少雄激素的过度产生，故可改善男性化、性早熟等症状，保证患儿正常的生长发育过程。首选药物是氯化可的松 10~20mg/（m²·d），分 2~3 次口服。对伴有高血压者（如 11β-羟化酶及 17α-羟化酶缺乏者），如果皮质激素治疗不能使血压在短期内下降，可适当加用降压药，其中以钙通道阻滞剂最为适合。

应坚持终身服药。目前推荐每日维持量为氢化可的松 10~15mg/m²，地塞米松 0.5~0.75mg/m²，泼尼松 2.5~3.5mg/m²。治疗过程中应根据血压、身高增长速率、雄烯二酮、DHEA、DHEAS、睾酮以及骨成熟度、尿 17-酮类固醇等指标综合分析调整糖皮质激素的剂量。如应用糖皮质激素的剂量过大，则影响生长；如剂量不足，则不能抑制肾上腺雄激素继续过量产生，雄激素会促使骨骺过早融合，同样对患儿生长造成影响，并产生其他一些雄激素过多的表现。应将剂量维持在能充分抑制雄性激素，控制男性化症状，保持正常生长的最小剂量。一般不用 17-OHP 作为治疗监测的指标，因其每日变化较大，且易受应激影响。婴儿期治疗以抑制 17-OHP 水平为目标可导致治疗过度，婴幼儿期宜使用最低剂量糖皮质激素保持良好的健康状态，而抑制 17-OHP 水平是次要的。

（2）盐皮质激素：盐皮质激素可协同糖皮质激素的作用，使 ACTH 的分泌进一步减少。可口服氟氢可的松 0.05~0.1mg/d，症状改善后，逐渐减量、停药。因长期应用可引起高血压。0.1mg 氟氢可的松相当于 1.5mg 氢化可的松，应将其量计算于皮质醇的用量中，以免皮质醇过量。

在皮质激素治疗的过程中，失盐型还应该监测血钾、钠、氯等电解质。患儿在应激情况下（如感染、过度劳累、手术等）或青春期，糖皮质激素的剂量应比平时增加 1.5~2 倍，在出现肾上腺危象或其他危及生命的情况时，氢化可的松的剂量可达 100mg/（m2•d）。

3.肾上腺危象的治疗

失盐型伴有电解质紊乱或临床发生休克时，需及时静脉输液，扩充血容量和升高血压。开始可用 5%葡萄糖盐水以 20ml/kg 于第一小时内输入，以后再以生理盐水或 0.45%盐水及含有碳酸氢钠或乳酸钠的 2：1 液（2 份生理盐水，1 份等张乳酸钠）继续滴入，后者用于有高氯性酸中毒时。输液切忌含钾液输液速度每 24 小时以 60ml/kg 持续。同时加入琥珀酸氢化可的松 50mg，每 6~8 小时一次。第一天，氟氢化可的松 0.05~0.2mg/d，口服，或肌内注射 DOCA1~2mg，这样不影响第一天的留尿结果。在治疗前先采血查 17-羟孕酮。如病情不见好转者可输入血浆 50~100ml。患儿所需总液量可按每日 80~120ml/kg计算。根据病情掌握输液速度，输液量不宜过多：去氧皮质最大量不能超过 2~4mg/d，以免发生肺水肿或心力衰竭。抢救治疗后病情好转按常规治疗，改为口服氢化可的松，9α-氟氢化可的松和食盐 1~2g/d。

4.应激状态的治疗

在应激情况下，激素维持量需增加 2 倍，如遇严重应激情况或发生急性肾上腺皮质机能减退危象时，激素剂量甚至需增加 5~10 倍，并可采用水溶性氢化可的松静滴及补充氯化钠。失盐型患者应及时进行抢救，开始时用氢化可的松 25~100mg/日静滴，补充液体及氯化钠以纠正失水及低盐，并可同时应用醋酸去氧皮质酮（DOCA）0.5~1mg/d肌注，或用潴钠激素 9α-氟氢可的松 250~300μg/（m²•d），分三次服用。轻型失盐者可口服泼尼松，加入 2~5g/d 食盐即能保持电解质平衡。

因感染发热，体温高于 38.5℃时，腹泻伴有脱水；严重外伤；全麻手术；导致肾上腺衰竭的疾病等。立即增加皮质醇的剂量，轻度感染增加 1~2 倍，重度感染增加 2~5 倍，4~6 小时 1 次，并同时控制感染：建议最好静脉输入氢化可的松，开始剂量：婴幼儿几学龄前期 25mg；学龄期儿童 50mg；成人 100mg。可以达到正常人在应激状态时皮质醇增加的浓度。病情好转后需迅速减回至维持治疗用量。

5.外科手术治疗

女孩阴蒂增大，需手术治疗，最适宜手术年龄为 2 岁前。根据病变状况施行外阴成形术、阴蒂切除或部分切除术（保存阴蒂头）、隐睾切除术等。术前最好进行染色体核型的检查，以确定遗传性别。当女性假两性畸形中外生殖器表现为不同程度的男性化，染色体为 46，XX，社会性别可为女性。阴蒂轻型增大经过早期适当药物合理治疗，可免除手术。但严重者需早期进行外生殖器矫形手术，应向家长说明在月经来潮之前还应确定阴道是否有先天畸形，若能及时手术矫形对患者的性心理和性行为有好处，当患儿需要手术时，术前 36~48 小时开始用醋酸皮质酮 10~15mg/d，分 3~4 次口服，每 12 小时1 次，作为术前准备。手术时及术后 3 天按应激时的需要量给药。

6.定期随访与监测

经过治疗的患儿应根据年龄和开始治疗后的反应，开始需要每 1~3 个月一次，剂量调整好后可 3~6 个月复查一次。为了观察用药的效果，需观察以下指标：①身高和发育：

生长速度和性成熟情况可说明激素治疗是否恰当。生长速度减慢及骨骺早闭，说明过量；②骨龄：每隔 1~2 年摄 X 线骨片（腕骨或其他骨骼），观察骨骼的成熟速度，当药量合适时，骨骺成熟速度可以减慢，理想的剂量可使骨龄的增长与年龄的增长逐渐达到一致。如果骨骺成熟进展快，说明激素剂量不足；③雄激素水平：每隔 6~12 个月测血中 17-羟孕酮、睾酮、ACTH、雄烯二酮、血 PRA、11-去氧皮质酮，或者测定 DOC 及尿中 17-酮类固醇排量，特别是当生长速度和骨成熟表明药量不合适时，更有意义。一般小婴儿和青春期男孩不能用睾酮作为判断治疗的效果，一般在青春期前，尿 17-酮排量应低于 4mg/d，并随骨龄的成熟而增加。如果身高生长满意，17-酮排量稍高关系不大，青春期时尿 17-酮排量逐渐达正常成人值；④血电解质：失盐型患儿用盐皮质激素时，血清钾、钠的测定，可判断药物过量或不足，如血中浓度正常，血压维持在正常水平。盐皮质激素用量是否适当，最好监测血浆肾素活性。较大儿童能自觉地增加食盐量，一般不发生危象。用药适量时，雄激素的分泌得到适当抑制后，女孩可在适当年龄月经初潮，如 16 岁还无月经初潮，可能是药量还不够适当。当皮质激素用量不足时，男性可发生双侧睾丸肿瘤，增加剂量后睾丸可以退缩或者不能缩小，肿瘤细胞可能来源于门细胞或肾上腺残留组织。治疗不当，过高的 ACTH 分泌可诱发肿瘤发生。未完全被抑制的肾上腺亦可发生腺瘤样改变，故在治疗过程中应进行睾丸 B 超的检测。

有关产前治疗目前尚有争论，治疗主要针对女性，因 CAH 女性有生育能力只有 40%，其原因包括排卵障碍、生殖器异常（狭窄）、缺乏性欲和促性腺激素分泌障碍。治疗用皮质醇无效，主要用地塞米松，该药可通过胎盘，剂量 20μg/（kg•d），但正常肾上腺发育在妊娠 6~8 周，如此早期获得绒毛进行 DNA 分析和治疗效果均有一定困难。

（朱晓巍）

第四节　肾上腺皮质功能减退症

肾上腺皮质功能减退症可分为原发性肾上腺皮质功能减退症及继发性肾上腺皮质功能减退症。原发性慢性肾上腺皮质功能减退症又称艾迪生病，是由于自身免疫、结核、感染、肿瘤、白血病等破坏双侧绝大部分的肾上腺所致，比较少见；继发性肾上腺皮质功能减退症可见于下丘脑-垂体功能低下患者，由于 CRH 或 ACTH 的分泌不足，以致肾上腺皮质萎缩。其中继发于下丘脑 CRH 和其他促 ACTH 释放因子不足者也称为散发性肾上腺皮质功能减退症。肾上腺皮质功能减退症根据病程可分为慢性和急性两种。慢性多见于中年人，老年和幼年较少见；急性者多继发于希恩综合征，或在原有慢性功能不全基础上，遇有应急、手术、创伤、感染等情况而诱发。特发性者，女多见于男。

一、病因

（一）急性肾上腺皮质功能减退症

急性肾上腺皮质功能减退症又称肾上腺危象。

1.急性肾上腺皮质出血、坏死常见的病因是感染，导致肾上腺静脉细菌性血栓形成，最多见于脑膜炎球菌感染。此外，出血热患者肾上腺严重出血时，肾上腺区域的外伤，高凝状态和严重烧伤均可出现急性肾上腺皮质出血、坏死。但肾上腺出血者并非均伴有临床肾上腺功能减退的表现。在弥散性血管内凝血发生后也可出现肾上腺多处散在出血但常不伴有肾上腺功能衰竭。双侧肾上腺出血在尸检中大约为1%，而其中伴有临床肾上腺功能减退者仅占例数的0.2%。新生儿难产也可发生本病。

2.肾上腺双侧全部切除或一侧全切、另侧90%以上次全切除后，或单侧肿瘤切除而对侧已萎缩者，如术前准备不周、术后治疗不当或补给不足、停药过早等均可发生本症。

3.慢性肾上腺皮质功能减退者在各种应激状态下如感冒、过劳、大汗、创伤、手术、分娩、呕吐、腹泻、变态反应或骤停可的松类治疗等均可导致本症。

4.长期大剂量肾上腺皮质激素治疗过程中，由于患者垂体、肾上腺皮质受重度抑制而呈萎缩，如骤然停药或减量过速，可引起本症。

（二）慢性肾上腺皮质功能低下症

慢性肾上腺皮质功能低下症又称Addison病，乃由两侧肾上腺皮质严重破坏所致。病因可分两大类。

1.原发性

肾上腺皮质本身的疾病，病因又可分为以下两类。

（1）慢性肾上腺皮质破坏：①自身免疫：本病由自身免疫疾病引起者，约占80%。自身免疫性肾上腺皮质功能减退常伴有性功能减退、甲状腺功能减退、桥本甲状腺炎、糖尿病、白斑病、恶性贫血及甲状旁腺功能减退等。40%~50%的自身免疫性患者伴有上述一种或多种自身免疫性疾病；②感染：以往结核是导致国内Addison病的主要病因，患者体内多有结核病灶，肾上腺区可有钙化点阴影，但目前结核病已渐趋控制，故本病因以自身免疫病引起者占多数；③细胞浸润：由于各种转移性肿瘤、白血病引起严重破坏。可能由于肾上腺有丰富血窦及高浓度的肾上腺皮质激素，故肿瘤患者常伴有肾上腺浸润转移。当约1/5的肾上腺皮质保持完整时，皮质醇的分泌尚可不受影响，如肾上腺皮质的破坏继续扩展，皮质醇的分泌将消减；④变性，如淀粉样变等；⑤血管病变，如脉管炎、肾上腺静脉血栓形成伴梗死、双侧皮质出血性病变等；⑥双侧肾上腺次全或全切除后。

此外，真菌感染、结节病、血色病等亦可引起本病。

（2）皮质激素合成代谢酶缺乏：先天性缺乏21-羟化酶、11-羟化酶或17-羟化酶。Addison-Schilder病（进行性脑白质营养不良和肾上腺皮质功能减退并存）；先天性肾上腺皮质不应症，此属常染色体隐性遗传，其肾上腺对ACTH的刺激不呈对应性反应（伴有低血糖和色素沉着），血浆ACTH增高，皮质醇降低，血醛固酮和尿17-羟类固醇降低。

后天皮质激素合成代谢酶缺乏者可由于药物或化学抑制酶而发生，如美替拉酮抑制11-β羟化酶，O，P-DDD溶解皮质细胞等。

2.继发性

继发于下丘脑分泌CRH及垂体分泌ACTH不足所致。

（1）内源性：由于各种肿瘤、炎症、细胞浸润、创伤、血管病变等引起的下丘脑病变，以及由于产后大出血及产褥热、肿瘤、脑膜炎后遗症等引起的垂体病变。

（2）外源性：由于长期大剂量糖皮质激素抑制下丘脑-垂体所致，停药后有功能减退。

二、临床表现

肾上腺皮质减退症的临床症状和体征是由于不同程度的糖皮质激素（以皮质醇为主）和盐皮质激素（以醛固酮为主）分泌或功能不足所致。依其不足的程度和临床发病的缓急和病情程度可分为慢性、急性和危象发作。

1.慢性肾上腺皮质减退症

慢性肾上腺皮质减退症发病隐匿，病情逐渐加重。各种临床表现在很多慢性病都可见到，因此诊断较难。原发性和继发性肾上腺皮质减退症具有共同的临床表现，如逐渐加重的全身不适、无精打采、乏力、倦怠、食欲缺乏、恶心、体重减轻、头晕和直立性低血压等。

皮肤黏膜色素沉着是慢性原发性肾上腺皮质减退症特征性的表现。色度为棕褐色，有光泽，不高出皮面，色素沉着分布是全身性的，但以暴露部位及易摩擦的部位更明显，如脸部、手部、掌纹、乳晕、甲床、足背、瘢痕和束腰带的部位色素沉着的皮肤常常间有白斑点，齿龈、舌表面和颊黏膜也常常有明显的色素沉着。有时合并其他自身免疫性内分泌和非内分泌疾病，在肾上腺脑白质营养不良患者可有中枢神经系统症状。

继发性肾上腺皮质减退症患者的肤色比较苍白。其他垂体前叶功能减退可有甲状腺和性腺功能低下的临床表现，表现为怕冷、便秘、闭经、腋毛和阴毛稀少、性欲下降、阳痿；在青少年患者常表现生长延缓和青春期延迟。下丘脑或垂体占位可有头痛、尿崩症、视力下降和视野缺陷。

2.急性肾上腺皮质功能减退和肾上腺危象

原发性肾上腺皮质功能减退症出现危象时，病情危重，大多患者有发热，有的体温可达 40℃以上，很可能有感染，而肾上腺危象本身也可发热；有严重低血压，甚至低血容量性休克，伴有心动过速，四肢厥冷、发绀和虚脱；患者极度虚弱无力，萎靡、淡漠和嗜睡；也可表现烦躁不安和谵妄惊厥，甚至昏迷；消化道症状常常比较突出，表现为恶心呕吐和腹痛腹泻。腹痛常伴有深压痛和反跳痛而被误诊为急腹症，但常常缺乏特异性定位体征，肾上腺出血患者还可有腹胁和胸背部疼痛，血红蛋白的快速下降。

继发性肾上腺皮质功能减退症引起危象比较少，发生危象时低血糖昏迷较原发性者更常见，可有低钠血症，但无明显高钾血症，垂体瘤卒中常有剧烈头痛、视力突然下降、视野突然缩小，还可有其他脑神经损害。ACTH 分泌的突然缺失也会引起休克。

三、辅助检查

1.血浆皮质醇（F）测定

常为低下，晨间血 F≤30μg/L 可确诊为本症，≥200μg/L 可排除本症。但部分性肾上腺皮质功能减退症者血 F 可在正常范围，但肾上腺皮质的应激能力不足。

2.血浆 ACTH 测定

血浆 ACTH 测定对本症的诊断及鉴别诊断有重要意义，原发性者的血浆 ACTH 值明显增高，常≥22pmol/L（100pg/L），甚至≥220pmol/L（1000pg/L），但继发性者 ACTH 水平则明显为低或在正常低限。测定应在给予激素治疗之前或停用短效糖皮质激素一天后。

3.ACTH 兴奋试验

完全性皮质功能减退者无反应，部分性者有低弱反应，继发性者有延迟反应。①快速法：适用于病情危急需立即确诊后补充激素者。在静注α₁-24ACTH 25U 前及后 30min 测血浆皮质醇，或在肌注α₁-24ACTH 前及后 60min 测血浆皮质醇，注后正常人血浆皮质醇增加 276~552nmol/L。由于病情危重，在给予 ACTH 的同时应静注地塞米松；②常用法：为 8h 静滴连续 2d 法，观察尿 17-羟和皮质醇变化，正常人在兴奋第 1 天比对照日增加 1~2 倍，第 2 天增加 1.5~2.5 倍。病情严重者应在试验前 3d 开始予以地塞米松（0.75mg/d）直至 ACTH 静滴结束日，以防发生肾上腺危象。

4.胰岛素低血糖试验

判定继发性肾上腺皮质功能减退症的金标准。方法是晨 10 时，静脉注射胰岛素 0.1~0.15U/kg，0、15、30、45、60、90 分钟采血测 ACTH 和 F，正常为血糖低于 2.2mmol/L 时，血 F≥20μg/dl。

5.常规检查

血常规检查可发现正色素性正细胞性贫血、嗜酸性粒细胞以及淋巴细胞增多，生化常规检查发现轻微的代谢性酸中毒和不同程度的氮质血症。电解质异常包括原发性者的低钠高钾血症，而继发性者仅有低钠血症。

四、诊断

典型的临床表现以及血尿常规和生化测定可为本病的诊断提供线索，但确诊依赖特殊的实验室和影像检查。

（一）病因诊断

原发性和继发性肾上腺皮质减退症诊断以后，还应确定其病因。进行肾上腺、甲状腺和胰腺自身抗体测定，肾上腺和蝶鞍 CT/MRI 检查以及其他垂体前叶功能化验等检查。

1.肾上腺自身抗体测定

对自身免疫性肾上腺炎的病因诊断有帮助，约有 60%阳性，测定自身抗体最经典的方法是用牛或人肾上腺切片做间接免疫荧光染色。有报道用放射标记的重组人 21-羟化酶简单结合分析法测定肾上腺自身抗体敏感性和特异性均较间接免疫荧光方法高。

2.影像学检查

胸片检查显示心脏影缩小，并可明确有无肺结核。CT/MRI 上肾上腺钙化可能提示为结核和真菌感染；肾上腺增大提示为结核或其他感染或浸润性病变，针对下丘脑和垂体占位病变，可做蝶鞍 CT/MRI。CT 指导下细针穿刺有助于肾上腺病因诊断。

（二）肾上腺危象的诊断

1.临床表现

肾上腺危象可有两种症群。

（1）糖皮质激素缺乏型：一般出现于停用补充可的松治疗 1~2d 后，有厌食、腹胀、恶心、呕吐、精神不振、疲乏嗜睡、肌肉僵痛、血压下降、体温上升等表现。严重者可有虚脱、休克、高热等危象。

（2）盐皮质激素缺乏型：由于术后补钠或摄入不足，加以厌食、恶心、呕吐、失水失钠，往往于症状发生 5~6d 出现疲乏软弱，四肢无力，肌肉抽搐，血压、体重、血钠、血容量下降而发生肾上腺危象。

2.实验室检查

血糖下降，血钠减少，血钾增高，可出现酮症，血浆二氧化碳结合力下降，血浆尿素氮增高，周围血嗜酸性粒细胞计数常升高。

典型的肾上腺危象患者，结合实验室检查诊断并不困难。但若发病急剧，临床表现不充分，以及其他疾病的交错和掩盖，则不易诊断。在以下情况下应考虑肾上腺危象的可能：①已诊断为慢性原发性肾上腺皮质功能减退症患者，如出现发热、厌食、恶心呕吐和腹痛腹泻时，应警惕肾上腺危象早期的可能，处理及时则可避免危象的发展，使病情得以及早控制；②对于不明原因的休克或昏迷患者，应注意询问有无肾上腺皮质功能减退的病史和检查有无色素沉着的体征，并进行血钾钠氯、血糖、血气、皮质醇和 ACTH 等测定；③在血栓性疾病、凝血机制障碍疾病和手术后 DIC 者，若病悄急转直下，出现血压下降休克伴胸腹背痛时，应当考虑急性肾上腺皮质出血坏死导致肾上腺危象的可能。

五、治疗

（一）慢性肾上腺皮质功能减退症的治疗

慢性肾上腺皮质功能减退症最基本疗法除病因治疗外，需长期皮质激素的替代治疗。同时应教育患者及家属了解此病需终身治疗。在饮食上可适当增加食盐摄入。为防不测，应随身携带名卡并说明疾病，以期获得及时救治。

1.糖皮质激素治疗

诊断一旦明确，应尽早给予糖皮质激素替代治疗，一般需终身补充。氢化可的松最符合生理性，但血药浓度波动大，醋酸可的松须经肝脏转化为氢化可的松，因而肝功能异常者注意。也可选用中效的泼尼松，但储钠作用弱。首先需摸索个体化的基础补充量，按病情和所测激素水平估计，以小剂量开始逐步递增法通常宜模拟激素昼夜节律给予，即晨起床后服全天剂量的 2/3，下午 2~3 时服另外 1/3，依据症状改善程度、尿 24 小时 F 值、血压、工作和活动量等情况做适当调整。以期达到基本控制症状和最佳的生活质量。这为基础替补量，但在增加工作和活动量、感染、创伤、手术等应激时，应适当增加替代量。

（1）可的松（皮质素）：大部分患者口服片剂 12.5~25.0mg/d 已足以维持需要，一般≤37.5mg。手术切除全部或大部肾上腺者需补充较多，但不宜过大。给药以餐后为宜，可避免胃肠刺激。小剂量替代治疗者可于早餐后（上午 8 时前）一次服用；剂量较大者，可分两次口服，如上午 8 时服 25mg，午餐后（下午 2 时左右）再服 12.5mg。剂量分配应尽量与皮质醇的昼夜周期变化相符，即晨间较大，午后较小，傍晚最小，以便保证患者日间有充沛的精力从事轻微劳动。药物口服后很易被吸收，吸收后在肝脏中转化为皮质醇。25mg 可的松相当于 20mg 皮质醇。

（2）氢化可的松（皮质醇）：一般剂量 10~30mg/d，服药方法与上述相同。

（3）泼尼松（强的松）：为人工合成的糖皮质激素。对糖代谢可加强 5 倍，但对盐类代谢则相对减弱。一般口服，剂量为 2.5~7.5mg/d，服药方法同前。本组药的缺点为对水盐代谢较少调节作用，故以前两种药为首选。在人体内必须经 C_1~C_2 位加氢还原成皮质醇后才有活性，可的松也须在 C_{11} 位加氢转化成皮质醇而发挥作用，故在有肝病等情况下使用时必须注意。

2.盐皮质激素治疗

食盐摄入量应充分，每日至少 8~10g，如有大量出汗、腹泻时，应酌加食盐摄入量。

多数患者在服用氢化可的松（或可的松）和充分摄盐下即可获满意效果。但有的患者如仍感头晕、乏力血压偏低、血浆肾素活性增高，则需加服盐皮激素。继发性肾上腺功能不全不需要盐皮质激素替代。

（1）去氧皮质酮：①醋酸去氧皮质酮（DOCA）油剂，肌肉注射 1~2mg/d 或隔日 2.5~5mg；②长效制剂，去氧皮质酮三甲基酸，为微粒悬液，吸收缓慢，一次注射 25~50mg，其作用可维持 3~4 周，相当于 1~2mg/d 油剂。

（2）9-α氟氢可的松：一般患者上午 8 时口服 0.05~0.15mg/d 已能维持电解质平衡。但此药易诱发水肿，如条件允许可监测血浆肾素和血管紧张素II浓度。此外，临床出现高血压、低血钾提示应减量，反之应增加剂量。口服 9-α氟氢可的松 0.1mg/d，约相当于肌注 DOCA2.5mg/d，或注射三甲基醋酸去氧皮质酮 62.5mg/月。

在采用上述激素疗程中，尤其在初治阶段，必须注意测定出入液量、体重、血压，观察疗效及反应，定期随访血钠、钾、氯、糖等浓度，随时调整剂量。糖皮质激素过量时有欣快、失眠、躁狂等精神异常，甚至低血钾反应，应迅速减量。去氧皮质酮过量时有水肿、高血压、心脏扩大、心脏衰竭、低血钾发生，应减量或暂停数天，限制钠及水的摄入量，加用口服利尿剂、氯化钾。待体内水钠过多现象消失后，必要时再用小剂量盐皮质激素。有活动性结核者，应进行积极抗结核治疗。糖皮质激素虽不利于控制结核病灶活动，甚而扩散，但应用适当剂量以补足生理需要，常能改善病情，并非禁忌。

激素疗法应用时必须注意个别化。在应激时，需增加糖皮质激素剂量，否则将诱发危象。轻的应激如感冒、拔牙，可将平时替代剂量加倍，应激过后，渐恢复至原剂量。尤其是在发生感染、手术等应激情况下，激素剂量必须迅速加大，给氢化可的松 100~200mg/d，危重时可增至 200~400mg/d，以维持机体应激反应及抵抗力，数天后视病情需要而减至一般维持剂量。

3.雄性激素

多予脱氢表雄酮替代，上午 1 次给予 25~50mg 口服，监测脱氢表雄酮，浓度维持在正常年轻人的中间水平。

（二）肾上腺危象的治疗

首先是预防。已有慢性肾上腺皮质功能减退症者，在发热、手术等应激状态时应适当增加激素补充，以避免危象发生。当临床高度怀疑肾上腺危象时，在立即采血测 ACTH 和 F 后，即应开始静脉给予糖皮激素，补液纠正低血容量和电解质紊乱并去除诱因。一般肾上腺危象者的体液损失量约为总细胞外液的 1/5 左右，故首日应补充生理盐水 2000~3000ml，可按体重 6%估计。次日再依据患者症状改善程度、年龄、心、肾功能、血尿电解质和血气分析等情况酌情给予。在补液的同时，应及时给予大剂量糖皮质激素（磷酸或琥珀酸氢化可的松）100mg，然后，每 6 小时静脉点滴 50~100mg，头 24 小时的总量为 200~400mg。在肾功能正常时，低血钠、高血钾可在 24 小时后纠正。多数患者在采取上述综合措施后，病情可获得控制。此时，可将氢化可的松量减至 50mg/6 小时，在第 4~5 日减至维持量（一般在 100~200mg/d）。当氢化可的松的用量在 50~60mg/d 以下时，常需加服 9α-氟氢可的松 0.05~0.2mg/d。最后逐渐过渡到日常的口服替代剂量。

（三）肾上腺皮质功能减退症者的手术时处理

术前必须纠正水、电解质紊乱和脱水，进手术室前肌注 100mg 的氢化可的松，术中给予静脉点滴氢化可的松 50mg/6h，术后按酌情给予氢化可的松 25~50mg/6h，如有高热，血压降低或其他并发症，则应酌量增加氢化可的松量至 200~400mg/d。

（四）病因和相关疾病的治疗

如因肾上腺结核所致者，应联合抗结核治疗尤在较大剂量糖皮激素替代治疗时。如伴甲状腺、性腺功能减退者应合并甲状腺激素、性激素等治疗，但甲状腺激素替代治疗至少应在糖皮激素治疗 2 周后开始，以免诱发肾上腺皮质危象。

（朱晓巍）

第五节　糖尿病酮症酸中毒

糖尿病酮症酸中毒（DKA）是糖尿病最常见的急性并发症，T1DM 易发生，T_2DM 在有诱因时可发生。DKA 是由胰岛素不足或作用明显减弱和升糖激素不适当升高引起的糖、脂肪和蛋白代谢紊乱综合征，以至水、电解质和酸碱平衡失调，临床上表现为以高血糖、高酮血症和代谢性酸中毒为主要生化改变的综合征。

一、诱因

1.停用胰岛素或口服药或随意减量。

2.感染

以呼吸道、泌尿系（尤其女性）、消化道的感染最为常见。

3.暴饮暴食

进食过多高糖、高脂肪食物或饮酒等。

4.精神因素

如精神创伤、过度激动或劳累等。

5.应激

外伤、骨折、手术、麻醉、妊娠、心肌梗死、脑血管病等，均可引起 DKA。应用肾上腺皮质激素治疗，亦可诱发 DKA。

6.原因不明。

二、临床表现

根据酸中毒的程度，DKA 分为轻度、中度和重度。轻度糖尿病酮症（DK），血 pH7.25~7.30，HCO_3^-15~18mmol/L，阴离子间隙>10mmol/L；中度除酮症外，还有轻至中度酸中毒（DKA），血 pH7.0~7.25，HCO_3^-10~15mmol/L，阴离子间隙>12mmol/L；重度是指酸中毒伴意识障碍（糖尿病酮症酸中毒昏迷），或虽无意识障碍，但血 pH<7.0，HCO_3^-<10mmol/L，阴离子间隙>12mmol/L。

多数患者的多尿、烦渴多饮和乏力症状加重，但亦可首次出现。如未及时治疗，病情继续恶化，于 2~4 天发展至失代偿阶段，出现食欲减退、恶心、呕吐，常伴头痛、烦躁、嗜睡等症状，呼吸深快，呼气中有烂苹果味（丙酮气味）；病情进一步发展，出现严重失水，尿量减少、皮肤黏膜干燥、眼球下陷、脉快而弱，血压下降、四肢厥冷；到晚期，各种反射迟钝甚至消失，终至昏迷。少数病例有明显腹痛，酷似急腹症，易误诊，应予以注意。患者还可有感染等诱因引起的临床表现，但常被 DKA 的表现掩盖。

三、辅助检查

1.尿液检查

尿糖、尿酮阳性或强阳性；肾损害严重时，尿糖、尿酮阳性强度可与血糖、血酮值不相称。此外，重度 DKA 机体缺氧时，有较多的乙酰乙酸被还原为β-羟丁酸，此时尿酮反而阴性或呈弱阳性，DKA 病情减轻后，β-羟丁酸转化为乙酰乙酸，使尿酮再呈阳性或强阳性，对这种血糖-酸中毒-血酮分离现象应予认识，以免错误判断病情。由于病情重或失水时常无尿液，尿液标本无法获取；DKA 治疗后血酮已明显改善，而膀胱中的尿液标本酮体可能仍为强阳性，二者"分离"。因此尿液酮体虽然敏感性较高但缺陷明显。不建议用尿酮体诊断和监测 DKA 的病情。部分患者可有蛋白尿和管型尿，随 DKA 治疗恢复可消失。

2.血液检查

血糖升高，一般在 13.9~33.3mmol/L（300~600mg/dl），超过 33.3mmol/L 时多伴有高渗性高血糖状态或有肾功能障碍。血酮体增高，DK 时血酮体常>1.5mmol/L，DKA 时多在 3.0mmol/L 以上，当留取尿样困难或肝、肾功能对尿酮测定有影响时，更应采用定量法测定血β-羟丁酸含量。POCT 血酮的方法已经成熟，对于 DKA 的病情判断和治疗监测更及时方便。血二氧化碳结合力和 pH 降低，剩余碱负值（>-2.3mmol/L）和阴离子间隙增大与碳酸盐的降低程度大致相等。DKA 患者偶见碱血症，多因严重呕吐、摄入利尿药或碱性物质补充过多所致。血钠、血氯常降低，也可正常或升高；血钾在治疗前高低不定，治疗后常出现严重低钾血症。血尿素氮和肌酐呈轻至中度升高，一般为肾前性，随 DKA 治疗恢复而下降，但肾脏本身有病变时可不下降或继续升高。血清淀粉酶、谷草转氨酶和谷丙转氨酶可呈一过性增高，一般在治疗后 2~3 天恢复正常。末梢血白细胞数和血脂升高，血清可呈乳糜状。

3.其他检查

胸部 X 线检查有助于确定诱因或伴发疾病。心电图检查可发现无痛性心肌梗死等病变，并有助于监测血钾水平。可能合并脑卒中等影像改变。

四、诊断

典型 DKA 的诊断并不困难，对于有明确的糖尿病史的患者突然出现脱水、酸中毒、休克、神志淡漠、反应迟钝甚至昏迷，应首先考虑到 DKA 的可能。对于尚未诊断为糖尿病，突然出现脱水、休克，尿量较多，呼气中伴有烂苹果味者，必须提高警惕。对于可疑诊断为 DKA 的患者，应立即检测尿糖、酮体、血糖、二氧化碳结合力及血气分析等。

对于已明确诊断为糖尿病者，若发生脱水、低血压或休克者与其他原因的脱水、休克鉴别；有急腹症表现者要与胰腺炎、胆囊炎等鉴别；昏迷者，还应与其他原因引起的昏迷相鉴别（表 6-5-1），如低血糖昏迷、非酮症高渗性昏迷、乳酸酸中毒昏迷。

表 6-5-1　糖尿病并发昏迷的鉴别

	酮症酸中毒	低血糖昏迷	高渗性高血糖状态	乳酸性酸中毒
病史	糖尿病及 DKA 诱因史	糖尿病，进餐少/活动过度史	多无糖尿病史，感染/呕吐/腹泻史	肝肾衰/心衰/饮酒/苯乙双胍

起病症状	慢，1~4d，厌食/恶心/口渴/多尿/嗜睡等	急，以小时计，饥饿/多汗/手抖等表现	慢，1~2周，嗜睡/幻觉/抽搐等	较急，1~24h，厌食/恶心/昏睡
体征				
皮肤	失水/干燥	潮湿/多汗	失水	失水/潮红
呼吸	深而快	正常	快	深、快
脉搏	细速	速而饱满	细速	细速
血压	下降或正常	正常或稍高	下降	下降
化验				
尿糖	++++	阴性或+	++++	阴性或+
尿酮	+~+++	阴性	阴性或+	阴性或+
血糖	16.0~33.3mmol/L	降低，<2.5mmol/L	>33.3mmol/L	正常或增高
血钠	降低或正常	正常	正常或显沂升高	正常或增高
pH	降低	正常	正常或稍低	降低
CO₂CP	降低	正常	正常或降低	降低
乳酸	稍升高	正常	正常	显著升高
血浆渗透压	正常或稍高	正常	显著升高	正常
血渗透压隙	稍升高	正常	正常或稍升高	明显升高

1.饥饿性酮症

某些患者由于其他疾病引起剧烈呕吐、禁食等状态时，也可产生大量酮体及酸中毒，但这些患者血糖不高，尿糖阴性，有助于鉴别。

2.高渗性高血糖状态

本症多见于老年2型糖尿病患者，患者多有神志障碍、意识模糊、反应迟钝、抽搐等，实验室检查血 Na 升高至>145mmol/L，血糖显著升高，常>33.3mmol/L，血渗透压增加>330mOsm/L，酮体阴性或弱阳性。

3.低血糖症昏迷

起病较突然，发病前有用胰岛素及口服降糖药史，用药后未按时进食或过度运动等。患者可有饥饿、心悸、出汗、手抖、反应迟钝、性格改变。查体患者皮肤湿冷，与高渗昏迷、酮症酸中毒皮肤干燥不一样，实验室检查血糖<2.8mmol/L，尿糖、尿酮体均阴性（详见低血糖症）。

4.乳酸性酸中毒昏迷

多发生在服用大量苯乙双胍（降糖灵）、休克、缺氧、感染等情况，原有慢性肝病、肾病、心衰史者更易发生。本病的临床表现常被各种原发病所掩盖。由缺氧及休克状态引起者，在原发病的基础上可伴有发绀、休克等症状。无缺氧及休克状态者，除原发病以外，以代谢性酸中毒为主，常伴有原因不明的深呼吸、神志模糊、嗜睡、木僵、昏迷等。休克可见呼吸深大而快，但无酮味，皮肤潮红；实验室检查，血乳酸>5mmol/L，pH<7.35或阴离子间隙>18mmol/L，乳酸/丙酮酸（L/P）>3.0。

5.酒精性酸中毒

慢性酒精中毒可合并严重代谢性酸中毒，有时鉴别甚为困难。其临床表现和实验室检查可酷似酮症酸中毒，常常被漏诊或误诊为 DM 性 DKA。临床上，常因剧烈呕吐、脱水、厌食使血β-羟丁酸升高，而且用传统的硝基氢氰酸盐法无法检出，是造成漏诊的主要原因之一，故对每一位 DM 并 DKA 患者来说都必须排除本症可能。

6.其他

以腹痛为主者应注意与急腹症鉴别，血、尿糖与血、尿酮体测定有助于诊断。

五、治疗

DKA 一经确诊，即应立即进行治疗。治疗的目的在于加强肝、肌肉及脂肪组织对葡萄糖利用，逆转酮血症和酸中毒，纠正水和电解质失衡。治疗措施应根据病情严重程度不同而定。对于仅有酮症，无明显脱水及酸中毒，神志清楚，能进食的患者，可只皮下给予普通胰岛素治疗。对有脱水，酸中毒等危重患者应按下列措施紧急处理。

1.补液

DKA 常有严重脱水，血容量不足，组织微循环灌注不良，补液后胰岛素才能发挥正常的生理效应。最常用的液体是生理盐水，有休克可补给胶体液如右旋糖苷、血浆等。当血糖下降至 13.9mmol/L（250mg/dl），应给予 5%葡萄糖水或糖盐水。补液速度应根据患者心功能及脱水情况而定，若心功能正常，补液速度应快，在2h 内输入 1000~2000ml，尽快补充血容量，改善周围循环和肾功能。以后根据血压、心率、每小时尿量、末梢情况而定，必要时监测中心静脉压调节输液速度和量。第 2~6h 输入约 1000~2000ml，第一天的总量约为 4000~6000ml，严重脱水者日输液量可达到 6000~8000ml。

2.胰岛素治疗

DKA 是胰岛素治疗的绝对适应证。DKA 的治疗一律选用短效胰岛素，一般主张用小剂量静脉滴注法，每小时每千克体重 0.1U 胰岛素。其优点为简单易行，不易发生低血糖和低血钾反应，脑水肿发生率低。具体的应用方案一般为开始 0.1U/（kg•h），加入生理盐水中持续滴注。一般每小时使血糖下降 5~6mmol/L，如血糖下降的幅度<滴注前的30%，则胰岛素的用量应加倍。如血糖的下降幅度>30%，则按原剂量继续滴注到血糖下降为≤13.9mmol/L（250mg/dl）时改输 5%葡萄糖水或糖盐水（视血 Na 水平而定）。如观察β-OHB，则治疗后每小时β-OHB 应下降 1mmol/L。胰岛素的用量则按葡萄糖与胰岛素之比 2~6：1（即 2~6g 糖给 1U 胰岛素，如在 5%葡萄糖 500ml 中加入普通胰岛素4~12.0U）的浓度继续点滴，使血糖水平维持在 11.1mmol/L 左右，酮体阴性。当患者饮食恢复，神志清醒，脱水、酸中毒及电解质紊乱纠正后，可改为皮下胰岛素治疗。如果胰岛素治疗有效，一般在 7~10h 内可纠正 DKA。对于极少数需大剂量胰岛素应用的患者要考虑胰岛素抵抗，可考虑使用浓缩胰岛素或肾上腺皮质激素治疗。由于个体对胰岛素的敏感性不同，胰岛素的应用剂量也应个体化。

胰岛素泵治疗（CSII）能使病情平稳，最适应于 DKA 的抢救，并可避免严重的血糖波动，使严重高血糖控制在安全的范围内，也防止了黎明现象等并发症的发生。此外，CSII 治疗还可用于儿童 DM 合并生长迟滞，妊娠 DM 和高渗性非酮症性昏迷的治疗。但有发生泵衰竭、感染和低血糖等危险。

可仅在夜间或反复发作性 DKA 时使用。新一代 CSII 装置的葡萄糖感受器部分有很大改正，在加强监护和对使用者教育的前提下，CSII 可明显提高 DKA 的抢救成功率。

可植入性胰岛素泵将作为人工胰岛更普遍使用。

3.纠正电解质及酸碱失衡

对于轻症的 DKA，经胰岛素治疗及补液后，钠丧失和酸中毒可逐渐得到纠正，不必补碱。补碱的指征为：①血 pH<7.0 或 HCO_3^-<5.3mmol/L；②血 K^+>6.5mmol/L 的严重高血钾症；③对输液无反应的低血压；④治疗过程中出现严重高氯性酸中毒。补碱量：首次给 5%碳酸氢钠 100~200ml，用注射用水稀释成等渗（1.25%）。以后再根据 pH 及 HCO_3^-决定用量，当 pH 恢复到 7.1 以上时，停止补碱。

4.补钾

DKA 时体内总钾量明显减少，平均总失钾 3~5mmol/（L•kg）。开始由于脱水、酸中毒，血钾水平可升高，也可正常或降低，因此 DKA 初期的血钾水平不能真实地反映体内钾的情况。经过补液和胰岛素的应用等治疗，血钾可出现变化，一般为降低，因钾向细胞内转移，所以在治疗过程中，患者常在 1~4h 后发生低血钾。因此在治疗过程中，应预防性补钾，尽可能使血钾维持在正常水平，至少应>3.5mmol/L。如患者有尿（>40ml/h），肾功能尚好，治疗前血钾降低或正常，则在输液和胰岛素治疗的同时即开始补钾；若治疗前血钾增高或尿量少于 30ml/h，宜暂缓补钾，待尿量增加，血钾不高时再开始补钾。补钾量：开始 2~4h 通过静脉输液，补钾约 13~20mmol/（L•h）（约 1.0~1.5g 氯化钾），为防止高氯血症，可用氯化钾和枸橼酸钾等，病情稳定，患者能进食，则改为口服补钾，3~6g/d。为补充细胞内缺钾，口服补钾需维持 1 周以上。

5.补磷、补镁

DKA 时体内可缺磷，但补磷的指征一般不很明确，而且对磷的需要量小，6h 内约需元素磷 2~5mg/kg，每毫升磷酸钾中含元素磷 3mmol/L（90mg）及钾 4mmol/L。使用时成人 1000ml 生理盐水中加磷酸钾不能超过 2ml，6h 内输完为合适剂量。有人报道，DKA 补磷期间可引起血钙降低应予注意。DM 患者呈负镁平衡，并发 DKA 时更甚，要注意补充。

6.对症、支持、消除诱因、防止并发症

DKA 最常见的诱因是感染，因此应注意抗生素的应用。补液过速过多，尤其是老人，心功能不全者易并发肺水肿，应注意防止。这些患者最好能在中心静脉压的监测下调整输液速度和输液量。由于脱水易并发急性肾功能衰竭，经补液脱水纠正后无尿，血尿素氮、肌酐继续升高，应注意急性肾衰发生，必要时需透析治疗。降糖过快，补碱过快过多可诱发脑水肿（死亡率、致残率达 50%），应注意避免，必要时可用脱水剂治疗。

（朱晓巍）

第六节　糖尿病肾脏疾病

糖尿病肾脏疾病（DN）是糖尿病主要的微血管并发症之一。糖尿病可由多种途径损害肾脏，并累及肾脏的所有结构，从肾小球、肾血管直到肾小管和肾间质。它可以有不同的病理改变，包括与糖尿病代谢异常有关的肾小球硬化症、细动脉性肾硬化以及感染性肾盂肾炎和肾乳头坏死等。但只有肾小球硬化症与糖尿病有直接关系，故又称为"糖尿病性肾病"，其余均非糖尿病所特有，如糖尿病患者的小动脉性肾硬化及肾盂肾炎都与非糖尿病患者一样，只是其发病率比非糖尿病患者高和严重。典型的糖尿病肾病多见于 1 型糖尿病（T_1DM），在糖尿病病程 10~20 年时，其发病率最高，30%的 T_1DM 患者死于肾功能衰竭。在 2 型糖尿病（T_2DM）患者中，随年龄增长及病程延长，形成糖尿病肾病的危险性也随之增加。T_2DM 患者中由于糖尿病肾病常与大血管病变共存，其精确的发病率很难确定。一旦发生糖尿病性肾病，出现持续蛋白尿则病情不可逆转，肾小球功能常呈进行性下降。到目前为止，尚无有效的方法能够防止 DN 的发生和发展。因此，糖尿病性肾病已成为糖尿病患者尤其是年轻 DM 患者死亡的重要原因。

一、病因

糖尿病肾病的病因尚未完全阐明，近年多项研究表明糖尿病肾病的发生是多因素的，主要有以下几个方面：血流动力学改变、多元醇旁路激活、蛋白质非酶糖化、肾小球基底膜结构和功能改变、高血压以及遗传因素等。

1.遗传因素

据统计，近 40%1 型糖尿病患者在发病 15~25 年以后出现典型 DN。但仍有 50%~60%的患者尽管 DM 病史很长亦不出现 DN。有些患者血糖控制良好仍可出现 DN，而有些血糖控制很差的 DM 患者终身未出现 DN。DM 患者之间的差异性不能完全用代谢异常来解释。近年来有人提出遗传因素是 DN 发生的一个危险标志。糖尿病肾病的发生具有家族聚集现象。DN 患者的糖尿病同胞肾病的发生率是无 DN 患者同胞的 2~5 倍。

2.血流动力学的影响

在 DN 的发生中，血流动力学异常起着关键的作用，甚至有可能是启动因素。在 DM 早期，患者即有肾血流量增多，肾小动脉压力增高，肾小球滤过率增加。引起高滤过的因素是。

（1）血糖升高，用胰岛素控制高血糖可使部分患者的 GFR 恢复正常，仍有一些患者 GFR 不能恢复，故高血糖使 GFR 升高的确切机制仍不清楚。有人提出与管球反馈和/或促发了血管扩张物质前列腺素 E（PGE）的释放有关。

（2）DM 时常伴有胰高血糖素和生长激素水平升高，尤其是在血糖控制不良时，可影响肾小球出、入球动脉舒缩功能紊乱。

（3）DM 时血管活性物质的反应增强，如血管紧张素II、内皮素、激肽释放酶-激肽系统、前列腺素系统、心钠素以及一氧化氮等活性的改变，肾小球出、入球动脉舒缩平衡失调，造成高灌注、高滤过状态。

（4）继发于高血糖时山梨醇产生过多，山梨醇是使肾血管扩张的因素之一，也是 DM 并发症的一个重要发病机制。

因此，DM 时可能由于上述多种因素导致：肾小球入球小动脉扩张，阻力下降，出球小动脉阻力增加，小球内静水压增加，小球处于高滤过状态，促成了 GFR 升高。目前还没有发现哪一个确切因素能完整地解释这一现象。

3.肾小球滤过屏障功能改变

DN 时肾小球基底膜对蛋白质的通透性增加。这种状态除与肾血流动力学异常有关外，还与肾小球基底膜结构的改变密切相关。肾小球基底膜是由具有负电荷屏障的直径

5~5.5nm 微滤孔构成，既有分子大小选择性，又有电荷极性选择性。在肾小球基底膜的3层结构中（内外透明层和中间致密层），致密层主要由胶原组成，胶原分子间连接成网络状，形成"分子筛样屏障"；内外透明层由硫酸肝素及涎酸等阴离子物质组成，形成负电荷屏障。糖尿病时硫酸肝素和涎酸减少，电荷屏障受损，导致带负电荷的小分子白蛋白易滤过。

4.蛋白的非酶糖基化

高血糖可引起蛋白非酶糖基化反应，产生糖基化蛋白。在糖化蛋白质与未糖化蛋白质之间，及糖化蛋白质分子之间互相结合，互相交联，形成更为复杂的糖化蛋白终产物（AEGs）。这一过程进行得非常缓慢且不可逆。胶原蛋白是构成血管基底膜的主要成分，代谢周期长，易受糖基化的影响。在肾小球的毛细血管内，糖基化的胶原蛋白分子之间异常交联增多，形成网状糖基化产物，使血浆中一些蛋白质分子如白蛋白、免疫球蛋白、低密度脂蛋白等渗入到毛细血管外层，并与胶原蛋白的糖基化终产物结合，造成蛋白质沉积，肾小球毛细血管基底膜逐渐增厚以及毛细血管和肾小球的阻塞。

5.多元醇代谢通路激活与肌醇代谢紊乱

DM 患者的高血糖状态促使细胞的多元醇代谢通路活性增加。葡萄糖透入细胞内的过程是非胰岛素依赖性的，由于细胞内外的浓度差而被摄入细胞内的葡萄糖代谢为己糖，但如果细胞内葡萄糖超过一定数量而形成高血糖时，醛糖还原酶就会被活化，多元醇通路激活，葡萄糖在醛糖还原酶的作用下生成大量的山梨醇。山梨醇积聚增多引起细胞高渗水肿，使肌醇进入细胞受限，细胞内肌醇含量降低，影响磷酸化过程，使 Na^+-K^+-ATP 酶活性降低及细胞生理功能发生障碍。另外，醛糖还原酶将葡萄糖转化为山梨醇消耗了细胞内储存的还原性辅酶II，使得其他利用还原性辅酶II的酶，如谷胱甘肽还原酶、一氧化氮合成酶以及前列腺素过氧化氢酶等的活性受到影响。

6.高血压对 DN 的影响

DN 与高血压可同时存在，互为因果，形成恶性循环。高血压作为一个危险因子与 DN 的发生、发展有密切联系。Hasslacher 等报道，伴有持续性蛋白尿的 DM 患者，44%发生高血压；而无蛋白尿的 DM 患者高血压的发生率仅为 7%；如血肌酐升高者，高血压的发生率高达 90%。糖尿病伴发高血压机制通常认为，1 型 DM 早期血压多正常，多年后当合并微血管病变后出现血压升高，属肾性高血压。2 型 DM 合并 DN 也会出现肾性高血压，但大多是原发性高血压，高血压发生在肾病之前。

7.血脂代谢紊乱

DN 患者中总胆固醇、甘油三酯、载脂蛋白 B 的升高和高密度脂蛋白胆固醇的下降比不合并 DN 的患者更明显，但其因果关系有待进一步研究。

8.激素和细胞因子

胰岛素样生长因子-1（IGF-1）、转化生长因子-β（TGF-β）、血小板衍化生长因子（PDGF）、肿瘤坏死因子-α（TNF-α）、白介素及单核细胞趋化因子-1（MCP-1）等被发现与 DN 发病有关。

二、临床表现

一般将 DN 分为五期：第I、II期为临床前期，第III、IV、V期为临床诊断。

I期：通常表现为肾体积增大和肾小球滤过率（GFR）增高，肾血浆流量（RPF）和肾小球毛细血管灌注压增高。这些变化与高血糖水平一致。此期患者肾结构和功能无明显改变。

Ⅱ期：运动后微量白蛋白尿，此期肾小球已显示结构改变，肾小球基底膜（GBM）和系膜基质增加，GFR>150ml/min 和白蛋白排泄率（AER）<30μg/min。

Ⅲ期：持续微量白蛋白尿，AER 常为 20~200μg/min 或 UAE 在 30~300mg/24h，临床常规化验蛋白尿多为正常。此期患者 GFR 大致正常，血压可轻度升高。GBM 增厚和系膜细胞增加较Ⅱ期更明显，病理检查可见肾小球结节性和弥漫性病变，临床研究显示积极干预治疗可阻止或延缓大量蛋白尿的发生。

Ⅳ期：为临床蛋白尿，AER>200μg/min 或 UAE> 300mg/24h 或尿蛋白>0.5g/24h。此期血压增高，GFR 开始进行性下降，水肿多较为严重，对利尿药反应差。肾小管功能障碍出现较早，近曲小管对水、钠以及糖重吸收增加，病理显示 GBM 明显增厚，系膜基质明显增加。T_1DM 诊断 15~20 年以及 T_2DM 诊断 5 年以上者易发生Ⅳ期 DN，该期患者常并发微血管并发症如视网膜病变、外周神经病变等。

Ⅴ期：尿毒症期（ESRD），可有尿毒症的临床表现，GFR 进行性下降，持续蛋白尿，低蛋白血症，水肿，高血压，此期患者常伴发视网膜病变。

三、诊断

1.临床诊断

微量白蛋白尿（MA）是 DN 的最早临床证据及筛选早期 DN 的主要指标，亦是 T_1DM 和 T_2DM 患者心血管疾病发生率及死亡率显著升高的标志。早期 DN（微量白蛋白尿期）：AER 20~200μg/min 或 UAE30~300mg/24h。目前主张采集晨尿样本测白蛋白/肌酐（A/Cr）。尿白蛋白/肌酐 30~300mg/g 为早期 DN。血糖急剧升高、运动、泌尿道感染、显著高血压、心力衰竭以及急性发作性疾病均可致尿白蛋白排出量短暂性升高，因而在 6 个月内需连续测 3 次尿，其中至少 2 次尿白蛋白排出量增加方可确诊早期 DN。通常情况下，若出现持续性或间歇性蛋白尿，若能排除其他原因引起的肾损伤且伴肾功能不全即要考虑 DN 的诊断，若伴有糖尿病特异性视网膜病变，DN 诊断可确定。活检证实约 30%DN 者无微量蛋白尿，因而在下述情况下可考虑行肾活检以便鉴别诊断：曾有非糖尿病肾病者；有明显蛋白尿但无视网膜病变者；短期内蛋白尿明显增加者；24 小时尿白蛋白大于 5g 者；肾炎性尿沉渣（畸形红细胞、多型性细胞管型）。肾小球损伤分为 4 级：Ⅰ级，基底膜增厚；Ⅱa 级，轻度系膜增生；Ⅱb 级，重度系膜增生；Ⅲ级，一个以上结节性硬化（KW 结节）；Ⅳ级，晚期糖尿病肾小球硬化。研究结果显示该病理分级与 eGFR、5 年生存率呈负相关，Ⅳ级的 eGFR 为各分级中最低，5 年生存期分别为Ⅰ级、Ⅱa 级 100.0%，Ⅱb 级 75.0%，Ⅲ级 66.7%，Ⅳ级 38.1%。

1999 年美国肾病基金会（NKF）提出了 CKD 定义，CKD 是基于肾损伤的证据和肾小球滤过率（GFR）。慢性肾病的标准如下。

（1）肾损伤（肾结构或功能异常）≥3 个月，可以有或无 GFR 下降，可表现为下面任何一条：①病理学检查异常；②肾损伤的指标：包括血、尿成分异常或影像学检查异常。

（2）GFR<60ml/（min×1.73m²）>3 个月，有或无肾损伤证据。

NKF 将 CKD 分为 5 期：

1 期，肾损伤伴正常或升高的肾小球滤过率[GFR≥90ml/（min×1.73m²）]；

2 期，肾损伤伴肾小球滤过率轻度下降[GFR＝60~89ml/（min×1.73m²）]；

3 期，肾小球滤过率中度降低[GFR＝30~59ml/（min×1.73m²）]；

4 期，肾小球滤过率重度降低[GFR＝15~29ml/（min×1.73m²）]；

5 期，肾衰竭，肾小球滤过率<15ml/（min×1.73m²）或透析。

白蛋白尿及 GFR 是 CKD 诊断的主要指标。NKF 及 ADA 建议使用 CG、MDRD 等公式评价 GFR，并每年筛查糖尿病患者 CKD。华山课题组采用 CG 公式估计了 GFR 并研究了上海市中心城区已诊断 2 型糖尿病患者 CKD 的患病率及其相关危险因素，并分析了 CKD 和 DR 的关系。研究结果显示上海市中心城区已诊断 2 型糖尿病患者 CKD（1~5 期）的患病率为 63.9%，其中 1 期为 8.8%，2 期为 22.3%，3~5 期为 32.8%。CKD 患病率随年龄增长而增加。CKD 患者与非患者相比，年龄更大，糖尿病病程更长，收缩压、尿素氮、肌酐及尿 ACR 更高。CKD 的主要危险因素为糖尿病病程、高龄、收缩压和高尿素氮水平。GFR 的下降与糖尿病视网膜病变明显相关。因此建议即使正常白蛋白尿患者也应定期检查 GFR。

2007 年 NKF 提出 DKD 的诊断概念及线索：糖尿病患 者伴有大量白蛋白尿；或 2 型糖尿病患者同时伴微量白蛋白尿及糖尿病视网膜病变；或 10 年以上 T_1DM 伴微量白蛋白尿。需排除其他原因导致的 CKD，如无糖尿病视网膜病变；GFR 快速降低；快速增加蛋白尿或肾病综合征；难治性高血压；活性尿沉渣；系统性疾病的症状、体征和在开始应用 ACE 或 ARB 抑制物 2~3 个月内 GFR 下降超过 30%。华山课题组采用 CG 公式估计了 GFR 并研究了上海市中心城区已诊断 2 型糖尿病患者 DKD 的患病率，结果显示上海市中心城区已诊断 2 型糖尿病患者 DKD 的患病率仅为 16%。

2.鉴别诊断

糖尿病肾病与非糖尿病肾病的鉴别，有研究表明，约 1/3 的糖尿病合并肾病的患者为非糖尿病肾病，如各种肾小球疾病、肾动脉硬化、尿路感染等。一般来说，糖尿病肾病表现为渐进的发展过程：微量白蛋白尿，显性蛋白尿，肾病综合征，最后发展成氮质血症和肾衰。如糖尿病肾病的发展不典型，并出现非特征性的临床表现，如肉眼血尿，无任何眼底病变的氮质血症，糖尿病病程<5 年的患者出现肾病综合征的表现等，在这些情况下，应该做肾活检鉴别糖尿病肾病和非糖尿病肾病。鉴别糖尿病肾病和非糖尿病肾病有重要意义，其治疗方案及预后的确定和评估各不相同。

（1）糖尿病患者中非糖尿病引起的肾脏病变：各种肾小球疾病均可出现于糖尿病患者，如 IgA 肾病、微小病变性或新月体型肾小球肾炎、系膜增生性肾小球肾炎、毛细血管内皮增生型肾小球肾炎及肾淀粉样变。糖尿病患者已出现膜型肾病为最常见，多发生于 40~60 岁，此与 T_2DM 的发病年龄相仿。在老年糖尿病患者中，前列腺肥大和糖尿病膀胱病变引起的尿潴留为最常见。

（2）糖尿病引起的其他肾脏病变

1）尿路感染。其是糖尿病患者常见的一种感染，约 10% 的糖尿病患者有肾间质炎症和瘢痕等组织学证据。糖尿病妇女菌尿发生率为非糖尿病对照组的 2 倍，大部分可以无症状，但可加重肾功能恶化，故必须努力消除。感染时可出现尿微量白蛋白尿甚至常规尿蛋白阳性，感染控制后可消失，如持续不恢复正常，则提示糖尿病肾病。

2）肾乳头坏死。据报道，肾乳头坏死病例中约 50% 以上为糖尿病患者。此病多见于病程较长者，女性更多见，尤其是反复尿路感染者多数影响到双侧肾脏。常见症状为尿路感染和/或肾绞痛、血尿和脓尿。若无感染时出现脓尿应特别注意有隐性肾乳头坏死的可能。

四、治疗

糖尿病肾病尚无特效的治疗方法。提倡早期诊断、早期治疗。治疗 DN 的治疗措施应是综合性的，常规治疗措施包括饮食治疗、控制血糖、控制血压、纠正脂代谢紊乱以及 ACEI 或 ARB 类药物的应用等。

1.控制血糖

血糖控制肯定是 DN 的决定因素，大量临床和实验研究资料表明，DN 早期病理改变是可逆的。对一些患者进行强化胰岛素治疗，可以看出代谢的良好控制对早期 DN 的肾脏改变是有益的，可降低增加的 GFR，使增大的肾脏缩小，减少微量白蛋白尿。根据 DCCT 及 UKPDS 研究，建议将 HbAlc 控制在 7.0% 以下。糖尿病患者未发生 DN 时，降糖药物的选择范围较广，但并发 DN 后，对于降糖药物的选择，应以不加重肾脏负担的药物为主。

（1）口服降糖药物

1）在磺胺类药物中，格列喹酮（糖适平）可用，其 95% 由胆汁从肠道排出，只有 5% 经肾排出，因而不增加肾脏负担，适用于 DN 和轻度肾功能不全的 2 型 DM 患者。

2）非磺胺类促泌剂：瑞格列奈，主要在肝脏中代谢。其代谢产物中 90% 经大便排泄，2% 以原形药物由粪便排出，仅有 8% 的代谢产物出现在尿液中，故可用于有轻、中度肾功能不全的 2 型 DM 患者。

3）α-葡萄糖苷酶抑制剂：阿卡波糖（拜糖平），胃肠道吸收不到 1%，主要在胃肠道以原形随大便排出。可用于 DN 和轻度肾功能不全的 DM 患者。

4）胰岛素增敏剂：噻唑烷二酮类，现在主要包括罗格列酮（文迪雅）、吡格列酮，主要经肝脏代谢，可用于 DN 和轻度肾功能不全的 2 型 DM 患者。

（2）胰岛素的应用：对已出现早期 DN 的 1 型和 2 型 DM 患者，以采用胰岛素控制血糖为最好。当出现肾功能不全时，胰岛素的降解、排泄均减少，因此对胰岛素的需用量应减少，最好选用半衰期短的制剂。

2.降压治疗

DM 的高血压不仅是 DM 人群发生冠心病、脑卒中的危险因素，而且是使肾病进一步进展、恶化的主要因素之一。近年来，许多动物试验及临床研究显示，降压治疗对 DM 患者的肾脏可提供良好的保护作用。理想的血压控制能有效地降低尿白蛋白的排泄，减慢 GFR 下降速度，延缓肾衰的发生。

（1）治疗目标：目标血压应降到 <17.3/10.7kPa（130/80mmHg），对已有肾病表现患者应该控制血压在 16.7/10.0kPa（125/75mmHg）以下。

（2）治疗方法：包括非药物治疗和药物治疗。非药物治疗包括减肥、限制钠盐、戒烟、规律地锻炼、不饮或少量饮酒等。一旦出现早期肾脏病变，即使血压不高也应进行抗高血压药物治疗。大量研究证明，无论采用何种抗高血压疗法，都可以减缓 1 型和 2 型糖尿病肾脏病变的进展。

（3）血管紧张素系统阻断剂：包括 ACEI 或 ARB。ACEI 和 ARB 作为首选的抗血压药得到公认，特别对 DN 患者。ACEI 虽有同时扩张肾小球入球和出球小动脉的作用，但其对出球小动脉的扩张作用特别强，因此，最终结果是使肾小球毛细血管压力降低，减轻了肾单位的工作负荷。ARB 具有同 ACEI 相似的药理作用。ACEI 和 ARB 除了降压作用外，还能逆转血管壁、心脏的不良重构，恢复其结构和功能，降低心脑血管疾病死亡率。

ACEI 和 ARB 对 DN 的保护作用除有效地降低血压外，尚有抑制肾脏基质纤维化、相对优势地扩张肾小球出球小动脉，降低肾小球内高压，减轻肾小球高灌注压、高滤过状态，增加肾小球基底膜的选择通透性，减少肾小球蛋白的滤出，降低尿蛋白，有效地延缓 DN 进程。ACEI 和 ARB 对 DM、高血压及糖尿病肾病患者应作为首选药。

（4）钙通道阻滞剂（CCB）：此类药物降压安全有效，其降压疗效和降压幅度较其他类降压药强，且不影响糖、脂代谢，长期控制血压的能力和服药依从性较好，还有抗动脉粥样硬化作用。目前对 CCB 是否存在独立于降压作用外的肾脏保护作用仍有争议。

（5）β-受体阻滞剂：常与 ACEI 或 CCB 联合使用，具有良好的降压作用。高血压患者常伴心率增快，β-受体阻滞剂能有效地减慢心率。常用的 $β_1$ 受体阻滞剂包括美托洛尔、比索洛尔等。

（6）α-受体阻滞剂：有一定的降低血压作用，对糖、脂代谢无影响。这类药物对前列腺肥大的老年患者有增加尿流量的额外作用。α-受体拮抗药有首剂反应，直立性低血压多见，长期应用可能出现耐药现象。

（7）利尿剂：对糖、脂代谢有不良作用，尤易引起电解质紊乱。通常必要时仅应用小剂量噻嗪类利尿剂，对糖、脂肪、电解质代谢无明显不良影响。

3.降脂治疗

越来越多的研究提示，DM 两大主要并发症，动脉粥样硬化和 DN 存在共同的病理基础，氧化的 LDL-C 在其发病机制中发挥重要作用。在 DN 发展过程中，LDL-C、LP（a）和 TG 被认为起致病作用。因为心血管疾病是最常见的引起死亡的原因，在 DM 患者更明显，因此，降脂治疗对降低心血管疾病的并发症是有好处的。但是降脂治疗是否能延缓 DN 的进展，并不像高血压、蛋白尿那样肯定，有待进一步研究。

4.低蛋白饮食

20 世纪 80 年代以来，动物实验和临床研究表明，大量蛋白饮食可以明显增加肾小球滤过率加速肾脏病的进展。高蛋白饮食可引起肾小球滤过膜屏障的损害，引起肾小球高滤过，促进肾小球硬化作用。从肾小球滤过的蛋白质仅小部分从尿液中排出成为尿蛋白，而大部分系由肾小管吸收、分解，在此过程中需消耗大量能量，并产生大量氧化代谢产物而进一步加重肾脏损害。现已证实，限制蛋白饮食能在不依赖血糖控制的情况下明显减少夜间微量蛋白尿，可以减低肾小球内压、降低肾小球滤过率，延缓临床肾病的发生发展。肾功能正常的患者，蛋白质摄入量为 0.8g/（kg•d）；出现肾功能不全者应降至 0.6g/（kg•d）。

5.醛糖还原酶抑制剂

醛糖还原酶活性增加可使细胞内山梨醇积聚，在 DN 并发症的发生中起重要作用。严格控制高血糖时多元醇通路的活性受抑制，组织山梨醇的蓄积和己糖水平减少，从而抑制氧化还原失衡，对控制 DN 有重要意义。醛糖还原酶抑制剂在早期 DN 的治疗中的价值还需进一步研究。

6.氨基胍（AG）

一些胍类复合物（氨基胍）比蛋白质中赖氨酸ε-氨基更活跃，与早期糖基化蛋白质形成一种不活泼物质，代替了糖基化终产物的形成，阻止 AGEs 在血管壁上的积聚，同时可抑制醛糖还原酶及一氧化氮（NO）合成酶的作用。NO 是一很强的扩血管物质，直接升高组织血流量并介导其他内皮细胞依赖的扩血管物质如组胺、缓激肽与 5-羟色胺的扩血管和升高血管通透性的作用。一些动物实验提示，DM 早期组织器官血流量增加，如血管通透性的改变部分由 NO 合成增加所致。

7.糖尿病肾病终末期治疗

糖尿病肾病（DN）发展到终末期的过程是缓慢的而且不可逆的，肾脏替代治疗人群原发于糖尿病患者逐年增多。糖尿病肾病终末期治疗方法包括药物治疗、透析疗法和胰肾移植。

（1）药物治疗：包括醛氧化淀粉、聚磺苯乙烯及尿毒清等可吸附肠道与血液中过多积聚的代谢毒物，因而常用于 DN 肾功能不全治疗。大黄用于慢性肾衰的治疗，除通便清浊之外，对延缓肾衰竭进展有一定作用。

（2）透析疗法：透析治疗可以延长糖尿病肾病患者生命。目前常用的方法包括腹膜透析和血液透析。DN 比非糖尿病肾病终末期提早透析已形成共识，若血清肌酐 442~528μmol/L 或肌酐清除率<15ml/min 应该开始透析。因为 DN 进展快、并发症多，糖尿病机体代谢异常，影响氮质代谢和肌酐的生成，所以肌酐数值不能表示疾病严重程度，对年老和营养不良的患者应以肌酐清除率为标准。有时虽然生化指标未达到透析指标，但有明显的并发症也应开始透析，如明显的尿毒症症状、高钾血症或发生与水潴留相关而药物难以控制的心力衰竭和高血压。终末期 DN 透析应注意透析充分、控制血压、胰岛素用量个体化、补充足够的热量、纠正血脂异常、预防各种感染等。

1）腹膜透析：腹膜透析具有血流动力学稳定、血浆溶质浓度相对稳定、无须血管通路、容易控制高血压、心血管并发症少、容易纠正贫血、清除中分子物质多、不需要复杂的透析设备、不用肝素而减少肝素相关并发症、可以腹腔注入胰岛素、保存残余肾功能等优点。DN 腹膜透析对于延缓糖尿病的血管病变、神经病变的发生和发展有重要的意义。但是腹膜透析同样存在缺点，如糖负荷过多；易出现高脂血症；可发生腹膜炎等感染并发症；蛋白质和氨基酸丢失多，容易导致营养不良；导管并发症多，容易发生腹膜硬化失去功能；容易产生水负荷过多，导致心血管并发症。

2）血液透析：其优点是代谢废物清除率高，疗效快，远期生存率较高。主要死因为心脏病、猝死、感染、终止治疗。诱发因素有高血压、高血糖、高血脂、动脉转移性钙化和透析相关因素。合理地预防透析并发症可以提高患者生活质量，延长生存期。

3）终末期 DN 肾移植或胰肾联合移植：同种异体肾脏移植是治疗 DN 晚期肾衰竭的有效方法。成功的肾移植，还可使视网膜病变和神经病变明显好转，但心血管疾病仍是失败和死亡的主要原因。胰肾联合移植比单纯肾移植有更好的效果，患者不必应用胰岛素延缓或预防 DN 的复发。

（朱晓巍）

第七节 糖尿病神经病变

神经病是指周围神经系统的神经受到损害。糖代谢对神经系统非常重要，神经元能量的获得依赖葡萄糖，糖尿病时出现的细胞代谢异常，不可避免地也会影响神经系统。糖尿病神经病变是糖尿病常见的并发症之一，临床上约 2/3 糖尿病患者存在亚临床或临床糖尿病神经病变的证据。其发病较隐匿，给患者带来的痛苦和折磨相对其他并发症却更明显，甚至于一部分患者是在出现糖尿病神经病变以后前来就诊才发现。患有糖尿病这些神经损害的症状并不是糖尿病所独有的，非糖尿病患者也可能出现，但发生率比较低（一般人群中的发生率仅约 2%）。糖尿病神经病变除了给患者带来痛苦，还会带来其他危害，它可引起疼痛、感觉丧失，导致足溃疡、坏疽甚至截肢等。

一、病因

（一）西医病因

西医病因未明，比较流行的几种研究学说如下。

1.多元醇通路激活

葡萄糖在身体内主要作为身体所消耗能源的主要"燃料"，但长期的高血糖会激活葡萄糖的另一种代谢途径：让葡萄糖通过一个复杂的过程转化为果糖，同时生成山梨醇。山梨醇在体内积聚，使细胞产生高渗状态，导致其他渗透物质如肌醇、牛磺酸等重要抗氧化物质减少，同时也会大量消耗还原型辅酶II，最终导致活性氧自由基清除能力下降。而活性氧自由基是损害神经的重要"凶手"之一。同时，由于神经细胞不能利用果糖，在这个过程中产生的大量果糖也很容易改变神经细胞内渗透甩，使神经细胞肿胀、变性甚至坏死。

2.己糖胺逸径激活

高血糖的情况下会使葡萄糖变成二磷酸尿苷葡萄糖，这种物质会使特异性 B_1 糖蛋白增多。特异性 B_1 糖蛋白与糖尿病的发展有密切关系，大量的特异性 B_1 糖蛋白最终会通过各种途径使神经上的微血管增厚、肿胀、管腔狭窄，使神经细胞缺氧受损，进而令神经细胞变性坏死，引起神经病变。

3.蛋白激酶 C 途径激活

高血糖会使细胞产生蛋白激酶 C，会直接损伤血管内皮，很可能是造成神经血管内血流动力学改变的主要原因。

4.糖基化终末产物的形成

研究表明，糖尿病患者身体中糖基化终末产物的含量较高，这种物质会直接通过生化损伤影响神经血供，降低自身对于神经的营养支持。

5.氧化应激

活性氧自由基会损伤神经血管，同时还有一种自由基叫作活性氮自由基，也同样会直接或间接损伤血管。研究表明，糖尿病患者体内岗种自由基生成的水平比正常人明显升高。正常情况下身体可以调节这两种自由基的含量，但在糖尿病患者中，细胞的线粒体会产生更多的自由基并累积下来，神经元轴突对血管和代谢失衡非常敏感，导致神经病变发生。

（二）中医病因

现代中医认为本病是消渴日久，阴虚燥热，煎熬津液，血稠成瘀，筋脉阻滞；或嗜食肥甘，致脾胃虚弱，津液不能正常输布，聚湿成痰，痰阻筋脉，影响气血运行，筋脉失养则麻，肌肉不荣则痿；或阴损及阳，寒凝血滞，终致气血不能通达四肢，肌肉筋脉失于濡养，故有"手足麻木，肢凉如冰"的表现。属本虚标实证，主要病位在脉络筋肉，内及肝、肾、脾等脏腑，以气血亏虚为本，瘀血征象为标。

糖尿病周围神经病变的病机有虚有实。虚有本与变之不同。虚之本在于阴津不足，虚之变在于气虚、阳损。实为痰与瘀，既可单独致病，也可互为因果。糖尿病周围神经病变是动态演变的过程，随着糖尿病的发展，按照气虚血瘀或阴虚夹瘀，逐渐致气阴两虚夹瘀，继而阴阳两虚夹瘀的规律而演变。

二、临床表现

1.多发性神经病变

常见症状为肢端感觉异常（麻木、针刺感、灼热及感觉减退等），呈手套或短袜状分布，有时痛觉过敏；随后出现肢体隐痛、刺痛或烧灼样痛，夜间或寒冷季节加重。在临床症状出现前，电生理检查已可发现感觉和运动神经传导速度减慢。早期呈腱反射亢进，后期消失；振动觉、触觉和温度觉减弱感觉减退易受创伤或灼伤致皮肤溃疡，因神经营养不良和血液供应不足，溃疡较难愈合，若继发感染，可引起骨髓炎和败血症。神经根病变较少见，可致胸、背、腹、大腿等部位疼痛和感觉障碍，需与脊柱及椎间盘疾患相鉴别。老年患者偶见多发性神经根病变所致的肌萎缩。

少数表现为感觉异常伴严重烧灼样痛，皮肤对痛觉过敏，甚至不能耐受床单覆盖，可累及躯干和四肢，以下肢常见。足部长期受压或创伤可致骨质吸收破坏和关节变形（营养不良性关节病，Charcot 关节）。

2.单一神经病变

主要累及脑神经（Ⅲ动眼神经、Ⅳ滑车神经、Ⅵ展神经），以Ⅲ、Ⅵ脑神经较多见，第Ⅲ对脑神经瘫痪表现为同侧上眼睑下垂和眼球运动障碍，第Ⅵ对脑神经瘫痪表现为同侧眼球内斜视；也可累及股神经、腓神经、尺神经或正中神经。单一神经病变常急性起病，呈自限性，多可痊愈。

3.自主神经病变

较常见，且出现较早，影响胃肠、心血管、泌尿系统和性器官功能。心脏自主神经病变表现为静息时心动过快、直立性低血压。心自主神经功能检查有异常发现，最常见的是心电图示心率变异性小。伴糖尿病心肌病变者常出现顽固性充血性心衰、心脏扩大或心源性猝死。并发冠心病的患者无痛性心肌梗死发生率高，行冠脉扩张或放置支架手术后，易发生再狭窄或再梗死。心脏外自主神经病变表现有瞳孔对光反射迟钝，排汗异常（无汗、少汗或多汗等），或胃排空延迟（胃轻瘫）、腹泻、便秘等，或排尿无力、膀胱麻痹、尿失禁，或尿潴留、阴茎勃起功能障碍。

三、诊断

1.诊断标准

国内较流行的糖尿病周围神经病变的诊断标准是由 2009 年胡仁明等提出的。

（1）有明确的糖尿病病史。

（2）诊断糖尿病时或之后出现周围神经病变。

（3）临床症状和体征与糖尿病周围神经病变的临床表现相一致，如肢体麻木感、灼烧感等感觉异常。

（4）在下列 5 项检查中，如果有≥2 项以上异常，包括：温度觉异常、尼龙丝检查足部感觉减退或消失、振动觉异常、踝反射消失、神经传导速度减慢。

综上所述，主要根据患者的糖尿病病史、周围神经功能障碍的临床症状和/或体征以及神经电生理学检查来确定，并需要排除引起这些症状和/或体征的其他神经系统病变。其中，下肢的神经检查占了很大的比例，大多数周围神经病变需要通过下肢检查来确诊。糖尿病自主神经病变难以通过神经电生理检查或肢体检查来发现，主要依靠临床症状及排除其他引起相关症状的器质性病变或急性损害来发现。

2.筛查

（1）糖尿病周围神经病变的筛查：对于 2 型糖尿病患者，在诊断时应该进行上述筛查，因为 2 型糖尿病发病隐匿，无法知道确切病情，同时部分周围神经病变在没有自觉症状时可能已经出现神经损害，应及早筛查及治疗；而在 1 型糖尿病诊断后的第 5 年时应该筛查周围神经病变。

就算是没有临床症状的 2 型糖尿病患者，也应该每年至少检查足部感觉功能和踝反射一次，而感觉功能的评价可应用针刺、温度、震动感觉（128Hz 音叉）以及力感觉（10g 单尼龙丝）。如果有麻木等神经系统症状，就应该更仔细地进行下肢和足部的检查，包括足溃疡、胼胝和畸形等。近来有提倡对糖尿病周围神经病变患者行微创的皮肤活检，它可用来评价是否存在远端神经纤维的异常，反映早期存在的神经病变，但它是有创性的，不容易被患者接受。角膜的激光共聚焦检查也可用于早期发现糖尿病周围神经病变，因此，它是一项非常有用的非创伤性的糖尿病神经病变的检查方法。

所有已经诊断糖尿病周围神经病变的患者，尤论是否存在神经病变的症状，均应咨询医师并接受糖尿病足护理的教育，以防发展为糖尿病足，因为它是糖尿病患者发生足溃疡和截肢最强的危险因素。

（2）自主神经病变的筛查：自主神经病变中的心血管自身神经病变较为常见（患病率 90%），它可能威胁生命，因此需要积极筛查。有心血管功能异常的症状和体征的糖尿病患者，需要筛查心率变异性、Valsalv 呼气-吸气比率以及反应性等。提示性症状包括静息性心动过速、立卧位血压差异>20mmHg（舒张压）、缺乏调节反应、剧烈活动后容易出现低血压；或高血压、心率变异性降低等。对糖尿病患者而言，如果上述结果为阴性，则每年重复检查一次；如果结果为阳性，则考虑进行诊断试验并且开始治疗，同时需要排除其他器质性疾病或急性损害引起上述症状。而其他类型的自主神经病变往往均为排他性诊断，无须刻意筛查。

四、西医治疗

1.一般治疗

就现阶段来说，晚期的糖尿病神经病变逆转较为困难，甚至不能逆转，因为糖尿病患者的神经再生存在着缺陷，一旦损伤周围神经，往往花上百倍功夫也难以有理想的修复效果。因此，预防或延缓神经病变的发生、发展是治疗糖尿病神经病变的重要课题，同时，及早发现和系统管理也显得相当重要。慢性高血糖是糖尿病神经病变最重要的危险因素，良好的血糖控制是预防和治疗糖尿病神经病变最有效、最基础的方法，至少它能阻止或延缓神经病变的进展。糖尿病控制与慢性并发症试验（DCCT）以及英国前瞻性糖尿病研究（UKPDS）均显示，无论是1型还是2型糖尿病患者，长期良好的血糖控制可预防、延缓或阻止包括糖尿病神经病变在内的糖尿病慢性并发症的发生与进展。由于糖尿病患者发生周围神经病变的风险是终身性的，故良好的控制血糖也要贯彻始终。

除血糖外，控制血压、血脂也是改善代谢紊乱的重要一环。因此，各种降压药物、调脂药物对糖尿病周围血管病变也有相当意义的辅助治疗效果。

2.针对疼痛的治疗

疼痛是糖尿病神经病变的主要症状之一，往往给患者带来巨大痛苦。止痛药是治疗疼痛的主要办法。一般消炎止痛药如双氯芬酸钠等非甾体抗炎药治疗效果往往不佳，常用的一线止痛药有三环类抗抑郁药、抗惊厥类药物，二线止痛药如阿片类药物。抗抑郁症药物除了用于治疗抑郁症状,近10年来还被批准用于治疗糖尿病周围神经病变所致疼痛等症状，如盐酸度洛西汀等。抗惊厥类药物可延长细胞膜的不应期，使受损神经元的动作电位放电频率减慢，从而减轻疼痛频率，使症状得以缓解。目前常用的药物有加巴喷丁和普瑞巴林。而疼痛剧烈的糖尿病神经病变患者可选择麻醉性阿片类镇痛药物如曲马朵、可待因、美沙酮等，但此类药物易成瘾，一般来说，如果一线药物的用药剂量已增至最大剂量，仍不能有效缓解糖尿病周围神经病变所带来的疼痛，则可改换其他的一线药物或联合其他的一线药物。若仍然不能缓解疼痛，则换用阿片类止痛药，但尽量避免长期应用。

另外，对具有明确而显著的局部疼痛症状的糖尿病神经病变患者可采取局部止痛治疗，如硝酸异山梨酯喷雾剂、硝酸甘油贴膜剂，这些制剂可使患者的局部疼痛及烧灼感得到减轻；复方辣椒贴可减少疼痛部位的疼痛物质释放，从而缓解局部疼痛。

3.改善微循环

神经的修复往往依赖于周围微循环供应氧及各种营养物质，良好的周围微循环能促进受损神经细胞的修复和再生。如前列腺素 E_1 制剂前列地尔可有效扩张血管，改善末梢循环的缺血状态，从而改善微循环，促进神经细胞的修复。非肽类内皮素受体拮抗药阿魏酸钠能保护微血管内皮，同时联合高压氧治疗，可改善神经传导速度，并使患者的四肢麻木、疼痛、感觉减退等临床症状减轻。

4.改善神经细胞受损情况

前文所述，糖尿病患者持续高血糖状态可使山梨醇在神经细胞内聚积，从而引起神经细胞肿胀、变性，损害神经。醛糖还原酶抑制剂如依帕司他，能抑制醛糖还原酶的活性，减少神经细胞内山梨醇的聚积，从而改善神经细胞的功能、减轻疼痛。

5.抗氧化治疗

抗氧化剂如谷胱甘肽、α-硫辛酸等能清除体内自由基，起到保护神经、血管的作用，减少向由基对神经损伤，同时减少山梨醇，避免神经纤维水肿、坏死；促进神经元生长，从而改善神经细胞的功能维生素C和维生素E也能起到很好的抗氧化辅助治疗作用。

6.营养神经

研究表明，糖尿病患者存在B族维生素的代谢障碍，特别是维生素 B_1 和 B_{12}。因此补充 B_{12} 如甲钴胺可加速损伤后的神经细胞的修复与再生，从而改善神经细胞的功能。

三磷酸胞苷二钠能促进神经细胞膜的生长，保护血脑屏障，同时为神经细胞提供所需要的能量，对抗自由基对神经细胞的损害，在治疗同时延缓周围神经病变的进展。神经生长因子也具有保护神经元、促进受损神经再生的作用。

五、中医辨证论治

糖尿病周围神经病变（DPN）是患者致残的主要原因。其神经功能障碍可涉及感觉神经、自主神经和运动神经等。西医学对其发病机理尚未完全阐明，临床治疗目前尚缺乏确切有效的治疗手段。近年来，中医学依据传统理论，采用中医中药等方法，对本病的治疗显示出明显的优势。

（一）辨治

糖尿病周围神经病变多发生在糖尿病慢性病程中，并随着病程延长而有逐渐加重的趋势。初期多表现为肢体尤其是足部的麻木，疼痛尚不重，并有乏力口渴、动则汗出等；中期以肢体末端麻木疼痛为主，并可有乏力、消瘦、脘腹胀闷等；晚期可有明显肢体疼痛、麻木，遇冷加重、二便不畅等。从舌脉分析，一般规律是早期舌质红或黯红，苔少或见黄厚，脉弦细或滑；中期以舌质黯红或有瘀斑为多，脉细弦或细涩；晚期多舌质黯淡苔白，脉细弦或细涩。由此可见，早期以气阴两伤为主，中期以痰郁阻络为多，后期则多有五脏虚衰、虚实错杂。但由于患者体质和治疗用药等方面的因素，具体到每个患者又各有特点。治疗宜因人而异，不可拘泥于某型某方。中医的辨证论治是十分严谨和灵活的，必须以四诊为基础，审因辩证，依法立方，精遣方药。临床病情多错综复杂，临证时应注意以下几个方面。

1.益气扶元贯穿始终

益气扶元乃糖尿病周围神经病变第一治疗大法，并应贯穿始终。治疗以健脾益肾为先，临床常选黄芪、太子参、菟丝子、枸杞子、淫羊藿、补骨脂、黄精、人参、西洋参等益气补肾之品，代表方如七味白术散、参苓白术丸、六君子汤以健运中气，肾气丸、真武汤等以扶元益肾。根据近年来糖尿病周围神经病变治疗介绍，益气补肾、益气健脾、益气通络、益气养阴、益气活血、益气化痰等应用甚广。目前见文献报道治疗糖尿病周围神经病变使用黄蓍为数较多，也说明益气法已得到公认。林兰认为气虚血痹可用黄芪桂枝五物汤加丹参、当归；吕仁和治疗早期糖尿病周围神经病变，气阴两虚夹瘀用太子参、麦冬、五味子、生地、丹参、赤芍、牛膝、木瓜、狗脊、续断。

程益春提倡从脾论治，创"健脾降糖饮"（黄芪、白术、葛根、黄精、天花粉等）。日本学者佐藤等用双盲法就肾气丸和甲钴胺治疗糖尿病周围神经病变的比较试验研究发现，济生肾气丸对症状的改善率，麻木为 69.85%、下肢痛为 63.5%、便秘为 63.6%、性欲减退或阳痿为 9.6%，均高于对照组。还有介绍牛车肾气丸和八味地黄丸治疗糖尿病周围神经病变取得良好的疗效。国外学者研究认为，这些中药不论是粗制品还是提取有效成分，对醛糖还原酶均有一定的抑制作用，可降低山梨醇在人体红细胞内的蓄积。

2.祛瘀通络，畅达气机

消渴日久，气虚阴伤，气虚无力运血，阴亏气血瘀滞，久而成瘀蕴痰，阻遏气机，是糖尿病周围神经病变发生的重要病理基础。气机升降出入失常、血气不和是所有疾病发生的基本原因。糖尿病周围神经病变或因虚而失其濡养，或因滞而不通则痛，皆责之于升降失司，血气不调，枢机不利。是故疏其血气，畅达气机，乃治疗之关键，重在调肝、理脾、畅三焦等法。"四藤一仙汤"（鸡血藤、络石藤、海风藤、钩藤、威灵仙）、调气活血方（木香、当归、益母草、赤芍、川芎）均可作为活血达络之代表方。痰浊为主，可仿五虎追风散（蝉蜕、天南星、明天麻、全蝎、僵蚕、朱砂），瘀血为主，可如七厘散（血竭、麝香、冰片、乳香、没药、红花、朱砂、儿茶），气血亏虚为主，可用八珍汤（四君合四物）加减。其他如血府逐瘀汤、补阳还五汤、升降散、透脓散、活络效灵丹、桂枝茯苓丸等可酌情选用。胀甚者，白术、泽泻、薏苡仁、通草、茯苓等可加；麻木者，白芥子、僵蚕、姜黄、牛膝、防风、石菖蒲取用；疼痛重，洋金花、罂粟壳、全蝎、细辛、血竭、水蛭、冰片、麝香、沉香等亦可加入；络脉闭塞，加地龙、蜈蚣等虫类药逐瘀通络。但大毒治病，十去其六；常毒治病，十去其七；小毒治病，十去其八；中病即止，不得滥用。组方遣药，贵在活泼灵动，以助生生之道，清气得升，浊气得降，斡旋一身气机，气复津还，浊毒渐清，经络畅达，阴阳和调。

3.扶正祛邪，治病求本

扶正祛邪是中医治疗疾病的大法之一，疾病的过程实际上就是正邪力量较争的过程。糖尿病周围神经病变病程多长，一般已有多种糖尿病并发症同时并存，正气已虚，且可有痰、瘀、气、热、毒、湿等瘀滞经脉，虚实夹杂为多。气虚又可加重浊邪内壅，阴伤血行瘀滞更甚，邪毒又可损伤正气。故治疗中应注意摆正关系，顾护正气，祛邪外达内消，益气不助邪，养阴不滋腻，化痰不温燥，活血不孟浪，清热不凉遏，解毒不伤中。注意阴阳气血互生互用和扶正祛邪的辩证关系，遣方用药从病机和疾病的转归等多方面考虑，因人、因时、因地制宜，不可贪一时之功，而要以对患者一生高度负责的责任感从长计议，改善患者生活质量并有利于长期控制，以调整恢复人体自控能力。汤剂入口不宜过于咸腥味浊，以顾护胃气，膏、丹、丸、散据情而定，灵活掌握。

扶正与祛邪不仅取决于患者体质和疾病正邪两方面力量地对比，且常有相得益彰之妙。以补促通，扶正即可以祛邪。以通为补，祛邪即可以安正。用药刚柔并济，通补并行，寒热并用，相反相成，补益之方得祛郁化浊之品可活泼畅荣，而无壅滞之弊。通经达络之方若得益气养阴之品相助，则效彰力宏，而无后顾之忧，常可事半功倍，方如当归四逆汤、阳和汤等。《素问•汤液醪醴论》指出："病为本，工为标，标本不得，邪气不服"，强调了患者的神机为本，医工的治疗措施和方法为标，因此，治疗中要注意保护患者神机，充分调动和发挥患者内在抗病能力，才能发挥最佳疗效，否则病情难愈。扶正祛邪，也是为了达到这一根本目的。

4.综合调治，已病防变

糖尿病周围神经病变的治疗比较困难，与发病轻重、病程长短、治疗方法及情绪、生活起居、饮食、经济条件等密切相关。病势有缓急之异，病情有轻重之别，病程有长短之差，临床表现千差万别，不得有丝毫疏漏。中医诊病要求要上知天文，下知地理，中知人事，凡是与病情有关的都须考虑周密，临证细细询问，详加指导。中医治疗强调整体观念，绝不是仅靠一方统治。病情的良好控制对提高患者生存质量、延缓诸并发症发生发展有重要意义，也是贯彻"已病防变"思想的具体体现。

（1）首先是饮食节慎。古人在这方面早有记载，我国在世界上最早提出糖尿病饮食疗法，并认识到饮食不节是消渴病发生的重要原因。原则上根据患者病情和饮食习惯、季节等建议以粗杂粮为主，多吃时鲜蔬菜，量以 7~8 分饱为宜。掌握不同食品等热量交换原则。另外，药膳也是糖尿病周围神经病变饮食疗法的重要内容，由于味美价廉，简单方便，可以长期服用，尤其受到老年患者的普遍欢迎。如山药薏米粥、黄芪山药粥、洋葱炒鳝鱼、枸杞兔、冬瓜渍黄连、马齿苋饺、五汁饮、炒蚕蛹、南瓜饼、丝瓜粥等可辩证食用。应注意五味调和，各有所利，寒温有制，补泻有度，以补偏救弊。

（2）姜兆全等通过临床与现代病理研究，认为糖尿病微血管病变在病机上属于中医的痰瘀互结，从痰瘀论治每获良效。痰之所成，本乎脾胃、肾功能失调，津液、饮食不归正化，或气虚水湿不化，凝聚而为痰。痰浊阻于脉道，而致微血管病变。糖尿病病程绵长，久病必入络，导致经脉不畅，络脉痹阻，从而发展为各种微血管并发症。肢体脉络瘀阻，则并发糖尿病性周围神经病变。目前普遍认为：本病是由于消渴日久，气阴两虚，气虚推动血液运行无力，阴虚热盛可煎熬血液，致血行迟缓，血脉痹阻，不通则痛而致。

（3）张兰等认为除微血管和微循环之外神经组织在形态和功能上与中医的"络脉"也很类似，故应将糖尿病周围神经病变归属"络脉"范畴。瘀血络损是糖尿病周围神经病变发病的病机关键，活血化瘀通络法是治疗糖尿病周围神经病变的根本法则。

（4）赵伟等认为"浊毒"在糖尿病周围神经病变的发病中可能起重要作用，运用解毒化浊法治疗糖尿病周围神经病变，疗效确切，然而文献却极少提及浊毒与糖尿病周围神经病变的关系。所谓浊毒是指对人体脏腑经络及气血阴阳均能造成严重损害的致病因素，同时也指由多种原因导致脏腑功能紊乱，气血运行失常，使机体内代谢产物不能及时排出，壅积体内而化生的病理产物。可以推测，消渴日久，气阴亏耗，脏腑功能失调，水饮、痰浊、瘀血等病理产物代谢失常，聚积体内均可化生浊毒，若浊毒日久不解，入络或深伏于内，劫耗脏腑经络气血，则可诱发和加重糖尿病周围神经病变。高血糖即糖毒，可化痰生热。高血脂即脂毒，血脂性质黏滞，均可视为痰浊之邪。高血黏导致瘀血形成，而痰浊、瘀血聚积日久可变生浊毒而致糖尿病周围神经病变。综上所述，浊毒与糖尿病周围神经病变的发生发展可能密切相关，糖尿病周围神经病变可能是消渴日久，气阴亏虚，痰湿瘀血蕴结，浊毒损络所致，其基本病理变化可能是"虚、瘀、毒"，其中气阴亏虚是糖尿病周围神经病变产生的始动因素，痰湿瘀血蕴结为糖尿病周围神经病变形成的病理基础，而浊毒损络则可能是糖尿病周围神经病变迁延和加重的关键所在。

（5）许成群认为脾肾亏虚是糖尿病周围神经病变的根本原因，阳虚络瘀是糖尿病周围神经病变的病机关键，气阴两虚贯穿尿病周围神经病变始终。

（6）高忠梁认为糖尿病周围神经病变的基本病机为本虚标实，气阴两虚为其本，气滞、痰浊、瘀血为其标。以益气健脾、滋阴生津、补益肝肾治其本，活血化瘀、化痰泄浊、理气治其标。

5.辨证论治

（1）林兰将糖尿病周围神经病变按中医辨证分为四型：气虚血瘀型，治以益气养血、温经通络，方用黄芪桂枝五物汤加减；肝肾两虚型，治以补肝益肾、缓急止痛，方用虎潜丸合芍药甘草汤加减；脾虚痰阻型，治以益气健脾，化痰通痹，方用指迷茯苓丸合补中益气丸加减；瘀阻脉络型，治以活血化瘀，通痹止痛，方用桃红四物汤加减。

（2）李少文等辨证分型治疗本病 36 例，将其分为五型，采用基本方：黄芪 30g，党参（生晒参 6g）30g，桂枝 10g，白芍 15g，黑枣 15g，生姜 15g，鸡内金 10g，怀山药

20g，苍术 10g，鸡血藤 30g，炙甘草 6g，临床加减：脾胃湿热型加用黄连、葛根，减桂枝、党参；脾肾阳虚型加杜仲、鹿角胶；气阴两虚型，加麦冬、山萸肉，减桂枝；痰湿瘀滞型加法半夏、僵蚕；寒凝血瘀型加制附子、炮穿山甲。

（3）于秀辰等将本病按病变发展程度，分为早、中、晚期，根据各期临床特点，又可分别归纳对应于四型八候。四型为气阴两虚，治宜益气养阴，活血化瘀通络；肝肾阴虚，治宜补肝肾、活血、化痰通络；脾肾阳虚，治宜温补脾肾、活血化痰通络；精亏髓乏，治宜填精补髓、活血化痰通络。八候为肺胃燥热、肝郁气滞、脾胃湿热、胃肠结滞、瘀血内阻、痰湿阻滞、湿热下注、肝胆湿热。

六、中西医结合治疗

1.四联序贯疗法

李昌祁等在长期的临床实践中，摸索总结出一种有效的中西医结合治疗糖尿病周围神经病变的较系列的方法-四联序贯疗法。首先"一联"用保护血管内皮药物。一般患者可选用血管内皮紧张素拮抗剂阿魏酸钠。"二联"用营养神经药物，多用 B 族维生素，如维生素 B_{12}500μg，隔日或 1 日 1 次肌注（也可用弥可保）。"三联"则用活血化瘀中药针剂如路路通 300mg，1 日 1 次静滴。中医学认为不通则痛，故采用活血化瘀的方法。"四联"则采用扩血管药物。一般患者可选用银杏提取物，如金钠多 20~40mg，1 日 1 次静滴，改善患肢微循环障碍；重症可选用前列腺素 E（凯时）10~20μg，1 日 2 次慢速静脉推注；改善患肢微循环障碍。疗效颇佳。

2.中药成方加西药

（1）消渴灵方治疗 2 型糖尿病周围神经病变：消渴灵方是董克礼治疗 2 型糖尿病的经验方，依据中医辨证理论拟方。近年来，结合临床开展了消渴灵方治疗糖尿病周围神经病变的临床疗效观察，取得较好的疗效。

治疗方法：对照组在控制饮食、口服降糖药物的基础治疗（即格列奇特，80mg，2 次/天；二甲双胍，0.25g，3 次/天）上，予弥可保口服 500μg/次，3 次/天。疗程 1 个月。

治疗组在控制饮食，口服降糖药物的基础治疗（即二甲双胍，0.25g，3 次/天）上，予服用消渴灵方。基本方：桑椹子 15g，生地 15g，葛根 15g，黄芪 30g，白参 15g，玄参 15g，水蛭 6g，莪术 6g。疗程 1 个月。

两组患者治疗后，神经电生理异常均有不同程度的改善，治疗组治疗后正中神经 MNCV、SNCV，腓总神经 MNCV，腓浅神经 SNCV 均显著加快，差异有显著性（$P<0.05$）；对照组仅正中神经、腓浅神经 SNCV 显著加快（$P<0.05$）；组间比较正中神经、腓总神经的 MNCV 治疗前无显著性差异（$P>0.05$），治疗后治疗组较对照组有显著性差异（$P<0.05$）。

董克礼等认为消渴灵方与二甲双胍合用，对糖尿病周围神经病变不仅有着较好的降糖作用，而且能够显著地改善糖尿病周围神经病变的症状，值得临床进一步推广。

（2）补阳还五汤加减配合西药治疗糖尿病周围神经损害 60 例，李厚英等观察中西医结合治疗糖尿病周围神经损害的疗效。采用补阳还五汤加减（黄芪、当归、桃仁、红花、穿山甲等)配合西药治疗本病 60 例，并设对照组观察。结果：治疗组总有效率 91.67%，与对照组比较有显著差异（$P<0.05$）。提示：本方法对本病具有益气养阴，活血通络的功效。

（3）丹红注射液联合甲钴胺治疗糖尿病周围神经病变 33 例，疗效观察杨俊玲观察丹红注射液联合甲钴胺治疗糖尿病周围神经病变的疗效。糖尿病患者 67 例随机分为 2 组：治疗组 33 例，给予丹红注射液 20ml，溶于生理盐水 200ml，静脉滴注，每日 1 次，同时每日肌注甲钴胺 0.5mg，共 4 周；对照组 34 例单用甲钴胺每日肌注 0.5mg，共 4 周。治疗组临床症状好转，神经传导速度加快，血液流变学改善，较对照组有显著差异（P<0.05）。

丹红注射液主要由丹参、红花两味中药组成，二药均能行气活血，舒筋活络现代药理研究证明其中主要有效成分为丹参酮、红花黄色素等。丹参酮可抗动脉粥样硬化、扩张血管，抑制血小板聚集，抑制血小板过度激活，降低血流黏稠度，减轻血管阻力，改善血液循环；红花黄色素主要有抗缺氧，抗凝血，降血压作用，能扩张血管，增加血流量，改善微循环及抑制血小板聚集。甲钴胺是维生素 B_{12} 的衍生物甲基维生素 B_{12}，可渗入神经细胞器内，促进细胞内核酸、蛋白和脂质形成，促进轴浆转运，增加神经轴索和髓鞘数量，使轴突受损区再生，对糖尿病周围神经病有一定防治作用。杨俊玲的研究结论：二药合用临床症状得到明显好转，血液流变学及肌电图改善明显优于对照组，无明显副作用。丹红注射液联合甲钴胺治疗糖尿病周围神经病变有一定的疗效。

（4）生脉注射液联合前列地尔注射液治疗糖尿病周围神经病变临床观察，吴小慧观察生脉注射液联合前列地尔注射液治疗糖尿病周围神经病变的临床疗效。60 例患者随机分为治疗组和对照组各 30 例；在综合治疗基础上，治疗组给予生脉注射液联合前列地尔注射液，对照组仅给予前列地尔注射液，4 周为一个疗程；观察两组在治疗前后的神经症状评分、神经体征评分、肌电图神经传导速度变化、三大常规及肝、肾功能，分别进行自身前后对照及两组间对照。结果：两组均能有效降低神经症状和体征评分，增加神经传导速度，综合疗效明确，无明显不良反应；治疗组疗效明显优于对照组（P<0.05）。

生脉注射液由人参、麦冬、五味子组成，人参入肺肾，大补元气；麦冬入肺胃，养阴生津；五味子归肺肾，固敛气阴，三药相合，具有补肺肾之气、养肺胃阴津之功，为益气养阴之代表方剂。前列地尔（PGE1）是多不饱和脂肪酸二高 γ-亚油脂酸（DGLA）的氧化产物，通过调节腺苷酸环化酶和磷酸二酯酶的活性，俾使细胞内环磷酸腺苷（cAMP）的浓度增加，激活依赖的一系列蛋白激酶，直接扩张血管，抑制血小板聚集、血栓素 A_2 形成、动脉粥样硬化脂质斑块形成及免疫复合物的作用，并能增加 Na^+-K^+-ATP 酶的活性，增加神经细胞内肌醇含量，增加红细胞变形能力，从而改善微循环，进而增加神经内膜血流量，改善神经营养和提高运动神经传导速度。吴小慧的临床研究结论：生脉注射液联合前列地尔注射液治疗糖尿病周围神经病变，安全有效。

（5）血府逐瘀胶囊联合前列地尔治疗糖尿病周围神经病变 20 例临床体会，王志敏观察血府逐瘀胶囊联合前列地尔治疗糖尿病周围神经病变 20 例临床疗效。方法：将 40 例患者随机分为 2 组，每组 20 例，两组均在控制血糖的基础上，静脉滴注前列地尔一个疗程（14 天），治疗组加服血府逐瘀胶囊，每日 2 次，每次 6 粒，连续服用 15 天。结果：治疗组显效率及总有效率明显高于对照组，两组比较差异有统计学意义（P<0.01）。

血府逐瘀胶囊以桃红四物汤合四逆散加桔梗、牛膝而成。方中桃红四物汤活血化瘀而养血，四逆散行气疏肝而止痛，桔梗载药上行，牛膝引血下行，既解气分之郁结，又行血分之瘀滞，使周身气血通畅，经络舒达。王志敏的结论是血府逐瘀胶囊组方特色突出，与前列地尔联合使用在治疗糖尿病周围神.经病变方面效果良好。

（6）银杏达莫联合甲钴胺治疗 2 型糖尿病周围神经病变 64 例总结，刘飞奇等观察银杏达莫联合甲钴胺治疗 2 型糖尿病周围神经病变（DPN）的临床疗效。方法：将 128 例糖尿病周围神经病变患者随机分为两组，对照组 64 例给予甲钴胺注射液肌内注射，每次 0.5mg，1 次/天；2 周后改为甲钴胺片口服，每次 0.5mg，3 次/天，继续服用 6 周。治疗组 64 例在对照组治疗的基础上加银杏达莫注射液 20ml 加至 0.9%氯化钠注射液 250ml 中静滴，1 次/天，2 周为 1 疗程。结果：治疗组的总有效率为 80.30%，对照组为 54.84%，两组比较，P<0.01；且治疗组在改善患者肌电图方面优于对照组（P<0.05）。结论：银杏达莫联合甲钴胺治疗糖尿病周围神经病变有较好的疗效。

银杏达莫注射液是第 4 代银杏叶提取制剂，其主要成分是银杏黄酮苷、萜类、银杏苦内脂、白果内脂和双嘧达莫。银杏达莫注射液经动物实验和临床应用证实具有调节血管张力、清除自由基、抑制毛细血管的高渗透性、改善机体代谢及末梢血液循环障碍、治疗糖尿病周围神经病变等作用。

3.中西医结合特色疗法

（1）双柏炎痛宁离子导入治疗糖尿病性外周神经痛：黄慧琼等用双柏炎痛宁喷雾剂配合电脑中频离子导入外治法治疗糖尿病性周围神经病变引起的下肢疼痛，取得了良好的效果，现介绍如下。

（1）治疗方法：在常规糖尿病内科用药的基础上，患者采用坐位或卧位，分别于下肢疼痛分布部位予不同药物外敷配合电脑中频离子导入治疗。治疗 30 分钟，每日 2 次。2 周为 1 疗程，间隔 7 天作第 2 次治疗，共 3~4 次。①对照组：药用 75%医用酒精纱布，接通电脑离子导入；②治疗组：药用双柏炎痛宁喷雾剂纱布，接通电脑离子导入。

（2）治疗结果：两个疗程结束后，及出院后 3 个月的随访结果比较，治疗组与对照组比较治疗效果更佳，有统计学意义（P<0.05）。

黄慧琼等在解除其周围神经病变引起的下肢疼痛症上，运用了电脑中频离子导入双柏炎痛宁外敷配合内服常规中药治疗，取得了良好效果。他们发现运用电脑中频离子导入治疗糖尿病性周围神经炎引起的下肢疼痛 5 周（2 个疗程）后，其疗效的优良率达 84.37%，远远高于酒精组的 56.25%（PC0.05），出院 3 个月后复查，双柏炎痛宁组仍维持一个较高的水平 93.75%，较医用酒精组的疗效 65.6%仍高（P<0.05），说明其亦有较好远期疗效的保证。

（2）高压静电联合川芎嗪和甲钴胺治疗糖尿病周围神经病变的临床观察：孙亚东等观察高压静电联合川芎嗪注射液和甲钴胺注射液治疗糖尿病周围神经病变（DPN）的临床疗效。方法：糖尿病并发周围神经病变患者 86 例，在相同的糖尿病治疗的基础上，随机分为对照组 43 例，使用川芎嗪注射液联合甲钴胺注射液；治疗组 43 例，使用川芎嗪注射液联合甲钴胺注射液治疗同时，予高压静电治疗，疗程均为 3 周，观察两组治疗前后的变化。结果：高压静电联合川芎嗪和甲钴胺治疗组糖尿病周围神经病疗效明显优于对照组（P<0.01）。

治疗方法：①治疗组采用静电治疗仪。采用坐位或仰卧位两种姿势，坐位时脚踏通电板，卧位时通电布置于脊柱下。共治疗 3 周，平均（21.3±9.2）次，每次持续（44±14.2）分钟；②川芎嗪注射液，0.12g/支；甲钴胺注射液，500μg/ml。川芎嗪 0.24g，静脉滴注 1 次/天，弥可保 1 500μg，静脉滴注 1 次/天，均以 3 周为一个疗程。

结果：经 2 周治疗后，治疗组显效 29 例（67.8%），有效 12 例（28.6%），无效 2 例（3.6%），总有效率 96,4%；对照组显效 21 例（48.2%），有效 11 例（25.6%），无效 11 例（26.2%），总有效率 73.8%；治疗组显效率及总有效率均明显高于对照组，差异有统计学意义（P<0.05）。

高压静电治疗的原理是将人体置于阴、阳离子按适当比例输出的高压交流场中，补充人体的阴离子，促进细胞的新陈代谢，使机体的内环境保持和恢复"恒常状态"，提高"自然治愈力"，从而达到防病治病的目的。川芎嗪和甲钴胺是治疗本病的传统用药。孙亚东等临床研究结果表明：高压静电联合川芎嗪和甲钴胺能够更有效减轻糖尿病周围神经病患者的临床症状。

（3）穴位注射治疗糖尿病周围神经病变的观察：赵丹阳等评价腺苷钴胺穴位注射治疗糖尿病周围神经病变的疗效。方法：将 72 例糖尿病周围神经病患者随机分为腺苷钴胺穴位注射治疗组和肌内注射对照组，观察患者治疗前后两组神经传导速度及神经系统症状及体征的变化。结果：治疗组总有效率为 91.67%，对照组为 77.78%，治疗组在改善神经传导速度、神经系统症状及体征方面优于对照组。

治疗方法：调整阶段，所有病例均进行为期 1 个月的基础治疗，使空腹血糖控制在 7mmol/L 以下，餐后 2 小时血糖控制在 10mmol/L 以下。基础治疗包括，对全部病例均进行糖尿病健康教育，给予糖尿病饮食、运动治疗，并根据血糖情况，给予口服降糖药物和胰岛素降糖治疗，使血糖达标。调整阶段结束后，进入治疗阶段。治疗组，予腺苷钴胺 1mg（0.5mg/支）溶于 2ml 生理盐水中，足三里穴位注射，每日 1 次。对照组，腺苷钴胺 1mg（0.5mg/支）溶于 2ml 生理盐水中，肌内注射，每日 1 次。两组病人疗程均为 4 周。

腺苷钴胺是氰钴型维生素 B_{12} 的同类物，为细胞合成核苷酸的重要辅酶，可维持中枢神经系统和周围有髓神经正常代谢和生理功能，促进髓鞘形成和轴突再生，从而修复受损的神经细胞，改善神经传导速度。足三里为足阳明胃经的合穴，具有强壮、活血化瘀的作用，为治疗痿痹的主穴，自古就有"治痿独取阳明"之说，故选取腺苷钴胺穴位注射治疗糖尿病周围神经病变，可起到更好的治疗效果。赵丹阳等结论：穴位注射腺苷钴胺治疗糖尿病周围神经病变的疗效优于肌内注射。

（朱晓巍）

第八节 糖尿病足病

糖尿病足是指因糖尿病血管病变和神经病变和感染等因素，导致糖尿病患者足或下肢组织破坏的一种病变。其他因素如压力性坏死、皮肤改变及组织营养等对糖尿病足的发生也起着部分作用。现大多数人认为糖尿病足主要是肢端缺血、神经病变、感染和多种诱发因素所致的结果。

一、高危因素

下列因素是导致糖尿病患者足溃疡和坏疽的高危因素：①周围神经病变、自主神经病变；②周围血管病变；③以往有足溃疡史；④足畸形，如鹰爪足、Charcot足；⑤并有胼胝；⑥失明或视力严重减退；⑦合并肾脏病变，特别是慢性肾功能衰竭者；⑧老年人，尤其是独居生活者；⑨不能观察自己足的患者；⑩感觉缺失（用特殊的尼龙丝检查触觉）。对于这部分患者，当出现有下肢局部症状和体征，如局部溃烂、感染化脓、局部变黑坏死或干枯等，结合辅助检查有神经、血管病变，甚或有骨质破坏者可诊断糖尿病足。

二、发病机制

（一）血糖控制不良

血糖控制在正常范围是预防糖尿病足病的有效措施之一。长期高血糖状态下，微血管基底膜增厚，血管腔狭窄或阻塞，可使血管内皮损伤，使血管内膜不光滑或阻塞，导致糖尿病足病的发生与发展。

（二）足底压力的变化

足底压力异常增高是糖尿病足底溃疡的发生另一个重要原因。压力增加使足底毛细血管闭塞，局部组织缺血、破坏，反复、持续的机械压力使组织发生无菌性、酶性自溶。但是足底压力增高并不一定发生溃疡，只有合并周围神经病变的糖尿病患者，由于感觉神经受损使足部保护性感觉丧失而形成无知觉足，不能察觉早期、轻度的足损害，使损害得以继续发展，最终导致足溃疡的发生。

（三）神经病变

1.感觉神经病变

感觉神经病变是糖尿病足病发生的重要原因。感觉神经病变常先累及支配足部痛觉和温度觉得细小神经，导致患者对压力相关创伤和皮肤损伤的敏感性下降，失去自我保护机制，对有害刺激不能及时感知，容易受到伤害。当出现足部病变时也难以早期察觉，甚至在已有足部溃疡的情况下，仍可行走而无痛觉，以致溃疡恶化，累及足的深部组织，甚至骨质。

2.运动神经病变

运动神经病变主要影响小的外周神经，引起足部腓肠肌群（主要是屈肌）神经支配的异常。这种神经支配的不平衡将会引起足部爪形改变，跖骨头突出，缺少了足部脂肪垫的保护，在不合适的鞋袜和重力分布的摩擦下，容易引起足部的损伤。最早出现的临床征兆是足部形成坚硬的胼胝，久之，胼胝将可能出现裂口，成为细菌入侵的门户。

（四）血管病变

1.大血管病变

糖尿病引起的大血管病变主要是动脉粥样硬化。在高血脂，高血糖，一氧化氮产生、表达减少和胰岛素抵抗等情况下，容易引起血管内膜下脂质沉积，平滑肌增殖，内皮剥脱，纤维斑块形成，高血糖使血管内膜损伤加电，内膜粗糙、钙化，加快动脉粥样硬化的发展。胰岛素抵抗时，使血管收缩，加重肢体缺血同时抗纤维蛋内酶活性下降，中和凝血酶的作用减弱，血小板功能失调，促聚集作用增强，抗凝集功能作用减弱，促进动脉粥样硬化发展。由于糖尿病代谢紊乱、微血管病变及坏疽感染、炎症、细菌毒素等致病闽子的作用，破坏了血浆胶体状态，改变了红细胞理化特性，致使纤维蛋白增加，纤溶活性下降，红细胞聚集力增强，变形能力下降，白细胞贴壁游出，血小板黏附及微小血栓形成，导致微循环障碍，严重影响血液与组织细胞之间的物质交换，使组织细胞营养物质不能吸收，代谢产物不能排出，肢端缺血水肿，细菌易于感染而发生肢端坏疽。

2.微血管病变

糖尿病可引起微血管功能、氧分压和血管通透性改变，血管舒缩、细动脉和小动脉节律性收缩的紊乱。血管舒缩功能异常引起皮肤毛细血管血流减少。血管通透性增加和血小板聚集，引起血管内皮细胞增厚，加重微血管病变。另外，糖尿病时一氧化氮过度产生，与活性氧反应生成过氧亚硝基，进一步破坏血管结构和功能，久之导致血管狭窄，组织器官灌注不足，肢体远端血液循环障碍，导致糖尿病足病的发生。

（五）感染

深及骨骼的创伤、再发的创伤、持续时间长的创伤（>30d）、外周血管疾病这四个因素是诱发糖尿病足病感染的关键。糖尿病患者免疫反应异常，中性粒细胞吞噬能力受损，对感染或损伤的反应减弱，缺血进一步加重这种反应，不会出现红肿或硬结等感染的迹象。大约仅有1/3的糖尿病患者足部感染时会出现发热，尽管存在广泛的感染，白细胞计数可能不会升高。如果患者存在感觉神经病变，对痛觉或温度觉得感知减弱，对感染的感知将会延迟。如果血糖控制不理想，感染则难以控制，加之血循环障碍，导致伤口迅速恶化，病情加重。

三、临床表现

（一）临床特征

1.症状

患者除有糖尿病"三多一少"症状外，还可出现皮肤瘙痒、肢端感觉异常，包括刺痛、灼痛、麻木，以及感觉迟钝或丧失，可出现脚踩棉絮感，常有鸭步行走、间歇性跛行、休息痛、无力、下蹲起立困难。

2.体征

糖尿病足部病变为萎缩性病变，基础病变为溃疡和坏疽，局部可出现红、肿、热，血糖控制较困难，当感染严重时可出现发热等全身症状。其临床表现可不同，主要视致病源因，是神经病变，或是缺血，或是感染。病变可以是单一的，也可能是混合的。

夏科关节是典型的神经病变性糖尿病足畸形，可分为4期：①第1期或急性期。患者可能有轻度外伤史，足部出现红、肿、热和相关搏动，但这必须与蜂窝织炎鉴别。此时的处理主要为减轻重力负荷，有效的方法是石膏托，直至皮肤温度回降至正常。正常的皮肤温度是病变处于非活动期的标准；②第2期。常由于患者在急性期仍经常活动所致。此时可出现骨质溶解和骨折。虽然起初患者就诊时X线检查可正常，但在2~3周后可出现骨折，重复X线摄片，可发现骨折迹象，常为跖趾关节和跗骨间关节；③第3期。由于关节的骨折和塌陷出现关节的畸形，足弓塌陷使足外形出现畸形。此时患者需穿特殊模型的鞋，偶尔需手术治疗；④第4期。常由于第3期患者继续用未做特殊保护的足行走所致。足弓塌陷使此处压力增加，出现足底溃疡。溃疡的感染可导致足坏疽和截肢。

3.以外周小动脉病变为主的足部缺血性病变的临床特征

（1）病变局部疼痛明显，为黑色干性坏疽，病变可局限于足趾或足跟，可伴有广泛浅表感染。

（2）足缺血，当足抬高时可出现足部苍白，受压部位可出现青紫。

（3）足部萎缩、消瘦，趾甲增厚，汗毛稀少。

（4）外周动脉搏动减弱或消失。

（5）外周静脉充盈缓慢，常>15s。

（6）可出现其他缺血性病变的临床症状。

（7）感觉神经和腱反射经常减弱或正常。

4.足部的浅表性感染表现

趾间真菌感染、红癣、甲沟炎和趾甲内陷，而足的深部感染的发生往往是隐匿的，可以是趾甲根部感染所致的足背蜂窝织炎，表现为足背广泛性水肿、红斑，常与远端的坏疽有关；另一种为足弓深部感染，最令人担心的是足底动脉弓血栓性闭塞，影响骨间动脉血液供应，如有气体或腐败味产生，表明有厌氧菌感染。严重的感染可累及趾骨和跖骨，形成骨髓炎。

（二）临床分型

糖尿病患者凡上述检查证实有肢端病变者均可诊断为糖尿病足。根据病变程度和参照国外标准，糖尿病足坏疽的临床分型与分级如下。

1.坏疽的临床分型

（1）湿性坏疽：糖尿病湿性坏疽较多，占糖尿病肢端坏疽的78%。多因肢端循环及微循环障碍，常伴有周围神经病变、皮肤损伤感染化脓。坏疽轻重不一，浅表溃疡或严重坏疽。局部常有红、肿、热、痛，功能障碍，严重者常伴有全身不适、毒血症或败血症等临床表现。

1）湿性坏疽前期。常见肢端供血正常或不足，局部水肿，皮肤颜色发绀、麻木、感觉迟钝或丧失，部分患者有疼痛，动脉搏动正常或减弱，常不能引起患者的注意。

2）湿性坏疽初期。常见皮肤水疱、血疱、烫伤或冻伤、鸡眼或胼胝等引起的皮肤浅表损伤或溃疡，分泌物较少。病灶多发生在足底、足背、小腿或前臂。

3）轻度湿性坏疽。感染已波及皮下肌肉组织，或已形成轻度的蜂窝织炎。感染可沿肌间隙蔓延扩大，形成窦道，脓性分泌物增多。

4）中度湿性坏疽。深部感染进一步加重，蜂窝织炎融合形成大脓腔，肌肉、肌腱、韧带破坏严重，脓性分泌物及坏死组织增多。

5）重度湿性坏疽。深部感染蔓延扩大，骨与关节破坏，可能形成假关节，坏疽可累及部分足趾或部分足坏疽。

6）极重度湿性坏疽。足或手的大部或全部感染化脓、坏死，并常波及踝关节及小腿。

（2）干性坏疽：糖尿病患者干性坏疽较少，仅占坏疽患者的6.8%。多发生在糖尿病患者肢端动脉及小动脉粥样硬化，使血管腔狭窄。或动脉血栓形成，致使血管腔阻塞，血流逐渐或骤然中断，但静脉血流仍然畅通，造成局部组织液减少，导致血流中断的远端肢体，发生不同程度的干性坏疽，其坏疽的程度与血管阻塞部位和程度相关。较小动脉阻塞则坏疽面积较小，常形成灶性干性坏死；较大动脉阻塞干性坏疽的面积较大，甚至整个肢端完全坏死。

1）干性坏疽前期。常有肢端动脉供血不足，患者怕冷，皮肤温度下降，肢端干枯，麻木刺疼或感觉丧失。间歇性跛行或休息疼，多为持续性。

2）干性坏疽初期。常见皮肤苍白、血疱或水疱、冻伤等浅表干性痂皮。多发生在指

（趾）末端或足跟部。

3）轻度干性坏疽。常见手足指（趾）末端或足跟皮肤局灶性干性坏死。

4）中度干性坏疽。常见少数手足指（趾）及足跟局部较大块干性坏死，已波及深部组织。

5）重度干性坏疽。常见手或足的多个指（趾）或部分手足由发绀色逐渐变灰褐色，继而变为黑色坏死，并逐渐与健康皮肤界限清楚。

6）极重度干性坏疽。手或足的大部或全部变黑坏死，呈木炭样尸干，部分患者有继发感染时，坏疽与健康组织之间有脓性分泌物。

（3）混合性坏疽：混合性坏疽较干性坏疽多见，占坏疽患者的15.2%。常见于2型糖尿病患者。肢端某一部位动脉或静脉阻塞，血流不畅，引起干性坏疽，而另一部分合并感染化脓。其特点是：混合坏疽是湿性坏疽和干性坏疽的病灶，同时发生在同一个肢端的不同部位。混合坏疽患者一般病情较重，溃烂部位较多，面积较大，常涉及大部或全部手足。感染重时可有全身不适、体温及白细胞增高、毒血症或败血症发生。肢端干性坏疽时常并有其他部位血管栓塞，如脑血栓、冠心病等。

2.坏疽的临床分级

临床分级的依据，通过临床观察，当皮肤层损伤后，感染的程度依次表现的部位是肌肉、肌腱韧带、骨膜骨质。由此认为，肌腱韧带的抗感染能力强于肌肉，而骨质的抗感染能力又强于肌腱和韧带。当肌腱韧带、骨质均受到感染破坏，其坏疽感染已发展到一定深度、广度和严重程度。因此，结合国外分级标准，将糖尿病肢端坏疽病变程度划分为0~5级。

0级：皮肤完整，皮肤无开放性病灶。常表现为肢端供血不足、皮肤凉、颜色发绀或苍白、麻木、感觉迟钝或丧失。肢端刺痛或灼痛，常兼有足趾或足的畸形等高危足表现。

1级：肢端皮肤有开放性病灶，但尚未波及深部组织。可有水疱、血泡、鸡眼或胼胝、冻伤或烫伤及其他皮肤损伤所引起的浅表溃疡，

2级：感染病灶已侵犯深部肌肉组织。常有轻度蜂窝织炎、多发性脓灶及窦道形成，或感染沿肌间隙扩大，造成足底、足背贯通性溃疡或坏疽，脓性分泌物较多。足或指（趾）皮肤灶性干性坏疽，但肌腱韧带尚无破坏。

3级：肌腱韧带组织破坏。蜂窝织炎融合形成大脓腔，脓性分泌物及坏死组织增多，足或少数指（趾）干性坏疽，但骨质破坏尚不明显。

4级：严重感染已造成骨质破坏，骨髓炎，骨关节破坏或已形成假关节，夏科关节，部分指（趾）或部分手足发生湿性或干性严重坏疽或坏死。

5级：足的大部或足的全部感染或缺血，导致严重的湿性或干性坏疽，肢端变黑、尸干，常波及踝关节及小腿。一般多采取外科高位截肢手术。

四、辅助检查

1.理化检查

实验室检查：①定期测定空腹和餐后2h血糖、糖化血红蛋白，以了解糖尿病控制情况；②检查血脂、血黏稠度；③血常规检查，了解白细胞计数和分类；④坏疽、溃疡处分泌物细菌培养、真菌培养及抗生素药敏试验，帮助选用合适的抗生素进行治疗，尤应

注意厌氧菌、真菌感染。

2.特殊检查

（1）下肢血管彩色多普勒超声检查：了解下肢血管（尤其是动脉）内壁粥样硬化斑块的大小和管腔狭窄或阻塞程度，显示动脉结构及功能异常。检查部位包括足背动脉、胫后动脉、腘动脉和股动脉等。

（2）X线检查：可发现肢端骨质疏松、脱钙、骨髓炎、骨质破坏、骨关节病及动脉硬化，也可发现气性坏疽感染后肢端软组织变化，可作为本病患者常规检查。

（3）动脉造影：可显示动脉管壁内病变（如血栓、狭窄和闭塞）的部位、范围及侧支循环情况，常用于截肢或血管重建术前血管病变的定位。

（4）神经电生理检查：了解神经传导速度神经传导速度。诱发电位的检测可作为诊断下肢有无周围神经病变和评估神经病变程度的方法之一。

（5）10g尼龙丝检查法：即用一根特制的10g尼龙丝接触于患者的大足趾、足底不同部位，如果患者没有感觉，则视为不正常。

（6）压力测定：让受试者站在有多点压力敏感器的平板上，或在平板上行走，通过扫描成像，传送给计算机，脚印的不同部位在计算机的屏幕上显示出不同的颜色，如红色部分为主要受力区域，蓝色部分为非受力区域，以此了解患者有无足部压力异常。

（7）血管造影三维重建（CTA）：与超声相比，横切面解剖图在三维成像、显示动脉与周围组织相邻关系上有优势，与动脉造影相比有无创的优势。

（8）核磁共振成像（MRI）和核磁共振血管成像（MRA）：适用于能控制好自己身体运动的患者。在敏感性、特异性、阳性预测值和阴性预测值等方面均优于超声多普勒，对于足部脓肿、坏死部位的定位和分精确，可有效指导临床清创和部分截肢手术。

（9）踝动脉-肱动脉血压比值（ABI）：是反映下肢血压与血管状态非常有价值的指标，正常值为0.9~1.4，<0.9为轻度缺血，0.5~0.7为中度缺血，<0.5为重度缺血，重度缺血的患者容易发生下肢（趾）坏疽。

五、西医治疗

预防为主，消除危险因素，积极控制糖尿病，处理神经血管病变，控制感染，促进溃疡愈合。

1.预防

糖尿病足部溃疡和截肢的预防开始于糖尿病确诊时，且应坚持始终。患者每年应检查1次，如有并发症，则应每季度检查1次。2007年美国足踝外科发表的《糖尿病足临床指南》中指出，应从以下5个方面加强糖尿病足的预防：①对易患糖尿病足患者定期检查；②早期发现危险足；③对患者及其家属以及护理人员的教育；④合适的鞋袜；⑤积极处理非溃疡病变。

对于糖尿病足易患高危人群，应建议：①每天检查足部，包括趾间；对于不能自己检查足部的，应由有经验的人士代为检查；②每天洗足，仔细清洗趾间，洗足的水温要在37℃以下；③少用热水袋或加热垫片来直接温暖足部；④避免在室内或室外赤足走路，不要赤足穿鞋；⑤不要使用化学制剂来软化角质组织，也不要剪破或刺破角化组织或胼胝；⑥每天检查鞋内有否异物；⑦穿鞋不宜过紧，鞋内不要有毛糙的边或不平整的接口；⑧干燥的足可以在洗澡后稍施护肤油（如婴幼儿护肤油），但不可在趾间涂用；⑨每天换袜，不要穿过紧或过膝的袜子；⑩足皮肤有大疱或溃疡时必须及时诊疗。

每日以温水洗脚、按摩，水勿过热，洗脚前用手或肘部试水温，以免因感觉障碍发生烫伤，泡脚后特别注意将趾间缝隙处用毛巾轻柔擦干；局部按摩，不要用力揉搓，以免损伤皮肤，冬天足部用热水袋保暖时，用毛巾包好热水袋，忌热水袋与患者皮肤直接接触，以免烫伤；修剪指甲或厚茧、鸡眼时，切记不要剪切太深，不要涂擦腐蚀性强的膏药，以免造成皮肤损伤。确保每次就诊时均检查足，检查时患者脱去鞋袜，检查整个足（包括趾间的皮肤）。应观察患者的足有无畸形、创伤、胼胝或大疱，检查足和鞋，注意足局部的受压区域。患者应穿软底鞋，鞋头部应较宽。

如果胼胝程度轻，可以由患者及其家属在医务人员指导下进行处理，检查趾甲有无过于尖锐或霉菌生长。如果患者视力良好，应定期修剪（围绕趾甲平剪），而后再将趾甲磨圆。所有足部的损伤均应由专科医师处理。

2.控制糖尿病

当出现糖尿病足，且溃疡面积大，感染严重时，应以胰岛素控制血糖在防止低血糖的情况下尽快将血糖控制正常，这将有利于感染的控制。饮食应注意适当增加蛋白质的含量，低蛋白血症、营养不良的患者，应加强支持治疗，必要时可输注血浆、白蛋白或复方氨基酸液。同时要控制血脂和血压。

3.改善微循环

用扩张血管、活血化瘀等药物改善微循环功能：①前列腺素 E_1（PGE_1）100~200μg加入生理盐水 250~500ml 中静滴，1 次/d，2~4 周一疗程，可扩张血管，改善循环功能；或用凯时，10μg/支，10μg 加入生理盐水 250ml 中静脉滴注。使用 PGE_1 前，应注意检查眼底，如有活动性出血，宜慎用，以免出血加重；②低分子右旋糖酐 250~500ml 静滴，1 次/d；③山莨菪碱制剂可使小静脉舒张，减少毛细血管阻力，增强微血管自律运动，加快血流速度；减轻红细胞聚集，降低血液黏滞度，减少微小血栓的形成；降低微血管的通透性，减少渗出；使用时从小剂量开始，5mg 加入生理盐水 250ml 中滴注，如无明显副作用，可加至 10mg。本药有一定的舒张微动脉的作用，可降低血管张力。同时该药可诱发尿潴留及青光眼，应用时应注意观察，特别在老年患者；④低分子肝素：5000IU，皮下注射，qd，使用前后注意检查出凝血时间；⑤灯盏花素：5~10mg 加入生理盐水 250ml中静脉滴注，qd，10d 一个疗程，对出血急性期和有出血倾向的禁用。

4.营养神经

可用神经生长因子和维生素 B_{12} 或其衍生物。①甲钴胺，为维生素 B_{12} 的衍生物，是蛋氨酸合成酶的辅酶，500μg/支，可 500μg，im，qd，或 1000μg，iv，qd；也可口服，500μg/片，Tid；对神经病变所致的麻木效果较好；②单唾液酸四己糖神经节苷脂：商品名申捷，从猪脑中提取的物质，能改善轴索形态，提高 Na^+/K^+-ATP 酶的活性，促进损伤后的神经再生，改善神经功能。常用剂量 20mg，加入 250ml 液体中静脉滴注，1 次/d，对改善疼痛，麻木有较好疗效，1~2 周一个疗程；③神经生长因子（商品名金络捷）：为鼠神经生长因子，20mg，肌注，1 次/d，1~2 周一个疗程。

5.控制感染

在治疗糖尿病足感染中使用抗生素的基本原则为：治疗开始阶段，在未知病原菌的情况下可使用广谱抗生素，注意兼顾抗厌氧菌，因为有报道，糖尿病足厌氧菌感染率达

58%，因此应强调厌氧菌培养和应用抗厌氧菌抗生素。在病原菌明确之后，抗生素的使用应改用敏感抗生素治疗。治疗时间可根据临床征象、血沉及外周血白细胞、放射学及微生物的检查结果来决定，对于未累及骨的感染，治疗时间约需 2 周，有骨髓炎者则需几个月。

在致糖尿病足感染的病原菌中，以金黄色葡萄球菌最常见，其次是链球菌、肠球菌、肠杆菌、表皮葡萄球菌和厌氧菌。随着抗生素的广泛应用，一些耐药菌株如抗甲氧苯青霉素的金黄色葡萄球菌（MRSA）、耐药绿脓杆菌越来越多。这在以前用过抗生素者更多见，而且伤口愈合时间延长。因此对于轻、中度感染，既往未曾用过抗生素的门诊患者可使用口服阿莫西林、克拉维酸等；对于无威胁性的肢体感染，但需住院治疗的患者可静滴氧氟沙星或氨苄西林治疗；对于威胁性的肢体的感染可用氨苄西林加舒巴坦（或泰能），并可加用抗厌氧菌的药物。应强调局部换药和用药的重要性。

6.局部处理

广泛清创，包括清除所有失活组织和胼胝以全面暴露伤口，充分引流脓液，去除感染严重的组织以降低细菌蛋白酶阻止伤口愈合的作用，移除慢性肉芽组织内衰老的结缔组织等。主要方法有手术清创、机械清创、酶清创和敷料清创等。局部外用药：抗生素、生长因子、中药等可提高溃疡愈合率，如局部可用胰岛素敷料。清洗伤口的液体中可加胰岛素和 654-2，并可加入庆大霉素。此外重组人血小板衍化生长因子 BB 可治愈慢性糖尿病下肢溃疡。外敷换药或生长因子有助于减少创口愈合时间，减少感染发生率和截肢率，提高生活质量。糖尿病性脂质渐进性坏死伴反复下肢溃疡者，局部表面应用重组粒细胞集落刺激因子（GM-CSF），能促进溃疡的愈合，并减少溃疡的复发。针对不同的溃疡选用敷料，至关重要，神经-缺血性溃疡通常没有大量渗出，因此不宜选用吸收性很强的敷料。如合并感染、渗出较多时，敷料选择错误可以使创面泡软，病情恶化，引起严重的后果。

目前市场上常用的敷料有水凝胶、银离子敷料、速愈乐和含生长因子的敷料，但这些敷料价格较贵，可根据溃疡的性质以及患者的经济情况合理使用。对于无感染的窦道，可采用加压包扎，以利于窦道愈合。

7.外科处理

对于感染严重，创面大，累及骨髓或因严重缺血出现坏疽的，需考虑外科治疗。

（1）首先是清创和延期缝合，第一阶段清创包括溃疡及溃疡下骨性突出物的切除；第二阶段清创一般在 4~8d 后进行，包括伤口地再次清创和进一步骨切除，为关闭伤口提供有利条件，然后用新鲜组织闭合伤口，适于非手术治疗失败的顽固性溃疡或有明显骨髓炎和深部感染的患者，但也有学者提倡将其作为早期治疗方法。但彻底清创的前提是患肢要有一定的血供。

（2）其次对于神经性溃疡并发骨髓炎时由于骨髓炎常发生于前足，可限制性前足骨切除术切除前足骨的感染部分，该方法有利于增强药物的渗透性；还可防止骨髓炎的扩散，并使患者能保持较佳的足外形和功能。

（3）皮肤移植：对于全层皮肤缺损较大的溃疡可考虑皮肤移植，要求伤口无坏死组织及感染，无暴露的肌腱、骨或关节，无不可清除的瘘或窦道。

（4）对于缺血性病变的糖尿病足患者，如果为 4 期糖尿病足，应该行血管置换、血管成形或血管旁路术。坏疽患者在休息时有疼痛及广泛的病变不能手术者，要果断截肢。截肢前应行血管造影，以决定截肢水平。小的趾端坏疽偶尔在控制感染后，会自行脱落。截肢手术后的患者，要给予康复治疗。要帮助患者尽快利用假肢恢复行走。由于一侧截肢后，另一侧发生溃疡或坏疽的可能性增加，因而必须对患者加强有关足保护的教育和预防。

8.干细胞移植

血管完全闭塞且没有流出道的患者，尤其是不能行血管外科手术者，可以采用干细胞移植的方法。该方法是将患者骨髓的干细胞注射在闭塞的外周动脉周围，促使周围侧支循环的形成。也可采用超声消融的方法，打通闭塞的血管。

六、中医辨证论证

1.辨证施治

（1）气阴两虚、脉络瘀阻证

症状：患肢麻木、疼痛，状如针刺，夜间尤甚，痛有定处，足部皮肤暗红或见紫斑，或间歇性跛行；或患足肉芽生长缓慢，四周组织红肿已消；舌质紫暗或有瘀斑，苔薄白，脉细涩，跗阳脉弱或消失，局部皮温低。

治法：行气活血，化瘀止痛证。

方药：生脉饮合血府逐瘀汤加减。太子参10g、麦冬10g、五味子10g、桃仁10g、红花10g、川芎10g、当归10g、生地黄10g、赤芍10g、枳壳10g、地龙10g、川牛膝10g、黄芪10g。加减：足部皮肤暗红，患肢皮肤发凉，加桂枝、细辛、延胡索；疼痛剧烈，加乳香、没药；瘀重加全蝎、水蛭。

（2）湿热毒盛证

症状：患足局部漫肿、灼热，皮色潮红或紫红，触之患足肤温高或有皮下积液，有波动感，切开可溢出大量污秽臭味脓液，周边呈实性漫肿，病变迅速，严重时可累及全足及小腿，舌质红绛，苔黄腻，脉滑数。跗阳脉可触及或减弱，局部皮温偏高。

治法：清热利湿，活血解毒。

方药：四妙勇安汤合茵栀莲汤加减。金银花10g、玄参15g、当归10g、牛膝10g、黄檗10g、茵陈10g、栀子10g、半边莲10g、连翘10g、紫花地丁10g、桔梗10g。加减：热甚加蒲公英、冬青、虎杖，湿重加车前等、泽泻、薏苡仁，肢痛加白芍、木瓜、海桐皮。

（3）气血亏虚，湿毒内蕴证

症状：神疲乏力，面色苍黄，气短懒言，口渴欲饮，舌淡胖，苔薄白，脉细无力。患肢麻木、疼痛明显，夜间尤甚，足部皮肤感觉迟钝或消失，局部红肿，间歇性跛行，或见疮口脓汁清稀较多或足创面腐肉已清，肉芽生长缓慢，经久不愈，跗阳脉搏动减弱或消失。

治法：益气养血，清化湿毒。

方药：当归补血汤合二妙散加减。生黄芪15g、当归10g、党参10g、土茯苓15g、贝母10g、黄檗10g、薏苡仁20g、天花粉10g、皂角刺10g。加减：湿热明显加用牛膝、苍术；肢麻重加赤芍、桃仁、丹参、地龙活血通络；疼痛剧烈，加乳香、没药。

（4）肝肾阴虚，痰瘀互阻证

症状：腰膝酸痛，双目干涩，耳鸣耳聋，手足心热或五心烦热，肌肤甲错，口唇舌暗，或紫暗有瘀斑，舌瘦苔腻，脉沉弦。局部见病变已伤及骨质、筋脉。溃口色暗，肉色暗红，久不收口。

治法：调补肝肾，化痰通络。

方药：六味地黄丸加减。熟地黄10g、山药10g、山萸肉10g、丹皮10g、茯苓20g、三七粉10g（冲服）、鹿角片5g、地龙10g、穿山甲15g、枳壳10g。加减：若口干、胁肋隐痛不适，加生地黄、白芍、沙参；腰膝酸软、舌红少苔者，加用怀牛膝、女贞子、墨旱莲。

（5）脾肾阳虚，经脉不通证

症状：腰膝酸软，畏寒肢冷，耳鸣耳聋，大便溏，肌瘦乏力，肌肤甲错，舌淡暗，脉沉迟无力或细涩^局部见足发凉，肤温下降，皮肤苍白或紫暗，冷痛，间歇性跛行或剧痛，夜间尤甚，严重者趾端干黑，逐渐扩大，溃口色暗，久不收口，趺阳脉搏动减弱或消失。

治法：温补脾肾，活血通脉。

方药：金匮肾气丸加减。熟地黄10g、山药10g、山萸肉10g、黄精10g、枸杞10g、三七粉10g（冲服）、水蛭10g、桂枝10g、制附子10g、地龙10g、穿山甲10g。加减：肢端不温，冷痛明显，加制川乌、制草乌、木瓜；乏力明显，重用黄芪；大便干结不通，加肉苁蓉、火麻仁。

2.外治法

（1）湿热毒盛：疮面糜烂，有脓腔，秽臭难闻，肉腐筋伊，多为早期（炎症坏死期），宜祛腐为主，方选九一丹等。

（2）正邪纷争：疮面分泌物少，异味轻，肉芽渐红，多为中期（肉芽增生期），宜祛腐生肌为主，方选红油膏等。

（3）毒去正胜：疮面干净，肉芽嫩红，多为后期（疤痕长皮期），宜生肌长皮为主，方选生肌玉红膏等。

（4）中药浸泡熏洗：中药浸泡足在血糖控制理想的基础上，根据患者具体情况组方，药配好后煎制成水剂，进行没泡熏洗。可细分为以下几种方法。清化湿毒法：记用于脓水多而臭秽重、引流通畅者，药用土茯苓、马齿苋、苦参、明矾、黄连、蚤休等煎汤待温浸泡患足；温通经脉法：适用于肾阳亏虚、寒邪阻络者，药用桂枝、细辛、红花、苍术、土茯苓、黄檗、百部、苦参，毛冬青、忍冬藤等煎水浸泡；清热解毒、活血化瘀法：适用于局部红、肿、热、痛明显，热毒较甚者，药用大黄、毛冬青、枯矾、马勃、元明粉等煎汤泡洗。

（朱晓巍）

第九节　糖尿病低血糖

糖尿病主要是以血糖过高为特征的代谢性疾病,低血糖症往往伴随降糖治疗而发生,几乎是每个糖尿病患者的必有经历。严重的低血糖发作或者由此诱发的心血管事件，所带来的危害甚至能抵消长期降糖治疗的益处，因此必须对此提高警惕。国际糖尿病联盟（IDF）认为糖尿病血糖<4.0mmol/L 为低血糖。

一、糖尿病中低血糖的病因

1.糖尿病早期或尚未诊断糖尿病

尤其是肥胖者，有时会发生反应性低血糖。表现为餐后三到五小时出现心慌、出汗、饥饿感。即测血糖在正常低值或低于正常水平。其发病原因与胰岛素分泌延迟有关，血糖达峰值时，胰岛素水平未达峰值；血糖逐渐下降时，胰岛素峰值出现，导致血糖过低。因此，临床上如果碰到肥胖者或者没有糖尿病史的患者经常出现低血糖发作时，应进一步明确有无早期糖尿病的存在，可通过 4~5 小时口服葡萄糖耐量试验（OGTT）来协助诊断或排除。

2.用外源性胰岛素治疗期间产生的低血糖

糖尿病患者应用胰岛素治疗时出现低血糖，主要与饮食、体力活动及胰岛素剂量之间不协调相关。其主要原因如下。

（1）剂量过大：是最常见的导致低血糖的原因。由于计算或者抽取剂量时出现错误，或者血糖检测数值不正确，低血糖后致反跳性高血糖（Somogyi 反应）未被察觉而追加胰岛素剂量。其低血糖多发生在各种胰岛素剂型作用的高峰期。

（2）应激因素去除后未及时调整剂量：感染、酮症酸中毒及手术后创口已愈合，这些因素已经被去除，但胰岛素用量没有及时减少，致使胰岛素相对过量，发生低血糖反应。

（3）注射部位胰岛素的吸收改变：注射器的针尖误插到毛细血管或者肌肉组织时，胰岛素吸收速度会加快。或者，注射部位出现硬结或者皮下组织萎缩时，胰岛素吸收减慢，这些情况均会导致胰岛素水平与进食后血糖的升降不同步，易出现低血糖。

（4）胰岛素抗体形成：注射不纯的胰岛素后机体产生了抗体，进而与其后注射的胰岛素结合，半衰期延长，也会导致低血糖发生。

（5）进食减少或者延迟进食：由于腹泻、呕吐、进食减少或者合并胃瘫症状等，食物吸收受影响；或延迟进食，比如需在空腹状态下进行某些检查等，会导致低血糖发生。

（6）空腹饮酒：乙醇对肝脏葡萄糖输出具有抑制作用。

（7）运动量加大或运动时间变动：运动可以增快胰岛素的吸收，也能使肌肉组织对葡萄糖的摄取利用增加，具有发生低血糖的风险。多见于 1 型糖尿病患者。

（8）体内抗胰岛素作用的激素降低：如垂体或肾上腺皮质功能减退；原来应用的皮质激素剂量减少或停用；妊娠早期及妊娠终止时的性激素改变，均可因拮抗胰岛素的作用削弱而发生低血糖。应及时、适当地减少胰岛素剂量。

（9）体内胰岛素降解作用减弱：当肝、肾功能严重损害时，可影响胰岛素的灭活及降解，而使胰岛素的半衰期延长，药物作用蓄积。严重肝病时，肝糖原储备不足，更易发生低血糖。当糖尿病发展至晚期肾病时，胰岛素排泄减少，也需较少胰岛素剂量，否则也会发生低血糖。

（10）反调节激素的释放受损：病程较长的 1 型糖尿病患者，低血糖时释放胰升糖素及肾上腺素的代偿功能受损，极易发生低血糖。且血糖高低波动范围较大，既往称为脆性或不稳定性糖尿病。病情不宜控制过严，否则会屡发严重低血糖。

（11）合用具有降低血糖的药物：如磺胺类或水杨酸类药物等。

3.磺酰脲药物与低血糖

磺酰脲类药物是2型糖尿病最常用的降糖药物，而低血糖为其最常见的不良反应。任何一种磺酰脲药物使用不当时，均可发生低血糖，尤其对于合并心脑血管疾病的老年患者，更要谨慎使用，其引起低血糖的原因如下。

（1）进食减少。

（2）剂量过大：开始即联合应用较大剂量或是几种降糖药物，或是老年人服用半衰期较长的药物，均易发生低血糖。半衰期长达72h的氯磺丙脲，即因其半衰期长，常可致老年患者发生严重低血糖，现已几乎停止使用。格列本脲半衰期约为10h，药物代谢后，还具有较强的活性。老年患者及肾功能不全者也易发生低血糖。故磺酰脲类药物应以小剂量口服起始，根据监测血糖水平逐步调整剂量。

（3）肝肾功能不全：可使药物代谢及清除减慢，易在体内蓄积，肝肾功能不全时慎用磺酰脲类药物。

（4）老年人：在1组203例低血糖发生的分析资料中，65岁以上兼有心、肾功能不全的患者，低血糖的发生率占20%。老年患者经常会存在一些潜在的心功能或肾功能下降，且发生低血糖时其临床症状往往不明显或者不典型，容易被误诊或者漏诊。因此，对老年人要慎用磺酰脲类药物，且要时刻警惕有无低血糖发生。

（5）兼用有降低血糖作用的药物：常见有降低血糖的药物有水杨酸盐类、磺胺类药，在和其他降糖药合用时要注意低血糖的发生。

4.剧烈运动

糖尿病患者的运动量增加，但没有同时减少胰岛素或者口服降糖药的剂量，也没有增加饮食量。在没有外源性葡萄糖（饮食）或者内源性葡萄糖（肝糖原分解、糖异生）补充的情况下，机体葡萄糖消耗过多，发生低血糖。

5.糖尿病患者同时伴有其他内分泌疾病时

垂体前叶功能减退、肾上腺皮质功能减退、甲状腺功能下降时，机体对胰岛素及口服降糖药敏感性增加。极易诱发严重的低血糖。

6.免疫功能

当体内产生胰岛素抗体或胰岛素受体抗体时，内源性或外源性胰岛素与胰岛素抗体或受体抗体的结合会导致胰岛素消耗增加，复合物一旦发生解聚，则导致血浆胰岛素浓度骤然升高，发生低血糖。

7.酒精的影响

酒精对肝糖异生具有抑制作用，可延迟低血糖的恢复。当糖尿病患者过量饮酒后会发生严重的低血糖。

8.肝病

无论是肝病导致的继发性糖尿病，还是先有糖尿病后有的肝病，均会导致肝糖贮存量减少，进而出现空腹或饥饿时低血糖反映。

9.其他药物的影响

一些药物可通过竞争磺胺类在血浆蛋白上的结合位点、抑制其灭活或者排泄、干扰肝糖原分解与糖异生、提高磺胺类敏感性等多途径来影响血糖水平，常见的有：水杨酸类、吲哚美辛、磺胺类、青霉素、氯霉素、氨甲蝶呤、双香豆素、胍乙啶、雄性类固醇激素等。

二、诊断

1.诊断

（1）患有糖尿病并用胰岛素或口服降糖药物治疗中，有运动量增加、饮食量不够等诱因或胃肠道疾病等病史者。

（2）有交感神经和肾上腺素能的症状和体征，如心慌、出汗、乏力、饥饿等。

（3）急查静脉血浆葡萄糖水平<2.8mmol/dl（50mg/dl）。

（4）口服或静脉注射葡萄糖后症状立即好转或消失。

（5）血浆胰岛素水平增高或肾功能减退。

2.糖尿病低血糖的分类

由于糖尿病低血糖症的特殊性，ADA及美国内分泌学会提出如下分类方法：①严重低血糖：发生低血糖后，患者神志异常无法自救，需借助别人帮助神志才能恢复；②症状性低血糖：低血糖症状典型且明显，血糖低于3.9mmol/L；③无症状性低血糖（HU）：无典型低血糖症状，但血糖低于3.9mmol/L；④可疑症状性低血糖：有低血糖症状，但血糖值不确定；⑤假性低血糖，亦称为相对性低血糖：有低血糖症状，但血糖高于3.9mmol/L，常为血糖下降过快所致。

3.鉴别诊断

（1）在老年糖尿病患者，特别是意识丧失、昏迷、偏瘫等症状时，要与急性脑血管和糖尿病高渗昏迷相鉴别。

（2）对肥胖的2型糖尿病患者，用胰岛素时常出现空腹低血糖，除注意用长效、中效胰岛素的用量是否适合外，要查空腹血浆胰岛素及C-肽水平和血糖水平。如胰岛素/血糖比值>0.4，要与胰岛素细胞瘤相鉴别。

（3）在某些消瘦2型糖尿病患者，用降糖药剂量很小，亦缺乏引起低血糖的诱因，要警惕有无某些肿瘤如小细胞肺癌、肝癌等异位分泌胰岛素样类似物而引起低血糖。

（4）要注意真性低血糖和假性低血糖的鉴别。后者的血糖水平并不低，是由于血糖下降速度过快或者幅度过大引起交感神经兴奋，出现心慌、出汗等低血糖症状，其治疗方法不同于真性低血糖。及时检测血糖的水平有助于鉴别诊断。

三、糖尿病低血糖的防治

1.治疗

轻度低血糖的患者，可口服水果汁或糖水、糖块。重症患者存在意识障碍无法口服，需静脉补充葡萄糖。一般50ml的50%葡萄糖可升高血浆葡萄糖35~350mg/dl（1.94~19.4mmol/L），平均升高8.33mmol/L（150mg/dl）。大多数低血糖患者在用药后，症状很快得到改善。当糖尿病患者有心衰、肾衰或其他容量调节功能失调时，使用高渗糖时要慎重。在治疗时需要严密观察血清钾的浓度，因为随着葡萄糖的转化，钾离子也随之进入细胞内，因而随着血糖下降出现低血钾现象。大剂量应用胰岛素或口服降糖药的同时，患者有再发生低血糖的风险，因此需要静脉持续滴注葡萄糖，保证血糖浓度略高于正常水平。对于磺胺类药物导致的低血糖昏迷患者，因其药物降糖作用可持续6至

72 小时，故根据病情有时需维持输注葡萄糖 2~3d，使血糖维持在 5.5mmol/L（100mg/dl）以上。

胰升糖素也能用于低血糖治疗，成人常用量为 1mg，肌注后 20min 产生效果，其不良反应主要为恶心、呕吐、头昏、头痛等。长效生长抑素衍生物奥曲肽具有阻断体内胰岛素合成及分泌的作用，可用来纠正磺胺类药物引起的顽固性低血糖。对于昏迷时间 5至 12 小时的患者，地塞米松可以稳定脑细胞膜，减轻脑水肿，促进糖异生，及时应用地塞米松可降低脑功能损伤。

2.预防

（1）进行糖尿病相关知识的科普教育，让糖尿病患者及家属能够了解糖尿病低血糖的病因和临床表现，以便及时救治，减少严重低血糖的发生。

（2）糖尿病患者应随身携带病情信息卡，包括姓名、联系方式及服药情况，便于发生低血糖时救治。

（3）糖尿病患者应按时定量进餐，适当体力活动。遇到特殊情况时，及时调整，随身携带甜点或饮料备用。

（4）避免空腹饮酒，谨慎使用具有协同降糖作用的药物。

（5）老年患者宜用半衰期短的磺胺类降糖药。当伴发有心、脑血管疾病时，血糖控制目标水平适当放宽。餐前血糖不高于 7.8mmol/L（140mg/dl），餐后血糖不高于11.1mmol/L（200mg/dl）即可。

（6）对易发生夜间低血糖者，宜测定临睡前及凌晨血糖，以调整药物剂量。若临睡前血糖在 6~7mmol/L，黎明前 1:00~3:00 时血糖值在 4mmol/L，可在临睡前适当进食点心，或减少晚餐前胰岛素用量，或将胰岛素推延注射。

（7）从小剂量开始服用降糖药物，根据血糖水平逐渐调整剂量。

（8）病程长的 1 型糖尿病患者合并未察觉得低血糖者：①建议加大血糖监测频率，以调整药物剂量。为了防止低血糖，患者应监测餐前及餐后血糖水平，空腹血糖控制在4.4 至 6.7mmol/L 之间，餐后血糖小于 10mmol/L，晚睡前血糖 5.6 至 7.8mmol/L，凌晨（三点）血糖不低于 4mmol/L；②宜采用分餐制；③出现以下情况时，需注意监测血糖，排除早期神经性低血糖的可能：定时出现的疲劳感、感觉异常、简单事情无法完成。

（李佳旎）

第十节　继发性糖尿病

由已知的原发疾病导致的慢性高血糖状态，称为继发性糖尿病，糖尿病是这些原发性疾病的并发症。

一、胰腺炎与 DM

急性出血性坏死性胰腺炎、慢性胰腺炎反复发作会破坏胰岛β细胞的功能，使胰岛素分泌不足或者相对缺乏，导致糖尿病。

1.诊断

（1）既往无糖尿病史。

（2）急性胰腺炎或慢性胰腺炎反复发作病史。

（3）胰腺外分泌受损的表现：脂肪泻、消化吸收不良等。

（4）血糖增高。

（5）上腹部压痛或包块。

（6）胰岛素缺乏或分泌减低。

（7）B 超或 CT 有胰腺炎的表现。

（8）与原发性 DM 鉴别。

2.治疗

使用胰岛素治疗糖尿病（具体见前章节）。

二、GH 与 DM

生长激素（GH）是一种重要的血糖调节激素。一方面，具有胰岛素样作用，可使血糖降低。另一方面，有明显的抗胰岛素作用。通过观察研究体外脂肪细胞和成纤维细胞，发现 hGH 可降低葡萄糖的摄取及氧化，并可以降低胰岛素敏感性，抑制 GH 本身的胰岛素样作用。由垂体 GH 分泌瘤及其他原因导致的高 GH 血症在青少年表现为巨人症，在成年人表现为肢端肥大症。在此类疾病中。肢端肥大症的患者中，35%~50%伴有糖耐量异常（IGT），15%~30%有临床糖尿病。且糖耐量异常与糖尿病的发病率与患者年龄呈一种正相关。当出现糖尿病时，肢端肥大症通常已有 5~10 年的病史。糖耐量减退的肢端肥大症患者的血糖水平较正常者高。肢端肥大症患者 DM 的发生率增加与 GH 分泌过多引起的胰岛素抵抗有关。患 DM 的肢端肥大症患者的胰岛素依赖组织细胞表面的胰岛素受体浓度降低，受体亲和力并未增高；而血糖正常的肢端肥大症患者胰岛素受体的亲和力代偿性增加而致胰岛素抵抗的程度较轻。在静脉葡萄糖负荷胰岛素释放试验时，胰岛素的基值与峰值均增高，80%患者有高胰岛素血症，提示有胰岛素抵抗存在。已经手术切除并放疗的垂体肿瘤治愈后，大部分患者胰岛素可恢复到正常水平，糖耐量受损可以好转。通常情况下，治疗后血糖下降程度和血清 GH 的浓度有关。GH 对胰岛β细胞功能并无急性作用，GH 对β细胞生长的延迟刺激作用，对胰岛素生物合成及胰岛素释放的影响可能是由于 GH 对β细胞上 GH 和 PRL 受体的直接作用，而非 IGF-1 介导的间接作用。

1.诊断

（1）青少年患者身高高于同龄人，有肢端肥大症面容。

（2）有三多一少症状。

（3）高 GH 血症。

（4）血糖增高，IGT 或糖尿病。

（5）CT 或 MRI 示垂体瘤。

（6）糖尿病原发性 DM 患者，特别是处于生长发育期的 T_1DM 患者，体内有大量的 GH 释放，高水平的 GH 往往使 DM 难以控制。DM 患者 GH 的清除率正常，GH 的高水平反映垂体的高分泌，DM 患者垂体对一些刺激如睡眠、锻炼等或其他作用于下丘脑-垂体的细胞因子，如多巴胺、GnRH、TRH 等的反应增加，对 GHRH 的反应也不适当地增高。在未控制的 DM 患者，胰岛素缺乏可能是 GH 高分泌的主要原因之一，同时

GH 的高分泌可以导致或加重胰岛素抵抗，使代谢紊乱更加显著，并可以引起黎明现象。用生长抑素抑制循环中的 GH 水平后，DM 代谢紊乱可得到良好的控制。值得注意的是，肢端肥大症与原发性糖尿病可以并存，尤其是肢端肥大症已经治愈，但高血糖却呈持续状态时，则有很大可能是有原发性糖尿病的存在。

2.治疗

（1）积极治疗原发病，垂体瘤考虑手术或放疗。

（2）糖尿病治疗同 T$_2$DM，晚期患者往往需要用胰岛素治疗。

三、营养不良相关性 DM

营养不良相关性 DM（MRDM）这一诊断在新的糖尿病分类方法中已被取消。但在一些热带地区的发展中国家，这类糖尿病仍然存在。其特征是：多见于体形消瘦的青少年，有营养不良史，一般不会发生严重的糖尿病酮症酸中毒，治疗需采用胰岛素。目前认为，这些 DM 均是与营养不良有关，发病机制各异的 DM 综合征，很难进行归类，故仍沿用营养不良相关性 DM 名称。营养不良相关性 DM 可分为胰腺纤维钙化性 DM（FCPD）和蛋白质缺乏胰腺性 DM（PD-PD）两个亚型。

1.胰腺纤维钙化性 DM

胰腺纤维钙化性 DM（FCPD）是一种慢性非酒精性胰腺钙化导致的 DM，热带发展中国家是其主要发病地区。但 FCPD 在热带地区也并不常见。关于本病与热带之间的病因关系目前尚不清楚。

FCPD 有家族聚集现象。从遗传角度来讲，可能与 HLA 的某些位点有关，环境也是 FCPD 发病的影响因素之一，或许和蛋白质-能量营养不良及以木薯类作为主食相关。单独营养不良一般不会引起 FCPD，但其继发性作用不能排除。低龄时蛋白质及营养缺乏可导致胰岛素的合成减少。某些木薯含有氰化糖苷，且缺乏含硫基的氨基酸，以其为主食可引起中毒性胰腺炎和 DM。虽然 FCPD 的发病区域与以木薯为主食的地理区域有重叠，但其发病还有其他因素参与。FCPD 患者的病理改变以胰腺为主，可有胰腺缩小，形态不规则，腺体萎缩及纤维化，胰管扩张、管壁变薄，胰总管及其分支可见多发结石。结石中含铁、铬、镍较高，周围有碳酸钙包绕。光镜下可见胰腺腺泡严重萎缩，周围有纤维组织增生，导管周围纤维化是 FCPD 的特征性改变。

（1）诊断：①DM；②腹痛；③营养不良表现；④胰腺结石；⑤FCPD 应注意与原发性 DM 鉴别；10%FCPD 患者没有胰腺结石，胰腺导管的变化可以很轻，也可能非常明显，脂肪泻在某些病例可以缺如。在胰腺存在结石时很易被 X 线发现而明确诊断。缺乏胰腺结石时，ERCP 显示的胰腺导管病变是慢性胰腺炎的可靠依据，B 超和 CT 扫描对判断胰腺导管的病变特征有帮助。

（2）治疗：约 80%的 FCPD 患者需用胰岛素治疗，少数者口服磺胺类药物有效，基本无法单靠饮食治疗即能控制高血糖。治疗效果和患者的 C-肽水平相关，胰岛素抵抗者较少见。如果腹痛非常严重或难以消除，可采取手术治疗，行胰腺导管括约肌切开术。

2.蛋白质缺乏胰腺性 DM

1985 年，WHO 研究小组将本病称为蛋白质缺乏胰腺性 DM（PDPD）。在此之前，本病一直被称为"J-DM"。PDPD 也多发于热带国家，偶见于其他国家，日本曾有 PDPD 病例报道。PDPD 的发病与 HLA-DR3、DQ2 等位点相关，并且有部分患者体内存在有胰岛细胞抗体（ICA）。说明除营养因素外，其发病可能与遗传和自身免疫机制有关。

（1）诊断：由于缺乏特异性的诊断依据，本病诊断较为困难。

1）青年发病。

2）体形消瘦，有蛋白质热能营养不良的证据，体重指数低。

3）有明显的胰腺外分泌障碍，粪便胰蛋白酶水平下降。

4）鉴别诊断：与原发性 DM 鉴别。

（2）治疗：一旦诊断成立，即考虑用胰岛素控制其高血糖。

四、甲状腺功能亢进症与 DM

大部分的甲状腺功能亢进患者同时伴有糖耐量的轻度损害。行口服葡萄糖耐量试验时，其基础血糖、血糖峰值及胰岛素水平均增高。其可能由以下因素导致：①胃肠对葡萄糖的吸收增加；②交感神经兴奋性提高，胰岛素分泌下降；③肝糖原生成增多、组织吸收的葡萄糖减少、糖原分解增多。

1.诊断标准

（1）既往无糖尿病史。

（2）甲亢的临床表现。

（3）FT_3、FT_4 增高、TSH 减低。

（4）糖耐量异常或糖尿病。

（5）随着甲亢的治疗及好转，糖耐量可逐渐恢复正常。

（6）鉴别诊断：与原发性 DM 合并甲亢鉴别。

2.治疗

（1）治疗甲亢。

（2）糖耐量异常时可适当控制饮食。

（3）糖尿病时可使用口服降糖药治疗，必要时使用胰岛素治疗。

五、肾上腺疾病与 DM

1.皮质醇增多症与 DM

皮质醇增多症是指所有引起循环中糖皮质激素长期增多的临床情况。大多数皮质醇增多的患者都有糖耐量异常，部分患者有临床 DM。且随患者年龄的增加，IGT 和 DM 的发病率增高。

（1）诊断：①既往无糖尿病史；②皮质醇增多症临床表现；③血皮质醇增高，节律紊乱；④地塞米松抑制试验异常，ACTH 增高或减低；⑤肾上腺 CT 和/或垂体 MRI 异常；⑥糖耐量异常或糖尿病；⑦随着皮质醇增多症的治疗或手术，糖耐量可逐渐恢复正常；⑧鉴别诊断：与原发性 DM 鉴别。

（2）治疗：①治疗皮质醇增多症：手术或放疗；②糖耐量异常时可适当控制饮食，参考糖尿病饮食；③如有必要，可使用口服降糖药物或许和胰岛素治疗。多数糖尿病可在高皮质醇状态纠正后治愈，部分患者高血糖状态持续存在。

2.嗜铬细胞瘤与 DM

嗜铬细胞瘤指的是存在于肾上腺髓质或者交感神经系统嗜铬细胞的肿瘤。60%的患者伴有空腹血糖增高，75%的患者伴有糖耐量异常，嗜铬细胞瘤危象发作时血糖更高，可有尿糖表现。

（1）诊断：①既往无糖尿病史；②嗜铬细胞瘤临床表现；③24h 尿 CA 增高；CA 代谢产物（VMA）增高；④血 CA 增高；⑤肾上腺 CT 或 MIBG 异常；⑥糖耐量异常或糖尿病；⑦随着嗜铬细胞瘤的治疗或手术，糖耐量可逐渐恢复正常；⑧鉴别诊断：与原发性 DM 鉴别。

（2）治疗：①治疗嗜铬细胞瘤：腹腔镜或开腹手术；②糖尿病时使用胰岛素治疗。大部分患者的血糖在肿瘤切除后恢复正常水平，若仍旧持续在高血糖水平，则有合并原发性糖尿病的可能。

（李佳旎）

第十一节　老年人糖尿病

老年糖尿病是老年人内分泌代谢疾病中最常见的病种，包括 60 岁以后发生的糖尿病和 60 岁以前发病而延续到 60 岁以后者。老年人糖尿病患者的慢性并发症发生率 8%~40%，心血管疾病的发生率及与之有关的死亡率是无糖尿病老年人的 2 倍，而平均每年到医院就诊人数则是普通老年人的 3.7 倍。糖尿病正严重地威胁着老年人的生命与健康。

一、病因与发病机制

95%以上的老年人糖尿病为 T_2DM，而全部 T_2DM 患者中年龄超过 60 岁的约占 50%，其中近一半的患者未予以及时诊断。老年糖尿病中仅有极少数属 T_1DM，故本节主要阐述老年人的 T_2DM。目前认为 T_2DM 是多基因遗传性疾病，存在多个基因的微效累积作用，其发病情况受环境因素的强烈影响，在老年人中亦是如此。

（一）糖耐量随增龄降低

Gilden 报道 60 岁以上的老年人中，超过 60%的人有 IGT。血糖水平（尤其是餐后血糖）与增龄呈正相关，空腹血糖每 10 年增加 0.056~0.111mmol/L（1~2mg/dl），餐后血糖则增加 0.833mmol/L（15mg/dl）。目前认为这是多因素作用的结果。Garcia 等对不同年龄段以及口服糖耐量正常（NGT）和 IGT 的老年人的糖代谢动力学进行了比较，显示 61~79 岁组与 80 岁以上组健康老人的糖代谢指标并无显著差异；而 80 岁以上的 IGT 老人与 NGT 者相比，在进行甲苯磺丁脲辅助的静脉葡萄糖耐量试验（IVGTT）时，表现出糖耐量降低，胰岛素敏感性和降糖效率减低及较高的空腹血糖水平，而空腹胰岛素水平和胰岛素对高血糖的快速反应均无升高，说明老年人 IGT 与胰岛素抵抗有关，但胰岛 β细胞功能减退以致对外周胰岛素抵抗的代偿作用丧失，亦是引起老年人 IGT 的重要因素。T_2DM 患病率随年龄增加而增长，根据杨文英等的报道，我国大于 70 岁的城乡居民 T_2DM 患病率达到了 22.2%（男性）和 21.8%（女性）。

（二）老年人普遍存在胰岛素抵抗

老年人发生胰岛素抵抗的原因可能有：①活动量明显减少，有肥胖趋势，体内脂肪绝对量增多。即使无肥胖，在机体组织成分的构成上，脂肪比例明显增加（如 25 岁时脂肪量约占机体组织成分的 20%，75 岁则增加至 36%），而细胞物质则有所减少（如 25

岁时细胞物质为 47%，75 岁时减少至 36%）；②饮食中糖类的总量减少；③老年人胰岛素受体、糖感受器和胰岛素调节反馈机制发生变化。

老年人的胰岛素抵抗本身具有遗传倾向，但循环非酯化脂肪酸、瘦素、胰淀粉样蛋白和肿瘤坏死因子α等对胰岛素抵抗的产生起了重要作用。FFA 可在肝脏和肌肉组织抑制由胰岛素介导的葡萄糖摄取和利用，促进肝糖异生，还可引起胰岛β细胞中脂质堆积而影响胰岛素的分泌。瘦素可促进脂肪分解，产生大量 FFA，并能强而特异地削弱胰岛素的代谢作用。胰淀粉样蛋白能抑制胰岛素分泌，与糖负荷后血糖下降的延迟有关。TNF-α能诱导胰岛素受体底物（IRS）-1 的丝氨酸磷酸化，并使之成为胰岛素受体酪氨酸激酶的抑制剂，抑制胰岛素受体活化，对脂肪细胞中葡萄糖转运蛋白 4（$GLUT_4$）有下调作用，抑制胰岛素依赖性葡萄糖转运。另外，TNFα可促进脂肪分解释放 FFA，并能升高循环中多种升糖激素（如胰高血糖素、儿茶酚胺和皮质醇等）。胰岛素抵抗可能是肥胖型老年人糖尿病的主要致病因素。

（三）老年人胰岛β细胞代偿功能减退

血中胰岛素原/胰岛素比值的升高是胰岛β细胞功能衰竭的早期标志，在糖尿病前期的老年患者中，可见胰岛素原不适当分泌增高的现象，而胰岛素的早期分泌相和迟发分泌相均有降低。老年人 T2DM 中导致β细胞功能失代偿的原因可能有：①随增龄，核酸物质损害增加，修复功能降低，β细胞凋亡增加；②慢性高血糖对β细胞的毒性作用；③老年 T2DM 患者胰腺组织中胰淀粉样蛋白含量显著升高，损害β细胞的胰岛素分泌功能。β细胞功能不全在非肥胖型老年人糖尿病发病过程中可能起主要作用。

胰岛素抵抗和β细胞功能不全常同时存在，它们对老年人糖尿病发病的作用大小常因人而异。

（四）生活方式改变对糖代谢影响大

服用的多种药物影响机体的糖代谢而诱发糖尿病高糖、高热量饮食摄入和体力活动减少以致超重和肥胖，这是老年人易患糖尿病的重要原因之一。此外，老年人因身体衰弱、经济来源减少和生活质量下降而产生心理压力，在糖尿病的发生与发展中也可能起一定作用。

由于老年人同时可能患有多种慢性疾病，因此可能服用多种药物，可能影响机体的糖代谢而诱发糖尿病，如糖皮质激素、噻嗪类利尿剂和生长激素等。老年人 T2DM 的发生是在多基因遗传基础上，各种后天环境因素共同作用和累积的结果。

二、临床特征

1.处于糖尿病前期

老年人群中约有一半的患者处于糖尿病前期即空腹和餐后 2h 血糖超出了正常而未达到糖尿病的诊断标准。糖尿病前期是发生糖尿病的危险因素，是发生心血管疾病的危险之一。同样，接近一半的老年人符合代谢综合征的诊断标准。

2.病情隐匿，症状不典型

一半老年糖尿病患者不知道自己已经患糖尿病。高血糖的症状（一般指空腹血糖超过 15mmol/L）即多饮、多食、多尿和进行性体重下降少见。老年人口渴感觉减退，血糖显著升高时仍然没有口渴感觉。肾糖阈升高，血糖比较高时才有葡萄糖从尿中排出，所以多尿症状表现不是特别明显。如果出现症状，也是一些非特异的表现，可能出现认知功能障碍、抑郁、尿失禁、损伤性摔倒、疼痛等等。有些患者发病以糖尿病相关的并发症出现，例如心肌梗死、中风或有的患者首次非酮症高渗性昏迷发病。

3.慢性并发症多且较严重

老年糖尿病慢性并发症主要包括糖尿病微血管并发症、大血管并发症等等。老年糖尿病微血管并发症发生主要与患者的 HbA1c、糖尿病持续时间、高血压、高脂血症等有关。老年糖尿病眼底病变主要与糖尿病持续时间相关，因为许多无糖尿病的老年人也有合并眼底病变，很难从糖尿病解释。糖尿病神经病变也是老年糖尿病主要并发症。在老年患者中糖尿病肾病发病率高。

心脏冠状血管疾病是老年糖尿病的主要致死原因。64%的老年糖尿病患者合并高胆固醇血症，42%老年糖尿病患者合并高甘油三酯血症，26%老年糖尿病患者合并冠心病，同样，老年糖尿病的肥胖和高血压也加速了老年动脉粥样硬化。此外，高胰岛素血症也是一个重要的危险因素。老年糖尿病患者容易患三支病变。心脏冠状血管疾病通常是无症状的，发病以急性无痛性心肌梗死、急性左心衰竭或猝死等发病，病情重，预后不良。有些老年患者长期呼吸困难表现心脏储备功能下降，可能是糖尿病心肌病导致。另外老年糖尿病患者的中风和外周血管疾病发病也高。

4.急性并发症的死亡率高

老年糖尿病主要为 1 型糖尿病，1 型糖尿病的很少，只占 0.4%。因此糖尿病急性并发症糖尿病酮症酸中毒在老年糖尿病患者中少见。糖尿病非酮症高渗性昏迷几乎见于 65 岁以上的老年人、死亡率高为 10%~50%、临床特点为血糖>55.6mmol/L、血清渗透浓度>300mOsm/kg、意识障碍不经治疗可以进展到昏迷、没有酮体或酸中毒、 脱水、以前没有糖尿病的病史等。老年糖尿病患者乳酸酸中毒的发生率也较高。

5.低血糖

老年糖尿病患者发生低血糖的概率明显高于年轻的糖尿病患者。引起老年糖尿病患者发生低血糖的因素多，现将主要的归纳如下：①临床上使用各种胰岛素制剂的剂量过大、重复给药等等都可以导致老年低血糖；②口服降糖药的磺胺类，胰岛素促泌剂是老年低血糖的主要原因，容易忽视；③多药性是老年糖尿病患者的另外特点，许多药物可能影响血糖，使血糖下降导致低血糖；④老年人肝肾功能障碍，肝脏储存糖原能力下降，肾脏皮质萎缩储存糖原也下降，也是老年糖尿病患者容易导致低血糖的原因；⑤许多老年糖尿病患者往往是饮食摄入不足或怪异，这也容易导致低血糖。

老年低血糖的临床表现可以表现为典型低血糖症状，出汗、饥饿、手抖等，临床容易辨认。然而，许多老年糖尿病患者表现为非特异性症状，以中枢神经系统症状表现为主，可以表现为痴呆、意识障碍、昏迷，长时间低血糖不纠正可能导致死亡。此外，老年糖尿病患者发生低血糖的阈值升高，可能血糖在正常范围内出现低血糖的表现。

6.老年糖尿病足

糖尿病足在老年患者发病率高，截肢患者大部分为老年糖尿病患者，目前还没有特效治疗方法。

7.老年糖尿病特殊表现

一些糖尿病的特殊临床表现虽然少见，但是几乎见于老年糖尿病患者。①糖尿病神经恶病质表现为体重减轻、抑郁、外周神经痛，一般在几个月不经过治疗可以自行缓解；

②糖尿病性肌病包括不对称的肌无力、疼痛和骨盆肌、下腹肌萎缩；③糖尿病单神经病变表现单侧颅神经病变，例如单侧动眼神经麻痹；④恶性外耳道炎是坏死感染病灶，由铜绿假单胞菌引起，死亡率高达 50%；⑤肾乳头坏死往往无腰痛和发热的表现。

三、实验室检查

1.血葡萄糖测定

血糖升高是目前诊断糖尿病的主要依据，有时判断糖尿病病情和控制情况的主要指标。常用葡萄糖氧化酶法测定，样本为静脉血浆。正常范围为 3.9~6.0mmol/L（70~108mg/dl）。空腹及餐后 2 小时血糖的测定不但能最直接地反映出入体血糖是否正常，还能间接反映机体中胰岛素水平。空腹血糖可反映血液中胰岛素的基本水平；餐后刺激胰岛素细胞分泌胰岛素增加，使胰岛素在血液中浓度上升，以降低过高的餐后血糖，餐后 2 小时血糖可以间接地反映胰岛素β细胞的储备功能水平。老年人生理状态下糖耐量降低，2hPG 增高明显多于空腹血糖增高，对老年人必须重视餐后 2h 血糖的测定。

2.尿糖测定

老年糖尿病患者肾糖阈升高在 160~190mg/dl 左右，尿糖测定已经很少使用，尿糖测定结果阳性提示糖尿病的可能性大，尿糖阴性不能排除糖尿病。

3.糖化血红蛋白（HbA1c）

糖化血红蛋白可反映较长一段时间血糖的变化情况，对指导糖尿病治疗有重要意义。老年人随年龄的增加，HbA1c 也增加。

4.葡萄糖耐量试验

血糖高于正常范围而又未达糖尿病诊断标准者，须行口服葡萄糖耐量实验（OGTT）。OGTT 应在清晨进行。WHO 推荐成人口服 75g 无水葡萄糖或 82.5g 含一份水的葡萄糖，溶于 200~300ml 水中，5 分钟内饮完，2 小时再测静脉血浆糖量。空腹血糖调节受损（IFG）者应做 OGTT 后再归类。

5.胰岛素和胰岛素释放试验

了解老年胰岛素水平和胰岛素释放功能，以鉴别有无高胰岛素血症和胰岛素释放功能受损的程度，对评价糖尿病程度、指导治疗、判断预后有重要意义。临床观察、老年人多数并存胰岛功能低下和胰岛素抵抗。

四、诊断

老年糖尿病按 1999 年 WHO 糖尿病诊断标准进行诊断。

在诊断老年糖尿病时应注意以下几点。

1.老年糖尿病往往以餐后血糖升高确诊者居多。因此，当患者主诉有糖尿病相关症状（尽管不典型）或体检出现餐后尿糖阳性时，尽管空腹血糖在允许范围内或升高但未达到糖尿病诊断标准，首先应测定餐后 2 小时血糖；若餐后血糖仍未达到糖尿病诊断标准，应做 75g 无水葡萄糖 OGTT 检查，以肯定或否定糖尿病的诊断。即使 OGTT 诊断 IGT，对老年人早期干预也是有益的。张蕙芬等总结了 100 例 62~102 岁老年 2 型糖尿病确诊时，其中 1/4 是由 OGTT 先诊断为 IGT，以后经随访 OGTT 而最后确诊为 2 型糖尿病。由此可见，餐后血糖是确诊老年 2 型糖尿病非常重要的一项指标。

2.确诊糖尿病的血糖指标需除外干扰因素。由于老年人的血糖升高易受多种因素影响，如与体力活动减少、脂肪组织增多、多种药物相互作用及病毒感染等诸多因素有关。

在诊断糖尿病时应除外这些干扰因素对血糖升高的影响。

3.在确诊老年糖尿病的同时，应对糖尿病有关的慢性并发症或合并症相关指标进行检查以早期发现已存在的并发症，也可较全面的评估整个病情，便于制订合理的治疗措施。

4.怀疑是1型或成人隐匿性免疫性糖尿病（LADA）的糖尿病老年人，应及时监测血清胰岛素、C-肽及相关抗体（如 ICA、GAD、IAA 等），早期区分1型糖尿病及2型糖尿病，为制订治疗措施提供依据。

五、治疗

（一）概述

老年糖尿病的治疗主要应考虑以下的特殊之处：①糖尿病的慢性并发症和非糖尿病合并症多，合并多脏器功能不全的检出率高，尤其是肝肾功能均有不同程度降低，罹患大血管病变者也很普遍，多数多合并有高血压、冠心病或脂代谢异常；②胰岛分泌不足，且以早相缺失和餐后血糖升高多见，控制餐后血糖往往较控制空腹血糖更难；容易发生药物性低血糖症，且不容易感知；③多数使用多种其他治疗药物，药物之间的相互作用明显；④文化和智能水平参差不齐，改变原有生活习惯困难，且容易发生误餐或漏餐；身体虚弱，需要更多的个体关照和护理关老年糖尿病的药物治疗的大型对照研究资料缺乏，许多药物治疗的依据和方案来源于非老年人群。

老年人常合并其他疾病，服用多种药物，在降糖治疗时还应注意其他药物对降糖药在药动学和药效学方面的影响，有些药物（如β受体阻滞剂）还可能掩盖低血糖的症状，只有对老年患者血糖的严密监测，熟悉各种药物的适应证及禁忌证，才能保障降糖药物安全而有效地发挥作用。老年糖尿病患者往往合并代谢综合征，应注意纠正其他代谢紊乱，这样才能最多限度地受益。

（二）强调治疗目标个体化

老年糖尿病的治疗目标是良好的控制代谢，预防和延缓急、慢性并发症的发生，提高患者生活质量。关键是控制高血糖，同时也应注意治疗高血脂和高血压。对老年糖尿病患者进行降糖治疗时，又必须防止低血糖，因老年人常有肝肾功能减退、摄食减少、应急能力下降、并发其他消耗性疾病或服用与降糖药有协同作用的其他药物等，而易于发生药物性低血糖，后者又可导致跌倒、心肌缺血和脑梗死，甚至昏迷和死亡。故对于老年人糖尿病的血糖控制标准仍存在分歧，有人建议为了防止低血糖，应对老年人放宽血糖控制标准，但许多学者认为除非对于那些非常高龄或寿限不长的老人以及单独居住、就医困难或有严重痴呆者，血糖控制标准可适当放宽，其余的老年糖尿病患者仍应严格控制血糖，尽可能将血糖控制在：HbA1c<6.5%，空腹血糖低于 6.1mmol/L，餐后血糖低于 8mmol/L。治疗措施包括心理治疗、饮食治疗、运动治疗和药物治疗，同时应加强糖尿病知识的宣传教育。应强调的是针对具体的老年糖尿病患者，治疗方案和措施应个体化。

在评估个体治疗危险度的基础上确定治疗目标。对老年糖尿病患者进行全面的病情分析，在安全的前提下，血糖应尽可能地控制在正常范围。在控制高血糖时更应防止低血糖，尤其是严重低血糖，空腹血糖可接受范围为 7.8mmol/L，餐后 2 小时为 11.1mmol/L。年龄大、病程长和合并症多的患者进一步降低 HbA1c 到 6.5%以下或接近正常 6.0%的临床益处并不明显甚至有害，与常规治疗相比，强化治疗反而增加 HbAlc>8.5%、神经病变史、阿司匹林服用史和患者的死亡率。因此，应根据患者个体情况选择严格的或相对宽松的血糖控制方案。美国老年病学协会建议，功能状态良好的老年糖尿病患者可将 HbA1c 控制在<7.0%范围内，而体质虚弱或生命预期<5 年者只要控制在 8.0%水平即可。美国退伍军人事务部的建议是，生命预期>15 年者控制在<7%（无严重共患疾病），生命预期在 5~15 年者控制在 8%水平（共患中等严重程度疾病），而生命预期<5 年者控制在 9%即可（共患严重疾病）。

（三）饮食和运动是治疗的基础

新发现的老年糖尿病且空腹血糖者，首先可单纯予以饮食控制及适当运动，1 个月后观察疗效，血糖达正常者继续饮食治疗并定期检查，未达正常者可加用口服降糖药治疗。增加饮食中纤维素的含量，尤其是可溶性纤维素的含量可降低血糖和血脂。老年人在饮食方面有许多特殊性，如食物购买困难、咀嚼困难、消化吸收困难和排便困难等。饮食治疗应根据具体情况进行合理安排和适时调整，总的原则是控制每天的总热量和饮食均衡。

运动有助于血糖的利用，改善胰岛素敏感性，改善老人的生活质量，降低死亡率。Stessman 等对耶路撒冷 456 例 70 岁以上的老人进行 6 年追踪观察，发现每周步行 4 小时以上老人的死亡率明显低于无规律运动的老人（9.9%比 23.4%）。与不运动组相比较，每周至少 2 次体育运动组死亡率的比值比（OR）为 0.73，每周步行 4 小时以上组的 OR 为 0.41，每天锻炼组则为 0.14。因此认为规律的运动能延长老人的寿命。但由于老人易合并心、脑血管病变，因此不宜做剧烈运动。

（四）药物治疗依病情而定

对于肥胖且血糖轻度升高（尤其以餐后血糖升高为主）的患者宜选用α-葡萄糖苷酶抑制剂、双胍类、格列奈类及噻唑烷二酮类药物；非肥胖者以及血糖较高者则可选用磺胺类和格列奈类药物，并可与其他类口服降糖药合用以控制血糖。

老年人选用降糖药时，必须考虑各种药物的安全性。格列奈类和 DPP-4 抑制剂维格列汀和西格列汀更适合于老年 T2DM 患者。

需要用胰岛素控制代谢紊乱者可采用每天注射 2 次中效或预混胰岛素的方案，或与口服降糖药交替或联合使用。胰岛素的主要不良反应是易引起低血糖和体重增加，后者可通过合用双胍类、α-葡萄糖苷酶抑制剂或噻唑烷二酮类药加以改善。而胰岛素类似物（诺和锐和优泌乐）的起效快，半衰期短，引起低血糖的危险性较小，使用灵活方便，因而对老年人较为适用，胰岛素笔和胰岛素泵的应用亦使患者对胰岛素的依从性显著提高。血糖水平是调整胰岛素剂量的依据，一般 3~4 天调整 1 次，每次不超过 8U。

因为 T2DM 是一种缓慢进展性疾病，随着时间的推移，残存β细胞功能缓慢下降，许多 T2DM 患者最终往往必须用胰岛素治疗。近年来，对血糖较高的新诊断 T2DM 也主张尽早使用胰岛素，消除高糖的毒性，保护胰岛β细胞功能。老年患者有以下几种情况时必须用胰岛素：①T1DM 患者；②老年患者如用最大剂量口服降糖药仍不能很好地控制血糖；③血糖过高（>16.7mmol/L）有高渗性危险者；④有急性并发症者；⑤有较严重的慢性并发症或合并症者；⑥拟手术者（尤其是大、中型手术）。胰岛素可与各类口服降糖药合用，使血糖达到稳定控制并可减少胰岛素用量，减少由使用胰岛素引起的体重增加和心血管方面可能存在的不良反应，如使用口服降糖药时，在晚餐前加用中效或长效胰岛素常能有效控制全天血糖。

六、糖尿病诊治的注意事项

由于老年糖尿病患者"三多一少"症状不明显，常延误了糖尿病的诊断。如有的患者因视力下降检查眼底发现有特征性的糖尿病视网膜病变，再经检查而确诊。有的患者因急性心肌梗死、脑血管意外急诊住院时发现糖尿病。这样就使许多老年糖尿病患者失去了早期诊断、早期防治的良机。这就提醒老年人家属，特别是临床医师，老年人中只要出现乏力、体重下降，不管有无"三多一少"症状，均应想到糖尿病的可能。单纯负荷后高血糖（IPH）定义：空腹血糖<7.0mmol/L 加上 OGTT 2h 血糖>11.1mmol/L，单纯负荷后高血糖患病率随年龄增长而升高，如单以空腹血糖作为标准，会漏诊许多老年糖尿病患者。因此对老年人进行血糖检查以确定糖尿病诊断，应同时行空腹血糖及餐后 2h 血糖检查。

低血糖是老年人常见的急性并发症，但老年糖尿病发生低血糖时症状常不典型，应引起临床医师的高度重视。老年糖尿病患者可已出现无意识性低血糖。严格的血糖控制、以往的急性低血糖、睡眠期间以及饮酒，均可以诱发无意识性低血糖。当糖尿病患者合并自主神经病变时，也容易发生反复的低血糖。在各种低血糖情况中，老年患者需要注意的还有 Somogi 现象。Somogi 现象即是低血糖后的高血糖。这是由于胰岛素和降糖药用量过大发生的低血糖，低血糖又引起机体胰高糖素、肾上腺素、皮质激素分泌增加，使血糖升高。如不询问病史和观察低血糖反应，只根据血糖高增加胰岛素或降糖药剂量，结果只能加重低血糖发作，使随之而来的高血糖更加明显。但 Somogi 现象在老年糖尿病低血糖患者中比较少见。动态血糖监测系统可以明确地诊断 Somogi 现象。

老年糖尿病患者的病情重、抵抗力差、并发症多、合并疾病多，因此治疗复杂，个体化明显。对老年糖尿病患者的治疗应综合考虑以下因素：①患者估计余下期望寿命的年数；②患者的意愿及承诺（同意做哪些治疗）；③基层医务人员的意见；④是否有支持性的服务；⑤经济状况如何；⑥严重低血糖的危险性；⑦有无重要的精神或认知障碍；⑧糖尿病并发症的有、无，严重度；⑨糖尿病者功能活动状态有无严重限制；⑩治疗计划的复杂性，由于需用多种药物而引起的药物相互作用危险性。

总之，老年糖尿病的诊断与治疗是一项复杂、艰巨而又极其重要的工作，需要全社会的关注和参与。

（李升金）

新编内科学临床精粹
（下）

王秋林　朱晓巍◎主编

吉林科学技术出版社

第七章 冠心病疾病

第一节 急性冠状动脉综合征

急性冠状动脉综合征（ACS）特指冠心病中急性发病的临床类型，主要涵盖以往分类中的 Q 波性急性心肌梗死（AMI）、非 Q 波性 AMI 和不稳定型心绞痛。由于上述三种临床类型都具有突然发病的特点，使人们自然联想到其发病可能具有共同的病理生理基础，即与斑块的不稳定有关，从而提出 ACS 概念。然而近些年来，越来越多的循证医学研究显示，试图统一 ACS 的治疗方案是不现实的，例如标准溶栓治疗 AMI 仅对 ST 段抬高 AMI 有效，而对非 ST 段抬高 AMI 无效，鉴于上述溶栓治疗疗效上的差异，近年来又将 ACS 划分为 ST 段抬高 ACS 和非 ST 段抬高 ACS 两大类，前者主要指 ST 段抬高 AMI，后者则包括非 ST 段抬高 AMI 和不稳定型心绞痛。这种分类虽然最终基本满足了治疗上的一致性，但非 ST 段抬高 AMI 和不稳定型心绞痛之间在发病的急骤性和血管阻塞的程度以及血栓在急性血管阻塞中的作用等方面仍存在较大的不同，因此探讨更有针对性的治疗仍是有价值的尝试。

一、急性冠状动脉综合征的病理生理基础

不同类型 ACS 都具有急性发病的特点，而急性发病大多都与内膜损伤或斑块破裂有直接的关系。内膜损伤常诱发血管痉挛，在血管痉挛的基础上可伴有继发血栓形成，而斑块破裂则多诱发急性血栓形成，其血栓形成的速度和类型主要取决于斑块破裂的程度、斑块下脂质暴露于血液循环的多少和体内凝血和纤溶活性之间的平衡状态等。因此，ACS 的病理生理基础应包括内膜损伤，斑块破裂，血管痉挛，血小板聚集以及血栓形成等诸多因素，这些病理因素相互作用导致 ACS 的不同类型。

（一）动脉粥样斑块形成的最新认识

近些年来研究认为，动脉粥样硬化病变是对局部损伤的一种保护性炎症——纤维增生性回应。如果损伤持续一段时间，这种回应则变得过度，最终成为疾病，即斑块形成。在斑块的形成过程中，脂质沉积是最重要的因素，也是损伤反应最早期的表现之一。伴随着脂质的沉积、氧化低密度脂蛋白胆固醇（oxLDL-C）的形成，循环中的白细胞和单核细胞被激活，并迁移到病变处，后者在 oxLDL-C 作用下变成活化的巨噬细胞，通过它们的清道夫受体，摄取 oxLDL-C 成为泡沫细胞，泡沫细胞的不断产生和堆积导致脂质条纹的形成。泡沫细胞死亡时，则释出大量的胆固醇酯与血浆脂蛋白的沉积构成斑块下脂质核心。炎症应答继续发展，T 细胞活化，则引发纤维增生反应，最终形成纤维帽。在斑块形成的早期，脂质核心小，纤维帽厚，斑块呈稳定状态，伴随着泡沫细胞的不断死亡和血浆脂类的沉积，斑块下的脂质核心不断增大；另一方面，大量巨噬细胞浸润释放大量的水解酶，尤其是金属蛋白酶系列，通过降解纤维帽以及抑制胶原纤维的生成，使

纤维帽逐渐变薄，从而使稳定斑块转变为不稳定斑块，后者在内、外因的作用下，最终发生破裂导致急性冠脉综合征。

（二）斑块破裂的诱发因素

1.斑块内脂质池大小

斑块内脂质池中主要为胆固醇酯和少量甘油三酯，主要来源于血浆脂蛋白或泡沫细胞坏死后释出的脂类，按照其脂质含量的多少可将斑块分为五种类型，Ⅰ、Ⅱ、Ⅲ型斑块为稳定性斑块，脂质核心体积不大，Ⅳ、Ⅴ型斑块为不稳定性斑块，由于脂质池已明显增大，并移出细胞，此时斑块内几乎无细胞存在。同时纤维帽也相应变薄，斑块则进入非常易损期，随时有发生破裂的可能。

2.斑块内的炎症反应

斑块是否发生破裂与斑块内的炎症反应强度有密切的关系。在斑块的破裂部位，可见大量巨噬细胞浸润。如前所述，除单核细胞、巨噬细胞以及 T 淋巴细胞的作用外，中性粒细胞和血小板亦参与其炎症反应。现已知活化的血小板主要通过其炎症介质 CD40L 和 P-选择素等途径加速炎症反应，因此抗血小板治疗对于抑制动脉粥样硬化和稳定斑块亦有不可忽视的作用。

3.纤维帽厚度

纤维帽在厚度、细胞构成、基质承受力和硬度等方面都有较大差异。纤维帽内主要是平滑肌细胞，它们是由血管中膜的平滑肌细胞增生，迁移至内皮下。这种平滑肌细胞已失去收缩性能，已转变为代谢型的平滑肌，代谢型平滑肌能分泌胶原蛋白、弹性蛋白及整合素和一些蛋白多糖（基质的重要部分）。纤维帽细胞减少，钙化增加则使斑块硬度增加。一般来说，纤维帽越薄，发生破裂的风险越大。

（三）血栓形成的类型及其影响因素

一旦斑块发生破裂，迅速招致出血和血小板血栓在破裂处形成，其后腔内血栓的类型及其临床后果大致分为以下三种情况：①破裂处的血栓不断增大，突入管腔，最终使管腔接近或完全闭塞，造成 AMI。闭塞性血栓自发溶解或经溶栓治疗后血管再通转变为②③类型，但坏死心肌不可逆转，其左心功能已明显受损；②血栓突入管腔，严重阻塞血流，单独或与血管收缩因素并存导致不稳定型心绞痛或非 Q 波性 AMI，其后血栓机化使冠状动脉狭窄加重，或血小板血栓脱落栓塞于血管远端，造成非 Q 波 AMI；③裂隙中的血栓长入管腔，由于阻塞程度不重，未产生临床症状，或腔内血栓形成后又自发溶解，使管腔基本保持通畅状态。以上血栓形成的类型又主要取决于以下几个因素。

1.损伤程度

窄的、长度短的破裂口，可仅形成附壁血栓，而长段相对宽的深层损伤易形成闭塞性血栓。

2.脂质池中的脂质含量

Ⅴ型斑块具有脂质池大，纤维帽薄的特点，故当脂质核心呈偏心对向管腔超过血管环状面的 45%时，其纤维帽的侧缘（肩部）因牵拉力最高，最容易发生破裂。

3.血栓形成和血栓溶解之间的平衡

在一定时间范围内，血栓的增长和消退呈动态变化的过程。早期的血小板血栓是不稳固的，易脆很容易被血流冲走。在有正常纤溶功能的情况下，血栓形成受到很大的限制，需致血栓形成的病理因素反复、强烈的刺激才有可能。

4.斑块表面的粗糙程度

严格来说，冠脉内斑块有两种表现形式，多数为斑块破裂后继发血栓形成，附壁血栓一旦机化，则斑块趋于稳定，少数表现为斑块糜烂或为溃疡性病变，糜烂面粗糙并长期不愈合，是导致持续性血小板活化和血栓形成的温床。

二、急性冠状动脉综合征临床分类和危险分层

急性冠状动脉综合征（ACS）按 ST 段抬高与否可分为 ST 段抬高 ACS 和非 ST 段抬高 ACS。由于溶栓治疗疗效的差异，目前更主张在传统分型基础上，将 ST 段抬高与否补充到传统分型之中，即 ACS 先按 ST 段抬高与否，分为 ST 段抬高 ACS 和非 ST 段抬高 ACS，然后再按其演变过程分为 Q 波性心肌梗死（QWMI）、非 Q 波性心肌梗死（NQWMI）和不稳定型心绞痛（UA）。ACS 临床分型详见（图 7-1-1）。一般来说，ST 段抬高 ACS 主要为 ST 段抬高 AMI，仅很小一部分为变异型心绞痛，在 ST 段抬高 AMI 中约 90%发展为 QWML 发展为 NQWMI 的约占 10%。非 ST 段抬高 ACS 主要由不稳定型心绞痛和非 ST 段抬高 AMI 两部分构成，后者 80%~90%演变为 NQWMI，10%~20%演变为 QWML。

ACS 发病的主流机制为斑块破裂诱发急性血栓形成，血栓若为闭塞性则造成 ST 段抬高 AMI，若为非闭塞性则造成非 ST 段抬高 AMI 或不稳定型心绞痛。次要机制包括：①斑块破裂，内膜损伤或斑块表面糜烂诱发血管痉挛，可与血栓形成并存，亦可单纯存在，可造成短暂 ST 段抬高的变异型心绞痛，亦可造成不稳定型心绞痛和非 Q 波性 AMI；②斑块因脂质浸润而急剧增大或斑块下滋养血管破裂致斑块下血肿，使血管狭窄加重造成不稳定型心绞痛。

综上所述，不同的发病机制造成不同类型 ACS，其近、远期预后亦有较大的差别。因此，正确识别 ACS 的高危人群并给予及时和有效的治疗可明显改善其预后，具有重要的临床意义。

对于 ACS 的危险性评估遵循以下几个原则，首先是明确诊断，然后进行临床分类和危险分层，最终确定治疗方案。在危险性评估中心电图是最重要的资料，其次为血清心脏特异性标志物和血清心肌酶学指标以及患者临床背景资料，包括年龄、有无陈旧性心肌梗死、是否合并糖尿病和高血压等。

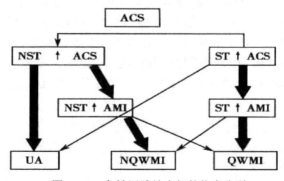

图 7-1-1　急性冠脉综合征的临床分型

（一）ST 段抬高 AMI 的危险性评估

此类患者中，90%为斑块破裂诱发闭塞性血栓所致，紧急血运重建是最有效的治疗，对于高危患者受益则更大，具有以下任何一项者可被确定为高危患者：①年龄>70 岁；②前壁心肌梗死；③多部位心肌梗死（指两个部位以上，如下壁＋后壁＋右室等）；④伴有血流动力学＋稳定，如低血压、窦性心动过速>100 次/分、严重室性心律失常、快速心房颤动、肺水肿或心源性休克等；⑤左、右束支传导阻滞源于 AMI；⑥既往有心肌梗死病史；⑦合并糖尿病和未控制的高血压。

（二）非 ST 段抬高 AMI 的危险分层

作 ST 段抬高 AMI 多表现为非 Q 波性 AMI，与 ST 段抬高 AMI 相比，梗死相关血管完全闭塞的发生率较低（20%~30%），但多支血管病变和陈旧性心肌梗死发生率比 ST 段抬高者多见。在临床病史方面两者比较，糖尿病、高血压、心力衰竭和外周血管疾病在非 ST 段抬高 AMI 患荇中更常见。因此，在住院病死率和远期预后方面两者差异并无显著性。

非 ST 段抬高 AMI 较 ST 段抬高 AMI 有更宽的临床谱，不同的临床背景与其近、远期预后有密切的关系，对进行危险分层的主要目的是为临床医生迅速作出治疗决策提供依据。临床上主要根据患者症状、休征、心电图以及血流动力学指标对其进行危险分层。

1.低危险组

无合并症、血流动力学稳定、不伴有反复缺血发作的患者。

2.中危险组

伴有持续性胸痛或反复发作心绞痛的患者：①不伴有心电图改变或 ST 段压低 ≤1mm；②ST 段压低>1mm。

3.高危险组

并发心源性休克、急性肺水肿或持续性低血压等。

（三）不稳定型心绞痛的危险性分层

不稳定型心绞痛（UA）是介于稳定型心绞痛和急性心肌梗死之间的一组临床心绞痛综合征，其中包括多种亚型，在不同亚型之间，冠状动脉病变程度有较大差别。例如，初发劳力性心绞痛患者冠状动脉病变相对较轻，发作常有痉挛因素参与，恶化劳力性心绞痛患者冠状动脉病变常较严重，而静息心绞痛患者冠状动脉病变严重并常伴有血栓存在，由于上述不同类型心绞痛中的病理生理基础的差异，及时采取有效的治疗将对改善患者的预后有十分重要的影响。因此对 UA 进行危险分度显得尤为重要。目国际上无统的 UA 危险分层，主要在 1989 年 BraunwaldUA 分类的基础上结合心电图和心肌肌钙蛋白 A 指标综合判断。2000 年，我国"不稳定型心绞痛诊断和治疗建议"中，对 UA 作出危险分层就是基于上述思路。本文（表 7-1-1）对"建议"中的 UA 危险分层又做了进一步简化以便应用。

表 7-1-1　不稳定型心绞痛临床危险分层

心绞痛类型		发作时 ST↓幅度	肌钙蛋白 T 或 I
低危组	初发，恶化劳方性 无休息时发作（Braunwald I 型）	≤1mm	（一）

中危组	1个月内出现静息心绞痛,但48小时内无发作(Braunwald II型)	>1mm	(一)或轻度升高
高危组	A:48小时内皮复发作静息心绞痛(Braunwald III) B:梗死后心绞痛	>1mm	升高

注:①当横向指标不一致时,按危险性高的指标归类,例如心绞痛类型为低危组,但心绞痛发作时ST段压低>1mm,应归入中危组;②既往有陈旧心肌梗死者,左心室射血分数<40%者,心绞痛发作时伴有血压低(<90mmHg),二尖瓣反流,严重心律失常以及肺水肿者均视为高危组应强调指出,在(表7-1-2)的危险分层中,心绞痛的临床类型,发作时心电图改变和血清肌钙蛋白指标三者缺一不可,不能再简化。心绞痛的临床类型更多凸现冠状动脉病变的性质,心电图改变反映心肌缺血的部位、范围和缺血的严重性,而肌钙蛋白指标则反映缺血、坏死的程度,所以上述三项指标相结合才可对UA的预后作出准确的判断。

三、急性冠状动脉综合征的临床治疗

急性冠状动脉综合征(ACS)虽然包括多种不同的临床类型,但作为冠心病急性发病的情况在治疗上有许多共同之处,因此从治疗角度去归类进行评述更容易理解和掌握ACS的临床治疗。

(一)ACS的药物治疗

1.溶栓治疗

大规模临床试验已证实,对于ST段抬高AMI溶栓治疗有肯定的临床疗效,而对于非ST段抬高ACS上述标准溶栓治疗不仅无益反而有害,因此标准溶栓治疗目前仅用于ST段抬高AMI患者。

(1)溶栓治疗的时间窗:根据动物实验研究,从冠状动脉完全闭塞到所供血区域内心肌透壁性坏死需要大约6个小时,而对于ST段抬高AMI患者,其闭塞性血栓形成的早期血栓多早动力性变化,以致闭塞的血管经常出现短时间的开放现象,由此大大延缓了心肌发生坏死的时间。大规模随机双盲临床试验显示与安慰剂比较在AMI发病12小时之内进行溶栓治疗可明显降低其病死率,而且溶栓治疗越早,临床收益越大;而在12~24小时内进行溶栓治疗则两组比较其病死率无显著性差异。对于发病时间在12~24小时内患者仍有明显的胸痛症状,或此期间ST段抬高有动态改变者(即抬高的ST段曾有短时间的恢复)仍可考虑溶栓治疗。

(2)溶栓治疗的药物和使用剂量:目前国内临床上最常用的溶栓剂有尿激酶、链激酶、重组链激酶和组织型纤溶酶原激活剂(t-PA)以及重组组织型纤溶酶原激活剂(rt-PA)。新型溶栓剂中国产TNK-tPA和葡激酶仍在临床试验中(溶栓药物和使用剂量见急性心肌梗死章节)。

(3)溶栓治疗期间的辅助抗凝治疗:溶栓治疗期间和溶栓治疗后,辅助肝素治疗的方法因溶栓剂的不同而不同。尿激酶和链激酶为非选择性的溶栓剂,对全身纤维蛋白原降解极为明显,溶栓期间常测定不到血浆纤维蛋白原含量。故在溶栓治疗后短时间内(6~12小时之内)不存在再次血栓形成的可能,对于上述溶栓治疗有效即血管再通的AMI患者,可于溶栓治疗6~12小时后开始给予低分子量肝素皮下注射,以预防再次血栓形成。对于溶栓治疗失败的 AMI 患者，辅助抗凝治疗则无明显临床益处。rt-PA 和葡激酶等为选择性的溶栓剂，溶栓期间该药对全身纤维蛋白原降解作用较弱，故溶栓使血管再通后仍有再次血栓形成的可能，因此在溶栓治疗的前后均应给予充分的肝素治疗，使用方法为溶栓前先给予 5000U 肝素冲击量，然后以 1000U/h 的肝素持续静脉滴注 24~48 小时，以出血时间延长 2 倍为基准，加减静脉滴注的肝素剂量。根据 ASSENT-2 和 ASSENT-3 试验的结果，亦可选择低分子量肝素（LMWH）替代普通肝素治疗 ST 段 AMI，其临床疗效是相同的。

（4）溶栓治疗与急诊 PCI 相结合：急诊 PCI 虽然能迅速开通梗死相关动脉（1RA）但由于 PCI 手术为创伤性，需要在 X 线照射下完成，其准备时间最快也需要 30~60 分钟，若患者发病在夜间，则拖延时间更长。一般而言，急诊 PCI 治疗拖延时间超过 2 个小时，其疗效并不明显优于即刻的溶栓治疗，故目前美国和欧洲 AMI 治疗指南中明确规定若急诊 PCI 不能在患者到达医院的 90 分钟内完成，溶栓治疗则应成为首选治疗，而不应该一味地等待急诊 PCI。对于 AMI 而言，时间就是心肌，为能尽快开通 IRA，已有将溶栓和急诊 PCI 治疗相结合的临床尝试，例如 1999 年完成的 PACT 试验，研究结果提示溶栓与 PCI 治疗相结合是可行的，至少可使 20%左右的 AMI 患者在早期溶栓治疗中获益。

2.抗血小板和抗凝血酶治疗

（1）抗血小板药物：近些年来在探讨抑制血小板黏附方面进展不大，主要集中在竞争性诘抗 von Willebrand 因子（vWF）受体的药物研究上。而进展最快的是研究抑制血小板聚集的药物。抑制血小板聚集环节有多种，概括起来有花生四烯酸系统，二磷酸腺苷（ADP）系统，环核苷酸系统和受体拮抗剂系统等。

1）环氧化酶抑制剂：阿司匹林又名阿司匹林，其主要作用机制是使血小板内环氧化酶的活性部位乙酰化，使环氧化酶失活，从而抑制血栓素 A_2（TXA_2）生成，后者是血小板聚集强诱导剂。阿司匹林的这种抑制作用是持久的不可逆的，一次用药其抑制作用可持续近 7 天，直到骨髓巨核细胞产生新的血小板才能重新合成 TXA_2。但由于更新 10%的血小板即可使血小板功能低下的状态恢复，故仍需每日服用才能维持疗效。

关于阿司匹林使用剂量问题，目前已有较为一致的看法：①冠心病患者作为长期预防性用药阿司匹林宜采用小剂量 50~150mg/d；②小剂量阿司匹林的优点除可减少不良反应外，更重要的是能最大限度地保持血管壁合成 PGI_2 的能力而增加抗栓效果，但缺点是延迟达到抑制 TXA_2 生成的稳定状态，因此对于已有明确血栓形成倾向的患者如 ACS，应先给予较大剂量（300mg/d），以便迅速抑制血小板激活状态，3~5 天后可考虑改用小剂量维持治疗；③冠心病患者服用阿司匹林的最高剂量应在 300mg/d 左右，超过此剂量并不增加临床抗栓疗效，反而明显增加其不良反应，而最低剂量不宜低于 50mg/d，因目前尚无令人信服的资料证明低于此剂量在临床抗栓方面仍然有效。

阿司匹林最常见的副作用是对胃肠道的刺激作用，患者感到上腹部不适，剂量愈大，反应愈强。少数患者可发生消化道出血，故对患有活动性溃疡的患者是禁忌的。个别患者还可产生过敏反应如出现荨麻疹，血管神经性水肿和皮炎等。

阿司匹林在临床上用于预防血栓形成已取得良好的疗效。在心肌梗死一级预防、二级预防以及不稳定型心绞痛的多中心、随机、双盲研究中均已证实阿司匹林可明显降低心肌梗死或再梗死发生率，有效降低总病死率。因此阿司匹林已作为冠心病患者的常规用药。

2）ADB 受体拮抗剂：噻氯匹定又名抵克力得，主要抑制由 ADP 诱发的血小板聚集，对胶原、凝血酶、花生四烯酸和肾上腺素等诱导的血小板聚集亦有抑制作用，但强弱不一。由于该药较氯吡格雷起效慢且副作用大目前已被氯吡格雷所取代。

氯吡格雷（波立维）是近年来合成的新一代不可逆 ADB 受体拮抗剂，化学结构与噻氯匹定属于同一类。该药通过抑制 ADP 与其血小板受体的结合，防止 ADP 介导的 GPIIb/IIIa 受体活化和继发纤维蛋白原与 GPIIb/IIIa 受体的结合。目前一些临床试验研究显示，氯吡格雷比阿司匹林抑制血小板聚集的能力更强，耐受性更好，而且副作用更低，特别是颅内出血发生率明显低于阿司匹林，该药也不会引起噻氯匹定可能发生的中性粒细胞和血小板减少的副作用，已成为噻氯匹定的替代药物。氯吡格雷口服后迅速吸收，单剂口服 75mg 后 2 小时血小板聚集即受抑制，每日口服 1 次在 3~7 天后即达到稳定状态。对于 ACS 的患者，可采用负荷剂量的方法，旨剂口服 300mg，2 小时可达到作用的平台期（相当于口服 75mg/d，3~7 天的稳定的血小板抑制水平），此后每日 75mg 维持。Cure 和 Credo 试验均显示，采用阿司匹林联合氯吡格雷与单纯阿司匹林相比较可明显降低非 ST 段抬高 ACS 患者和冠心病介入治疗患者的心脏事件发生率。根据这两个研究结果，2002 年美国和欧洲的指南中建议对于非 ST 段抬高 ACS 患者不论是否做介入治疗，阿司匹林加氯吡格雷均为常规治疗，至少联合应用 1 个月（I 类适应证）亦可联合应用 9~12 个月（IIa 类适应证），对于置入药物支架的患者这种联合治疗至少 6~12 个月。

普拉格雷为新一代的 ADB 受体拮抗剂，TRITON-TIMI38 试验结果显示在治疗 ST 段抬高 AMI 方面该药较氯吡格雷在预防缺血事件方面有更优的疗效。

3）血小板膜糖蛋白IIb/IIIa（GPIIb/IIIa）受体拮抗剂：GPIIb/IIIa 受体拮抗剂是近些年来研究较多，由于该药阻断血小板聚集的最终环节，即阻断纤维蛋白原与 GPIIb/IIIa 受体的结合，而被认为是现今最强的抗血小板聚集的药物。该药依其化学结构的不同可分为 3 类。

阿昔单抗是最早应用于临床的 GPIIb/IIIa 受体拮抗剂，该药为 GPIIb/IIIa 受体的单克隆抗体，通过占据IIb/IIIa 受体的位置而阻断血小板聚集反应。该药为静脉制剂，多用于冠心病介入治疗前，特别是用于急诊介入治疗前，一般使用方法是先给冲击量 0.125ml/kg，然后以总量 7.5ml 维持静滴 24 小时（7.5ml 阿昔单抗溶于 242.5ml 生理盐水中，以 10ml/h 的速度静滴 24 小时）。

依替巴肽是一类含有 GPIIb/IIIa 受体识别序列的低分子多肽。

替罗非班为肽衍生物，其药理性质与依替巴肽相似。

以上三种 GPIIb/IIIa 受体拮抗剂静脉制剂主要用于介入治疗的患者，特别是用于 ACS 患者急诊 PCI 可明显减少急性和亚急性血栓形成的发生率。然而 HeartII 试验显示，若将静脉 GPIIb/IIIa 受体拮抗剂适应证放宽至全部 ACS 患者，其疗效与阿司匹林安慰剂组相比无明显差异，故目前认为其静脉制剂仅限于介入治疗的患者和部分高危的 ACS 患者。

4）环核苷酸系统：双啼达莫又名潘生丁，其抑制血小板功能的机制主要有三个方面：①抑制 cGMP 特异的磷酸二酯酶活性，使 cAMP 水平增高；②抑制血管内皮细胞和红细胞对腺苷的摄取，增高血浆腺苷浓度，后者可通过激活腺苷酸环化酶，使血小板内 cAMP 含量增加而抑制血小板聚集；③增强内源性 PGI_2 活性。双嘧达莫口服迅速被吸收，2 小时血药浓度达高峰，其血浆半衰期为 2~3 小时，故需每天口服 3~4 次。

由于应用较大剂量双嘧达莫时可产生心肌窃血现象对冠心病患者不利，临床使用剂量很少达到 400mg/d，故该药一般不作为一线抗血小板药。

双嘧达莫的主要副作用有头痛、眩晕、胃肠道症状，停药后很快消失。

西洛他挫：又名培达，是近些年来新合成的抗血小板药物，产于日本，主要通过选择性阻断磷酸二酯酶Ⅱ而增加血小板内的 cAMP 的浓度，因而抑制血小板聚集，同时该药也显示有血管扩张作用，可作为噻氯匹定的替代药物。西洛他唑口服吸收迅速，口服后 3~4 小时达峰浓度，血浆半衰期为 2.2 小时，口服剂量为 100mg，每日 2 次。以上述剂量服用不会产生积蓄作用。该药的主要副作用为头痛、心悸、水肿和一些消化道不适症状等。

（2）抗凝血酶治疗：肝素的主要抗凝作用依赖于抗凝血酶Ⅲ，当该物质水平降低时肝素的作用随之减弱。近年来低分子量肝素已广泛使用于临床，低分子量肝素主要作用于血浆活化的第 X 因子，使其灭活，作用强度是普通肝素的 2~4 倍，由于阻断活化的第 X 因子较阻断凝血酶在抗血栓方面更有效，故更推崇使用低分子量肝素替代普通肝素。

3.其他药物治疗

（1）硝酸酯类药物：临床上常用的硝酸酯类药物为硝酸甘油、硝酸异山梨酯（消心痛）和单硝酸异山梨酯。硝酸甘油分为片剂和针剂，前者主要用于心绞痛发作时含服，后者主要用于预防心绞痛发作。对于 ST 段抬高 AMI，硝酸甘油静脉滴注不作为常规治疗，主要用于那些持续性严重胸痛伴有高血压和反复缺血发作的患者，下壁心肌梗死特别是合并右室梗死伴低血压时硝酸甘油静脉滴注是禁忌的，对于非 ST 段抬高 ACS 硝酸甘油静脉滴注可作为常规治疗，除个别合并低血压或心源性休克外，硝酸甘油静脉滴注的维持剂量一般在 10~30μg/min 之间，最大剂量不超过 80~100μg/min。持续静注 24~48 小时即可，不宜过长，以免产生耐药性而降低疗效。口服制剂中硝酸异山梨酯为短效口服制剂，有效作用时间可持续 4 小时。单硝酸异山梨酯为中长效制剂，有效作用时间可持续 8 小时，其缓释型的持续作用时间为 12~17 小时不等，取决于制剂工艺。硝酸酯类药物的口服制剂主要用于控制和预防心绞痛的发作。硝酸异山梨酯常用剂量为 10~30mg/次，每日 3~4 次；单硝酸异山梨酯为 20~40mg/次，每日 2 次，其缓释剂量为 40~60mg/d，每日 1 次为宜。对于劳力性心绞痛患者，可采用硝酸异山梨酯 15~30mg/次，每天 3 次或 4 次，单硝酸异山梨酯 20~40mg/次，每天 2 次，不宜采用硝酸异山梨酯 8 小时 1 次和单硝酸异山梨酯 12 小时 1 次的给药方法，因为这种服药方法既不能有效控制心绞痛发作，还容易产生耐药性。对于白天和夜间均有心绞痛发作的患者采用硝酸异山梨酯，6 小时 1 次，并以 9、3、9、3 时间点服药最佳，单硝酸异山梨酯缓释剂型主要用于稳定型劳力性心绞痛患者。

（2）β受体阻断药：主要作用机制是通过阻断心脏、血管及支气管等器官细胞膜上的β受体，从而阻断交感神经兴奋所产生的儿茶酚胺类物质对上述器官的作用，起到减慢心率，降低血压，减弱心肌收缩力而最终达到显著降低心肌耗氧量的目的。

β受体阻断药代表药物有美托洛尔、阿替洛尔和比索洛尔，在选择性阻断β₁受体的程度上，比索洛尔选择性最强，其次是阿替洛尔，美托洛尔选择性较弱。这些药物主要用于治疗冠心病劳力性心绞痛和高血压患者，开始应从小剂量用起，常用剂量美托洛尔为

25~200mg/d，分 2~3 次口服，阿替洛尔为 12.5~100mg/d，分 2 次口服，而比索洛尔 5~10mg/d，一次顿服。第三代β受体阻断药以卡维地洛为代表，除具有β受体阻滞作用外，对于α受体也有阻滞作用，可用于治疗高血压、冠心病心绞痛患者，对于左心功能不全的患者亦有逆转左心室重构，改善左心功能的作用，使用剂量宜从小剂量如 6.25mg 开始，逐渐增加至 25~50mg/d，对有支气管哮喘的患者不宜使用。

β受体阻断药的主要禁忌证为严重窦性心动过缓、病态窦房结综合征、房室传导阻滞、明显低血压以及慢性阻塞性肺疾患和支气管哮喘的患者。β受体阻断药在 ACS 治疗中的作用已被充分肯定。不稳定型心绞痛患者使用β受体阻断药可明显改善患者症状减少心肌缺血和 AMI 的发生率，AMI 患者服用该药可减少梗死面积，降低 AMI 急性期的病死率（减少心脏破裂和室颤发生率），故对于 AMI 目前推荐早期使用（发病 24 小时之内），除非患者合并中重度左心衰竭或房室传导阻滞。凡无β受体阻断药禁忌证的患者，AMIII 级预防中β受体阻断药可长期服用。

（3）钙通道阻滞药：主要阻滞心肌和血管细胞膜上的钙通道干扰钙离子内流，降低细胞内钙离子水平，心肌细胞约内流减少导致心肌收缩力减弱，平滑肌细胞钙内流减少导致平滑肌松弛，血管扩张血压下降。临床上常用的钙通道阻滞药有硝苯地平、地尔硫䓬和维拉帕米，常用的剂量为硝苯地平 10~20mg，每天 3 次或每天 1 次；地尔硫䓬 30~60mg，每天 3 次或每天 1 次；维拉帕米 40~80mg，每天 3 次或每天 1 次。上述三种常用的钙通道阻滞药除有共同的作用机制外，各自还有各自的特点。硝苯地平主要作用于血管平滑肌导致的血管扩张，血压降低主要用于治疗高血压和冠心病患者，对于由血管痉挛所致的变异型心绞痛亦有特效，当应用于后者时亦采用 6 小时 1 次给药方法。地尔硫䓬亦有较泼尼松弛血管平滑肌的作用，同时可通过减少窦房结细胞的钙内流而起到减慢心率的作用，故该药多用于冠心病心绞痛的治疗，对于劳力性、混合型或变异型心绞痛均有良好的效果，对于劳力性心绞痛患者可采用每天 3 次或每天 4 次的口服方法，对于混合型或变异型心绞痛宜采用 6 小时 1 次服药方法，维拉帕米主要作用于窦房结和房室结细胞的钙离子内流，使窦房结和房室结自律性下降，达到减慢心率和降低传导的作用，除用于治疗冠心病心绞痛外，主要用于治疗快速性室上性心动过速等。

钙通道阻滞药的副作用依不同钙通道阻滞药而有所不同。硝苯地平的主要副作用是低血压、心悸、头晕、双踝水肿等，地尔硫䓬和维拉帕米的主要副作用是造成心动过缓、房室传导阻滞和加重左心功能不全等。

（4）血管紧张素转化酶（ACE）抑制剂：肾素、血管紧张素系统是由肾素、血管紧张素及其受体构成，其主要的生理功能是促进醛固醇释放，增加血容量，收缩血管，升高血压。ACE 抑制剂广义上包括抑制血管紧张素转化酶和抑制血管紧张素 II 受体 1（AT1）两类。

ACE 抑制剂主要用于治疗高血压、各种原因的充血性心力衰竭（包括 AMI 伴发左心功能不全）、心肌肥厚等。

ACE 抑制剂主要副作用为无痰干咳，发生率 5%左右，对有肾动脉狭窄患者可引起肾功能损害，升高血钾，特别是在肾功能不全的患者 N 时服保钾利尿药时，对有糖尿病患者有降血糖作用，其他非特异性不良反应有恶心、腹泻、头痛、头昏、疲倦和皮疹等。

ACE 抑制剂在 ACS 治疗中的作用也得到肯定，目前趋向的意见是 AMI 患者特别是前壁心肌梗死患者或 AMI 伴有明显左心功能不全的患者，只要收缩压>100mmHg 应尽早（发病 24 小时内）。使用 ACE 抑制剂，开始可先使用小剂量如卡托普利以 6.25mg 开始，此后酌情逐渐增加剂量，维持治疗几个月甚至几年均可。ACE 抑制剂在 AMI 中的有益作用主要表现为改善 AMI 后的左心室重构，降低左心衰竭的发生率，从而减少总病死率，故对于下壁心肌梗死伴良好的左心功能的患者不必长期服用 ACE 抑制剂。

4.降血脂治疗

高胆固醇血症在动脉粥样硬化的发生发展中占有十分重要的地位,尤其是冠状动脉。大量的循证医学研究证实，降低胆固醇可明显减缓冠状动脉粥样斑块的进展，稳定斑块，从而明显减少冠心病患者心脏事件的发生率。根据临床试验结果美国于 2004 年公布了降脂治疗指南（ATPIII）（表 7-1-2）。

表 7-1-2　ATPIII指南修订（2004 年 7 月，Circulation）

（依据 HPS，PROSPER，ALLHAT，ASCOT-LLA PROVE-IT）

冠心病或其等危症		LDL-C 目标	药物治疗
高危		推荐目标<100mg/dl	>100mg/dl
		推荐目标<70mg/dl	
中危	≥2 个危险因素	推荐目标<130mg/dl	>130mg/dl
		推荐目标<100mg/dl	
低危	0~1 个危险因素	推荐目标<160mg/dl**	≥190mg/dl

*100~129mg/dl，**>160mg/dl→TLC（减肥，多活动，少摄入等）

强化降脂治疗的目标是：①使原有的 LDL-C 水平至少降低 30%~40%；②LDL-C<70mg/dl 为治疗的选择目标。

（二）ACS 的介入治疗

1.ST 段抬高 AMI 的急诊介入治疗

（1）直接介入治疗：根据 Weaver 等对 10 个直接介入治疗与溶栓治疗的随机对照试验（共 2606 例 AMI 患者）的汇总分析，其 30 天病死率在直接介入治疗组显著低于溶栓治疗组（4.4%对 11.9%，P<0.01），而脑出血并发症直接介入治疗组亦明显低于溶栓治疗组（0.1%对 1.1%，对 1.1%，P<0.001）。因此目前已达成共识，对于 ST 段抬高 AMI，应尽早争取行急诊介入治疗。此时急诊介入治疗只做梗死相关动脉（IRA）。

介入治疗有效治疗时间窗和溶栓有效治疗时间窗是一致的，AMI 发病后 12 小时内打开 IRA 对改善患者预后都有益，发病在 12~24 小时内，若患者仍然有胸痛症状或血流动力学不稳定，开通 IRA 利仍大于弊。发病 24 小时后若患者血流动力学已稳定，此时行介入治疗不仅无益，反而有害。应特别强调一点，介入治疗优于溶栓治疗的前提是，从决定采用介入治疗而不是溶栓治疗的时刻开始到介入治疗开通 IRA 之间的时间必须在 90 分钟之内，若介入治疗不能保证在 90 分钟开通 IRA（准备时间太长或技术操作不熟练）介入治疗的疗效不会明显优于溶栓治疗的疗效，此种情况下应先进行溶栓治疗，然后再作介入治疗的准备工作，一旦准备工作做好，即刻开始介入治疗不需等待溶栓治疗的结果，目前称此种治疗为易化 PCI 治疗。

（2）补救性介入治疗：对于溶栓治疗未通的患者及时行介入治疗被称为补救性介入

治疗。Rescue 临床试验对 151 例溶栓治疗失败的前壁梗死患者随机分为补救性介入治疗组和内科保守治疗组，结果表明补救性介入治疗组 30 天左心室射血分数明显高于内科保守治疗组（45%对 40%，P＝0.04）；死亡及 NYHA 心功能Ⅲ~Ⅳ级者明显低于内科保守治疗组（6.4%对 16.6%，P＝0.05）。因此对溶栓治疗后仍有明显胸痛，ST 段抬高无明显回落，AMI 发病时间仍在 12 小时以内，应尽快行补救性介入治疗。

（3）溶栓治疗再通者介入治疗的选择：溶栓治疗使 IRA 开通达心肌梗死溶栓治疗临床试验（TIMI）Ⅱ~Ⅲ级血流即为溶栓成功，然而 TIMI Ⅱ级血流不仅再次血栓形成闭塞血管的概率大，而且梗死后心绞痛发生率极高，因此当冠状动脉造影显示溶栓治疗达 TIMI Ⅱ级血流时，也需即刻行补救性介入治疗。对于溶栓治疗已达 TIMI Ⅲ级血流，无论 IRA 的残余狭窄程度如何，原则上不主张做介入治疗，其理由为：①溶栓治疗成功后，随时间的推移，残余狭窄可进一步减轻；②溶栓治疗达 TIMI Ⅲ级血流血管残余狭窄为 90%时，再次发生血栓闭塞的概率为 5%左右，而此时行介入治疗发生无再流的概率为 10%~15%，明显高于血栓再闭塞的发生率。故此时行介入治疗（没有远端保护装置的保护）常得不偿失。

（4）延期介入治疗：对于未行溶栓治疗或溶栓治疗未通者以及错过溶栓或急诊介入治疗的 AMI 患者，延期介入治疗是否有利，以及何时行介入治疗目前尚存有争议。

在何时进行延期介入治疗上，目前普遍认为应在 AMI 发病 1 周后进行为妥，不主张在 AMI 发病 1 周内进行延期介入治疗，其理由是：①延期介入治疗的目的不是为挽救急性缺血的心肌，不存在越早越好的观念；②AMI 发病后闭塞血管的血栓机化固定需要一定的时间，在血栓未机化固定以前行介入治疗，易造成血栓脱落致其他血管的血栓栓塞，而增加患者的病死率；③AMI 发病的 1 周内病情尚不稳定，任何进一步缺血或发生介入治疗并发症均可使病情加重，甚至导致死亡。

2.无 ST 段抬高 AMI 的介入治疗

对于无 ST 段抬高 AMI 是否均行急诊介入治疗，目前尚无明确定论，根据阜外心血管病医院对 104 例非 Q 波性 AMI 的冠状动脉造影资料的分析，IRA 完全闭塞占 23.1%，而 TIMI 为 0~Ⅱ级血流占 60.1%，提示此类患者也存在再灌注治疗或至少存在改善再灌注治疗的问题，因此急诊介入治疗应采取更为积极的态度。我们的意见是首先进行危险度分层。参照 2001 年国内 AMI 诊断治疗指南，无 ST 段抬高 AMI 可分为低危险组、中危险组和高危险组（表 7-1-3）。

表 7-1-3　无 ST 段抬高的急性心肌梗死危险度分层

组别	症状、体征
低危险组	无合并症，血流动力学稳定，不伴有反复缺血发作
中危险组	伴有持续性胸痛或反复发作心绞痛的患者：①不伴有心电图改变或 ST 段下降≤1mm；②ST 下降>1mm
高危险组	并发心源性休克，急性肺水肿或持续性低血压

对于低危险组的患者急性期可行内科保守治疗，择期行冠状动脉造影或介入治疗（入院 48 小时以后）。对于中、高危险组患者可行急诊介入治疗（24 小时之内）。

3.不稳定心绞痛的介入治疗

1994 年，TIMIIIIb 及 VANQWISH 研究显示，对于无 ST 段抬高的 ACS 患者早期介入治疗（<48 小时）组心脏事件的发生率反而高于内科保守治疗组。1998 年，Melta 等荟萃分析显示，早期介入治疗在预防无 ST 段抬高 ACS 患者心脏事件方面并不优于内科保守治疗。2001 年，TIMI18 研究入选 2220 例无 ST 段抬高 ACS 患者，研究结果显示，早期介入治疗组在降低这些患者 6 个月复合终点事件（病死率、心肌梗死发生率、再住院率）方面明显优于内科保守治疗组（15.9%对 19.4%，P＝0.025）。以上研究结果的差异可能得益于支架技术的进展以及支架的广泛应用。如果对 TIMI18 研究进行亚组分析则发现不稳定型心绞痛高危险组患者受益最显著，而低危险组患者在复合终点事件的发生率方面两组无显著性差异。根据以上研究结果，目前仍不主张对所有不稳定型心绞痛患者均行急诊介入治疗。较为稳妥的策略是首先对不稳定型心绞痛患者进行危险度分层，对于不稳定型心绞痛低危险组的患者可先行内科保守治疗，择期行冠状动脉造影或介入治疗，对于中、高危险组的患者，若药物治疗有效，介入治疗可放在病情稳定 48 小时后进行。若出现以下情况应行急诊介入治疗：①心绞痛反复发作，发作时 ST 段下降>1mm，药物治疗不满意；②心绞痛发作时间明显延长，超过 20 分钟，ST 段持续压低，硝酸甘油不能缓解其发作；③发作时伴有明显血流动力学不稳定，如血压低、心率慢或严重心律失常以及出现急性左心功能不全等。

（邓学军）

第二节　急性心肌梗死

一、定义和分类

AMI 是指由于冠状动脉急性狭窄或闭塞，供血持续减少或终止，所产生的心肌严重缺血和坏死。其主收病理生理机制是在冠状动脉粥样硬化的基础上，由于某些机械原因（如高血压或冠状动脉疫挛等）诱发了易损性斑块破裂和血栓形成，导致急性冠状动脉严重狭窄或完全闭塞的结果。

AMI 根据心电图（ECG）表现传统上分为 Q 波型和非 Q 波型，并对应病理上透壁和非透壁性（又称心内膜下）心肌梗死（MI）；近年来又结合冠状动脉病理生理改变则统一称之为 ST 上抬型和非 ST 上抬型 MI（STEMI 和 NSTEMI），前者提示冠状动脉急性完全闭塞，后者是由于冠状动脉未完全闭塞或闭塞后迅速再通或有侧支循环替代的结果。在此基础上，欧美心脏病协会（2007 年）又根据不同病理生理机制和临床表现将 AMI "分门别类" 地分为 I（冠状动脉原发血栓性）、II（非血栓性）、III[猝死（SCD）性]、IV（介入相关性）和 V（冠状动脉旁路移植术后）5 个类型，其中 IV 型又分为 IVa（介入后冠状动脉栓塞、分支闭塞所致）和 IVb（支架内血栓）两个亚型。

AMI 在中、老年多发，男性多于女性，亦可见于青年人；近年来在我国发病 "年轻化"、"老年化" 和 "农村化" 的趋势明显。AMI 起病急，发病凶险，病死率高，预后差，是冠心病极其危重的表现类型。AMI 的主要死因为室性心律失常（主要是心室颤动）、泵衰竭和机械并发症等，发病后 12 小时内因室颤而死亡者约占总死亡者的一半，发病后

6 小时内若不能有效地使梗死相关冠状动脉再通，则大面积（>40%）梗死者多会并发泵衰竭，包括心源性休克和左心功能衰竭，存活者多数演变成慢性心力衰竭，也是冠心病心力衰竭形成的主要原因。对晚期（12~24 小时）再灌注治疗者，因机械并发症和再灌注治疗本身并发症致死也并不少见。可见，AMI 是心血管疾病中最危重的紧急事件，临床表现多样，危重程度不一，病情变化迅速，治疗措施关键，需要及时、准确地诊断和正确地抢救治疗，也是对心内科医生临床综合诊治水平和技能的挑战。

尽管近十年来国内外 AMI 指南不断更新，主要是为其治疗原则提供循证医学证据，有重要的临床指导作用，然而丝毫不能替代临床医生对每位 AMI 患者个体实施的优化治疗，以挽救患者生命，改善近远期预后。

二、病理机制

（一）冠状动脉易损斑块破裂

AMI 的病理基础虽说是传统认识的冠状动脉粥样"硬化斑块"，然而实际上是粥样"软化斑块"，即"易损斑块"或"不稳定斑块"，其破裂诱发血栓形成是 AMI 的重要病理生理基础。

（二）冠状动脉急性血栓性狭窄或闭塞

冠状动脉内易损斑块一旦破裂，暴露出内皮下胶原，血小板立即由 vWF 介导其黏附、激活和聚集反应，形成血小板血栓（即白血栓）；后以聚集血小板的磷脂为基础，迅速激活凝血瀑布，使凝血酶原生成凝血酶，催化纤维蛋白原为纤维蛋白，"网络"红细胞形成红血栓，使冠状动脉管腔产生急性狭窄或闭塞，致临床上突发急性冠状动脉综合征（ACS）。若冠状动脉完全闭塞，临床上则表现为典型的 STEMI，若未完全闭塞或短暂闭塞后又再通，临床则表现为 NSTEMI 或不稳定型心绞痛，前者心肌缺血时间长（>20分钟），后者时间短（或<20 分钟或一过性）。血小板激活同时，又释放血栓素（TXA_2）和二磷酸腺苷（ADP），正反馈促发自身激活和聚集（纤维蛋白原与血小板糖蛋白（GP）IIb/IIIa 受体结合介导），促进血栓形成。可见，抗血栓治疗是 AMI 防治的基础。

（三）心肌缺血和坏死

冠状动脉急性狭窄或闭塞的直接结果是导致心肌缺血或坏死，通常由心内膜下波面扩向心外膜下。缺血或坏死范围的大小取决于冠状动脉供血范围、减少的程度和时间以及有无侧支循环形成。

病理上，AMI 可分为透壁性和非透壁性（或心内膜下）梗死。前者心肌梗死累及左心室壁全层，多由冠状动脉持续闭塞所致；后者坏死仅累及或局限于心内膜下，多是冠状动脉急性狭窄或短暂闭塞而又持续再通或伴侧支循环迅速开放的结果。第三种情况为部分非透壁梗死从内膜下累及约 1/2 心室壁层，多见于 STEMI 在未形成透壁梗死前，早期冠状动脉自发或治疗性成功再通并使心肌得以成功再灌注的患者。

三、病理生理

AMI 的病理生理特征是由于心肌丧失收缩功能所产生的左室收缩功能降低、血流动力学异常和左心室重构，心肌再灌注损伤、无再流以及修复和再生。

1.左室收缩功能降低

AMI 后 3~5 分钟内，梗死区心肌很快丧失收缩功能而产生左室受累节段收缩功能减弱或消失。临床上则表现为不同程度的泵衰竭，即左心衰竭、肺水肿，甚至心源性休克。

左室整体收缩功能降低的程度取决于 MI 面积的大小和左室节段运动异常的范围。若 MI 面积>40%，则临床上会产生心源性休克，若节段运动异常的范围>25%，则临床上可出现左心衰。

2.血流动力学异常

AMI 患者左室节段、整体收缩和舒张功能下降的同时，即产生特征性的血流动力学异常：每搏输出量（SV）、心排血量（CO）降低和左室舒张末压（LVEDP）异常升高。前者主要影响前向动脉供血，致血压和组织灌注降低；后者则引起后向淤血，致肺淤血或肺水肿；两者综合在临床上表现为不同程度的左心衰竭，严重时出现急性肺泡性肺水肿和心源性休克。AMI 的血流动力学异常程度也取决于心肌梗死和缺血范围的大小和左室收缩功能降低的程度。

1967 年，Killip 等根据 AMI 患者的临床表现所提出的心功能分级 KillipI~IV 级，分别代表正常、轻、中和重度心衰和心源性休克）就已较好地反映出上述不同程度的血流动力学异常。1976 年，Swan、Forrester 利用 Swan-Ganz 右心漂浮导管对 AMI 患者进行血流动力学监测，根据所测 C0，计算出 CI（心输出指数）和反映 LVEDP 的肺毛细血管楔压（PCWP），将 AMI 的血流动力学分为以下四种类型：I型，正常型，即 CI[>2.2L/（min•m²）]和 PCWP（<18mmHg）均在正常范围，组织灌注正常，也无肺淤血；II型，肺淤血、水肿型，即 CI 正常[>2.2L/（min•m²）]，仅 PCWP 升高（>18mmHg），组织灌注正常，仅有肺淤血、肺水肿；III型，组织低灌注型，即 CI[2.2L/（min•m²）]降低，但 PCWP 正常（<18mmHg），仅有组织低灌注，但无肺淤血；IV型，心源性休克型，既有 CI 降低[<2.2L/（min•m²）]，又有 PCWP 升高（>18mmHg），临床既有组织低灌注，又有肺水肿的典型心源性休克表现。这一经典分型，对于临床正确估测 AMI 患者血流动力学状态和预后，指导临床正确治疗具有重要的意义。

3.左心室重构和扩大

AMI 致左室节段和整体收缩、舒张功能降低的同时，机体就迅速激活了交感神经系统、肾素-血管紧张素-醛固酮系统（RAS）和 Frank-Starling 等代偿机制，一方面通过增强非梗死节段的收缩功能、增快心率代偿性增加已降低的 SV 和 CO，并通过左室壁伸长和肥厚增加左室舒张末容积（LVEDV）进一步恢复 SV 和 C0，降低升高的 LVEDP；但另一方面，也同时启动了左心室重构和扩大的过程。

AMI 左室重塑是指 AMI 后所产生左室大小、形状和组织结构的变化过程，亦即梗死区室壁心肌的变薄、拉长，产生"膨出"即梗死扩展和非梗死区室壁心肌的反应性肥厚、伸长，致左室进行性扩张和变形伴心功能降低的过程。AMI 左室重塑与临床上产生心脏破裂、真（假）室壁瘤形成等严重并发症和心脏扩大、心力衰竭有关，是影响 AMI 近、远期预后的主要原因之一。

因此，积极防治 AMI 左室重塑对于预防严重并发症和心力衰竭发生，进一步改善 AMI 患者的近、远期预后均有着重要的临床意义。AMI 左室重塑的有效干预措施包括：①早期（<6 小时）再灌注治疗包括溶栓和急诊 PCI；②晚期（>6 小时而<24 小时）冠状动脉溶栓再通、补救性 PTCA 和延迟性或恢复期 PCI；③血管紧张素转化酶抑制剂（ACEI）、血管紧张素受体拮抗剂（ARB）、硝酸酯类和β受体阻断药；④避免使用糖皮质激素和非甾体抗炎药。

4.心肌缺血再灌注损伤

心肌缺血再灌注损伤是指 AMI 冠状动脉开通治疗成功，缺血心肌再获血供（即再灌注）后损伤反而加重甚至进一步坏死现象。临床意义是尽管 AMI 再灌注治疗成功，然而梗死范围并未缩小，心功能和预后依然差，是 AMI 再灌注治疗的难题。

5.冠状动脉和心肌无再流现象

冠状动脉和心肌无再流现象是指 AMI 再通治疗成功，开通闭塞的冠状动脉后，冠状动脉仍无或慢血流现象，是再灌注治疗时代不能实现心肌有效再灌注的主要原因，直接后果是心肌进一步缺血性坏死、梗死范围扩大和预后差。

6.心肌修复和再生

AMI 患者心肌坏死后，细胞自然开启了修复过程，主要是坏死心肌溶解、吸收、由成纤维细胞分泌胶原修复和瘢痕组织形成。这一病理性过程需要 4~6 周时间。近期研究发现，在梗死心肌修复过程中，同时有心肌和血管再生参与其中，主要机制是动员血液中骨髓内皮祖细胞、间充质干细胞归巢到梗死区和心脏本身的心肌干细胞自行冉生来完成。这也奠定了近年来干细胞治疗研究的理论和实践基础。

四、临床表现

1.诱因和前驱症状

任何可诱发冠状动脉粥样斑块破裂的原因都可成为 AMI 的诱因。过度用力（如搬重物）、剧烈运动、情绪激动、疲劳、吸烟、饮酒、饱餐、遇冷都可导致心率增快、血压急骤升高和冠状动脉痉挛诱发冠状动脉斑块破裂，是 AMI 的常见诱因。

任何提示易损斑块已破裂的不稳定甩心绞痛发作，均视为 AMI 的前驱症状。往往表现为初发劳力性或自发性心绞痛，特别是第一次或夜间发作者，均提小心肌梗死很快会发生，此时若能及时给予治疗，完全可"叫停"AMI 的突发。只是症状轻而短暂，难以引起患者的重视而主动就诊；即使就诊，又因难以抓住阳性诊断依据而易漏诊。因此患者和医生的高度警惕、敏感和重视均十分关键。

2.症状

典型临床症状是诊断 AMI 最为关键的元素或依据。特征性表现为围绕心脏周围的持续性前胸、后背、食管、咽颈颌部、剑突下或上腹部难以忍受的压榨样剧烈疼痛>30 分钟，口含硝酸甘油 1~3 片仍不能缓解，伴有出汗、面色苍白和恶心、呕吐者，均提示已发生了 AMI。通常上述胸"痛"可放射到左上肢尺侧，也可向两肩、两上肢、颈部、颏部或两肩胛间区放射。有心绞痛史的患者，AMI 的疼痛部位与心绞痛发作时一致，但程度更重，且持续时间更长，休息或硝酸甘油丙下含服无效。

AMI 不典型症状仅表现为 h 述心脏周围特定部位的"轻度不适"，甚至在某些老年或糖尿病患者 AMI 时可无疼痛症状，仅有周身不适、疲乏等非特异性症状，但如果突然出现恶心、呕吐、出冷汗、面色苍白等症状和体征则是"非常特异"的临床表现。某些老年 AMI 患者可以急性左心衰竭、高度房室传导阻滞、反复晕厥，甚至心源性休克为首发表现，这些表现往往都伴有恶心、呕吐、面色苍白和大汗淋漓等特征性症状和体征。

3.体征

AMI 患者的体征随发病轻、重、缓、急所反映的梗死相关冠状动脉（IRCA）及其堵塞程度、血流状态和梗死缺血范围的大小差别很大。由于 AMI 直接影响心肌的电稳定性及心脏功能和循环状态，随时可危及患者生命，应重点检查患者的一般状况、生命体征、心律失常和心血管的阳性体征。

患者因胸痛多呈痛苦、焦虑病容，"静卧"或辗转不安体位，面色苍白和出汗。神志多清楚，只有在心功能低下和心源性休克，使每搏输出量明显降低时，可出现意识淡漠、嗜睡，甚至烦躁、谵妄和精神症状。

生命体征中，脉搏因每搏输出量降低而偏弱，多偏快、亦可偏慢，律多不整齐或多有期前收缩。AMI 室性心律失常很常见，应警惕发生心室颤动致心搏骤停。体温一般正常，在大面积 AMI 者于发病后 24~48 小时内可出现体温升高，为非特异性的坏死心肌吸收热。

心脏检查，在小面积 AMI 患者可以无特殊发现；但对于大面积梗死，特别伴有泵功能低下或冠状动脉近端完全堵塞者，心脏体征明显，且有重要临床诊断和预后诊断意义。有过陈旧性心肌梗死合并心衰或室壁瘤者，心尖冲动可向左下移位，搏动弥散偏弱亦可触及矛盾运动，收缩期前和舒张早期时搏动。第一心音（S_1）多低钝，第二心音（S_2）在伴完全左束支阻滞或严重左心功能低下者可有逆分裂；在大面积梗死伴左心衰竭者可闻及 S_3；多数患者可闻及 S_4，提示左室因顺应性降低在舒张晚期充盈时左房收缩增强。心率多偏快，心律多不整齐，可有期前收缩；亦可有严重窦性心动过缓，见于下、后壁 AMI 伴低血压、房室传导阻滞和迷走反射者。心尖部可有亦可无收缩期杂音；心尖部或心前区新出现全收缩期杂音，粗糙伴震颤时，提示有乳头肌断裂至极重度二尖瓣反流或有室间隔破裂穿孔致心内左向右分流存在，此时多伴有严重心衰或心源性休克；发病后第 2 天至 1 周左右可闻及心包摩擦音。

体格检查应注意有针对性。重点判断患者 AMI 面积大小、心功能好坏、血流动力学状态，即循环状态稳定与否以及并发症有无。若患者有颈静脉压升高、肝脏肿大则提示右室梗死存在。若 AMI 患者呈端坐位，面色苍白伴大汗，呼吸困难伴咳嗽、咳泡沫痰和发绀，窦性心动过速和两肺满布湿啰音等体征时，提示大面积心肌梗死或缺血并发了左心衰肺水肿。若呈现低血压伴面色苍白或青灰，皮肤湿冷，口唇和甲床微循环缺血、淤滞和发绀，四肢皮肤青紫、淤滞带花斑，少尿、意识淡漠甚至躁动、谵语等组织灌注不足的体征时，则提示心肌梗死或缺血面积很大，左室泵血功能极低和心源性休克存在，此时病死率极高。即使体格检查未发现明确异常体征，虽提示梗死范围小，或当下尚未产生大面积心肌梗死或坏死，然而应警惕心脏破裂风险较高。

总之，AMI 时的体格检查应重点检查有无以及可能危及患者生命的严重并发症存在。

五、心电图变化

ECG 是最为方便和普及的检查和诊断 AMI 的必备依据之一，又有其特征性改变和动态演变，故临床上只要疑有 AMI，就必须尽快记录一张 12 导联或 18 导联（加做 V_7~V_9 和 V_{3R}~V_{5R}）ECG 以确定或除外 AMI 的诊断。AMI 时，心肌缺血、损伤和梗死在 ECG 相应导联上，分别特征性地表现为 ST 段压低或 T 波的高尖或深倒、ST 段的上抬和 Q 波的形成。AMI 超急性期，即冠状动脉全闭塞伊始，ECG 相应导联随即出现短暂的高尖 T 波，接下来很快进入急性期而出现 ST 段上抬，伴对侧导联 ST 段镜向性压低这一冠状动脉急性闭塞致 AMI 的特征性变化，1~2 小时后由于心肌坏死而渐出现病理性 Q 波和 R

波消失。因此，在 AMI 早期数小时内，ECG 的典型改变是相应导联异常 Q 波、ST 段上抬和 T 波的直立或浅倒。偶见 T 波高尖或深倒，提示冠状动脉刚刚发生急性闭塞或闭塞后已有再通。

然而，ECG 对 AMI 最具诊断价值的特征性改变是其"动态演变"，即 AMI 发病后数小时、数天、数周，个别数月中，在 ECG 上有一个特征性的动态演变过程：抬高的 ST 段迅速或逐渐回复到等电位线；同时伴相应导联 Q 波的形成并加深、加宽，R 波的降低和消失，呈现典型的 QS 波形；T 波从短暂高尖到自 ST 段末端开始倒置并渐渐加深至深倒呈对称的"冠状 T"，然后又渐渐的变浅和直立。ECG 若呈这一"动态演变"过程，则可确诊为 AMI；无动态演变则可除外诊断，如早期复极综合征和恒定不变冠状 T 的心尖肥厚型心肌病。另外新出现的完全左束支阻滞（CLBBB）也是 AMI 特征性改变，提示发生了 AMI 且预后差。广泛前壁 AMI 患者出现完全右束支阻滞（CRBBB）者，提示梗死范围大、坏死程度重和预后差。

ECG 对 AMI 的定位诊断依据不同部位导联的特征性变化和动态演变。前壁导联（$V_1 \sim V_4$）、侧壁导联（$V_4 \sim V_6$）、高侧壁导联（I、aVL）、下壁导联（II、III/aVF）、正后壁导联（$V_7 \sim V_9$）加上 RV 导联（$V_{3R} \sim V_{5R}$）的变化就诊断为该部位 AMI。在新出现的 CLBBB 时，则是前壁 AMI。

AMI 均是由于冠状动脉急性闭塞所致，故冠状动脉闭塞与 ECG 梗死部位有明确地对应关系如下：冠状动脉前降支（LAD）闭塞，引起前壁＋高侧壁 AMI；左旋支（LCX）闭塞可引起下壁伴前侧壁、高侧壁或正后壁 AMI 其开口部闭塞偶呈前壁心肌梗死改变；右冠状动脉（RCA）闭塞可引起下壁、正后壁、侧壁和 RV 的 AMI；左主干（LM）闭塞产生 LAD＋LCX 都闭塞的广泛心肌缺血和梗死。重要的是，不同冠状动脉闭塞和相同冠状动脉不同部位闭塞所产生的 AMI 范围大不相同。就右优势型不同冠状动脉闭塞而言，梗死范围从大到小依次为 LM>LAD>RCA>LCX，左优势型冠状动脉时 RCA 闭塞时，理论上只产生单纯右室梗死，左心室无梗死；而相同的冠状动脉而言，三大主支近端闭塞梗死范围大，主支远端和分支闭塞则范围小，左主干闭塞（3%~5%）的缺血和梗死范围最大，可随时因心血管崩溃而死亡。

六、实验室检查

1.心肌损伤标志物

AMI 后，随着心肌细胞坏死和细胞膜的完整性破坏，心肌细胞内的大分子物质即心肌损伤标志物（心肌酶和结构蛋白）开始释放入血，使血中浓度有一异常升高和恢复正常过程，也是临床上诊断 AMI 的必须依据。目前，临床最常用的心肌标志物包括肌酸磷酸激酶（CPK）或肌酸激酶（CK）及其同工酶 MB（CK-MB）、肌红蛋白、肌钙蛋白 T 或 I（cTnT 或 cTnI）、乳酸脱氢酶（LDH）和同工酶 LDH1 等（表7-2-1）。

这些酶一般在 AMI 发病后 4~8 小时在血中开始异常升高，平均 24 小时达峰值，2~3 天内降至正常水平。只是肌红蛋白升高和峰值提前至 12 小时；cTnT 或 cTnI 峰值更后，持续时间更长，理论上 1~2 周才消失，可为晚期 AMI（早期已误诊者）诊断提供证据；近年研发的高敏肌钙蛋白 T 或 I（hs-cTnT 或 cTnI）可在 AMI 后 3~4 小时血中就升高，对早期诊断优势也突出。为提高对 AMI 诊断的准确率，临床一般在发病后 8~10 小时、20~24 小时和 48 小时连续多时间点取血，并检测多个心肌酶谱或组合，观其动态变化，以综合判断。单一 CK 和 CK-MB 升高，可见于剧烈运动、肌肉损伤、肌肉按摩和甲状腺功能低下者，此时心肌结构特有的 cTnT 或 cTnI 正常。

2.其他实验室检查项目

其他实验室检查项目包括血常规、肝肾功能、血脂血糖、出凝血时间和血气等项检查，是常规，然而多不做诊断之用。

3.影像检查

（1）床旁 X 胸片：AMI 时能准确评价有无肺淤血和肺水肿存在、消退情况和心影大小，对诊断心衰肺水肿有不可替代的重要价值。

（2）床旁超声多普勒心动图：能检出梗死区室壁节段运动减弱、消失、矛盾动运，甚至膨出，还能评价整体收缩功能和心内结构、心包情况，对 AMI 及其并发症，特别是机械并发症的诊断和鉴别诊断有重要价值。应特别注意的是，在 STEMI 患者，切不可因等待此项检查和结果而延误早期再灌注治疗的时间。

表 7-2-1　AMI 的血清心肌志物及其检测时间

	肌红蛋白	cTnI	cTNI	CK	CK-MB	AST*
出现时间（h）	1~2	2~4	2~4	6	3~4	6~12
100%敏感时间（h）	4~8	8~12	8~12		8~12	
峰值时间（h）	4~8	10~24	10~24	24	10~24	24~48
持续时间（d）	0.5~1	5~10	5~14	3~4	2~4	3~5

注：*应同时测定谷丙转氨酶（ALT），AST>ALT 方有意义；CK：肌酸激酶；CK-MB：肌酸激酶同工酶；AST：天冬氨酸转 M 酶

3.核素心肌灌注显像

虽可检出梗死区充盈缺损，对诊断 AMI 有确诊价值，但不作为常规检查。

4.心血管 CT 或 MRI

对 AMI 诊断和鉴别诊断有价值，只在特殊情况下如疑有大动脉夹层和急性肺栓塞时才应用。

七、诊断和鉴别诊断

依据传统国际标准，临床上只要符合上述持续胸痛>30 分钟典型缺血症状、ECG 动态演变和心肌酶学的异常升高三项指标中的任何两条（即 2/3 条件）就可确诊为 AMI。近年来，国际上已将心肌酶学的异常升高为必备标准。但在 STEMI，一旦 ECG 有 ST 段上抬，就应当尽早给予再灌注治疗，切不可因等待心肌酶学的结果确诊而延误了冠状动脉再通治疗。

因此，临床上患者只要有持续剧烈胸痛发作>30 分钟，口含硝酸油不能缓解，伴有大汗、恶心、呕吐的典型表现，ECG 上 2~3 个相邻导联呈现 ST 段≥1mm 的上抬（或压低），或呈新发 CLBBB 图形，则 STEMI（或 NSTEMI）诊断成立，应当立即给予急救治疗。特别是 STEMI，应尽快准备行急诊 PCI 或溶栓治疗，切不可等待心肌酶学的结果。只有在临床症状和 ECG 变化均小典型时，才依赖心肌酶学的结果作最终的确定和排除诊断，同时应作鉴别诊断。

AMI 需与下列疾病相鉴别：①主动脉夹层，有剧烈胸痛，ECG 无心肌梗死改变，X

线胸片有升和降主动脉增宽，超声多普勒心动图、CT 和 MRI 有确定或排除诊断价值；②急性肺栓塞，临床发病、ECG 改变和心肌酶学与 NSTEMI 均有重叠。血气分析、超声多普勒心动图、核素肺灌注显像和 CT 有确定或除外诊断价值；③气胸，胸片有确定或除外诊断价值；④心肌心包炎，可酷似 STEMI，超声心动图和冠状动脉造影有鉴别诊断价值；⑤胃痛和急腹症，以胃痛为表现的下后壁 AMI 常易误诊为胃病或急腹症，应高度警惕。胃痛和急腹症时，ECG 无改变，并有相关的腹部体征可鉴别；⑥心绞痛或心肌缺血，症状轻，持续数分钟，呈一过性，含硝酸甘油有效，ECG 呈一过性（非持续）缺血改变；⑦应激性心肌病，又称鱼篓病，多酷似广泛前壁 AMI，然而有明确情绪应激诱因，症状轻，病情重，急诊冠状动脉造影显示梗死相关冠状动脉（IRCA）通畅，达 TIMIIII 级血流，但左心室心尖部呈室壁瘤样扩张，且在 1~2 周内又会恢复，即有"快速可逆性"室壁瘤形成。这与 AMI 时 IRCA 闭塞，左室室壁瘤不可逆的特点完全不同。

八、治疗

无论是 STEMI 还是 NSTEMI 一旦确诊，就应立即给予急救治疗。治疗原则包括：①紧急处理，包括舌下含服硝酸甘油，建立静脉通道、镇痛、吸氧、持续心电、血压监测等；②及时发现和处理致命性心律失常；③维持血流动力学稳定；④抗血小板、抗凝；⑤立即准备并尽量开始冠状动脉再灌注治疗；⑥抗心肌缺血治疗；⑦防止严重并发症；⑧稳定"易损斑块"。

（一）急救治疗

1.在急诊室或住院所在病房（住院期间发生者）进行，并尽快完成急诊 PCI 或溶栓治疗的准备。立即给予舌下含服硝酸甘油 0.5~6mg（1 片）、卧床休息、持续心电和血压监测、吸氧和建立静脉通道；给予水溶阿司匹林 300mg 嚼服和氯吡格雷 300mg 口服（拟行急诊 PCI 者）；准备好除颤等急救设备。

2.镇痛

（1）吗啡：3~5mg，缓慢静脉注射，为首选。5~10 分钟后可重复应用，总量不应超过 10~15mg。吗啡除有强镇痛作用外，还有血管（静脉、动脉）扩张，从而降低左室前、后负荷和心肌耗氧量的抗缺血作用；其副作用有恶心呕吐、呼吸抑制和低血压。

（2）硝酸甘油：10~20μg/mim 持续静脉滴注。若患者血压偏高可渐加量（每 3~5 分钟增加 5μg/min）至收缩压降低 10~20mmHg（仍>90mmHg）为止。硝酸甘油除抗心肌缺血而镇痛外，还有降低左室舒张末压达 40%和改善心功能的有益作用。副作用有低血压，在伴右室 MI 时容易发生，可以通过停药、抬高下肢、扩容或静脉注射多巴胺 2.5~5mg 纠正。

（3）β受体阻断药：可静脉或口服给予小剂量开始，根据患者反应加量。因能降低心肌耗氧量已用于 AMI 早期缩小 MI 面积，也可减轻心肌缺血而止痛，尤其适用于伴窦性心动过速和高血压的 AMI 患者。AMI 伴心力衰竭、低血压[收缩压（SBP）<80mmHg]、心动过缓（HR<60 次/分）和房室传导阻滞（PR 间期>0.24 秒）者禁用。

（二）再灌注治疗

再灌注治疗是 STEMI 患者的首选，且越早越好。能使急性闭塞的冠状动脉再通，恢复心肌灌注，挽救缺血心肌，缩小梗死面积，从而能改善血流动力学，保护心功能和降低栗衰竭发生率和住院病死率（<5%）。因此，已成为治疗 STEMI 的公认首选急救措施，

而且开始越早越好。对此，美国心脏病协会（AHA）、美国心脏病学院（ACC）、欧洲心脏病学会（ESC）和中华医学会心脏病学分会（CSC）所制定的指南均要求，STEMI从发病开始算起，应在 120 分钟内使冠状动脉成功开通。对于溶栓治疗的要求是从进门（急诊室）算起，应在 30 分钟内开始进针给予溶栓，即从进门到进针时间应<30 分钟；对于急诊 PCI 的要求是从进门（急诊室）算起，应在 90 分钟内完成球囊开通血管，即从进门到球囊时间应<90 分钟。不得延误。

1.溶栓治疗

是通过静脉注入溶栓剂溶解梗死相关冠状动脉（IRCA）内的新鲜血栓，使 IRCA 再通的治疗方法。再通率可达 60%~80%。

（1）适应证和禁忌证：在 AMI 发病早（<3 小时），又无条件行急诊 PCI 时首选。STEMI、发病<12 小时、年龄<70 岁又无溶栓禁忌证者，都是溶栓治疗的适应证。禁忌证包括：①出血素质及凝血功能障碍者；②胃肠道、呼吸道和泌尿生殖系统有活动性出血者；③不能控制的高血压（>160/110mmHg 时）；④半年内有脑血管病或 TIA 发作史；⑤2 周内做过大手术或长时间的心肺复苏者；⑥严重疾病如肿瘤，严重肝肾功能损害者。

（2）溶栓剂和治疗方案

1）尿激酶（UK）国家八五攻关溶栓方案。a.溶栓前给水溶阿司匹林 0.3g 嚼服（同上）；标记胸前导联位置，做基础 12 导联 ECG[必要时加做 $V_7~V_9$ 和 $V_{3R}~V_{5R}$]；抽血测激活全血凝固时间（ACT），化验血常规、电解质、肝肾功能和心肌酶学；避免肌内注射药物。b.UK150 万 IU＋0.9%NS100ml，静脉注射，30 分钟内输注完毕。c.溶栓开始后2~3 小时内，每 30 分钟做一份全套 ECG；密切观察患者的血压、心率、胸痛和心电监测情况的变化。d.溶栓 8 小时后给普通肝素 7500IU 皮下注射，12 小时 1 次，共 1 周，同时服用阿司匹林 0.3g，每天 1 次，共 1 周，后减量至 100mg，e.每天 1 次，终身服用。

2）溶栓后应严密观察出血情况并监测 ACT 和其他出、凝血指标。

基因重组组织型纤溶酶原激活物（rt-PA）50mgTUCC 溶栓方案：TUCC 是阜外医院牵头与美国华盛顿大学医学院合作的中国人 rt-PA 与 UK 对比研究（TUCC）。根据 TUCC的研究结果，中国人 rt-PA 溶栓 50mg 剂量已足够，90 分钟时冠状动脉造影的血管再通率高达 85%。具体给药方案如下：a.先给予水溶阿司匹林 0.3g 嚼服（同上），和肝素 5000IU，静脉注射。b.先以 rt-PA8mg，静脉注射，余下 42mg 于 90 分钟内均匀输注完毕。c.rt-PA输毕立即给予肝素 800~1000IU/h，静脉滴注×48 小时，维持活化部分凝血活酶时间（APTT）60 秒左右，然后改皮下肝素 7500IU，12 小时 1 次≥×5 天。d.溶栓前的其他准备工作和溶栓开始后的观察指标和注意事项均同 UK 溶栓方案。e.对没有明确冠状动脉再通或再通后又再闭塞者，如果体重较大，还可再加 50mg（总量 100mg）rt-PA。

需特别强调的是，对于老年人（>70 岁）和女性患者溶栓时，出血风险明显增大，应高度重视，权衡利弊并充分告知。

（3）血管再通的判断：主要依据溶栓开始后 2~3 小时内的以下特点，可考虑血管再通成功。

1）胸痛突然减轻或消失，或突然加剧后再明显减轻。

2）上抬的 ST 段迅速（2 小时内）回落>50%，甚至回到等电位线。

3）出现再灌注心律失常。前壁 AMI 时常出现快速心律失常包括室性期前收缩、加速性室性自主心律甚至心室颤动；下壁 AMI 时常出现缓慢心律失常如窦性心动过缓、窦房传导阻滞或窦性停搏等长间歇伴低血压。再灌注心律失常虽为一过性或自限性，往往需要迅速处理，否则同样有生命危险。

4）CPK 或 CK-MB 的酶峰值提前，分别提前至距发病 16 小时和 14 小时以内。

（4）并发症

1）出血：常见有牙龈、口腔黏膜和皮肤穿刺部位出血及尿中大量红细胞，可密切观察，不必处理；若出现消化道大出血（发生率 1%~2%）或腹膜后出血则应给止血药和输血治疗；颅内出血则是最为严重的并发症，占 1%~2%，通常是致命性的。

2）过敏反应：主要见于 SK 溶栓的患者。可有寒战、发热、支气管哮喘、皮疹，甚至出现低血压和休克。

低血压：可以是再灌注的表现（在下后壁 AMI 时），也可能是过敏反应（如 SK）或因溶栓剂输注过快所致。一旦发生，应立即给予处理如扩容和输注多巴胺，对合并心动过缓者应给阿托品。

对于临床判断溶栓成功使冠状动脉已再通的患者，可直接转入冠心病重症监护病房 CCU 进行监护和救治；对于临床判断溶栓未成功使冠状动脉再通者，则应做好送导管室行补救性急诊 PCI 的准备；若本院无急诊 PCI 设备或条件，则在给予患者溶栓治疗开始后，应着手转运患者到附近中心医院行冠状动脉造影，以便行补救性 PCI。

2.急诊 PCI

急诊经皮冠状动脉介入治疗（PCI）包括经皮腔内冠状动脉成形术（PTCA）和支架植入术，能机械开通闭塞的冠状动脉，立即恢复心肌供血和再灌注，冠状动脉 TIMIIII 级血流率可达 85%~90%，住院病死率可降至约 5%甚至更低，是 STEMI 治疗的首选。但由于所需设备和人员技术的要求均很高，只有在有条件并获准开展急诊 PCI 的医疗中心方可进行，且医疗费用较昂贵。目前，根据国内外指南推荐，对 STEM1 患者，特别是有溶栓禁忌证或出血并发症患者，几乎均考虑首选急诊 PCI 或直接 PCI；对溶栓治疗未成功再通者，也应行补救性 PCI；对 AMI 并发心源性休克患者，则应首选在主动脉内球囊反搏（IABP）支持下行急诊 PCI，能使其住院病死率从早年的 80%~90%降至 50%以下甚或更低。

近年来的研究显示，STEMI 从无条件医院直接转到有条件医院做急诊 PCI 比溶栓治疗效果更好；也可在给予溶栓治疗后立即转诊行急诊 PCI。

急诊 PCI 一旦完成，应将患者转运到 CCU 进行监护和救治。重点进行心电、血压监测，给予特护，完善各项急诊检查并给予药物治疗以顺利度过危险期。待病情稳定后（通常为 3~7 天，有并发症时间更长）再转至普通病房进一步恢复、检查、治疗和健康教育后出院。

（三）CCU 监护治疗

AMI 急性期患者，无论有无实施再灌注治疗，都应立即收住 CCU 监护和救治，时间约 1 周。其间应检查 ECG、心肌酶学和损伤标志物、胸片、超声心动图、三大常规、生化全套、血气分析等，以监测患者的生命体征、循环状态，并给予抗心肌缺血治疗、保护心肌、缩小梗死范围、防治并发症和控制危险因素等的相关药物治疗和健康教育。

1.抗血小板

根据 AMI 的冠状动脉病理生理特点，抗血小板是其本身治疗的基石，又是其急诊 PCI 和恢复期 PCI 所必需。所有 AMI 患者（包括溶栓治疗和急诊 PCI 者）均应给予双联抗血小板治疗。可给阿司匹林负荷量 0.3g，每天 1 次（嚼服）然后减至 100mg，每天 1 次终身服用，目前常用氯吡格雷负荷量 300（4~6 小时达效）~600mg（2 小时达效），然后 75mg，每天 1 次，共 1 年。

就急诊 PCI 而言，双联抗血小板治疗是基础，与支架后扩张避免贴壁不良一起，能使急性和亚急性 BMS 支架内血栓从初期的 10% 降至 0.5% 左右。也能有效预防 DES 的晚期和晚晚期支架内血栓（约每年 0.6%）。若有氯吡格雷抵抗或阿司匹林抵抗或过敏，可加用西洛他唑。

2.抗凝治疗

抗凝治疗也是 AMI 抗凝治疗的关键环节。使用间接（肝素等）和直接（比伐芦定和阿加曲班）凝血酶抑制剂，阻止血中大量纤维蛋白原在冠状动脉内破裂病变处转变成纤维蛋白而形成血栓性堵塞；同样也用于 AMI 急诊和恢复期 PCI 术中预防冠状动脉血栓性闭塞和支架内血栓；有助于保障 IRCA 再通治疗成功并保持其通畅。此外，抗凝治疗还可预防深静脉血栓形成和脑栓塞。故目前主张对所有 AMI 患者只要无禁忌证，均应给予肝素等抗凝治疗，包括普通肝素、低分子量肝素（LMWH）或戊糖肝素（磺达肝癸钠，Xa 因子抑制剂）。并有大量循证医学证据，能显著降低心血管严重不良事件（MACE），包括心源性死亡、心肌梗死和再次血运重建发生率。具体参见相关治疗章。

肝素类的主要副作用有出血和肝素诱导的血小板减少症（HIT），主要见于普通肝素，其他肝素类极少发生，一旦发生 HIT，停用肝素即可。若需再给肝素如常规 PCI 或外科冠状动脉旁路移植（CABG）手术，则须使用直接凝血酶抑制剂替代之。

3.抗缺血和其他药物应用

抗心肌缺血是 AMI 患者的基础治疗。可降低心肌耗氧量，缩小 MI 面积，预防心肌重构和保护左心功能。以 β 受体阻断药、硝酸酯类和 ACEI 最常用，具体用法参见常规治疗章。钙通道阻滞药已不再主张用于 AMI，只是伴有高血压和冠状动脉痉挛者，仍可使用氨氯地平和地尔硫草。其他药物包括使用他汀类降脂、抗炎而稳定冠状动脉斑块；螺内酯应常规用于 AMI 伴心功能低下和心衰者；镁制剂可用于室性心律失常者；不应使用心肌极化液（GIK），临床试验为中性，还有潜在危害如高血糖和扩容增加心脏负荷。

4.并发症的治疗

AMI 的并发症主要包括心律失常、泵衰竭、机械并发症、再灌注治疗相关并发症（如前述）和合并症等。

（1）心律失常：心律失常死亡与冠状动脉持续闭塞致心肌缺血和泵功能有关，过去很常见。目前已是再灌注时代，冠状动脉再通成功时多见，此后恢复顺利，较少见。

1）室性心律失常：包括室性期前收缩（PVC）、室性心动过速（VT）和心室颤动（VF），是 AMI 后第一个 24 小时内，特别是最初数小时内常见的并发症，也是引起 AMI 早期猝死的主要原因。a.PVC：AMI 时的 PVC 特别是频发、成对、多源和 RonT 往往预示更严重室性心律失常的发生，故应立即处理。首选利多卡因 50~100mg（1mg/kg）静脉缓慢推注，接着以 1~4mg/min[20~50μg/（kg·min）]维持静注；多有效，副作用见下。若无效，可改用胺碘酮。b.VT：若心室率快（>150 次/分）伴低血压（<90mmHg），则

应立即行同步直流电复律（100~150J）；若心室率较慢（<150 次/分）且血流动力学稳定（SBP>90mmHg），则可选用药物复律：亦首选利多卡因静脉推注（方法同 PVC），可重复 1~2 次至总量达 3mg/kg 时，再静脉维持输注（同上）；若无效则可换用胺碘酮，先给 150mg 静脉缓慢（10~20 分钟）推注，必要时可重复应用，然后以 0.5~1.0mg/min 静脉维持输注 5~6 小时，再视临床效果减量，并常规加用口服胺碘酮。使用胺碘酮后可进一步降低心室率，有时也可转变为窦律。利多卡因的副作用有头晕、口眼发麻等，多见于老年人、心衰伴肝肾功能损害者；胺碘酮的副作用有低血压、QT 间期延长、心动过缓和静脉炎；为预防低血压发生，静脉推注应缓慢并随时调整用量。c.VF：一旦出现应立即行非同步除颤（200~300J）。若除颤一次未成功，可加大能量（最大至 400J）再除颤，再不成功，可给肾上腺素 1~2mg 后重复除颤；若 VF 反复发生，其原因可能有：①严重低氧血症或酸中毒；②严重电解质紊乱如严重高钾或低钾血症；③洋地黄中毒等，应予纠正。对难治性 VF 也可给溴节按 250mg（5mg/kg）静脉推注或胺碘酮 75~150mg 静脉推注后再除颤。如果出现电-机械分离，在除外心室游离壁破裂后，可给肾上腺素或葡萄糖酸钙。d.室性加速性自主心律：又称非阵发性 VT，心室率在 60~120 次/分，往往与窦性心律交替或竞争出现，通常是良性的，多发生在前壁 AMI 冠状动脉再通成功后，提示与冠状动脉再通相关，一般不必处理，严密观察即可；也可给予阿托品提高窦性心律或必要时用利多卡因抑制之。

2）室上性心律失常：a.窦性心动过速：常常是由于心衰、低氧血症、疼痛、焦虑、发热、血容量过低、肺栓塞和某些药物的副作用所致，故治疗应对因。若无心衰可使用 β受体阻断药。b.房性期前收缩（PAC）：往往是心房颤动（Af）或心房扑动（AF）的先兆，与心衰致心房扩张或心房压升高有关，应积极对因处理。c.阵发性室上性心动过速（PSVT）：因心率过快可使心肌缺血加重。若伴有低血压、心肌缺血或心衰，则应立即行同步直流电复律（25~50J）；若无心衰且血流动力学稳定，可给维拉帕米（异搏定）（5~10mg）或美托洛尔（5~15mg）或地尔硫䓬（15~20mg）静脉缓注而转复，无效者可试用胺碘酮。d.心房扑动和心房颤动：往往见于合并心衰的患者，并提示预后不良。若心率过快致血流动力学不稳定，应立即行同步直流电复律（分别为 25~50J 和 50~100J 能量）。若血流动力学稳定，则减慢心室率即可。有心衰时首选去乙酰毛花苷注射液（毛花苷 C）0.4~0.8mg 分次静脉缓注，多能减慢心室率，也可能恢复窦律；无心衰时可用去乙酰毛花苷注射液，也可用β受体阻断药，如美托洛尔 5mg 静脉缓注，每 5~10 分钟可重复，总量可达 15~20mg，然后，给口服制剂。若无效可使用胺碘酮控制心室率。AF 反复发作应给予抗凝治疗，以减少脑卒中的危险。e.交界区性心律失常：多见于下壁 AMI，且多为短暂性的，包括交界区心律和加速性交界区心律（即非阵发性交界区心动过速，心率在 70~130 次/分）。前者是窦性心动过缓时的逸搏心律，后者则多见于有洋地黄中毒者，治疗应对因。若心率不快又无血流动力学损害，则不必特殊处理；若心率过慢，血流动力学不稳定，则应行临时起搏。

3）缓慢心律失常：a.窦性心动过缓：在下、后壁 AMI 早期最为常见，若伴有低血压（SBP<90mmHg）或有 PVC 时应立即处理。可给阿托品 0.5~1mg 静脉推注，间隔 5~10 分钟可重复使用，至总量达 2mg 为止。若无效也可临时起搏的准备。伴有低血压者应首选多巴胺 3~5mg 静脉推注后＋持续输注，使血压>90/60mmHg 后，缓慢心律失常可同时得以纠正。b.房室传导阻滞：多见于下、后壁 AMI 初起或未能成功再灌注治疗者的急性期。一度和二度I型 AVB 极少发展为三度 AVB，只需观察，不必处理，并注意药物的影响（如β受体阻断药、洋地黄或钙通道阻滞药过量）。二度II型和三度 AVB 者则应立即安装临时起搏器。c.束支传导阻滞：新的双束支传导阻滞如完全性右束支传导阻滞（CRBBB）＋左前半（LAB）或左后半（LPB）分支阻滞及其伴 PR 间期延长（三束支阻滞）或 CRBBB 与完全性左束支阻滞（CLBBB）交替均应立即行临时起搏；而出现新的单束支阻滞即使伴有 PR 间期延长或事先存在的双束支阻滞伴 PR 间期正常者，则可先密切观察，并做好临时起搏。

（2）低血压（<90/60mmHg）：是下后壁 AMI 初期和 AMI 早期较常见的并发症，可引起冠状动脉灌注减少，加重心肌缺血，严重时可立即危及患者的生命。往往迷走神经过度反射（Bezolcklarisch 反射）、低血容量、药物（如血管扩张药）过量、右室梗死、心源性休克以及其他少见疾病如急性肺栓塞、出血和气胸有关。治疗宜针对上述病因，急救措施包括：

1）升压药：首选多巴胺 3~5μg/（kg•min）静脉输注，紧急情况下（如 BP50~60/mmHg）可先推注 2.5~5mg（必要时可反复应用），再静脉维持输注。

2）阿托品：0.5~lmg，静脉推注，5~10 分钟可重复一次，总量不超过 2.0mg。适用于伴心动过缓和恶心、呕吐的迷走神经过度反射的患者，对后者理论上有效，但实际效果不如多巴胺。

3）扩容：适用于下、后壁伴有右室 MI 的患者，可在升压药维持血压 90/60mmHg 以上的基础上行扩容治疗。先给予生理盐水 100ml 静脉推注，后以每 5 分钟静脉推注 50ml，直至血压恢复，撤除升压药。同时应注意密切观察 HR、BP、R 和肺部啰音的变化情况。若有心衰征象，立即停止扩容并给予利尿药和血管扩张药。

4）治疗基础疾病如心源性休克和肺栓塞等。

（3）心力衰竭：是影响 AMI 预后的主要并发症之一，常见于伴或不伴陈旧 MI 的大面积 MI 如广泛前壁 AML 或 AMI 伴大面积心肌缺血的患者，提示主要是由于左室收缩功能衰竭所致，并伴随有舒张功能异常。收缩功能衰竭是因射血分数（LVEF）、每搏输出量（SV）和心排血量（CO）严重降低而同时产生左室舒张末压增高和肺淤血、水肿；而舒张功能衰竭只引起左室舒张末压升高和肺淤血、水肿，然 LVEF、SV 和 CO 无严重降低。心力衰竭的血流动力学异常属 ForresterII 型 [Cl>2.2L/（min•m^2），PCWP>18mmHg]，其主要临床表现有呼吸困难和肺部湿啰音，并随 SV 降低和肺淤血的程度不同而差别较大。可轻至呼吸次数增加（>20 次/分）或平卧后咳嗽、咳白色泡沫稀痰伴肺部少量细湿啰音；又可重至肺水肿的表现如极度呼吸困难、端坐呼吸、咳粉红色泡沫痰伴面色苍白、大汗淋漓、满肺水泡音和喘鸣音。X 线床旁像有助于心力衰竭的诊断和肺淤血或肺水肿程度的判断。治疗目的主要是降低肺毛细血管楔压（PCWP），减轻肺淤血或肺水肿，并增加 SV 和 CO；治疗原则为利尿、扩血管和强心。严重左心衰竭、肺水肿的急救措施（详见急性左心功能衰竭）。

（4）心源性休克：是 AMI 后泵衰竭最严重的类型。80%是由于大面积 MI 所致，其余是由于机械并发症如室间隔穿孔、乳头肌断裂或右室 MI 所致；其预后很差，病史率高达 80%。典型的血流动力学类型为 Forrester 型[CI<2.2L/（min•m^2），PCWP>18mmHg]。

临床表现为持续（>30 分钟）低血压（SBP<80mmHg）、低组织灌注（神志模糊、皮肤湿冷苍白、四肢冰凉、少尿和酸中毒）以及肺水肿（呼吸困难、肺部湿啰音和 X 线的肺水肿表现）。治疗原则为升压、增加 CO 和组织灌注以及降低 PCWP 减轻肺水肿。措施如下：

1）升压药：恢复血压≥90/60mmHg 是维持心、脑、肾等重要脏器灌注并维持生命的前提。首选多巴胺 5~10μg/（kg•min），甚至 10~20μg/（kg•min）或更大量静脉维持输注，以确保血压达到或接近 90/60mmHg。必要时加用间羟胺（间羟胺）或去甲肾上腺素。在严重低血压的紧急情况下，可先弹丸式静脉推注多巴胺 2.5~5mg，间隔 3~5 分钟可重复应用，使血压恢复至 90/60mmHg 以上，再给予静脉维持输注。

2）血管扩张药：首选硝普钠，也可用硝酸甘油，用量宜小，5~20μg/min，静脉维持输注。可扩张小动脉（阻力血管）而增加 CO 和组织灌注，同时可降低 PCWP 而减轻肺淤血或肺水肿，从而改善血流动力学状态。尤其与大剂量多巴胺合用效果更好，还能抵消其α受体兴奋引起的缩血管副作用而改善组织灌注。临床上常能观察到，在升压药的基础上使用小剂量硝普钠，血压可不下降，甚至会略升高，脉搏可稍强以及组织灌注明显。

3）主动脉内球囊反搏（IABP）：是心源性休克患者的强指征经股动脉插入气囊导管至降主动脉，通过舒张期和收缩期气囊充气与放气，增加心肌灌注并降低心室射血阻力，可使 SV、CO 增加 10%~20%，因此可为循环提供有效支持并产生有益的血流动力学效应。一般适用于对上述药物治疗无反应、血流动力学不稳以及为外科手术或介入治疗需做冠状动脉造影的心源性休克患者。IABP 的副作用有穿刺部位出血、穿刺下肢缺血、溶血、血栓栓塞和气囊破裂等并发症，在老年、女性和有外周动脉疾患者更多见，而且 IABP 本身不能改善心源性休克患者的预后。

4）再灌注治疗：包括溶栓、急诊 PTCA 或 CABG。特别是前两者及其联合应用使梗死相关冠状动脉早期再通和有效再灌注，可使住院病死率降至 35%~50%，是目前治疗 AMI 伴心源性休克的首选方法。需要特别提醒的是，ForresterIII型低血压休克，并非真正的心源性休克，只需升压和扩容治疗即可，应慎用血管扩张药，也禁用 IABP。

（5）机械并发症

1）左室游离壁破裂：一旦发生往往是灾难性的，将立即出现心脏压塞，产生电-机械分离而死亡。所能做的处理是可行心包穿刺以证实诊断和暂时缓解心脏压塞；若极偶然病情能相对稳定，应行超声心动图检查，以对心脏压塞确诊；情况允许应做冠状动脉造影，然后送外科行室壁修补和 CABG 术。若左室游离壁破裂为亚急性的，则可通过机化血栓、血肿和心包一起堵住破裂口而不出现心脏压塞，渐渐形成假性室壁瘤。假性室壁瘤一旦确诊，则应尽快行手术切除和修补，以免再破裂而死亡。

2）室间隔穿孔和乳头肌断裂：前者是由于室间隔破裂所致，而后者则是乳头肌"破裂"的结果。两者临床特征相似，均表现为突然发生心力衰竭甚至心源性休克，或心力衰竭突然加重并很快出现心源性休克，伴有心前区新的、粗糙的全收缩期杂音，前者往往有震颤。彩色 Doppler 超声心动图检查和右心漂浮导管检查对两者有确诊和鉴别诊断价值。一旦确诊，均应在 IABP 下先行冠状动脉造影，再行外科修补和 CABG 术。

（6）梗死后心绞痛和再梗死：梗死后心绞痛属不稳定型心绞痛，应给予积极处理。

具体措施 N 上，并参见常规治疗章。

再梗死，不论是原部位（4 周内称延展），还是非原部位，是 STEMI 或是 NSTEMI，只要有典型的胸痛伴 ST 段上抬或下降者，均应按 AMI 处理，包括溶栓和急诊 PTCA。

（7）合并症：对于错过时机，未行前述溶栓治疗和急诊 PCI 的 AMJ 患者，尤其是老年患者，其合并症主要是出血和栓塞。前者常见消化道出血（溃疡病史或应激性溃疡）和脑出血（多年高血压基础加上抗栓治疗）；后者常见肺栓塞（因肥胖加卧床）和脑血栓形成（因低血压）或脑栓塞（因颈动脉粥样硬化、合并心房颤动、左室室壁瘤形成和心衰）。具体参见相关章节。

（四）恢复期（出院前）检查与治疗

AMI 患者经 CCU 监护救治使病情稳定后，应转至普通病房进一步恢复，彻底检查，调整治疗和给予健康宣教后方可出院，时间 1~2 周。其间，除了延续和调整 CCU 的治疗方案外，还需完成上述相关检查的复查，以了解病情或心功能恢复情况；有条件还可做放射性核素心肌灌注检查，评价梗死范围大小；病情平稳后，还应当常规行冠状动脉造影和左室造影检查，在明确冠状动脉解剖病变和心功能状态后，进行 PCI 或 CABG 以及少数患者干细胞治疗。此后，只要其生命体征稳定，能常规下地活动，生活自理，完成了健康宣教，并符合常规 PCI 术后出院条件时，即可出院。对 AMI 患者可喻为"心脏发动机"的突发故障者，应当进行彻底检查和治疗，以使其达到"心脏发动机和供油管道"理论上均彻底恢复的目的，使患者有机会重新恢复工作和生活。

（邓学军）

第三节　无症状性心肌缺血

无症状性心肌缺血是指冠心病患者存在心肌缺血的客观证据，如静息或运动时典型的心电图缺血性 ST-T 改变，放射性核素或超声心动图检查显示缺血性心肌灌注异常、室壁运动异常或心肌代谢异常等，但临床上缺乏胸痛或与心肌缺血相关的主观症状，又称无痛性心肌缺血或隐匿性心肌缺血（SMI）。早在 1961 年，Holter 采用动态心电图观察到，心绞痛患者无症状时亦可出现与心绞痛发作时完全相同的 ST 段改变。1979 年，Cohn 将这种情况正式命名为无症状性心肌缺血。研究证实，无症状性心肌缺血与心绞痛发作一样，可引起室壁运动异常和心脏功能改变，心肌电活动和心肌代谢异常，导致严重心律失常、心肌梗死和猝死等冠状动脉急性事件发生。因此，提高对无症状性心肌缺血的认识，深入了解其发生机制、临床特点，对判断病情和选择治疗方案以及估计预后均有重要意义。无症状性心肌缺血既可发生在已有心绞痛发作的冠心病患者，亦可发生在无症状型冠心病患者，即冠状动脉造影有明显粥样硬化病变而无任何临床症状者，这些患者只有做心肌缺血的相关客观检查，才能确定是否存在无症状性心肌缺血。某些非粥样硬化性冠状血管疾患的患者，如血管畸形、炎症、心肌疾患、瓣膜病、电解质紊乱、内分泌和药物作用等情况下，在做心肌缺血相关检查时，也可能出现异常结果，但不属本文阐述范畴。

一、症状性心肌缺血的分型

冠心病的无症状性心肌缺血发作隐匿，临床上易被忽视，其确切发生率目前尚不完全清楚。Cohn 将无症状心肌缺血分为三种临床类型：①完全的无症状性心肌缺血；②心肌梗死后有无症状性心肌缺血发作；③心绞痛患者伴有无症状性心肌缺血。

I型：患者完全无症状，做相关检查时被偶然发现存在心肌缺血。通常发生在以下临床背景：①心电图运动试验、核素运动心肌灌注显像阳性，但无任何症状；②冠状动脉造影 M 示明显的血管狭窄，但无任何症状。该类型患者临床上较少见，据估计，在完全无临床症状的健康中年男性中约占 2.5%或更多些。

II型：心肌梗死后患者伴有的无症状性心肌缺血。通常发生在以下临床背景：①临床未被识别或无症状的心肌梗死；②既往无症状，但有陈旧性心肌梗死；③心肌梗死后有心绞痛发作，但亦有无症状性心肌缺血发作。心肌梗死后，无心绞痛发作的患者中约 1/3 心电图轻量级运动试验呈阳性而无任何临床症状。心肌梗死后有无症状性心肌缺血组与无心肌缺血组比较，诸如心脏性死亡、再次心肌梗死、不稳定型心绞痛和血运重建等心脏事件的发生率明显增高，预后不良。

III型：心绞痛患者伴有的无症状性心肌缺血。通常发生在以下临床背景：①慢性稳定型心绞痛，其心肌缺血发作有时无症状；②各种类型的不稳定型心绞痛，心肌缺血发作有时无症状。研究表明，70%~80%心绞痛患者可同时存在无症状性心肌缺血发作，并且其发作次数常为心绞痛发作次数的数倍之多，是一种较心绞痛更为常见的心肌缺血状态。在不同类型的心绞痛患者中，以不稳定型心绞痛患者的无症状性心肌缺血的检出率最高。

二、症状性心肌缺血的发生机制

无症状性心肌缺血的发作与心绞痛发作相似，都是由于心肌供血和需求平衡失常所诱发，包括以下三种情况：①心肌耗氧量增加；②心肌氧供应量（血供）减少；③以上两者并存。应用 Holter 动态心电图检测无症状性心肌缺血时的心率，可将心肌缺血分为以下 3 型：①I型：心率快时发生心肌缺血；②II型：在心率增快 10 分钟内发生心肌缺血（心率增快延时作用）；③III型：心肌缺血发作时无心率增快。其中与心率增快有关的I、II型无症状性心肌缺血常占 80%以上，提示日常生活中，多数心肌缺血与心率增快（缺血阈值高）及心肌耗氧量增加有关，并且还有明显的昼夜节律性变化。而III型心肌缺血则没有昼夜节律性变化。生理性自主神经活动的昼夜规律性变化表现为夜间迷走神经兴奋占优势，日间交感神经兴奋占优势，无症状性心肌缺血的节律性变化与自主神经活动的改变密切相关，尤其是交感神经的变化有关。无症状性心肌缺血的昼夜节律性变化呈双重周期性。第一个发作高峰时间在早上 7~11 时之间，此时间段也是心绞痛、心肌梗死和猝死的高发时间。这段时间交感神经活动增强，心率增快，血压升高，心肌耗氧量增加，导致心肌缺血发作增加。这段时间还可发现类似的一些周期性变化，如血儿茶酚胺水平升高，血小板聚集能力增强，纤维蛋白溶解活性降低等，这些因素均可能促发心肌缺血发生。无症状性心肌缺血发作的第二个小高峰在 17~21 时之间。通常夜间 2~6 时之间缺血发作次数最少，可能与该时间段心率相对缓慢，心肌对 O_2 的需求降低有关。而且此期间的缺血发作一般不伴有心率增快（缺血阈值低），提示此类缺血发作主要与冠状动脉血管张力增强，心肌供血减少有关。

大部分无症状性心肌缺血发作是在轻体力活动或脑力活动时发生，虽然多数无症状性心肌缺血时伴有一定程度的心率增快，但其远低于运动心电图试验时的心率增加，即此时心肌对 O_2 的需求低于运动试验时的水平，因此不能单以冠状动脉固定狭窄并有心肌耗氧量增加来解释，各种原因所致的心肌氧供应量（冠状循环血流）减少也可能是更重要的病理生理机制，抑或两者兼而有之，有时难以作出准确的判断。一般认为，无症状性心肌缺血的发生与冠状动脉痉挛密切相关，但在劳力负荷增加时，其发生率也增加，故与心肌耗氧量的增加亦有一定关系。诱发冠状动脉痉挛的因素包括：运动、吸烟、寒冷刺激、精神紧张等。另外，血管内皮损伤后内皮素释放及内皮舒张因子的减少，一些自体物质如血栓素 A_2、某些肽类激素、血小板因子及某些神经递质（如儿茶酚胺、血清素和组胺）等亦可引起冠状动脉痉挛。上述因子在无症状性心肌缺血的发生中具有重要作用。

三、无症状性心肌缺血的临床表现和预后

1.完全无症状患者（无症状型冠心病）

患者完全无心肌缺血的临床症状，但相关的客观检查有心肌缺血表现。通常，这类患者多伴有动脉粥样硬化的危险因素，如中年以上、男性、高脂血症（总胆固醇、甘油三酯、低密度脂蛋白或极低密度脂蛋白增高）、高血压、吸烟、糖尿病、肥胖和早发冠心病家族史等。多数患者是在体检时偶然发现心电图（静息、动态或负荷试验）有 ST 段压低、T 波改变等，或放射性核素心肌显像（静息或负荷试验）显示心肌缺血表现。此类患者虽无临床症状，但已有心肌缺血的客观证据，必要时进行选择性冠状动脉造影有助于确立诊断。多数患者属早期冠心病，冠状动脉血管病变较轻或建立了较好侧支循环阶段，故预后一般较好。但随病情的进展，有的患者可能转为心绞痛，但其中多数病例的症状不典型，发生心肌梗死也常常无症状。亦可能逐渐发生心脏扩大、心力衰竭、心律失常甚至猝死。

2.慢性稳定型心绞痛患者和不稳定型心绞痛患者

慢性稳定型心绞痛患者日常生活中的心肌缺血发作，仅约 1/4 表现为不同程度的胸痛发作，而大多数心肌缺血发作时无症状，其重要性易被忽视。有证据表明，大多数此类型患者能生存很多年，但有发生猝死、危险性心律失常和急性心肌梗死的危险，其本身存在的无症状性心肌缺血与心绞痛发作有同样的预后意义，甚至更为不良。因此对这类冠心病患者的治疗，应该包括减轻和消除心绞痛症状和无症状性心肌缺血两个方面。

不稳定型心绞痛患者是指初发劳累型心绞痛、恶化型心绞痛、各种类型的自发性心绞痛以及新近提出的冠状动脉成形术后心绞痛和冠状动脉旁路术后心绞痛等。这类患者心肌缺血发作的发生率最高，特点是发作次数多，并且 80%~90% 的缺血发作时无症状，而 1~12 个月内其临床心脏事件如猝死、致命性心律失常、急性心肌梗死、PCI 或 CABG 等紧急血运重建的发生率均明显高于其他类型的冠心病患者。因此，无症状性心肌缺血可作为预测不稳定型心绞痛患者近期预后最有价值的指标。譬如，虽然经过积极的药物治疗，无症状性心肌缺血无改善者预后不良。冠状动脉三支病变且伴有频繁发作的无症状性心肌缺血者突发严重冠脉事件及病死率更高。有症状和无症状两类心肌缺血发作时间总和（总缺血负荷）较多的患者预后最差，可能与这些患者多伴有严重得多支、弥漫性冠脉血管病变有关。

3.心肌梗死后患者

急性心肌梗死后，约近 2/3 的患者无心绞痛症状，其中包括部分在心肌梗死前曾有心绞痛发作而心肌梗死后心绞痛消失者。这些无心绞痛发作患者中约 1/3 以上心电图次极量运动试验可呈阳性。由于有些心肌梗死后患者伴有严重心绞痛、严重心律失常或心力衰竭，不能进行运动试验，故心肌梗死后患者的无症状性心肌缺血发生率可能更高。有资料表明，心肌梗死后患者采用动态心电图检出有心肌缺血组与单纯运动心电图试验阳性组比较，严重心脏事件的发生率前者明显高于后者，提示对心肌梗死后患者进行危险度分层或估计长期预后，采用动态心电图检测心肌缺血比运动心电图试验更有价值。心肌梗死后，冠状动脉病变广泛且伴有频繁发作的无症状性心肌缺血、左心功能不全或合并充血性心力衰竭、复杂室性心律失常或传导阻滞者预后不良。

四、无症状性心肌缺血的检测

1.心电图运动试验

心电图运动平板或踏车运动试验，是目前诊断冠心病心肌缺血最常用的方法，通常心电图阳性判断标准是运动中或运动后出现 ST 段在水平型或下斜型降低≥1mm，或运动前原有 ST 段降低者运动后进一步降低≥1mm。在已确定的冠心病患者，运动负荷增加时典型的心电图 ST 段变化，即心电图运动试验阳性，提示心肌缺血发生，对发现运动诱发的无症状性心肌缺血有重要意义。运动中无症状性 ST 段改变时可发现左室室壁运动异常。对于完全无症状者，心电图运动试验阳性对冠心病心肌缺血的预测价值受到一定限制，为提高诊断率常需补充其他影像技术。有多项动脉粥样硬化危险因素，如糖尿病、高血压、高胆固醇血症、吸烟史或早发冠心病家族史者，心脏事件危险性明显增加。心电图运动试验假阳性可见于以下两种情况：①患者无心肌缺血，发生于电解质紊乱、束支传导阻滞、体位变动、深呼吸后或女性；②患者有心肌缺血，但无冠状动脉病变，发生于高血压左心室肥厚、二尖瓣脱垂、肥厚型心肌病、X 综合征或心脏小血管病等，应结合临床，认真分析，作出正确诊断。必要时需行冠状动脉造影明确诊断。在有明确冠心病患者，运动诱发的无症状或有症状性缺血性 ST 段压低使随后心脏事件的危险性增加。心电图运动试验在较低运动量和心率低于 120 次/分时，即出现 ST 段压低≥3mm，或伴血压下降者，无论试验期间有无胸痛症状，均应视为严重心肌缺血，常提示存在左主干病变或严重的三支病变，若动态心电图检测还发现存在频繁发作的无症状性心肌缺血，则突发心脏事件的概率明显增加，预后不良。

2.动态心电图检查

Holter 可在较长时间内精确记录 ST 段偏移，重复显示缺血性 ST 段下移和计算缺血发作次数及时间，适用于同时观察运动及静息状态下冠状动脉张力增高引起的无症状性心肌缺血，是监测冠心病患者日常活动中发生无症状性心肌缺血的唯一检测手段。检查资料可提供无症状性心肌缺血发作的起始、持续、终止时间及发作频度、缺血严重程度和昼夜节律变化，以及与缺血发作相关的患者当时的精神和体力活动状态，最终对心肌缺血的机制作出推测。另外，尚可明确判断某些严重心律失常的发生与无症状性心肌缺血发作时间有无关联。这些结果对于指导选择治疗措施和选用不同作用机制的抗心肌缺血药物以及评估预后都有重要价值。目前认为，动态心电图（AECG）检查中出现的一过性水平型或下斜型 ST 段降低≥1mm，持续时间≥1 分钟对诊断心肌缺血有重要意义。

在心肌缺血恢复≥1分钟分钟后，再次出现ST段降低，为另一次心肌缺血发作。对于已经确诊的冠心病患者，AECG有典型的缺血型改变，并且不伴有心绞痛症状，应视为无症状性心肌缺血发作的证据。但对于尚未确诊为冠心病的人群，其预测冠心病心肌缺血的价值有限，通常不能仅凭AECG异常为依据，诊断无症状型冠心病合并无症状性心肌缺血。对临床完全无症状或"正常"健康人群，诊断无症状性心肌缺血，需结合其他心肌缺血相关检查及冠心病危险因素等加以判断，必要时行选择性冠状动脉造影明确诊断。

3.核素运动心肌灌注显像

目前较常用的 ^{201}TI 或 ^{99m}Tc-MIBI 运动负荷心肌灌注显像，对诊断冠心病心肌缺血较为敏感，优于运动心电图试验和动态心电图检查，可明显提高无症状性心肌缺血的检出.率。当冠状动脉分支血流分布的心肌节段出现明确的放射性稀疏或缺损，在 ^{201}TI 延迟显像或 ^{99m}Tc-MIBI 静息显像显示原缺损区有放射性充填，即可诊断冠心病心肌缺血。一般来讲，核素运动或药物负荷心肌灌注显像所显示的心肌缺血的部位及范围可以反映冠状动脉病变的部位及其严重程度，但不能直接评价冠状动脉狭窄程度。所以，临床上当核素运动心肌灌注显像发现心肌缺血，即使患者并不同时伴有心绞痛症状，亦应视为无症状性心肌缺血予以重视，必要时需行选择性冠状动脉造影检查，以确定病变的部位及狭窄程度。

五、无症状性心肌缺血的治疗

近年来，对无症状性心肌缺血的组织学及病理学研究已经证实，长期反复发作心肌缺血，心肌组织发生营养障碍，可引起缺血区心肌组织结构的改变，如心内膜下心肌组织明显的间质纤维化、心肌细胞变性和微血管的病理性改变。许多临床研究也表明，无症状性心肌缺血与心绞痛发作有同样的预后意义，甚至更为不良。因此对冠心病患者的抗心肌缺血治疗，不仅在于控制心绞痛发作，还应包括积极治疗临床上更为常见的无症状性心肌缺血发作，从而最大限度地减少心肌缺血发作，预防冠心病心脏事件的发生及改善预后。

1.完全无症状性心肌缺血（无症状型冠心病）

对该类型患者应积极采取防治动脉粥样硬化的措施，对有高脂血症者，可进行他汀类药物降脂调脂治疗，以防止粥样斑块加重和促进粥样斑块消退，控制或消除高血压、糖尿病和吸烟等危险因素，以防止其发展为严重的冠心病类型和降低心脏事件发生率。对静息、运动心电图或放射性核素心肌显像显示已有明显心肌缺血改变者，应适当减轻体力活动，酌情选用硝酸酯制剂、β受体阻断药和钙通道阻滞药进行抗心肌缺血治疗。有资料显示，β受体阻断药在有效减少日常活动诱发的心肌缺血发作、心肌缺血时间和心脏事件方面优于钙通道阻滞药，还可改变心肌缺血周期分布，特别对凌晨期间的高度心血管危险具有特殊治疗价值。其机制主要与β受体阻断药能消除早晨的血压增高和心率增快有关，选用长效β受体阻断药可能疗效更佳。通常如多数心肌缺血发作时心率快（缺血阈值高），反映血管病变重，心肌需氧量增加诱发血氧供求失衡，应选择β受体阻断药＋硝酸酯制剂；如多数缺血发作时心率不快（缺血阈值低），反映此时冠状动脉血管张力大，以心肌供血减少为主，则宜选择钙通道阻滞药或钙通道阻滞药＋硝酸酯制剂。而有些患者，缺血发作的心率有时快，有时不快，故缺血发作处于高阈值期应选用β受体阻断药＋硝酸酯制剂、β受体阻断药＋钙通道阻滞药或三者联合应用；处于低阈值期则应选用钙通道阻滞药剂或硝酸酯制剂或两者联合应用。动态心电图监测的结果有助于选择药物。对冠状动脉造影发现左主干、主要冠状动脉分支有显著狭窄病变或多支严重狭窄病变病变者可行经皮冠状动脉介入治疗（PCI）或 CABG。

2.慢性稳定型心绞痛和不稳定型心绞痛患者的无症状性心肌缺血

在这类患者的治疗中，重视减轻全部心肌缺血负荷比仅仅控制心绞痛症状更为重要。因此，除积极采用抗心肌缺血药物控制心绞痛发作外，可采用动态心电图或运动负荷心电图试验重复监测无症状性心肌缺血的发作时段、发作次数、持续时间和 ST 段下降程度，观察对无症状性心肌缺血的治疗效果，避免或消除导致心肌缺血发作的诱因，并按照无症状性心肌缺血发作的生理节律性，合理调整抗心肌缺血用药，从而控制心肌缺血并预防冠心病事件的发生。在慢性稳定型心绞痛患者，因其有症状和无症状心肌缺血发作多为心肌需氧量增加所诱发，选择β受体阻断药和硝酸酯制剂联合应用，疗效比单一药物更佳。由于不稳定型心绞痛患者的无症状性心肌缺血与冠状动脉痉挛有密切关系，故对发作时 ST 段抬高或有其他证据提示其发作主要由冠状动脉痉挛引起者，其药物治疗宜选择钙通道阻滞药和硝酸酯制剂联合应用，必要时亦可加用β受体阻断药，即三类制剂合用。某些中成药制剂也具有解除冠脉痉挛、减少血小板积聚、改善心肌缺血的作用，可以酌情选用。小剂量阿司匹林可抑制血小板聚集，减少心肌缺血发作，明显降低无症状性心肌缺血患者心脏事件的发生率。对经药物治疗仍有持续心肌缺血发作者应及时行冠状动脉造影，明确血管病变严重程度和心室功能状态，根据病情选择施行 PCI 或 CABG。对这类患者适宜的早期的完全血管重建治疗明显优于药物治疗，可明显减少运动诱发的心肌缺血和日常生活中的无症状性心肌缺血，减少心脏事件发生率，改善预后，提高生存率。

3.心肌梗死后无症状性心肌缺血

药物治疗可参照慢性稳定型及不稳定型心绞痛患者。尤其是β受体阻断药可使心率减慢，心肌收缩力下降，心肌耗氧量降低，有心肌保护作用。可提高患者的运动耐力，减轻运动时无症状性左室功能异常和无症状性心肌缺血，减少梗死后心性猝死，降低病死率，对改善预后有价值。对经药物治疗仍有频繁、持续的无症状性心肌缺血发作，且属于 PCI 或 CABG 适应证者，可根据冠状动脉和左室造影结果，酌情选择 PCI 或 CABG。对室壁瘤伴有顽固性心力衰竭、难以控制的危险性室性心律失常有外科手术指征者，在做室壁瘤切除术的同时施行 CABG。

总之，到目前为止，冠心病患者的无症状性心肌缺血的机制，尚未完全阐明，内科药物治疗，介入治疗和外科手术治疗虽可减轻无症状性心肌缺血的发生率及其严重性，但其对降低冠状动脉事件发病率和改善预后的远期疗效，尚需更多的前瞻性临床试验加以验证。

（邓学军）

第四节　X 综合征

1967 年，Kemp 和 Likoff 等首次报道一组患者，临床表现为心绞痛样发作，但冠脉造影完全正常。因该组患者在其论文分组中为 X 组，另一组为 N 组，自此以后凡有上述特点的患者称为心脏 X 综合征（以后简称 X 综合征）。

一、X 综合征的概念和变迁

1.早期 X 综合征有着严格的定义，即必须具备以下四条，方可诊断。

（1）典型的劳力性心绞痛。

（2）冠状动脉造影完全正常。

（3）运动负荷试验显示明确的心肌缺血证据。

（4）麦角固醇激发试验除外冠状动脉痉挛。

如果严格按照上述标准进行临床诊断，在大量的冠脉造影正常的患者中，真正能够诊断为 X 综合征的患者并不多。从目前的角度来看，当初 X 综合征的提出仅仅反映了一种临床上的特别现象，而且也存在明显的不足，首先典型的胸痛并不代表心肌缺血，其次活动平板中有着大量的假阳性患者，尤其是年轻女性。随着近数十年的研究，X 综合征无论从内容还是外延均发生了很大变化，在研究方向上也与以前大相径庭，有着鲜明的时代特点。

美国学者 Richard 在大量研究的基础上，于 20 世纪 80 年代首次提出微血管性心绞痛的概念，他认为，X 综合征的症状是冠状动脉微小血管的功能障碍，造成心肌缺血，这似乎为 X 综合征的研究画上了句号，即 X 综合征的病因和发病机制已经弄清楚，但他对微血管性心绞痛的定义却与 X 综合征有着显著的不同。

2.微血管病性心绞痛的定义

（1）胸痛症状可以典型，也可以不典型；可以是劳力性，也可以在静息时发作；持续时间可短至数秒，也可长达数小时。

（2）冠状动脉造影完全正常。

（3）必须具有心肌缺血的客观证据，尤其是放射性核素心肌显像的证据。

（4）除外冠状动脉痉挛和心脏外因素。

微血管性心绞痛的提出是 X 综合征研究史上一个重要的里程碑，它从简单现象的描述进入到实质性的研究，并且大大拓宽了患病个体的人群，使该类患者成为心绞痛的一个特殊类型。尽管以后有人对微血管性心绞痛的定义提出异议，认为 X 综合征依然 X，但是目前微血管性心绞痛这一概念已被临床医生广泛接受。

"小冠状动脉病"曾被部分医生使用过，其本质和微血管性心绞痛相似，现在统一使用微血管性心绞痛。

"新 X 综合征"由于微血管性心绞痛的诊断是以客观的心肌缺血为证据的，而临床上仍有大量的冠状动脉正常的患者，在除外心脏外因素后，没有明确的心肌缺血的证据，这类患者依然是临床医生面临的困惑，故近年来，学术界依然喜欢使用 X 综合征这一概念。但是这一概念与早期提出的概念有很大不同，它所研究的方向已不仅仅是心绞痛的发生机制，而是根据内皮功能的状态和危险因素的存在与否来判断其预后，心肌缺血的客观证据已不必要。因此无创的负荷试验可能正常，胸痛发作时心电图也可能没有改变。

二、X综合征的病理生理学机制

由于X综合征是一种患者临床表现各异的疾病，目前还缺乏统一的诊断的标准，因此讨论其病理生理机制相当困难，而这也正是过去数十年临床研究人员的重点研究内容。在讨论其病理生理学机制之前，首先要回答一个问题：即诊断X综合征是否一定要具备心肌缺血的证据？运动试验中的ST段压低并不能作为客观缺血的证据，目前被广泛认可作为心肌缺血客观指标的有。

1.负荷放射性核素心肌灌注的阳性结果。

2.心房或者心室调搏诱发胸痛时，冠状静脉窦中的乳酸含量及pH。

但是遗憾的是临床研究所入选的患者均不是以客观心肌缺血证据为依据的，而是以临床表现为诊断条件入选。因此研究中真正具有心肌缺血证据的仅有一小部分，依此人群研究X综合征，难免得出不同的结论。但是从另一个方面讲，如果所有的对X综合征的研究均以心肌缺血为依据，不仅增加了研究的难度，而且也大大减少了临床研究的范围，使大量的冠脉正常的胸痛患者被置身于研究之外，这部分患者是否需要一个新的命名呢？因此目前国际上多数学者仍主张以临床表现作为诊断X综合征的条件，将X综合征定义为多病因、多机制的一种疾病。

冠状动脉微血管障碍造成心肌缺血是X综合征最重要的发病机制之一，早在20世纪70年代，Cannon及其同事通过血稀释法测定静息和心脏起搏时心大静脉的血流量，发现心脏起搏诱发典型的心绞痛而冠状动脉造影正常者，心大静脉血流量增加和冠脉阻力降低均明显少于为诱发胸痛者，静脉注射麦角固醇后，上述变化更为明显，而冠脉造影未显示任何心外膜大的冠状动脉痉挛或者收缩的征象，提示该类患者主要是由于微小冠状动脉的储备功能下降或者异常收缩造成心肌缺血。进一步研究发现，即使在心房调搏诱发胸痛而无心肌缺血证据的患者，也可以观察到冠状动脉对心房调搏或双嘧达莫的血管扩张反应降低。近年来使用冠状动脉内多普勒技术和PET技术，进一步明确了X综合征患者普遍存在冠状动脉微小血管功能障碍。另外超声心动图阶压技术显示，X综合征患者，心房调搏时心内膜/心外膜的阶压值明显降低，而对照组无明显变化，提示心肌血流分配的异常对这类患者运动诱发的胸痛起重要作用。意大利著名学者Museri认为，X综合征患者的冠脉前微血管可能存在着片状分布的异常收缩，或者对舒血管物质的反应性降低，当心肌耗氧量增加时，不能相应地扩张，从而造成心肌缺血。对X综合征患者进行仔细的放射性核素心肌灌注显像的确发现，心肌缺血的部位显示小的片状分布。

究竟是什么原因造成冠状动脉微血管的功能障碍呢？现在普遍认为内皮功能异常是主要原因，早在10年前，日本学者就发现X综合征患者给予乙酰肌碱，其冠状动脉血流增加少于正常对照组，提示冠状循环中的内皮功能不良，进一步研究发现，给予NO的底物（左旋精氨酸），血流明显改善，说明冠状动脉微循环的内皮依赖性舒张功能明M障碍。另外发现，血管平滑肌最强的收缩因子内皮素-1在X综合征患者升高，当胸痛发作时进一步升高，强烈提示微小血管的异常收缩也是其重要的发病机制之一。到目前为止几乎所有的研究无一例外的证实了血管内皮功能的异常在X综合征发病中的作用。最近有很多研究发现，即使在没有缺血证据的患者，同样存在着内皮功能的障碍，而且此种障碍与 X 综合征的远期预后密切相关。这里应该提出，内皮功能障碍在很多具有危险因素的患者普遍存在，但在那些患者中没有 X 综合征，因此内皮功能障碍与 X 综合征并不是因果关系，但是却是后者的必要条件。

X 综合征的患者内皮功能障碍的原因有很多，包括常见的冠心病危险因素，但比较令学术界关注的是雌激素的丢失和炎症反应。这两者尤其是炎症反应是近几年研究的热点。雌激素丢失对内皮功能的影响不难理解，正常情况下，雌激素对血管内皮具有强大的保护作用，雌激素水平下降，其保护作用减少，而 X 综合征的患者多为更年期后的妇女。炎症反应贯穿于动脉粥样硬化的整个过程，近年来发现，炎症反应同样广泛存在于 X 综合征的患者，而且与内皮功能异常的程度呈明显相关，现在已经明确，炎症标志物 C 反应蛋白可以明确损伤内皮功能，或者使内皮细胞激活产生黏附因子和缩血管物质内皮素等。有研究人员指出，炎症反应可以作为 X 综合征治疗的靶目标之一，通过减少炎症达到减少 X 综合征胸痛发作的目标。以上均是冠状动脉微血管的功能性改变在 X 综合征发病中的作用，但是研究发现，部分患者并不排除微血管的器质性病变的可能。Mosser 等人很早对 X 综合征患者的心内膜活检发现，小冠状动脉肌性，中膜肥厚，内膜增生以及内皮细胞变性。Suzuki 等发现，部分患者小动脉不规则狭窄，中层平滑肌增生变性。但 Mosser 认为，上述改变不能就此断定心绞痛的发作就与微血管病变有关，因为临床上多数患者表现为静息状态下的发作，阜外医院曾对一例 39 岁男性重度劳力性心绞痛但冠脉造影 IE 常的患者进行心内膜活检，观察到一小冠状动脉（62.5μm）中层平滑肌明显增生呈管腔狭窄，但周围无炎症细胞浸润，该例患者排除了左心室肥厚及免疫结缔组织病，该检查结果强烈提示某些小血管的器质性改变可能参与了 X 综合征心绞痛的发作。

在 X 综合征心绞痛机制中，值得一提的是患者对疼痛的敏感性，在 20 年代 90 年代初期，至少有五家独立的研究机构采用了不同的评价方法，得出了同样的结论，即 X 综合征患者疼痛阈值降低，即使对轻微的心肌缺血都能敏感地感受到，事实上，在微小前动脉发生功能障碍造成远端低灌注状态时，局部便产生一定量的腺苷，后者也能感受到疼痛。

三、诊断及排除诊断

尽管 X 综合征自提出已经历了 30 余年的历程，但尚未有一个严格而统一的诊断标准，而且随着研究的深入，诊断标准似乎更加模糊，这也给临床医生和医保部门带来了困惑。目前仅限于临床研究，而且各家在入选患者时所掌握的标准也不尽相同，但是排除诊断确是非常重要，因为引起胸痛发作的原因很多，上自中枢神经系统至下传神经系统及其所经过的路线和部位，直至胸腔和腹腔中的各脏器均可引起胸痛，应该说，在因胸痛而进行冠脉造影并显示冠脉正常或相对正常的患者，有相当一部分是心外因素。X 综合征诊断的第一步就是排除这些因素，常见的心外因素有以下几个。

1.心脏神经官能症

这是冠脉造影正常者中最常见的情况，几乎占了该类患者的 40%~50% 以上，有研究显示，这些就诊者被告知其冠脉正常，并作适当的心理疏导，60% 的患者在 1 年内症状消失或明显好转，提示神经精神因素在其中的作用。但是应该注意，相当一部分患者可能在 X 综合征和神经官能症之间有交叉。有人做过一个有趣的研究，给小鼠以精神刺激，数周后检查其心脏微血管的功能，发现那些受神经精神刺激的小鼠，其心脏微血管的功能障碍，临床上也发现 X 综合征的患者精神异常者较常见。

2.胃食管反流

在冠脉正常的胸痛患者中较常见，是 X 综合征诊断中主要排除的疾病之一。有些胃食管反流患者，胸痛呈典型的劳力性心绞痛的表现，但该类患者与饭后和体位改变关系较明显，24 小时食管 pH 监测有助于该疾病的排除，但是也有研究发现，胃食管反流容易并发微血管功能的异常。给食管滴入酸性液体，通过神经反射，发现冠脉微小血管呈收缩性反应。

3.颈椎病

随着生活方式的改变，颈椎病在人群中日益流行，很多颈椎病患者首诊心脏科，因下传神经受压迫，患者常感颈背部和心前区疼痛，仔细地检查可以排除该疾病。

除以上常见的心外因素排除外，显而易见的心内因素也要排除，这些应包括，主动脉瓣疾病、二尖瓣疾病和心肌病及心肌肥厚。

关于寻找心肌缺血的客观证据在 X 综合征的诊断是否必需，目前尚缺乏统一的意见。一般来说，活动平板或负荷放射性核素心肌灌注作为常规检查，如果阴性并不能排除诊断，而单纯的活动平板阳性，也并不能由此诊断，ST 的压低即为心肌缺血所致，但是这两项无创检查常用来评价治疗的效果。

四、治疗

X 综合征的治疗是临床医生头痛和困惑的问题，因为常见的治疗心绞痛的药物往往难以奏效，在心绞痛发作时，硝酸甘油的作用都不明显，常规用于心绞痛预防的药物，如 B 受体附断药和钙通道阻滞药作用也微乎其微，α_1 受体阻断药也尝试用过，作用同样不明显，最近临床试验评价影响心肌代谢的药物曲美他嗪（万爽力），部分患者呈现出明显的疗效，但另一些患者却对其无。近几年，根据对 X 综合征发病机制的最新认识，认为改善内皮功能可能会给 X 综合征带来疗效，目前正在观察研究中。

待选的药物有 ACEI 和他汀类药物，因为这两类改善内皮的作用比较明显，同时他汀类药物还有很好的抗炎作用，炎症在 X 综合征中的作用已比较明确，期望这两类药物能够有助于 X 综合征的治疗。另外，X 综合征多发于更年期妇女，主要原因可能与雌激素的减少有关，补充雌激素有助于血管内皮功能的改善，但这些药物的作用均比较缓慢，不要期望它们短时间而发挥作用，可能服用一段时间后，心绞痛的发作亦会减少。另据报道，给予氨茶碱或对抗腺苷的药物，对改善症状和缺血性 ST-T 改变有效。中药在 X 综合征治疗中的作用，因研究较少，而未能肯定。但可尝试通心络，麝香保心一些具有改善内皮功能的药物。最近有人尝试经皮神经电刺激（STENS）的方法，用于 X 综合征，其理论出发点是刺激神经可以改变冠脉微血管的自主神经调节。Jessunm 等对 8 例患者进行四周的治疗后发现，心绞痛的发作次数由治疗前的每周 8 次减至每周 3 次。硝酸甘油的消耗量由治疗前的 10 片减为 2 片。冠脉血管的阻力有下降趋势。在药物治疗的间时，要强调体育活动和生活方式的改变，这两者都能有效地改善内皮功能，并可以不同程度地改善患者对疼痛的感受阈值。

五、预后

X 综合征的预后良好是指相对于恶性心脏事件，如心源性猝死、急性心肌梗死而言，但是相对于患者反复不断的胸痛发作，多次住院检查或行冠脉造影而言，讨论预后的意义就会因此而减少，但现在心脏科医生还是习惯上以心脏事件的发生率作为评价预后的指标。Remp 在很早时候就对 200 例冠脉造影正常的患者进行了长期随访（6 年），多数患者正传逐渐改善，死亡 6 例，其中 4 例原因不明。如果和同样年龄和性别的正常人群相比，无统计学差异。Scholz 等最近对 185 例诊为 X 综合征的患者进行了长达 12 年的随访，发现 1 例死于急性心肌梗死（每年 0.05%），9 例可能死于心脏原因（0.51%），7 例死于心脏外原因，6 例患者发展为冠脉造影证实的冠心病，该 6 例危险因素明显多于其他患者，34%的患者仍有心绞痛的主诉。当初运动试验阴性的患者症状缓解明显少于当初运动试验阳性的患者（78%对 54%）。

（邓学军）

第八章　风湿性疾病

第一节　类风湿关节炎

类风湿关节炎（Rheumatoid Arthritis，RA）是一种以慢性、对称性、进行性、关节滑膜炎症为主要表现的全身性自身免疫性疾病，可伴关节外损害，如血管炎、心包炎、肺间质纤维化、周围神经炎、皮下结节及眼部疾患等。晚期关节可出现不同程度的强直和畸形，丧失关节功能，致残率高。我国患病率约为0.32%~0.36%，约有41%的患者在发病1年后就出现骨侵蚀，3年内关节破坏达70%。类风湿关节炎属中医"痹证"的范畴，是由正气不足，复感风、寒、湿、热等病邪引起，以肢体关节肌肉酸痛、麻木、重着、屈伸不利或关节灼热、肿大等为主症的一类病症。古籍中还称之为"历节病"、"痛"、"顽痹"等。

一、中医病因病机

中医学认为正气不足是类风湿关节炎的发病根本，邪气入侵是类风湿关节炎的发病条件，本虚标实是类风湿关节炎的病机特点。寒冷、潮湿、疲劳、创伤及精神刺激、营养不良等均可成为本病诱因。除寒冷、潮湿等外因之外，荣血不足、气血虚弱、肝肾亏损，复受风寒潮湿是本病的主要因素。外因感受风寒湿热之邪、居处潮湿、冒雨涉水、气候骤变、冷热交错等等原因，以致邪侵入体，注于经络，留于关节，痹阻气血而发病；内因禀赋素亏，荣血虚耗，气血不足，肝肾亏损，或病后、产后机体防御能力低下，再若劳后汗出当风或汗后冷水淋浴等，外邪乘虚而入。总的来讲，本病的病因病机主要有如下两个方面：正虚，包括禀赋不足，劳逸过度、病后产后等；邪侵，包括风寒湿热邪、血瘀痰浊等。

（一）正气亏虚

正气是人体抗病、防御、调节、康复的能力，是以人的气、血、精、津液等物质及脏腑经络的功能为基础。正气亏虚是类风湿关节炎发病的内在因素，指人体气、血、精、津液等物质不足及脏腑组织功能低下、失调的概括。包括禀赋不足、劳逸过度、病后产后等几方面。

1.禀赋不足

禀赋不足是指人体先天某种物质不足或功能低下，是发生痹病的首要因素。禀赋不足的表现相当广泛，有营卫、气血之不足，脏腑经络组织功能低下等，就脏腑而言，以肾虚为主，符合"肾为先天之本"的说法。肝主筋，肾主骨，筋骨既赖肝肾精血津液的充养，又赖肝肾阳气的温煦。

禀赋不足，肝肾素虚或房劳过度，肾精耗竭；或饮食不节，起居失调，脾气受损，化源不足，气血亏虚，均可导致"气主煦之"、"血主濡之"的功能不足，经脉关节失于气血濡养，导致不荣则痛。此外，正气不足更易使外邪乘虚而入，导致邪盛正虚的难治型痹证。禀赋不足，素体气虚，或饮食不节，起居失调，引起气血不足，肌肤失养，腠理空虚，卫外不固，外邪易于入侵，阻塞气血经络，留注于经络、关节、肌肉，而致本病。也可以因房劳过度内伤肾气，精气日衰，则邪易妄入，又因过逸之人，缺少锻炼，正气渐虚，筋骨脆弱，久致肝肾虚损，气虚血亏，后天失于濡养，稍有外感，邪易乘虚而入，与血象搏，经络不畅，痰瘀内生，流注关节而成痹证。

在临床上常见本虚而标实现像，如素体阳气偏虚，则卫阳不固，风寒湿邪入侵，阻滞经络，凝滞关节，则形成风寒湿痹；若素体阴血不足，内郁有热，与外邪搏结形成湿火，耗伤肝肾之阴，使筋骨失去濡养；或风寒湿邪郁久化热，熏蒸津液，饮湿积聚为痰浊，壅滞经络关节，形成风湿热痹。

2.劳逸失度

人体适度的劳动、运动可促进气血的流通，增强生命的活力；适度的休息、睡眠，可保养精、气、神，体力、脑力充沛。过度劳累、安逸，可损伤正气，成为痹病发病的因素。劳逸失度包括劳力过度、劳神过度、房劳过度、安逸过度。劳力过度则伤及营卫气血，阳气不足，腠理空虚，卫外不固，邪气留注经络、关节、肌肉，可致本病。正如《素问·宣明五气篇》所云："久立伤骨，久行伤筋。"宋·王怀隐《太平圣惠方》也提到劳力过度与痹证发病的关系，"夫劳倦之人，表里多虚，血气衰弱，腠理疏泄，风邪易侵……随其所感，而众痹生焉"。劳力过度，就脏腑而言，与肺、脾、肝有关。思虑过度则耗伤心血，损及脾气，使人体正气虚弱。如《中藏经·五痹》曰："气痹者，愁忧思喜怒过多……久而不消则伤肺，肺伤则生气渐衰，则邪气愈胜……注于下，则腰脚重而不能行。"房劳过度则肾之精气内衰，则邪易妄入；过逸则正虚，尊荣之人，筋骨脆弱，而致肝肾虚损，则气虚血不足，稍有不当则邪易乘虚而入，与血象搏，则阳气痹阻，经络不畅，瘀痰内生，留注关节。如《中藏经·五痹》所云："骨痹者，乃嗜欲不节，伤于肾也，肾气内消……精气日衰，则邪气妄入。"过度安逸，长期不劳动、不锻炼，使气血运行迟缓，脾胃功能减弱，筋骨脆弱，阳气痹阻，血行不畅而致痹证。

3.病后产后

它病日久，耗气损精，精血不足，肝肾亏虚；或因情志不遂，忧思而伤心脾，气血生化不足，复感外邪；产后气血亏虚，外邪侵入，亦可形成痹证。正如《傅青主女科》曰："产后百节开张，血脉流散，气弱则经络间血多阻滞，累日不散则筋牵脉引，骨节不利，故腰背不能转侧，手足不能动履。"宋·陈自明《妇人良方》中提到"妇人鹤膝风，因胎产经行失调，或郁怒亏损肝脾，而为外邪所伤"。

（二）邪气入侵

外邪侵入人体是痹证发生的重要外因。或因饮酒当风，或汗出入水，或坐卧湿地，或行立寒水，或病后体虚，或饥饿劳役，风邪乘之，或冲寒冒雨，露卧当风，寒邪袭之，或身处湿处，湿气袭人等，均可使风寒湿热之邪乘虚入侵，气血痹阻而发病。风为阳邪，善行数变，游行全身，遂致游走性关节痛。寒为阴邪，其性凝滞收引，使营卫气血阻滞不行，经络拘急，筋骨不利，疼痛难忍。湿为阴邪，其性黏滞重着，留滞经络关节，阻遏气血，涩滞难愈。热邪致病，每因感于阳热之邪，或素体阳盛，又感风寒湿之邪，郁而化热，湿热搏结，阻滞经络关节，不通则痛。

1.风湿热毒之邪，痹阻经络

体质素亏或劳力过度致营卫气血不足，腠理空虚，卫外不固，风湿热毒之邪乘虚而入，直袭肌肉筋骨关节，痹阻经络，气血不通，致关节肿胀疼痛而成热痹。风寒湿热之邪内犯人体，气血经脉运行不畅，而成瘀血，加之痹证日久，五脏气机紊乱，升降无序，则气血逆乱，亦成瘀血。痰浊与瘀血，相互影响，相互作用，相互加重，而成恶性循环，使痰瘀互结。痰瘀流注关节日久，形成顽痰败血，聚而成毒，腐蚀关节，造成关节肿大变形，顽固难愈。正如《医级·杂病》云："痹非三气，患在痰瘀"。

2.风寒湿邪，侵入人体

如阳气不足、卫外不固之体，风寒湿邪入侵，则阻滞经络，凝滞关节而发病，但风寒湿邪往往郁久化热，而转变为热痹或寒热错杂痹；若素体阳盛，内有蕴热，感受风寒湿邪易从热化，阻于关节经络而成热痹。

3.血瘀痰浊，痹阻经络

血瘀痰浊某种因素作用于人体后，在疾病过程中形成的病理产物，其可直接或间接作用于人体，引发新的病症，在痹病的发病中起着重要作用。如清·林佩琴的《类证治裁》中所说："必有湿痰败血瘀滞经络"。清·王清任《医林改错》中有"血瘀致痹说"的论述。导致血瘀痰浊的主要原因为饮食所伤、七情郁结、外伤等。饮食所伤为形成痰浊的重要原因。由于暴饮暴食，恣食生冷，过食肥甘，饮酒过度等致脾胃损伤，湿邪困阻，水湿停聚，化为痰浊，痰浊阻滞经脉而成痹证。怒则气逆，思则气结，而致气机运行失和，瘀滞不通，气滞血瘀，脾失健运，痰浊内生，痰瘀互结而成痹证。跌扑损伤形成淤血，局部气血凝聚，脉络痹阻，形成痹证。病久邪留伤正，可致气血不足、肝脾肾亏虚，并因之造成气血津液的代谢过程障碍，导致血停为瘀，湿凝为痰，痰瘀互结，阻闭经络，深入骨骱，而出现关节周围结节、关节肿大畸形。

总之，正虚是致痹的内在原因，邪侵是致痹的重要条件，不通是发病的病理关键，不荣是本病的必然结果。在疾病发展过程中，邪随虚转，证分寒热。病位在关节、筋脉、肌肉，迁延不愈，内舍五脏六腑，其中又以肝、脾、肾受损为主。

二、西医病因

西医学认为类风湿关节炎（Rheumatoid Arthritis，RA）的发病是一种受抗原驱动的"激发-链锁免疫反应"的过程。感染和自身免疫反应是类风湿性关节炎发病和病情迁延的中心环节，而内分泌、遗传和环境因素等则增加了患者的易感性。

1.发病原因

（1）感染因素：奇异变形杆菌和结核分枝杆菌是迄今发现的与 RA 最为相关的两类细菌。前者的菌体表面抗原与 HLA-DR4 以及Ⅱ型胶原α_1链有相同序列，后者的 65kD 热休克蛋白（HSP）中的一段 9 个氨基酸片段与软骨中的一种糖蛋白序列相同。65kD 热休克蛋白还可与福氏佐剂一起诱发大鼠关节炎的发生。RA 患者血清中可检测到这些细菌蛋白的特异性抗体。

在病毒感染与 RA 关系的研究中发现，EB 病毒包膜上的糖蛋白 gp110 与 HLA-DRB10401 及 0404 等有共同的氨基酸序列，并可能通过分子模拟机制诱发 RA。

（2）遗传因素：本病具有复合遗传病的特征，如不完全外显率、遗传变异及多基因参与等。单卵双生子同患类风湿性关节炎的概率为 27%，而异卵双生子同患 RA 的概率为 13%，均远高于普通人群。此外，某些 HLA-DRB1 和 T 细胞受体基因的表达与类风湿关节炎的免疫学异常有关。

（3）内分泌因素：更年期女性 RA 的发病率明显高于同龄男性及老年女性。RA 患者体内雄激素及其代谢产物水平明显降低。而且，滑膜的巨噬细胞及记忆 T 细胞均有雌激素结合蛋白。一般认为，雌激素、孕激素、雄激素或其代谢产物可通过各自的结合蛋白、受体或介导蛋白对类风湿性关节炎的发生和演变产生影响。

（4）其他因素：寒冷、潮湿、疲劳、外伤、吸烟及精神刺激均与 RA 的发生有关。

2.发病机制

（1）RA 发生的机制：RA 是由多种因素引起的自身免疫性疾病，由易感基因参与、感染因子及自身免疫反应介导的免疫损伤和修复是 RA 发病及病情演变的基础。抗原多肽通过抗原递呈细胞激活 T 细胞，导致细胞因子的释放及其他免疫细胞的活化，免疫球蛋白、趋化因子及氧自由基等炎症介质产生增多。进而引起血管炎、滑膜增生、软骨及骨破坏等 RA 的特征性病理变化。

（2）RA 发生骨侵蚀的机制：RA 的骨侵蚀是由多因素、多途径、多环节、多靶点所致，主要由活化的 T 细胞激活浸润于滑膜的巨噬细胞，促进其产生炎症性-骨吸收性细胞因子如 IL-1、IL-6、TNFα等，这些细胞因子又促使滑膜成纤维细胞-成骨细胞表达 OPGL 亢进，OPGL 再作用于破骨细胞前体细胞，促进其分化、融合为破骨细胞；另外炎症性细胞因子还作用于滑膜成纤维细胞促进其大量分泌蛋白裂解酶和 VEGF，蛋白裂解酶与破骨细胞共同作用于软骨及骨组织，而导致骨质破坏及关节损伤。另外 VEGF 在 RA 的滑膜血管翳的形成过程中可能起关键作用，是联系各种炎性因子的枢纽，可直接促进滑膜组织新生血管的形成，增加血管通透性，引起 RA 滑膜组织生物行为的改变。

三、病理

类风湿关节为病变的组织变化虽可因部位而略有变异，但基本变化相同。其特点有：①弥漫或局限性组织中的淋巴或浆细胞浸润，甚至淋巴滤泡形成；②血管炎，伴随内膜增生管腔狭小、阻塞，或管壁的纤维蛋白样坏死；③类风湿肉芽肿形成。

1.关节腔早期变化

滑膜炎，滑膜充血、水肿及大量单核细胞、浆细胞、淋巴细胞浸润，有时有淋巴滤泡形成，常有小区浅表性滑膜细胞坏死而形成的糜烂，并覆有纤维素样沉积物。后者由含有少量γ球蛋白的补体复合物组成，关节腔内有包含中性粒细胞的渗出物积聚。滑膜炎的进一步变化是血管翳形成，其中除增生的成纤维细胞和毛细血管使滑膜绒毛变粗大外，并有淋巴滤泡形成，浆细胞和粒细胞浸润及不同程度的血管炎，滑膜细胞也随之增生。在这种增生滑膜的细胞或淋巴、浆细胞中含有可用荧光素结合的抗原来检测出类风湿因子、γ球蛋白或抗原抗体原合物。

血管翳可以自关节软骨边缘处的滑膜逐渐向软骨面伸延，被覆于关节软骨面上，一方面阻断软骨和滑液的接触，影响其营养。另外也由于血管翳中释放某些水解酶对关节软骨、软骨下骨、韧带和肌腱中的胶原基质的侵蚀作用，使关节腔破坏，上下面融合，发生纤维化性强硬、错位，甚至骨化，功能完全丧失，相近的骨组织也产生失用性的稀疏。

2.关节外病变

有类风湿结节，见于 10%~20%病例。在受压或摩擦部位的皮下或骨膜上出现了风湿肉芽肿结节，中央是一团由坏死组织、纤维素和含有 IgG 的免疫复合物沉积形成的无结构物质，边缘为栅状排列的成纤维细胞。再外则为浸润着单核细胞的纤维肉芽组织。少数病员肉芽肿结节出现在内脏器官中。

3.动脉病变

类风湿关节炎时脉管常受侵犯，动脉各层有较广泛炎性细胞浸润。急性期用免疫荧光法可见免疫球蛋白及补体沉积于病变的血管壁。其表现形式有 3 种：①严重而广泛的大血管坏死性动脉炎，类似于结节性多动脉炎；②亚急性小动脉炎，常见于心肌、骨骼肌和神经鞘内小动脉，并引起相应症状；③末端动脉内膜增生和纤维化，常引起指（趾）动脉充盈不足，可致缺血性和血栓性病变；前者表现为雷诺现象、肺动脉高压和内脏缺血，后者可致指（趾）坏疽，如发生于内脏器官则可致死。

4.肺部损害

肺部损害可以有：①慢性胸膜渗出，胸腔积液中所见"RA"细胞是含有 IgG 和 IgM 免疫复合物的上皮细胞；②Caplan 综合征是一种肺尘病，与类风湿关节炎肺内肉芽肿相互共存的疾病。已发现该肉芽肿有免疫球蛋白和补体的沉积，并在其邻近的浆细胞中可检出 RF；③间质性肺纤维化，其病变周围可见淋巴样细胞的集聚，个别有抗体的形成。

淋巴结大可见于 30%的病例，有淋巴滤泡增生，脾大尤其是在 Felty 综合征。

四、临床表现

多数 RA 病人为缓慢发病，一般历时数月。约 5%~15%的病人为急性发病，在几天内出现关节肿痛，可有明确诱因。还有部分病人介于两者之间，在一周至数周内出现关节症状。临床上，不少病人出现疲乏、低热等全身表现。

（一）关节表现

RA 可累及全身多个关节，其中近端指间关节、掌指关节或腕关节是 RA 最早易受累的关节，同时也是 RA 最具特征性的受累关节。肘关节、颞颌关节及胸锁关节的受累也具有诊断参考价值。

关节疼痛及压痛往往是本病最早的表现，多呈持续性和对称性，其程度因人而异。在一定程度上与炎症部位、积液形成速度及量的多少有关。多数病人同时伴有关节肿胀。关节肿胀以双手近端指间关节、掌指关节及腕关节最常受累，但可发生于任何关节。早期以滑膜关节周围组织的水肿及炎细胞渗出为主，在病变中后期由于滑膜的增生和肥厚而出现关节周围囊性感。晨僵也是的早期表现之一，是指病人在晨起时关节部位有明显的发紧和僵硬感，活动关节后改善。晨僵可见于多种关节炎。但是，在 RA 最为突出。

晚期病人可出现关节破坏和畸形，其发生率随病程延长而增加。关节畸形最常见于近端指间关节、掌指关节及腕关节。其机制是由于滑膜、软骨破坏、关节周围支持性肌肉的萎缩及韧带牵拉的综合作用引起关节半脱位或脱位。

骨质疏松在本病病人相当常见，随病程延长而发生率上升。其发生机制可能和成骨细胞功能减低、溶骨作用增加及钙吸收减少有关。

1.手及腕关节

手关节受累几乎见于所有的病人。近端指间关节、掌指关节及腕关节病变最为常见，少有远端指间关节受累。近端指间关节肿胀明显时呈梭形，掌指关节肿胀明显时可见关节的生理凹面消失，腕关节受累主要表现为伸侧的弥漫性软组织肿胀及压痛。

病变累及肌腱时，有些病人可出现"扳机手"现象，即关节在活动中突然"卡住"，经慢慢活动后"松解"。腕部腱鞘炎及滑膜炎的存在也可导致"腕管综合征"的表现。

病变的后期，RA 病人可出现多种畸形。最常见的是"纽扣花"或"天鹅颈"样畸形。前者是因为侧韧带从近端指间关节两侧滑脱及挛缩而致，表现为近端指间关节屈曲，而远端指间关节过伸。后者则是由于远端指间关节伸肌腱下移至关节两侧引起远端指间关节屈曲，而近端指间关节过伸之故。二者一般均伴有掌指关节的代偿性屈曲畸形及关节旁肌肉萎缩。腕关节最常见的畸形是尺桡关节破坏而导致的尺腕背侧半脱位、腕骨桡侧移位伴月骨尺侧移位。腕关节破坏也促成掌骨尺侧偏移的形成。

如果指间关节软骨及骨质存在广泛破坏和明显吸收，病人可出现一种最严重的畸形-"吸收性关节病"。由于指骨短缩可见关节处有过多皮肤皱褶，指骨可"嵌入"软组织内或被拉出，像"望远镜"样缩短或拉长。因此，称为"望远镜手"。

2.足和踝关节

约30%的 RA 病人有足关节受累，以跖趾关节受累最常见，而很少有远端趾间关节受累。跖趾关节滑囊炎及邻近软组织肿胀和渗出可出现跖管综合征。跖趾关节病变很容易导致跖骨小头向下半脱位，形成近端趾间关节"上翘"畸形。病程延长时可出现　趾外翻、　趾滑膜炎及足跖趾关节腱鞘炎。跖趾关节在滑膜炎和重力作用下可出现半脱位或呈"锤状趾"外观。

在少关节型和轻症 RA 病人，踝关节很少受累。但是，在重症进展性 RA，踝关节病变则比较常见。临床上表现为踝关节疼痛、内外侧肿胀及囊性结构形成。晚期病例则出现踝关节旋前及外翻畸形。部分病人可有跟腱疼痛、周围软组织肿胀及皮下结节。

3.肘和肩关节

约半数病人可有肘关节受累，值得注意的是不少 RA 病人呈"无痛性"肘关节炎，直至出现明显肘关节伸直受限时才引起关注。体检中可发现肘关节的压痛，或在鹰嘴旁及肘后方触及类风湿结节或增厚的滑囊。

肩关节受累相当常见。临床上，盂肱关节、肩锁关节及喙锁关节均可受累。关节肿胀及压痛点依病变部位不同而异。全关节受累时可见整个肩部肿胀。韧带亦可受累，突然韧带撕裂和损伤可引起局部肿胀及疼痛。

4.膝和髋关节

RA 病人膝关节受累可达 90%，以膝关节为首发部位的占 10%。临床上表现为膝关节疼痛、肿胀及活动受限。浮髌试验阳性有助于诊断膝关节积液。有明显膝关节积液者，关节内压力可将积液挤入膝后滑囊，形成腘窝囊肿或称 Baker 囊肿。行走奔跑等活动可促使囊肿增大，严重者可出现囊肿破裂，使积液进入腓肠肌，而引起局部突然疼痛、肿胀或软组织包块。渗出积液增多时可压迫静脉，导致小腿肿胀和静脉曲张，经穿刺、超声波或高分辨率 MRI 检查可明确诊断。缓慢形成的 Baker 囊肿可无疼痛，仅表现为局部包块。

约半数 RA 病人有髋关节受累，临床上表现为髋关节活动时疼痛、内旋受限或腹股沟区疼痛。髋外侧的疼痛多提示大转子滑囊炎，而非髋关节滑膜炎的表现。外观上难以发现髋关节肿胀，"4"字试验阳性有助于诊断髋关节滑膜炎或积液。

5.脊柱关节

寰枢关节是 RA 病人最常受累的脊柱关节，属可动滑膜关节。在 RA 早期，约 20%~30%的病人伴寰枢关节受累，出现声音嘶哑或咽痛。在中、重症 RA 病人，该关节病变发生率可达 54%。临床上表现为颈（项）部疼痛，或放射至枕部、耳前、上背部甚至两臂，并随吞咽动作而加重。病人常有颈部无力或感觉异常。重症病例可因侵蚀性关节破坏及周围肌肉和韧带萎缩，出现寰枢关节脱位。临床上，以向前半脱位最多，其次为向后脱位。在极少数病例可发生向侧方脱位或寰枢侧移后齿突向上压迫枕骨大孔。根据寰枢关节半脱位的方向和程度可出现相应的症状，如一侧或双侧上肢麻木、肌力下降、眩晕、吞咽困难、构音困难、抽搐及偏瘫等。X 线片、CT 及 MRI 检查对判断寰枢关节病变的性质及程度帮助极大。

除寰枢关节外，其他颈椎关节、胸及腰椎关节受累少见。在 RA 病程较长或年龄较大的病人常伴发脊柱退行性病变，临床上可有腰背部和四肢的疼痛、麻木或神经根刺激症状。

6.其余关节

约半数的 RA 病人在病程中出现颞颌关节病变，主要表现为局部疼痛、肿胀及张口、咀嚼受限。RA 病人亦可出现胸锁和肩锁关节病变，表现为关节局部的疼痛、压痛及软组织肿胀，向患侧卧位时关节疼痛加重。在疼痛严重者，可出现了似局部感染的表现，需注意鉴别。RA 病人听小骨受累时可出现听力下降，并可随病情控制而好转。此外，约 10%的 RA 病人有骶髂关节单侧或双侧受累，临床上可无明显腰骶部疼痛，容易忽视，有助于诊断。

（二）关节外病变

关节病变虽然是 RA 病人的主要表现，但仍有相当比例的病人出现关节外系统受累，常见于 RF 阳性、HLA-DR4 阳性的病人，女性多与男性。

1.类风湿结节

类风湿结节见于 5%~15%的病人，多为 RF 阳性、病情严重的病人，病情控制后可缩小或消失。多发于尺骨鹰嘴下方，膝关节及跟腱附近等易受摩擦的骨突起部位。但也可发生在胸膜、心包、心内膜。还可见于中枢神经系统、巩膜和肺组织等。一般为直径数毫米至数厘米的硬性结节，不易活动，无疼痛或触痛。

临床上可见到一种特殊类型的表浅性类风湿结节，其体积较小，多发，分布表浅。多见于手指、前臂、尾骨及踝关节附近。

2.血管炎

病程长、病情重、RF 阳性的 RA 者可出现血管炎，多伴有淋巴结病变。病理上可见坏死性小动脉或中等动脉病变，组织中可见免疫复合物沉积。根据受累血管的不同，临床表现迥异。如可出现指（趾）坏疽、梗死、皮肤溃疡、紫癜、网状青斑、多发性单神经炎、巩膜炎、角膜炎、视网膜血管炎或肝脾肿大。

3.淋巴结病

在病程中 30%的 RA 病人可有淋巴结肿大，浅表及深部淋巴结均可受累。且多伴有病情活动、RF 阳性和血沉增快。淋巴结活检可见淋巴滤泡散在均匀性增生，生发中心 CD8[+]T 细胞浸润。

4.胸膜和肺

10%~30%的 RA 病人可出现这些损害，其中肺间质纤维化及胸膜炎最为常见。常见的胸膜和肺损害包括胸膜炎、肺间质纤维化、肺类风湿结节、间质性肺炎、肺血管炎及肺动脉高压。有长期粉尘接触史的 RA 病人肺内可出现多个类风湿结节，称作 Caplan 综合征。

5.心脏

心脏损害可出现于病程的任何阶段，多见于伴发血管炎及 RF 阳性的病情活动性病人。最常见的心脏受累为心包炎，发生率可达 10%。心包炎性质与滑膜炎类似，为非特异性炎性病变，极少发生心包填塞征及缩窄性心包炎。本病还可发生非特异性心瓣膜炎，主动脉瓣受累常见，其次为二尖瓣。表现为弥漫性瓣膜增厚和纤维化，甚至形成结节。此外，非特异性心肌炎的发生率可达 10%，但极少发生冠状动脉炎。

6.血液系统

病人可出现贫血，多与病情活动程度有关。约 1%的 RA 病人可出现 Felty 综合征，即 RA 伴有脾肿大及白细胞减少。该综合征多见于病程较长的重症 RA，常有贫血、血小板减少、血沉增快、RF 及 HLA-DR4 阳性。部分病例抗核抗体或抗组蛋白抗体阳性。此外，约 30%的 RA 合并粒细胞减低者及 25%的 Felty 综合征病人出现大颗粒淋巴细胞（LGL）综合征。这是一种与 Felty 综合征类似的临床症候群，亦称为假 Felty 综合征。病人外周血中可查到大颗粒淋巴细胞，并伴有多关节炎、中性粒细胞减低、脾肿大及易于感染。无特殊治疗方法，脾切除无效。

7.肾脏损害

本病可出现膜性及系膜增生性肾小球肾炎、间质性肾炎、局灶性肾小球硬化及淀粉样变性。肾淀粉样变发生率约为 5%~15%。表现为持续性蛋白尿，肾组织活检可见淀粉样蛋白沉积及血清抗淀粉蛋白 P 抗体阳性。此外，药物相关的肾脏损害也很常见，如非甾体抗炎药、青霉胺和金制剂等容易引起间质性肾炎。

8.神经系统损害

病人可伴发周围神经病变，出现感觉异常或同时伴有远端肌无力、肌萎缩等运动性神经损害表现。此外，还可出现多发性单神经炎，表现为受损神经支配区感觉过敏和运动异常。局部组织肿胀明显压迫神经时可导致嵌压性周围神经病，如腕管综合征。寰枢关节半脱位压迫脊髓可出现颈脊髓神经病。神经病变多因免疫复合物和补体等致炎因子引起的血管炎或神经末梢变性及脱髓鞘而致。

9.继发性干燥综合征

这部分病人除 RA 的关节及全身表现外，还有明显口眼干燥。滤纸试验阳性、泪膜破裂时间缩短或角膜荧光染色阳性可证实存在干眼症。口干症则可出现唾液流量减少、唇腺活检异常或腮腺造影异常。这些客观检查对建立诊断是必需的。与原发性干燥综合征不同，继发性干燥综合征少有多种抗核抗体（如抗 SS-A、SS-B 抗体）、中枢神经系统受累、假性淋巴瘤、肾小管酸中毒及慢性活动肝炎等表现。

10.其他关节外表现

病人可伴发因血管炎、淀粉样变而导致的胃肠道、肝脏、脾及胰腺损害，也可出现巩膜炎、角膜炎。

（三）RA 的特殊类型

部分 RA 病人发病方式和病情特点与一般 RA 病人不同，容易误诊漏诊，其特点如下。

1.成人 Still 病

成人 Still 病好发于 30~40 岁，女性多见，临床出现反复发热、关节痛或关节炎；一过性皮疹及白细胞增高；可有淋巴结和脾肿大及肝功异常；RF 阴性。详见第七章。

2.反复型风湿症

反复型风湿症的平均发病年龄 45 岁，男女比例为 1：1。临床出现反复发作的关节炎，在几天内达高峰，可持续数周，发作间期关节完全正常，发作可随病程延长而加剧，可有 RF 阳性、血沉增快或 HLA-DR4 阳性。

3.健壮型关节炎

健壮型关节炎于从事体力劳动的男性多发，临床可见以增生为主的无痛性慢性关节炎、皮下结节较常见，很少引起关节畸形。

4.缓解型血清阴性对称性滑膜炎伴凹陷性水肿综合征（RS3PE）

RS3PE 在老年男性相对多见，亦可见于女性病人。突发的手背/足背凹陷性水肿、腕关节滑囊炎及手指屈肌腱腱鞘炎；足及踝关节亦可受累；RF 多阴性；X 线片较少见关节破坏。

五、辅助检查

1.血液学检查

部分患者有轻至中度贫血，多为正细胞正色素性贫血。活动期患者血小板增高。白细胞及分类多正常。细胞沉降率是 RA 中最常用于监测炎症或病情活动的指标，本身无特异性，且受多种因素的影响，在临床上应综合分析。C-反应蛋白是炎症过程中在细胞因子刺激下由肝产生的急性期蛋白，它的增高说明本病的活动性，是目前评价 RA 活动性最有效的实验室指标之一。β_2 微球蛋白、转铁蛋白、血浆铜蓝蛋白、α_1-抗胰蛋白酶亦可增高。α_1-酸性糖蛋白和淀粉样蛋白 A 增高水平还与 C 反应蛋白的水平密切相关。

2.自身抗体

（1）类风湿因子（RF）：是抗人或动物 IgG Fc 片段上抗原决定簇的特异性抗体，可分为 IgM，IgG，IgA 等型。在常规临床工作中测得的为 IgM 型 RF，它见于约 70% 的患者血清。通常，RA 阳性的病人病情较重，高滴度 RF 是预后不良指标之一。但 RF 也出现在系统性红斑狼疮、原发性干燥综合征、系统性硬化、亚急性细菌性心内膜炎、慢性肺结核、高球蛋白血症等其他疾病，甚至在 5% 的正常人也可已出现低滴度 RF。因此，RF 阳性者必须结合临床表现，才能诊断本病。

（2）抗环瓜氨酸多肽抗体（抗 CCP 抗体）：瓜氨酸是 RA 血清抗聚角蛋白微丝蛋白相关抗体识别的主要组成型抗原决定簇成分，抗 CCP 抗体为人工合成抗体。最初研究显示，RA 中 CCP 抗体的特异性高达 90% 以上，至少 60%~70% 的 RA 患者存在该抗体。与 RF 联合检测可提高 RA 诊断的特异性。抗 CCP 抗体阳性患者放射学破坏的程度较抗体阴性者严重，是预后不良因素之一。其他 ACPA 抗体还包括：抗角蛋白抗体（AKA）、抗核周因子（APF），近几年的研究发现，抗突变型瓜氨酸在波形蛋白（MCV）、PAD4 抗体等也与 RA 相关。

3.免疫复合物和补体

70%患者血清中出现各种类型的免疫复合物，尤其是活动期和 RF 性患者。在急性期和活动期，患者血清补体均有升高，只有在少数有血管炎患者出现低补体血症。

4.关节滑液

正常人的关节腔内的滑液不超过 3.5ml。在关节有炎症时滑液就增多，滑液中的白细胞计数明显增多，达 2000~75000/L，且中性粒细胞占优势。其黏度差，含糖量低于血糖。

5.影像学检查

目前常用的影像学检查方法有 X 线平片、CT，MRI，B 型超声和核素扫描。

X 线平片是最普及的方法，对本病的诊断、关节病变的分期、监测病变的演变均很重要，其中以手指及腕关节的 X 线片最有价值，但对早期病变不能明确显示。X 线片中可以见到关节周围软组织的肿胀阴影，关节端的骨质疏松（I期）、关节间隙因软骨破坏而变得狭窄（II期）；关节面出现虫蚀样破坏性改变（III期）；晚期则出现关节半脱位和关节破坏后的纤维性和骨性强直（IV期）。

CT 检查目前也比较普及，优点是相对廉价、图像清晰，主要用于发现骨质病变，对软组织及滑膜效果不佳。MRI 是目前最有效的影像学方法，对早期病变敏感，尤其是观察关节腔内的变化非常有效，但其费用较高、耗时较长、扫描关节数目有限等因素阻碍了其广泛应用。B 超检查相对廉价，经适当培训后的风湿病医师进行操作，可用于常规临床工作，在确定和量化滑膜炎方面价值明确，但超声检测的滑膜炎程度对将来出现骨侵袭的预测价值有待进一步研究。

六、诊断

1.诊断标准

类风湿关节炎的诊断主要依靠临床表现、自身抗体及 X 线改变。典型的病例按 1987 年美国风湿病学学会分类标准诊断并不困难，但以单关节炎为首发症状的某些不典型、早期类风湿性关节炎，常被误诊或漏诊。对这些患者，除了血、尿常规，血沉，C-反应蛋白，类风湿因子等检查外，还可做核磁共振显像（MRI），以求早期诊断。对可疑 RA 患者要定期复查、密切随访。

1987 年美国风湿病学学会（ARA）类风湿关节炎分类标准如下。

（1）晨僵，关节及其周围僵硬感至少持续 1 小时（病程≥6 周）。

（2）3 个或 3 个以上区域关节部位的关节炎。医生观察到下列 14 个区域（左侧或右侧的近端指间关节，掌指关节，腕、肘、膝、踝及跖趾关节）中累及 3 个，且同时软组织肿胀或积液（不是单纯骨隆起）（病程≥6 周）。

（3）手关节炎，腕、掌指或近端指间关节炎中，至少有一个关节肿胀（病程≥6 周）。

（4）对称性关节炎，两侧关节同时受累（双侧近端指间关节、掌指关节及跖趾关节受累时，不一定绝对对称）（病程≥6 周）。

（5）类风湿结节，医生观察到在骨突部位、伸肌表面或关节周围有皮下结节。

（6）类风湿因子阳性，任何检测方法证明血清类风湿因子含量异常，而该方法在正常人群中的阳性率小于 5%。

（7）放射学改变，在手和腕的后前位相上有典型的 RA 放射学改变，即必须包括骨质侵蚀或受累关节及其邻近部位有明确的骨质脱钙。

注：以上 7 条满足 4 条或 4 条以上并排除其他关节炎即可诊断 RA。上述标准是基于美国 RA 患者的调查。其敏感性为 94%，特异性为 89%。对早期、不典型及非活动性 RA 容易漏诊，因此，RA 的诊断要以病史及临床特征为主，不应完全拘泥于人为的诊断标准。

2009 年 ACR/RULAR 类风湿关节炎诊断标准。

分为 4 个部分（表 8-1-1），4 个部分得分的总都得分 6 分以上可确诊 RA。

受累关节数	受累关节情况	分值（0~5 分）
1	中大关节	0
2~10	中大关节	1
1~3 个	小关节	2
4~10 个	小关节	3
>10 个	至少一个为小关节	5

血清学抗体检测	得分（0~3 分）
RF 或抗 CCP 均阴性	0
RF 或抗 CCP 至少一项低滴度阳性	2
RF 或抗 CCP 至少一项高滴度阳性	3

滑膜炎持续时间	得分（0~1 分）
>6 周	1

急性时相反应物	得分（0~1 分）
CRP 或 ESR 均正常	0
CRP 或 ESR 增高	1

2.疾病活动度 DAS28 计算法

对 28 个关节（PIP、MCP，腕，肘，肩和膝）肿痛数进行评估。

DAS28>3.2 为活动，>5.1 高度活动，<2.6 缓解。

病情改善的评估：

治疗反应良好：△DAS28>1.2；治疗反应一般：0.6<△DAS28<=1.2；治疗无反应 △DAS28<=0.6。

DAS28（4）＝0.56*sqrt（t28）＋0.28*sqrt（sw28）＋0.07*Ln（ESR）＋0.014*GH

DAS28（3）＝[0.56*sqrt（t28）＋0.28*sqrt（sw28）＋0.07*Ln（ESR）]*1.08＋0.16

DAS28-CRP（4）＝0.56*sqrt（TJC28）＋0.28*sqrt（TJC28）＋0.36*ln（CRP＋1）＋0.014*GH＋0.96

DAS28-CRP（3）＝[0.56*sqrt（TJC28）＋0.28*sqrt（TJC28）＋0.36*ln（CRP＋1）]*1.10＋1.15

3.缓解标准

①晨僵时间<15分钟；②无疲劳感；③无关节痛；④活动时无关节痛或关节无压痛；⑤无关节或腱鞘肿胀；⑥血沉：女性<30mm/h，男性<20mm/h。符合5条或5条以上并至少连续2个月者考虑为临床缓解；有活动性血管炎、心包炎、胸膜炎、肌炎和近期无原因的体重下降或发热，则不能认为缓解。

4.鉴别诊断

在类风湿关节炎的诊断过程中，应注意与骨关节炎、痛风性关节炎、反应性关节炎、银屑病关节炎和其他结缔组织病（系统性红斑狼疮、干燥综合征、硬皮病等）所致的关节炎相鉴别。

（1）骨关节炎：骨关节炎位退行性骨关节病，发病年龄多在40岁以上，主要累及膝、脊柱等负重关节。骨关节炎患者血沉大多正常，类风湿因子阴性或低滴度阳性。X线示关节间隙狭窄、关节边缘呈唇样增生或骨赘形成。

（2）痛风：痛风多见于男性，好发部位为第一跖趾关节，也可侵犯踝、膝、肘、腕及手指等关节，常呈反复发作，发作时多急骤起病，数小时内出现红、肿、热、痛，疼痛剧烈时不能触，同时血尿酸增高，关节腔穿刺或结节活检可见到针状尿酸结晶，并可出现局部畸形及骨质破坏。骨破坏通常在第一跖趾关节内侧显示最为明显，典型表现为关节端边缘锐利的小囊状或穿凿样圆形或椭圆形骨缺损，缺损区边缘突起。

（3）银屑病关节炎：银屑病关节炎以手指或足趾远端关节受累为主，骶髂关节和脊柱也常受累，可出现关节畸形，类风湿因子阴性，且伴有银屑病的皮肤或指甲病变。无皮下结节，但血沉加快，在诊断银屑病关节炎时，首先应肯定银屑病的诊断。

（4）强直性脊柱炎：强直性脊柱炎好发于青少年男性，主要侵犯骶髂关节及脊柱，周围关节也可受累，90%~95%患者HLA-B27阳性，血清类风湿因子多为阴性，常有肌腱端炎。

（5）Reiter综合征：Reiter综合征常伴有结膜炎、尿道炎、膀胱炎或皮疹。关节炎主要发生在下肢，受累关节不对称，皮肤可出现红斑，压痛明显。

（6）感染性关节炎：感染性关节炎有两种类型，①病原体直接侵犯关节，如金黄色葡萄球菌、肺炎双球菌、脑膜炎双球菌、淋球菌及链球菌等感染，尤其发生败血症时。在原发感染的基础上，病人出现寒战、高热，受累关节剧烈疼痛，关节肿胀活动障碍。以下肢负重关节如髋关节和膝关节发病最多，不对称，多为单关节炎，关节腔穿刺液呈化脓性改变，涂片或培养可找到细菌。X线关节摄片可见关节局部脱钙、骨质侵蚀及关节间隙变窄，易并发骨膜炎及骨髓炎；②感染性变态反应性关节炎。在感染过程中，由于细菌毒素或代谢产物所致，如金黄色葡萄球菌败血症、亚急性细菌性心内膜炎、猩红热后关节炎、菌痢后关节炎、脑膜炎后关节炎及布氏杆菌性关节炎等。主要表现为四肢大关节游走性疼痛，可有局部红肿，易反复发作。

（7）结核性关节炎：结核性关节炎有全身性结核及低热、盗汗等结核病中毒性症状。急性期关节有轻度红肿热痛，呈游走性，有周期性好转与恶化。主要侵犯指、腕、肩、踝及膝关节，可有结节性红斑，血清类风湿因子阴性。结核菌素试验阳性。

（8）其他结缔组织病所致的关节炎：干燥综合征、系统性红斑狼疮均可有关节症状，且部分患者类风湿因子阳性，但它们都有相应的特征性临床表现和自身抗体。

七、中医治疗

（一）辨证论治

对于痹证的辩证，首先应辨清风寒湿痹与热痹的不同。热痹以关节红肿灼热疼痛为特点，风寒湿痹则虽有关节酸痛，但无局部红肿灼热，其中又以关节酸痛游走不定者为行痹；痛有定处，疼痛剧烈者为痛痹；肢体酸痛重着，肌肤不仁者为着痹。病程久者，尚应辨识有无气血损伤及脏腑亏虚的证候。临床上疼痛游走不定者为行痹，属风邪偏胜；疼痛剧烈，痛有定处，遇寒加重者为痛痹，属寒邪偏胜；肢体关节酸楚、重着、疼痛者为着痹，属湿邪偏胜；关节红、肿、热、痛甚者为热痹，属热邪偏胜；关节肿胀明显，或肿胀反复发作，或有皮下结节者为痰；痹证迁延不愈，关节肿胀、僵硬变形，肌肤紫暗或有瘀斑者属瘀。一般来说，痹证属风、寒、湿、热之邪者为实证；痹证日久，耗气伤血，筋骨失养，致肝肾不足者属虚。病至后期可出现痰瘀互结或肝肾亏虚，甚则阴损及阳等虚实夹杂之证。痹证治疗时应以祛邪通络为基本大法，分别采取祛风、散寒、除湿、清热、化痰、逐瘀、补虚等方法。治疗过程中还要注重养血活血，正所谓"治风先治血，血行风自灭"；散寒兼以温阳，除湿加以健脾；痹证后期还要重视扶正，补肝肾、益气血。

1.风湿痹阻证

症状：关节肌肉疼痛、重着，痛处游走不定，恶风，发热，或头痛，或汗出，肌肤麻木不仁。舌质淡红，苔薄白或薄腻，脉浮缓或濡缓。

证候分析：由于禀赋不足，素体虚弱，或汗出当风，或冒雨涉水，风湿之邪侵袭肌表，闭阻经络关节而发本病。风性善行而数变，湿邪重着而黏滞，故风湿邪气致病，关节肌肉疼痛重着，痛处游走不定；风胜则卫气不固，营卫失和，则恶风，汗出，头痛；风湿相搏，气血失和则肌肤麻木不仁。舌淡红，苔薄白，脉浮缓为风邪之征；苔薄腻，脉濡缓为湿胜之象。

治法：祛风除湿，通络止痛。

方药：羌活胜湿汤加减。羌活 10g，独活 10g，防风 12g，姜黄 10g，威灵仙 15g，鸡血藤 30g，当归 10g，川芎 10g，木瓜 15g，甘草 6g，秦艽 20g。

方解：方中以羌活、独活、防风祛风除湿通络；秦艽祛风湿，止痹痛；姜黄、威灵仙、鸡血藤通经络；辅以当归、川芎活血化瘀；木瓜舒筋止痛，并以甘草调和诸药。

加减：若发热明显者，加生石膏 30g、知母 10g、青蒿 30g；大便溏薄者，加炒薏米 30g、白术 15g；关节疼痛明显者，加乳香 6g、没药 10g。

2.寒湿阻络证

症状：关节冷痛而肿，遇寒痛增，得热痛减，关节屈伸不利，口淡不渴，恶风寒，阴雨天加重，肢体沉重。舌质暗淡，苔白，脉弦紧。

证候分析：由于素体阳虚，卫阳不固，寒湿邪气入侵，阻滞经络，凝滞关节而发病。寒为阴邪，其性凝滞，主收引，受寒则血气凝而留滞，经脉不通，故关节疼痛，遇寒痛增，遇热则减；湿性重着黏滞，流注关节经络，故肢体沉重，屈伸不利。舌暗淡，苔白，脉弦紧等为寒湿之象。治法：温经散寒，除湿通络。

方药：乌头汤加减。炙川乌 10g，附子 10g，细辛 3g，秦艽 20g，白芍 15g，防风 12g，当归 15g，甘草 6g，羌活 10g，黄芪 15g，姜黄 10g，杜仲 10g，忍冬藤 30g。

方解：川乌、附子、细辛温阳散寒，以解表里之寒凝；羌活、防风祛风散寒，胜湿止痛；秦艽、姜黄、忍冬藤通络止痛；杜仲补肝肾，强筋骨；黄芪益气健脾，升阳固表；当归、白芍活血养血，敛阴止痛，甘草缓痛解毒。

加减：恶寒无汗者，加麻黄6g、桂枝10g；关节肿胀明显者，加汉防己15g、海桐皮20g；疼痛夜甚，屈伸不利者，加丹参30g、海风藤30g、伸筋草15g。

3.湿热瘀阻证

症状：关节红肿热痛，发热，晨僵，口渴或渴不欲饮，汗出，小便黄，大便干。舌质红，苔黄厚、腻，脉滑数或弦滑。

证候分析：多因素体阳盛，内有郁热，或外感湿热之邪，或感受风寒湿邪，郁久化热，湿热搏结，壅滞经络关节，不通则痛，发为本病。热为阳邪，阳盛则热，熏蒸津液，故见关节肿痛而热，发热，汗出，小便黄，大便干；湿为阴邪，重着黏滞，湿胜则肿；湿热交阻于内，故口渴而不欲饮。舌质红，苔黄厚腻，脉滑数或弦滑均为湿热之象。治法：清热祛湿、活血通络。

方药：宣痹汤合玉女煎加减。防己10g，蚕沙10g，薏苡仁20g，赤小豆10g，连翘15g，滑石15g，秦艽20g，地龙15g，鸡血藤30g，石膏30g，知母10g，生地10g，牛膝15g，麦冬20g。

方解：方中用防己以清热利湿，通络止痛；蚕沙、薏苡仁、赤小豆利水渗湿；连翘、滑石以清热除湿；石膏、知母、生地、麦冬清热养阴；秦艽、地龙、鸡血藤、牛膝祛风湿通经络。诸药合用，有清热利湿、通络止痛之功。

加减：热象明显者，加羚羊角15g、丹皮15g、赤芍20g；口渴者，加石斛20g、芦根30g；大便秘结者，加生大黄10g、虎杖20g。

4.痰瘀痹阻证

症状：关节肿胀刺痛，或疼痛夜甚，关节屈伸不利，皮下硬结，关节局部肤色晦暗，肌肤干燥无光泽，或肌肤甲错。舌质紫暗，有瘀点或瘀斑，苔腻，脉沉细涩。

证候分析：外邪侵犯或脏腑功能失调，致水湿内停，聚而成痰；血流不畅，凝滞成瘀。痰瘀互结，留滞经络、关节而发病。痰瘀为有形之邪，滞于关节经络，则关节肿胀刺痛，夜间痛甚。流注皮肤，则见肤色晦暗，皮下硬结。阻滞经络，气血运行不畅，皮肤失养，则肌肤干燥，或肌肤甲错。舌质紫暗，有瘀点或瘀斑苔腻，脉沉细涩为痰瘀之象。

治法：涤痰祛瘀，搜剔经络。

方药：涤痰蠲痹汤加减。皂角刺12g，白芥子15g，胆南星10g，半夏10g，茯苓10g，当归15g，川芎10g，穿山甲8g，地龙20g，鸡血藤30g，白花蛇舌草30g，三棱10g，莪术10g。

方解：方中皂角刺活血逐瘀，白芥子涤痰散结并为君药；胆南星、半夏、茯苓、白花蛇舌草化痰散结，燥湿解毒；川芎、当归、穿山甲、地龙、鸡血藤、三棱、莪术活血逐瘀，通络止痛。诸药合用共奏化痰散结、活血祛瘀之功。

加减：皮下结节者，加夏枯草15g、牡蛎20g、大贝10g；肌肤甲错者，加土鳖虫10g、丹参30g、没药10g中成药：独一味胶囊，每次3粒，每日3次。

5.气虚血瘀证

症状：关节疼痛，倦怠乏力，汗出，畏风，关节局部有硬节、瘀斑，或关节畸形，屈伸不利。舌质黯淡，有瘀斑或瘀点，苔少，脉沉涩或沉细无力。

证候分析：疾病迁延日久或年迈体弱，正气不足，气虚不能运血，血停为瘀而发病。倦怠乏力，汗出，畏风为气虚之象；气虚血瘀，瘀阻经络，不通则痛，故关节疼痛；瘀血停滞关节局部，痹阻筋骨，则关节出现硬结、瘀斑，甚则关节畸形，屈伸不利。舌质黯淡，有瘀斑或瘀点，苔少，脉沉涩或沉细无力则为气虚血瘀之象。

治法：益气养血，活血通络。

方药：圣愈汤加减。黄芪 15g，当归 10g，桂枝 10g，白芍 15g，生地 20g，川芎 10g，桃仁 10g，红花 10g，牛膝 15g，羌活 10g，防风 10g。

方解：方中用黄芪补气固表；当归活血，与黄芪合而为当归补血汤，具有良好的气血双补的作用；桂枝通阳活络，配芍药以调和营卫；改熟地为生地与川芎、桃仁、红花合用，加强活血作用；牛膝、羌活、防风祛风湿通经络，共凑益气养血、活血通络之功。

加减：倦怠乏力明显者，加太子参 15g，白术 20g；腰痛耳鸣者，加山萸肉 20g，枸杞子 15g；纳呆食少者，加焦三仙 30g，甘松 15g。

6.肝肾亏虚证

症状：关节疼痛或酸痛，屈伸不利，晨僵，关节畸形，腰膝酸软，头晕目眩，五心烦热，咽干，潮热。舌质红，苔少，脉沉细涩。

证候分析：或因素体肝肾不足，或因痹久伤阴，在痹病发病之初和痹病后期皆可见肝肾阴虚之象。肾主骨，肝主筋，肝肾之阴不足，筋骨失养，而见关节肿胀畸形，屈伸不利；虚火内旺，而见关节灼热疼痛；肝肾阴虚，可见腰膝酸软；肝体阴而用阳，肝阴不足，肝阳上亢可见头晕目眩；入夜阳入于阴，蒸腾阴液，可见盗汗；虚火扰心而失眠。舌红，少苔，脉细数为肝肾阴虚之象。

治法：补益肝肾，通络止痛。

方药：独活寄生汤加减。独活 10g，防风 10g，秦艽 15g，寄生 20g，杜仲 15g，牛膝 10g，当归 12g，川芎 10g，白芍 20g，生地 10g，党参 15g，茯苓 10g，桂枝 6g，甘草 6g。

方解：独活、秦艽、防风、细辛，祛风除湿，散寒止痛；杜仲、牛膝、寄生补肝肾，强筋骨，祛风湿；当归、熟地、白芍、川芎养血和血；人参、茯苓、甘草补气健脾；桂枝温通血脉。诸药合用共奏祛风湿、止痹痛、补肝肾、益气血之功。

加减：五心烦热者，加鳖甲 15g，青蒿 20g、知母 12g；关节疼痛者，加乌蛇 20g、青风藤 30g、没药 10g。

（二）中成药

1.雷公藤片（浸膏片）

（1）主要成分：雷公藤提取物。素片或糖衣片：素片或除去糖衣后显黄棕色；气微香，味微苦。每片含雷公藤甲素 33μg。

（2）功效：具有抗炎及免疫抑制作用。方中雷公藤活血化瘀、清热解毒、消肿散瘀。现代药理研究表明，本药具有抗炎作用、免疫抑制作用，能有效地改善原发性、继发性肾病，改善水肿，降低肾性蛋白尿。用于治疗类风湿关节炎。

（3）临床应用：用于风湿性疾病、类风湿关节炎、自身免疫性疾病、器官移植、肾脏疾病、癌症、糖尿病、免疫性肝炎、贝赫切特综合征、哮喘、强直性脊柱炎等，以及各种变应性皮肤病、麻风反应、盘状红斑狼疮等。口服：1~2 片/次，2~3/d。①本品有较强的肝肾毒性；②服用本品可引起荨麻疹等过敏性反应、月经紊乱和精子活力下降、精子减少、白细胞减少、血小板减少等不良反应；③孕妇忌用；④肝肾功能不全者忌用；⑤心、肝、肾、胃等器质性疾病患者禁用。

2.昆仙胶囊：昆仙胶囊"源于雷公藤，优于雷公藤"

（1）主要成分：昆明山海棠、淫羊藿、枸杞子、菟丝子。

胶囊剂，内容物为浅棕色至棕褐色的颗粒和粉末；气微，味苦。每粒 0.3g。

（2）功效：补肾通络，祛风除湿。主治类风湿关节炎属风湿痹阻兼肾虚证。症见关节肿胀疼痛，屈伸不利，晨僵，关节压痛，关节喜暖畏寒，腰膝酸软，舌质淡，苔白，脉沉细。有抗炎、免疫调节的作用。

（3）临床应用：对风湿免疫疾病的免疫抑制、抗炎作用，对以肾脏病起到降低降尿蛋白，保护肾脏作用，对免疫相关皮肤病起到免疫调节的作用。口服。一次 2 粒，一日 3 次，饭后服用。一般 12 周为一疗程。①孕妇、哺乳期妇女或患有肝、肾功能不全以及严重全身性疾病者禁用；②处于生长发育期的婴幼儿、青少年及生育年龄有生育要求者禁用。或全面权衡利弊后遵医嘱使用；③患者骨髓造血障碍疾病者禁用；④胃、十二指肠溃疡活动期禁用；⑤严重心律失常禁用；⑥严重贫血、白细胞、血小板低下者禁用。

3.强力天麻杜仲胶囊

（1）药物组成：天麻、杜仲（盐制）、制草乌、附子（制）、羌活、独活、藁本、玄参、地黄、当归、川牛膝、槲寄生。

胶囊剂，内容物为棕色至黑色的颗粒；气微香，味略苦、麻。每粒 0.2g，0.4g。

（2）功效：散风活血，疏筋止痛。方中天麻熄风止痉，祛风除湿；杜仲补肝肾，强筋骨；共为君药。草乌、附子祛风散寒，止痛通痹；羌活、独活、藁本祛风除湿；共为臣药。当归补血活血；川牛膝活血祛瘀；槲寄生补养肝肾，强筋壮骨；玄参、地黄滋阴清热，并制臣药之辛热伤阴；共为佐药。诸药合用，共奏散风活血，疏筋止痛之功。用于中风引起的筋脉掣痛，肢体麻木，行走不便，腰腿酸痛，头痛头昏等。

（3）临床应用：用于中风后遗症期或恢复期、顽固性头痛等偏于虚寒证者。口服：4~6 粒/次，2/d。孕妇忌用。

4.风湿液

（1）药物组成：独活、羌活、当归、桑寄生、牛膝、秦艽、防风、白芍、白术、鹿角胶、鳖甲胶、红花、木瓜、川芎、红曲、甘草。淡棕红色至棕红色的澄清液体：味甜。每瓶 10ml，100ml，250ml，500ml。

（2）功效：补养肝肾，养血通络，祛风除湿。方中独活祛风散湿，善治下部之痹证；羌活祛风除湿，能直上顶巅，横行肢臂，善治上半身疼痛；共为君药。当归、白芍补血活血；桑寄生、牛膝补肝益肾，壮骨强筋；秦艽、防风祛风湿，舒筋络；共为臣药。鹿角胶补肝肾，益精血；鳖甲胶滋阴，补血，退热；白术补气健脾；红花、川芎活血行气；木瓜化湿，止痹痛；红曲健脾消食；共为佐药。甘草调和诸药，也为使药。诸药合用，共奏滋养肝肾，补益气血，祛风除湿，活血通络之功。用于肝肾血亏、风寒湿痹引起的骨节疼痛，四肢麻木，以及风湿性、类风湿性疾病。

（3）临床应用：用于风湿性、类风湿性疾病等骨关节疼痛。口服：10~15ml/次，2~3/d。

孕妇忌服。

5.追风透骨丸

（1）药物组成：制川乌、制草乌、麻黄、白芷、桂枝、细辛、防风、羌活、川芎、赤芍、当归、地龙、秦艽、天麻、乳香（制）、没药（制）、香附（制）、甘松、制天南星、白术（炒）、茯苓、赤小豆、朱砂、甘草。红褐色的水蜜丸，气微香，味苦。每10丸重1g。

（2）功效：祛风除湿，通经活络，散寒止痛。方中川乌、草乌祛风散寒，温经止痛，为君药。麻黄、桂枝、防风、羌活、细辛、白芷祛风散寒，胜湿止痛；川芎、当归、赤芍、地龙活血通络，化瘀止痛；共为臣药。秦艽祛风湿，舒筋络；天麻熄风止痉，止痹痛；乳香、没药散血化瘀止痛；香附、甘松行气止痛，理气解郁；天南星燥湿化痰，熄风止痉；白术补气健脾；茯苓、赤小豆渗湿消肿；共为佐药。朱砂镇心安神；甘草和胃调中，缓和药性；也为佐使药。诸药合用，共奏祛风除湿，通经活络，散寒止痛之功。用于风寒湿痹，肢节疼痛，肢体麻木。

（3）临床应用：用于风湿性关节炎、类风湿关节炎、慢性关节痛、肩周炎、坐骨神经痛属风寒湿痹偏于寒湿较重者为宜。口服：水蜜丸，6g/次，2/d；片剂：4片/次，2/d。①不宜久服；②热痹及孕妇忌服。

6.风湿骨痛胶囊

（1）药物组成：制川乌、制草乌、红花、木瓜、麻黄、乌梅、甘草。胶囊剂，内容物为黄褐色的粉末；味微苦、酸。每粒装0.3g。

（2）功效：温经散寒，通络止痛。方中川乌、草乌祛风除湿，温经通络，止痛，为君药。红花活血散瘀；木瓜舒筋通络；共为臣药。麻黄祛风散寒；乌梅敛阴生津，以制君药燥烈之性；共为佐药。甘草缓急止痛，调和诸药，为佐使药。诸药合用，共奏温经散寒，通络止痛之功。用于寒湿痹所致的手足腰脊疼痛；风湿性关节炎。

（3）临床应用：用于风湿性关节炎、类风湿关节炎。口服：2~4粒/次，2/d。①本品含毒性药，不可多服或久服；②孕妇忌服。

7.寒湿痹颗粒

（1）药物组成：附子（制）、制川乌、细辛、木瓜、桂枝、麻黄、威灵仙、生黄芪、白术（炒）、当归、白芍、炙甘草。淡黄棕色至黄棕色的颗粒，气香，味甘、微辛。每袋3g（无糖型）；5g（减糖型）。

（2）功效：祛寒除湿，温通经络。方中附子补火助阳，散寒止痛；川乌祛风除湿，温经通络，止痛；共为君药。麻黄、桂枝祛风散寒；细辛温经散寒止痛；木瓜除湿舒筋通络；威灵仙祛风而宣通十二经络，止痛；共为臣药。黄芪补气升阳；白术健脾化湿；白芍、当归养血活血；共为佐药。甘草缓急止痛，调和诸药，为使药。诸药合用，共奏散寒祛风除湿，益气养血通络之功。用于肢体关节疼痛，疲倦或肿胀，局部畏寒，风湿性关节炎。

（3）临床应用：用于风湿性关节炎、类风湿关节炎的各期，以偏于风寒证为宜。本品亦可用于雷诺现象、软组织损伤、大骨节病等。颗粒剂，温开水冲服：1~2袋/次，2~3/d，小儿酌减，或遵医嘱；片剂，4片/次，3/d。①孕妇忌用；②实热证禁用。

8.湿热痹颗粒（片）

（1）药物组成：黄檗、苍术、防风、防己、连翘、忍冬藤、萆薢、薏苡仁、威灵仙、地龙、桑枝、川牛膝。淡黄棕色至黄棕色的颗粒，气香，味甜、微苦（减糖型）或味苦（无糖型）。每袋5g（减糖型），3g（无糖型）。

（2）功效：祛风除湿，清热消肿，通络定痛。方中黄檗清热燥湿；苍术燥湿健脾；共为君药。防风祛风除湿；防己利水退肿；共为臣药。连翘、忍冬藤清热解毒，消痈散结；萆薢利湿化浊；薏苡仁利湿除痹，疏利关节；威灵仙祛风湿，止痹痛；桑枝、地龙祛风活血，通络止痛；川牛膝逐瘀通经；并为佐使药。诸药合用，共奏祛风除湿，清热消肿，通络定痛之功。用于湿热痹证，症见肌肉或关节红肿热痛有沉重感，步履艰难，发热，口渴不欲饮，小便淡黄。

（3）临床应用：用于风湿、类风湿关节炎急性期或发作期及痉挛性斜颈、川崎病等见上述证候者。口服：颗粒剂，1~2袋/次，2~3/d；3岁以内1/4袋/次；4~6岁1/2袋/次；病重者可以倍量服用，开水冲化服；片剂，6片/次，3/d。①忌食辛辣油腻之物；②风寒湿痹者忌用；③孕妇忌服。

9.四妙丸

（1）药物组成：黄檗、苍术、牛膝、薏苡仁。黄褐色的水丸；气微，味苦、涩。每15粒重1g，每袋18g。

（2）功效：清热祛湿。方中黄檗苦寒，寒以清热，苦以燥湿，且偏入下焦，为君药。苍术苦温，善能燥湿，为臣药。二药相伍为二妙散，共奏清热燥湿之效。牛膝补益肝肾，走经络血分，下行逐瘀通经；薏苡仁健脾渗湿，疏利经脉；两药合用，引湿邪下行，共为佐药。诸药合用，共奏清热除湿，疏筋止痛之功。用于湿热下注，足膝红肿，筋骨疼痛。

（3）临床应用：用于痿症、带下、下部湿疮、脚气病等属湿热下注者。口服：6g/次，3/d。小儿酌减。①孕妇慎用；②虚寒性痿症、带下及风寒湿痹者忌用。

10.正清风痛宁片（注射剂）

（1）药物组成：青风藤。肠溶薄膜衣片：除去肠溶衣后，显白色或类白色；味苦。片剂：每片含盐酸青藤碱20mg；注射剂：1ml（含盐酸青藤碱25mg）；2ml（含盐酸青藤碱50mg）。

（2）功效：祛风除湿，活血通络，消肿止痛。方中青风藤为散风寒湿痹之药，能舒筋活血，祛风通络，治一切关节麻痹、颈强偏废之证。本品为青风藤中有效成分青藤碱，有很强的镇痛作用，为目前所知植物中最强的组胺调节剂之一，具有抗炎、止痛的作用。用于风寒湿痹证。症见肌肉酸痛、关节肿胀、疼痛，屈伸不利，麻木僵硬等及风湿性与类风湿关节炎。

（3）临床应用：用于痛风、风湿性关节炎与类风湿关节炎等属风寒湿痹证者。口服：初服1~2片/次，3/d，若无不良反应，3d后增至3~4片，饭前服用；注射剂，开始25mg/次，2~3/d，若无不良反应，改为50mg/次，可用以局部注射，离子导入等方法给药，不宜静脉给药。①对本品过敏者禁用；②风湿热痹者忌用；③过敏性哮喘者慎用；④孕妇或乳期妇女慎用；⑤长期服用应定期检查血象。

（三）中医外治法

1.针灸治疗

针灸包括针刺法和灸法，针刺法是运用各种形态的金属针具，通过针刺人体的腧穴，并结合不同的行针手法达到防治疾病的目的。灸法是利用易燃物配合药物，在人体腧穴或患处烧灼熏烤，借助其温热性刺激，起到防病治病的作用。

本病多有经脉气血痹阻不通，肢体、关节疼痛、麻木、酸重不适等，针灸治疗本病的作用在于：针刺产生的信号，可抑制各种疼痛信号的传入，并通过针刺信号在神经各阶段的整合，提高痛阈，使疼痛等不适症状得到缓解；针灸通过对引发本病的原发病的有效治疗，有助于痹证的恢复。可抑制类风湿关节炎患者的体液免疫水平；针灸可抑制对免疫功能的调节，针灸对血液循环和血管舒缩功能的调节，可改善患处的炎性渗出，促使有害物质的清除及排泄，达到治疗本证的目的。

（1）全身取穴：大椎、足三里、肾俞、关元、脾俞、膈俞。指腕部：阳溪、阳池、八邪。肘部：曲池、天井、尺泽。肩部：肩三针。髀部：环跳、风市。膝部：犊鼻、阳陵泉、膝阳关、血海。踝部：昆仑、丘墟、解溪。脊柱：华佗夹脊穴。

针法：每次治疗全身取穴和局部取穴结合，全身取穴每次2~3个，局部选穴3~4个，交替使用。常规消毒，平补平泻，得气后针柄上插入1.5~2cm艾条，将艾条自下端点燃，共点燃2壮，待燃尽除灰。留针30min，1/d，10次为一个疗程，疗程间隔3d，续下一个疗程。

配合熏洗，药物组成：青风藤、海风藤、鸡血藤、透骨草各30g，威灵仙、羌活、独活各15g，生草乌头、生川乌头、制乳香、制没药各10g。急性期加忍冬藤30g、黄檗15g。上药加水3000ml，浸泡30min，煮沸，改文火煎20min，离火，趁热令患者熏患处，稍凉后外洗浸泡患处30min，2/d。

（2）取穴：内膝眼、犊鼻、血海、阳陵泉。

操作：取坐位或仰卧位（患膝关节下垫物使膝关节适当垫高）。局部皮肤常规消毒，用30号1.5寸毫针先斜刺血海、阳陵泉，针尖斜向髌骨，行平补平泻手法。再选30号2寸毫针，针尖向膝关节中心刺入内膝眼、犊鼻，得气后行平补平泻，以酸胀感传到膝关节深部为佳。留针30min。进针后即行TDP照射患局部，距离20~30cm。以患者皮肤自感舒适为度。

配合药物熏洗：防风、透骨草、鸡血藤、苍术、松节各30g，细辛10g，伸筋草、花椒各20g。用法：以上药物用纱布包好，放入盆内加食盐100g，水3 000~4 000ml，开沸再煎20min后，以热气熏患部，等药温降至适度时再边熏边洗患处20~30min，最好能以患者微微出汗为佳。以上治疗1/d，10次为一个疗程，2d更换1剂中药。

（3）以关节局部阿是穴为主，配合华佗夹脊穴。先刺小关节部位，再刺大关节部位，后刺华佗夹脊穴。掌指关节及近端指关节痛者，多取二间、三间、液门、中渚、前谷、后溪、八邪等穴。足趾关节肿痛，多取大都、行间、内庭、八风等穴。腕关节肿痛者，多取阳溪、阳池、腕骨等穴。踝关节肿痛，多取解溪、中封、丘墟、商丘、昆仑等穴。华佗夹脊穴，上肢主取颈4至胸3，下肢主取腰1~5，10d取全部夹脊穴1次。

以上诸穴，可依局部穴位之疏密，分2次交替选穴针刺。随症配穴：证属寒湿阻络型常配风池、膈俞、大椎、肾俞、关元、风门等穴；湿热阻络型配风池、血海、大椎、曲池、合谷、十宣等穴；风湿者常选大椎、膈俞、脾俞、足三里、阴陵泉等穴。

（4）针刺时以近部与循经取穴为主，辅以阿是穴。

病在皮肤、肌肉宜浅刺，病在筋骨宜深刺留针，病在血脉可放血。行痹取风门、膈俞、血海；痛痹取肾俞、关元；着痹取脾俞、足三里、阴陵泉；热痹取大椎、曲池。对风、寒、湿痹宜针灸并用，热痹不灸可放血。针灸同时结合远红外线照射，每次 30min，1/d，10d 为一个疗程。休息 3d 行第 2 个疗程。

（5）全身调节取穴：足三里、阴陵泉、脾俞、三阴交、大椎、天枢、丰隆。局部治疗取穴：第 1 趾跖关节部位肿痛用太白、太冲。跖趾关节部位肿痛用商丘、冲阳、内庭。踝关节部位肿痛用丘墟、太溪、商丘。膝关节部位肿痛用双膝眼、鹤顶。

操作方法：温针灸足三里，阴陵泉、脾俞、三阴交捻转补法，大椎穴刺络放血，丰隆、天枢提插泻法。局部治疗各穴均用温针灸。治疗 10d 为一个疗程。

（6）主穴取肾俞、脾俞、关元、曲池、足三里、阴陵泉，配穴选受损关节局部或邻近穴为主，如八风、八邪、解溪、阳池、申脉、照海、昆仑、膝眼、小海、肩三针、五枢、髀关等。

患者选俯卧针刺背部穴，后仰卧针刺腹部及四肢穴。补泻兼施，每 10min 行针 1 次，留针 30min，每星期治疗 5 次。以 30d 为一个疗程。

（7）辨证取穴并根据病痛部位循经选穴。行痹取双侧膈俞、血海、风门、风池以祛风通络、散寒除湿；痛痹取双侧肾俞、关元、志室以温经散寒、祛风除湿；着痹取双侧足三里、阴陵泉、商丘以祛湿通络、祛风散寒；热痹取大椎、双侧曲池以清热解表除痹。颈项部加双侧的颈夹脊、风池、天柱；肩部加患侧肩前、肩髎；背部加大椎和双侧的身柱、腰阳关、胸椎夹脊；肘部加患侧曲池、尺泽、小海；前臂加患侧郄门、外关、手三里；腕部加患侧外关、阳溪、阳池、腕骨；腰部加双侧的腰椎夹脊、肾俞、大肠俞；膝部加患侧膝眼、阳陵泉、梁丘、膝阳关；踝部加患侧申脉、照海、解溪、昆仑、丘墟。

刺法：选定穴位，常规皮肤消毒，以毫针直刺局部穴位后，采用平补平泻法，留针 40min。

（8）主穴：关元、气海、肾俞、足三里；配穴：合谷、三阴交、太冲。

针刺方法：每次选取主穴、配穴各 2 个，主穴采用烧山火法，配穴采用平补平泻法，术毕留针 20~30min。第 1 个月，每日治疗 1 次，采取同日同时针刺法。以后隔日 1 次，4 个月为一个疗程。

（9）主穴：合谷、太冲、足三里。配穴随各个关节病位不同而有所改变。踝关节疼痛加照海、丘墟、申脉；手及腕关节疼痛加阳池、阳溪、外关；膝关节疼痛加膝眼、鹤顶、血海。

针法主穴采用平补平泻法，配穴采用泻法，每次留针 30min，1/d，15 次为一个疗程。

2.灸法

灸法是借灸火的热力给人体以温热性刺激，通过经络腧穴的作用，以达到治病防病的目的。施灸的原料很多，但以艾叶为主。其气味芳香，辛温味苦，容易燃烧，火力温和，具有温通经络、行气活血、祛湿逐寒、消肿散结、回阳救逆及防病保健的作用。

施灸时，应注意以下几点：一般是先灸阳部，后灸阴部，即先上后下、先外后内、先背后腹等；壮数先少后多，艾炷先小后大；对艾灸的补泻，可结合患者的具体情况，根据腧穴性能酌情运用。疾吹艾火为泻；毋吹其火，待火自灭为补。以下情况不宜进行灸治：①对实热证、阴虚发热者，不宜灸疗；②对颜面、五官和有大血管的部位，不宜采用瘢痕灸；③施灸部位的常规护理也应注意。

（1）衬垫灸疗法：取穴以局部为主配循经和整体选穴法。局部配循经如肩关节炎：肩三针，外关。膝关节炎：膝眼、鹤顶、悬钟等。局部均加取阿是穴。整体选穴：大椎、膈俞、血海、足三里等。

操作：取适量干姜、草乌煎汁与面粉调成糊糊涂在数层白棉布上，粘好晒干剪成小衬垫。施灸时将衬垫放在穴位上，再将艾条点燃按在衬垫上，4~8s，待局部感到灼热即提起艾条为一壮，如此反复施灸 4~8 穴，1~2/d，连治 7d 休息 3d 为一个疗程，连治 1~3 个疗程以判疗效。

（2）取穴分两组，膻中、中脘、气海、神阙、足三里和膈俞、肝俞、脾俞、命门。两组穴位交替使用。

艾炷用精制艾绒制成直径为 1.5cm，高为 1.2cm 圆锥体状。把艾炷置于附子饼（1cm 厚）或姜片（1.5cm 厚）上燃灸，以不灼伤皮肤为度，每次灸 3~4 壮，隔日 1 次或每日 1 次，两组穴位交替施灸，以施灸 50 次为一个疗程。

（3）将生香附、乳香、没药、生草乌、肉桂等中草药研末备用。将备用药末和以适量面粉用米醋调成糊状做成厚约 2~3mm 的薄片，直径约 1.5~2cm 为宜，放置准备。

医者先准确点好穴位，在穴位上放少许麝香粉（患者自备），再用肤疾宁片 1/8 片贴于穴位固定麝香粉，然后把备用药饼置于穴位上，将艾绒自制成宝塔状圆锥形艾炷置于药饼中心，从尖端点燃，燃尽更换新艾炷续灸，以局部皮肤潮红、有灼热感时为度，一般每个穴位灸 5~7 壮。取穴分两组：1 组取中脘、气海、足三里；另一组取大椎、膈俞、肝俞、脾俞、命门。两组穴位交替治疗，隔 3d 用 1 组穴位，每次灸 5~7 壮，一个疗程为 10 次，每个疗程结束后停止 10~15d 后再继续下一个疗程。

（4）艾灸治疗：取自制中号灸盒一只，内置 3~4cm 长艾段 4 节，点燃，置于盒内，然后将灸盒放在患侧膝关节处，盒周围用一方巾固定，注意不要压针。温度以患者能耐受为度，可通过盒盖的开合来调节温度，避免烫伤。

配合针刺治疗：取穴鹤顶、犊鼻、内膝眼、血海、足三里、阳陵泉、太溪、太冲。患者仰卧位，微屈膝，穴位常规消毒后用 1.5~2 寸毫针刺入，平补平泻，留针 30min。每日治疗 1 次，10 次为一个疗程。

（5）温针灸方法：阳陵泉、足三里、阴陵泉。患者仰卧位，腘窝处用圆垫垫起，使膝关节成半屈曲位，局部穴位消毒后，应用 40mm 一次性针灸针刺以上穴位，针刺得气后，在针柄上穿置一段约为 1.5cm 的艾卷施灸，点燃施灸，并在施灸穴位的下方垫一厚纸片，以防艾火掉落烫伤皮肤，艾卷燃尽后，除去灰烬，再将针取出。

八、西医治疗

类风湿关节炎的治疗目的包括：缓解疼痛、减轻炎症、保护关节结构、维持功能和控制系统受累。类风湿关节炎的治疗包括药物治疗、生物治疗、外科治疗和心理康复治疗等。

1.一般治疗

强调患者教育及整体和规范治疗的理念。适当的休息、理疗、体疗、外用药、正确的关节活动和肌肉锻炼等对于缓解症状、改善关节功能具有重要的作用。

2.药物治疗

治疗 RA 的常用药物包括非甾体消炎药（NSAIDs）、改善病情的抗风湿药（DMARDs）、生物制剂、糖皮质激素和植物药。

（1）非甾体抗炎药：非甾体抗炎药是在类风湿关节炎中最常使用并且可能最为有效的辅助治疗，可以起到止痛和抗炎的双重作用。这类药物主要通过抑制环氧化酶活性，减少前列腺素、前列环素、血栓素的产生而具有抗炎、止痛、退热及减轻关节肿胀的作用，是临床最常用的 RA 治疗药物。近年来的研究发现，环氧化酶有两种同功异构体，即环氧化酶-1（COX-1）和环氧化酶-2（COX-2）选择性 COX-2 抑制药（如昔布类）与非选择性的传统 NSAIDs 相比，能明显减少严重胃肠道不良反应。

（2）改善病情的抗风湿药（DMARD）：DMARD 又称慢作用抗风湿药。可改善和延缓病情的进展，一般首选氨甲蝶呤，并将它作为联合治疗的基本药物。

氨甲蝶呤（MTX）：口服、肌注或静脉注射均可。常采用每周 1 次给药，常用剂量为每周 7.5~20mg。常见的不良反应有恶心、口炎、腹泻、脱发、皮疹，少数出现骨髓抑制，听力损害和肺间质病变。

柳氮磺胺吡啶（SSZ）：一般服用 4~8 周后起效。每日 250~500mg，之后每周增加 500mg，直至每日 2.0g，如疗效不明可增至每日 3.0g，如 4 个月内无明显疗效，应改变治疗方案。主要不良反应有恶心、呕吐、厌食、消化不良、腹痛、腹泻、皮疹、无症状性转氨酶增高和可逆性精子减少等，偶有白细胞、血小板减少。对磺胺过敏者禁用。

来氟米特（LEF）：剂量为 20mg/d。主要不良反应有腹泻、瘙痒、高血压、肝酶升高、皮疹、脱发和白细胞下降等。由于来氟米特和氨甲蝶呤二者合用有协同作用，故临床上常将两者联合使用。

羟基氯喹（HCQ）：为抗疟药，剂量为 200~400mg/d。本药有蓄积作用，易沉淀于视网膜的色素上皮细胞，引起视网膜变性，所幸的是，常规剂量下发生率极低，服药半年左右应查眼底。另外，为防止心肌损害，用药前后应查心电图，有窦房结功能不全、心率缓慢、传导阻滞等心脏病患者应禁用。其他不良反应有头晕、头疼、皮疹、瘙痒和耳鸣等。

艾拉莫德片（艾得辛）：口服。一次 25mg/d，饭后服用，一日 2 次，早、晚各 1 次。常见药物不良反应，主要有上腹部不适、氨基转移酶升高、恶心、食欲缺乏、皮疹或皮肤瘙痒、头痛、头晕、白细胞下降、耳鸣或听力下降、乏力、腹胀、下肢浮肿、心悸、血红蛋白下降、失眠、多汗、呕吐、胸闷、血小板升高、血小板下降、心电图异常、畏寒、嗜睡，精神不佳、双手肿胀、月经失调、牙龈出血、面部浮肿。

青霉胺：口服，剂量为 250~500mg/d，见效后可逐渐减至维持量 250mg/d。青霉胺不良反应较多，长期大剂量使用可出现肾损害（包括蛋白尿、血尿、肾病综合征）和骨髓抑制等，及时停药多数能恢复。其他不良反应有恶心、呕吐、厌食、皮疹、口腔溃疡、嗅觉丧失、淋巴结肿大、关节痛，偶可引起自身免疫病，如重症肌无力、多发性肌炎、系统性红斑狼疮及天疱疮等。治疗期间应定期查血、尿常规和肝肾功能。

金制剂：金制剂包括肌内注射和口服金制剂。肌内注射的金制剂有硫代苹果酸金钠和硫代葡萄糖金钠，目前使用较少，因为它们有严重的毒性（如血细胞减少、蛋白尿），需要仔细监测，治疗和监测费用较高。口服的金制剂是一种三乙膦金化合物，叫金诺芬。金诺芬比肌内注射制剂有着不同且较轻的毒性，但在很多病例中，会出现轻微的小肠结肠炎，产生腹泻而导致治疗失败。其疗效不如及肌内注射金制剂、SSZ。初始剂量为3mg/d，2周后增至6mg/d维持治疗。可用于不同病情程度的PA，对于重症患者应与其他DMARDs联合使用。常见的不良反应有腹泻、瘙痒、口炎、肝肾损伤、白细胞减少，偶见外周神经炎和脑病。应定期查血、尿常规及肝肾功能。

（3）植物药制剂：①雷公藤多甙：缓解关节肿痛有效，30~60mg/d，分3次饭后服。主要不良反应是性腺抑制，导致男性精子生成减少和女性闭经。故未育男女慎用此药。雷公藤还可引起食欲下降、恶心、呕吐、腹痛、腹泻、血细胞减少等；②白芍总苷（TGP）：常用剂量为每次600mg，每日2~3次。毒副作用小，其不良反应有大便次数增多、轻度腹痛、腹胀等；③青藤碱：每次20~60mg，饭前口服，3/d，可减轻关节肿痛。主要不良反应有皮肤瘙痒、皮疹和白细胞减少等。

（4）糖皮质激素：全身使用糖皮质激素（简称激素）的治疗可有效控制RA患者的症状，提倡小剂量（<7.5mg/d）泼尼松作为控制症状的辅助治疗。而且，近期证据提示小剂量激素治疗可延缓骨质侵蚀的进展。某些患者可能需要每月予大剂量激素冲击治疗，当与一种DMARD联合应用时将增加其疗效。

激素可用于以下几种情况：伴有血管炎等关节外表现的重症RA；不能耐受NSAIDs的RA患者作为"桥梁"治疗；其他治疗方法效果不佳的RA患者；伴局部激素治疗指征（如关节腔内注射）。

激素治疗RA的原则是小剂量、短疗程。使用激素必须同时应用DMARDs。在激素治疗过程中，应补充钙剂和维生素D以防止骨质疏松。关节腔注射激素有利于减轻关节炎症状，但过频的关节腔穿刺可能增加感染风险，并可发生类固醇晶体性关节炎。

（5）生物制剂：可治疗RA的生物制剂主要包括肿瘤坏死因子-α（TNF-α）拮抗药、白介素1（IL-1）和白介素6（IL-6）拮抗药、抗CD20单抗以及T细胞共刺激信号抑制药等。

TNF-α拮抗药：生物制剂可结合和中和TNF，已成为RA治疗的重要部分。其中一种是融合了IgG1的TNFII型受体依那西普；另一种是对TNF的人/鼠嵌合的单克隆抗体英夫利昔单抗；第3种是全人源化的TNF抗体阿达木单抗。国产的还有益赛普和强克，属于可溶性的TNF受体融合蛋白。与传统DMARDs相比，TNF-α拮抗药的主要特点是起效快、抑制骨破坏的作用明显、患者总体耐受性好。临床试验显示对于DMARD治疗失败的RA患者，给予任何一种TNF中和剂均可非常有效的控制症状和体征，对未经过DMARD治疗的患者也可取得相同的效果。无论是否同时合用氨甲蝶呤，重复给予这些药物治疗都是有效的。依那西普的推荐剂量和用法是：每次25mg，皮下注射，每周2次；或每次50mg，每周1次。英夫利昔单抗治疗RA的推荐剂量为每次3mg/kg，第0，2，6周各1次，之后每4~8周1次。阿达木单抗治疗RA的剂量是每次40mg，皮下注射，每2周1次。这类制剂可有注射部位反应或输液反应，可能增加感染和肿瘤的风险，偶有药物诱导的狼疮样综合征以及脱髓鞘病变等。用药前应进行结核筛查，除外活动性感染和肿瘤。

戈利木单抗：TNF-a特异的人IgG单克隆抗体，它是从人TNF免疫的转基因小鼠中得到人源性的带有可变区和稳定区的抗体，该可变区和稳定区可以与具有生物学活性的跨膜的或可溶的TNF-a相结合，从而阻止TNF-a结合到其受体上，起到抑制TNF-a生物学活性的作用。在 RA 的临床应用中，戈利木单抗能显著降低 C-反应蛋白，IL-6，MMP3，细胞间黏附分子-1 和血管内皮生长因子等。使用法 50mg，每月 1 次给药。皮下注射，应联合氨甲蝶呤（MTX）适用治疗对包括 MTX 在内的改善病情抗风湿药物（DMARDs）疗效不佳的中到重度活动性 RA 特别显著。

IL-1 拮抗药：阿那白滞素是一种重组的 IL-1 受体拮抗药，目前唯一被批准用于治疗 RA 的 IL-1 拮抗药。阿那白滞素可改善 RA 的症状和体征，减少致残，减缓影像学相关的关节破坏，可单独用药，或与氨甲蝶呤联用。推荐剂量为 100mg/d，皮下注射。其主要不良反应是与剂量相关的注射部位反应及可能增加感染概率等。

IL-6 拮抗药主要用于中重度 RA，对 TNF-α拮抗药反应欠佳的患者可能有效。推荐的用法是 4~10mg/kg，静脉输注，每 4 周给药 1 次。常见的不良反应是感染、胃肠道症状、皮疹和头痛等。

抗 CD20 单抗：利妥昔单抗是一种与正常和恶性 B 淋巴细胞表面的 CD20 抗原相结合的单克隆抗体，剂量和用法：第一疗程可先予静脉输注 500~1000mg，2 周后重复 1 次。根据病情可在 6~12 个月后接受第 2 个疗程。每次注射利妥昔单抗之前的 30min 内先静脉给予适量甲泼尼龙。利妥昔单抗主要用于 TNF-α拮抗药疗效欠佳的活动性 RA。最常见的不良反应是输液反应，静脉给予糖皮质激素可将输液反应的发生率和严重度降低。其他不良反应包括高血压、皮疹、瘙痒、发热、恶心、关节痛等，可能增加感染概率。

CTLA4-Ig：阿巴西普与抗原递呈细胞的 CD80 和 CD86 结合，阻断了 T 细胞 CD28 与抗原递呈细胞的衔接，继而阻断了 T 细胞活性。主要用于治疗病情较重或 TNF-α拮抗药反应欠佳的患者。根据患者体重不同，推荐剂量分别是：500mg（<60kg），750mg（60kg~100kg），1000mg（>100kg），分别在第 0，2，4 周经静脉给药，之后每 4 周注射 1 次。主要的不良反应是头痛、恶心，可能增加感染和肿瘤的发生率。

枸橼酸托法替布（尚杰）：是首个作用机制的 JAK 通路抑制剂，是一种新型的口服蛋白酪氨酸激酶抑制剂。托法替布适用于氨甲蝶呤疗效不足或对其无法耐受的中度至重度活动性类风湿关节炎（RA）成年患者，可与氨甲蝶呤或其他非生物改善病情抗风湿药（DMARD）联合使用。不建议将托法替布与生物 DMARD 类药物或强效免疫抑制剂（如硫唑嘌呤和环孢霉素）联用。剂量和用法是：托法替布可与氨甲蝶呤或其他非生物 DMARD 药物联合使用。托法替布的推荐剂量为 5mg，每天两次。口服给药，有无进食皆可。因严重感染和血细胞减少进行剂量调整，①不建议在淋巴细胞绝对计数低于 500 细胞/mm³、中性粒细胞绝对计数（ANC）低于 1000 细胞/mm3 或血红蛋白水平低于 9g/dL 的患者中开始托法替布用药；②出现淋巴细胞减少症、中性粒细胞减少症和贫血症时，建议调整剂量或中断治疗；③如果患者发生严重感染，应该避免托法替布给药，直至感染得到控制。

3.外科治疗

类风湿关节炎患者经过内科积极正规的治疗后，病情仍不能控制，为防止关节的破坏，纠正畸形，改善生活质量可考虑手术治疗，术后仍需内科药物治疗。常用的手术主要有滑膜切除术、关节形成术、软组织松解或修复手术、关节融合术等。

4.心理和康复治疗

抑郁是类风湿关节炎患者中最常见的精神症状，严重的抑郁有碍疾病的恢复，应注意类风湿关节炎的心理治疗，在治疗方案的选择和疗效评定上亦应结合患者精神症状的改变。

对于急性期关节剧烈疼痛和伴有全身症状者应卧床休息，并注意休息时的体位，尽量避免关节受压，保持关节功能位，以防畸形。对缓解期患者，在不使患者感到疲劳的前提下，多进行运动锻炼，恢复体力，并在物理康复科医师指导下进行治疗。

5.血浆置换或免疫吸附及其他治疗

除前述的治疗方法外，对于少数经规范用药疗效欠佳，血清中有高滴度自身抗体、免疫球蛋白明显增高者可考虑血浆置换或免疫吸附治疗。但临床上应强调严格掌握适应证以及联用 DMARDs 等治疗原则。当 RA 患者病情严重，但又传统 DMARDs 和新型抗细胞因子药物治疗无效时，可以使用此方法。

此外，自体干细胞移植、T 细胞疫苗以及间充质干细胞治疗对 RA 的缓解可能有效，但仅适用于少数难治性患者，须严格掌握适应证，仍需进一步的临床研究。

九、中西医结合治疗

类风湿关节炎的真正病因未明，多呈慢性经过，常又反复发作，有 10%~20% 的病人因得不到及时而合理的治疗而致肢体残废。因而积极而有效地进行早期治疗，直接影响预后的好坏。中医学对类风湿关节炎有比较系统的认识，并在治疗方面积累了丰富的经验。随着西医学对类风湿关节炎研究进一步深入，中西医结合诊治类风湿关节炎的不断发展，亦弥补了中医对类风湿关节炎的认识，尤其在中医对本病的病因、病机、微观病理等客观化研究方面取得可喜进展。中医药在增强类风湿关节炎的治疗疗效，减少西药用量，缓解西药副作用，降低复发率，稳定病情等方面具有一定的优势，亦显示了中西医结合在类风湿关节炎的治疗上具有广阔的前景。

中西医疗法各有所长，均存不足之处。西医药物疗法中，消炎镇痛及抗风湿药对急性期症状有一定的疗效，但大多有伤肝、伤肾、抑制骨髓造血系统功能、皮疹、发热等毒副作用，有的病人因严重的胃肠道反应而难以接受治疗。肾上腺皮质激素，即时效应虽好，但久用不良反应更大，且不易撤停，有的因骨质疏松而加重病变关节的负担。免疫抑制剂疗程长而见效慢，容易削弱机体的免疫功能和抗病能力，利小弊大，亦非上策。

中医药物疗法，注重辨证论治，既着眼于局部的关节症状，又考虑机体的全身状况，选方用药能因人因证而异，尽力做到有的放矢;且无这样那样的毒副作用，便于长期使用。尽管即时效应有的不如西药那么迅捷，但远期疗效较稳定，故不失其主导地位。

中西医结合治疗可以扬长避短，相辅相成。具体来说，凡起病急骤，关节疼痛及全身症状均严重的，可先用消炎镇痛药，或激素短期冲击治疗，一旦有所缓解，即改用中药辩证治疗。对起病较缓，症状较轻者，不妨直接用中药疗法。病程虽久，但关节尚未畸形，功能活动尚好者，仍以中药治疗为主，缓以图治;功能活动受限，关节畸形者，则需配合使用针灸、理疗、中草药熏洗等法治疗;关节僵硬畸形者，必要时予以手术治疗。慢性阶段见有急性发作者，可用雷公藤片、山海棠片或西药控制。总之，急则治标，用作用快捷的中西成药抵挡之，缓则治本，功夫全在辩证清晰，选方用药精当，这样，不仅早期症状得以及时控制，即使迁延日久，绝大多数患者仍可望康复延年。

（朴雪梅）

第二节　痛风性关节炎

痛风是由于嘌呤类物质代谢紊乱，产生尿酸过多和尿酸排泄减少，血尿酸浓度持续增高所致的一组疾病。临床特征是高尿酸血症及由此引起的反复发作的急性关节炎、慢性关节炎、关节畸形、出现痛风石、尿酸性尿路结石和间质性肾炎，严重者可引起急性肾衰竭。痛风患病率男高于女，男女比例为20∶1。男性痛风患者30岁以上开始明显增加，45岁以上为高发年龄，女性痛风一般发生在绝经后。早在《内经》《金匮要略》中形象描述了痛风的特点，如"走痛于四肢关节如虎啮之状"、"夜则痛甚"、"多为赤肿灼热"、"足跗肿甚"、"稍有触动其痛非常"。痛风属痹证范畴，但以痛痹、热痹居多。

一、中医病因病机

痛风发生的主要原因在于先天肝肾功能失调，脾之健运功能缺陷，导致痰浊内生，日久从热而化，形成湿热痰浊内蕴，肾司二便功能失调，则痰浊湿热、排泄缓慢、量少，以致湿热痰浊内聚，若逢此人嗜食肥美醇厚之品，则内外合邪，湿热痰浊流注关节、肌肉、骨骼，气血运行受阻形成痹痛历节。

1.嗜食醇美，痰浊内生

饮食不节，嗜食膏粱醇美之品，伤及脾胃，脾失健运，胃失和降，饮食不化，精微反酿痰浊，痰浊阻滞经络，气血凝滞不运，发为痛风。正如《张氏医通》所云："肥人肢节痛，多是风湿痰饮流注……壮年人性躁，兼嗜厚味，患痛风挛缩，此挟痰与气证。"指出壮年、肥胖之人，贪嗜厚味易引发气滞痰阻的痛风病。

2.脏腑积热，湿毒流注

素体阳盛，脏腑积热，湿热内伏，热郁成毒，湿聚成肿，湿热毒之壅于血脉，循于经络，攻于骨节，发为痛风。《外名秘要》中的"热毒气从脏腑中出，攻于手足，则赤热肿痛也，人五脏六腑井荥输，皆出于手足指，故此毒从内而出，攻于手足也"，说明了湿热熏蒸脏腑，发为痛风的病因病机。

3.邪郁病久，痰瘀痹阻

患病日久，脾虚湿聚为痰或热灼津液为痰，痰浊阻滞，瘀血内生。痰瘀相搏，凝聚骨节，致痛风渐重。正如清代林佩琴在《类证治裁•痹证》中说："久而不痊，必有湿痰败血，瘀滞经络。"此类型多为慢性病日久，其代谢物排泄障碍引起的继发性痛风。

4.脏腑受损，阴阳失调

痛风反复发作，必致脏腑受损，阴阳失调，表现为两种类型。①湿热久羁，肝肾阴虚：痛风日久，湿热伤阴，或房劳过度，肝肾精亏，阴虚火旺，熏灼津液，脉络瘀滞，湿热伤筋灼骨，形成该证。正如《金匮要略•中风历节病脉证并治》所说的"味酸则伤筋，筋伤则缓，名曰泄；咸则伤骨，骨伤则痿，名曰枯。枯泄相搏，名曰断泄。荣气不通，卫不独行，荣卫俱微，三焦无所御，四属断绝，身体羸瘦，独足肿大。黄汗出，胫冷。假令发热，便为历节也"，不但指出痛风与饮食有关，还指出本病迁延日久，伤及肝肾，导致痛风性肾病等表现；②浊毒留恋，脾肾阳虚：痛风反复发作，浊毒流注脏腑，浊毒困脾，脾阳更伤，脾虚及肾，肾阳亦虚，湿浊瘀毒攻及脾肾，则脾肾衰败，发为关格、水肿、黄汗等证。正如《金匮要略•水气病》所云："黄汗之病，两胫自冷；假令发热，此属历节。……若身重，汗出已辄轻者，久久必身瞤，瞤则胸中痛，又从腰以上必汗出，下无汗，腰髋驰痛，如有物在皮中状，剧者不能食，身疼痛，烦躁，小便不利，此为黄汗。"指出痛风晚期，脏腑功能衰竭的表现。

二、西医病因

痛风的病因与发病机制不明。高尿酸血症是痛风的重要生化基础与基本特征。

1.高尿酸血症

尿酸是嘌呤代谢的终产物，人体内80%尿酸来源于内源性嘌呤代谢，即来源于细胞代谢分解的核酸和其他嘌呤类化合物，而来源于含有嘌呤或核酸蛋白的食物仅占20%。男性及绝经后女性血清尿酸在37℃的饱和浓度为420μmol/L（7mg/dl），绝经前女性为350μmol/L（6mg/dl），超过此值为高尿酸血症。

（1）尿酸生成增多：人类尿酸生成的速度主要取决于细胞内磷酸核糖焦磷酸(PRPP)的浓度，与各种酶的活性及浓度有关。①PRPP合成酶活性增高，导致PRPP的量增多；②磷酸核糖焦磷酸酰基转移酶的浓度或活性增高，对PRPP亲和力提高，对嘌呤核苷酸负反馈作用减弱；③次黄嘌呤-鸟嘌呤磷酸核糖转移酶缺乏，催化次黄嘌呤或鸟嘌呤转化层次黄嘌呤核苷酸或鸟嘌呤核苷酸的功能下降，对嘌呤代谢的负反馈作用减弱。以上3种酶缺陷为X伴性连锁遗传；④黄嘌呤氧化酶活性增加，促进次黄嘌呤转化为黄嘌呤，黄嘌呤转变为尿酸。痛风常有家族遗传史。因尿酸生成增多导致痛风者约占患者总数的10%。

（2）尿酸排泄减少：80%~90%高尿酸血症患者有尿酸排泄障碍。主要有肾小管分泌减少，肾小管重吸收增多，肾小球滤过减少，尿酸盐结晶沉积。以肾小管分泌减少最为重要。

2.痛风的发生

高尿酸血症患者仅有一部分会出现痛风的临床表现，具体原因尚不清楚。血尿酸浓度过高和在酸性条件下，尿酸析出结晶并沉积于关节、肾和皮下组织，导致痛风性关节炎、痛风性肾病和痛风石形成。急性痛风性关节炎是由于中性粒细胞吞噬尿酸单钠晶体后，释放白三烯、白介素-1等细胞因子形成局部的炎症反应。痛风石是尿酸单钠针形晶体的沉积，周围有慢性单核细胞和上皮细胞、巨噬细胞形成的多核心性肉芽肿。痛风性肾病特征性表现为肾髓质或乳头处有尿酸盐结晶，其周围有圆形细胞和巨噬细胞反应，并常伴有急性或慢性间质性炎症改变、纤维化、肾小管萎缩、肾小球硬化和肾小动脉硬化。

三、临床表现

一般仅在发生关节炎时才称为痛风。痛风患者较多伴有肥胖、糖尿病、高脂血症、高血压、动脉硬化和冠心病等。痛风患者的临床自然病程可分4期：无症状高尿酸血症期、急性关节炎期、间歇期、痛风石及慢性关节炎期。

1.无症状高尿酸血症期

无症状高尿酸血症期患者仅有血尿酸持续性或波动性增高，并无尿酸盐沉积和组织炎症反应。从血尿酸增高到症状出现的时间长短不一，可长达数年至数十年，部分患者终身无临床症状。仅有血尿酸增高而无临床症状者，称为无症状性高尿酸血症。血清尿酸浓度随年龄增高而增高，男性患者一般从青春期后、女性多于绝经期后开始血尿酸升高，血清尿酸浓度越高，持续时间越长，发生痛风的机会越多。

2.急性关节炎期

急性痛风性关节炎是原发性痛风最常见的首发症状。初发时常为单一关节受累，以第1跖趾关节最为常见。典型发作者起病急骤，常于午夜或清晨被关节痛惊醒，疼痛进行性加剧，呈撕裂样、刀割样或咬噬样，症状在数小时内可达高峰，受累关节出现红、肿、热、痛和功能障碍，关节周围皮肤紧绷、灼热、触痛明显。发作前多无先兆，部分患者发病前有疲乏、周身不适，可伴有发热、寒战、头痛等全身症状。急性痛风性关节炎好发于下肢关节，50%以上首次发作在第1跖趾关节，病程中约90%患者累及该部位。其他关节受累依次为踝、膝、腕、指、趾、肘、足背、足跟等部位，肩、髋、脊柱等关节较少累及。急性痛风性关节炎四季均可发病，但以春秋季节多发。高蛋白高嘌呤饮食、酗酒、劳累、关节损伤、手术、感染、精神紧张等常诱发痛风。

急性痛风性关节炎自然病程数天至数周，大多数自行缓解后进入无症状间歇期。复发可发生于同一关节，逐渐转为慢性关节炎并出现关节畸形；或从下肢向上肢、从远端小关节向大关节发展，症状和体征渐趋不典型。多数病人愈发愈频，病情亦愈来愈重。

3.间歇期

多数患者数月发作1次。偶有终生只发作1次者。随着病程的进展，发作次数逐渐增多，症状持续时间延长，无症状间歇期缩短甚至消失，受累关节逐渐增多。

4.痛风石及慢性关节炎期

（1）痛风石：痛风石是痛风的特征性临床表现，为尿酸盐结晶沉积在软骨、滑膜、肌腱、腱鞘及皮下组织形成的结节。常发生于耳郭和跖趾，指间、掌指、肘关节，关节远端多见。痛风石多呈黄白色，可小如米粒，大如鸡蛋。严重者痛风石逐渐增大，外表皮肤发亮、菲薄，可破溃排出白色豆渣样尿酸钠盐结晶，并形成瘘管，瘘管周围组织形成慢性肉芽肿。因尿酸盐有抑菌作用，瘘管很少感染，但不易愈合。痛风石多见于关节炎反复发作10年以上的患者。

（2）慢性痛风性关节炎：多见于未规范治疗的患者。其病理基础是痛风石在关节周围组织引起慢性炎症性病变。受累关节非对称性不规则肿胀，关节组织被破坏，骨质侵蚀缺损，呈穿凿样或虫蚀样改变，关节肿胀、僵硬、畸形、周围组织纤维化和活动受限。从痛风初次发作至慢性关节炎形成平均病程10年左右。慢性期症状相对缓和，但也可有急性发作。皮下痛风石常与慢性痛风性关节炎并存。

5.肾病变

病程较长的痛风患者约1/3有肾损害。早期常无症状，当有结石形成及肾功能损害较重时，才出现相应临床表现，有3种表现形式。

（1）痛风性肾病：为微小的尿酸盐结晶沉积于肾间质，特别是肾髓质乳头处，导致的慢性肾小管-间质性肾炎。痛风性肾病起病隐匿，早期表现为间歇性蛋白尿，逐渐发展为持续性，因肾浓缩功能受损出现夜尿增多、低比重尿等，可伴白细胞尿、血尿及管型。晚期肾小球滤过功能下降发展为肾功能不全，出现高血压、水肿、贫血等。少数患者以痛风性肾病为首发而无关节症状。痛风性肾病导致的肾衰竭与其他原因导致者无特征性区别。

（2）尿酸性肾石病：由于痛风患者尿中尿酸浓度增加呈过饱和状态，易于结晶析出并在泌尿系统沉积形成结石。10%~25%痛风患者有尿酸性肾结石，且可能出现于痛风关节炎发生之前。细小泥沙样结石可随尿排出，无明显症状；较大者可阻塞尿路，引发肾绞痛、血尿、排尿困难、肾盂扩张、积水等，并继发泌尿系感染。

（3）急性肾衰竭：由于血、尿中尿酸水平急骤升高，大量尿酸结晶阻塞肾小管、集合管、肾盂、肾盏及输尿管等处，造成急性尿路梗阻而发生急性肾衰竭。临床表现为少尿、无尿，急性肾衰竭；尿中可见大量尿酸晶体和红细胞。多继发于恶性肿瘤化疗或放疗时，细胞分裂增殖过快和急剧破坏，核酸分解突然增多产生大量尿酸所致。如不及时治疗，可因肾衰竭而死亡。急性肾衰竭在原发性痛风较少见。

四、辅助检查

1.血尿酸测定

血尿酸测定多采用血清标本，以尿酸氧化酶法测定。一般男性和绝经期后女性血尿酸>420μmol/L，绝经期前女性>350μmol/L，可诊断高尿酸血症。血尿酸受多种因素影响而波动较大，应反复监测。

2.尿尿酸测定

尿尿酸测定多采用尿酸氧化酶法检测。低嘌呤饮食 5d 后，24h 尿尿酸排出量应<600mg，常规饮食时 24h 尿尿酸应<1000mg，否则为尿酸生成过多。尿尿酸测定主要用于对降尿酸药物选择及判断尿路结石的性质，辅助判断高尿酸血症的原因。

3.关节液或痛风石内容物检查

急性关节炎期行关节穿刺，抽取关节液进行偏振光显微镜检查，可发现有负性双折光的针状或杆状尿酸钠结晶。痛风石的抽吸物与发作间歇期关节的滑液中也可发现同样晶体。在关节炎急性期的阳性率可达 95%。关节液中增多的白细胞，主要为分叶多核粒细胞。普通显微镜也可用来观察尿酸钠结晶，但效果较差。

4.X 线检查

急性关节炎仅见受累关节非对称性软组织肿胀；慢性反复发作性痛风性关节炎可见晶体沉积造成关节软骨下骨质破坏，出现偏心性圆形或卵圆形囊性变，甚至呈虫噬样、穿凿样缺损，边界较清。重者可使关节面破坏，造成关节半脱位或脱位，甚至病理性骨折；也可破坏软骨，出现关节间隙狭窄以及继发退行性改变、局部骨质疏松等。

5.CT 和 MRI

CT 特异性较高，可较清晰显示痛风石，表现为不均匀的斑点状高密度影像。可用于慢性痛风性关节炎的诊断，评价关节破坏程度和治疗效果，引导关节穿刺，定位较超声更准确。缺点是敏感性不高，有辐射，组织对比不如 MRI。

最有效的诊断痛风的方法是明确关节部位是否存在单钠尿酸盐结晶（尿酸）。但 CT 成像诊断痛风有一定的局限性，不能准确地确认尿酸沉淀物。而双能 CT（DECT）可以直接通过颜色显示尿酸盐晶体在关节内的沉积，而且快速、无创、灵敏度高。

慢性痛风性关节炎的典型 MRI 特征包括：关节周围的软组织肿胀，边缘清楚的骨破坏以及滑膜增厚。痛风石在 T_1 和 T_2 加权像呈斑点状的低信号，静脉注射钆后，痛风石周围强化，但对痛风石的显示不如 CT。

五、诊断

1.诊断

（1）高尿酸血症：男性和绝经期后女性血尿酸>420μmol/L，绝经期前女性>350μmol/L可诊断高尿酸血症。

（2）特征性关节炎：急性痛风性关节炎是痛风的主要临床表现，常为首发症状。多见于中老年男性，发作前可有明显的诱因，包括高嘌呤饮食、酗酒、饥饿、疲劳、着凉、外伤、手术等。表现为急骤进展、自限的单关节炎，特别是第1跖趾关节，伴血尿酸增高，高度提示痛风。对秋水仙碱治疗的反应迅速，具有特征性的诊断意义。反复发作多年后，关节炎呈慢性化，并可出现皮下痛风石。关节液或痛风石抽取物见到典型针形双折光尿酸结晶，是确诊痛风的金标准。

急性痛风性关节炎的诊断目前多采用1977年美国风湿病学会（ACR）的分类标准（表8-2-1）进行诊断，同时应与蜂窝织炎、丹毒、感染化脓性关节炎、创伤性关节炎、反应性关节炎、假性痛风等相鉴别。

表8-2-1　1977年ACR急性痛风性关节炎分类标准

①关节液中有特异性尿酸盐结晶，或
②用化学方法或偏振光显微镜证实痛风石中含尿酸盐结晶，或
③具备以下12项（临床、实验室、X线表现）中6项
急性关节炎发作>1次
炎症反应在1d内达高峰
单关节炎发作
可见关节发红
第1跖趾关节疼痛或肿胀
单侧第1跖趾关节受累
单侧跗骨关节受累
可疑痛风石
高尿酸血症
不对称关节内肿胀（X线证实）
无骨侵蚀的骨皮质下囊肿（X线证实）
关节炎发作时关节液微生物培养阴性

（3）间歇期痛风：此期为急性痛风性关节炎两次发作之间的缓解状态，通常无关节症状。间歇期的诊断依据是既往反复发作的急性痛风性关节炎和高尿酸血症病史。部分病史较长、发作频繁的受累关节可有轻微的影像学异常改变。在曾受累关节滑液中发现尿酸盐晶体可直接确诊。

（4）痛风石及慢性痛风性关节炎：皮下痛风石是慢性期的标志。病史较长，一般距首次发作10年以上。反复急性发作多年，受累关节肿痛等症状持续不能缓解，结合骨关节X线检查的典型表现及在痛风石抽吸物中发现尿酸盐晶体有助诊断。

（5）肾脏病变：慢性痛风性肾病可有夜尿增多，出现低比重尿和轻度红、白细胞尿及管型、轻度蛋白尿等，甚至肾功能不全。尿酸性尿路结石以肾绞痛和血尿为主要表现，X线片不显影，B超检查有助诊断。对于肿瘤广泛播散或接受放射治疗、化学治疗的患者突发急性肾衰竭，应考虑急性尿酸性肾病，其特点是血及尿中尿酸急骤显著升高。

2.鉴别诊断

（1）急性风湿热：儿童与青少年多见。典型表现为游走性多关节炎，多累及膝、踝、肩、腕、肘等关节，受累关节周围软组织肿胀、疼痛、皮肤发红和皮温升高，常伴有发热、皮肤及心脏等表现。链球菌感染相关指标增高或阳性反应，C反应蛋白多增高，血尿酸不高。

（2）化脓性关节炎：为化脓性细菌引起的关节急性炎症。好发于儿童、老年体弱患者，受累关节多为单个大关节，局部红、肿、疼痛明显，寒战、高热等全身中毒症状严重。外周血白细胞明显升高，血尿酸正常，关节液可培养出致病菌。

（3）类风湿关节炎：多见于女性，对称性小关节炎.双手关节受累为主。症状持续并伴晨僵。血尿酸不高，类风湿因子阳性，抗CCP抗体阳性，X线片示关节端骨质疏松，关节间隙狭窄，关节骨质破坏，关节融合，这些改变与痛风性骨质缺损有明显区别。

（4）银屑病性关节炎：本病有典型的皮肤银屑疹和指甲病变，常非对称性累及远端指间关节并伴严重关节破坏，关节间隙增宽，趾（指）端骨质吸收，典型的X线"笔帽征"易与痛风性关节炎相鉴别。

六、中医治疗

（一）辨证论治

痛风急性期，多属风湿热痹和湿热痹范畴。应从清热通络、祛风除湿着眼，以阻止病情发展。若发展到慢性期阶段，又需针对兼夹痰浊、血瘀者，随证参用化痰泄浊，祛瘀通络之法。同时根据阴阳气血的虚衰，注意培本，补养气血，调补脾肾。

1.风湿热痹证

症候：关节红肿热痛，发病急骤，病及一个或多个关节，多兼有发热、恶风、口渴、烦闷不安或头痛汗出，小便短黄，舌红，苔黄，脉弦滑数。

治法：清热通络，祛风除湿。

方药：白虎桂枝汤。生石膏（先煎）30g，知母10g，粳米10g，甘草6g，桂枝6g。

加减：可选用利尿除湿之品，如猪苓、泽泻、车前子、防己、滑石之类；湿浊重者加健脾化浊之品，如薏苡仁、土茯苓、金钱草之类；热盛者，选加忍冬藤、连翘、黄檗之类；阴津耗伤者加选生地黄、玄参、麦冬之类；肿痛较甚者，选加乳香、没药、秦艽、络石藤、海桐皮、桑枝、地龙、全蝎之类；关节周围有红斑者，选加生地黄、牡丹皮、赤芍之类；下肢痛甚，可选加牛膝、木瓜、独活之类；上肢痛甚，可选加羌活、威灵仙、姜黄之类。

2.风寒湿痹证

症候：关节肿痛、屈伸不利，或见皮下结节或痛风石。风邪偏盛则关节游走疼痛，或恶风发热等；寒邪偏盛则关节冷痛剧烈，痛有定处；湿邪偏盛者，肢体关节重着疼痛，痛有定处，肌肤麻木不仁。舌苔薄白或白腻，脉弦紧或濡缓。

治法：祛风散寒，除湿通络。

方药：薏苡仁汤。羌活10g，独活15g，防风15g，苍术10g，当归10g，桂枝10g，麻黄6g，薏苡仁30g，制川乌6g，生姜6g，甘草6g。

加减：可参用风湿热痹证型中利尿除湿之品和健脾化浊之品以及上、下肢引经药。

风邪偏盛者，可加重羌活、独活、防风用童，或选加祛风通络之品如海风藤、秦艽；寒邪偏盛者，可选加温经散寒之品，如制草乌、制附子、细辛；湿邪偏盛者，可选加胜湿通络之品，如防己、萆薢、木瓜。对皮下结节或痛风石可选加祛痰、化石通络之品，如天南星、金钱草、炒白芥子、炙僵蚕之类。

3.痰瘀痹阻证

症候：关节疼痛反复发作，日久不愈，时轻时重，或呈刺痛、固定不移，关节肿大，甚至强直畸形，屈伸不利，皮下结节，触之不痛，或皮色紫黯，或溃破，脉弦或沉涩或沉滑，舌淡胖，苔白腻。

治法：活血化瘀，化痰散结。

方剂：桃红饮合二陈汤。桃仁10g，红花10g，当归15g，川芎10g，茯苓10g，威灵仙10g，制半夏6g，陈皮6g，甘草6g。

加减：皮下结节，可选用天南星、白芥子之类；关节疼痛甚者，可选加乳香、没药、延胡索；关节肿甚者，适当选加防己、土茯苓、滑石；关节久痛不已，可加全蝎、乌梢蛇、炮山甲；久病体虚，面色不华，神疲乏力，加党参、黄芪。

4.气血不足，肝肾亏虚证

症候：关节疼痛，反复发作，日久不愈，时轻时重或痛处游走不定，甚或关节变形，屈伸不利，腰膝酸痛或足跟疼痛，神疲乏力，心悸气短，面色少华，脉沉细弦、无力，舌淡，苔白。

治法：补益气血，调补肝肾，祛风胜湿，活络止痛。

方药：独活寄生汤。党参10g，茯苓15g，当归10g，白芍15g，熟地15g，杜仲15g，牛膝15g，肉桂6g，细辛3g，独活10g，桑寄生30g，防风10g，秦艽10g，甘草6g。

加减：冷痛较甚，可选加制附子、制川乌、干姜之类。腰膝酸痛较明显者，选加鹿角霜、川续断、补骨脂、肉苁蓉、骨碎补；关节重着，肌肤麻木者，选加防己、薏苡仁、苍术、鸡血藤之类；皮下结节，可参上症，选加豁痰散结之品。

（二）中药外治疗法

1.慈军散

（1）处方：山慈姑、生大黄、水蛭各200g，芒硝300g，甘遂100g。

（2）方法：以上药物共研细末，过100目筛，消毒，混匀，装瓶备用。用时每次3~5g，以薄荷油调匀外敷患部关节，隔日1次。10日为一个疗程，一般治疗1~2个疗程。

2.金黄散

（1）处方：大黄、黄檗各20g，姜黄、白芷、天南星各18g，陈皮、苍术、厚朴、天花粉各15g，冰片8g。

（2）方法：以上药物共研细末，水调外敷患处。每日1次，3次为一个疗程。

3.四黄散

（1）处方：大黄、栀子各5份，黄檗4份，黄芩3份。

（2）方法：以上方药共研细末备用。治疗时用冷开水将其调成糊状外敷患处，每日换药1次，连用1周。

4.三色散

（1）处方：蔓荆子（炒黑）、紫荆皮（炒黑）各15g，丹参、赤芍、川牛膝、木瓜、威灵仙、当归各 30g，天花粉、独活、羌活、川芎、秦艽、连翘各 12g。

（2）方法：以上方药共研细末，用蜂蜜或凡士林调匀后敷于患处，每日换药 1 次，3 次为一个疗程。

5.消瘀散

（1）处方：蒲公英 500g，没药、土鳖虫各 200g，苏木 100g，泽兰、刘寄奴、当归各 250g，乳香、大黄各 220g，蒲黄、三七、五灵脂各 650g，老鹳草、丹参各 300g。

（2）方法：以上诸药，烘干研为细末，过 80 目筛，装瓶备用。治疗时以冷开水调成糊状外敷患处，每日换药 1 次，7 次为一个疗程。

6.芙蓉散

（1）处方：鲜芙蓉花叶 50g，黄檗、苦参、山豆根、地骨皮各 10g，冰片 6g，萆薢、赤芍、络石藤、薏苡仁各 15g。

（2）方法：上方诸药共为细末备用。用时取适量加适量水调匀，外敷患处。12 小时后去敷药，常规消毒后，皮肤针叩刺患处，用火罐拔出少许血液，无菌纱布包扎。隔日 1 次，7 次为一个疗程。治疗期间停用其他药物，清淡饮食，忌食辛辣、炙馎之品，多饮开水。

7.司爷膏

（1）处方：血见飞、白三七、千金藤各 15g，腹水草、豨莶草、忍冬藤、寻骨风、苍耳子、松针、懒泥巴叶各 10g。

（2）方法：以上方药共放入铁锅内煎 1~2 小时，去渣，将药汁进一步火煎，浓缩至滴药成珠之时捞入罐中待用；冬天不用加防腐剂，春夏.潮湿季节可按比例加入少量防腐剂（不影响疗效）。治疗时将药膏视其部位大小直接涂于患处，外加一般白纸覆盖即可。活动大的部位可加用纱布固定。冬天可在涂药处加放热水袋，使局部血管扩张，以利于药物吸收。

8.水晶膏

（1）处方：生大黄粉 10g，生黄檗粉 10g，芒硝 7g，乳香、没药、薄荷、冰片各适量。

（2）方法：以上方药加凡士林调匀外敷患处。

9.野葛膏

（1）处方：野葛、蛇衔、诘梗、茵芋、防风、川芎、川椒、羌活、川大黄、细辛、当归各 60g，乌头、升麻、附子各 30g，巴豆 30 枚。

（2）方法：以上方药共研细末，过 100 目筛。另取生姜汁、大蒜汁、食醋各 500ml，混匀后煎煮浓缩至 600~700ml，离火加上药末，调成糊状。用药时置膏药于夹棉消毒纱布上，厚约 0.5cm，敷于患处，胶布固定。每日换药 1 次，30 日为一个疗程。

10.痛风膏

（1）处方：芒硝 60g，青黛 20g，雄黄 6g。

（2）方法：以上方药共研细末，蛋清调敷患处，2 小时换药 1 次。此药膏尤其适用于急性痛风性关节炎关节肿痛剧烈者。

11.虎杖膏

（1）处方：虎杖、樟脑、凡士林；按 100∶16∶280 配方。

（2）方法：先将虎杖粉碎过 80 目筛，樟脑用适量 50%酒精溶化后倒入虎杖粉中。凡士林加热融化成液状，把虎杖粉倒入，同时不断搅拌均匀，加盖放置冷却成膏状即成。同时依据患关节的大小形态，裁剪合适的敷料，将药膏涂在敷料上 2~3mm 厚，敷在患处，纱布绷带包扎，隔日换药 1 次，直到痊愈。同时可内服降低血尿酸类药物，并节制饮食。

12.镇江膏

（1）处方：镇江膏药 1 张，四虎散（《医宗金鉴》：草乌、狼毒、半夏、天南星各等份），加芒硝、樟脑各 5g，白胡椒 3g。

（2）方法：以上药物研细末，过 120 目筛。将膏药文火上烤化，以少许药粉均匀撒布在膏药上面，稍凉后敷贴于患处。12 小时后将膏药撕下烤化，再加上少许药粉（依据肿、胀、疼、红的范围来确定膏药与药粉之面积大小，使之能完全敷盖于患处）敷贴。

13.青敷膏

（1）处方：青黛、生大黄、生半夏、生南星、生川乌、生草乌各 30g，川月石 210g，风化硝、大贝母各 60g，天花粉 90g。

（2）方法：以上药物研细末和匀，然后用药末与凡士林以 1：4 的比例调匀成膏，存罐备用。治疗时清洁皮肤后，视患部大小，用青敷膏滩涂于纱布或棉垫上，厚度约 0.5cm，敷于患处并固定，每日换药 1 次。治疗期间抬高患肢，卧床休息。

14.熏蒸方

（1）处方：湿热为主者（关节猝然红肿热痛，口渴，溲黄，舌红，苔黄，脉滑数或沉涩），苍术、薏苡仁各 30g，川乌、威灵仙各 15g，红花、艾叶、木瓜、牛膝、茯苓各 20g；痰浊为主者（关节肿胀，酸麻疼痛，舌胖，苔腻，脉缓或滑），苍术、生半夏、制南星、艾叶各 20g，红花 15g，王不留行 40g，大黄、海桐皮各 30g，葱须 3 根。

（2）方法：以上药物使用熏蒸机熏蒸患部，每日 2 次，疗程为 1 周。

15.乌附洗剂

（1）处方：生川乌、生草乌、生南星、生半夏、艾叶各 30g，生附子 15g。关节红肿热痛甚者，可加乳香、没药各 15g。

（2）方法：每日 1 剂，水煎外洗患关节，关节红肿热痛甚者，亦可外敷双柏散。

16.解络洗剂

（1）处方：苦参 30g，当归、乳香、没药、地丁、黄芩各 15g，海桐皮、乌梅、土茯苓各 20g，栀子 15~20g，青矾、白矾各 6g。

（2）方法：每日 1 剂，水煎冷敷或浸泡患处，每次 30 分钟，每日 3 次。

17.温通洗剂

（1）处方：生川乌、生草乌、生半夏各 20g，徐长卿、桑枝、桂枝、艾叶各 30g，生甘草 50g。

（2）方法：以上方药加水至 2000~3000ml，煎汤，先熏后洗患处，每日 2~3 次。

18.蠲痹洗剂

（1）处方：泽兰叶、片姜黄各 20g，当归、防风、五倍子、黄檗、苦参、土茯等、白藓皮、急性子、透骨草、蒲公英、侧柏叶各 15g。

（2）方法：以上方药水煎 40 分钟，滤出药液 800ml，于 35℃ 左右时浴洗疼痛的关节，每次 1 小时，每日 3 次。

19.中药酊剂

（1）处方：山慈姑 250g，细辛 200g，川芎 300g，泽兰 500g，冰片 100g。

（2）方法：以上五味中药经 75%酒精浸泡 3 个月，滤汁备用。先用浸泡中药酊剂的棉片外敷曲池（双）、太溪（双）、血海（双）、阿是穴。然后再采用 MFMT-II型多功能微波治疗仪，输出功率 0~200W，可调，输出频率 2450MHz±50MHz，波长 12.5cm，将直径 8cm 圆形辐射器置于外敷中药处，辐射距离 5cm，治疗输出功率 20W。每日 1次，每次 20 分钟，5 次为一个疗程，疗程间休息 5 日。

20.栀黄芒硝散

（1）处方：生栀子 100g，生黄檗 60g，生大黄、生黄芩、秦艽、独活各 50g，威灵仙、汉防己各 30g。

（2）方法：以上方药共研细末备用。治疗时以水调匀外敷患处，每日换药 1 次，7次为一个疗程。

12.黄檗二活散

（1）处方：黄檗 90g，延胡索、血通各 30g，白芷 20g，血竭 9g，木香 24g，独活、羌活各 16g，生大黄、蒲公英各 60g，牡丹皮 40g。

（2）方法：以上药物共研细末，过 80 目筛备用。用时取适量，加水、蜂蜜各等份，煎煮约 4 分钟，呈稀粥状，摊于纱布上外敷，每日 1 次。

22.痛灵湿敷贴

（1）处方：独活、苍术、黄檗、牡丹皮、泽泻各 15g，白芷、郁金、当归、大黄、牛膝各 10g，板蓝根 30g。

（2）方法：以上方药按常规制浸膏，用 3 层无纺布浸渍成湿敷贴，每贴含生药 10g。外贴患处，绷带包扎，忌用塑料薄膜包裹。每日 1 次，1 周为一个疗程。

23.复方蚂蚁膏

（1）处方：蚂蚁、秦皮各 100g，萆薢、虎杖各 50g，六轴子、川芎、赤芍各 30g，桂枝 20g，甘草 10g。

（2）方法：以上方药共研细末，加醋调成糊状，外敷红肿痛处，每日 1 次。

24.痛风止痛膏

（1）处方：川乌、黄檗、青黛、川芎各 100g，白芷 50g，冰片 30g。

（2）方法：以上药物分别研成细末，过 100 目筛，备用。先将基质（凡士林 500g，羊毛脂 25g）溶解，再分别加入药末，制成膏剂，罐装备用。治疗时将痛风止痛膏外敷于患处，敷药厚度为 0.3~0.5cm，每日更换 1 次。

25.加味四妙膏

（1）处方：苍术、黄檗、川牛膝、独活、生大黄、当归各 15g，生薏苡仁、牡丹皮、泽泻、郁金、白芥子各 10g，板蓝根 30g，忍冬藤 20g。

（2）方法：以上药物共研细末，以蜜水各半调拌备用。每次取药适量，摊于棉纸或纱布上，绷带包扎，隔日换药 1 次，3~5 次为一个疗程。

（三）针灸疗法

1.毫针法

（1）取穴：急性期取隐白、大敦、太冲、三阴交、太溪、照海、阿是穴；恢复期取太冲、三阴交、太白、太溪、照海、足三里、肝俞、肾俞。

（2）操作：诸穴局部皮肤常规消毒，用28号毫针针刺，得气后，急性期患者施泻法，恢复期患者施平补平泻法。留针15~20分钟，每日1次。

2.温针法

（1）取穴：患者取坐位，在第一跖趾关节处取太冲（或行间）、大都、太白、公孙；在第二跖趾关节处取内庭（或陷谷），以及触痛最敏感点的阿是穴。

（2）操作：常规消毒后，用28号1.5寸不锈钢灸针针刺以上穴位。阿是穴以扬刺法针刺。针刺得气后留针，然后在针柄上插入已点燃的长1.5cm的艾卷，燃烧面朝下，一般灸2~3次后出针。出针时摇大针孔，在针孔处流出暗红色血液。每日治疗1次。注意在温针灸时：不要烫伤皮肉；出针后出血量超过3ml以上者要止血；针刺部位应严格消毒，以防感染。

3.电针法

（1）取穴：合谷、三阴交、太冲、足三里。配穴随各个关节病变不同而有所改变，踝关节疼痛加照海、丘墟、申脉，手及腕关节疼痛者加阳池、阳溪、外关，膝关节疼痛者加膝眼、鹤顶、血海。

（2）操作：穴位局部常规消毒后，以毫针针刺，主穴以平补平泻法，配穴以泻法，得气后接G6805电针治疗仪，选连续波，频率为200~300次/分，强度以患者能耐受为度，留针20~30分钟。每日1次，5次为一个疗程。

4.齐刺法

（1）取穴：以病变部位为主，第一跖趾关节肿痛者在疼痛中心取一周转穴，配穴取太冲、三阴交；膝关节肿痛者在疼痛中心取一周转穴，配穴取足三里、阳陵泉、阴陵泉；上肢关节肿痛者，在疼痛中心取1个穴位，周围取2个穴位，配穴取曲池、外关。

（2）操作：主穴采用齐刺法，直针刺入，旁二针刺入，得气后留针，每次留针30分钟。隔日1次，10次为一个疗程。

5.浮针法

（1）定位：患者仰卧位，在其病变痛点处做记号。

（2）操作：常规消毒，采用中号浮针在痛点旁开6~10cm处与皮肤成15°~25°角快速刺入皮下（针尖向痛点），然后运针，单用右手沿皮下向前缓慢推进，可做扫散动作（即以进针点为中心，针尖划弧线运动），操作应柔和，以不引起强烈刺激为宜。当痛点疼痛消失或减轻后抽出针芯，用胶布固定皮下的软套管，留至24小时后拔出。隔日1次，5次为一个疗程，疗程间休息2日。

6.耳针法

（1）取穴：阿是穴。

（2）操作：在耳郭上找到明显的压痛点，严格消毒耳郭，快速捻入进针，得气后，施泻法，每次5~10分钟，每日1~2次。

7.刺络法

（1）取穴：照海、太冲、丘墟、地五会、足临泣、解溪、委中、阿是穴及足背部瘀阻比较明显的络脉。

（2）操作：皮肤常规消毒，在红肿周围寻找上述穴位暴露于皮肤浅表之脉络。每次选2~3个穴位，用三棱针快速点刺1~2mm深度，出血5~20ml，出血量小于3ml时，针后加拔罐，并留罐15分钟。治疗后的针孔消毒，敷以消毒纱布，固定。3日刺络1次，5次为一个疗程。如不愈者，休息1周后进行下一疗程。出血量大于30ml时，可用酒精棉球按压止血。

8.梅花针法

（1）取穴：患者取卧位，选阿是穴（疼痛局部）、五腧穴。

（2）操作：局部以2%碘酊常规消毒，再用75%酒精脱碘。医者右手持消毒好的梅花针，以腕力进行叩刺，以直接经过患处的经脉及其表里经脉的五腧穴为重点，以叩刺至点状出血为止。同时左手揉按叩刺部位旁侧皮肤，以减轻局部肌肉的痉挛疼痛和促进瘀血的排除。隔日1次，急性期关节红肿热痛主症基本消失后、慢性期和间歇期，1周2次。

9.针刀阻滞法

（1）定位：选择红肿压痛明显处（避开重要神经、血管）为进针刀点，用龙胆紫标记。

（2）操作：按骨科无菌手术要求消毒铺巾，用0.5%利多卡因作痛点阻滞，每点注射1~2ml。5分钟后行针刀松解术。用朱氏型4号针刀，针刀体与治疗部位体表垂直，刀口线与神经血管及肌腱走行方向平行。纵行刺切3刀，深达骨面，再纵行剥离1次，横行剥离1次即可。在关节囊处调转刀口90°，横行切开关节囊2~3刀，不进入关节腔。出针后让血液及关节积液自行流出，再对患部施以向心性推揉手法，纵向牵拉和推压关节3次，压迫针眼3分钟后，贴创可贴。术后卧床休息12~24小时，垫高患肢45°。5日1次，2次为一个疗程。

10.火针放血法

（1）取穴：行间、太冲、内庭、陷谷。湿热蕴结者加丘墟、大都、太白；瘀热阻滞者加血海、膈俞；痰浊阻滞者加丰隆、脾俞；肝肾阴虚者加太溪、三阴交。均取患侧穴位。

（2）操作：足部穴位用粗火针，踝关节以上穴位用细火针。患者取直立位或坐位，双足垂地，在足下垫几层草纸。穴位常规消毒后，将火针在酒精灯上烧至由通红转白亮时对准穴位速刺疾出，深度为0.3~1寸。每个穴位1~3针，足部穴位以出血为度。每次治疗总出血量控制在100ml以内，每周治疗1次。术后嘱患者在48小时内保持针孔清洁干燥。

11.火针围刺法

（1）定位：患者取舒适体位，让病变部位充分暴露。

（2）操作：局部常规消毒，根据病变部位、性别、年龄、体质强弱的不同选用粗细不同的火针，将火针置于酒精灯上烧红至白亮时快速准确地在病变部位进行围刺，然后在病变部位散刺数针，针刺深度视病变部位不同而深浅不一，一般为0.3~1寸。隔日1次，10次为一个疗程。针后嘱患者在48小时内保持病变局部清洁干燥，以免局部感染。

12.穴位埋线法

（1）取穴：以局部邻近穴为主。风寒湿痹加风门、曲池、阳陵泉、风市、足三里、阴陵泉；热痹加大椎、合谷、内庭；血瘀痰阻加血海、膈俞、丰隆；久病气血两虚加肝俞、脾俞、肾俞、三阴交、关元、悬钟。在痛风发作部位附近选穴，如：跖趾关节选公孙、八风；掌指关节选阳池、八邪；内踝选太溪、照海；外踝选昆仑、丘墟；膝关节选阳陵泉、膝阳关；腕关节选外关、养老；肘关节选肘髎、曲池等。

（2）操作：用注线法。局部常规消毒后用装有 1 号羊肠线 1cm 的 9 号穿刺针刺于穴内，注入羊肠线，配穴则根据穴位位置，用穿刺针埋入 1~2 号羊肠线。红肿疼痛局部则用隔姜灸法，每日灸治 10 分钟。15 日埋线 1 次，5 次为一个疗程。

13.腹针治疗法

（1）取穴：主穴取引气归元（即中脘、下脘、气海、关元、中极）。急性期加腹四关、水分、上风湿点（双侧），肿胀可加局部刺络放血；慢性期加气旁（双穴）、气穴（双穴）。足部及踝关节疼痛者，加下风湿下点（为腹针穴位名称）；膝关节疼痛者，加下风湿点；手指和肘等部位疼痛者，取上风湿外点。

（2）操作：根据体型胖瘦采用 30 号 1~1.5 寸一次性不锈钢毫针针刺，进针后不行针，每日 1 次，留针 30 分钟。

14.穴位注射法

（1）药物：抽取当归注射液 4ml，地塞米松 5mg 充分混合。

（2）取穴：阳陵泉、太冲配阿是穴。

（3）操作：穴位局部消毒后，用 7 号针头快速刺入皮下，然后缓慢进针，得气后，回抽无血即可将药物注入，每个穴位注射 1~2ml。

15.姜灶灸治法

（1）取穴：以局部取穴为原则，跖趾关节病变取大都、太白、太冲、行间、内庭、足临泣，踝关节病变取太溪、商丘、丘墟、照海、申脉。

（2）操作：将纯净艾绒用手搓捏成 1.5~2cm 大小圆锥形艾炷；新鲜生姜切成厚度 0.2cm 薄片，面积 2cm×4cm 左右，中间以针刺数孔。将艾炷置于姜片上，穴区常规消毒后，将姜灶置于穴位上，点燃艾炷，急吹其火，待患者灼烫难以忍受时（以不起疱为原则），用镊子持姜灶在病变关节部位缓慢移动，待艾炷熄灭后，更换姜灶，每个穴位 3 壮。每日 1 次，7 次为一个疗程。

七、西医治疗

1.药物治疗

药物治疗遵循个体化原则，按照临床分期进行治疗。

（1）急性发作期治疗：患者需卧床休息，抬高患肢。应及早、足量选择使用非甾体消炎药、秋水仙碱或糖皮质激素，早期治疗可使症状迅速缓解，见效后逐渐减停药物。急性发作期不启动降尿酸治疗，已服用降尿酸药物者发作时不需停用，以免引起血尿酸波动、延长发作时间或引起转移性发作。

1）非甾体抗炎药（NSAIDs）：现为急性痛风性关节炎一线用药，通过抑制环氧化酶活性而影响花生四烯酸转化为前列腺素，起到消炎镇痛作用。各种 NSAIDs 均可有效缓解急性痛风性关节炎症状。非选择性环氧化酶（COX-2）抑制药常见的不良反应是胃肠道症状，也可能加重肾功能不全、影响血小板功能等。必要时可加用胃保护药，活动性消化性溃疡禁用，伴肾功能不全者慎用。选择性 COX-2 抑制剂胃肠道反应少见，但应注意其心血管系统的不良反应，肾功能不全者慎用。

2）秋水仙碱对痛风有特效。关节炎急性发作对秋水仙碱治疗有迅速反应，对痛风具有特征性的诊断意义。秋水仙碱用于急性痛风发作的基础治疗，但应在急性痛风发作 36h内开始治疗，治疗负荷量为 1.0~1.2mg，之后每小时 0.5~0.6mg 维持。12h 后转成痛风发作预防剂量，每次 0.6mg，1~2 次/d 或 0.5mg/次，3 次/d（除非必须调整剂量），每日最大剂量不超过 2mg，直到痛风发作消退。秋水仙碱不良反应较多，主要是严重的胃肠道反应，如恶心、呕吐、腹泻、腹痛等，也可引起骨髓抑制、肝损害、过敏、神经毒性等。不良反应与剂量有关，肾功能不全者应减量使用。本药可引起生育缺陷，妊娠妇女应避免使用。

3）糖皮质激素：可有效缓解急性痛风性关节炎，通常不作为首选用药，主要用于不能耐受 NSAIDs 及秋水仙碱或肾功能不全者。单关节或少关节的急性发作，可行关节腔抽液和注射长效糖皮质激素，以减少药物的全身反应，但应除外合并感染。对于多关节或严重的急性发作可口服、肌内注射、静脉使用中小剂量的糖皮质激素，如口服泼尼松20~30mg/d，3~7d 后迅速减量或停用，一般总疗程不超过 2 周。为避免停药后症状"反跳"，停药时可加用小剂量秋水仙碱或 NSAIDs。

（2）发作间歇期及慢性期治疗：治疗目标是使血尿酸水平低于 360μmol/L（6.0mg/dl），减少或清除体内沉积的尿酸盐晶体。通过长期有效地控制血尿酸水平，预防痛风急性发作，防止各种并发症的发生。使用降尿酸药物的指征是：①经饮食控制血尿酸浓度仍在 420μmol/L（7.0mg/dl）以上；②急性痛风复发，每年 2 次以上；③多关节受累、关节症状持续不能控制；④痛风石出现、慢性痛风石性关节炎或受累关节出现影像学改变；⑤有肾损害者、并发尿酸性肾石病等。

目前临床应用的降尿酸药物主要有抑制尿酸生成药和促进尿酸排泄药，应在急性发作平息至少 2 周后，从小剂量开始，逐渐加量。根据降尿酸的目标水平在数月内调整至最小有效剂量并长期甚至终身维持。仅在单一药物疗效不好、血尿酸明显升高、痛风石大量形成时合用两类降尿酸药。在开始使用降尿酸药同时，服用低剂量秋水仙碱或NSAIDs 1 个月，起到预防急性关节炎复发的作用。

（3）肾病变的治疗：痛风相关肾脏病变是降尿酸药物治疗的指征，应选用别嘌醇，同时碱化尿液并保持尿量。避免使用影响尿酸排泄的药物，其他处理同慢性肾炎。如果出现肾功能不全，可行透析治疗，必要时可做肾移植。对于尿酸性尿路结石，经过合理的降尿酸治疗，大部分可溶解或自行排出，体积大且固定者可行体外冲击碎石、内镜取石或开放手术取石。对于急性尿酸性肾病这一急危重症，迅速有效地降低急骤升高的血尿酸，除别嘌醇外，可选尿酸氧化酶，其他处理同肾衰竭。

（4）无症状高尿酸血症：应以非药物治疗为主，一般不推荐使用降尿酸药物。对于特别严重的或急性血尿酸升高，经过饮食控制血尿酸仍超过 476~535μmol/L 者，以及有家族史或伴发相关疾病的患者，可进行降尿酸治疗。

（谭嘉莉）

第三节　系统性红斑狼疮

系统性红斑狼疮（SLE）是一种全身多个系统的慢性弥漫性结缔组织病（CTD），患者血清中存在以抗核抗体（ANA）为代表的多种自身抗体，累及几乎所有的系统器官，包括皮肤、关节、肾、肺、神经系统、浆膜、消化、血液和其他组织器官。SLE 的主要病理改变为血管炎，任何器官均可出现，临床表现复杂多变。通常好发于育龄妇女，女性的患病率明显高于男性，起病的高峰年龄在 15~45 岁。幼儿及老年人亦可患病，但性别差异不明显。

一、病因

目前研究认为，SLE 发病是多种遗传因素、性激素等内源性因素与外源性因素如感染、紫外线、化学、药物等复杂的多层次的相互作用的结果。通常认为具有遗传背景的个体在环境、性激素及感染等因素的共同作用或参与下引起机体免疫功能异常、诱导 T 细胞及 B 细胞异常分化、自身抗体产生、免疫复合物形成及其在各组织的沉积，导致系统性红斑狼疮的发生和进展。

1.遗传易患性

研究表明，多种基因与 SLE 的易患性有关，如 HLA-DR2 和 HLA-DR3 分子及其各亚型与 SLE 的发病显著相关；纯合补体 C4a 遗传缺陷与 SLE 发病的风险相关；此外，SLE 还与补体 C1q，C1r，C2s 和 C2 缺陷具有一定的相关性。

SLE 不是单一基因的遗传病，而是多基因相互作用的结果。隶属于 SLE 易患基因的范围很广，包括参与核抗原免疫耐受机制的基因；参与免疫调节、免疫应答的基因以及包括参与免疫效应造成组织损伤的基因等。

2.性激素

SLE 好发于育龄妇女，女性发病率显著高于男性，提示雌激素与 SLE 发病有关。同时育龄妇女发病高于儿童和老年妇女，妊娠期和哺乳期常出现病情加重。SLE 患者体内雌性激素水平升高，雄性激素降低。这些现象提示性激素参与 SLE 的发病。然而，在 SLE 患者中女性激素浓度与疾病活动度之间并未发现明确的相关性，提示这其中遗传和环境因素的作用非常复杂。

3.环境因素

遗传因素提供了 SLE 易患背景，但是 SLE 的发生或病情活动可能与环境因素有关。其中，感染是重要影响因素之一。感染可通过分子模拟和影响免疫调节功能而诱导特异性免疫应答。EBV 病毒感染可以诱发 SLE 活动。紫外线照射是另一个重要的环境因素，SLE 患者暴露于紫外线后可能出现疾病活动，可能的机制是 DNA 暴露于紫外线后胸腺嘧啶二聚体增多，使 DNA 具有更强的免疫原性，同时紫外线照射可以诱导凋亡。其他可能的环境因素如饮食因素、化学物质和药物都有可能促发了疾病的发生。

二、临床表现

多数 SLE 患者早期表现为非特异的全身症状，开始仅累及 1~2 个系统，部分患者可以长期稳定在亚临床状态或轻型狼疮，少数患者可以突然出现病情短期内加重，甚至危及生命。更多数患者是逐渐出现多系统损害。也有少数患者起病即累及多个系统，表现为重症狼疮。

1.全身表现

活动期患者大多数有全身非特异炎性症状。约90%的SLE患者在病程中出现各种热型的发热，尤以低中度热为常见，发热是SLE活动的表现，通常对糖皮质激素治疗反应良好，但应除外感染因素，尤其是在激素及免疫抑制治疗中出现的发热，更需警惕，由于激素治疗可以抑制免疫，加重感染，在感染不能完全排除情况下，激素治疗应当慎重。其他全身症状包括疲乏、消瘦等，疲乏是常见但容易被忽视的症状，常是狼疮活动的先兆。

2.皮肤和黏膜表现

高达80%的SLE患者在病程的某一阶段会出现皮疹，其形态多种多样。在鼻梁和双颧颊部呈蝶形分布的红斑是SLE特征性的改变，称为蝶形红斑，常急性起病，光照可使红斑加重或诱发红斑。治疗后可以完全消退而不留痕迹，也可出现色素沉着或不同程度的毛细血管扩张。SLE特征性皮肤损害还包括深部狼疮，又称狼疮性脂膜炎，为伴或不伴表面皮肤损害的硬结样病变，结节由血管周围单核细胞浸润和脂膜炎引起，常伴疼痛，表现为伴单核细胞浸润的透明脂肪坏死及淋巴细胞性血管炎。

盘状红斑狼疮，是SLE的慢性皮肤损害，见于约25%的SLE患者，可以不伴其他SLE临床症状，病情通常较轻，有5%~10%的盘状红斑狼疮可发展为系统性红斑狼疮。盘状皮损特征为散在、红色、轻度浸润性斑块，表面覆有鳞屑，多见于面部、颈部、头皮，皮损愈合后可留有中央凹陷性瘢痕、萎缩、毛细血管扩张及色素沉着。

SLE患者急性皮肤损害还包括全身红斑和大疱性病变。手足掌面大小鱼际、指端及甲周红斑、结节性红斑、脂膜炎、网状青斑、毛细血管扩张等皮肤损害也常见。此外部分SLE患者有雷诺现象。其他皮肤损害尚有光过敏、脱发等，狼疮性脱发的特征是毛发稀疏，容易断裂.与疾病活动性相关。光过敏指SLE患者受日光或紫外线照射后出现暴露部位皮疹，或出现原有的皮疹颜色变红，加重伴灼热、瘙痒或刺痛，皮损的严重程度与照射光的强度、距离及照射时间成正比。

黏膜受累也是SLE常见的临床表现，全身黏膜均可累及，口腔是最常见的受累部位，鼻部溃疡也有报道。SLE的口腔溃疡通常为无痛性，可以是SLE的首发症状。

3.肌肉关节表现

肌肉和关节骨骼系统是SLE最常见累及的系统，多数患者有骨骼肌肉关节的症状，也往往是SLE就诊的首发症状，关节痛及关节肿胀是主要临床特征，常伴晨僵。几乎全身的关节均可累及，最易受累的是手近端指间关节，而膝、足、距小腿、腕关节均可累及。关节肿痛多呈对称性，有时与类风湿关节炎（RA）难以鉴别。部分患者出现Jaccoud关节病，表现为可逆性关节半脱位。典型的SLE关节病变是非侵蚀性的。仅少数SLE患者可出现骨侵蚀，发展为类风湿关节炎样的侵蚀性关节炎。外周血清中类风湿因子可呈阳性，一般滴度较低，X线表现主要为软组织肿胀，皮质下囊性骨损等，典型的类似于类风湿关节炎的侵蚀性改变罕见。SLE的滑膜炎为轻到中等度炎症。SLE患者滑膜病理检查发现，滑膜的病理变化是非特异性的，包括滑膜增生，滑膜表面纤维蛋白沉积，血管周围炎症细胞浸润等，病变特征难以与RA相鉴别，但一般无骨和软骨的明显破坏。

自发性肌腱断裂是 SLE 少见的并发症，通常与男性、创伤、激素治疗和长病程有关。长期激素治疗的 SLE 患者出现单个关节症状时，应排除化脓性关节炎，关节腔穿刺及滑液培养有助于鉴别。

肌肉酸痛、无力是 SLE 的常见症状，少数患者可有肌酶谱的增高。临床表现可与多发性肌炎相似，多见于活动性 SLE。肌肉病变主要累及四肢近端肌肉，表现为肌痛及肌肉压痛。SLE 相关性肌炎其临床表现一般较原发性多肌炎为轻，对激素的反应也较好。但对于长期服用糖皮质激素的患者，肌无力加重伴或不伴肌酶升高时应除外激素所致的肌病。

缺血性骨坏死是 SLE 患者致残的主要原因，可发生于全身多个部位，通常多见于负重关节，尤其是股骨头，其他如肱骨头、距骨、肩关节等也可累及，但不易诊断。缺血性骨坏死在 SLE 的发生率 5%~10%，对患者的生活质量影响严重。引起骨坏死的机制可能为供应骨髓的血供受阻。其发生可能与雷诺现象、血管炎、脂肪、激素的应用、抗磷脂综合征等有关，特别是长期应用较大剂量的激素与缺血性骨坏死的发生关系十分密切。X 线检查是诊断缺血性骨坏死最简单，最常用的方法，但不太敏感，不能发现早期的缺血性骨坏死。磁共振（MRI）是早期诊断缺血性骨坏死较理想的方法。SLE 患者在激素治疗过程中出现骨关节（尤其是髋关节）疼痛，而常规 X 线检查为正常时，应及时做 MRI 检查。

4.浆膜炎

半数以上患者在病情急性活动期出现多浆膜炎，包括胸腔积液、心包积液和腹水。临床偶见大量胸腔积液影响通气或大量心包积液引起心包填塞者，病情活动度高者甚至可出现血性积液。

5.肾脏表现

SLE 肾损害又称狼疮性肾炎（LN），临床表现轻重不一，从单纯的尿液检查异常到典型的肾炎或肾病综合征，直到终末期肾衰竭。LN 主要临床表现为蛋白尿、血尿、管型尿、白细胞尿、低比重尿、水肿、血压增高、血尿素氮和肌酐增高等，最主要的表现是不同程度的蛋白尿。镜下血尿也常见，肉眼血尿则少见。肾小管也常受损，表现为小管功能异常或间质性肾炎。小管间质改变包括间质炎症细胞浸润，小管萎缩和间质纤维化。小管间质累及的严重程度与肾预后相关。个别患者小管间质病变可以是 LN 的唯一表现。

有 50%~70% 的 SLE 患者有典型的肾累及临床表现，LN 是 SLE 发病和住院的主要原因，LN 相关的肾衰竭是 SLE 的主要死亡原因之一。

肾炎活动性监测：LN 往往反复发作，但 SLE 患者的自觉症状通常不明显，因此，需要密切监测肾炎的活动性。虽然血清肌酐检测对肾炎活动性的敏感性不高，但仍可作为了解肾小球滤过率的监测指标。24h 尿蛋白定量是临床上比较方便的指标，其严重程度可以代表肾小球毛细血管襻的受损程度。尿蛋白逐渐下降提示病情好转，迅速升高则提示疾病活动，但其受影响因素较多，通常连续监测其变化趋势更有意义。抗 ds-DNA 抗体和补体 C_3 及 C_4 水平对监测 LN 活动性具有一定意义。

6.血液系统病变

血液系统异常在 SLE 中很常见，包括贫血、白细胞减少、血小板减少以及凝血系统异常。白细胞减少可能由疾病本身造成，也可能是治疗药物的不良反应。部分患者有淋巴结肿大和脾大，有时需要进行淋巴结活检排除其他疾病。

（1）自身免疫性溶血性贫血一般起病渐进，偶尔可出现溶血危象，Coombs 试验阳性，网织红细胞增高。其症状取决于贫血的程度，可表现头晕、乏力、发热、黄疸、尿色深黄、脾大。当发生急性溶血时可有发热、恶心、呕吐、腰痛及血红蛋白尿。SLE 上并发再生障碍性贫血并不多见，多数需考虑药物因素导致，但也有少数报道认为是 SLE 本身疾病所致。慢性病性贫血发病机制不清，可能是慢性炎症刺激下单核巨噬细胞系统增生，活性增强，导致红细胞破坏增多，寿命缩短；单核巨噬细胞系统中铁释放异常，造成缺铁。

（2）白细胞减少不仅常见，而且是病情活动的证据之一。粒细胞减少可能因血中抗粒细胞抗体和免疫复合物在粒细胞表面沉积有关。轻至中度粒细胞减少可无症状或表现为乏力、头晕，如发生粒细胞缺乏则常合并感染，以呼吸道最多见，重者可发展成败血症。淋巴细胞减少常见，往往提示与疾病的活动有关，可能与抗淋巴细胞抗体，淋巴细胞亚型比例的异常及淋巴细胞功能异常有关。SLE 患者有时出现白细胞升高，通常是合并感染或是应用糖皮质激素所致。

（3）SLE 并发血小板减少最常见的原因是免疫介导的血小板破坏，可检测到抗血小板抗体阳性。重度血小板减少也不少见。血小板减少性紫癜可以是 SLE 的首发症状，甚至在其他症状出现前多年发生。高滴度抗核抗体阳性或抗 SSA/Ro 抗体阳性提示潜在 SLE 的可能。临床表现取决于血小板数量，如血小板计数低于 $50×10^9/L$，可能出现皮肤散在淤点、牙龈出血、鼻出血，在女性可表现为月经量增多；如血小板计数低于 $20×10^9/L$，可有较明显出血倾向，或胃肠道、泌尿道出血，一旦并发脑内出血，往往危及生命。血栓性血小板减少性紫癜并不常见，临床表现为发热、血小板减少性紫癜、微血管病性溶血性贫血、神经系统损害和肾损害，治疗主要应用糖皮质激素及血浆置换。

SLE 患者由于其体内存在抗磷脂抗体和循环免疫复合物及抗 DNA 抗体而易致凝血异常，主要表现为血栓形成。少数 SLE 患者体内存在循环抗凝物质，可引起明显的出血，但临床十分少见。此外 SLE 患者偶见凝血酶原的缺乏，临床上有明显的出血倾向。

7.心血管系统表现

SLE 心脏病变包括心包炎、心肌炎、心内膜及瓣膜病变等，可由于疾病本身，也可能由于长期服用糖皮质激素治疗所导致。临床表现有胸闷、胸痛、心悸、心脏扩大、充血性心力衰竭、心律失常、心脏杂音等。多数情况下 SLE 的心肌损害不太严重，但是在重症的 SLE，可伴有心功能不全，为预后不良指征。

（1）急性渗出性心包炎是 SLE 多浆膜腔炎症的一种表现，可单独出现，亦可同时伴有胸膜炎，是 SLE 最常见的心血管表现。临床表现为呼吸困难，胸骨后疼痛，心包积液，多见于 SLE 病变活动期。心包积液量常呈少量至中等，通常为渗出性，蛋白含量高，糖含量正常，白细胞增多以多核细胞为多。亦有单核细胞。SLE 原发性心肌受累者不多见，患者可有心悸、呼吸困难，心脏呈弥漫性扩大，伴有心前区杂音、奔马律及各种心律失常，心力衰竭。SLE 伴急性心肌炎者须用激素治疗以缓解症状，多数患者对泼尼松的治疗反应较佳，临床表现为奔马律消失，心衰明显改善。

（2）SLE 的瓣膜病变，最具有特征性的是"非典型性疣状心内膜炎"。表现为在心内膜上有多个直径 1~4mm 的疣状赘生物，多见于瓣膜两侧表面及游离缘、瓣叶交界处及瓣环上，很少附着在腱索、乳头肌或心房心室壁的内膜上。疣状赘生物系由增殖和蜕变的细胞构成，含有纤维蛋白、纤维组织、血小板血栓及苏木素小体。受累瓣叶上有肉芽肿组织、纤维素及局灶性坏死，可见淋巴细胞及浆细胞，最常见于二尖瓣后叶的心室侧。通常疣状心内膜炎不引起临床症状，但可以脱落引起栓塞，或并发感染性心内膜炎。

（3）SLE 可已出现冠状动脉受累，表现为心绞痛和心电图 ST-T 改变，甚至出现急性心肌梗死，其发病率近年来逐渐增高，曾有女性患者<35 岁患急性心肌梗死的报道。除 SLE 相关的冠状动脉炎外，长期使用糖皮质激素加速动脉粥样硬化和抗磷脂抗体导致动脉血栓形成，也可能是冠状动脉病变的重要原因。高血压在 SLE 患者中也常见，多数与 SLE 对肾的损害及激素治疗有关。少数情况下是同时有原发性高血压。长期高血压可导致心肌肥厚，造成充血性心力衰竭。

（4）SLE 患者的传导系统异常并非少见，心电图可表现为房室传导阻滞、束支传导阻滞及房性期前收缩等。抗 Ro/SSA 及抗 La/SSB 抗体可能与新生儿狼疮综合征的先天性完全性传导阻滞有关。

8.呼吸系统表现

肺和胸膜受累约占 50%，胸膜炎和胸腔积液是 SLE 常见的表现，是最常见的呼吸系统症状，有时可以是 SLE 首发症状。胸腔积液常为渗出液，临床表现为胸痛，呼吸困难和咳嗽，积液通常为双侧均匀分布，但有时也可出现在单侧。

急性狼疮性肺炎并不常见，临床表现为咳嗽、呼吸困难、低氧血症和发热。影像学表现为肺部浸润，可为单侧或双侧，组织学检查包括肺泡壁损伤和坏死、炎症细胞浸润、水肿、出血及透明膜形成，也可出现微血管炎。SLE 并发弥漫性出血性肺泡炎病死率极高，多见于高度活动的 SLE 患者，出血量从少量到大量、慢性到急性致命性不等，慢性少量出血者临床可以没有咯血，仅在 X 线上表现为弥漫性肺泡浸润，甚至纤维化，很难诊断，短期内血细胞比容和血红蛋白下降可以是重要指标。病理改变主要为弥漫性肺泡内出血伴大量红细胞、含铁血黄素的巨噬细胞，以及肺泡间隔增厚透明膜形成，II型肺泡上皮细胞增生。

SLE 还可出现肺动脉高压、肺梗死、肺萎缩综合征。后者表现为肺容积的缩小，横膈上抬，盘状肺不张，呼吸肌功能障碍，而无肺实质、肺血管的受累，也无全身性肌无力、肌炎、血管炎的表现。

SLE 相关肺间质性病变急性和亚急性期主要表现为肺间质毛玻璃样改变，慢性期主要表现为慢性肺间质纤维化，临床症状为活动后气促、干咳、低氧血症，肺功能检查常显示弥散功能下降。组织学表现不具有特异性，可见不同程度的慢性炎症细胞浸润，支气管周围淋巴组织增生，间质纤维化和II型肺泡细胞增殖。少数病情危重者、伴有肺动脉高压者或血管炎累及支气管黏膜者可出现咯血。肺 HRCT 是检测肺间质改变的有效手段，可发现有肺小叶间隔增厚，毛玻璃样改变，蜂窝肺样改变等不同程度的病变。

9.神经系统表现

SLE 可以累及中枢和外周神经系统，又称神经精神狼疮（NPSLE）。脑血管炎是病变的基础。NPSLE 临床表现多种多样，ACR 在 1999 年总结了 SLE 患者的各种神经精神症状，归为共计 19 种临床表现，包括中枢神经系统的无菌性脑膜炎、脑血管病、脱髓鞘综合征、头痛（包括偏头痛和良性颅内高压）、运动失调（舞蹈症）、脊髓病、癫痫发作、急性精神错乱状态、焦虑、认知障碍、情绪失调、精神病等 12 种表现和周围神经系统的急性炎性脱髓鞘性多神经根病（Guilain-barre 综合征）、自主神经系统功能紊乱、单神经病变（单发或多发）、重症肌无力、脑神经病变，神经丛病变、多发性神经病变等 7 种表现。

约 40%的 SLE 患者在发病初期或初次诊断 SLE 时即有神经精神症状。重症 NPSLE 是 SLE 患者死亡的重要原因之一，临床表现包括脑血管意外、昏迷、癫痫持续状态等。NPSLE 的临床表现并无特征性，除 SLE 外，其他因素如脑内感染、药物、高血压、代谢性因素均可有相似的表现，因此，在确诊前必须排除这些原因。脑脊液检查在 NPSLE 中并无特征性改变，但对排除颅内感染十分必要。此外，脑电图、影像学（尤其是 MRI 检查）也有助于诊断 NPSLE。

10.消化系统表现

有 25%~40%的 SLE 患者出现消化系统症状，临床表现包括厌食、恶心、呕吐、腹痛、腹泻或便秘，其中以腹泻较常见，慢性腹泻可以是 SLE 患者主诉，可伴有蛋白丢失性肠病，并引起低蛋白血症。但这些症状也常与药物有关，水杨酸盐、非甾体抗炎药、抗疟药、皮质激素和细胞毒药物均可诱发，应注意鉴别。

活动期 SLE 可出现肠系膜血管炎，其表现包括上消化道出血、便血、腹水、麻痹性肠梗阻，腹膜受累时有浆膜炎、粘连或自发性出血等。临床上以腹痛、腹水及急腹症为主要表现，有时甚至被误诊为胃穿孔、肠梗阻而手术探查。SLE 并发肠系膜血管炎患者不及时诊断、治疗，可致肠坏死、穿孔，造成严重后果，通常需增加糖皮质激素剂量以控制病情，其病理基础是血管炎，累及上消化道及结肠和小肠的黏膜下血管和肠系膜大小血管，甚至小动脉，可类似结节性多动脉炎。肠系膜血管炎患者偶尔可出现肠系膜血栓和梗死的急性表现，多与抗磷脂抗体有关。SLE 引起的浆膜炎、胰腺炎或胃肠血管炎多数不一定要手术治疗，同时由于治疗肠系膜血管炎糖皮质激素需要量较大，贸然进行手术治疗往往造成术后恢复困难。当 SLE 有明显的全身病情活动，同时伴有胃肠道症状和腹部压痛和反跳痛，在除外感染、电解质紊乱、药物、并发其他急腹症等因素后，应考虑本病。腹部 CT 可表现为小肠壁增厚伴水肿，肠襻扩张伴肠系膜血管强化等间接征象。

SLE 相关胰腺炎并不多见，由血管炎和血栓形成引起，但应注意有时淀粉酶升高可能与治疗药物如激素有关。SLE 相关胰腺炎多有其他系统累及，对增加激素用量通常有良好反应。SLE 患者还常见谷丙转氨酶增高，人血白蛋白水平降低、球蛋白水平及血脂水平升高等，严重肝功能损害少见。SLE 食管受累少见，临床表现包括蠕动减少和吞咽困难等，可能与雷诺现象和抗核糖体蛋白抗体有关。

11.眼部

SLE 患者出现眼部受累比较普遍，常见于急性活动期，常同时伴有其他系统的活动性损害。眼部受累以视网膜为主，少数视力障碍。视网膜病变主要是棉絮状白斑及视网膜内层出血，常伴有视盘水肿及其周围附近的视网膜水肿，视网膜静脉充盈迂曲扩张。当患者存在高血压时，尚可伴有高血压视网膜病变。

视网膜血管阻塞性疾病是 SLE 视力下降的重要原因，甚至导致失明。视网膜中央动脉或其分支可发生阻塞，最常见的是多个动脉阻塞的多灶性病变，眼底荧光血管造影显示视网膜毛细血管广泛无灌注区，受累动脉管径变细，形成无灌注的白色区。视网膜中央静脉或其分支也可发生阻塞，但较少见。严重的视网膜血管阻塞，常与 NPSLE 密切相关，可能与狼疮抗凝物、抗磷脂抗体、抗神经元抗体等自身抗体有关，这可能是两者发病的共同基础。

其他眼部受累包括结膜炎、葡萄膜炎、眼底改变、视神经病变等。眼底改变包括出血、视盘水肿、视网膜渗出等，视神经病变可以导致突然失明。此外眼眶炎症可引起眼球突出、眼睑水肿、结膜充血及水肿，以及眼球运动受限。

三、辅助检查

（一）常规检查

SLE 患者活动期常出现一系或多系血细胞减少，包括血小板减少、白细胞减少及血红蛋白下降。尿蛋白阳性、红细胞尿、脓尿、管型尿等提示肾受累。血细胞沉降率（ESR）的增快多出现在狼疮活动期，稳定期狼疮患者的血沉大多正常或仅轻度升高。由于 ESR 监测方便，敏感性较高，通常将其作为临床上评估 SLE 活动性的指标之一。SLE 患者的 ESR 升高应考虑有无其他因素干扰。有时 SLE 活动时，ESR 也可正常。血清 C 反应蛋白（CRP）水平通常正常，并发关节炎患者可升高，当 CRO 水平明显升高时，应注意 SLE 并发感染的可能性。SLE 患者常有免疫球蛋白升高，通常为多克隆性，γ 球蛋白的升高较为显著。补体 C_3 及 C_4 水平与 SLE 活动性呈负相关，有助于 SLE 的诊断，同时可作为判断疾病活动性的监测指标之一。

（二）自身抗体

血清中存在多种自身抗体是 SLE 的重要特征，也是诊断 SLE 的主要依据，还可指示疾病活动性及可能累及的脏器。常见的自身抗体为抗核抗体谱、抗磷脂抗体和抗组织细胞抗体。

1.抗核抗体谱

免疫荧光抗核抗体（IFANA）检查通常是诊断 SLE 和其他系统性自身免疫病的第一步，其检测方便，且灵敏度高，诊断敏感性约 95%。出现在 SLE 的有抗核抗体（ANA）、抗双链 DNA（dsD-NA）抗体、抗可提取核抗原（ENA）抗体。

（1）ANA：见于约 98% 的 SLE 患者，但它特异性较低（65%），还见于其他结缔组织病、慢性感染、部分淋巴增殖性疾病和部分正常人。

（2）抗 dsDNA 抗体：是 SLE 的特异性抗体，特异性达 95%，其滴度与疾病活动性密切相关，滴度增高者 SLE 病情活动的风险高。

（3）抗 ENA 抗体：是一组临床意义不相同的抗体。①抗 Smith（Sm）抗体：是 SLE 的标记性抗体。其特异性 99%，但敏感性仅 25%，且与病情活动性无关；②抗 U_1 核糖核蛋白（U_1RNP）抗体：阳性率 40%，对 SLE 诊断特异性不高，往往与 SLE 的雷诺现象、肌炎、肺间质病变和肺动脉高压相关；③抗名 SSA（Ro）抗体：与 SLE 中出现光过敏、血管炎、皮损、白细胞减低、平滑肌受累、新生儿狼疮等相关；④抗 SSB（La）抗体：与抗 SSA 抗体相关联，与继发干燥综合征有关，但阳性率低于抗 SSA（Ro）抗体；⑤抗核糖体 RNP（rRNP）抗体：也是 SLE 特异性较高的抗体，提示发生精神神经狼疮的风险高，且多表现为精神异常和情感障碍。抗 rRNP 抗体阳性者也易出现其他重要内脏的损害。

2.抗磷脂抗体

抗磷脂抗体包括抗心磷脂抗体、抗β2-糖蛋白 1（β2GP1）抗体等对自身不同磷脂成分的自身抗体，患者常出现梅毒血清试验假阳性和狼疮抗凝物（LA）阳性。有助于 SLE 继发性 APS 的诊断。

3.抗组织细胞抗体

抗红细胞膜抗体，现以 Coombs 试验测得。抗血小板相关抗体导致血小板减少，抗神经元抗体多见于 NPSLE。

4.其他

有少数的患者血清可出现了风湿因子（RF）和抗中性粒细胞胞浆抗体（ANCA）。抗组蛋白抗体亦是抗核抗体谱之一种，部分亚型与药物性狼疮（DIL）相关。

（三）影像学检查

磁共振成像（MRI）和 CT 可发现患者脑血管和脑实质早期病变；胸部高分辨 CT 有助于肺间质性病变的发现和随访。超声心动图对心包积液、心肌、心瓣膜病变、肺动脉高压等有较高敏感性。

四、诊断

（一）诊断标准

SLE 的临床表现复杂多样，对存在多系统损害的临床表现伴有自身免疫异常的患者，应考虑 SLE 的可能。SLE 的诊断需要结合患者临床症状，辅助检查结果进行综合判断。目前临床仍普遍采用美国风湿病学会（ACR）1997 年推荐的 SLE 分类标准（表 8-3-1）指导 SLE 的诊断。该分类标准的 11 项中，符合 4 项或 4 项以上者，在除外感染、肿瘤和其他结缔组织病后，可诊断 SLE。其敏感性和特异性分别为 95% 和 85%。2009 年美国 ACR 公布了关于 SLE 的新的分类修订标准（表 8-3-2），分别包括临床标准和免疫学标准。确诊条件为：①肾病理证实为狼疮肾炎并伴 ANA 或抗 ds-DNA 阳性；②临床及免疫指标中有 4 条以上符合（至少包含 1 项临床指标和 1 项免疫学指标）。此标准与 1997 年 ACR 修订的标准比较，更加明确了一些临床表现的定义，并细化了免疫学指标，同时强调了肾病理的重要性。该标准敏感性 94%，特异性 92%。

SLE 的分类标准仍在不断更新完善之中，2009 年和 2012 年 SLE 国际临床协作组（SLICC）分别对 ACR 的分类标准进行了修订，提高了诊断的敏感性，但尚需在临床应用中不断验证。

表 8-3-1　美国风湿病学会 1997 年推荐的 SLE 分类标准

颊部红斑	遍及颊部的扁平或高出皮肤的固定性红斑，常不累及鼻唇沟附近皮肤
盘状红斑	隆起的红斑上覆有角质鳞屑和毛囊栓塞；旧病灶可有萎缩性瘢痕
光过敏	患者自述或医生观察到日光照射引起皮肤过敏
口腔溃疡	医生检查到的口腔或鼻咽部溃疡，一般为无痛性
关节炎	非侵蚀性关节炎，常累及 2 个或 2 个以上的周围关节，以关节肿痛和渗液为特点
浆膜炎	胸膜炎：胸痛、胸膜摩擦音或胸膜渗液或 心包炎：心电图异常、心包摩擦音或心包渗液

肾病变	持续性蛋白尿，>0.5g/d 或>＋＋＋，或细胞管型：可为红细胞、血红蛋白、颗粒或混合管型
神经系统异常	抽搐：非药物或代谢紊乱（如尿毒症、酮症酸中毒、电解质紊乱）所致，或 精神病：非药物或代谢紊乱（如尿毒症、酮症酸中毒、电解质紊乱）所致
血液学异常	溶血性贫血伴网织红细胞增多，或 白细胞计数减少，<4×10^9/L，或 淋巴细胞减少，<1.5×10^9/L，或 血小板减少，<100×10^9/L（排除药物因素）
免疫学异常	抗 DNA 抗体阳性：抗天然 DNA 抗体滴度异常，或 抗 Sm 抗体阳性：存在抗 Sm 核抗原抗体，或 抗磷脂抗体阳性：①血清 IgG 或 IgM 型抗心磷脂抗体水平异常；②标准方法测定狼疮抗凝物阳性；③梅毒血清试验假阳性至少 6 个月，并经梅毒螺旋体制动试验或荧光梅毒螺旋体抗体吸附试验证实（三者中具备 1 项阳性）
抗核抗体	任何时间免疫荧光法或其他等效试验中抗核抗体滴度异常,排除药物诱发的狼疮综合征

表 8-3-2 美国风湿病学会 2009 年推荐的 SLE 分类标准

临床标准	（1）急性或亚急性皮肤狼疮表现
	（2）慢性皮肤狼疮表现
	（3）口腔或鼻咽部溃疡
	（4）非瘢痕性秃发
	（5）炎性滑膜炎，并可观察到 2 个或更多的外周关节有肿胀或压痛，伴晨僵
	（6）浆膜炎
	（7）肾病变：用尿蛋白/肌酐比值（或 24h 尿蛋白）算，至少 500mg 蛋白/24h，或有红细胞管型
	（8）神经病变：癫痫发作、精神病、多发性单神经炎、脊髓炎、外周或脑神经病变、脑炎（急性精神混乱状态）
	（9）溶血性贫血
	（10）白细胞减少（至少 1 次白细胞计数<4.0×10^9/L 或淋巴细胞减少至少 1 次淋巴细胞计数<1.0×10^9/L）；血小板减少症（至少 1 次血小板计数<100×10^9/L）
免疫学标准	（1）ANA 滴度高于实验室参考标准
	（2）抗 ds-DNA 抗体滴度高于于实验室参考标准（ELISA 法测需 2 次升高）
	（3）抗 Sm 抗体阳性
	（4）抗磷脂抗体：狼疮抗凝物阳性/梅毒血清学试验假阳性/抗心磷脂抗体是正常水平 2 倍以上或抗β$_2$GPI 中滴度以上升高
	（5）补体减低：C$_3$，C$_4$，CH50
	（6）无溶血性贫血，但直接 Coomb 试验阳性

对存在典型临床表现和自身抗体异常的患者，SLE 诊断不难作出。但 SLE 的早期诊断并不容易。一方面部分患者早期起病隐匿，首发症状不典型容易与其他疾病相混淆；另一方面，部分患者临床表现较轻或缺乏多系统损害，临床医生重视不足。SLE 的首发症状变化不一，约 50%患者表现为关节炎，约 20%表现为皮肤损害，此外，发热、乏力、消瘦、浆膜炎、雷诺现象、血液系统损害等均可作为 SLE 的首发症状。临床医生面对一些反复持续难以用其他疾病解释的病情或虽经积极治疗但疗效仍然不佳的情况以及多系统损害应当提高对 SLE 的警惕，尽早进行自身抗体的检测。

SLE 的诊断目前仍然主要是临床诊断，ACR 关于 SLE 的分类标准是一种人为的标准。轻度的 SLE 在疾病早期阶段，由于其临床表现不典型，诊断困难较大，严格遵守 ACR 分类标准容易漏诊许多患者。而早期诊断和早期治疗是改善 SLE 预后的重要因素。所以，对不足 ACR 分类 4 项标准的患者不应轻易排除 SLE 诊断。对有典型临床症状或实验室异常但不符合本病分类标准诊断的患者，应密切随访观察。另一方面，SLE 的很多临床表现及实验室检查异常常是并非 SLE 所特有，同时符合 4 项分类标准的患者并非一定是 SLE。因此，在诊断 SLE 前，应当排除其他可能的疾病如感染、代谢性疾病、恶性疾病、其他自身免疫性疾病等。

（二）鉴别诊断

1.类风湿关节炎

类风湿关节炎关节症状与 SLE 关节症状相似，均为对称性，好发于双手小关节。但 SLE 患者的关节症状如疼痛、肿胀、晨僵通常较类风湿关节炎患者为轻持续时间较短。类风湿关节炎患者关节改变为侵蚀性，存在骨侵蚀骨破坏，而 SLE 患者的关节改变通常为非侵蚀性的，症状缓解后关节畸形少见。影像学可以鉴别。此外，SLE 患者除关节症状外，可有特征性皮疹，肾累及多见，ANA 及抗 ds-DNA 抗体阳性，类风湿关节炎患者这些表现较少。

2.多发性肌炎和皮肌炎

SLE 患者可出现肌无力、肌痛、肌酸激酶升高等表现，临床类似多发性肌炎和皮肌炎。但 SLE 肌痛症状通常较轻，肌酸激酶通常仅轻度升高，面部皮疹以蝶形皮疹为特征；而多发性肌炎和皮肌炎肌电图可有正锐波、纤颤电位等较特异性表现，通常缺乏肾系统、神经系统等其他多系统损害证据，皮肌炎可有 Gottron 皮疹、眶周皮疹等特征性皮疹，自身抗体阳性率也远较 SLE 为少。少数患者可同时具有 SLE 和多发性肌炎或皮肌炎的特征性表现，通常诊断为重叠综合征。

3.混合型结缔组织病（MCTD）

MCTD 临床表现有雷诺现象、关节痛、肌炎及肾、心、肺、神经系统等受累表现，ANA 高滴度阳性，有时与 SLE 较难鉴别。但 MCTD 双手肿胀、肌炎、食管受累更多见，抗 U1RNP 抗体高滴度阳性，而缺乏抗 Sm 抗体和抗 ds-DNA 抗体。严重的肾受累和神经系统受累少见。

4.血液系统恶性疾病

血液系统恶性疾病临床可表现为发热，肝脾大，淋巴结肿大，血液系统的异常改变，根据肿瘤细胞所在部位不同而有不同的系统受累表现，临床表现有时与 SLE 相似，也可出现 ANA 等自身抗体和免疫球蛋白升高，给鉴别诊断带来困难。但 SLE 患者淋巴结肿大通常很少超过2cm，免疫球蛋白为多克隆性升高。鉴别最主要的证据是组织病理检测。对临床不能排除血液系统恶性疾病的患者应及早进行骨髓检测和淋巴结以及受累组织的活检，有时需反复进行。

5.药物相关性狼疮（DRL）

药物性狼疮指服用某些药物后临床上出现关节痛、皮疹、发热、浆膜炎，血中出现抗核抗体、抗组蛋白抗体的一种临床综合征。近50年来陆续发现多种可诱发狼疮样症状的药物，常见的有肼屈嗪、普鲁卡因、异烟肼、硫安布新（二苯硫脲）与细胞因子、氯丙嗪、卡马西平、保泰松、呋喃妥因、米诺环素、青霉胺、左旋多巴、谷氨酸、IFN-α及碳酸锂、可乐定、维拉帕米等。诊断时需确认用药和出现临床症状的时间（如几周或几个月）。药物性狼疮的发病机制不明。它的出现与所用药物，遗传素质和免疫异常等多种因素有关。

（三）SLE 病情判断

SLE病情的严重程度应从两个方面来评估：一方面是SLE的疾病活动性，反映了脏器的急性可逆性损伤，活动度越高则提示需要更及时而积极的免疫抑制治疗，在SLE病程中，常出现不同程度的病情加重和复发，因此，评估SLE疾病活动性对判断患者的长期预后和临床治疗十分重要。另一方面是SLE或治疗药物所致的慢性不可逆性脏器损伤功能障碍，提示SLE的远期预后相关。前者反复发作，可不断向后者转化累积。

1.SLE 疾病活动性评估方法

SLE疾病活动度指数（SLEDAI）是较为简明实用的评估工具（表8-3-3），根据患者评估前10天内是否出现相关症状而评分，总分≤4分认为病情稳定，5~9分为轻度活动，10~14分为中度活动，≥15分为重度活动。此外，如新近出现SLEDAI未纳入的其他SLE相关症状，亦提示病情活动。

表 8-3-3　系统性红斑狼疮疾病活动性指数（SLEDAI）评分

临床表现	定　义	积分
癫痫发作	近期发作的，除外代谢、感染、药物因素	8
精神症状	严重的认知障碍，因而正常活动能力改变，包括幻觉，思维无连贯性、不合理，思维内容缺乏，无衔接，行为紧张、怪异、缺乏条理。除外尿毒症和药物影响	8
器质性脑病综合征	大脑功能异常，定向力、记忆力及其他智能障碍临床表现突出并有波动性，包括意识模糊、对周围环境注意力不集中，加上以下至少两项：认知障碍、语言不连贯、嗜睡或睡眠倒错、精神运动增加或减少。需除外代谢性、感染性和药物因素	8
视力受损	SLE视网膜病变，包括絮状渗出、视网膜出血、严重的脉络膜渗出或出血及视神经炎。需除外高血压、感染及药物因素	8
脑神经异常	新发的包括脑神经在内的感觉或运动神经病	8
狼疮性头痛	严重持续的头痛，可以为偏头痛，但必须对镇痛药无效	8
脑血管意外	新出现的脑血管意外，应除外动脉硬化	8
血管炎	溃疡、坏疽、痛性指端结节、甲周梗死。片状出血或经活检或血管造影证实存在血管炎	8

关节炎	2 个以上关节疼痛和炎性表现，如压痛、肿胀及积液	4
肌炎	近端肌肉疼痛或无力，并发肌酸激酶或醛缩酶升高，或肌电图或肌活检证实存在肌炎	4
管型尿	出现颗粒管型或红细胞管型	4
血尿	红细胞>5/HP，除外结石、感染和其他因素	4
蛋白尿	>0.5g/d	4
脓尿	白细胞>5/HP，除外感染	4
皮疹	炎症性皮疹	2
脱发	异常片状或弥散性脱发	2
黏膜溃疡	口腔或鼻黏膜溃疡	2
胸膜炎	胸膜炎性胸痛，有胸膜摩擦音或胸腔积液或胸膜肥厚	2
心包炎	心包疼痛.加上以下至少 1 项：心包摩擦音、心包积液或心电图或超声心动图证实	2
低补体	CH50，C_3，C_4 低于正常值底限	2
抗 ds-DNA 抗体增加	>25%（Farr 法）或高于检测范围	2
发热	>38℃，需除外感染因素	1
血小板减少	<100×10⁹/L	1
白细胞减少	<3×10⁹/L，需除外药物因素	1

急性狼疮危象指 SLE 导致的危及生命的急性或亚急性脏器功能障碍，如 LN 伴急（进）性肾功能不全、NPSLE 伴持续癫痫或意识障碍、重度溶血性贫血、有潜在致命性出血风险的血小板减少、粒细胞缺乏症、弥漫性心肌病变、弥漫性肺泡出血、重症狼疮性肝炎和严重的血管炎。

2.SLE 的慢性不可逆损伤

SLE 的慢性不可逆损伤指非 SLE 活动所致的，持续 6 个月以上的表现，如瘢痕性脱发、股骨头坏死、白内障、横惯性脊髓炎、24 小时尿蛋白持续>3.5g 等。国际上常用 SLICC/ACR 损伤指数进行评估。

五、治疗

SLE 呈慢性病程，绝大多数 SLE 患者需要进行长期治疗和随访。SLE 目前没有根治的办法，但恰当的治疗可以使大多数患者达到病情的完全缓解。治疗原则强调早期治疗、个体化方案及联合用药。早期诊断和早期治疗十分重要，可以避免或延缓不可逆的组织脏器病理损害，并改善 SLE 的预后。对明确 SLE 诊断的患者应当进行疾病活动性的评估，准确判断疾病轻重程度。对中重度 SEL 治疗通常治疗分为两个阶段，诱导缓解和维持治疗。诱导缓解阶段目标是使用强化免疫治疗以控制急性发作，诱导疾病缓解；维持治疗阶段目标是将症状控制在可接受水平，预防复发，同时避免进一步的脏器损伤和治疗药物相关的并发症。

1.患者宣教

鼓励 SLE 患者树立乐观情绪，正确认识疾病，消除恐惧心理，建立战胜疾病的信心；生活规律化，注意劳逸结合，适当休息，预防感染；教育患者理解规则用药和长期随访的意义和必要性，学会自我认识疾病活动的征象，遵从医嘱，配合治疗；嘱咐患者避免各类诱因刺激，如急慢性感染、紫外线暴露、某些口服药物和刺激性外用药等，坚持使用防晒霜和遮光衣物，女性患者还应注意避孕，特别是活动期或伴严重脏器损害的患者。

2.轻型 SLE 的药物治疗

部分 SLE 患者主要内脏器官（肾、血液、心脏、肺、消化、神经系统等）功能正常或稳定，仅表现为光过敏、皮疹、关节炎等症状。这些患者病情临床稳定或仅有轻微疾病活动，呈非致命性。通常其治疗药物选择包括非甾体抗炎药、抗疟药和小剂量糖皮质激素[<0.2mg/（kg·d）]。非甾体抗炎药可用于控制关节炎症状，应注意其消化道溃疡、出血、肾、心、肝功能等方面的不良反应，通常应用于胃肠道、肾及心血管系统低风险的患者。抗疟药包括氯喹和羟氯喹，对皮疹和光敏感有效，且具有控制 SLE 病情活动的作用。不良反应主要为眼底病变，其中羟基氯喹对眼部影响更小。对应用抗疟药超过 6 个月的患者，应当定期检查眼底。通常应用小剂量糖皮质激素即可减轻症状。对病情控制不理想的患者在评估风险后可联合应用硫唑嘌呤和氨甲蝶呤等免疫抑制药。但应注意，部分轻度 SLE 如治疗不规范，随时间发展，有可能进展为中到重型 SLE，故仍应定期随访，调整治疗方案。

3.中重型 SLE 的治疗

中重型 SLE 指存在主要脏器受累并影响其功能，或广泛的非主要脏器（如皮肤）受累且常规治疗无效的 SLE 患者。糖皮质激素治疗疗效不佳或不能减到可以长期维持的合适剂量。这些患者通常需要较积极的治疗策略.糖皮质激素联合应用免疫抑制药以控制病情。治疗主要分为两个阶段，即诱导缓解和维持治疗。诱导缓解目的在于迅速控制病情，阻止或逆转内脏损害，力求疾病完全缓解（包括血清学指标、症状和受损器官的功能恢复），但应注意过度免疫抑制诱发的并发症，尤其是感染。因病情以及患者对激素敏感性的不同，糖皮质激素剂量差异很大，通常为 1mg/(kg·d)，有时需要达到 2~3mg/(kg·d)，部分 SLE 患者出现一些短期内即可威胁生命的狼疮表现，包括急进性肾炎、严重自身免疫性溶血性贫血、重度血小板减少、神经精神狼疮、狼疮并发肺泡出血、严重的狼疮心肌累及、严重的狼疮性肺炎、严重狼疮性肝炎、严重血管炎等，又称狼疮危象，需要大剂量激素冲击治疗。维持治疗阶段目标是用最少的药物防止疾病复发，在维持患者完全缓解的基础上尽量减少治疗药物相关并发症。多数患者需终身用药，因此长期随访是治疗成功的关键。

4.狼疮性肾炎的标准化治疗

肾是 SLE 最常累及的脏器之一，肾损害是影响 SLE 预后的极为重要的因素，也是 SLE 患者死亡的主要原因之一。虽然近年来 SLE 的治疗有了很大进展，SLE 患者的预后有所改善，但 SLE 相关的终末期肾病的发生率并无明显下降。在总结了多个临床试验（包括回顾性和前瞻性，部分为随机的）的结果后，结合文献及专家意见，ACR 于 2012 年提出了新的狼疮性肾炎治疗推荐指南意见。首先，除非有明确的禁忌证，具有活动性狼疮性肾炎临床证据的患者应当在治疗前进行肾活检，进行肾病理分型以指导治疗。肾活检不仅可以评估肾小球病变的情况，还可以评估肾活动性和慢性损害程度以及肾间质和血管损害情况。此外，肾活检有助于鉴别一些其他疾病引起的肾损害。

作为狼疮性肾炎的基础治疗，ACR推荐联合应用羟氯喹，在一项前瞻性的研究中，羟氯喹可使SLE的疾病复发率更低，且可减少器官损害包括肾损害。对所有蛋白尿>0.5g/d的患者，应当使用拮抗肾素-血管紧张素系统的药物，如血管紧张素转化酶抑制药和血管紧张素II受体阻断药等药物。狼疮性肾炎患者的血压控制也十分重要，控制目标推荐为130/80mmHg，严格控制血压有助于延缓肾损害的病程。

在进行肾病理分型后，针对I型和II型狼疮性肾炎通常无须免疫抑药治疗。III型和IV型狼疮肾炎的患者发展为终末期肾病的风险较高，因此需要积极治疗。诱导缓解期的治疗方案为激素联合免疫抑制药，免疫抑制药推荐首先选择霉酚酸酯（MMF）或环磷酰胺（CTX）静脉应用。对有生育要求的患者，MMF更为适用。对V型狼疮性肾炎的患者推荐激素联合MMF治疗。对V型叠加III型或V型叠加IV型的患者，治疗方案参照III型与IV型狼疮性肾炎治疗方案。除非在3个月有明显恶化的临床证据，如明显增加的蛋白尿和显著升高的肌酐，通常诱导期治疗疗程为6个月，6个月如疗效不佳，可更换治疗方案。

ACR提供的是治疗指导意见，结合我国治疗的实际经验，对活动性明显的IV型狼疮性肾炎以及大量蛋白尿的V型狼疮性肾炎，笔者仍推荐首先选择CTX治疗。此外，ACR推荐在治疗开始阶段给予500~1000mg/d的激素冲击治疗，随后减到0.5~1mg/（kg•d），但在国内，除非有急进性肾炎表现，考虑到激素冲击的风险，一般不建议应用，而建议给予1mg/（kg•d）激素剂量治疗。

5.狼疮危象的治疗

通常采用大剂量甲泼尼龙（MP）冲击治疗，同时辅以对症支持治疗。目的在于挽救生命，阻止或延缓疾病进展，改善预后。在患者顺利度过危象期后，应按重塑SLE进行后续治疗。甲泼尼龙冲击疗法的具体用法为：MP500~1000mg，加入5%葡萄糖250ml，缓慢静脉滴注1~2小时，每天1次，连续3天为1疗程，疗程间隔期为5~30天，冲击后/间隔期需给予泼尼松0.5~1mg/（kg•d），冲击次数和间隔期长短应视具体病情而定。MP冲击疗法对狼疮危象的疗效立竿见影，但通常不能持久。因此，必须联合其他药物（如MTX冲击疗法等）共同治疗，否则病情容易反复。用药前后需注意预防感染。

（石鑫岳）

第四节　骨关节炎

骨关节炎（OA）是一种由多种因素引起的关节软骨的变性、破坏及骨质增生为特征的慢性关节疾病，又称骨关节病、退行性关节病、增生性关节炎、肥大性关节炎、老年性关节炎。骨关节炎病理特点为关节软骨变性、破坏，软骨下骨硬化或囊性变，关节边缘骨质增生，滑膜增生，关节囊挛缩，韧带松弛或挛缩，肌肉萎缩无力等，临床表现为关节疼痛、僵硬、肥大及活动受限，多累及手指关节、膝、脊柱和髋等。OA以中老年患者多见，其发病率随年龄增长而增加，特别是当今世界人口老龄化，发病率呈逐年上升趋势。

一、病因

骨关节炎的病因尚不明确，其发生与年龄、肥胖、创伤及遗传因素有关。

1.年龄

年龄是骨关节炎发病的危险因素中最危险的一个，二者呈正相关。对老年人来说，主要原因是随着年龄的增长而出现的人体生理功能的下降。人到中年以后，肌肉的功能逐渐减退，关节松弛，稳定性下降，关节自身的保护能力下降，造成关节软骨易受损伤；外周神经系统功能减低，本体感受器灵敏度降低，神经传导时间延长，反射减弱，导致神经和肌肉运动不协调，容易引起关节损伤；骨中无机物含量随年龄增长而增高，青年人为50%，中老年人分别为66%和80%，从而使骨的弹性和韧性变差；老年人软骨细胞细胞质减少，细胞因子的活性下降，使软骨基质的成分发生改变，导致软骨的机械性能下降，易于损伤，在软骨内和软骨下骨形成焦磷酸钙骨赘和软骨钙化。另外，性激素在男女骨关节炎发病率的差异中起重要作用，雌激素水平对骨质代谢有重要调节作用，水平低下可引起骨细胞凋亡。

2.肥胖

肥胖患者骨关节炎发生率为12%~43%。统计结果显示，体重每增加4.5kg，膝骨关节炎的发生率可上升40%，如果减肥成功，有症状的骨关节炎患者发病率在男性可减少26%~52%，在女性可减少28%~53%。大多数肥胖者发生膝骨关节炎的常见部位在膝关节内侧软骨，这主要是因为体重负荷主要集中在此，提示肥胖是膝骨关节炎的危险因素。此外，肥胖引起骨关节炎还可能与肥胖者机体内的脂类、嘌呤及新陈代谢的产物有关。

3.创伤

经常做某些同样的动作，使关节反复过度使用造成损伤，成为骨关节炎的易发因素。如打铁工人反复使用的手、腕等关节，手工工人的指间关节，以及纺织工人的手，均易发生骨关节炎。

4.遗传

在骨关节炎的发病机制中，遗传因素处于研究中，多项研究已经证实骨关节炎与遗传有关，但对于膝骨关节炎，遗传因素则较少。

二、临床表现

一般起病隐匿，进展缓慢。主要表现为关节及其周围疼痛、僵硬、关节骨性肥大和功能障碍。极少数患者可发热，但体温多在38℃以下。不同的受累关节具有各自的临床特征。

1.手

临床以远端指间关节、近端指间关节和第一腕掌关节的疼痛、压痛、骨性隆起或肥大，关节肿胀或积液、晨僵、功能障碍或畸形为特点。关节疼痛为最主要的症状，呈隐匿发作，缓慢进展。早期仅在初活动时疼痛，活动后疼痛可减轻，休息后疼痛可缓解；后期疼痛为持续性，病情严重者，即使在休息时亦痛，常伴有夜间痛。晨僵时间较短，一般持续5~15min，不超过30min。具有特征性改变是Heberden结节和Bouchard结节。一般来说，Heberden结节生长缓慢，需数月至数年的时间，可以很多年没有或者仅有轻度疼痛；也有生长迅速者，常伴有炎症改变，如局部红肿，疼痛和压痛。许多患者主诉感觉异常和灵巧性丧失。在指间关节背侧经常出现小的明胶样囊肿，通常无症状，但是在某些患者这些囊肿可能会产生疼痛并伴有炎症。手部多个结节及近端和远端指间关节水平样弯曲形成蛇样畸形。第一腕掌关节受累常常隐袭起病、缓慢进展，腕关节或者拇指基底疼痛，腕掌背侧肿胀和舟状骨压痛。第一掌骨底部骨质增生、隆起及肥大，使手部呈方形手外观。

2.膝

关节疼痛为最主要的症状。关节疼痛缓慢进展，早期仅在主动或者被动活动时诱发关节疼痛，休息时疼痛缓解；长距离行走、剧烈活动、受凉或阴雨天气时加重；长时间不活动后关节僵硬。膝关节不稳定表现为双膝发软、无力、易摔倒，下楼梯困难，不能持重，出现明显的关节胶化现象。关节活动时有骨响声及摩擦音。触诊可以感知不规则外形的硬性骨赘。后期疼痛呈持续性，为轻、中度钝痛。膝关节较其他关节更容易出现滑膜炎和关节肿胀，可有主动活动和被动活动受限。疾病晚期可见股四头肌萎缩。膝关节内侧或外侧间隙病变导致继发性膝内翻或膝外翻，侧韧带病变导致关节半脱位。关节生物力学异常和失稳常常由于内侧或者外侧副韧带的松弛而加重。

3.髋

髋关节骨关节炎男性多于女性，单侧多于双侧。80%以上的患者继发于先天性或后天性髋关节缺陷。常常导致隐痛，随后发生跛行。真正的髋关节疼痛常常沿腹股沟区分布或者位于大腿内侧。有时髋关节疼痛还会放射到臀部或者沿坐骨神经分布区域分布，或者沿闭孔神经分支放射到膝关节。一些患者的膝关节痛很明显，常常忽略了疼痛的真正来源—髋关节疾病的存在。常常出现关节僵硬，在早晨起床或者关节不活动后尤为明显，活动后稍有缓解。关节检查常常表现早期关节活动受限。典型者大腿处于屈曲、外旋、外展位，患者常常出现拖曳步态。患肢常表现明显的功能性短缩，髋关节活动受限导致坐下或者坐位起立时困难。可一侧或双侧髋关节内旋和伸直活动受限，严重时髋部运动丧失，"4"字试验阳性，直腿抬高试验阳性。

4.足

以第一跖趾关节最常见，因穿紧鞋或高跟鞋而加重。局部关节外形不规则，有局部结节和压痛，随后第一趾外翻畸形，活动受限。部分可呈急性发作，关节红、肿、热、痛、压痛，类似痛风表现，但疼痛程度较痛风为轻。

5.脊柱

（1）颈椎：最多见于第5颈椎。常出现颈椎局部疼痛、压痛、活动受限，少数可引起头颈或肩部疼痛。当椎间盘、椎体及小关节骨质增生明显时，可压迫椎动脉引起椎-基底动脉供血不足或脑梗死，导致眩晕、复视、视野缺失、梅尼埃病和共济失调。当椎间孔狭窄压迫神经时，可出现上肢麻木、浅感觉异常或疼痛、活动障碍。当椎体骨质增生导致椎管狭窄或颈椎脱位压迫脊椎时，可引起偏瘫、截瘫、呼吸及吞咽困难，甚至危及生命。

（2）腰椎：多见于第3~5腰椎。引起腰椎及腰部软组织酸痛、胀痛、僵硬与疲乏感，弯腰受限，严重者压迫坐骨神经，引起放射性下肢剧烈灼痛、麻痛、抽痛、活动受限，压迫马尾神经可引起括约肌功能障碍，压迫脊髓可引起截瘫。

6.OA 的特殊类型

（1）全身性 OA：多见于中老年女性，有明显家族聚集倾向。典型表现累及多个指间关节，有 Heberden 结节和 Bouchard 结节，还同时存在上述至少三个部位如膝、髋、脊柱的累及，关节功能预后良好。此型 OA 与 HLA-A1、B8 等遗传基因相关。

（2）侵蚀性炎症性 OA：主要累及指间关节，疼痛和压痛，可发生冻胶样囊肿，有明显的炎症表现。放射学检查可见明显的骨侵蚀。

（3）弥漫性特发性骨肥厚（DISH）：以脊椎边缘骨桥形成及外周关/节骨赘形成特征，多见于老年人。与 HLA-B27 无相关。

（4）急进性 OA：多见于髋关节，疼痛剧烈。学者认为 6 个月内关节间隙减少 2mm 或以上者即可诊断。

三、辅助检查

1.实验室检查

无特异性实验室指标，骨关节炎的血常规、免疫复合物、血清补体、类风湿因子和抗核抗体等指标一般在正常范围。

2.急性期反应物

绝大多数患者的血细胞沉降率（ESR）和 C 反应蛋白（CRP）正常，临床症状加重时可一过性升高。更为持久的升高可见于全身多关节骨关节炎患者。但 ESR 升高一般不会超过 30~35mm/h，ESR>50mm/h 需警惕是否同时存在其他炎症性或肿瘤性疾病。研究发现，CRP 与髋和膝骨关节炎的临床严重程度有关。

3.生化标志物检查

骨关节炎特异性标志物包括反映软骨合成代谢的标志物，如硫酸软骨素新表位（3B3-，7D4，846）、C-II型胶原前肽、骨钙素、骨唾液蛋白、透明质酸和 n-II型胶原前肽；反映软骨分解代谢的标志物，如葡糖胺聚糖、硫酸角质素抗原决定簇（5D4）、基质金属蛋白酶及其裂解产物和软骨寡基质蛋白（COMP）等。至今尚未发现能用于诊断骨关节炎的特异蛋白或生物标志物。

4.滑液检查

滑液检查呈轻度炎性改变，滑液量增高，一般呈淡黄色、透明，偶有浑浊和血性渗出，黏稠度正常或略降低，但黏蛋白凝固良好。白细胞计数轻度升高，多在 2.0×106/L 以下，以淋巴细胞升高为主，滑液中蛋白可中度升高，乳酸脱氢酶（LDH）增高，葡萄糖含量通常与血清中的葡萄糖水平相当。此外，还可发现软骨和骨碎片（磨损颗粒）。

5.影像学检查

（1）X 线检查：骨关节炎早期软骨变性，X 线平片可能显示不出。随后 X 线表现为：①关节间隙狭窄，宽度不均匀，但不形成骨性强直；②软骨下骨板粗糙、密度不均，增生、硬化，骨性关节面下囊肿，呈圆形或卵圆形，周边可有硬化或不规则透明区，多发生于软骨病变最严重的部位，也可发生于关节附近，以髋关节为著，当囊性骨质疏松塌陷时可引起关节变形；③关节面增大，关节面边角锐利，形成骨刺或唇样突起，部分在椎体连接形成骨桥。晚期上述表现明显，并且出现关节半脱位及关节游离体等。各关节 X 线表现有自己的特点。膝骨关节炎通常首选 X 线作为诊断依据，并按骨赘及关节狭窄程度进行分级。Kellgren 和 Laerence 评分标准是被广泛应用的评估骨关节炎严重性的分级评分标准，其主要依据是骨赘、关节间隙变窄、软骨下骨化和骨的囊性变的存在。共 5 级（0~4 级）：0 级，正常；1 级，关节间隙可疑变窄，可能有骨赘；2 级，有明显骨赘，关节间隙可疑变窄；3级，中等量骨赘，关节间隙变窄较明显，有硬化改变；4级，大量骨赘，关节间隙明显变窄，严重硬化性病变及明显畸形。

（2）核素扫描：多采用 ^{99m}Tc 标记的磷酸盐核素显像，可动态检测和研究骨矿转换率等变化，可显示四肢远端骨骼对称性可用于判断骨关节炎的活动性。对骨密度和骨侵蚀等变化检测有其独到之处，但缺乏特异性影像表现。

（3）超声检查：超声波检查可以发现关节软骨的变化。如软骨低回声带模糊、消失，半月板撕裂、变性、髌腱炎、肌腱炎。关节间隙不对称性狭窄、变形，骨赘形成，关节面下囊性变，腘窝囊肿、髌上囊肿和滑膜增厚，早期超声检查较 X 线灵敏。早期骨关节炎关节软骨表明的毛糙，超声显示为病变区回声增高，软骨变薄或局部轻微隆起。这也是超声在早期诊断骨关节炎中的最大优势。但超声无法穿过骨质，对关节软骨下骨的变化无法显示。

（4）计算机断层扫描（CT）：CT 对骨关节炎的诊断与 X 线相似，可显示关节对线、软骨下骨骨小梁密度变化、囊性变程度及骨结构破坏等细微改变。主要是诊断骨质的改变及关节腔的病变做出诊断，通过三维重建还可更直观的反应骨骼的立体结构。主要用于脊柱骨关节炎的诊断。

（5）磁共振（MRI）检查：MRI 具有组织对比性强，空间分辨率高，可进行多序列、多参数、多方位采样，全面显示关节软骨的厚度、轮廓形态和信号改变以及检查无创伤性的优点，目前是公认诊断骨关节炎最可靠的影像检查方法，特别是对关节软骨疾病的诊断，MRI 能清楚显示软骨的细微评价，并在部分磁共振序列图像上能显示软骨的多层结构，这对早期诊断骨关节炎有很大帮助。正常关节软骨在 MRI 各序列上均表现为内外层境界光整，边缘锐利、信号均匀带状影。骨关节炎关节边缘增生骨赘的 MRI 表现与邻近骨皮质的信号相同；关节内游离体无钙化时在所有扫描序列表现为 T_1 加权像和 T_2 加权像中等信号，游离体有钙化时在所有扫描序列表现为 T_1 加权像和 T_2 加权像低信号；软骨下囊变表现为关节面下局部 T_1 加权像关节低信号和 T_2 加权像高信号并常伴有关节面 T_1 加权像和 T_2 加权像低信号。MRI 还可以检查骨髓病变，如高信号强度局灶区表示骨髓水肿。

软骨损伤 MRI 分级采用 Recht 标准。0 级：正常关节软骨，或软骨弥漫性均匀性变薄但表面光滑；Ⅰ级：软骨分层结构消失，软骨内出现局限性低信号，软骨表面光滑；Ⅱ级：软骨表面轮廓轻至中度不规则，软骨缺损深度未及全层厚度的 50%；Ⅲ级：软骨表面中至重度不规则，软骨缺损深度深达全层厚度的 50% 以上，但未见完全脱落；Ⅳ级：软骨全层缺损、剥脱、软骨下骨质暴露，伴或不伴软骨下骨质信号异常。对于 X 线平片显示无明显病变的而有骨关节炎症状的疑似病例，应行 MRI 检查，以发现早期病变。目前尚无明确的以 MRI 为依据的骨关节炎诊断标准。

6.关节镜检查

关节镜检查能直接观察关节内情况，可较准确诊断关节软骨表面病变。关节镜下软骨损害分为 3 级（Ogilvle-harris 分级法）：Ⅰ级，探针可触及关节软骨软化，表面少量纤维化，闭合性软骨分离及泡状改变；Ⅱ级，关节软骨多量纤维束样改变，呈蟹肉样外观；Ⅲ级，软骨坏死脱落，软骨下骨外露并出现象牙质变。但由于此项检查带有创伤性并可引起出血、感染等并发症，一般不列为常规检查。

四、诊断

1.临床诊断

骨关节炎一般依据临床表现和 X 线检查，并排除其他炎症性关节疾病而诊断。典型的骨关节炎诊断比较简单，年龄偏大的患者出现关节疼痛，休息后缓解，短暂晨僵，特异性关节变粗，有摩擦音；X 线表现为关节间隙变窄，软骨下骨骨硬化和骨囊肿及骨赘形成；在排除其他关节疾病以后，可考虑为骨关节炎。目前采用美国风湿病协会（ACR）修订的诊断标准，该标准包含临床和放射学标准。1986 年 ACR 膝骨关节炎分类标准的临床标准的敏感性和特异性分别为 89% 和 88%；1990 年 ACR 手骨关节炎分类标准中无放射学改变，其敏感性为 92%，特异性为 98%。临床＋放射学＋实验室标准的敏感性和特异性分别为 94% 和 88%。1991 年 ACR 髋骨关节炎分类标准的敏感性和特异性分别为 91% 和 89%。该分类标准对于区分骨关节炎和炎性关节病的意义较大，但对早期骨关节炎的诊断意义有限。欧洲抗风湿病联盟（EULAR）制定了手骨关节炎（表 8-4-1）和膝骨关节炎（表 8-4-2）诊断推荐建议，建议根据视觉类比量表的 SOR（0~100mm，其中 0 是不推荐，100 完全推荐）进行分级，这些建议有利于骨关节炎的早期诊断。

表 8-4-1　EULAR 关于手骨关节炎诊断推荐建议

序号	内　容
1	手骨关节炎的危险因素包括女性、年龄>40 岁、是否绝经、家族史、肥胖、骨密度高、前臂肌肉力量强弱、关节松弛、手外伤史和职业或过度使用
2	典型的症状包括任何时间 1 个或几个关节疼痛和晨僵；症状呈间歇性。受累关节包括远端指间关节（DIPs）、近端指间关节（PIPs）、拇指根部、掌指关节（MCPs）等；符合上述症状，年龄>40 岁可临床确诊
3	手骨关节炎典型体征包括 Bouchard 结节、Heherden 结节、有无关节畸形包括指间关节外偏、第一掌腕关节半脱位而形成方形手等
4	认真评估手骨关节炎的功能状态并验证结果
5	多关节受累的手骨关节炎患者，膝、髋骨关节炎和全身性关节炎发生率增高，应给予相应的评估
6	不同类型的手骨关节炎危险因素、特征和预后不同，可以有症状或无症状，包括指间关节骨关节炎、拇指根部骨关节炎和侵蚀性骨关节炎
7	侵蚀性指间关节骨关节炎起病急，表现为疼痛和功能障碍、炎症体征（晨僵、软组织肿胀、红斑和感觉异常）、CRP 中度升高、放射学有软骨侵蚀表现，和非侵蚀性骨关节炎相比预后差。放射学表现可进展为软骨缺损、骨质破坏，关节不稳定甚至强直
8	手骨关节炎的鉴别诊断较多，包括银屑病性关节炎、类风湿关节炎（累及 MCPs、PIPs 和腕关节）、痛风（既往有骨关节炎）和血色病（累及 MCPs 和腕关节）
9	X 线片是诊断手骨关节炎的金标准，典型的表现包括关节间隙变窄，骨赘形成，软骨下骨硬化，软骨下囊肿。侵蚀性骨关节炎的特征是软骨侵蚀
10	血液检查在手骨关节炎诊断中不是必需的，主要用于排除并发症。若出现非典型部位的关节炎表现，需除外其他炎性关节疾病

表 8-4-2　EULAR 关于膝骨关节炎诊断推荐建议

序号	内　　容
1	膝骨关节炎典型的症状是活动时关节疼痛和功能受限，是一种常见关节疾病，包括软骨缺损、新骨形成和整个关节的病变。有特征性的放射学特点
2	危险因素包括年龄>50岁、女性、高BMI及膝关节外伤史或对位不良、关节松弛、职业或过度使用、家族史和有Heberden结节
3	不同部位受累的膝骨关节炎有着不同危险因素和顶后。包括不同部位参与（髌骨、胫股内侧、胫股外侧）；骨反应（萎缩性，肥厚性）；骨关节炎程度（广义的、局部的）；晶体的存在（焦，基本磷酸钙）和炎症程度
4	膝骨关节炎典型症状为活动时疼痛，休息后减轻；打"软腿"；晨僵或活动受限和功能障碍；骨关节炎进展可出现休息时疼痛和夜间痛；症状经常发作并缓慢进展
5	年龄>40岁，短暂的晨僵，活动受限或一个以上的典型体征（骨摩擦音、活动受限、骨性膨大），即使没有放射学检查也可诊断
6	所有膝关节疼痛患者均需检查，膝关节骨摩擦音、疼痛和活动受限；骨性膨大和关节腔积液；其他体征还包括关节畸形（固定屈曲和膝内翻或外翻畸形）；关节不稳定；髌骨关节周围疼痛和压痛
7	局部炎症、红斑和活动无关的疼痛进展等信号提示败血症、晶体或严重骨病变；其他重要表现包括牵涉痛，韧带和半月板病变和局部滑囊炎
8	X线片（双膝负重正侧位）是膝骨关节炎诊断的金标准。特征性表现包括局灶性关节间隙变窄、骨赘、软骨下骨硬化和软骨下的"囊肿"。MRI及超声和核素扫描很少用于膝骨关节炎诊断
9	实验室检查包括血液、尿液和滑液检查在膝骨关节炎诊断中不是必需的，常用来确定或除外并发炎性关节疾病（如焦磷酸盐沉积、痛风和类风湿关节炎）
10	若关节积液，建议进行滑液检查除外炎性疾病，确定是否是痛风和焦磷酸盐沉积；膝骨关节炎滑液中白细胞计数<2.0×10^6/L，常见磷酸钙结晶

2.鉴别诊断

（1）类风湿关节炎：多见于生育期妇女，多关节肿痛以掌指关节、腕关节和近端指间关节受累为主，极少累及远端指间关节，呈对称性，晨僵时间较长，多长于1h，类风湿因子阳性，X线提示软组织肿胀、近骨端骨质疏松、关节间隙狭窄、囊性变、半脱位和强直。以上表现有助于类风湿关节炎的诊断。而原发性骨关节炎经常累及手指的远端指间关节、手的第一腕掌关节、髋关节、膝关节、第一跖趾关节、颈椎和腰椎。在原发性骨关节炎中，往往很少累及掌指关节、腕关节、肘关节和肩关节。

（2）强直性脊柱炎：好发于年轻男性，主要表现为腰骶部疼痛、僵硬，以休息痛为主，久坐或久卧后加重，活动后减轻，可有下肢不对称性大关节炎，伴关节外表现，HLA-B27多为阳性，X线示脊柱及骶髂关节损害。X线表现有助于强直性脊柱炎的诊断。

（3）银屑病关节炎：好发于中年人，起病较缓慢，以远端指（趾）间关节、掌指关节、妒关节及膝和腕关节等四肢关节受累为主，关节病变常不对称，可有关节畸形。病程中可出现银屑病的皮肤和指（趾）甲改变。

（4）痛风性关节炎：男性多见，表现为发作性关节红、肿、热、痛，多于夜间发作，往往于 24h 内达高峰，受累关节以下肢为主，为单关节或寡关节炎，常见于第一跖趾关节，具有自限性，血尿酸水平增高，久病者 X 线检查受累关节可见穿凿样损害。血尿酸增高有助于痛风的诊断。

（5）感染性关节炎：多为单关节损害，受累关节红肿热痛，常有关节积液，关节液白细胞计数>$100×10^9$/L，以中性粒细胞居多，关节液培养有微生物生长，可伴有发热等全身症状。关节液培养阳性可确立诊断。

五、治疗

骨关节炎治疗目的在于缓解症状，改善关节功能，避免或减少畸形，减少病情进展的风险及有利于受损关节的修复。总体治疗原则是非药物与药物治疗相结合，必要时手术治疗；治疗应个体化，应以非药物治疗联合药物治疗为主，结合患者自身情况（年龄、性别、体重、自身危险因素、病变部位及程度等）选择合适的治疗方案。

（一）非药物治疗

很多症状较轻的骨关节炎患者可通过理疗、体育锻炼和自我调节等非药物治疗法达到治疗目的。非药物治疗作为骨关节炎的基本治疗手段应早期开始，贯穿于治疗的始终，是药物治疗及手术治疗等的基础。对于初次就诊且症状不重的骨关节炎患者非药物治疗是首选的治疗方式，目的是减轻疼痛、改善功能，使患者能够很好地认识疾病的性质和预后。

（二）药物治疗

药物治疗主要分为控制症状的药物、改善骨关节炎病情的药物（DMOADs）及软骨保护剂。

1.控制症状的药物

用药前进行风险评估，关注潜在内科疾病风险。根据患者个体情况，剂量个体化。尽量使用最低有效剂量，避免过量用药及同类药物重复或叠加使用。用药 3 个月后，根据病情选择检查血、大便常规、大便潜血及肝肾功能。治疗骨关节炎的控制症状的药物包括解热镇痛药、非甾体抗炎药（NSAIDs）、糖皮质激素和麻醉性镇痛药，按给药途径分为口服药、注射和局部外用药。此类药物能较快地镇痛和改善症状，但对骨关节炎的基本病变结构不产生影响。

（1）口服药物：骨关节炎患者一般首选对乙酰氨基酚。美国风湿病学会（ACR）/欧洲抗风湿病联盟（EULAR）基于安全性与有效性考虑，提出对乙酰氨基酚作为首选的有效口服止痛药用于治疗髋和膝骨关节炎患者轻至中度疼痛，最多用至 4000mg/d。对乙酰氨基酚有良好的镇痛和解热作用。对乙酰氨基酚治疗效果不佳的骨关节炎患者，在权衡患者胃肠道、肝、肾、心血管疾病风险后，可根据具体情况使用 NSAIDs。NSAIDs 包括非选择性 NSAIDs 和选择性 COX-2 抑制药。其他镇痛药物，NSAIDs 治疗无效或不耐受的骨关节炎患者，可使用曲马朵、阿片类镇痛药，或对乙酰氨基酚与阿片类的复方制剂。

非甾体抗炎药是治疗骨关节炎最常用的处方药。它对骨关节炎的炎性表现如关节疼痛、肿胀、积液及活动受限有较好的治疗作用（表 8-4-3）。临床上适用于对乙酰氨基酚无效、有关节炎症的中重度骨关节炎。应用 NSAIDs 缓解关节炎疼痛，若患者对某一药物没有反应时，可以试用其他 NSAIDs。若患者有发生 NSAIDs 毒性反应的低危因素，应首先应用最便宜药物的最低有效剂量。低剂量的 NSAIDs 比较高剂量的 NSAIDs 更安全。

表 8-4-3 常用的治疗骨关节炎的非甾体抗炎药

分 类	每日总剂量	用 法
丙酸衍生物		
布洛芬	1200~2400mg	400~600mg/次，3~4 次/d
萘普生	500~1000mg	250~500mg/次，2 次/d
洛索洛芬	180mg	60mg/次，3 次/d
苯酰酸衍生物		
双氯芬酸	75~150mg	25~50mg/次，2~3 次/d
吲哚酰酸类		
舒林酸	400mg	200mg/次，2 次/d
阿西美辛	90~180mg	30~60mg/次，3 次/d
吡喃羧酸类		
依托度酸	400~1000mg	400~1000mg/次，1 次/d
非酸性类		
萘丁美酮	1000~2000mg	1000mg/次，1~2 次/d
昔康类		
美洛昔康	7.5~15mg	7.5~15mg/次，1 次/d
磺酰苯胺类		
尼美舒利	400mg	100~200mg/次，2 次/d
特异性 COX-2 抑制药（昔布类）		
塞来昔布	200mg	100~200mg/次，1~2 次/d
依托考昔	120mg	60mg/次，1~2 次/d

阿片类镇痛药：是指作用于中枢神经系统，能解除或减轻疼痛，并改变对疼痛的情绪反应的药物。阿片类镇痛药包括人工合成的曲马朵、右丙氧酚和可待因等，适用于有中重度及对非甾体抗炎药有禁忌证如肾功能不全或以上口服药物无效的骨关节炎患者。曲马朵推荐的平均有效剂量在 200~300mg/d，分 4 次给药，单独使用或与右丙氧酚合用。作用特点是吸收快，镇痛作用较强，与布洛芬相同，呼吸抑制弱，但恶心、呕吐、眩晕、困倦和便秘发生率较高。为减少不良反应，应以低剂量开始治疗，如 25mg/d，以后逐渐增加剂量。右丙氧酚和可待因为口服给药，常与非甾体抗炎药和对乙酰氨基酚 2.0g/d 合用，疗效优于可待因 180mg/d 和对乙酰氨基酚 3.0g/d。对乙酰氨基酚与可待因联合治疗的患者中有 1/3 出现恶心、呕吐、腹泻或便秘而终止治疗。因此，除个别病情特别严重、症状难以控制外，一般不主张使用可待因。

抗抑郁药物：由于骨关节炎患者存在慢性疼痛，60%~70%有心理障碍（焦虑、抑郁），可联合或单用抗焦虑抑郁药物，如盐酸度洛西汀是一种 5-羟色胺和去甲肾上腺素再摄取双重抑制药（SNRIs），能很好改善、减轻患者疼痛。

（2）注射药物：①骨关节炎治疗通常不需要全身性应用糖皮质激素，只适用于骨关节炎患者对其他治疗无效时，关节有急性炎症表现及关节周围滑囊炎、肌腱炎等可给予关节腔内或病变部位局部注射。目前关节腔注射的糖皮质激素缓释剂有二丙酸倍他米松（得宝松）和地塞米松棕榈酸酯（利美达松）。两种剂型注射 1 次疗效可维持 2~4 周，同一关节用药每年不超过 3 次，两次之间的间隔至少在 1 个月以上，否则可能导致软骨损伤和假性 Charcot 关节病；②透明质酸：关节内注射透明质酸是一种黏弹性补充法。适用于对非药物性治疗和止痛药无效的骨关节炎，尤适用于对非甾体抗炎药有禁忌证、疗效不佳或有不良反应者。对晚期患者或关节腔大量积液及过度肥胖者疗效较差。负重关节注射前后 2d 宜控制活动，以免药物渗出关节囊，引起局部肿痛。作用一般出现于治疗后 1 周内，维持时间可长达 6 个月或更长时间。

（3）局部药物治疗：对于手和膝骨关节炎，在采用口服药前，建议首先选择局部药物治疗。局部药物治疗可使用各种 NSAIDs 的乳胶剂、膏剂、贴剂和非 NSAIDs 搽剂（辣椒碱等）。辣椒辣素是从干辣椒中提取的局部止痛药。它能刺激外周神经中的 P 物质（一种能使血管扩张的神经肽）释放，使神经元 P 物质总量减少，以致从外周神经进入较深结构如关节的神经分支的 P 物质明显减少，从而发挥止痛作用。每天局部涂抹 3 或 4 次，2~3d 后有较好的疗效，最大疗效在第 3~4 周出现。局部外用药可以有效缓解关节轻中度疼痛，且不良反应轻微。

2.改善骨关节炎病情药物及软骨保护药

（1）氨基葡萄糖：氨基葡聚糖是来源于甲壳素的一种天然糖类，为软骨基质中的主要成分，通过改变其侧链结构，在关节软骨中更易与水结合，保持关节腔润滑和缓冲压力的作用，对受损的软骨细胞具有一定的保护作用，可以人工合成应用。氨基葡萄糖可作为早、中期骨关节炎的治疗选择，对关节软骨严重磨损的终末期骨关节炎患者则疗效不佳。口服该类药物即可达到治疗目的，常规剂量每天不应小于 1500mg。对于一些伴有循环系统疾病、肝肾功能差、肺部疾病、糖尿病的患者，同样具有安全性，对于服用添加镁、锌、硒等金属元素的制剂，应注意这些金属电解后产生地对心血管的抑制作用。

（2）硫酸软骨素：硫酸软骨素是软骨基质及滑液内多种聚氨基葡萄糖的主要成分，改善滑膜和软骨下骨的血液循环。能有效减轻骨关节炎的症状，减轻疼痛，改善关节功能，减少 NSAIDs 或其他止痛药的用量。成年人口服 1200mg/d。氨基葡萄糖与硫酸软骨素联用起协同作用。

（3）IL-1 抑制药及受体拮抗药：①双醋瑞因：常规剂量是 50mg/次，2 次/d，饭后服用，每个疗程不少于 3 个月。该药起效慢，通常于治疗 2~4 周后开始显效，4~6 周表现明显，并维持于整个治疗期。大多数患者在经过 6 个月治疗后，其疗效至少可维持到停药后 2 个月。由于前 2 周可能引起轻度腹泻，因此建议在治疗前 4 周 50mg/d，晚餐后口服，患者对药物适应后，剂量增加至 100mg/d。由于该药于治疗后 2~4 周起效，建议在给药的前 2~4 周可与其他止痛药或非甾体抗炎药联合应用；②IL-1β 转换酶抑制药：用于治疗骨关节炎的生物制剂有 pralnacasan，是一种口服 ICE 抑制药，它可以抑制 IL-1β 的活性，减轻关节的损害；③白细胞介素-1 受体拮抗药（IL-1Ra）：阿那白滞素是一种重组蛋白 IL-1Ra，100mg/d，皮下注射治疗 3 个月可使侵蚀性骨关节炎患者的手部疼痛减轻、功能改善。但有研究显示，阿那白滞素关节内注射治疗对膝关节骨关节炎无效。

（4）四环素类药物：四环素族药物可络合锌和钙，从而抑制软骨基质金属蛋白酶的活性，抑制胶原分解和骨的破坏，减少软骨溃疡的发生，减轻骨关节炎的严重程度。多西环素是四环素家族中的一种抗生素，具有抑制基质金属蛋白酶的作用，使骨关节炎的软骨破坏减轻。100mg/次，口服，1~2次/d。

3.其他药物

（1）双磷酸盐及锶盐：双磷酸盐用于骨关节炎的治疗取得了部分疗效，目前用于临床的双磷酸盐药物有阿仑磷酸钠、利塞磷酸钠和帕米磷酸钠。阿仑磷酸钠推荐剂量是每周70mg，共6个月。帕米磷酸钠一般30~90mg单剂量静脉注射，作用持续1年以上。上述治疗中均需注意血钙、磷的变化。雷奈酸锶2.0g/d，1次/d，口服。其他抗骨质疏松药物如降钙素、选择性雌激素受体调节药等在骨关节炎中应用也有研究报道。

（2）维生素：研究显示食用含维生素C低的饮食可明显地增加膝骨关节炎的放射线进展及疼痛，摄入较大剂量的维生素C可减缓膝骨关节炎的进展。每天服用0.15g可使发生骨关节炎的危险性下降3倍。有流行病学数据显示，维生素D摄入可能与骨关节炎的发生或进展有关。维生素E在体外可抑制花生四烯酸的形成及抑制脂加氧酶活性，回顾性研究提示它能改善骨关节炎患者的症状。

（三）推拿和中医药治疗

推拿、针灸治疗在减轻OA症状方面有明显效果。中药贴剂可活血止痛，有时亦有良效。

（四）手术和关节镜治疗

对OA顽固性疼痛、关节不稳定或关节功能缺失者，可考虑手术治疗，如髋关节置换术、粗隆下截骨术、膝关节成形术等。关节镜治疗常用关节镜下关节清理术。通过关节镜将关节内的软骨碎屑、滑膜碎片、游离体等进行清除；如有半月板或韧带损伤可同期进行处理。关节镜下刨削术是对软骨和滑膜进行刨削，清除浮动的不稳定软骨，促使软骨再生；刨削增生的滑膜，可以减少炎性反应；关节镜下钻孔术和关节镜下软骨下骨微骨折术，是在前两种手术的基础上，对软骨缺损区域的软骨下骨钻孔或凿洞，造成细微骨折，从而刺激骨髓内细胞分化，形成纤维软骨，以覆盖软骨缺损区，形成纤维软骨，避免软骨下骨裸露的治疗方法。

（石鑫岳）

第五节　强直性脊柱炎

强直性脊柱炎（AS）是一种以中轴关节的慢性炎症为主的全身性疾病，有明显的家族聚集现象。以中轴脊柱受累为主，可伴发关节外表现，严重者可发生脊柱畸形和关节腔直的一种慢性炎症性疾病。AS主要病理改变是关节和关节周围组织、韧带、椎间盘的钙化，特征性病理变化为肌腱、骨附着点病变。临床上除了表现为中轴和外周关节病变，可伴眼、肺、心血管、胃肠道和泌尿生殖系统、神经系统等关节外组织和器官受累。AS如不并发其他风湿性疾病，称为原发性；骶髂关节炎并发于银屑病关节病、炎症性肠病，或瑞特综合征则为继发性。AS 可以发生在任何年龄，但通常在 10~40 岁发病。

一、病因

1.遗传因素

（1）HLA-B27 与强直性脊柱炎：流行病学调查发现，各人群 AS 的患病率基本与 HLA-B27 阳性率平行，流行病学资料的间接证据和来自 HLA-B2705 转基因鼠的直接证据均提示，HLA-B27 在 AS 的发病中起重要作用。

（2）其他遗传因素：①主要组织相容性复合物（MHC）基因：与 AS 相关的其他基因包括 HLA-B60 和仅见于 HLA-B27 阳性个体的 HLA-B39 等，HLA-B60 增加 AS 的风险可能达 3 倍，并独立于 HLA-B27；②非 MHC 基因对于 AS 的易患性可能也起重要的作用。研究发现，若干个非 MHC 基因可能与 AS 相关，特别是最近国内外的研究证实了 IL-23R 和 ERAP1 基因与 AS 发病密切相关。

2.环境因素

非基因致病因子中，以感染较为重要。有学者认为，AS 患者肠道肺炎克雷白杆菌检出率增高且与病情活动相关的结果提示肠道非特异性炎症可能源于持续性或复发性肠道感染，肠道细菌过量生长，加上黏膜通透性改变，有可能促进细菌抗原或代谢产物进入循环，激发免疫性或非免疫性炎症机制，导致关节炎症改变。尽管很多研究表明 AS 与感染相关，目前为止，没有肯定的证据表明 AS 的启动与致病菌有关，微生物在 AS 中的作用尚不清楚。

3.免疫炎症因子

迄今发现有 100 多种细胞因子和趋化因子参与了强直性脊柱炎的炎症级联反应，引起炎症和新骨形成主要表现的慢性进行性关节炎症。其中包括肿瘤坏死因子（TNF）、扫介素-1、白介素-23、白介素-6 和白介素-17 等，其中 INF-α 拮抗剂已在临床中用于强直性脊柱炎的治疗显示有较好的缓解炎症作用。

二、临床表现

AS 常表现为颈、胸、腰椎和骶骼关节的慢性炎症和骨化，伴或不伴髋关节受累。起病隐匿，发展缓慢，发病年龄多在 10~40 岁，以 20~30 岁为高峰，16 岁以前发病者称幼年型 AS，45~50 岁以后发病者称晚发型 AS，两种特殊类型的临床表现常不典型。

（一）症状

强直性脊柱炎的全身表现多数较轻微，少数重症患者可有发热、贫血、乏力、消瘦、厌食或其他器官受累症状。

1.关节表现

早期主要症状为下腰骶部疼痛不适、晨僵，也可表现为单侧、双侧或交替性臀部、腹股沟酸痛，症状可向下肢放射。少数患者以颈、胸痛为首发表现。症状在静止、休息时加重，活动后可以减轻。早期症状可缓解和加重交替出现，常持续大于 3 个月，对非甾体消炎药反应良好（用药 24 至 48 小时内显著改善）。晚期出现腰椎各方向活动受限和胸廓活动度减少，最终多数患者整个脊柱自下而上逐渐发生强直。

（1）炎性下腰背痛：强直性脊柱炎腰背痛特征，表现特征包括：①隐匿发病，夜间腰背痛及休息痛，活动后可以缓解；②交替性左右臀区痛，臀部深层隐痛；③晨僵，可发生在腰骶部、脊柱及其他关节。腰背痛累及骶骼关节、腰椎、胸椎和颈椎，5%的患者腰痛从胸腰段开始并向上下扩展，3%从颈椎开始向下扩展，90%从骶髂关节开始向上扩展。随着病情进展，多数整个脊柱自下而上发生强直，并可出现腰椎前凸消失、驼背畸形、颈椎活动受限和扩胸受限。

（2）外周关节炎：外周关节炎也是本病常见临床表现之一，主要是下肢大关节非对称性炎症，多累及膝关节、髋关节、踝关节和肩关节，较少累及肘和腕关节，表现为关节痛和关节肿胀和晨僵。30%左右髋关节受累者表现为臀部、腹股沟或大腿内侧疼痛，继之多数患者该关节会出现活动受限并骨性强直，预后差。

（3）肌腱端炎：肌腱末端炎性肿痛是强直性脊柱炎特征性病理改变之一，好发于足跟、足掌部，也可见于膝关节、胸肋连接、脊椎骨突、髂嵴、大转子和坐骨结节等部位，表现为受累部位肿痛。手指或足趾的肌腱端炎常称为腊样指（趾）。

2.关节外表现

（1）眼部受累：眼部为 AS 易受累的器官之一。葡萄膜炎是 AS 最常合并的眼部损害，葡萄膜炎症状多出现在 AS 症状之后，但也可见到葡萄膜炎多年后出现脊柱关节症状的患者。常见的临床表现为急性发作，常单侧发病，也可双侧交替发作，出现疼痛难忍、充血、畏光、流泪及视物模糊，体检可见角膜周围充血和虹膜水肿，如虹膜有粘连，则可见瞳孔收缩，边缘不规则，裂隙灯检查见前房有大量渗出和角膜沉积，每次发作 4~8 周，经过数月适当的治疗后，眼炎常常得以缓解。

（2）心血管受累：AS 心脏受累的常见表现包括心脏瓣膜功能不全（主动脉瓣和二尖瓣反流）、不同程度的心脏传导系统功能异常和左心室功能不全。AS 患者可以现多种类型的房室传导阻滞。传导阻滞呈间断性发生，提示其病理过程源自可复性的炎症而非纤维化。

（3）肺部受累：主要为肺间质纤维化，常为双上肺受累。一般无症状，重症患者可表现为咳嗽、咳痰和气促。

（4）神经系统病变：寰枢关节、寰枕关节的自发性半脱位以及枢椎向上半脱位也可见于 AS 患者，这一点与 RA 相似。如果不加固定，可导致脊髓受压。患者可以表现为感觉缺失和运动功能缺失。较少见的情形是，患者可出现下肢无力和疼痛、踝反射消失、阳痿以及大小便失禁。如出现运动神经症状，通常较轻微。

（5）肾脏病变：IgA 肾病在 AS 不常见，其他常见的肾表现包括系膜增殖性肾小球肾炎，但很少出现膜性肾病、局限节段性肾小球肾炎和局限性增殖性肾小球肾炎。AS 患者肾的病变还有可能是患者乱用止痛药所致如非甾体类抗炎镇痛药或传统改善病情药如柳氮磺吡啶等。

（二）体征

AS 的常见体征为骶髂关节压痛、脊柱的前屈、后伸、侧弯和转动受限，以及胸廓活动度减低。主要的检查方法如下。

1.Schober 试验

患者直立，在双侧髂后上棘连线中点及向上 10cm 作出标记点，嘱患者（双腿直立）弯腰至脊柱最大前曲度，测量上下两点间的距离，增加少于 5cm 为阳性。

2.胸廓活动度试验

患者直立，测量在第 4 前肋间水平的深呼气和深吸气之胸围差，小于 2.5cm 为异常。

3.枕壁墙试验

患者背靠墙直立，收须，眼平视，测量其枕骨结节和墙壁之间的距离。正常时该距离为0，而在颈活动受限和胸椎段后凸畸形者该间隙增大。

4.骶髂关节按压痛

直接压迫骶髂关节时，患者感到有局部的疼痛。

5.Patrick（4字）试验

患者仰卧，一侧膝屈曲将足跟置于对侧伸直的膝关节上，检查者一手压直腿侧髂嵴，另一手下压屈曲的膝关节。如屈膝侧髋关节出现疼痛，提示屈腿侧髋关节病变。

6.骨盆按压试验

患者仰卧，一侧膝屈曲将足跟置于对侧伸直的膝关节上，检查者一手压直腿侧髂嵴，另一手下压屈曲的膝关节。如屈膝侧髋关节出现疼痛，提示屈腿侧髋关节病变。

三、辅助检查

1.血清学检查

迄今尚未见对 AS 有特异性诊断意义的血清学检查报道，即使是 HLA-B27 检测也仅对其临床诊断有帮助，而不能作为诊断和排除诊断的依据。因此，目前临床广泛采用的下列几项检查，主要是用于 AS 的病情活动判定和疗效评估。

（1）血细胞沉降率（ESR）：正常值为<20mm/第 1 小时，50%~80%患者 ESR 增快，静止期或晚期可降至正常；少数患者有轻度贫血（正细胞低色素性），ESR 可增快，但与疾病活动性相关性不大。检测 ESR 可作为判断 AS 病情活动和评估临床疗效的参考指标。

（2）C-反应蛋白（CRP）：在 AS 急性活动期 CRP 水平可以明显升高，但其上升的幅度较比活动期 RA 低，当 AS 临床症状控制时水平亦随之降低。在反应炎性发生、发展及转归方面，CRP 比血沉敏感，且其结果不易受贫血，高球蛋白血症影响。因此，检测 CRP 有助于监测 AS 病情的活动性及临床疗效。

（3）血小板：正常值为（100~300）×10^9/L。AS 可有轻度的血小板增高，但发生率不高，一般不超过 20%。AS 病情活动期时，血小板显著高于正常人，因此，血小板数量的变化可作为判断疾病活动情况及评价疗效的实验室检查指标。

（4）免疫球蛋白：AS 患者血清 IgA 可轻至中度升高，其升高水平与 AS 病情活动有关，伴外周关节受累者还可有 IgG 及 IgM 升高。

2.影像学检查

由于 AS 几乎均有不同程度的骶髂关节炎并累及脊柱骨突关节、肋椎关节、坐骨结节、椎旁韧带和椎体终板-椎间盘纤维环附着处，骶髂关节炎的发现对 AS 的影像学诊断具有重要作用，因此，临床上应首选拍摄 X 线骶髂关节正位片及腰椎正侧位片，并依据不同的临床表现选择胸部正位片或其他相关部位的 X 线检查。

（1）X 线检查：对 AS 具有诊断意义的证据是 X 线片证实的骶髂关节炎，少数可与临床症状同时出现，但多数则于发病后数月乃至数年后出现，韧带骨化最早也需于发病 3 年后出现。随着病程的进展，病变可自下而上的累及腰椎至颈椎。依据骶髂关节的 X 线表现修订纽约标准分为 5 级。0 级：正常；I 级：有可疑异常；II 级：有轻度异常，可见局限性侵蚀、硬化，但关节间隙正常；III 级：明显异常，呈中度或进展性骶髂关节炎，伴有以下 1 项或 1 项以上改变：侵蚀、硬化、关节间隙增宽或狭窄，或部分强直；IV级：严重异常，完全性关节强直。

（2）CT 检查：CT 在诊断 AS 尤其是骶髂关节病变的价值上已经得到国内同行普遍的认同，其价值有：①有较高的空间分辨力和密度分辨力，有利于观察骶髂关节软骨下骨板的微小改变；②清晰显示关节间隙便于测量；③对平片疑诊病变，CT 可排除或肯定诊断，对于早期骨病变、椎小关节、椎体骨折及椎管狭窄程度的评价 CT 可能是最好的方法；④便于随访比较.有利于观察治疗效果。但 CT 不能显示软骨的病变，故在疾病早期（骶髂关节未发生形态学改变时）存在一定局限。

（3）MRI 检查：①骶髂关节：骶髂关节软骨异常是早期骶髂关节炎较为可靠的征象，研究显示，骨髓水肿与骨侵蚀破坏有明显的相关性。MRI 检查显示，骶髂关节炎最早的受累部位通常是髂骨侧背尾侧端，骨侵蚀及软骨下脂肪堆积是骶髂关节炎的特征之一。MRI 骶髂关节软骨异常表现为 T_1WI 和 T_2WI 上正常线样中等信号消失，软骨不规则增粗、扭曲，软骨表面不规则、碎裂，T_1WI 正常的线样中等信号中出现高信号而变为不均匀的混杂信号，T_2WI 呈表面不规则的串珠状高信号。静脉注射顺磁性造影剂钆喷酸葡胺（Gd-DTPA）增强扫描后增厚的滑膜和软骨下骨侵蚀区强化，关节积液在 T_2WI 上呈高信号、T_2WI 呈低信号。骶髂关节面下骨髓水肿表现为边界不清的斑片状 T_2WI 低信号、STIR 和 T_2WI 高信号，Gd-DTPA 增强后呈局灶性强化；②脊柱：AS 活动期，Romanus 病灶表现为以一个或多个椎体终板-椎间盘纤维环附着处为中心的扇形或三角形、边界清晰的非侵蚀性且不伴有终板骨侵蚀、骨折或许莫结节的 T_1WI 像低信号、STIR 和 T_2WI 像上呈高信号，即"MR 角征"，代表骨髓水肿或骨炎；AS 进展期，Romanus 病灶则表现为 T_1WI 和 T_2WI 像上于椎间盘纤维环附着处的椎体终板边缘均呈高信号，代表炎症后局限性脂肪骨髓退变，仅在这一期 X 线片上可见亮角征，但 Romanus 病灶常见于 AS 的早期。多数研究证实，MRI 不仅能发现 AS 早期 Romanus 病灶，而且可以良好的用于观察和发现正在接受非类固醇类药物、物理治疗或 TNF-α抑制药等治疗后临床症状改善相关的脊柱急性期异常改变的恢复过程。因此，MRI 现已被广泛应用于 AS 的早期诊断和药物疗效评价。

四、诊断

1.临床诊断

AS 由于早期患者临床表现多样，不典型，通常在临床上容易被漏诊或误诊。依据病史、临床表现和辅助检查结果，进行临床诊断，典型患者不难诊断，不典型患者需要与其他关节炎进行鉴别，目前采用修订的纽约标准（1984 年）作为分类标准，纽约标准（1984 年）如下。

（1）下腰痛至少持续 3 个月，疼痛随活动改善，但休息后不减轻。

（2）腰椎在前后和侧屈方向活动受限。

（3）扩胸度范围小于同年龄和性别的正常值。

（4）放射学标准：单侧骶髂关节炎 3~4 级，或双侧骶髂关节炎 2~4 级。

X 先提示的骶髂关节炎，加上（1）~（3）中的任何 1 条，可诊断为 AS。

2.鉴别诊断

（1）非特异性腰背痛：此类腰背痛患者在临床上最为常见，该类疾病包括：腰肌劳损、腰肌痉挛、脊柱骨关节炎、寒冷刺激性腰痛等，此类腰痛类疾病没有 AS 的炎性腰背痛特征，进行骶髂关节 X 线或 CT 检查以及行红细胞沉降率、C-反应蛋白等相关化验容易鉴别。

（2）臀肌肌筋膜炎：本病常出现单侧臀上部疼痛，需要和 AS 进行鉴别。但该病疼痛程度不重，一般不引起行动困难，无卧久加重的特点，炎性指标均正常，骶髂关节无炎性病变。

（3）腰椎椎间盘脱出：椎间盘脱出是引起炎性腰背痛的常见原因之一。该病限于脊柱，无疲劳感、消瘦、发热等全身表现，所有实验室检查包括血沉均正常。它和 AS 的主要区别可通过 CT 及或椎管造影检查得到确诊。

（4）髂骨致密性骨炎：本病多见于青年女性，其主要表现为慢性腰骶部疼痛和发僵。临床检查除腰部肌肉紧张外无其他异常。诊断主要依靠骶髂关节前后位 X 线平片或 CT，其典型表现为在髂骨沿骶髂关节之中下 2/3 部位有明显的骨硬化区，呈三角形者尖端向上，密度均匀，不侵犯骶髂关节面，无关节狭窄或糜烂，故不同于 AS。该病无明显坐久、卧久疼痛的特点，且接受 NSAIDs 治疗时不如 AS 那样疗效明显。一些女性 AS 早期的患者，和本病较难鉴别，骶髂关节 MRI 检查可能有一定帮助，但仍需综合临床情况判断，对于较难鉴别的患者建议随访观察。

（5）类风湿关节炎：在 AS 早期，单纯以外周关节炎表现为主时特别需要与 RA 进行鉴别。①AS 在男性多发而 RA 女性居多；②AS 以骶髂关节受累为特征，RA 则很少有骶髂关节病变；③AS 为全脊柱自下而上地受累，而 RA 只侵犯颈椎；④外周关节炎在 AS 为少数关节、非对称性，且以下肢关节为主，并常伴有肌腱端炎；在 RA 则为多关节、对称性和四肢大小关节均可发病；⑤AS 无 RA 可见的类风湿结节；⑥AS 的类风湿因子阴性，而 RA 的阳性率占 60%~95%；⑦AS 以 HLA-B27 阳性居多，而 RA 则与 HLA-DR4 相关。

（6）痛风性关节炎：部分本病患者下肢关节炎发作持续时间较长，且有时发病期血尿酸不出现升高，此时往往需要与 AS 引起的外周关节炎进行鉴别。此时需综合两种疾病的临床特点仔细鉴别。

（7）弥漫性特发性骨肥厚（DISH）又称强直性骨肥厚，或 Forestier 病。该病发病多在 50 岁以上男性，是一种非炎症性疾病，常有脊椎痛、僵硬感以及逐渐加重的脊柱运动受限。其临床表现和 X 线所见常与 AS 相似。但是，该病 X 线可见韧带钙化，常累及颈椎和低位胸椎，经常可见连接至少 4 节椎体前外侧的流注形钙化与骨化，而骶髂关节和脊椎骨突关节无侵蚀，晨起僵硬感不加重，血沉正常及 HLA-B27 阴性。根据以上特点可将该病和 AS 进行区别。

五、治疗

2010 年国际脊柱关节炎专家评估协会（ASAS）/欧洲抗风湿病联盟（EULAR）对强直性脊柱炎的最新治疗和管理建议如下，总的原则是：①AS 是一种临床表现多种多样的有潜在严重性的疾病，通常需要风湿科医生协调多学科综合治疗；②AS 治疗的主要目的是：通过控制症状和炎症，防止关节结构的进行性破坏，保存或使患者功能和参与社会能力正常化，从而最大限度地提高生活质量；③AS 的治疗应该着眼于对患者最好的照顾，而且必须基于患者和风湿科医生之间充分交换意见的基础上；④AS 的治疗需要药物治疗和非药物治疗方法的结合。

（一）非药物治疗

AS 患者非药物治疗的里程碑是患者教育、规律锻炼和物理治疗。AS 的健康教育包括用药指导、饮食指导、心理指导、自我护理和运动锻炼等，如睡硬板床，多取低枕仰卧位，保持良好姿势，严格戒烟。针对脊柱、胸廓、髋关节的锻炼较为有效，但需避免过度负重和剧烈运动。此外，超声波、磁疗、热疗、电疗等可缓解关节肿痛，可选择性使用。

（二）药物治疗

1.非甾体消炎药（NSAIDs）

NSAIDs 可迅速改善患者腰髋背部疼痛和发僵，减轻关节肿胀和疼痛及增加活动范围，无论早期或晚期 AS 患者的症状治疗都是首选。NSAIDs 最大药效出现在用药 2 周后，因此，只有在足量使用某种 NSAIDs 2~4 周效果不佳时方考虑换用另一种 NSAIDs，某位 AS 患者使用至少 2~3 种 NSAIDs 效果不佳才被认为是对 NSAIDs 无反应。

2.糖皮质激素

糖皮质激素长期口服治疗不仅不能阻止 AS 的发展，还会带来较多的不良反应。对其他治疗不能控制的下背痛，在 CT 指导下行糖皮质激素骶髂关节注射，部分患者可改善症状。本病伴发的长期单关节积液，可行长效皮质激素关节腔注射。重复注射应间隔 3~4 周，一般不超过 2~3 次。

3.柳氮磺吡啶（SSZ）

在治疗 AS 的二线药物中，SSZ 应该是目前使用最为广泛的药物之一。该药可改善 AS 的关节疼痛、肿胀和僵硬，并可降低血清 IgA 水平及其他实验室活动性指标，特别适用于改善 AS 患者的外周关节炎，并对本病并发的前葡萄膜炎有预防复发和减轻病变的作用。通常推荐用量为 2~3g/d，分 2~3 次口服。本品起效较慢，通常在用药后 4~6 周。为了增加患者的耐受性，一般以 0.25g，3/d 开始，以后每周递增 0.25g，或根据病情，或患者对治疗的反应调整剂量和疗程，维持 1 年以上。为了弥补 SSZ 起效较慢及抗炎作用欠强的缺点，通常选用一种起效快的非甾体抗炎药与其并用。

4.氨甲蝶呤（MTX）

MTX 是一种叶酸抑制药，目前已成为治疗 RA 的首选药物。同时也批准用于治疗克罗恩病、恶性肿瘤和银屑病；但也在临床上被广泛用于治疗 AS，尽管在这方面还缺少足够的循证医学的证据。活动性 AS 患者对 SSZ 治疗无效或有禁忌证时，可选用 MTX。常用 7.5~15mg，个别重症者可酌情增加剂量，口服或注射，1 次/周。同时，可并用 1 种非甾体消炎药。尽管小剂量 MTX 有不良反应较少的优点，但其不良反应仍是治疗中必须注意的问题。这些包括胃肠不适、肝损伤、肺间质炎症和纤维化，血细胞减少、脱发、头痛及头晕等，故在用药前后应定期复查血常规、肝功能及其他有关项目。

5.沙利度胺

沙利度胺具有特异性免疫调节作用，能抑制单核细胞产生 TNF-α。初始剂量每晚每 2 周递增至 150~200mg 维持。该药容易引起困倦，适于晚间服用。

6.来氟米特

来氟米特对 AS 的外周关节炎疗效较佳，另外，该药对 AS 其他症状，如虹膜炎、发热等亦有较好的改善作用，因此该药在临床上主要用于 AS 的脊柱外表现的治疗。通常以 10mg/d 剂量应用，病情较重者可加至 20mg/d。

7.生物制剂治疗

生物制剂针对风湿病的发病机制，比传统免疫抑制治疗更具特异性，从理论上讲，有可能从根本上控制疾病的进展，而不对正常的抗感染免疫产生影响。该类药物的出现使 AS 等风湿性疾病的治疗进入到一个崭新的阶段。越来越多的证据以及临床实践证实，抗 TNF-α 类生物制剂对 AS 以及 SpA 具有很好的疗效，且发现该类药物对 AS 及 SpA 的疗效要优于对 RA 的疗效。目前，TNF-α 抑制药如依那西普、英夫利西单抗、阿达木单抗等均已被美国 FDA 和我国 SFDA 批准用于治疗 AS。

（三）外科手术治疗

对于髋关节病变导致难治性疼痛或关节残疾及有放射学证据的结构破坏，无论年龄多大都应该考虑全髋关节置换术。对于有严重残疾畸形的脊柱受累患者可以考虑脊柱矫形术。在急性脊柱骨折的 AS 患者中应该进行脊柱手术。

（石鑫岳）

第六节　多发性肌炎和皮肌炎

特发性炎症性肌病（IIM）是一组横纹肌慢性非化脓性炎症性疾病。主要包括多发性肌炎（PM）和皮肌炎（DM），前者仅有肌肉病变而无皮肤损害，后者又称皮肤异色性皮肌炎，常具有特征性皮肤表现。临床特征是对称性四肢近端肌、颈肌、咽部肌肉无力，肌肉压痛和血清肌酶升高，可累及肺、心、关节、血管等其他脏器或组织。约 20% 合并系统性红斑狼疮、硬皮病、类风湿关节炎、干燥综合征等其他自身性疾病，亦可伴发肿瘤。病情严重者出现肺间质病变、肺部感染、呼吸肌无力，致呼吸功能衰竭而危及生命。

一、病因

本病病因未明，目前多认为是某些遗传易感个体，由感染与非感染环境因素诱发，免疫介导的一组疾病。

1.遗传因素

PM/DM 的发生可出现家族聚集现象，且大部分有家族聚集性的患者，同一家族的临床类型几乎完全相同，提示遗传基因在 PM/DM 发病中的作用。已有许多的研究证实 HLA-DRB1-0301 及与它连锁的等位基因 DQA1-0501 是与 PM/DM 关联的主要遗传易感基因。除了 HLA 基因外，某些非 HLA 基因在 PM/DM 的发病机制中可能也扮演着重要的角色，如免疫球蛋白基因、细胞因子及其受体基因、T 细胞受体基因等。

2.环境因素

已发现多种病原体包括细菌、病毒、真菌和寄生虫等的感染可能与 PM/DM 的发生有关，特别是与病毒感染的关系更密切。实验研究表明柯萨奇病毒可诱导动物实验性肌病的发生，病理表现与人类肌炎十分相似。人感染流感病毒和柯萨奇病毒后也可出现肌病的表现。在某些 PM/DM 患者的肌纤维中用电镜可观察到病毒样颗粒物质，但未能将病毒成功分离。因此，迄今为止尚无可靠的证据证明病毒感染是 PM/DM 的直接病因。

二、临床表现

本病多数呈缓慢起病，少数呈急性或亚急性。皮肤和肌肉受累是本病的两组主要症状。皮损往往先于肌炎数周甚至数年发生。在 DM 有人将皮损发生后 2 年尚无肌炎出现者称之为无肌病性皮肌炎。DM/PM 起病时可伴全身不适、发热、头痛、关节痛等，约 10%成人患者可有雷诺现象。

1.骨骼肌受累

对称性近端肢体肌无力为主要临床表现，可伴有自发性肌痛与肌肉压痛，骨盆带肌受累时出现髋周及大腿无力，难以蹲下或起立，肩胛带肌群受累时双臂难以上举，半数发生颈部肌肉无力，部分患者可出现吞咽困难和饮水呛咳，四肢远端肌群受累者少见，眼肌及面部肌肉几乎不受影响。肌力的判定有助于对肌肉受损的程度、范围进行估算，从肌力的变化程度可以部分反映肌炎的活动程度和所用药物的疗效。临床上常将肌力分为六级：0 级：完全瘫痪；1 级：肌肉能轻微收缩，不能产生动作；2 级：肢体能做平面移动，不能克服重力而抬起；3 级：肢体能抬离床面（抗地心引力），不能抵抗阻力；4 级：能抵抗部分阻力；5 级：肌力正常。

2.皮肤受累

皮疹可出现在肌炎之前、同时或之后，皮疹与肌肉受累程度常不平行。典型的皮疹包括以上眼睑为中心的眶周水肿性紫红色斑；四肢肘、膝关节伸侧面和内踝附近、掌指关令、指间关节伸面紫红色丘疹，逐渐融合成斑片，有毛细血管扩张、色素减退，上覆细小鳞屑，称 Gottron 征；颈前及上胸部"V"字形红色皮疹；肩颈后皮疹（披肩征）；部分患者双手外侧掌面皮肤出现角化、裂纹，皮肤粗糙脱屑，如同技术工人的手，称"技工手"。此外，甲根皱襞可见不规则增厚，毛细血管扩张性红斑，其上常见淤点。本病皮疹通常无瘙痒及疼痛，缓解期皮疹可完全消失或遗留皮肤萎缩、色素沉着或脱失、毛细血管扩张或皮下钙化，皮疹多为暂时性，可反复发作。

3.其他

可出现肺脏受累如间质性肺炎、肺纤维化、吸入性肺炎等，表现为胸闷气短、咳嗽、咳痰和呼吸困难等。肺部受累是 PM/DM 预后差的重要因素之一。累及心脏可出现无症状心电图改变，心律失常，甚至继发于心肌炎的心力衰竭。少数可累及肾脏，出现蛋白尿、血尿甚至肾衰竭等。约 8%PM/DM 伴发恶性肿瘤，PM/DM 可先于恶性肿瘤 1~2 年出现，也可同时或晚于肿瘤发生。发病年龄越高，伴发肿瘤机会越大，尤其是 DM，常见肿瘤是肺癌、卵巢癌、乳腺癌、胃肠道癌和淋巴瘤。

4.无肌炎性皮肌炎

患者无肌炎的临床和亚临床表现，肌酶不升高，肌电图无肌源性损害发现，有 Gottron 征或合并其他皮肌炎的典型皮炎表现，皮肤活检符合皮肌炎的皮肤表现。无肌炎性皮肌炎容易合并急性间质性肺炎，预后较差。

三、辅助检查

1.实验室检查

患者可有轻度贫血、白细胞增多。少数患者有嗜酸性粒细胞增高。血清 IgG、IgA、

IgM、免疫复合物以及 α_2 和 γ 球蛋白可增高。补体 C_3、C_4 以可减少。急性肌炎患者血中肌红蛋白含量增加，使尿中排量增加。当有急性广泛性肌肉损害时，患者可出现肌红蛋白尿。还可出现血尿、蛋白尿、管型尿，提示有肾脏损害。血清肌红蛋白含量的高低可估测疾病的急性活动程度，加重时增高，缓解时下降。

2.自身抗体

（1）肌炎特异性抗体：PM/DM 的抗体可分为肌炎特异性自身抗体（MSAs）和肌炎相关性抗体两大类。MSAs 主要包括抗氨基酰 tRNA 合成酶（ARS）抗体，抗扰信号识别颗粒（SRP）抗体和抗 Mi-2 抗体等三大类。

（2）肌炎相关性抗体：PM/DM 还存在一些非特异性的肌炎相关抗体，约 60%~80% 的患者可出现抗核抗体阳性，常见细斑点核型。约 20% 的患者可见类风湿因子阳性，但滴度较低。另外部分患者血清中还可检测出抗肌红蛋白抗体、抗肌球蛋白抗体阳性、抗肌钙蛋白或抗原肌球蛋白等非特异性抗体。抗 Scl-70 抗体常出现在伴发系统性硬皮病的 DM 患者中；抗 SSA 和抗 SSB 抗体见于伴发干燥综合征或系统性红斑狼疮的患者中；抗 PM-Scl 抗体见于 10% 的肌炎患者，其中一半合并有硬皮病。另外，约 1/3 的患者可出现抗 Ku 抗体。抗 Ku 抗体是一种少见的抗核抗体，Ku 蛋白与双链 DNA 末端结合。最初被认为是系统性硬皮病合并 PM 患者的特异性抗体。有报道抗 Ku 抗体对于系统性硬皮病合并 PM 的敏感性为 60%，特异性为 99.4%。后来在其他结缔组织病患者中也检测到抗 Ku 抗体。

3.肌酶谱检查

PM/DM 患者急性期血清肌酶明显增高。如肌酸磷酸激酶（CK）、醛缩酶、谷草转氨酶、谷丙转氨酶及乳酸脱氢酶等，其中临床最常用的是 CK，它的改变对肌炎最为敏感，其升高的程度与肌肉损伤的程度平行。PM/DM 患者血清 CK 值可高达正常上限的 50 倍，但很少超过正常上限的 100 倍。肌酶改变先于肌力和肌电图的改变，肌力常滞后于肌酶改变 3~10 周，而复发时肌酶先于肌力的改变。有少数患者在肌力完全恢复正常时 CK 仍然升高，这可能与病变引起的肌细胞膜"漏"有关。相反，少数患者活动期 CK 水平可以正常，这种情况在 DM 比 PM 更常见。CK 正常的 PM/DM 患者应做仔细的鉴别诊断，一般而言肌炎活动期，特别是 PM 患者其 CK 水平总是升高的，否则诊断的准确性值得怀疑。

4.肌电图改变

90% 的 DM/PM 显示肌源性改变，病变肌肉呈肌源性萎缩相，常见失神经纤维性颤动，呈现不规则的放电波形。罹患肌肉不是全部肌纤维同时受累，其中多半有正常的肌纤维散在。轻用力时呈短时限多相运动单位.最大用力时呈低电压，干扰相、多相波增加。

四、诊断

1.临床诊断

根据患者对称性近端肌肉乏力、疼痛和压痛，伴特征性皮肤损害如眶周中心性紫红色水肿性斑、Gottron 征和甲根皱襞僵直扩张性毛细血管性红斑等症状和体征时，一般诊断不难，再结合血清肌浆酶如 CK、LDH、AST、ALT 及醛缩酶增高；24 小时尿肌酸排出量增加；必要时结合肌电图的改变和病变肌肉组织病理检查，可以确诊本病。1975 年 Bohan 和 Peter 提出多发性肌炎和皮肌炎诊断标准：①肢带肌、颈屈肌对称无力，病程持续数周到数月，有/无吞咽困难、呼吸肌受累；②肌肉活检：肌纤维坏死，炎细胞浸润，束周肌萎缩；③血清 CK 升高；④肌电图：肌源性损害；⑤皮肤改变。满足①~④四项标准，确诊为多发性肌炎；符合①~④中的三项标准，可能为多发性肌炎；满足①~⑤确诊为皮肌炎。

2.鉴别诊断

（1）系统性红斑狼疮：SLE 皮损以颧颊部水肿性蝶形红斑，指（趾）关节伸面暗红斑和甲周以及末节指（趾）屈面红斑为特征性；而皮肌炎则以眶周为中心的水肿性紫红斑、Gottron 征为特征；SLE 多系统病变以肾累及为主，而 PM 和 DM 以肢体近端肌肉累及为主，且声音嘶哑及吞咽困难较常见。此外，血清肌酶水平和尿肌酸排出，在 PM 和 DM 患者中明显增高。SLE 患者体内可以检测到抗 ds-DNA、抗 SM 抗体，PM 和 DM 则发现抗 Jo-1 抗体阳性。

（2）系统性硬皮病：系统性硬皮病以雷诺现象、颜面和四肢末端肿胀、硬化以后萎缩为其特征；而皮肌炎则以肌肉软弱、疼痛及以眶周为中心的水肿性紫红斑、Gottron 征等特征性皮疹为主。肌肉病变在系统性硬皮病即使发生也出现在晚期，且为间质性肌炎而非 DM/PM 的实质性肌炎。

（3）风湿性多肌痛：通常发生在 40 岁以上，以颈肩胛带和骨盆带肌弥漫性疼痛，晨僵明显和突出，伴全身乏力、关节痛、发热等非特异性症状；血沉明显升高；血清 CK 值正常，肌电图正常或轻度肌病性变化，但磁共振检查可以发现肩周肌肉周围有少量液体渗出和炎症改变。常合并颞动脉炎。

（4）嗜酸性肌炎：特征为亚急性发作性肌痛和近端肌群无力，血清肌酶升高，肌电图示肌病变化，肌肉活检示肌炎伴嗜酸性粒细胞炎性浸润等，本病实为嗜酸性粒细胞增多症病谱中的一个亚型。

五、治疗

治疗应遵循个体化原则，治疗开始前应对患者进行全面评估。重症患者应卧床休息，但应早期进行被动运动和功能训练。随着肌炎好转，应逐渐增加运动量，以促进肌力恢复。

1.一般治疗

急性期宜绝对卧床休息，给予高热量、高蛋白饮食。避免感染。病情活动期适当进行肢体被动运动，每日 2 次，以防肌肉萎缩；待症状控制后，血清肌酶明显下降或接近正常，逐步开展锻炼。可采用按摩、推拿、水疗和透热疗法等以防止肌肉萎缩和挛缩。对功能丧失患者进行康复训练。

2.药物治疗

用药首选糖皮质激素，一般可口服泼尼松（龙）1~2mg/（kg•d），缓慢减量，常需一年以上，约 90%病例病情明显改善，部分患者可完全缓解，但易复发。对重症者可用甲泼尼龙静滴，对糖皮质激素反应不佳者可加用氨甲蝶呤每周 5~25mg，口服、肌注或静注，或硫唑嘌呤 2~3mg/（kg•d）。环磷酰胺对肺间质病变可能有一定作用，但远期疗效不肯定近年来亦有病例报道霉酚酸酯、他克莫司等对 PM/DM 有效。重症患者也可以联合应用免疫抑制剂。对危重症可用大剂量丙种球蛋白静脉治疗。近年来，生物制剂如利妥昔单抗等应用于少数病例并取得较好疗效，但还需要进一步临床验证。有心脏、肺脏受累者预后较差，应给予早期积极治疗。

（石鑫岳）

第七节　硬皮病

硬皮病是一种以局灶性或弥漫性皮肤变硬和增厚为特征，也可影响血管和内脏（包括心、肺、肾和消化道等）的一种结缔组织病。女性多见，多数发病年龄在 30~50 岁。根据病变所累及的范围，可将硬皮病分为系统性硬化症（SSc）和局限性硬皮病两大类。硬皮病的疾病谱非常广，其中 SSc 是所有结缔组织疾病中最具临床异质性的一种。

一、病因

SSc 的病因尚未完全明确。众多的研究显示与遗传易患性、感染、环境因素等有关。

1.遗传因素

部分患者有明显的家族史，研究表明家族聚集性见于 1.5%的 SSc 家庭，且 SSc 患者一级亲属发病危险性是普通人的 11~158 倍，一级亲属出现抗核抗体阳性的可能性也高于普通人。同卵孪生共患 SSc 的发病率为 4.7%，与异卵孪生相同。同时也发现 SSc 患者中人类白细胞抗原 HLA-DR1，DR2，DR3，DR5 及 HLA-DQA2 等的频率增高。在重症患者中 HLA-B8 频率升高。此外，在女性患者中存在着 X 染色体的显性等位基因异常。

2.感染

有研究显示，人巨细胞病毒和其他病毒感染是本病潜在的诱发因素。部分患者发病前有急性感染史，曾在骨骼肌和肾中发现副黏病毒样包涵体。也有报道细小病毒 B19 也参与 SSc 的发病，50%以上的 SSc 患者骨髓中可以检出细小病毒，而正常人为阴性。

巨细胞病毒隐性感染通过直接血管损伤或通过病毒和宿主蛋白质共有的相似氨基酸序列的分子模拟等免疫介导机制导致 SSc 患者血管损伤。同时 SSc 患者的血清中有针对人巨细胞病毒后期蛋白 UL94 抗原表位的抗体，其表位类似人内皮细胞表达的一种蛋白质。推测某些病毒与 SSc 自身抗原有同源性，病毒感染可影响 SSc 疾病的易患性。

3.环境因素

多种环境因素与 SSc 的发病有关。包括长期服用药物（食物抑制药、博来霉素、喷他佐辛、异烟肼、紫杉醇）、职业性经常接触化学物质（二氧化硅、杀虫剂、苯氧生物、二氧化硅、聚氯乙烯、三氯乙烯和有机溶剂等）、感染（巨细胞病毒、人细小病毒、疏螺旋体）、恶性肿瘤（乳癌、类癌和转移性黑色素瘤）和放疗等均可增加 SSc 的发病概率。

4.微嵌合状态

近来认为微嵌合状态参与 SSc 的发病，研究表明，来自 SSc 患者的外周血中的微嵌合性细胞是明显增加的，而且有试验证明，微嵌合性细胞是特别活跃的并可以识别患者的白细胞抗原。SSc 多见于女性，生育年龄后女性 SSc 的发病率增加也与微嵌合状态有关，因为胎儿祖细胞可在母亲血液里存活多年。未育女性和男性 SSc 患者也可发生微嵌合状态。

二、病理

1.皮肤

疾病早期阶段皮肤活检显示真皮和皮下组织紧密排列的玻璃样变胶原纤维增多，血管周围和间质内有淋巴细胞和组织细胞浸润。直接皮肤免疫荧光法检测很少出现阳性反应，电镜显示直径为 10~20nm 的细胶原纤维丝和基质增多。疾病后期表皮变薄，表皮下是平行分布的致密的胶原纤维束。胶原纤维呈手指状突起，从真皮层延伸到皮下组织，连接皮肤和皮下组织。此时钉突消失，皮肤附属器萎缩。

2.胃肠道

食管下 2/3 黏膜变薄，固有层、黏膜下层和浆膜层胶原增多。纤维化程度相对皮肤较轻，而食管及其他胃肠道病变全程肌层萎缩更为显著。在病程晚期，受累胃肠道发生扩张，固有层可见淋巴细胞和浆细胞浸润。

3.肺部

肺部病变可出现弥漫性肺间质纤维化、肺泡膜增厚、支气管周围和胸膜纤维化，细支气管上皮增生伴肺纤维化，肺泡间隔破裂形成小囊泡和大疱性肺炎。肺小动脉和微动脉内膜增厚，弹力层断裂，肌层肥厚，从而引起肺动脉高压。

4.骨骼

关节炎患者早期的滑膜改变和类风湿关节炎早期相似，表现为滑膜水肿，淋巴细胞及浆细胞浸润，随后出现滑膜表面和滑膜内纤维素层增厚，为其特征性改变。病程晚期则可出现滑膜纤维化。

5.心脏

心脏受累可表现为心肌纤维变性，血管周围不规则间质纤维化。传导系统纤维化则导致房室传导障碍和心律失常。部分患者可出现纤维样心包炎和心包积液。

6.肾

肾受累表现为小叶间动脉内膜增生、微动脉以及肾小球血管丛的纤维素样坏死、肾小球基底膜增厚。有时可见小的肾皮质梗死和肾小球硬化。以上改变均与恶性高血压肾改变类似，较难鉴别。肾血管性病变可出现在血压正常者，肾免疫荧光显示受累血管壁有 IgM 及补体成分和纤维蛋白原沉积。

三、临床表现

SSc 起病隐匿。患者在疾病早期可出现疲乏、无力、体重减轻等慢性消耗性疾病特征。其中疲劳感最明显。发热在 SSc 并不常见，如出现需排除感染或恶性肿瘤等原因。

1.雷诺现象

雷诺现象是指手指或足趾遇冷或情绪影响等因素诱发的发作性肢端缺血，典型的表现为苍白、发绀、潮红，但并非所有患者均有这 3 种颜色改变，其中苍白是最为可靠的表现。是 SSc 最常见的首发症状（70%~90%），也是常见的早期症状，可先于 SSc 的其他症状几个月至几年。也可与其他症状同时发生。几乎所有的 SSc 患者在整个病程中都会出现雷诺现象，因其实质为阵发性指（趾）的小动脉和微动脉血管痉挛，偶尔出现在鼻尖和耳郭。

2.皮肤病变

皮肤增厚变硬是 SSc 的标志性症状，皮肤硬化从手的远端开始，逐渐向近端甚至躯干蔓延。皮肤病变历经肿胀期、硬化期、萎缩期 3 期，在弥漫性皮肤型 SSc 中表现典型。

（1）肿胀期：一般皮肤硬化首先都是从手开始，手指、手背发亮、紧绷、肿胀、手指皱褶消失、活动不灵活，逐渐波及前臂和面部、颈部，甚至上胸部。手背可出现水肿，呈非凹陷性，触之坚韧。有些患者可有皮肤红斑、瘙痒。

（2）硬化期：皮肤逐渐变厚、变硬，硬化皮肤有蜡样光泽，似有皮革包裹，不易被提起，双手不能握紧拳头。皮肤病变可向手臂、颈部、上胸部、腹部及背部蔓延。面部皮肤受损造成正常面纹消失，面容刻板，称"面具脸"，为本病特征性表现之一。鼻尖变小，嘴唇变薄、内收，口周出现放射性皱褶，张口度变小。少数患者可累及下肢及腹部皮肤。

（3）萎缩期：病程 5~10 年后进入萎缩期。皮肤开始萎缩，变得光滑但显得很薄，紧紧贴在骨面上，可出现不易愈合的皮肤溃疡。皮纹消失、毛发脱落。皮肤硬化部位常有色素沉着，间以脱色白斑即色素脱失，也可有毛细血管扩张，皮下组织钙化。指端由于缺血导致指垫组织丧失，出现下陷、溃疡、瘢痕，指骨溶解、吸收。

3.关节、肌肉病变

由于关节周围肌腱、筋膜、皮肤纤维化，60%~80%的病例可出现关节和肌肉疼痛，且常为早期症状，少数也可出现明显的侵蚀性关节炎。皮肤增厚和腱鞘纤维化致使关节挛缩畸形和功能受限，当受累关节主动或被动运动时，特别在腕、踝、膝处，可感受到皮革样摩擦感，关节屈曲处皮肤可发生溃疡。SSc 早期可有肌痛、肌无力等非特异性症状，晚期的肌无力可由皮肤严重受累造成失用性肌萎缩造成。病变累及肌肉者，有以下两种类型：一为从肌腱向肌肉蔓延的纤维化，病理表现为肌纤维被纤维组织替代，无或轻度肌酶增高；另一种为 SSc 与皮肌炎重叠^患者可有明显近端肌无力，肌酶持续增高。

4.胃肠道病变

消化道受累为 SSc 的常见表现，约 70%的患者出现，仅次于皮肤受累和雷诺现象。消化道的任何部位均可受累，其中食管受累最为常见（90%），肛门、直肠次之（50%~70%），小肠和结肠较少（40%和 10%~50%）。

（1）口腔：可有口干、张口受限。张口受限可造成口腔护理困难，导致牙龈和牙齿病变。

（2）食管：食管下部功能失调、括约肌功能受损可导致吞咽食物后发噎感，以及饱食后随即躺下的胸骨后灼热、反酸。长期的反流性食管炎可引起出血、食管下段狭窄等并发症。1/3 硬皮病患者食管可发生 Barrett 化生（是指食管下段黏膜被肠型腺上皮取代）。这些患者发生狭窄和腺癌的危险性增高。

（3）胃：胃部受累可导致胃排空延迟，餐后腹胀、呕吐可发生。SSc 的黏膜血管损伤常以贲门周围血管扩张的形式出现，因其在内镜下的表现酷似西瓜的花纹，曾被称为"西瓜胃"，现定义为"胃窦血管扩张"。这种血管损伤可导致间断性出血，是 SSc 慢性贫血的原因之一。

（4）小肠：常可引起轻度腹痛、腹泻、体质量下降和营养不良。营养不良是由于肠蠕动缓慢，微生物在肠液中过度增长所致。偶可出现假性肠梗阻，表现为腹痛、腹胀和呕吐。与食管受累相似，纤维化和肌肉萎缩是产生这些症状的主要原因。

（5）大肠：大肠受累的临床症状往往较轻。累及后可发生便秘、下腹胀满，偶有腹泻。由于肠壁肌肉萎缩，在横结肠、降结肠可有较大开口的特征性肠炎（憩室），偶有憩室穿孔而出现急腹症，如肛门括约肌受累可出现直肠脱垂和大便失禁。

（6）肝和胰：肝受累不常见。SSc 可以并发原发性胆汁性肝硬化，以局限性皮肤系统硬化症尤其是 CREST 综合征多见。胰腺外分泌功能不全可引起吸收不良和腹泻。

5.肺部病变

SSc 普遍出现肺受累，2/3 以上的患者都不同程度有肺部间质和或血管病变，是目前 SSc 的最主要的致死原因。肺部受累主要表现为间质纤维化、肺血管病变甚至闭塞及炎性改变。其中最常见的严重肺部病变是肺间质纤维化和肺动脉高压。肺间质纤维化多见于弥漫型 SSc，肺动脉高压多见于有严重的雷诺现象者。病程初期常为活动时气促，活动耐受量减少；后期出现干咳。随着病程延长，肺部受累机会增多，且一旦累及，呈进行性发展，对治疗反应不佳。肺间质纤维化和肺动脉血管病变常同时存在，但往往是其中一个病理过程占主导地位。在抗拓扑异构酶I（Scl-70）阳性的弥漫性皮肤型 SSc 患者中，肺间质纤维化常常较重；而在 CREST 综合征中，肺动脉高压常较为明显。肺间质纤维化常以嗜酸性肺泡炎为先导。体检可闻及细小爆裂音，特别是在肺底部。X 线片示肺间质纹理增粗，严重时呈网状结节样改变。在早期或肺泡炎期，肺部高分辨率 CT 早期可显示呈毛玻璃样改变，后期可出现蜂窝状。支气管肺泡灌洗可发现灌洗液中中性或嗜酸性粒细胞增多。肺间质纤维化将导致肺功能下降和肺动脉高压，肺功能检查以限制性通气障碍，肺活量减少，肺顺应性降低，弥散功能减低为特征。主要表现为肺活量、用力肺活量（FVC）降低、残气/闭合气量增加、一氧化碳弥散量（DLco）降低。肺动脉高压是由于肺间质与支气管周围长期纤维化或肺间小动脉内膜增生的结果，往往缓慢进展，一般临床不易察觉，直到后期严重的不可逆病变出现。无创性的超声心动检查不易发现早期肺动脉高压。右心导管检查（RHC）是确诊肺动脉高压（PAH），评估血流动力学损伤严重程度及测试血管反应性的标准方法。尸检显示，29%~47%患者有中小肺动脉内膜增生和中膜黏液瘤样变化。心导管检查发现 33%患者有肺动脉高压。个别肺间质纤维化还可并发肺大疱、自发性气胸及罕见的弥漫性肺泡出血。

6.心脏病变

心脏受累常出现于 SSc 病程的晚期。心脏纤维化是心脏受累的主要原因，也是 SSc 患者发生死亡的重要原因之一。心脏受累主要表现为心包炎，伴或不伴有心包积液、心力衰竭和不同程度的传导阻滞或心律失常。弥漫性 SSc 患者可有心肌纤维化所致的心肌病。

7.肾病变

肾受累见于约 20%的 SSc 患者，但病理活检显示半数以上患者均有肾受累。肾病变临床表现不一，可为镜下血尿，肾功能正常，也常可表现为高血压、蛋白尿和氮质血症。部分患者在病程早期（起病 4 年内）或病程中出现硬皮病肾危象（SRC），即突然发生严重高血压，急进性肾衰竭，表现为剧烈头痛、恶心、呕吐、视力下降和抽搐、少尿、无尿。如不及时处理，常于数周内死于心力衰竭及肾衰竭，是 SSc 的又一重要死因。弥漫性硬皮病、病程进展快、抗 RNA 多聚酶抗体阳性、服用大剂量激素、病程<1 年等为 SRC 的危险因素。肾危象初期大部分患者感疲乏加重，若出现气促、严重头痛、视物模糊、抽搐、神志不清等症状，应予以重视。

8.其他

在弥漫性皮肤型可出现神经病变，包括正中神经受压、腕管综合征以及孤立或多发单神经炎，后者常与抗 U1RNP 抗体有关。SSc 出现对称性周围神经病变，可能与并发血管炎有关。相当一部分 SSc 患者可出现甲状腺功能减低，可伴有高低度的抗甲状腺抗体。可见甲状腺纤维化，但在不并发自身免疫性甲状腺炎的患者也可见到。SSc 的其他表现还包括三叉神经痛和男性阴茎勃起障碍。

四、辅助检查

1.实验室检查

一般无特殊异常。血细胞沉降率可正常或轻度增快。贫血少见，其中最常见的原因是与慢性炎症有关的低增生性贫血，其次应考虑消化道溃疡、肾受累。可有轻度白蛋白降低，球蛋白增高，可有多克隆高丙种球蛋白血症，主要为 IgG，见于近一半的患者。有时可出现冷球蛋白血症。

2.免疫学检查

90%以上 SSc 患者抗核抗体阳性，荧光核型为斑点型、核仁型和抗着丝点型，核仁型对 SSc 的诊断相对可靠。SSc 患者血清中有多种抗体，各有其相应的临床意义。抗 Scl-70 抗体被认为是 SSc 的标志性抗体，阳性率为 15%~20%，该抗体阳性与弥漫性皮肤硬化、肺纤维化、指（趾）关节畸形、远端骨质溶解相关。抗着丝点抗体在 SSc 中的阳性率只有 15%，但其是局限性皮肤型 SSc 的亚型 CREST 综合征较特异的抗体，在后者中有 50%~90%的阳性率，常与严重的肺动脉高压、雷诺现象、指端缺血相关。然而抗着丝点抗体的特异性不强，在其他结缔组织疾病如原发性胆汁性肝硬化、干燥综合征中也可呈阳性。抗 RNA 多聚酶I，III抗体的阳性率为 4%~20%，常见于弥漫性 SSc 患者，这些患者肾和心脏受累较多见。抗 U3 RNP 抗体阳性率为 8%，对 SSc 高度特异，与肌病、肠道受累和肺动脉高压相关。抗 U1 RNP 抗体见于 5%~10%的 SSc 患者和 95%~100%的重叠综合征患者。抗纤维蛋白 Th/T0 抗体阳性率约 5%，与局限性皮肤受累和肺动脉高压相关。抗 PM/Scl 抗体阳性率为 1%，见于局限性皮肤型 SSc 和重叠综合征（多发性肌炎/皮肌炎）。抗 SSA 抗体和抗 SSB 抗体存在于 SSc 与干燥综合征重叠的患者。约 30%的 SSc 患者类风湿因子阳性。近来，还发现新抗体，如：anti-fibrillarin 1，anti-matrix metalloproteinases 1-3，anti-novel antigen-2 等。另外，与发病机制有关的抗体，如 anti-fibroblast antibodies，anti-EC antibodies（AE-CA），anti-platelet-derived growth factor receptor 等，但是这些抗体尚未应用于临床。

3.病理及甲床检查

硬变皮肤活检见网状真皮致密胶原纤维增多。表皮变薄，表皮突消失，皮肤附属器萎缩。真皮和皮下组织内（也可在广泛纤维化部位）可见 T 细胞大量聚集。甲床毛细血管显微镜检查显示毛细血管襻扩张与正常血管缺失。

4.影像学检查

X 线平片可示双手指端骨质吸收，软组织内有钙盐沉积。钡剂检查可显示食管、胃肠道蠕动减弱或消失，下端狭窄，近侧增宽，小肠蠕动亦减少，近侧小肠扩张，结肠袋可呈球形改变。超声和 MRI/MRA 可用来评估骨关节受累情况及 SSc 相关的血管病变。

间质性肺病是 SSc 主要的肺部病变。X 线检查可有两肺纹理增强，也可见网状或结节状致密影，以肺底为著，或有小的囊状改变。但对 X 线对早期肺间质病变不敏感。肺部高分辨率 CT（HRCT）是早期诊断肺间质病变最敏感又无创的可靠方法。HRCT 可分辨出不同病程中主要的影像学表现：①毛玻璃密度影：表现为弥漫性或局灶性的肺实质密度增高，为本病早期表现，多为可逆性病变；②弥漫性或局灶性小叶间隔增厚，表现为双侧中下肺外带与胸膜垂直的细线状影，此为小叶间隔内纤维组织增生所致；③胸膜下线影及蜂窝影，为肺间质纤维化的特征性改变，表现为肺间质纹理增粗，严重时可呈网状结节样改变，以基底部为显著，此类改变为结构性改变，表明该病以进入中晚期，难以逆转；④间隔旁和瘢痕旁气肿，形态不规则，为纤维化牵拉所致。HRCT 可作为预测和随访间质性肺病的主要手段。

五、诊断

1.诊断标准

目前临床上常用的标准是 1980 年美国风湿病学会（ACR）制定的 SSc 分类标准。

（1）主要条件：近端皮肤硬化，手指及掌指（跖趾）关节近端皮肤增厚、紧绷、肿胀。这种改变可累及整个肢体、面部、颈部和躯干（胸、腹部）。

（2）次要条件：①指端硬化，皮肤硬皮改变仅限手指；②指尖凹陷性瘢痕或指垫消失，由于缺血导致指尖凹陷性瘢痕或指垫消失；③双肺基底部纤维化，在立位胸部 X 线片上，可见条状或结节状致密影。以双肺底为著，也可呈弥漫斑点或蜂窝状肺，但应除外原发性肺病所引起的这种改变。

判定：具备主要条件或 2 条或 2 条以上次要条件者。可诊为 SSc。在根据皮损分布和其他临床特点，进一步分为弥漫性、局限性或 CREST 综合征。雷诺现象、多发性关节炎或关节痛、食管蠕动异常、皮肤活检示胶原纤维肿胀和纤维化、血清有抗核抗体、抗 Scl-70 抗体和抗着丝点抗体阳性均有助于诊断。

澳大利亚学者 Bernett 把 SSc 分为 3 型。Ⅰ型，最初仅为雷诺现象，皮肤病变的范围为手指和面部，内脏损害不明显，约占 15%。Ⅱ型，有雷诺现象，皮肤病变的范围为手指、双手和前臂；面部表情固定、口周放射性沟纹，口唇变薄，鼻端变尖；皮肤受累可有色素沉着或色素脱失、血管扩张；有心、肺、肾受累，此型占 80%。Ⅲ型，弥漫性皮肤改变，发展迅速，数周或数月波及身体大部分，特征为上下肢体和躯干同时受累、呈对称性；出现严重内脏损害，发病 5 年内心律失常或肾衰竭而死亡。此型最严重，约占 5%。

ACR 的标准注重于诊断，但其早期诊断的硬皮病的敏感性较低。Bernett 标准注重于病程的发展过程，有助于指导治疗。为此欧洲硬皮病临床试验和研究协作组（EUSTAR）提出了"SSc 早期诊断"的概念和分类诊断标准（表 8-7-1），但早期 SSc 可能与未分化结缔组织病、混合性结缔组织病不易鉴别。

表 8-7-1 EUSTAR 2009 年 SSc 早期诊断分类标准

主要条件
雷诺现象
自身抗体阳性（抗核抗体、抗着丝点抗体、抗 Scl-70 抗体）
甲床毛细血管镜检查异常
次要条件

钙质沉着
手指肿胀
手指溃疡
食管括约肌功能障碍
毛细血管扩张
高分辨 CT 显示肺部"毛玻璃样"改变

　　注：以上标准中，具备主要条件的全部 3 项，或具备 2 项主要条件并加上次要条件中的任意一项可早期诊断 SSc。

　　2.皮肤硬化评分

　　SSc 皮肤受累的范围、程度和进展速度与内脏器官受累密切相关，而内脏受累是 SSc 患者预后的重要决定因素。所以皮肤评分的动态监测不仅有助于 SSc 病情分期及活动性的监测，而且有助于临床疗效的观察。目前国际上广泛使用的是修订的 Rodnan 皮肤得分法（MRSS），具体如下：把皮肤分为 17 个部分，包括面、前胸、腹、左/右手指、左/右手、左/右前臂、左/右上臂、左/右足、左/右小腿、左/右大腿。根据每一部位皮肤的硬化程度进行评分，0 分（正常）、1 分（可疑硬化）、2 分（肯定硬化）或 3 分（绷紧）。最后将这 17 个部位的评分累加，分数越高，皮肤硬化越广泛或越严重。此半定量评分比较准确可靠，与皮肤活检结果一致，可用于临床监测及临床研究。目前，国际上已使用硬度计来评估皮肤硬化程度，已证实可靠、简单、客观和准确。与传统的皮肤得分系统相比，硬度计法敏感性更高，可用于临床试验。

　　3.鉴别诊断

　　（1）硬肿病：女性多见，半数以上为 20 岁以前发病，大部分患者于发病前几天至 6 周有感染史，常在急性发热后数日发病，突然出现进行性对称性弥漫性皮肤发硬，多见于面部和颈部，但手足不受累，无雷诺现象。病程慢性，持续多年后大多可自愈。抗核抗体阴性。病理学显示，表皮改变轻微，真皮显著增厚，伴不同程度的蛋白多糖、透明质酸和胶原沉积。

　　（2）嗜酸性筋膜炎：以男性多见，发病年龄 30~60 岁为主，发病前有过度劳累、剧烈活动外伤及上呼吸道感染等诱因，病变初发部位以下肢尤以小腿下部为多见。特征性表现为深筋膜炎症和增厚，患区特有的皮下深部组织硬肿及皮面有与浅静脉走向一致的线状凹陷，伴局部酸胀、紧绷、疼痛，无雷诺现象，无内脏病变，抗核抗体阴性，血嗜酸性粒细胞增加。

　　（3）化学物、毒物所致硬皮病样综合征：接触聚氯乙烯、苯等化学物，以及食用毒性油或某些药物和接受硅胶乳房隆起术后出现硬皮以及硬皮病的某些其他症状。但无典型的硬皮病表现，血清中无特异的自身抗体，停止接触，症状可渐消失，易与硬皮病鉴别。

　　（4）硬化性黏液水肿：泛发性丘疹和硬皮病样疹，血液中单克隆副球蛋白血症。组织学检查：黏蛋白沉积，成纤维细胞增生。无内脏病变，抗核抗体阴性。

　　（5）肾源性系统性纤维化：肾源性系统性纤维化是一种仅发生于肾功能不全患者的少见但严重的后天性获得性、系统性疾病，以广泛地组织纤维化为特征。通常会引起四肢皮肤的增厚和硬结.最后常造成关节固定和挛缩,甚至导致死亡,常与含钆对比剂有关。无雷诺现象,无内脏病变,抗核抗体阴性。

4.临床分型

1988 年 ACR 根据皮肤硬化程度、范围、内脏受累情况、甲床毛细血管异常、血清学特点,阐明了 SSc 的 5 种亚型。

(1)局限性皮肤系统硬化症(LSSc):皮肤增厚局限于肘(膝)关节的远端肢体,但可累及面部、颈部。其中,CREST 综合征为局限性皮肤型 SSc 的一个亚型,表现为钙质沉着(C),雷诺现象(R)、食管功能障碍(E)、指端硬化(S)和毛细血管扩张(T)。后期可发生肺动高压、伴或不伴肺间质纤维化、皮肤钙化、毛细血管扩张、三叉神经痛。抗着丝点抗体(ACA)阳性多见。甲床毛细血管环扩张,常无缺失。

(2)弥漫性皮肤系统性硬化症(DSSc):除面部、肢体远端皮肤增厚外,还可累及肢体近端和躯干皮肤。早期即可出现明显的肺间质纤维化病变、肾功能不全甚至衰竭、弥漫性胃肠病变和心肌受累及腱鞘摩擦音。抗 Scl-70 抗体可阳性。甲床毛细血管环扩张和缺失。

(3)无皮肤硬化的 SSc:无明显的皮肤增厚的表现,但有雷诺现象、SSc 特征性的内脏器官受累表现、特征性血管和血清学异常。

(4)重叠综合征:系统性硬化或局限性皮肤型 SSc 同时伴有符合诊断标准的系统性红斑狼疮、多发性肌炎或皮肌炎、类风湿关节炎等 1~3 种疾病为重叠综合征。

(5)未分化结缔组织病(UCTD):雷诺现象伴 SSc 的部分临床或(和)血清学特点(如指端溃疡、手指水肿、甲床毛细血管异常、ACA 阳性),但无皮肤硬化,亦无特征性内脏器官受累。

六、治疗

虽然近年来 SSc 的治疗有了较大进展,但循证医学证据的支持仍然很少。皮肤受累范围程度以及内脏器官受累的情况决定其预后。早期治疗的目的在于阻止新的皮肤和脏器受累。而晚期治疗旨在改善已有的症状。治疗措施主要包括抗炎及免疫调节治疗、针对血管病变的治疗及抗纤维化治疗等。

(一)抗炎及免疫调节治疗

1.糖皮质激素

一般认为糖皮质激素不能阻止 SSc 的进展。但对 SSc 早期水肿期、炎症性肌病、间质性肺病的炎症期、心包积液及心肌病变有一定疗效,可用 30~40mg/d,连用数周后渐减至维持量 10~15mg/d。短期小剂量激素对病变早期的关节疼痛、肌痛有效。有作者认为,中小剂量的糖皮质激素长期治疗对 SSc 病情改善有很大的帮助,对晚期特别是有氮质血症患者,糖皮质激素能促进肾血管闭塞性改变,故禁用。

2.免疫抑制药

常用的免疫抑制药有环磷酰胺(CTX)、环孢素、硫唑嘌呤、氨甲蝶呤(MTX)、霉酚酸酯(MMF)、他克莫司等。其中对于 MTX 和 CTX,欧洲抗风湿病联盟有如下共识:①2 个随机对照试验显示,MTX 可以使早期弥漫性 SSc 患者的皮肤评分下降,故推荐用于治疗早期弥漫性患者的皮肤损害;②2 个高质量随机对照试验显示,CTX 可改善 SSc 相关肺间质病变患者的肺功能、呼吸困难、生活质量,故推荐用于治疗 SSc 相关肺间质病变。免疫抑制药的使用对皮肤、肺部或肾病变有一定效果，与糖皮质激素合用，常可提高疗效和减少糖皮质激素用量。

（二）血管病变的治疗

1.SSc 相关的指端血管病变（雷诺现象和指端溃疡）

患者应戒烟，保暖尤其是肢端保暖是改善雷诺现象的重要措施。治疗药物主要有：①抗血小板聚集药物如阿司匹林 100mg/d；山双嘧达莫每次 25mg，3 次/d；前列地尔扩张血管，抑制血小板聚集，5~10mg 加入 10ml 生理盐水（或 5%葡萄糖注射液）静脉注射，1/d。②扩血管药物：钙通道阻滞剂可以选择性抑制 Ca^{2+} 经细胞膜上的钙通道进入细胞内，抑制血管平滑肌细胞的收缩，松弛血管平滑肌，减少末梢血管阻力。常用药物有硝苯地平、尼群地平、拉西地平、氨氯地平、非洛地平等，EULAR 建议将钙离子拮抗药作为治疗雷诺现象的一线药物，其中最常用的是硝苯地平。硝苯地平（每次 10~20mg，3 次/d），可以减少 SSc 相关的雷诺现象的发生和严重程度。血管紧张素转化酶抑制药如卡托普利 6.5~25mg/d。5 磷酸二酯酶抑制药（西地那非、戈地那非）、选择性色氨酸重摄取抑制药（氟西汀）、血管紧张素-II受体抑制药（氯沙坦钾、颉沙坦）等均可选用。如雷诺现象严重或存在活动性指端溃疡，应考虑静脉注射前列腺类似物如伊洛前列腺 0.5~3ng/（kg•min）连续使用 3~5d，或口服 50~150μg，2 次/d。③己酮可可碱 0.4g/d，口服或静脉注射。④西洛他唑 50mg/d，2 次/d。有研究显示，内皮素受体拮抗药如波生坦对治疗 SSc 继发肢端溃疡无效，但可有效预防新生溃疡的发生，故推荐用于钙离子拮抗药、前列腺类似物治疗无效的 SSc 继发肢端溃疡患者。

2.SSc 相关的肺动脉高压

肺动脉高压是 SSc 致死的主要原因之一，必须强调早期治疗积极治疗。①氧疗：有低氧血症患者应给予吸氧；②大剂量激素和免疫抑制药，首选环磷酰胺；③抗血小板聚集药物，与治疗雷诺现象相同；④利尿药和强心药：对于并发右心功能不全的肺动脉高压患者，初始治疗应给予利尿药。但应注意肺动脉高压患者有低钾倾向，补钾应积极且需密切监测血钾。地高辛可用于治疗收缩功能不全的充血性心力衰竭；右心室明显扩张，基础心率>100/min，并发快速心房颤动时也是应用地高辛的指征；⑤肺动脉血管扩张药：目前新的作用于血管的扩张药有：钙离子拮抗药、前列环素及其类似物、内皮素-I受体拮抗药及 5 型磷酸二酯酶抑制药等。

（三）SSc 相关肾危象（SRC）

肾危象是 SSc 常见的死亡原因之一。其治疗的关键是迅速控制恶性高血压，早期应使用最大耐受剂量的血管紧张素转换酶抑制药（ACEI），将血压控制在目标值（130/80mmHg）以下。控制血压和大剂量长期应用 ACEI，对疾病的预后至关重要，即使肾功能不全进入终末期肾衰竭，ACEI 仍应继续常规使用。并应联合使用强效血管扩张药、利尿药等。通常血压控制后肾功能可有所改善。但也有些患者控制血压后，肾功能仍进行性恶化，需透析治疗或肾移植。SRC 患者肌酐 265.2μmol/L（>3mg/dl），血压升高持续 3d 以上、出现充血性心力衰竭时常提示预后不良。激素与 SSc 肾危象风险增加相关，应避免使用大剂量激素.使用激素的患者应密切监测血压和肾功能。

（四）抗纤维化治疗

皮肤增厚和内脏组织进行性纤维化是 SSc 的主要临床特征，因此，抗纤维化是 SSc

的一个重要治疗方法。但迄今为止尚无一种药物被证实对纤维化有肯定的疗效。转化生长因子（TGF-β）是 SSc 的纤维化发病机制中最主要的调节因子，与其他许多细胞因子和生长因子（如 IL-4，IL-6，内皮素受体-1，血小板衍生生长因子等）的相互作用导致纤维化的发生。TGF-β通常以无活性前提分子存在，通过复杂的激活过程及信号传导系统导致I型胶原等细胞外基质的合成增多而发生组织纤维化。在其信号转导通路上有许多激酶可以作为治疗靶点。另外,体内尚有对细胞外基质累积负性调节的机制,包括 Smad7,IFN-γ。因此，推测包括内皮素-1 受体拮抗药、IFN-γ及 TGF-β抗体以及松弛素等应该有抗纤维化的作用，但是这方面的研究尚无可喜的结果，仍有待进一步研究。

1.SSc 相关的皮肤受累

目前临床上治疗 SSc 的抗纤维化的药物主要包括青霉胺、秋水仙碱、积雪苷等。其中青霉胺最常用，它主要通过干扰胶原分子间的交联，抑制新胶原的生物合成和降解已形成的胶原纤维，从而对抗纤维化。目前一般采用小剂量进行治疗，初始剂量从 0.125g/d开始，通常应用 2~4 周后每日增加 0.125g，坚持用药 6~12 个月后，皮肤硬化情况可改善。研究证明，秋水仙碱能阻止原胶原转变为胶原，抑制胶原合成，减少胶原的堆积。其常规用量为 0.5~1.5mg/d，连用 3 个月至数年，临床上没有发现严重的不良反应，长期使用相对是安全的。但对晚期病例不能阻止皮肤病变恶化。积雪苷是一种从中药积雪草中提取的有效成分，它能抑制成纤维细胞的活性，软化结缔组织，口服每次 12mg，3 次/d，疗程一般为 6 个月至 1 年。临床观察表明，积雪苷能改善硬皮病患者的症状及体征而且对局限性硬皮病的疗效较弥漫性硬皮病略好。

2.SSc 的间质性肺病

SSc 发生肺间质病变的病因及机制尚不明，目前尚无特效治疗方法。SSc-ILD 患者 5年存活率约 90%，12%~16%发展为慢性呼吸功能衰竭或严重的限制性肺疾病，因此临床医师首先面临的挑战是哪些 ILD 患者需要积极治疗，哪些患者预期能从免疫抑制治疗中的获益大于治疗所造成的损害，从而避免过度治疗。一般来说，治疗的力度主要根据疾病的严重程度和进展风险来决定。首先评估患者否有炎症状态，炎症性病变是可以逆转的，早期治疗非常必要。炎症状态的评估包括多方面，如关节肿痛的有无、炎症指标的增高程度、肺功能和影像学改变（如磨玻璃影、斑片影、实变影、纤维条索影或蜂窝影等），支气管肺泡灌洗液（BAL）和肺活检亦可用于评估。其次，评估疾病进展程度。

对肺 ILD 病情进展期可短期予以小剂量激素症状改善后逐渐减量至停药。近年国外研究用甲泼尼龙（10mg/kg）和环磷酰胺（15mg/kg），3~4 周 1 次，连用 6 次后皮肤症状明显，连用 12 次后，有 85.7%的患者肺间质炎性病变明显改善。环磷酰胺已被推荐用于治疗 SSc 的间质性肺病，环磷酰胺冲击治疗对控制活动性肺泡炎有效。吗替麦考酚酯（MMF）治疗 SSc-ILD 有一定的效果，尤其是用于维持治疗，但是否可以替代环磷酰胺用于一线治疗，还需多中心 RCT 研究证实。硫唑嘌呤是一个常用于治疗 SSc-ILD 的药物。目前为止没有真正抗纤维化的药物显示治疗纤维化有效。吡非尼酮是一种羟基吡啶分子，兼有抗炎和抗纤维化的作用，2010 年日本，2014 年 FDA 和欧盟批准用于治疗特发性肺纤维化（IPF）。Nagai 等研究显示吡非尼酮治疗治疗慢性进展的肺纤维化患者，可稳定胸部 HRCT 评分和动脉氧分压。

（五）其他脏器受累的治疗

SSc 的消化道受累很常见。质子泵抑制药对胃食管反流性疾病、食管溃疡和食管狭窄有效。胃平滑肌萎缩可导致胃轻瘫和小肠运动减弱，促动力药物如甲氧氯普胺和多潘立酮可用于治疗 SSc 相关的功能性消化道动力失调，如吞咽困难、胃食管反流性疾病、饱腹感等。胃胀气和腹泻提示小肠细菌过度生长，治疗可使用抗生素，但需经常变换抗生素种类，以避免耐药。心衰患者需要密切监测洋地黄和利尿药的使用。避免过度利尿，以免导致肾血流减少、心排血量降低和肾衰竭。

（六）其他治疗

1.维 A 酸类

维 A 酸类药物可以调节结缔组织代谢，表现出抗纤维化活性，改善 SSc 病人的临床表现。在体外，9-顺式-维 A 酸能诱导成纤维细胞中 COX-2 表达和 PGE（2）产生，从而降低胶原成长因子的表达，抑制I型和III型胶原的合成。

2.静脉注射丙种球蛋白及血浆置换

静脉注射免疫球蛋白具有免疫调节和免疫替代的双重治疗作用，无论对改善病情抑或降低身抗体效价均取得满意的效果。主要用于原发性或继发性免疫球蛋白 IgG 缺乏或低下症，原发性血小板减少性紫癜及自身免疫性疾病（如重症 SLE、SSc）的治疗。有学者报道 SSc 患者接受每月 3 次大剂量静脉注射免疫球蛋白治疗，每次 0.4g/（kg•d），持续治疗 5 个月，随访显示，患者皮肤硬化和吞咽困难明显好转。此后，每月进行治疗性血浆置换（TPE）清除血清免疫球蛋白，经过多次治疗，患者症状在改进的状态维持时间长达 2 年。对重症 SSc 能收到良好效果，治疗效果可持续 4 个月到 1 年。但不宜长期用。为避免治疗后机体代偿性合成增加，血浆置换的同时必须同时使用激素和免疫抑制药，以免复发。

3.干细胞移植

国内外多项研究已经证实，人体造血干细胞移植（HSCT）可以使传统免疫抑制药治疗无效的患者病情缓解。因此，HSCT 为治疗顽固性 SSc 提供了一种新的方法。HSCT 可通过破坏患者原有的异常免疫系统，重建正常的免疫系统，是的从根本上治疗 SSc 成为可能。

4.光疗

UVA1（340~400nm）可以调节系统性硬化症受损的血管内皮细胞功能，降低真皮神经元特异性烯醇化酶的表达。PUVA（补骨脂素长波紫外线疗法）直接抑制胶原的合成或通过激活胶原酶的活性来降低胶原的数量。

5.甲磺酸伊马替尼

一种小分子化合物，能阻断腺苷三磷酸根与活化的激酶位点结合，特异地抑制一些酪氨酸激酶，包括 c-Abl。动物实验显示，甲磺酸伊马替尼能够有效地阻止各种器官如肾、肺、肝、皮肤等纤维化的发展。该药已被用于治疗系统性硬化病。但是甲磺酸伊马替尼有许多不良反应，包括充血性心力衰竭、水肿、肌痉挛、腹泻、贫血、中性粒细胞减少及血小板减少等。

6.利妥昔单抗

利妥昔单抗是人 CD20 单克隆抗体，主要用于 B 细胞淋巴瘤的治疗。近年来已在多种自身免疫性疾病的治疗中取得了令人鼓舞的结果。目前已有 3 项小样本研究提示，利妥昔单抗可改善 SSc 患者的皮肤纤维化，并伴随组织胶原沉积减少及纤维化，血清生物标志物（如 IL-6）水平的下降；其中一项研究观察到肺功能的改善，但其他两项研究未发现利妥昔单抗对内脏的保护作用。仍需大样本研究以获得更确切的结果。

（朱琳）

第八节 干燥综合征

干燥综合征（SS）是一种以侵犯外分泌腺，尤其是唾液腺及泪腺为主的慢性自身免疫性疾病。临床上主要表现为干燥性角结膜炎、口腔干燥症，还可累及其他多个器官如皮肤、骨骼肌肉、肾、呼吸循环系统、消化系统、神经系统和血液系统等。SS 可分为原发性（PSS）和继发性两种。继发于结缔组织病（如类风湿关节炎、系统性红斑狼疮和硬皮病等）和特殊病毒感染等称为继发性干燥综合征，不并发其他疾病者称为原发性干燥综合征。可发生于任何年龄，主要影响 40~60 岁女性，女男比例约为 9：1。

一、病因

原发性干燥综合征的病因与发病机制尚不十分明确，在机体遗传、感染、免疫和性激素等因素共同作用下，导致机体细胞免疫和体液免疫的异常反应，通过各种细胞因子和炎症介质造成组织损伤。

1.遗传因素

在干燥综合征病人的家族中，其他成员有类似干燥综合征异常表现的发生率较高。家庭成员中，患干燥综合征的危险性是正常人的 2~3 倍。用 PCR 结合斑点杂交显示 HLA-B8、DRBI-03、DRB1-02、DQA1-05、DQA1-01、DRw52 在原发性干燥综合征患者中明显增加。HLA-DR3 与抗 SSA 和抗 SSB 抗体的产生有关。除了 HLA 等位基因外，其他涉及系统性炎症反应、细胞因子、细胞凋亡的调节基因也可能与疾病有关，但未获得肯定结果。

2.感染

病毒感染在 SS 发病中起一定作用。SS 可发生在 HIV、乙型肝炎病毒、丙型肝炎病毒、疱疹病毒感染患者中。但病毒感染后的 SS 患者血清中常测不到抗 SSA、SSB 抗体，提示病毒感染而致的 SS 与原发性干燥综合征尚有区别。有研究者发现 EB 病毒基因组在 SS 患者唾液腺、泪腺中有较高检出率。EB 病毒参与 SS 发病的机制可能是提供了免疫攻击反应的靶抗原（感染的上皮细胞），或引发了其他上皮细胞基因（如上皮生长因子，c-myc 等）的转化、激活。丙型肝炎病毒（HCV）感染的 SS 病人的小涎腺淋巴细胞浸润情况变化很大，一半以上的病人涎腺中无淋巴细胞浸润，唾液中未发现 HCV，这提示 HCV 所致涎腺功能的减退并非通过免疫反应作用于腺体。

3.免疫因素

原发性干燥综合征是一种细胞免疫和淋巴免疫均异常的疾病，其发生与 B 淋巴细胞的活性增强和 T 淋巴细胞缺陷有关。T 细胞在体液免疫和淋巴免疫中占有重要地位，现已证实 SS 患者泪腺、唾液腺中有大量淋巴细胞浸润，泪腺、唾液腺甚至肾脏浸润淋巴细胞主要为具有记忆表型的 $CD4^+T$ 细胞，患者 $CD4^+/CD8^+$ 的比例升高，$CD4^+/CD8^+$ 的比例决定疾病的严重程度。由于 $CD4^+T$ 细胞增多，导致 B 淋巴细胞功能亢进，患者血清免疫球蛋白增加，产生大量自身抗体，其中抗 SSA（52kD、60kD）和抗 SSB（48kD）抗体是 SS 的相对特异性抗体，均属 IgG 型。抗 SSB 抗体经常出现在抗 SSA 阳性的血清中，是 SS 的重要血清学标记，对诊断及预后有重要意义。B 细胞单克隆异常增殖则部分 SS 患者可发展为 B 细胞非霍奇金淋巴瘤（NHL）。其发生的可能因素包括：凋亡失调、B 细胞过度刺激和感染等。SS 代表了从多克隆 B 细胞活化到单克隆 B 细胞增殖，最终发展为淋巴增殖性疾病的病理过程。

4.性激素

PSS 多累及女性，故女性激素水平可能在本病的发生过程中起一定作用。

雌激素可以使骨髓间质细胞产生 IL-7 减少，从而减少 B 淋巴细胞增生。雌激素和泌乳素均能促进抗体产生。除此之外，月经期时，低水平雌激素可促进 Th_1 细胞介导的免疫反应；卵泡期时，高水平雌激素可促进 Th_2 细胞介导的免疫反应。

二、病理

PSS 主要累及由柱状上皮细胞构成的外分泌腺体。以唾液腺、泪腺病变为代表，表现为腺体间质有大量淋巴细胞浸润、腺体导管管腔扩张和狭窄等，小唾液腺的上皮细胞则有破坏和萎缩，功能受到严重损害。类似病变涉及其他外分泌腺体，如皮肤、呼吸道黏膜、胃肠道黏膜以及内脏器官具外分泌腺体结构的组织包括肾小管、胆小管、胰腺管等。血管受损也是本病的一个基本病变，包括小血管壁或血管周炎症细胞浸润，有时管腔出现栓塞、局部组织供血不足，部分血管受累与高球蛋白血症有关。外分泌腺体炎症是造成本病特殊临床表现的基础。

三、临床表现

PSS 起病多隐匿，临床表现多样，与腺体功能减退有关。

1.眼部症状

眼干是干燥综合征最突出的表现，但患者往往忽视野干这一症状。相反，患者可能会描述他们的眼睛有"异物感"或沙砾感。这些症状可能被患者和医生解释为异质性。眼干的一种早期表现是对戴隐形眼镜的不适。其他一些常见的症状包括畏光、红肿和眼睛疲劳。尤其是睡醒时，黏稠的泪液有可能引起视物模糊以及眼睑黏附感。如果这种情况持续存在而不治疗，可能出现干眼症的并发症症状，如疼痛、强烈畏光提示有角膜损伤，流脓可能提示感染。感染易导致视力下降，并且最可能由革兰阳性细菌引起。引起感染的易感因素包括之前进行过角膜手术、局部使用糖皮质激素和使用隐形眼镜。少数患者可能表现出眼眶肿块，实际是肿胀的泪腺。检查能够发现结膜囊内泪液减少。结膜囊可能出现炎症。某些特殊的检查如眼分泌试验和裂隙灯检查法可以分别用来定量检测出干燥程度和角膜疾患。角膜检查需要滴入染色剂，荧光素可以着色上皮细胞缺损的部位，而孟加拉玫瑰红能结合失活细胞，且更为敏感。小的细孔状缺损通常首先在角膜下缘观察到。丽丝胺绿与孟加拉国玫瑰红的敏感性相同，但刺激性相对较轻。

2.口干症

与干眼症相比，患者常主诉有口干。医生检查 SS 患者时常看到他们随身携带水杯，因为患者需要不断喝水保持口腔湿润才会舒适。口干患者会自觉有口干，常延至咽部。

如果不喝水则难以进食。Talal 提出了"饼干征"的检查方法，即询问患者是否能够不另外补充水而将咸饼干咀嚼、咽下。有口干症的患者当把手放在颈部时，可能会出现明显的厌恶表情或噎塞症。患者也可能会出现唾液黏稠和消化不良的症状。与口干症有关的许多严重症状都是继发于慢性干燥症的并发症。

3.其他干燥症表现

鼻干燥也常发生，并且可能导致感染，继而出现充血、结痂和鼻出血。气管干燥症可能引起慢性干咳。皮肤干燥症可能引起皮肤瘙痒和脱皮。继发感染较罕见。阴道干燥症可能引起瘙痒、刺激感和性交困难。尽管 SS 患者最常见的皮肤症状是干燥，但对其确切病因以及皮肤干燥症是否是 SS 自身免疫外分泌腺病的一部分尚知之甚少。SS 患者的汗液量减少，对一个有严重无汗症的患者进行皮肤活检，发现其皮肤外分泌腺体和导管周围有淋巴细胞浸润。

4.系统表现

除口眼干燥表现外，患者还可出现全身症状，如乏力、低热等。少数病例表现为高热，甚至高达 39℃以上。约有 2/3 患者出现腺外系统表现。

（1）皮肤：皮肤病理基础为局部血管受损。约 1/4 患者有不同皮疹，特征性表现为紫癜样皮疹，多见于下肢，为米粒大小边界清楚的红丘疹，压之不褪色，分批出现，每批持续时间约为 10d，可自行消退而遗有褐色色素沉着，为小血管受累的表现。

（2）骨骼肌肉：PSS 患者常出现骨骼肌肉症状，包括关节痛和一过性滑膜炎。44%的患者出现肌痛，主要原因为纤维肌痛，3%~14%患者可出现肌炎，可有肌无力、肌酶谱升高和肌电图改变。

（3）肺部症状：PSS 患者出现肺部症状相对较常见。据报道有 40%~50%的患者有咳嗽，这常是气管干燥症的症状之一，与黏膜纤毛清除能力受损有关。另外，部分患者会出现气道高反应，因免疫抑制药的使用或气道黏液栓形成发生感染。

（4）肾部症状：据国内报道，有 30%~50%患者有肾损害，主要累及远端肾小管，表现为因肾小管性酸中毒而引起的周期性低血钾性肌肉麻痹，严重者出现肾钙化、肾结石、肾性尿崩症及肾性软骨病。通过氯化铵负荷试验可发现约 50%的患者存在亚临床型肾小管性酸中毒，近端肾小管损害较少见。部分患者肾小球损害较明显，出现大量蛋白尿、低白蛋白血症甚至肾功能不全，可能与淀粉样变、免疫复合物沉积、药物不良反应有关。

（5）消化系统症状：口干燥是 SS 患者最常见的上消化道症状，唾液分泌减少无疑易致消化不良。据报道大约 75%的患者有吞咽困难,并且至少有 33%的患者有食管运动功能障碍的检查证据。明显的吞咽困难可能提示食管蹼的存在，约见于 10%的患者。约有一半的 PSS 患者报道有胃部症状。胃镜检查加活检可以发现约有 10%~25%的患者有萎缩性（通常为窦性）胃炎，大约 80%的患者有浅表性胃炎。据报道有胃蛋白酶原分泌不足的患者高达 67%；然而，仅在 10%的患者中发现壁细胞抗体。有持续性上腹部不适、饱胀感和早饱的患者需要进行内镜监测，这可能提示存在严重的萎缩性胃炎或者黏膜相关淋巴组织淋巴瘤。肝损害约见于 20%的患者，临床上可无相关症状，也可出现黄疸等表现。部分患者可并发免疫性肝病，以原发性胆汁性肝硬化多见，抗线粒体抗体阳性。肝病理呈多样，以肝内小胆管壁及其周围淋巴细胞浸润、界板破坏等慢性活动性肝炎的改变较为突出。胰腺受累见于 7%的患者，慢性胰腺炎和自身免疫性胰腺炎均可见，表现为胰头肿大，外分泌功能减退，18%~37.5%的患者内分泌功能也受累。

（6）心血管系统症状：据报道约有 15%的 SS 患者有血管炎。亚型的范围从过敏性血管炎到类似结节性多动脉炎的坏死性血管炎。迄今为止，大多数病例累及皮肤，常表现为紫癜，病变大小不等，可能是小瘀点，也可能是较大的紫癜，其性质可能是非炎性的，仅有红细胞渗出，或者是血管炎性的。荨麻疹样损伤也可出现。免疫病理研究发现，这种紫癜是由于血液高黏滞性和免疫复合物介导的皮肤血管炎联合导致的。雷诺现象累及 13%~66%的 SS 患者，它常合并出现非侵蚀性关节炎，常在口干症之前出现，很少发生手指溃疡。患者晚期可出现心包炎、肺动脉高压，严重者可出现心力衰竭。

（7）神经系统症状：约 20%的患者可出现神经系统受累，中枢神经（包括脊髓）和周围神经（包括脑神经）均可受累，与血管炎、血栓形成等有关。感觉神经病变可能主要表现为共济失调。对感觉运动多神经病变的 SS 患者进行腓肠神经活检，发现其血管周围炎性浸润改变，提示大多数患者都可能是血管炎。进展性神经病变，尤其是出现运动神经受累（如足下垂）时，可能提示有坏死性血管炎的存在，特别是并发有可触性紫癜或皮肤溃疡时。对单纯性感觉神经病变的 SS 患者进行活检，发现除了血管周围单个核细胞浸润引起皮神经受累，还会有后根神经节炎。在有周围神经病变的患者中，约有 1/4 会重叠有自主神经或颅神经病变。局灶性中枢神经系统受累可表现为癫痫发作、运动异常、小脑症状、视神经病变、假瘤性病变、感觉运动丧失；多灶性中枢神经系统受累可表现为认知受损、脑病、痴呆、精神异常、无菌性脑膜炎；脊髓病变包括慢性进行性脊髓病、下运动神经元病、神经源性膀胱、急性横断性脊髓炎。

5.继发性 SS

继发性 SS 临床表现各不相同。SS 是自身免疫性疾病（不仅是结缔组织病）的一种常见伴随表现，如甲状腺炎、PBC 和 MS。由于在临床症状、免疫遗传学和血清学上的重叠，许多研究者和临床医生都认为 SS 和 SLE 比 SS 和其他结缔组织病有更密切的关系。SS-SLE 重叠的患者满足三个或更多诊断标准，在炎症性关节炎、肾、肺和 CNS 病变方面比单纯 pSS 表现出更高的发病率。在 8%~13%的 SLE 患者中可以观察到提示 SS 的临床表现；然而，据报道，在随机抽取的 SLE 患者中，50%有淋巴细胞浸润小唾液腺。有严重淋巴细胞浸润的 SLE 患者，其肾病往往较轻，但除了明显眼干和腮腺肿大外，还有更高的淋巴结肿大、RF、阳性率、抗 SSA 和 SSB 抗体阳性率和侵蚀性关节炎的发生率。出现肾小管酸中毒和间质性肾炎的 SLE 患者往往伴发 PSS。

14%~20%的硬皮病患者被确诊为 SS。在组织病理学检查中，部分硬皮病患者的唾液腺仅出现纤维化，而其他表现为典型的淋巴细胞浸润性唾液腺炎合并纤维化。尽管硬皮病和 RA 合并 SS 的患病率相似，但是硬皮病患者更易出现 SS 症状，可能是由于其纤维化的发生率较高。SS 可以伴发于局限性硬皮病。SS、CREST 综合征和 PBC 可以重叠发生。

四、辅助检查

1.实验室检查

大约 1/4 病人有轻度慢性贫血，10%病人白细胞减少，血小板减少较少见。80%~90%的干燥综合征病人 ESR 升高，CRP 水平常正常。80%病人出现高γ球蛋白血症。IgG、IgA、

IgM 三种血清免疫球蛋白均可升高，尤以 IgG 明显。干燥综合征中最常见的化验异常有 ESR 升高、γ球蛋白水平升高、类风湿因子阳性，还有一个现在已不常用的检测项目——麝香草酚浊度试验呈阳性，它们之间的内在联系就是 B 细胞活化，γ球蛋白水平升高。

干燥综合征病人可出现多种自身抗体。50%~80%的病人抗核抗体阳性，但其抗核抗体谱与其他结缔组织病不同，以抗 SS-A/Ro 和抗 SS-B/La 抗体的阳性率最高，分别为 45% 和 20%（免疫双扩散法）。抗核抗体阳性可见于多种结缔组织病，但在红斑狼疮、干燥综合征和混合性结缔组织病中最为常见。抗 SS-A/Ro 可见于红斑狼疮、干燥综合征，但在后者中更常见。用免疫印迹法可发现抗 SS-A/Ro 抗体在干燥综合征中主要针对 52kD 的多肽，而在红斑狼疮中主要针对 60kD 的多肽。抗 SS-B/La 抗体几乎仅见于干燥综合征，有人称之为干燥综合征的标记抗体。类风湿因子在干燥综合征中也很常见，阳性率为 40%~60%。其阳性率稍低于类风湿关节炎，但滴度与类风湿关节炎相差无几。

2.泪腺功能检测

（1）Schirmer 试验：用滤纸测定泪流量，以 5mm×35mm 滤纸在 5mm 处折成直角，消毒后放入结膜囊内，滤纸浸湿长度正常为 15mm/5min，≤5mm/5min 则为阳性。

（2）泪膜破碎时间（BUT 试验）：<10s 为阳性。

（3）角膜染色试验：受试者在试验前不能使用滴眼液，且 5 年内未行角膜手术或眼睑整容手术。用2%荧光素或1%孟加拉红做染色，在裂隙灯下检查角膜染色斑点，一侧>10 个着色点为不正常。

3.涎腺功能检测

（1）唾液流量：用中空导管相连的小吸盘以负压吸附于单侧腮腺导管开口处，收集唾液分泌量。未经刺激唾液流量>0.5ml/min 为正常，若≤1.5ml/15min 为阳性。

（2）腮腺造影：表现为腮腺管不规则、狭窄或扩张，碘液淤积于腺体末端如葡萄状或雪花状。

（3）涎腺放射性核素扫描：观察 99m 锝化合物的摄取、浓缩和排泄能力。

五、诊断

PSS 诊断有赖于口干燥症及干燥性角结膜炎的检测、抗 SSA 和抗 SSB 抗体、唇腺的灶性淋巴细胞浸润。后 2 项检查特异性较强。目前国际上有多个分类标准用于诊断 PSS。各个标准都包括口、眼干的客观检查，即测眼干燥的 Schirmer 试验、角膜染色试验、泪膜破碎时间，口干燥的唾液流率的测定、腮腺造影、唾液功能同位素检测、唇腺活检。我国 PSS 的研究，起初阶段参用哥本哈根标准，以后也采用过圣地亚哥标准。国内也曾有作者提出自己几经修改的分类标准，如 1996 年董怡标准。

1.干燥综合征的哥本哈根分类标准（表 8-8-1）

哥本哈根标准诊断 SS 主要依靠口眼干燥的症状和客观的检查，未涉及自身抗体。该标准判断有无客观的口干，要求在 3 项检查中必须至少 2 项不正常（3 项中包括唇黏膜活检，如另 2 项含唾液流量不正常即可不行活检）；同样判断眼干也要求 3 项检查中至少 2 项不正常。由于正常人唾液流量差异很大，并且每个中心需定出其正常值，故其特异性差。

表 8-8-1 干燥综合征哥本哈根分类标准

（1）干燥性角结膜炎：下述 3 项中至少 2 项阳性。①Schirmer 试验；②泪膜干裂时间；

③孟加拉红角膜染色：用 Van Bijsterveld 半定量计分法

（2）口干燥症：下述 3 项中至少 2 项阳性。①非刺激性唾液流量；②腮腺造影异常；③唇黏膜活检

注：按上述标准凡具备干燥性角结膜炎及口干燥症者可诊为 PSS

2.干燥综合征圣地亚哥分类标准（表 8-8-2）

1986 年 Fox 等提出圣地亚哥分类标准，着重强调了本病的自身免疫性质，要求诊断必须具备与自身免疫相关的血清学指标及组织病理学结果。除 2 项眼科检查异常及唾液流量减少外，必须包括唇黏膜活检异常（且定为 4 个腺小叶平均灶数为 2 个），且必须 RF≥1∶320 或 ANA≥1∶320 或抗 SSA 或抗 SSB 抗体阳性，可以看出人们已经注意到 PSS 的自身免疫特性。Fox 把有上述口干、眼干及自身抗体但未行唇黏膜活检者，定为 PSS 的临床诊断标准（即很可能是 SS）。将只有口眼干燥检查阳性而无自身抗体者（唇黏膜未活检或做后不支持）称之为"干燥症状复合体"，而不诊为 SS。

表 8-8-2 干燥综合征圣地亚哥分类标准

（1）原发性干燥综合征
①眼干症状及客观体征
Schirmer 试验<8mm 滤纸湿/5min，加
孟加拉红角结膜染色示有干燥性角结膜炎
②口干症状及客观体征
腮腺唾液流量减少（用 Lashley 杯或其他方法），加
唇黏膜活检异常（4 个小叶平均计算），淋巴细胞浸润灶≥2。一个灶等于≥50 个淋巴细胞的聚集
③系统性自身免疫病证据
类风湿因子≥1∶320，或
抗核抗体≥1∶320，或
存在抗 SSA（Ro）或抗 SSB（La）抗体
（2）继发性干燥综合：具备如上述的干燥综合征特征，并有足够的证据诊断并有类风湿关节炎或系统性红斑狼疮或多发性肌炎或硬皮病或胆汁性肝硬化
（3）除外：结节病，已存在的淋巴瘤、获得性免疫缺陷病及其他已知原因引起角膜干燥或唾液腺肿大

3.干燥综合征的董怡标准（表 8-8-3）

1996 年董怡等结合我国患者的特点和基层医院的实际情况，制定了针对国人的分类标准。该标准把特异性较强的抗 SSA 和抗 SSB 抗体列为主要指标，由于唇腺活检在较基层医院条件下很难进行而且容易遭到患者的拒绝，因此，选为次要指标。另外，由于我国 SS 患者的系统性受损较西方文献报道的多且重，将特异性较强的肾小管酸中毒和高球蛋白血症性紫癜列为诊断指标。

表 8-8-3　干燥综合征的董怡标准

（1）原发性干燥综合征

主要指标：抗 SSA 或 SSB 抗体阳性
次要指标：
眼干和口干（持续 3 个月以上）
腮腺肿大（反复或持续性）
猖獗齿
Schirmer 试验≤5mm/5min 或角膜炎光染色阳性
自然唾液流率≤0.03ml/min 或腮腺造影异常
唇腺活检异常
肾小管酸中毒
高球蛋白血症或高球蛋白血症性紫癜
类风湿因子阳性或抗核抗体阳性
（2）除外：其他结缔组织病、淋巴瘤、艾滋病、淀粉样变和移植物抗宿主反应

注：诊断 PSS 患者需符合标准中的 1 项主要指标及至少 3 项次要指标，或符合标准中的至少 5 项次要指标。

4.2002 年干燥综合征国际分类（诊断）标准（表 8-8-4）

（1）原发性干燥综合征：无任何潜在疾病的情况下，符合下述任 1 条则可诊断。①符合上述 4 条或 4 条以上，但必须含有条目（4）组织学检查和条目（6）自身抗体；②条目（3）（4）（5）（6）4 条中任 3 条阳性。

（2）继发性干燥综合征：患者有潜在的疾病（如任一结缔组织病），而符合（1）和（2）中任 1 条，同时符合（3）（4）（5）中任 2 条。

（3）必须除外：颈头面部放疗史，丙型肝炎病毒感染，艾滋病（AIDS），淋巴瘤，结节病，移植物抗宿主（GVH）病，抗乙酰胆碱药的应用（如阿托品、莨菪碱、溴丙胺太林、颠茄等）。

目前应用最广的是 2002 年修订的国际分类标准。该标准仍保留了患者主诉症状，相对于圣地亚哥标准，不再要求唇腺活检及血清学检查皆阳性，肯定的 PSS 诊断必须具备自身免疫表现即唇黏膜局灶性涎腺炎及抗 SSA 和抗 SSB 抗体阳性两者至少必具其一。根据 2002 年 PSS 分类标准，在日常医疗工作中对有涎腺和泪腺功能低下者可以进行血清抗 SSA/SSB 抗体检测，阳性者可确诊为 PSS，阴性者必须在有条件的医疗机构进行唇腺活检并作病理检测。如果血清和唇腺病理均为阴性，则不能诊断 PSS。

表 8-4-4　2002 年干燥综合征国际分类（诊断）标准

（1）口腔症状：3 项中有 1 项或 1 项以上
①每日感口干持续 3 个月以上
②成年后腮腺反复或持续肿大
③吞咽干性食物时需要水帮助
（2）眼部症状：3 项中有 1 项或 1 项以上
①每日感到不能忍受的眼干持续 3 个月以上
②有反复的沙子进眼或沙磨感觉

③每日需用人工泪液 3 次或 3 次以上
（3）眼部体征：下述检查任 1 项或 1 项以上阳性
①Schirmer 试验（＋）≤5mm/5min
②角膜染色（＋）≥4 Van Bijsterveld 计分法
（4）组织学检查：下唇腺病理活检示淋巴细胞灶≥1（指 4mm2 组织内至少有 50 个淋巴细胞聚集于唇腺间质者为 1 个灶）
（5）涎腺受损：下述检查任 1 项或 1 项以上阳性
①唾液流率（＋）（≥1.5ml/15min）
②腮腺造影（＋）
③涎腺同位素检查（＋）
（6）自身抗体：抗 SSA 或抗 SSB（＋）（双扩散法）

5.2012 年 ACR 干燥综合征分类（诊断）标准（表 8-8-5）

近年来随着生物制剂逐渐应用于临床，其诱发肿瘤、结核、乙型肝炎等的不良反应也越来越为人们所重视。考虑到生物制剂应用于干燥综合征患者的可能性，不管是在治疗上还是临床试验上，都需要有一个更为严格且特异的分类标准。在这种情况下，ACR 于 2012 年公布了新的干燥综合征分类标准，用可靠的客观检查，更加严格地限定了干燥综合征的分类，不论对实际临床工作抑或是临床试验，都有重要的指导意义。

表 8-8-5　2012 年 ACR 干燥综合征分类（诊断）标准

具有 SS 相关症状/体征的患者，以下 3 项客观检查满足 2 项或 2 项以上，可诊断为 SS
（1）血清抗 SSA 和抗 SSB 抗体（＋），或者类风湿因子 RF 阳性同时伴 ANA≥1∶320
（2）唇腺病理活检示淋巴细胞灶≥1 个/4mm2（4mm2 组织内至少有 50 个淋巴细胞聚集）
（3）干燥性角结膜炎伴 OSS 染色评分≥3 分（患者当前未因青光眼而日常使用滴眼液，且近 5 年内无角膜手术及眼睑整形手术史）
必须除外：颈头面部放疗史、丙型肝炎病毒感染、艾滋病（AIDS）、结节病、淀粉样变、移植物抗宿主（GVH）病、IgG4 相关性疾病

六、治疗

PSS 的理想治疗不但是要缓解患者口、眼干燥的症状，更重要的是终止或抑制患者体内存在的异常免疫反应，保护患者脏器功能，并减少淋巴瘤的发生。由于医学研究的限制，目前对 PSS 的治疗主要是缓解症状，阻止疾病的发展，延长患者的生存期，尚无根治疾病的治疗方法。近年来生物制剂，如抗 CD20 抗体，已经开始用于 PSS 的治疗。SS 的治疗分为三个阶段。第一阶段主要是外部湿润替代疗法。这种方法适用于口腔、眼睛、鼻腔、皮肤和生殖道。第二阶段主要是促进体内内源性分泌，这已被证明主要对口干燥有效。目前正在研究这种方法对眼干燥症和皮肤干燥是否有效。最后，当患者出现系统症状时，如肺部病变、血管炎和假性淋巴瘤，则可能需要皮质类固醇和细胞毒性药物治疗。

1.眼睛病变

眼干燥症的治疗主要是泪液替代疗法。应该鼓励患者经常使用泪液代替品。风湿病医生应当熟悉以下各种制剂的一或两种：①含有聚乙烯醇或甲基纤维素的标准人工泪液。②如果经常使用出现刺激反应，可以使用不含防腐剂的泪液制品。这些制剂是密封、无菌，独立包装，一旦开封单次使用之后就需冷藏或丢弃。③有一种泪液制剂由于加入0.1%的右旋糖苷或1%的羧甲基纤维素，具有较高的黏滞性。这种制剂在症状加重期有显著效果，但可能会引起某种程度的视物模糊。④润滑药膏和羟丙基纤维素嵌入物存留时间较长，但会留下残余物，引起明显的视物模糊，因此通常只在夜间睡前使用。

眼内存在的泪液可以通过阻止排出或防止蒸发的方法保留在眼睛内。前一种方法可以通过嵌入胶原或二甲硅油栓（暂时性）或电烙术（永久性）封闭泪点而实现。后一种方法可以通过佩戴特殊构造的护目镜或眼镜实现。这种装置也许不能被患者很好地接受，但在某些环境条件下（如大风）非常有用。睑板腺的炎症（即睑炎）有可能使干眼症恶化，其治疗可以热敷、眼睑清洁，必要时还可局部使用抗生素来治疗。近来，有研究表明了促分泌药毛果芸香碱和西维美林对干眼症有效，发挥最大作用可能需要治疗12周。

2.口干燥症

唾液的替代治疗并不像泪液补充疗法那样有效。人工唾液虽然容易得到，但其存留时间短，并且让人没有食欲。有湿润作用的凝胶（如口腔平衡液）存留时间较长，但只能用于口腔内。大多数患者认为夜间使用更合适。医生应该提醒患者利用周围的环境条件增加湿润度，比如使用加湿器，避免使用提供热风的供暖系统和过度使用空调。医生应该着重强调牙齿护理的重要性，包括经常检查、在门诊和家中使用氟化物。建议患者不要将含糖的食物留在口腔中太长时间。SS患者经常咀嚼口香糖或糖果会从味觉上刺激唾液的分泌，但只能使用无糖的产品。口腔念珠菌病是口干患者所遇到的较为严重的情况之一。制霉菌素是首选的治疗方法，通常使用口服制剂（10万U/5ml，每日4次，连用10天）；但是该药含有大量的蔗糖成分，因此易致龋齿。可选择将用于阴道的制霉菌素片剂作为替代经口溶解。也可以使用克霉唑含片（10mg含片口腔溶解，每日5次，连用14天）。义齿必须摘除并浸泡在抗真菌溶液中避免再污染。口腔念珠菌病容易复发，通常需要反复治疗。全身性的抗真菌药也可使用，但是当唾液流率减少时无效。干扰素-a锭剂可以增加唾液分泌，减轻症状。

3.刺激腺体分泌

SS患者如果使用湿润替代法治疗后干燥症状没有明显好转，可以考虑使用刺激腺体分泌的疗法（促分泌剂）。促分泌剂可以刺激唾液腺和其他器官的毒蕈碱受体（M受体），从而使腺体分泌增加。由于疾病病程、活检结果与对促分泌剂的反应之间关联较少，并且M3受体在PSS的下唇腮腺泡中上调，所以应该使用促分泌剂治疗。由于促分泌剂可以刺激多个器官系统的毒蕈碱活性，如果患者已有哮喘、闭角型青光眼、急性虹膜炎、严重的心血管疾病、胆囊疾病、肾结石病、腹泻和溃疡病时，使用时需特别谨慎。现已有两种促分泌剂获准在SS中使用：毛果芸香碱和H维美林。在临床对照试验中，这两种药物可以显著增加SS患者的唾液分泌量。初步的试验数据表明在其他干燥症也有效。

毛果芸香碱的用法是每片 5mg，每日 4 次。西维美林的用法是 30mg 胶囊剂，每日 3 次。

4.免疫抑制和免疫调节治疗

（1）羟氯喹：200~400mg/d[6~7mg/（kg·d）]，可以降低 PSS 患者 IgG 水平，降低 ANA 和 RF 滴度，在一些研究中也可以改善唾液腺功能。有研究表明，羟氯喹可以抑制 PSS 唾液腺中的胆碱酯酶活性，相对地增强外分泌腺体中乙酰胆碱的活性，这可能是羟氯喹改善外分泌功能的机制之一。尚未发现肾毒性及其他严重不良反应。羟氯喹对 PSS 的长期疗效还需要更多的临床研究。根据目前的临床资料，当患者出现关节肌肉疼痛、乏力及低热等全身症状时，羟氯喹是一个合理的选择。

（2）局部用环孢素：0.05%~0.40%环孢素乳化剂滴眼可以改善患者眼干症状，并增加患者泪液分泌。浓度为 0.05%的环孢素滴眼液是该类药物中循证医学证据最为充分的治疗方案，推荐使用 0.05%的环孢素滴眼液滴眼，每天 2 次。这类药物在美国和日本使用较广泛，在欧洲和我国尚未得到应用。

（3）其他免疫抑制药和免疫调节药：没有严重并发症或重要脏器受累的患者，糖皮质激素及免疫抑制药（除羟氯喹）并不能明显改善干燥症状或增加唾液流率，反而有较多的不良反应事件发生。对于有重要脏器受累的患者，应使用糖皮质激素和免疫抑制药治疗。糖皮质激素剂量应根据病情轻重决定。常用的免疫抑制药包括氨甲蝶呤 2~3mg/kg，硫唑嘌呤 1~2mg/（kg·d），环孢素 2.5~5mg/（kg·d），环磷酰胺 50~150mg/d 或 0.5~1g/m²。对于出现神经系统受累或血小板减少的患者可用人静脉用免疫球蛋白（IVIG）0.4g/（kg·d），连用 3~5d，需要时可以重复使用。

（4）生物制剂：目前生物制剂治疗 PSS 的研究尚不多，样本量小，其有效性还需更大样本量的研究进一步证实。

①IFN-α：有文献报道小剂量 IFN-α（150U）口腔含服每日 3 次，治疗 24 周后与对照组相比，治疗组患者唾液流率明显增加，口干和眼干的症状均有缓解，而没有出现明显不良反应。另外有文献报道，PSS 并发神经病变的患者使用静脉 IFN-α 300 万 U 每周 3 次，不但患者的神经病变改善，而且口眼干的症状改善，自身抗体滴度下降，唇腺病理改变减轻。考虑到 IFN-α的不良反应包括出现狼疮样症状，而且在 PSS 炎症反应局部也有 IFN-α的异常表达，大剂量全身用药使用 IFN-α治疗 SS 需要更多的安全性资料，而小剂量局部经口黏膜使用 IFN-α值得进一步研究。

②肿瘤坏死因子拮抗药：在 PSS 唇腺中有肿瘤坏死因子α（TNFα）的异常表达，且在动物模型中抑制 TNFα可以减少唾液腺中淋巴细胞的浸润。有文献报道，infliximab 治疗可以缓解 SS 患者症状，提高唾液流率，但这一结果没有被进一步的临床研究（RCT-TRIPSS）证实，且有患者出现严重不良反应。etanercept 对患者的症状也无明显改善，仅能降低患者的 ESR。

③B 细胞清除治疗。

rituximab（抗 CD20 单克隆抗体）：最早被用于 B 细胞淋巴瘤的治疗，后在自身免疫病治疗中也取得了一定的疗效，如自身免疫性血小板减少性紫癜、系统性红斑狼疮、类风湿关节炎、溶血性贫血和混合性冷球蛋白血症。使用 rituximab 375mg/m2 每周 1 次，12 周后患者主观症状显著缓解，唾液腺有残余功能的患者唾液流率也有明显增加，减少 B 细胞和 RF 的水平，改善泪腺功能。rituximab 还可以明显缓解患者的疲劳症状，对呼吸、关节、血液、神经等系统的腺外症状也有改善。但患者发生血清病样不良反应的概率较高。

epratuzumab：目前仅有一项 epratuzumab（人源化抗 CD22 单克隆抗体）用于 PSS 治疗的药物研究。epratuzumab 360mg/m^2，每 2 周 1 次，共 4 次，可以缓解活动性患者乏力的症状，患者主观感受也有所提高，提示抗 CD22 单抗有可能成为治疗的有效药物。

（朱琳）

第九节　骨质疏松症

骨质疏松症是由于各种原因导致骨量减少，骨的微结构发生改变，易发生骨折的一种全身性骨骼疾病，对人的健康危害很大。2001 年美国国立卫生研究院（NIH）关于骨质疏松症预防、诊断和治疗的共识中，对本病的定义为：骨质疏松症是骨强度降低，骨折的危险性增加的全身性骨骼疾病；骨强度主要反映骨密度和骨质量的完整性。目前本病分为原发性和继发性两大类。原发性骨质疏松症占本病的 90%，它包括绝经后和老年性骨质疏松症、特发性成人骨质疏松症和幼年骨质疏松症；继发性骨质疏松症是由某种疾病和某种药物所引起的骨质疏松症。

一、病因

骨骼是一种特殊的结缔组织，骨组织的重建过程贯穿人的一生，在正常情况下，静止状态的骨组织在某些部位被激活，从而引起破骨细胞在此部位吸收一定数量的骨组织，然后成骨细胞到达此部位分泌相同数量的骨样组织，以填充所形成的缺陷；最后骨样组织矿化，形成新骨组织。当由于某些原因导致骨吸收大于骨形成时，即可发生骨质疏松。原发性骨质疏松的确切原因不明，大量的研究认为其与内分泌功能紊乱、营养障碍、缺少活动锻炼及遗传因素等均有关。继发性骨质疏松是指某些疾病、药物及其他因素引起的骨质疏松，常见的原因有：内分泌紊乱（甲状腺功能亢进症、甲状旁腺功能亢进症、糖尿病、库欣综合征、垂体功能减退及性腺功能减退等）、恶性肿瘤及骨髓病变（白血病、骨髓瘤、淋巴瘤、贫血、转移瘤等）、药物（类固醇类药物、肝素、抗惊厥药、乙醇、免疫抑制剂等）、营养障碍（维生素 C、D 缺乏，钙、蛋白质缺乏等）、慢性疾病（慢性肾病、肝功能不全、胃肠吸收综合征、结缔组织病等）、先天性因素（骨形成不全、高半胱氨酸尿等）、外科情况（胃大部分切除术后、器官移植术后等）、失用性因素（长期卧床、肢体瘫痪、骨折后制动等）等。

在所有的继发性骨质疏松症中，肿瘤引起的骨质疏松是最具生命威胁性的，需尽早明确诊断；风湿性疾病也易导致骨质疏松的发生，如类风湿关节炎、强直性脊柱炎、系统性红斑狼疮及干燥综合征等病人均较正常人易发生骨质疏松，但糖皮质激素引起的骨质疏松（GIOP）是最常见的继发性骨质疏松。风湿病患者常常使用糖皮质激素治疗常常可能引发 GIOP。

二、临床表现

骨质疏松症为逐渐发生的疾病，早期病人常无症状或症状轻微，随着骨丢失的加重，病人可出现以下临床表现。

1.疼痛

疼痛是原发性骨质疏松症最常见的症状，以腰背痛多见，疼痛常沿脊柱向两侧扩散，仰卧或坐位时疼痛减轻，直立时后伸或久立、久坐时疼痛加剧。一般骨量丢失12%以上时即可出现骨痛。当出现椎体压缩变形，脊柱前屈，腰背肌肉为了纠正脊柱前屈，加倍收缩，导致肌肉疲劳甚至痉挛，也产生疼痛。新近胸腰椎压缩性骨折，可产生急性疼痛，若压迫脊神经可产生相应的神经受压症状。

2.身长缩短、驼背

多在疼痛后出现。脊椎椎体前部几乎多为松质骨组成，而且此部位是身体的支柱，负重量大，尤其第11、12胸椎及第3腰椎，负荷量更大，容易压缩变形，使脊椎前倾，背曲加剧，形成驼背。老年人骨质疏松时椎体压缩，每椎体缩短2mm左右，身长平均可缩短3~6cm。

3.骨折

原发性骨质疏松症最常见和最严重的并发症，病人可发生脆性骨折。

4.其他

胸、腰椎压缩性骨折，脊椎后弯，胸廓畸形，可使肺活量和最大换气量显著减少，病人可出现胸闷、气短、呼吸困难等症状。

三、辅助检查

了解病人骨代谢的状况可进行骨密度（BMD）测定、骨计量学检查和骨代谢生化指标的测定。骨密度可反映当前骨代谢状况，是诊断骨质疏松症的主要手段，对预测发生骨折的危险性有很重要意义，但动态观察需要较长的一段时间，至少需要半年。骨计量学检查为有创检查，主要是观察骨的显微结构等，测量也需要间隔一定的时间，因此临床上不常用。骨代谢生化指标可全面反映骨胶原的合成与分解，骨矿化，成骨细胞和破骨细胞活跃程度，亦即骨形成与骨吸收情况，并可反映骨转化速率，具有变化早、敏感性高的特点，可预测以后骨转化趋势和骨密度变化。目前在临床上常采用骨密度和骨代谢生化指标的检测相结合的办法监测骨量的变化。

1.骨代谢生化指标

原发性骨质疏松病人血清钙、磷及碱性磷酸酶多正常，尿钙、磷多正常或偏高。在国外，近年来更灵敏特异地反映骨转换的生化标志物逐渐用于临床，但在国内因某些条件影响还不是非常普及，特异的骨生化指标分为骨形成指标及骨吸收指标，骨形成指标包括骨碱性磷酸酶（BALP）、骨钙素（OC）和I型前胶原C端肽和N端肽（PICP、PINP），骨吸收指标包括尿吡啶啉（Pyr）、尿脱氧吡啶啉（D-Pyr）、I型胶原交联N端肽或C端肽（NTX、CTX）、血浆抗酒石酸酸性磷酸酶（TRAP）、尿羟赖氨酸糖甙（HOLG）和尿羟脯氨酸（HOP）。

2.骨密度的测定

近年来已有多种非侵袭性的骨密度检测技术用于临床，对于早期发现骨丢失、诊断及预测骨折均有很大帮助。原来常用的单光子和单能X线吸收法及双光子吸收法均已不常用，取而代之的是双能X线吸收法，现已广泛用于临床并成为诊断骨质疏松的金标准。目前用于检测骨密度的方法主要有以下几种。

（1）X线检查为诊断骨质疏松的经典技术，但它的敏感性较差，骨丢失达到20%~40%才可显现。病人常由于其他目的或者发生骨折而摄片发现存在骨质疏松，但在基层医院仍为主要的诊断手段。

（2）双能X线吸收法（DEXA）为近年来发展应用的最新方法。此技术分辨率、精确度和准确度都较高，是目前最常用的诊断骨质疏松的手段。

（3）定量计算机断层扫描（QCT）因价格昂贵，操作复杂，现已少用。

（4）定量超声测量（QUS）可获得宽幅超声衰减及声速两组参数，它不仅受骨密度的影响，也赖于骨的几何特征和构造，可评估骨小梁的数目、走向及连接关系，更好地反映骨的力学性能。但由于目前没有统一诊断标准，临床上少用。

四、诊断

1.临床诊断

由于多数骨质疏松病人无明显临床表现，偶有的腰腿痛，骨痛均为非特异性，故多数骨质疏松的诊断有赖于骨密度的测定或已发生骨质疏松性骨折而确定。

诊断骨质疏松可从确定高危人群入手，如中老年人群，尤其是绝经后妇女；有腰背酸痛不适或骨痛骨折病史的人群；以及具有以上所提及的危险因素的人群，应考虑骨质疏松的存在。确诊骨质疏松有两个途径：①发生脆性骨折（也称为骨质疏松性骨折），即轻度外伤或日常活动时发生的骨折，可直接诊断骨质疏松。发生脆性骨折的常见部位为胸、腰椎，髋部，桡、尺骨远端和肱骨近端；②骨密度测定值符合骨质疏松的诊断标准。

目前临床上骨密度的测定常采用DEXA法，通用标准仍沿用世界卫生组织（WHO）标准，此标准原为白种人女性所制定，现也常用于男性的骨质疏松诊断。其标准如下。

①正常：骨密度值低于同性别、同种族健康成人的骨峰值不足1个标准差属正常，现常用T值表示，即T≥ -1.0为骨密度正常；②骨量减少：-2.5<T值< -1.0；③骨质疏松：T值≤ -2.5。如果骨密度降低程度符合骨质疏松诊断标准同时伴有一处或多处骨折或者T值≤ -3时为严重骨质疏松。由于种族差异，上述标准不一定适合所有人群，也有学者提出我国应以骨密度降低2倍标准差（即T值≤ -2.0）作为骨质疏松的诊断标准；而且DEXA骨密度测定值还可因所测骨组织蜕变、损伤、周围软组织异位钙化和成分变化以及体位差异等的影响而产生一定偏差，也受仪器的精确度、操作的规范程度影响。因此利用骨密度值诊断骨质疏松时要结合临床情况进行具体分析。临床上常用的推荐测量部位是腰椎1~4和股骨颈。

2.鉴别诊断

原发性骨质疏松症的鉴别诊断首先要除外继发性骨质疏松，只有在详尽调查，排除了继发性病因后才能做出原发性骨质疏松的诊断。

（1）甲状旁腺功能亢进：甲状旁腺功能亢进分为原发性和继发性，临床上以骨痛、骨骼畸形甚至病理性骨折为主要表现，血PTH升高、高血钙和低血磷可确诊，甲状旁腺MRI、骨扫描以及手、头颅X线的特殊表现可进一步帮助确诊。

（2）骨软化症：骨软化与骨质疏松的本质区别是其骨基质矿化障碍导致骨样组织堆积增厚；而骨质疏松是正常矿化骨质的密度降低。最常见的原因是慢性肾功能不全，维生素D缺乏和低磷酸盐血症等。除原发病的临床表现外，可有全身骨痛，血钙水平减低或正常偏低。如行骨活检显示类骨质层增加或四环素标记异常对确诊骨软化症有意义。

（3）多发性骨髓瘤：多发性骨髓瘤也可表现为全身骨痛、严重的骨量丢失及病理性骨折。血象检查显示为正细胞正色素性贫血，血沉可明显上升至 100mm/h 以上，90%以上的病人血清蛋白电泳显示异常的 IgG 及 IgA 升高，血清钙可升高，尿蛋白电泳异常，头颅 X 线片均有助临床诊断。骨髓穿刺如浆细胞超过 20%更有助于诊断。

五、治疗

1.药物治疗

目前抗骨质疏松症的药物种类较多，作用机制也各不相同，根据抗骨质疏松症药物的主要作用机制可将其分为基础药物、抑制骨吸收剂和促进骨形成剂三类。

（1）基础用药：钙剂和维生素 D 是治疗骨质疏松的最基本药物。钙是骨骼形成所必需的一种微量元素，补充足够钙剂的目的不仅在于纠正骨吸收和骨形成过程中的负钙平衡，还是保证骨量提高的物质基础。骨质疏松症病人钙的摄入量应当为元素钙 1 000~1 500mg/d；但我国营养学调查表明，成人的实际钙摄入量仅为 400~500mg/d。临床上可供选择的钙剂很多，它们在肠道吸收率大致接近，但所含元素钙不同，其中元素钙含量最高的是碳酸钙，为 40%，其他常用的钙剂柠檬酸钙、乳酸钙和葡萄糖酸钙的元素钙含量分别为 21%、13%和 9%。钙剂的不良反应少，常见有胃肠道刺激症状、便秘等。

（2）抑制骨吸收药：主要有双磷酸盐、降钙素、雌激素和选择性雌激素受体调节剂，通过抑制破骨细胞形成或抑制破骨细胞的活性，从而抑制骨的吸收来减缓骨丢失。

（3）骨形成促进剂：甲状旁腺激素（PTH）可以调节骨代谢，直接作用于成骨细胞和破骨细胞，小剂量可以促进骨骼重建，使新的骨组织沉积在骨膜、表皮内层和小梁的表面，增加骨强度，改善骨的微观结构，减少骨折；但大剂量可以导致骨量丢失，出现纤维性骨炎等。特立帕肽为已批准的用于治疗骨质疏松的重组人甲状旁腺激素多肽片段（rhPTH1-34），可明显升高腰椎、股骨颈及总体的 BMD，降低椎体和非椎体骨折率并改善骨微结构，但鉴于甲状旁腺激素对骨代谢的双重调节作用，目前特立帕肽只推荐用于以下情况：①曾经发生过骨质疏松性骨折的病人；②具有发生骨折的多重危险因素的骨质疏松病人；③接受其他抗骨质疏松疗法治疗失败或耐受性不好的病人。推荐剂量为每日 1 次 20μg，皮下注射。不良反应包括恶心、头痛、关节痛等轻微不适。

氟化物可以促进成骨细胞分裂，持久地增加骨小梁的骨量，对中轴骨小梁骨量增加作用大于外周皮质骨的作用。长期应用氟化物可以使骨的矿化结节体积增大，但类骨质因缺乏矿盐沉积而易断裂，因此，尽管骨密度增加而机械强度反而下降，故临床上仍少有。另外，使用氟制剂后会有钙稀释的不良反应，所以主张同时服钙剂。目前上市的特乐定，每片含氟 5mg 和元素钙 150mg，每日 3 次，每次 1 片，嚼碎后吞服，可与饭同服。

2.物理疗法

随着现代康复医学的不断发展，物理疗法已成为治疗骨质疏松症的重要方法之一。其原则是恢复骨量，缓解症状。本病的物理疗法主要是光线疗法即人工紫外线疗法和日光浴疗法，对疾病起重要的直接治疗作用。此外还可应用电、磁、温热等物理疗法对症治疗、缓解临床症状。

3.运动疗法

人们认识到运动能增强机体的骨矿含量，且方法简单、实用、有效。运动疗法就是通过各部位的特异性运动，具体可以达到矫正变形，改善关节的功能，增强肌力，获得肌肉和运动器官的协调性和提高运动速度，最终达到整个机体的平衡。但重度骨质疏松患者一定要注意必须在医生的指导下采用恰当的运动，否则可能引发骨折。

4.营养疗法

日常生活中要兼顾各种营养素的平衡（钙、磷、蛋白质、脂肪、维生素 D 等），而绝不能等到老年或绝经后才注意补充。

（朱琳）

第九章 高血压疾病

第一节 高血压的分类与危险分层

一、高血压的分类
（一）高血压定义
根据 2010《中国高血压防治指南》：高血压是一种以系统性动脉血压持续上升为特征的"心血管综合征"，按病因不同分为原发性高血压（essential hypertension）和继发性高血压（secondary hypertension），它是心脑血管疾病的主要危险因素。可能会对心脏、大脑、肾脏等重要的靶器官造成结构改变或功能损害，其中脑卒中、心肌梗死、心力衰竭、肾衰竭等主要并发症的致残致死率较高。一般定义为：未服用降压药的情况下，非同一天三次诊所测量血压，收缩压≥140mmHg 和/或舒张压≥90mmHg。

（二）按血压水平分类
我国目前采用的血压分类方法依然延续先前标准，将血压分为正常、正常高值及高血压。根据血压升高的水平，进一步将高血压分为 1~3 级（表 9-1-1）。当收缩压与舒张压属于不同级别时，应以分级较高者为准。单纯收缩期高血压按照收缩压的水平也可分为 1~3 级（摘自 2010 年《中国高血压防治指南》修订版）。

美国于 2003 年推出了新的高血压指南 JNC-7，将<120/80mmHg 水平定义为正常血压，120~139/80~89mmHg 水平定为高血压前期，原有的 2 级和 3 级高血压合并，新的分类方法体现了人们对心血管危险因素的日益重视，更有助于高血压危险人群的早期筛选、危险因素的早期评估、早期干预。目前 JNC-8 标准正在紧锣密鼓的制订中。

表 9-1-1　血压水平的定义和分类

分类	收缩压（mmHg）		舒张压（mmHg）
正常血压	<120	和	<80
正常高值	120~139	和	80~89
高血压：	≥140	和	≥90
1 级高血压（轻度）	140~159	和	90~99
2 级高血压（中度）	160~179	和	100~109
3 级高血压（重度）	≥180	和	≥110
单纯收缩期高血压	≥140	和	<90

（三）按病因分类
1.原发性高血压

高血压病，又称为原发性高血压，占高血压患者总数的 90%以上，其病因和发病机制尚不十分清楚，目前认为，高血压是基于某种遗传倾向，多种环境因素譬如饮食、精神应激、吸烟、药物、体重等综合作用的结果，发病机制包括神经-体液机制、激素机制、血管机制、胰岛素抵抗等，一般病程较长，进展缓慢，不同阶段参与的机制不同，各种发病机制之间也可以存在相互作用。原发性高血压作为多种心脑血管疾病的重要危险因素，严重影响心、脑、肾等重要器官的功能，甚至引起相关的脏器功能衰竭。

2.继发性高血压

大约 5%~10%的高血压患者能找出明确病因，高血压仅是其临床表现之一，称为继发性高血压，也称为症状性高血压。一般筛查方法包括：临床病史、实验室检查、体检等。筛查线索包括：（1）发病年龄<30 岁；（2）高血压水平较高（至 3 级或者以上）；（3）血压升高同时伴周期性肢体肌无力或瘫痪，血钾降低；（4）血尿、泡沫尿、夜间尿增多，或既往肾脏疾病史；（5）突发性血压升高，伴心悸、出汗、头痛、皮肤黏膜苍白等；（6）双侧上肢血压值相差大于 20mmHg 以上，下肢血压明显低于上肢血压；（7）降压效果差，难以控制。

较为常见的继发性高血压有。

（1）肾脏病：肾脏疾病可引起最常见的继发性高血压。病因包括：慢性肾小球肾炎、慢性肾盂肾炎、梗阻性肾病、多囊肾、肾间质纤维化、肾结核、肾脏肿瘤、肾脓肿等，其中，慢性肾小球肾炎最为多见。在初诊时进行常规尿液检查，可以初步筛查肾实质性高血压，肾小球和肾小管的功能可通过检测尿蛋白、红细胞、白细胞、管型和必要时计算血清肌酐浓度来进一步评估。体检时如触及上腹部肿块，应行腹部超声检查，排除多囊肾的可能。

（2）肾动脉狭窄（RAS）：居继发性高血压的第二位病因。其病因较多，多发性动脉炎、动脉粥样硬化和肌纤维发育不良是常见的。在我国，青年人肾动脉狭窄的主要原因是大动脉炎，动脉粥样硬化病变在老年人群中更常见，肾动脉肌纤维发育不良比较罕见。而在国外，约 75%的肾动脉狭窄是由于动脉粥样硬化导致的。大多数学者认为，当肾动脉狭窄程度超过 70%以上并且狭窄的远端和近端收缩压相差大于 30mmHg 时，其具有功能意义，可导致高血压。在脐上可听诊到单向传导的血管杂音，这是肾动脉狭窄的典型体征，临床体格检查中并不多见。实验室检查中显示肾素分泌水平上升，同时伴有低血钾。晚期患者表现为肾脏体积缩小、肾功能逐渐减退。影像学检查手段如肾动脉超声、螺旋 CT 血管造影、多排 CT、核磁共振血管造影、DSA 等，有助于肾血管的解剖诊断。肾动脉造影可作为诊断的金标准，但因为其具有一定的有创性，一般不是首选的诊断手段，肾动脉彩色多普勒超声检查是一种无创性筛选方法，敏感性及特异性也较高。

（3）原发性醛固酮增多症（primaryaldostero-nism，简称原醛症）：是由于肾上腺皮质增生或者肿瘤导致醛固酮的分泌增多，引起体内的水钠潴留、血容量增加以及血压升高。曾经被认为是高血压的少见病因，比例不到 1%，近期研究显示其所占比例可达 5%~10%。并有证据表明，与性别、年龄、血压相匹配的成年高血压病患者相比，原醛症患者患心脑血管疾病、肾脏疾病甚至死亡的风险更高，早期发现可以改善心脑血管预后。主要表现为高血压伴低钾血症、血浆醛固酮水平升高、血浆肾素活性减低。血浆醛固酮/肾素比值（ARR）可作为一种可靠的筛选项目，某些药物会影响 ARR 值的准确性，譬如利尿剂、β受体阻断剂、二氢吡啶类钙通道阻滞剂、甲基多巴、可乐定、AECI、ARB 类药物等，会导致检查结果假阳性，一般建议检测前利尿药停用至少 4 周，上述其他药物至少 2 周。若血压必须控制，可用α受体阻断药、维拉帕米、肼屈嗪等代替。而低钾血症影响醛固酮分泌，可造成结果假阴性，故先纠正低钾血症再进行筛查检测。当血钾小于 3.5mmol/L，且 24 小时尿钾高于 30mmol 时，需警惕可能存在原发性醛固酮增多症。24 小时尿醛固酮水平测定也具有重要的诊断意义。其他一些特殊试验如低钠试验、高钠试验、卡托普利试验等均有助于鉴别诊断。对于鉴别单侧或双侧醛固酮腺瘤或增生，可行 CT 定位检查配合肾上腺静脉取血化验，有助于进一步协助治疗。

（4）嗜铬细胞瘤（pheochromocytoma，PCC）：嗜铬细胞瘤起源于神经外胚层，80%~90%位于肾上腺，多为单侧，少数沿交感神经节散发分布，可持续或间断大量释放儿茶酚胺，导致血压持续性或者阵发性升高，并可伴有多脏器功能或代谢紊乱，肿瘤多数为良性，手术切除后高血压可纠正，少数约 10%为恶性肿瘤，治疗较为困难，对放化疗不敏感，是一种少见的继发性高血压。血、尿儿茶酚胺及其代谢产物测定有助于诊断，尤其是间甲肾上腺素类物质具有半衰期长，水平不易波动，受药物影响较小的特点，比儿茶酚胺的测定有更高的诊断价值。对于阵发性血压升高者，可考虑做胰高血糖素激发试验。彩超、CT 或 MRI 有助于对嗜铬细胞瘤行定位诊断，敏感性高但特异性较低，放射性核素标记的间碘苄胍扫描（MIBG）特别适用于复发性、转移性及肾上腺外肿瘤的诊断。近年来基因诊断治疗技术不断发展，研究表明至少有 24%~27%的嗜铬细胞瘤和副神经节瘤与某种已知的基因突变相关。

（5）库欣综合征（Cushing syndrome）：为各种原因导致肾上腺分泌的糖皮质激素（主要为皮质醇）过多，也称皮质醇增多症。典型临床表现可有：满月脸、水牛背、向心性肥胖、皮肤宽大紫纹、骨质疏松、多毛等，约 75%的患者伴有高血压，血压升高水平不一，舒张压水平升高更为明显。早期诊断症状多不典型，常用的检测手段有：游离皮质醇水平检测及节律测定、地塞米松抑制试验、促肾上腺皮质激素释放激素（CRH）兴奋试验等，另外，午夜唾液皮质醇可反映血清游离皮质醇水平，具有易采集及常温下较稳定的特点，敏感性和特异性均达 90%以上，可作为门诊筛查手段。

（6）主动脉缩窄：较为少见，儿童及年轻成人好发，尤其在儿童高血压患者，主动脉缩窄是继肾实质病变后的第二位病因，病变多为先天性，少数继发于大动脉炎，由于病变导致胸降主动脉管腔狭窄，进而引起血流动力学改变，血压升高。主要表现为上臂血压升高，下肢血压低或难以测出。体格检查时，在胸部及背部可闻及收缩期杂音，股动脉的搏动迟于桡动脉搏动。影像学检查手段一般包括 MRA 或 CTA，主动脉造影可确定诊断。目前治疗主要采用经介入支架植入术或者外科手术治疗。

（7）睡眠呼吸暂停综合征（SAS）：较常见，目前认为它是高血压、冠心病、心律失常、脑卒中等心脑血管疾病的独立危险因素，与难治性高血压、胰岛素依赖关系密切。诊断标准如下：在夜间至少 7 小时的睡眠中，呼吸暂停和/或低通气发作超过 30 次，每次持续时间长于 10 秒，或睡眠呼吸暂停低通气指数（AHI）达 5 次/小时及以上，同时血氧饱和度下降 40%以上。根据发病机制可分为中枢型、阻塞型和混合型，其中阻塞性睡眠呼吸暂停综合征是最常见的类型，约 50%~80%的患者有继发性高血压存在，主要危险因素有肥胖、年龄、性别、上气道解剖异常、遗传因素、长期大量饮酒、长期吸烟等。确诊的主要手段为多导睡眠监测，治疗方法包括控制体重、睡眠体位改变、戒烟戒酒、去除基础疾病，严重者可考虑无创气道正压通气、口腔矫正器（OA）治疗甚至外科手术，目前尚无有效药物治疗。经气管造口或者经鼻持续气道正压通气（CPAP）治疗，一段时间后血压如果能恢复正常，说明高血压由 SAS 导致；若治疗后血压仍较高，说明患者为原发性与继发性高血压并存。

（8）多囊卵巢综合征（PCOS）：育龄期妇女最为常见的内分泌紊乱疾病之一，发病率约 5% 左右。典型临床表现为：双侧卵巢多囊样改变、闭经或月经稀少、长期无排卵、不孕症、高雄激素征、肥胖等。诊断标准主要包括不排卵（每年少于 6 次），并能排除其他内分泌疾病引起雄激素水平增高的可能。

患有多囊卵巢综合征的患者易合并多种高血压的危险因素，2 型糖尿病的发生率约为正常人的 3 倍，同时，甘油三酯（TG）升高、高密度脂蛋白（HDL-C）降低，血管内皮功能受损，在这些因素共同作用下 PCOS 患者发生冠心病的风险明显升高。但 PCOS 与动脉粥样硬化病变的关系有待进一步医学验证。目前认为，PCOS 可显著增加高血压、缺血性心脏病、高脂血症、妊娠期糖尿病、妊娠期高血压综合征的患病风险。PCOS 患者虽然较常见肥胖，尤其是中心性肥胖，但仍有约 20% 的 PCOS 患者并没有肥胖表现，近期研究指出，胰岛素抵抗或者高胰岛素血症在多囊卵巢综合征的发病机制中占据重要地位。通过减肥锻炼、胰岛素增敏剂如曲格列酮等的应用，可提高胰岛素的敏感性，降低血压水平，并能够有效缓解 PCOS 患者的临床症状。

（9）大动脉炎：大动脉炎是指发生于主动脉及其主要分支中的非特异性炎症，引起不同部位的动脉狭窄甚至闭塞，是一种慢性、进行性的改变。在少数情况下，可因炎症累及至血管动脉壁中层结构，导致动脉扩张甚至动脉瘤的发生，病因不明，可能与机体免疫状态相关。本病多见于青年女性，其发生高血压的风险约为 60%。不同的动脉病变部位可有不同临床表现。病变累及主动脉弓及其分支时，外周动脉搏动减弱或者难以触及，称为无脉症；位于胸降主动脉时，可有主动脉缩窄的表现，继而诱发高血压；累及肾动脉时可伴发肾血管性高血压；肺动脉受累时可引起肺动脉高压；冠状动脉受累时可诱发心绞痛，严重者发生心梗。

（10）药物相关高血压：某些药物也可引起血压升高，常见的有：甘草、非甾体抗炎药、类固醇、口服避孕药、重组人促红素、环孢素、可卡因和安非他命等。

（四）按血压升高类型分类

1.单纯收缩期高血压（ISH）：收缩压≥140mmHg 且舒张压<90mmHg。

2.单纯舒张期高血压（IDH）：收缩压<140mmHg 且舒张压≥90mmHg。

3.收缩舒张期高血压（SDH）：收缩压≥140mmHg，且舒张压≥90mmHg。

（五）依据对盐的敏感性分类

1.盐敏感性高血压

在大多数人的饮食中增加盐的摄入量不会导致血压升高，而有些病人摄入过多盐分则会导致血压升高。通过减少盐的摄入量可以降低血压水平，这被称为盐敏感高血压。它具有以下临床特点。

（1）高盐饮食、盐负荷后血压显著上升。

（2）白天与夜间血压差值减小，夜间"谷"变浅。

（3）血压波动的应激反应性增强。

（4）早期即可出现肾脏靶器官功能损害：尿微量白蛋白的漏出量增加，肾脏对锂元素的清除功能下降。

（5）可伴有胰岛素抵抗。

（6）左心室肥厚、重量增加。

盐敏感性高血压患者左心室质量的增加主要是由室间隔和左心室后壁的增厚引起的。由于盐敏感者的肾素血管紧张素系统对饮食摄入的反应迟缓，导致血浆中的醛固酮水平有所增加。高浓度血浆儿茶酚胺（特别盐摄入过量后），钠转运机制紊乱，盐敏感人群血压昼夜节律发生变化，夜间"谷"变浅等，均参与盐敏感性高血压的发生。

2.盐抵抗性高血压

盐抵抗高血压属于钠-容量无关性高血压，血浆肾素活性正常或升高。利尿剂通常不适用于这种类型的高血压。

（六）特殊类型高血压

高血压还包括某些特殊类型，常见于以下几种：①老年高血压；②儿童和青少年期高血压；③妊娠高血压；④难治性高血压；⑤高血压急症和亚急症；⑥围术期高血压；⑦晨峰高血压；⑧隐匿性高血压；⑨运动型高血压。

1.老年高血压

欧洲国家和美国的老年定义通常为65岁以上。2005年的中国修订版《高血压防治指南》提出，将60岁以上定义为老年。2010年修订的"中国高血压防治指南"又把老年年龄界线划为65岁及以上。然而在2011年长城会最新发布《老年高血压的诊治中国专家共识》又将年龄界定再次更改为60岁。老年高血压具有以下临床特点：①收缩压增高为主，脉压增高，血压波动范围大，易发生直立性低血压；②血压昼夜节律多有异常；③常伴有多种疾病，互相影响，多有并发症；④诊室高血压，继发性高血压易被掩盖，容易漏诊。

老年人降压药物的选择：大量随机临床试验已经证实，所有年龄（<80岁）的高血压患者均可从利尿药、钙通道阻滞药、β受体阻断药、血管紧张素转化酶抑制剂（ACEI）等抗高血压治疗中获益，因此，常用的五种降压药物均可以选择。而单纯收缩期高血压的患者，可从小剂量利尿药和钙通道阻滞药开始使用。STONE研究采用的是硝苯地平片（国产），中国老年收缩期高血压临床试验采用的是尼群地平（国产），上述药物均经济又有效。老年高血压患者的降压目标定为<150/90mmHg以下，根据个体耐受性可降至140/90mmHg以下。对于80岁以上老年人的高血压控制，降压治疗有助于降低脑卒中风险和总病死率（HYVET试验），降压的目标值为<150/90mmHg。

2.儿童和青少年期高血压

取坐位测量右上臂血压。需选择适合儿童用的袖带。袖带气囊的宽度应不小于右上臂围的40%，而长度则能包绕上臂的80%以上。中国高血压指南中指出，建议儿童血压测量时，对于舒张压读数应同时记录柯氏音第IV时相（K_4）及第V时相（K_5）。

继发性高血压在儿童和重度高血压中较为常见。肾性高血压是继发性高血压的首要原因，其所占比例约80%。而原发性高血压所占比例与年龄增长呈正相关，其在青少年高血压中占绝对优势。其发病原因，与过度肥胖密切相关。儿童原发性高血压最明显的靶器官损害是左心室肥厚，其发生率为10%~40%，在临床中需注意评估。儿童及青少年期高血压的整体评估包括以下几个方面：①发病原因；②血压的真实性；③靶器官有无损伤及程度；④有无其他心血管疾病及是否存在并发症。全面的评估有利于制定合理的治疗方案。提倡进行生活方式的干预，包括以下几个方面：①控制体重；②增加有氧运动；③调整饮食结构，健康饮食，如果效果不明显或者血压水平较高，可考虑口服药物治疗。治疗儿童高血压的用药原则是：单一用药、小剂量起始。一线治疗药物有：血管紧张素转换酶抑制剂（ACEI）、血管紧张素受体拮抗药（ARB）以及钙通道阻滞剂，其作为首选的原因是按标准剂量口服时发生副作用者较少见；二线药物可选用利尿剂或者与其他类型的降压药物联用，可有效治疗肾脏疾病引起的继发性高血压，并可改善机体水钠潴留；而其他降压药物例如α受体阻滞剂、β受体阻滞剂等，副作用较明显，一般适用于严重高血压难以控制者或者与一线用药联合降压。

3.妊娠高血压

妊娠高血压是导致孕妇、胎儿和新生儿发病、死亡的重要因素之一。在血压正常、有高血压病史或者即将出现妊娠高血压的女性妊娠过程中，都可以见到血压波动，生理条件下，妊娠中期（4~6个月）血压一般会下降，较妊娠前平均下降水平为15mmHg左右。到妊娠末期（7~9个月），血压再次升高，甚至可超过其妊娠前水平。

过去认为，当孕中期的血压水平比妊娠早期（妊娠1至3个月）或孕前血压水平升高时，可以诊断为妊娠高血压；而目前更倾向于根据血压的绝对值（收缩压≥140mmHg或舒张压≥90mmHg）来定义妊高征。

妊娠高血压是多个概念的总称，临床上分为三类：慢性高血压、妊娠期高血压、先兆子痫。

慢性高血压：指怀孕以前即存在，或出现于怀孕前二十周的高血压。

（2）妊娠期高血压：怀孕二十周以后出现高血压，妊娠期结束后血压可恢复至正常水平，病程中无明显的蛋白尿。

（3）先兆子痫：妊娠二十周以后血压升高并有临床蛋白尿，即24小时尿蛋白≥300mg；当血压达160/110mmHg或者更高，并伴有大量蛋白尿、头痛、视物不清、肺水肿、少尿甚至血小板下降、肝酶升高等，称为重度先兆子痫，常可伴发胎盘功能下降，引发流产。

妊娠高血压，特别是慢性高血压，可严重影响母亲和胎儿的预后，引起不良后果，建议密切随访。一般采用非药物手段治疗，包括严格管理、限制活动、卧床休息时取左侧卧位等。饮食方面无须特别限制盐摄入，可以考虑补钙（2g/d）、鱼油补充、小剂量阿司匹林口服。如果以上方式无效，血压≥150/100mmHg，则可以药物治疗（口服或者静脉），降压目标为130~140/80~90mmHg水平。常用的口服药物有：β受体阻滞剂或者钙通道阻断剂；静脉用降压药物可选择硫酸镁、甲基多巴、拉贝洛尔。血管紧张素转换酶抑制剂和血管紧张素受体拮抗剂可导致胎儿畸形发育，孕妇及准备怀孕的女性应避免服用。先兆子痫可进展为高血压亚急症或高血压急症，需经住院医治，并且加强监护，提早分娩，治疗可选用胃肠外降压药或抗惊厥药，发生严重先兆子痫时首选静脉应用硫酸镁。曾有先兆子痫早期发作史（小于28周）的女性可小剂量服用阿司匹林用于预防。

4.难治性高血压

又称为顽固性高血压，是指在改善生活方式的同时，合理并足量口服三类降压药物（包括利尿剂）后，血压仍旧不达标，或至少联用四类降压药才能控制到达标水平，称之为难治性高血压，占高血压患者总数比例的 15%~20%。

发生难治性高血压的原因：有继发性致病因素未明确；抗高血压治疗患者的依从性差；服用某些有升压作用的药物比如甘草、肾上腺类固醇、可卡因、麻黄、口服避孕药等；未能有效改善生活方式（体重上升，饮酒）；容量负荷超载（利尿剂治疗剂量不足，肾功能不全进行性恶化，盐分摄入过多等）。

而单纯性诊所高血压（白大衣高血压）和假性高血压均为假性顽固性高血压。某些患者在诊所测量血压，始终高于正常值，但是日间家庭测量或 24 小时血压监测血压均正常，通常我们称之为"白大衣高血压"，实际上以"单纯性诊所高血压"描述更为准确。其标准为：患者多次在诊所测量血压，均达到或者超过 140/90mmHg，并且 24 小时动态血压显示低于 125/80mmHg，或者家庭自测血压数日平均值低于 135/85mmHg，我们即诊断为单纯性诊所高血压。有数据表明，单纯性诊所高血压在一般人群中所占比例为 10%，并不少见，所以在高血压患者的管理中不容忽视，对于这类高血压患者，应明确有无代谢危险因素及靶器官受损，如果存在靶器官损害或心血管高危因素，建议药物干预。而无须药物治疗的高血压患者，应及时改善生活方式，定期随诊评估。但另外一些数据和研究指出，单纯性诊所高血压患者发生心血管意外事件的风险比一般高血压患者要低。其原因可能与靶器官功能受损程度和代谢异常相关。

老年人由于存在动脉粥样硬化，实际动脉内血压水平往往低于血压计测出的数值，称之为"假性高血压"。在下列情况则警惕假性高血压存在：①血压升高明显，但无靶器官损害；②降压治疗过程中，血压不低却出现了似低血压发作的症状如头晕、疲劳；③X 线可见肱动脉钙化征；④上肢血压值高于下肢；⑤严重高血压或单纯收缩压期高血压。不适当的测量方法也可能导致假顽固性高血压（上臂周径较大时未换用较大的袖带）。测量时气囊施加的压力已经超过测得的收缩压数值，但桡动脉搏动仍可触摸者，可确定为假性高血压。

若难治性高血压的病因明确，对症处理后，血压仍旧不理想，基层医生可将患者转至高血压专科进一步评估及治疗。所有努力无效后，在严密观察的基础上，可考虑停用现有的抗高血压药，更换另一种简单的方案重新治疗，或许有效。

5.高血压急症和亚急症

高血压急症及高血压亚急症以前被统称为高血压危象。

高血压急症的主要特征是：血压升高严重可达 180/120mmHg 以上，伴有进行性加重的靶器官功能受损。其主要包括高血压性脑病、颅内出血、不稳定型心绞痛、急性心肌梗死、主动脉夹层、急性左室衰竭并发肺水肿、肾上腺素能危象（嗜铬细胞瘤高血压危象）、子痫等。为防止靶器官进一步损害，高血压急症一旦发生需立即降压治疗。而血压升高明显但不伴有靶器官损害表现，称之为高血压亚急症，经处理后血压可在一到两天内逐渐下降。

高血压危象的处理：

高血压急症患者需行血压持续监测，尽快降压治疗，静脉降压为首选。常用的药物有硝普钠，乌拉地尔、拉贝洛尔、尼卡地平、艾司洛尔、酚妥拉明、肼屈嗪等。少部分患者口服短效降压药物亦可受益。降压目标为：平均动脉血压在第 1 小时内迅速降低但下降幅度小于初始水平的 25%，其后的 2 至 6 小时内血压进一步下降到 160/（100~110）

mmHg 左右。若病人可耐受这样的血压水平，病情平稳，可在以后的 24 至 48 小时内将血压逐渐降低到正常水平。血压下降过快或者程度过低会导致肾脏、大脑及冠状动脉缺血。对于以下情况处理有所不同：急性缺血性脑卒中，目前缺乏临床试验依据要求立即降压处理；主动脉夹层患者，一旦发现应在能耐受的前提下迅速将收缩压降至 100mmHg 左右。

紧急状况下：部分高血压急症患者和高血压亚急症者通过口服短效降压药物可能同样受益，例如卡托普利、拉贝洛尔、可乐定。

6.围术期高血压

围术期高血压定义为：患者因外科手术在住院期间（包括术前、术中和术后，一般 3 至 4 天）血压急性升高，收缩压、舒张压或者平均动脉压上升超过基线水平的 20%。若围手术期中血压短时间内急剧升高，且高于 180/110mmHg 时称为围术期高血压危象。有高血压病史，尤其是平素舒张压大于 110mmHg 的患者，发生围手术期血压波动的可能性较大。建议高血压患者在手术前应继续降压治疗，以预防围术期高血压的发生。围手术期一般根据手术前患者的血压水平来确定降压的目标水平，通常降至基线的 10%；有严重心衰或者出血倾向的患者目标血压可更低。轻中度原发性高血压的患者，如果不伴有心血管系统异常或者代谢紊乱，无须延迟手术，而 3 级高血压（≥180/110mmHg）患者是否需要先降压再手术，则应在权衡利弊后作出决定。围手术期中如果发生高血压急症，一般建议静脉用降压药物，降压目标为：半小时至一小时内将舒张压降至 110mmHg 左右，或将血压水平降低 10% 至 15%，不得超过 25%。在患者能够耐受的情况下，接下来的 2 至 6 个小时内使血压进一步下降至 160/100mmHg。对于主动脉夹层患者要快速降压，血压需在 24 至 48 小时内下降至基线水平。降压时快速起效，作用时间短的药物作为首选，比如硝普钠、拉贝洛尔、艾司洛尔、尼卡地平、硝酸甘油、非诺多泮等。

7.晨峰高血压

晨峰高血压是指人晨起清醒后，血压从夜间相对较低水平上升到清晨较高水平的一种现象。目前对于晨峰高血压并无统一的定义。国内外研究多用以清晨血压升高的幅度来定义，晨峰血压有如下计算方法：

1）醒后 2 小时内平均收缩压与醒前 2 小时内平均收缩压相差的数值。

2）起床后 2h 内收缩压平均值与包括夜间最低收缩压在内的 1h 收缩压平均值（即夜间的最低收缩压和其前后两次测量的收缩压数值的平均值）之差。

3）起床时与起床前最后一次卧位测量的收缩压之差。目前研究表明，以上第二种定义具有更高的临床研究价值，根据第二种计算方法界定：晨峰高血压即收缩压差值>50mmHg。舒张压晨峰定义同收缩压晨峰。目前认为晨峰高血压可导致清晨脑卒中、心血管意外事件发病率升高。

8.隐蔽性高血压

隐蔽性高血压与"白大衣高血压"正相反，其在医院测量诊室血压正常（<140/90mmHg），而动态血压监测或家庭自测血压水平增高≥135/85mmHg。隐蔽性高血压发病机制尚不清楚，同样可造成不同程度靶器官损害。在人群中，隐蔽性高血压约为 10%，其中约 35% 隐蔽性高血压可发展为持续性高血压。

9.运动高血压

运动高血压或称运动性血压过高，是指进行了一定运动的负荷后，于运动过程中或者运动刚结束时血压异常升高的现象。稍年长的男性的多见。在高血压患者中亦多见。目前对运动高血压尚没有公认的定义，常用的标准有：①运动时收缩压大于 200mmHg，舒张压较运动前升高超过 10mmHg，或舒张压高于 90mmHg；②运动时血压超过 90% 或 95% 的研究人群的血压值；③男性运动血压较静息血压增加 60mmHg 以上，女性增加 50mmHg 以上；④运动时收缩压男性超过 210mmHg，女性超过 190mmHg。临床多采用第五种标准，运动高血压的患病率也不清楚。

（七）单基因遗传性高血压

约 30% 至 50% 血压改变与遗传变异有关。基因检查有助于协助明确病因。

1.糖皮质激素可治性醛固酮增多症（GRA）

是一种家族性遗传性疾病，为常染色体显性遗传，也被称为"家族性醛固酮增多症I型（FH-1）"，相对罕见。由于减数分裂过程中两个 8 号染色单体联会时发生不精确和不等交叉的配对，形成一个新的"融合基因"，这个新的基因及原有的正常基因均存在于 8 号染色体中。该嵌合基因不受血管紧张素II和血钾的调控，而是受促肾上腺皮质激素调控，其合成的蛋白除了具有醛固酮的作用以外，还可以导致血中 112-羟皮质醇和 112-酮皮质醇合成相对增多。根据以上机制，可通过小剂量外源性糖皮质激素（泼尼松 30 毫克/天）口服，抑制促肾上腺皮质激素分泌，连续口服 2 周后一般可见效。螺内酯治疗亦有效。

2.盐皮质激素受体活性突变

又称为妊娠加重的高血压，为常染色体显性遗传性疾病，由 Geller 等人于 2000 年首次报道。发病机制为有突变发生于盐皮质激素受体（MR）的配体结合区域，使其被过度激活。妊娠后人体内激素受体水平明显升高，导致高血压加重恶化。

3.类盐皮质激素增多症（AME）

为常染色体隐性遗传疾病。临床表现为：血压升高，低钾血症，水钠潴留，症状与醛固酮增多症类似。

4.Liddle 综合征

为家族性常染色体显性疾病，由 Liddle 于 1963 年首次报道提出。与存在于肾脏远曲小管与集合管上皮细胞膜中的上皮钠通道（ENaC）基因突变有关，引起机体水钠潴留。阿米洛利治疗有效。

5.Gordon 综合征

为常染色体显性遗传疾病，又被称为假性低醛固酮血症II型（PHA-II），1986 年由 Gordon 首先提出，与 WNK 家族（丝氨酸苏氨酸激酶家族）中的 WNK1 和 WNK4 基因突变有关，有水钠潴留的表现。

6.先天性肾上腺皮质增生症（CAH）

为常染色体隐性遗传疾病。多数与 11-ß羟化酶和 111-α羟化酶的基因缺陷有关，同样可引起水钠潴留，容量扩张血和压升高。

7.其他单基因遗传性高血压如家族性高醛固酮血症II型（FH-II）、高血压伴短指畸形、孟德尔嗜铬细胞瘤综合征等，均较罕见。

二、危险分层

目前我们无法预测一些严重的心脑血管意外事件比如心肌梗死、脑梗死、脑出血等是否会发生以及何时发生，但心脑血管意外事件发生的风险水平是可以评估的，而且也需要评估。虽然高血压及血压程度可作为心血管意外事件发生和决定预后的独立危险因素，但多数高血压患者除了血压升高以外，还存在其他的心血管危险因素，高血压并不是其唯一的决定因素。故而，临床上不能只依据血压水平来诊断、治疗高血压患者，必须先进行风险评估并分层再决定下一步诊疗。在确定降压治疗时机、优化降压治疗方案，明确合理血压控制目标，综合管理各项危险因素等诸多方面，对高血压患者进行心血管风险的分层及评估具有非常重要的意义。高血压患者合并的危险因素和靶器官损害是决定治疗策略的主要依据。

2010 中国高血压防治指南在影响预后因素方面较以往做了部分改动：新增了糖耐量受损和空腹血糖异常作为独立危险因素；有关腹型肥胖的腰围标准更改；将肾小球滤过率、股动脉脉搏波速度、踝/臂血压指数列为靶器官损害指标。有关危险分层的标准及原则较以往无变化。具体见（表 9-1-2，表 9-1-3）。

表 9-1-2　影响预后的因素

心血管危险因素	靶器官损害	伴临床疾患
· 高血压(1~3 级)	· 左心室肥厚	· 脑血管病
· 年龄 >55(男性)，>65 岁(女性)	心电图:Sokolow-Lyon>38 mm 或	脑出血、缺血性脑卒中、
· 吸烟	Cornell>2440 mm·ms;超声心动图	短暂性脑缺血发作
· 糖耐量受损(餐后 2 h 血糖 7.8~11.0 mmol/L)	LVMI≥125(男性)，≥120 g/m²(女性)	· 心脏疾病
和(或)空腹血糖受损(6.1~6.9 mmol/L)	· 颈动脉超声 IMT≥0.9 mm 或动脉粥样斑块	心肌梗死史、心绞痛、冠状动脉
· 血脂异常	· 颈股动脉 PWV≥12 m/s	血运重建史、慢性心力衰竭
总胆固醇≥5.7 mmol/L(220 mg/dL)或	· ABI<0.9	· 肾脏疾病
LDL-C>3.3 mmol/L(130 mg/dL)或	· eGFR 降低[eGFR<60 mL/(min·1.73 m²)]	糖尿病肾病、肾功能受损、
HDL-C<1.0 mmol/L(40 mg/dL)	或血清肌酐轻度升高	肌酐≥133(1.5,男性)
· 早发心血管病家族史[一级亲属	115~133 μmol/L(1.3~1.5 mg/dL,男性)	≥124 μmol/L(1.4 mg/dL,女性)
发病年龄<55(男性)，<65 岁(女性)]	107~124 μmol/L(1.2~1.4 mg/dL,女性)	尿蛋白>300 mg/24 h
· 腹型肥胖[腰围≥90(男性)，	· 尿微量白蛋白 30~300 mg/24 h 或	· 外周血管疾病
≥85 cm(女性)]或	白蛋白/肌酐≥30 mg/g	· 视网膜病变
肥胖(BMI≥28 kg/m²)	(3.5 g/mol)	出血或渗出、视乳头水肿
· 血同型半胱氨酸升高		· 糖尿病
(≥10 μmol/L)		空腹血糖≥7.0 mmol/L(126 mg/dL)，
		餐后 2 h 血糖≥11.1 mmol/L(200 mg/dL)，
		糖化血红蛋白≥6.5%

注:LDL-C:低密度脂蛋白胆固醇;HDL-C:高密度脂蛋白胆固醇;BMI:体质量指数;LVMI:左心室质量指数;IMT:内膜中层厚度;ABI:踝臂血压指数;PWV:脉搏波传导速度;eGFR:估算的肾小球滤过率。

表 9-1-3　高血压的危险分层

其他危险因素和病史	血压（mmHg）		
	1 级高血压 SBP 140～159 或 DBP 90～99	2 级高血压 SBP 160～179 或 DBP 100～109	3 级高血压 SBP≥180 或 DBP≥110
Ⅰ 无其他危险因素	低危	中危	高危
Ⅱ 1～2 个危险因素	中危	中危	很高危
Ⅲ ≥3 个危险因素 靶器官损害或糖尿病	高危	高危	很高危
Ⅳ 并存的临床情况	很高危	很高危	很高危

（李佳旎）

第二节　原发性高血压的治疗原则与目标

　　高血压以动脉血压持续升高作为主要特征，导致全身心血管系统发生进行性损害，在世界范围内它是最高发的一种慢性疾病，作为一种最主要的独立危险因素。它与心脏疾病、脑血管疾病、肾脏疾病的发生、进展、甚至死亡密切相关。因其严重危害人类健康，一直受到全球各国政府部门的高度重视。数据表明，在我国五分之一的成年人患有高血压；全国目前至少有两亿高血压患者，且高血压的整体患病率仍在不断上升，因此我国高血压防控的形势非常严峻。高血压很少单独存在，多数合并血脂代谢紊乱、糖耐量异常、肥胖以及早期或亚临床靶器官功能损害。同一血压水平的患者，其合并的危险因素越多，出现心血管不良事件的风险越大。2005 年美国高血压学会（ASH）重新定义了高血压，除了单纯的血压读数，还涵盖了各种心血管危险因素，它指出高血压是由多因素共同参与的心血管综合征，它不断进展，进而改变心脏和血管的结构和功能。建议在研究时把全身血管床作为整体研究对象，其中主要包括：各项危险因素、血管内皮损伤、动脉粥样硬化、亚临床疾病的存在以及心血管事件。欧洲国家于 2009 年制定的高血压指南中也明确强调，降压治疗策略的制定应主要依据心血管系统的总体风险水平，高血压患者的心血管系统危险性除了来源于血压水平，还更多的来源于是否有临床或者亚临的床靶器官损害。因此，原发性高血压治疗的主要目标是降压达标，使心血管的死亡和病残的总危险性降至最低。在临床工作中，应一方面通过采取非药物和药物治疗使血压控制在合理的目标范围，另一方面积极干预患者所存在的具有可逆性的各种危险因素，对于其同时存在的各种临床情况进行恰当的处理，最终达到使患者生活质量提高，整体病残率和病死率有效减低。

一、降压治疗的基本原则

针对高血压患者应紧密结合高血压分级和危险分层来确定治疗方案，对不同危险水平的患者应采用个体化、有针对性的治疗原则。综合考虑血压水平、已明确的心血管危险因素、靶器官损害以及并存的临床情况，有助于治疗方案的合理制定，具体如下。

1.低危：以改善生活方式为主，在 3 个月内多次测量血压，如果平均血压低于140/90mmHg，则可继续随访血压，暂不药物治疗；如果平均血压达到或高于140/90mmHg，应考虑口服药物降压。

2.中危：如果患者病情允许，对患者整体病情了解，可在对患者的血压及其他危险因素进行随访观察的基础上，在生活方式上积极改进，1 个月以内测量随访 2 次血压，如果平均血压达到或者高于 140/90mmHg，即可以考虑口服降压药物；如果血压低于140/90mmHg，可以继续随访血压。

3.高危和极高危：有必要立即降压治疗，对于并存的危险因素及临床情况同时药物干预。

不管高血压的危险性高或者低，不健康的生活方式应该首先纠正或同时纠正。也就是说，生活方式的改善是任何类型高血压治疗的基础。改善生活方式后，一些轻型高血压患者可以药物减量甚至暂停降压药，即使病情较重的患者也可以减少药物的剂量或种类。

二、降压治疗的目标

根据 2009 基层版中国高血压防治指南中的精神，高血压治疗以血压达标为主要目标，以达到让心脑血管发病风险和死亡风险以最大限度地降低。根据患者的总体心血管风险水平和具体情况确定治疗措施。一般高血压患者血压降到 140/90mmHg 以下；老年高血压患者（大于 65 岁）血压降至 150/90mmHg 以下；青年或者稳定型心绞痛、脑血管病、糖尿病、慢性肾病的患者血压不高于 130/80mmHg；在可以耐受的基础上，上述各种患者的血压可以降至更低水平（低于 120/80mmHg）。应注意舒张压小于 60mmHg 时的冠心病或者高龄患者，除此以外目前尚未明确降压的血压低限值。一般来说，1 级和 2 级高血压力争在 4 周至 12 周以内达到目标血压值，并能长期坚持；治疗的耐受性差或者老年人、高龄患者可适当延长达标时间。除了使血压达到目标水平，同时还要干预患者的各种危险因素，妥善处理各种临床疾病。

此前比较强调舒张压的降低，但众多循证医学证据显示，50 岁以上成人，收缩压≥140mmHg 是比舒张压更重要的心血管危险因素，且收缩压升高在 50 岁以上老年人比舒张压升高更为常见。收缩压的控制也比舒张压控制更为困难。因此在降压治疗中应采用合理的治疗方案，努力使收缩压和舒张压均达标。

三、高血压的非药物治疗

高血压应进行综合治疗，以非药物疗治疗为基础。生活方式的改善可以从多种途径干预高血压的发病机制，使靶器官损害的发生率降低。其主要形式包括提倡健康的生活方式、消除不利于身心健康的不良习惯和行为，从而达到控制血压并减低其他心血管疾病的发病率。以上不仅可有效预防高血压的发生，而且也是高血压治疗的重要组成。具体内容包括。

1.控制体重

体重每减轻10kg可使血压下降5至20mmHg。高血压患者体重指数（BMI）应控制在24kg/m²以下，或者注意控制腰围男性<90cm，女性<85cm。控制体重的方法有：①减少总热量的摄入，例如采用DASH饮食计划，多摄入水果蔬菜，强调低饱和脂肪和总脂肪含量少的食物的重要性，限制碳水化合物；②增加体力活动量，增加热量的消耗，如快走、慢跑、健美操等。应把减重看成循序渐进、持之以恒的过程，避免急于求成而采取有损健康的减肥方式。

2.减少钠盐摄入

食盐摄入量应少于6克/日，减少烹调用盐，尽量避免含盐高的腌制品。盐的摄入量与高血压的患病风险呈正相关，有高血压家族史或者心血管危险因素的患者，更应注意低盐饮食。

3.合理饮食

减少脂肪摄入，多吃水果、蔬菜、含粗纤维素的食物，摄入足量蛋白质，注意钾、钙、镁的摄入。

4.规律运动

规律的体育锻炼不仅可以降低血压，还可以控制体重，使人保持良好心态。患者应根据自己的年龄、身体状况、爱好等选择运动种类、强度、频度和运动时间。一般方式可选择快走、慢跑、游泳、健身操等，运动锻炼不宜太过剧烈。一般每周3至5次，每次持续30至50分钟左右较为适宜。运动强度的指标可参考：运动时最大心率（次/分）＝170－年龄（岁），或者以本人最大心率的70%~85%值作为运动适宜心率。

5.心理平衡

太快的生活节奏、心理压力大负担重是高血压的常见诱因。不良情绪也可显著影响血压。作为高血压患者，应调整生活方式，调节心理状况，有助于保持心理平衡、缓解心理压力。

6.戒烟限酒

吸烟的危害极大，高血压患者应坚持科学戒烟。限制饮酒，白酒<50毫升/天、葡萄酒<100毫升/天、啤酒<300毫升/天。

四、高血压的药物治疗

（一）治疗原则

1.从最小有效剂量起始，这样可以降低不良反应的发生率。根据血压的控制情况缓慢加量，或者联合其他降压用药，争取3月内使血压达标。

2.建议服用长效缓释制剂，每日一次，确保24小时平稳控制血压，保护靶器官功能。另外，长效制剂便于患者坚持规律服药，提高治疗的依从性。如果使用中效或短效药，须用药2~3次/天。

3.单一药物降压效果不好时，可转而采用2种或者2种以上降压药物联合口服，这样可以减少不良反应并有效增进降压效果，而不是把一种降压药物的剂量无限加大。在临床实际中，多数情况下需经过两种或以上药物联合降压，才能使2级以上高血压或者高危患者的血压达到目标值。

4.降压治疗过程中，不建议频繁地更改治疗策略。降压药物达到最大疗效需要一定的时间，在判断药物是否有效或者是否需要换药时应充分考虑以上因素。

高血压是一种终身性疾病，一般应监测血压，坚持服药。

（二）临床常用药物

主要有五大类：利尿剂、β受体阻滞剂、钙通道阻滞剂（CCB）、血管紧张素转化酶抑制剂（ACEI）和血管紧张素 II 受体拮抗剂（ARB）。针对高血压初始治疗或者维持治疗，可酌情选用上述五种降压药和其固定低剂量复方制剂，另外，还有α受体阻滞剂和其他抗高血压药物。α受体阻滞剂具有较好的降压效果，但发生直立性低血压的风险大，特别是在老年人中较为多见，且在靶器官保护方面此类药物缺乏足够的循证学依据，故而，在实际临床工作中医生不会将其作为首选。常用药物的适应证和禁忌证见（表9-2-1）。

1.利尿剂

由于新药的迅速发展，利尿剂一度被人们忽视。且因目前利尿剂对于逆转靶器官损害的研究证据较少，2009 版欧洲高血压指南并不认为利尿药是一类出众的高血压治疗药物。但是我国目前的高血压防治指南将利尿剂作为高血压治疗的基础用药。高龄高血压患者研究（HYVET）研究结果显示，80 岁以上的高龄患者采取以小剂量利尿剂为基础的降压方案，可有效降低脑卒中发生率，减少总的死亡率。而培哚普利预防脑卒中再发研究（PROGRESS）也显示，吲达帕胺缓释片与培哚普利合用使脑卒中危险性降低 43%，而单用培哚普利仅降低 5%。

利尿剂最主要的不良反应为影响血糖血脂代谢，但其多于大剂量（氢氯噻嗪 50~100mg/d）服用发生，近年主张小剂量利尿剂（氢氯噻嗪 25mg/d 或更低）控制血压，降压效果良好，且不良反应低。血糖异常的患者服用利尿剂后血糖升高并不显著，对血脂的影响在长期服药后也可恢复。2003 美国高血压指南（JNC7）中主张，当血压高于目标水平 20/10mmHg 以上，初始用药需联合降压时，噻嗪类利尿剂可作为其中一种。但应注意，长期应用利尿剂联合β受体阻滞剂会加重糖脂正常代谢的影响，故一般需避免上述两种药物联用。

2.β受体阻滞剂

β受体阻滞剂可通过多种作用机制影响心血管系统。这些机制主要包含：①降压作用；②抗缺血作用；③阻断β1肾上腺素能受体，进而抑制 RAS 系统；④抑制左心室心肌重构；⑤提高心肌的能量代谢；⑥抗心律失常作用。一些研究表明，早期原发性高血压的发病与交感神经活性增强密切相关，并且交感神经系统的激活要先于肾素-血管紧张素系统。在降压治疗过程中，应该先阻断去甲肾上腺素的活性，再阻断血管紧张素II受体活性。这也意味着，对于高血压不伴有并发症者，应先使用β受体阻滞剂降压，再使用血管紧张素转换酶抑制剂或者血管紧张素II受体拮抗剂。同时，因为其具有多种降压机制，β受体阻滞剂对于高血压特别是合并其他疾病的人群，也同样值得推荐。其在控制心室率、改善心肌缺血等方面较其他药物具有明显优势。

表 9-2-1　常用降压药物的适应证和禁忌证

药物种类及名称	适应证	禁忌症	主要不良反应
钙拮抗剂(C)			
二氢吡啶类 硝苯地平(缓、控释) 尼群地平 非洛地平缓释片 氨氯地平 左旋氨氯地平	老年高血压 周围血管病 单纯收缩期高血压 稳定性心绞痛 颈动脉粥样硬化 冠状动脉粥样硬化	绝对禁忌症：无 相对禁忌症：快速型心律失常、心力衰竭	踝部水肿，头痛，潮红
非二氢吡啶类 维拉帕米 地尔硫卓	心绞痛 颈动脉粥样硬化 室上性心动过速	绝对禁忌症：Ⅱ-Ⅲ度房室传导阻滞 相对禁忌症：心力衰竭	房室传导阻滞，心功能抑制
利尿剂(D)			
氢氯噻嗪 吲哒帕胺	心力衰竭 老年高血压 高龄老年高血压 单纯收缩期高血压	绝对禁忌症：痛风 相对禁忌症：妊娠	血钾减低，血钠减低，血尿酸升高
β受体阻滞剂(B)			
美托洛尔 比索洛尔 阿替洛尔 卡维地洛(α β阻滞剂)	心绞痛 心肌梗死后 快速性心律失常 稳定型充血性心衰	绝对禁忌症：Ⅱ-Ⅲ度房室阻滞、哮喘 相对禁忌症：COPD、周围血管病、糖耐量低减、运动员	支气管痉挛，心功能抑制。卡维地洛可致体位性低血压
ACEI 类(A)			
卡托普利 依那普利 福辛普利	心力衰竭 心肌梗死后 左室肥厚 左室功能不全 颈动脉粥样硬化 非糖尿病肾病， 糖尿病肾病 蛋白尿／微量白蛋白尿 代谢综合征	绝对禁忌症：妊娠、高血钾、双侧肾动脉狭窄	咳嗽，血钾升高，血管性水肿
血管紧张素 Ⅱ 受体拮抗剂(A)			
氯沙坦 厄贝沙坦	糖尿病肾病 蛋白尿／微量白蛋白尿 心力衰竭 左室肥厚 心房纤颤预防 ACEI 引起的咳嗽 代谢综合征	绝对禁忌症：妊娠、高血钾、双侧肾动脉狭窄	血钾升高，血管性水肿（罕见）
α 受体阻滞剂(α)			
多沙唑嗪 哌唑嗪 特拉唑嗪	前列腺增生 血脂异常	绝对禁忌症：体位性低血压 相对禁忌症：心力衰竭	体位性低血压

关于β受体阻滞剂的副作用目前有很多误解，临床研究显示许多副作用表现不是由药物本身引起的，部分与原发疾病以及并发症或者心理因素相关。例如在对性功能影响方面，相关研究中将患者分为三组（均服用β受体阻滞剂）：不知晓用药情况组；知晓用药情况但不知道可导致性功能障碍组；知晓用药情况同时也知道可能会导致性功能障碍组。结果表明，阳痿的发生率分别为3%、15%和30%。由此可说明，引发性功能障碍的主要因素并非β受体阻滞剂的服用，而是一定的心理因素导致。

为此，2008年，中国专家就使用β受体阻滞剂治疗高血压达成以下共识：

（1）β受体阻滞剂作为常用的降压药物，具有安全性、有效性。

（2）当患者并发以下情况时，β受体阻滞剂的作用无法被替代，可作为首选：①冠状动脉粥样硬化性心脏病（包括稳定型及不稳定型心绞痛、心肌梗死后）；②快速型心律失常（如窦性心动过速、心房颤动）；③高血压并发心力衰竭者；④交感神经功能亢进者（如早期高血压伴心室率过快者、社会心理应激、焦虑障碍、精神压力过大、围术期高血压、甲状腺功能亢进、高原生活等）；⑤青年高血压患者，使用ACE I或ARB类药物有禁忌或者难以耐受者。

（3）在选用药物时，应尽可能选择不具有内在拟交感活性、对受体有较高选择性或者同时具有拮抗α受体作用的β受体阻滞剂，这样可以将因长期服药导致不良反应发生的风险降低。相对于传统的非选择性β受体阻滞剂，上述药物对血糖、血脂代谢和对外周血管的影响均相对较轻，对于高血压合并糖尿病的患者相对较为安全有效。

（4）考虑到在临床实验中阿替洛尔存在的问题，除了一些特殊人群（如飞行员）外，一般不推荐使用阿替洛尔作为降压方案的第一选择。

（5）在降低血压的治疗中，β受体阻滞剂和其他药物的合理联用具有着重要的意义。β受体阻滞剂和长效二氢吡啶类药物（CCB）或α受体阻滞剂的联合应用，不仅具有协同降压的作用，而且对CCB或α受体阻滞剂引起的反射交感神经兴奋还具有抑制作用。从保护靶器官的角度来看，目前推荐β受体阻滞剂与ACEI或ARB类药物联合口服，作为标准治疗方法用于冠心病或心力衰竭合并高血压患者的方案。ACEI或ARB对血糖代谢的有利作用可以抵消β受体阻滞剂对血糖代谢的潜在不利影响。

（6）对于不伴有心衰、心肌梗死的高血压患者，为降低血糖血脂代谢紊乱发生的风险，应避免单独合用大剂量β阻滞剂与噻嗪类利尿剂口服。

（7）对于不伴有心力衰竭、心肌梗死或者快速型心律失常（如窦性心动过速、心房颤动）的高血压患者，以及年龄大于六十岁的老年患者（注：除外3中提及的情况），如果存在代谢综合征，或者糖尿病易感性较高，则不推荐选用β受体阻滞剂作为初始治疗方案。

（8）对于目前已使用β受体阻滞剂治疗的高血压患者，若血压控制平稳，则应继续原有药物治疗，不宜更换。

3.钙通道阻滞剂（CCB）

主要通过阻断存在于细胞浆膜上的钙通道、使周围动脉血管平滑肌松弛，进而阻力下降，达到降低血压的作用。美国于1995年及1998年先后两次发生CCB风波，提出大剂量及短效钙通道阻滞剂可使发生心肌梗死的风险明显提高，同时也使高血压患者发生癌症的风险加大，并且可增加胃肠道出血的风险。其后一些实验如HOT，INSIGHT，

STOP2，NORDIL 与 ALLHAT 等实验结果结束了有关 CCB 的争论，明确了长期口服钙通道阻滞剂治疗高血压的安全性。特别是 ALLHAT 试验，经过长达六年的研究证实，长期口服钙通道阻滞剂治疗高血压不会导致心肌梗死的致死率升高，也不会加重消化道出血及患癌的风险。因此，在 JNC7 及 2003 欧洲心脏病学会和欧洲高血压学会联合制定高血压管理指南（2003ESC/ESH）中，均重申了钙通道阻滞剂在高血压治疗中的重要地位及作用。

由于钙通道阻滞剂可扩张入球小动脉，会影响肾脏血流动力学的稳定，在糖尿病肾病合并高血压的患者中应用受限制。但是通过多项大型的临床试验研究显示，在降压过程中钙通道阻滞剂不影响正常的糖脂代谢。在治疗过程中新发糖尿病的概率很低。相对于利尿剂对照组，高血压糖尿病亚组的血糖升高率和肾损害加重率数值明显要低。所以，在 JNC7 的六项强制性适应证中，把糖尿病作为钙通道阻滞剂治疗的强适应证，这树立了钙通道阻滞剂在糖尿病合并高血压患者治疗中的明确地位。

SYST-CHINA，syst-EUR，NORDIL，ALLHAT 等试验均证实了 CCB 可使脑卒中的风险明显下降，这在中国等中风发病率较高的国家具有重要的意义。

ACTION 和 CAMELOT 试验结果显示，采用二氢吡啶类钙通道阻滞剂降压可让冠心病患者多数获益。ACTION 试结果表明，硝苯地平控释片尤其适合慢性冠心病并发高血压的患者。而 CAMELOT 结果显示，相较于依那普利，苯磺酸氨氯地平可降低心绞痛患者住院危险的 41%（P＝0.003），并且有更显著的延缓动脉粥样硬化的作用。

二氢吡啶类 CCB 无绝对禁忌证，具有强降压作用，对糖脂代谢无不良影响的特点。对于多数高血压类型均适用，特别适用于单纯收缩期高血压、稳定型心绞痛、冠状动脉或颈动脉粥样硬化、老年高血压、外周血管疾病患者。它可以单独使用，也可以与其他四种药物结合使用。心衰或心动过速患者慎用二氢吡啶类钙通道阻滞剂，不稳定型心绞痛患者不宜使用硝苯地平。对于老年高血压患者以及合并高血压的心绞痛患者则优先选择氨氯地平。ESH/ESC 2007 高血压防治指南指出，左心室肥厚、无症状性动脉粥样硬化患者可首选 CCB。

4.血管紧张素转换酶抑制剂（ACEI）

这类药物具有明显的降压作用，保护靶器官的证据充足，不会干扰血糖血脂的正常代谢。1 级和 2 级高血压患者适用，尤其适用于存在慢性心力衰竭、心肌梗死后、代谢综合征、蛋白尿或微量蛋白尿、糖尿病肾病或非糖尿病肾病的高血压患者。可联合应用小剂量噻嗪类利尿剂或二氢吡啶类钙通道阻滞剂。

ACEI 类药物通过抑制血管紧张素转换酶（ACE）降低血管紧张素 II 的产生，并抑制激酶以减少缓激肽的降解并发挥降血压作用。自血管紧张素转换酶抑制剂问世以来，大量的临床试验可证实此类药物具有对血压稳定控制的效果，并对靶器官具有突出的保护作用。在 JNC 7 的六类抗高血压药物中，ACEI 是唯一一种具有所有六种强制性适应证的药物。

由于血管紧张素转换酶抑制剂的干咳副作用发生率比较高，尤其是在亚洲人群中，在血管紧张素II受体拮抗剂（ARB）上市后，由于 ARB 能够更彻底的阻断肾素血管紧张素系统，并且其不存在干咳的副作用，有人曾经担心 ARB 会取代 ACEI 的地位，在 1999年公布的 ELITE-2 试验研究中，3152 名心力衰竭的患者被随机分到卡托普利治疗组和氯沙坦治疗组，经过跟踪调查，发现除了患者对卡托普利的耐受性稍差以外，在包括所有原因的病死率、猝死率或心搏骤停复苏等在内的其他各项终点指标上，卡托普利治疗组的研究结果均比氯沙坦治疗组的指标更为有益，这也巩固了在心力衰竭治疗中血管紧张素转换酶抑制剂的一线位置。因此在高血压治疗中 ACEI 与 ARB 不应相互偏颇，均应该充分重视。

先前血管紧张素转换酶抑制剂禁用于肾功能衰竭（血肌酐高于 265nmol/L 或者 3mg/dl）的患者。然而，近期南方医科大学南方医院的侯凡凡教授等人完成了一项持续三年的前瞻性随机对照研究，结果显示：每日口服 20 毫克贝那普利，可有效保护血肌酐水平在 3.0~5.0mg/dl 之间的第 4 期非糖尿病慢性肾功能不全患者的肾脏功能，降低了晚期肾功能不全发展至终末期肾衰竭甚至行肾脏替代治疗的危险性达 43%，而且并未增加不良反应如高血钾的发生率。

5.血管紧张素 Ⅱ 受体拮抗剂（ARB）

对于 1 级和 2 级高血压较为适用，特别是高血压伴发心力衰竭、心房颤动、左心室肥厚、代谢综合征、微量蛋白尿/蛋白尿、糖尿病肾病的患者应用 ARB 能获得更大的收益，服用 ACEI 后有干咳不良反应时，也可以更换为 ARB 口服。

血管紧张素 Ⅱ 受体拮抗剂直接阻断血管紧张素Ⅱ受体进而降压。其临床作用与 ACEI 相同，但耐受性更高，且几乎不具有明显的不良反应，而在控制血压及保护重要靶器官的方面，ARB 类药物的效果也不比 ACEI 类差。LIFE 研究表明，以氯沙坦作为基础药物的治疗结果显示，高血压患者的左心室肥厚（LVH）的逆转程度可明显增加，脑卒中的发病风险下降达 25%（P＝0.001），患者出现新发房颤的风险下降 30%，出现新发糖尿病的风险减低了 25%，新发蛋白尿比例仅有阿替洛尔组的 1/2 左右（7%对 13%，P<0.002）。另据研究，氯沙坦对血管紧张素Ⅱ引起的 COX-2 和 ICAM-1 上调具有抑制作用，能够抗血小板聚集，改善血液高凝状态，且具有降尿酸的作用。通过对 L1FE-ISH 亚组研究数据分析，氯沙坦可以减少新发糖尿病、卒中的风险，降低总病死率。

血管紧张素转换酶抑制剂及血管紧张素Ⅱ受体拮抗剂在高血压的治疗中均具有独特的优势，但目前的各种高血压防治指南中多不推荐降压方案中将 ACEI 类药物与 ARB 类药物联合口服。至于选用两种降压药物中的哪种更为合适，可根据其各自适应证决定。

（三）降压药物的选择

无论选择哪种降压药物，其目标都是让血压降至理想范围以内，同时预防或减轻靶器官的损害。降压药物的选择可基于以下几点。

1.患者血压的水平。

2.心血管各项危险因素、靶器官损伤及共存的临床情况。

3.以往使用抗高血压药物的经验及发生过的不良反应。

4.是否同时患有其他可受降压药物影响的疾病。

5.并发疾病的治疗药物是否会和降压药物发生相互作用。

6.其所处地区降压药物的品种及价格，治疗对象的经济承担能力。

（四）降压药的联合应用

不同种类的降压药物之间合理的以低剂量联合应用，能够发挥协同作用或作用相加，同时副作用可以相互抵消，与单种大剂量药物降压相比，具有更高的降压效果，更少的不良反应。所以目前仍旧较为推崇及重视联合用药，常见的联合方案见于几下几种：①CCB（二氢吡啶类）联合 ACEI 或者 ARB；②ACEI 或者 ARB 联合小剂量利尿剂；③CCB（二氢吡啶类）联合小剂量β受体阻滞剂；④CCB（二氢吡啶类）联合小剂量利尿剂；⑤小剂量利尿剂联合小剂量β受体阻滞剂；⑥α受体阻滞剂联合其他药物，需注意心功能不全患者慎用α受体阻滞剂。根据目前的临床试验结果，较推荐前 4 种联合方案，必要时可谨慎采用后 2 种联合方案。较少见情况也可采取其他联合方案，包括有中枢作用的药物如α₂受体激动剂、咪达唑啉受体调节剂等。

如今联合用药的方式主要有以下两种：①根据按需剂量配比处方，其优势为能够依据需要调整剂量和种类，个体化治疗；②采取固定剂量配比处方，其优势为服用较为方便，患者的服药依从性较高。

现在市场上常见的复方降压制剂，比如北京降压零号和复方降压片等，因具有成本低、效果好的优点，在广大基层患者的降压治疗中被广泛应用。近些年，不断有固定剂量的复方制剂陆续面世，国内已上市的品种包括复代文（缬沙坦＋氢氯噻嗪）、倍博特（缬沙坦＋氨氯地平）、海捷亚（氯沙坦＋氢氯噻嗪）、安博诺（厄贝沙坦＋氢氯噻嗪）、复傲坦（奥美沙坦酯＋氢氯噻嗪）等，上述药物降压效果好、不良反应小、服用方便、患者依从性高等优势，随着药物的推广，其在临床工作中的应用也会日渐广泛。但也要严格掌握用药的适应证，不能盲目滥用，否则，会导致经济上的浪费，药物的不良作用也会影响患者的健康。比如老年人长期服用含利血平成分的降压药（北京降压零号）可导致帕金森病、抑郁症的发生。

（五）特殊人群的降压治疗

1.老年人高血压

欧美国家将 65 岁以上定义为老年人。大量随机临床试验证实，低于八十岁以下的各年龄段的高血压患者均受益于抗高血压治疗。但老年人群常多种疾病并存、肝肾功能减退、药物代谢慢、耐受性差、不良反应较多见，在选择药物时，同一类药物中应选择作用缓慢、降压平稳，持续时间长，防止血压波动；最好每日服用一次，提高患者依从性，避免老年人记忆力减退而漏服；如无动态血压证实有明显的夜间血压升高，不可临睡前服药；单纯收缩期高血压以目前循证医学证据来看，首选 CCB。考虑到老年患者肝脏、肾脏功能具有不同程度的减退，选择多通道代谢药物更佳。药物的剂型应设计合理，便于从小剂量开始逐步调整至合适剂量，方便老年人服用。无论使用何种药物，根据老年高血压患者的特点，相较于年轻高血压患者，老年人降压治疗的起始剂量应更低，加量易缓慢，服用药物的间隔时间也应更长。在抗高血压的治疗中，特别是对于伴有冠心病或者脑动脉硬化的老年人，应避免血压降得过低过快，这样会导致心脏、脑部及肾脏的血流量突然减少而发生意外，比如诱发急性心肌梗死、脑卒中、肾衰竭等。此外，如果存在严重的肾动脉硬化或者肾功能减退，也应谨慎使用抗高血压药物。降压药物选择需多方兼顾。在降压药物治疗期间应定期测量血压，随时调整药物剂量。

美国心脏病学会基金会（ACCF）/美国心脏学会（AHA）新近发布的老年高血压专家共识指出：初始降压治疗应以最小剂量开始，根据血压的反应逐渐增量，直至最大耐受剂量维持服用。当初始治疗药物耐受后可联用第二种降压药物，如果治疗无应答或者不良反应严重，可更换另一种药物降压，如果初始用药方案中不含有利尿剂，则第二种药物一般选用利尿剂。当两种降压药足量使用后，降压效果仍不理想，可继续联用第三种药物。对于年龄 80 岁以下的高血压患者，在能耐受的情况下，应使收缩压低于 140mmHg，当实际血压高于目标 20/10mmHg 以上时，在初始治疗方案中可联合两种降压药物。老年患者的高血压控制应采取个体化方案，应先充分评估治疗中血压应答不充分的各种可能因素，再考虑联合或者更换新的降压药物，老年患者因多种疾病并存，同时服用多种药物，在降压治疗中要着重关注药物之间潜在的相互作用、多药药理学、不依从性等因素。

2009 基层版中国高血压防治指南指出，>65 岁的老年人应初始用小剂量利尿药或 CCB，收缩压目标<150mmHg。部分舒张压低的老年收缩期高血压患者在控制血压时存在一定困难。当舒张压低于 70mmHg 时，如果收缩压同时低于 150mmHg，继续观察，暂不服药；如果收缩压达到或者超过 150mmHg，则谨慎降压，可采用小剂量利尿剂、血管紧张素转换酶抑制剂（或者 ARB）、钙通道阻滞剂；需注意舒张压低于 60mmHg 的情况。

2.冠心病

对于稳定型心绞痛患者，β受体阻滞剂或长效 CCB 是首选；对于急性冠状动脉综合征患者，β受体阻滞剂和 ACEI 是首选；对于发生过心肌梗死的患者，β受体阻滞剂和醛固酮拮抗剂是首选。

3.心力衰竭

心衰临床症状较轻时可选用 ACEI 和β受体阻滞剂；心衰较重时可联合 ACEI（ARB）、β受体阻滞剂、醛固酮受体拮抗剂和襻利尿剂口服。左心衰竭者的目标血压<120/80mmHg。

4.糖尿病

首选 ACEI 或 ARB，目标血压设定为低于 130/80mmHg。噻嗪类利尿剂、β受体阻滞剂、ACEI、ARB 和 CCB 均可以减低心血管意外事件的发病风险；在减少糖尿病肾功能损害方面，ACEI 对 1 型糖尿病有益、ARB 对 2 型糖尿病有益。空腹血糖目标为<7.0mmol/L、糖化血红蛋白（HbAlC）6.5%~7.5%。

5.慢性肾病

血压应严格控制在 130/80mmHg 以下，对于尿白蛋白高于 lg/d 者，目标血压为低于 125/75mmHg，ACEI、ARB 类药物可以延缓肾病的进展及恶化，可作为治疗首选，对于重度肾病患者则有必要联用襻利尿剂。降压治疗期间需监测肾功能变化，使用 ACEI/ARB 后，血清肌酐值较基础值上升不达 30%时，继续谨慎使用或药物减量；如上升超过基础值的 30%，需停药。单药治疗血压控制差时可联合长效 CCB 制剂进行降压。

6.脑血管疾病

目前对于急性脑卒中的降压治疗仍存有争议。如果血压水平较高，达到甚至超过 220/120mmHg 时，基于密切观察患者反应的前提下，可适度且缓慢降低血压水平；对于有短暂性脑缺血发作（TIA）或非急性期脑卒中病史者，恰当的降压能降低卒中的复发率，而无论血压是否升高。血压水平降低后头晕反而加重者，需排除颈动脉狭窄的可能。对于双侧颈动脉狭窄均较严重者，降压需谨慎，且降压速度及幅度不宜过大。脑血管疾病患者常用的降压药物有：利尿剂、ACEI 或者 ARB、CCB。

7.妊娠高血压

以降低母亲发病风险作为治疗目的，但选择药物时需特别注意对胎儿的安全性，例如拉贝洛尔、硫酸镁、甲基多巴、肼屈嗪等。

8.脂代谢异常

对于伴脂质代谢紊乱高血压的患者，首先对生活方式进行积极干预，在此基础上进行适当的降脂治疗。①高血压伴总胆固醇水平持续升高（TCHOL≥6.2mmol/L）者，需口服降脂，治疗目标为总胆固醇下降至 5.2mmol/L 以下；②高血压伴缺血性脑卒中、冠心病、糖尿病、周围血管疾病者，血总胆固醇达到或超过 5.2mmol/L 时，需降脂治疗，治疗目标为总胆固醇下降至 4.1mmol/L 以下；③高血压伴心肌梗死、缺血性心血管病伴糖尿病者，血总胆固醇达到或超过 4.1mmol/L 时，即需要降脂治疗，治疗目标为总胆固醇下降至 3.1mmol/L 以下。目前常用的降脂药物多为他汀类药物，比如瑞舒伐他汀、阿托伐他汀、辛伐他汀、洛伐他汀等。

（六）降压治疗后随访见（表 9-2-2）。

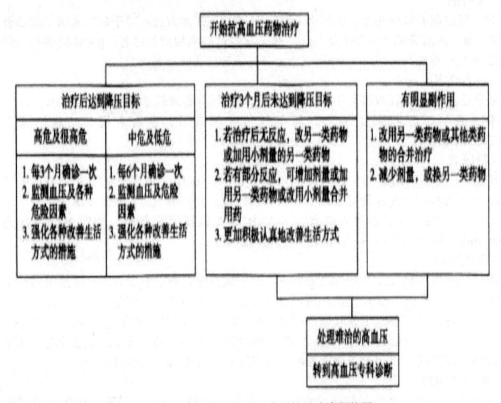

图 9-2-2 药物治疗后患者的随诊流程简图

（七）难治性高血压的处理

难治性高血压，又称为顽固性高血压，指的是：在改善生活方式的前提下，合理且足量的联合至少三种降压药（包含利尿剂），经过连续治疗数周，收缩压及舒张压仍旧无法下降至目标水平。

1.诱发难治性高血压的因素

（1）患者依从性差。

（2）外源性影响因素：患者同时服用某些药物，这些药物本身可导致血压水平升高，或者干扰抗高血压药物的降压作用，常见的有：甘草、麻黄、非甾体抗炎药、肾上腺类固醇类、口服避孕药、可卡因、环孢素、重组人促红素等。患者酗酒、吸烟、肥胖及高血脂等也可影响降压疗效。

（3）继发性高血压：肾动脉狭窄、原发性醛固酮增多症、嗜铬细胞瘤、肾上腺髓质增生、睡眠呼吸暂停综合征等高血压患者常常对降压药物反应不佳。

（4）抗 AT_1 受体自身抗体（AT_1-AA）：其可以使血管紧张素受体被激动，导致血压上升；并且，其作用时间长，失敏慢，一般的降压治疗无法阻断此类抗体的作用，也影响高血压的有效治疗。

难治型高血压存在真性和假性两种可能，需注意区分鉴别。血压的准确测定是评估高血压的基本环节。假性难治性高血压多为白大衣高血压，或者是因为患者上臂围较大、使用的袖带过窄或过短，导致读数不准，测量时需避免。在测量血压前应先做好以下准备工作：应在安静的环境中，使用适当宽度的袖带及刻度血压计，先排空膀胱小便，安静的休息至少 5 分钟，吸烟者及饮用咖啡者则至少休息半小时，然后再进行血压测量。监测方式可选择自测血压或者动态血压监测。自测血压一般建议使用符合国际标准的上臂电子血压计，而不是手腕或指套电子血压计，它有助于了解日常生活中有价值的血压水平信息，不仅可以有效评价

降压效果，还可以提高治疗依从性，增强促进患者积极主动参与血压监测及降压治疗。测量血压时如果对气囊施加的压力已经高于之前测得的收缩压值，但依然能够触摸到桡动脉搏动者，为假性高血压。对于过度肥胖的病人使用不合适的血压袖带也可导致血压值比实际血压水平要高。测量时的标准为：袖带气囊至少能够包裹上臂围的百分之八十。而动态血压监测对于实际血压水平则更为客观和敏感，它可以反映出血压变异性、血压昼夜变化规律等指标，在以下方面具有优势：①对难治性高血压进行诊断；②对心血管调节机制深入研究；③评估血压波动情况及规律；④降压药的降压时程及其稳定性；⑤排除白大衣高血压。

2.对难治性高血压的处理

（1）首先需排除假性难治性高血压：包括血压测量方法不当、单纯诊所高血压（白大衣高血压）、假性高血压。单纯诊所（白大衣）高血压可以通过动态血压监测进行鉴别。老年人多存在不同程度的动脉粥样硬化，实际动脉内血压水平往往低于水银血压计测出的血压值，称之为"假性高血压"。假性高血压的血压水平与动脉粥样硬化的严重程度呈正相关。存在以下情况时需警惕假性高血压：①不伴有靶器官损害的严重高血压；②降压治疗过程中，血压并未降至过低，但出现了低血压相关症状比如头晕、黑矇、疲倦；③X 线可见有肱动脉钙化的表现；④下肢动脉血压低于上肢动脉血压；⑤无法解释的严重高血压和单纯收缩期高血压（ISH）。怀疑假性高血压时，可通过直接测量动脉内压力的方法来明确真实血压水平。对难治性高血压的确诊，可避免不必要的治疗和经济浪费。

（2）寻找会导致继发性高血压发生的病因：详细询问病史、仔细体格检查、完善一

般检查及继发性高血压的相关检查。

（3）提高患者降压的依从性：没有坚持治疗是难治性高血压治疗效果不好最常见的原因。因此治疗中注意查找依从性差的原因，加深患者对降压治疗重要性的认识，提高患者对治疗的依从性。

（4）尽量排除外源性因素的干扰。

（5）高血压时间治疗学的科学应用：实施治疗计划的前后需对血压动态监测，确定每日早，中，晚血压的高峰时间，按照血压的峰谷时间，采用相对应作用时间的降压药，或者将服药时间进行相应的调整，降压药的血药浓度峰值正好与血压的峰值吻合时，可以达到最佳降压效果。这样不仅可以减少副作用，更有利于有效地控制血压。

（6）特殊药物的使用：①螺内酯：根据一些研究表明，对于一些难治性高血压患者，无论其同时伴或不伴原发性醛固酮增多症，在其多药物降压治疗方案中已含有一种利尿剂和一种 ACEI（或 ARB）的基础上，另外再联合小剂量的螺内酯（12.5~50mg/d）口服，其血压水平可较加药前进一步下降；②血管紧张素受体拮抗剂（ARB）：ARB 可针对 AT_1 受体发挥作用，除了可拮抗血管紧张素Ⅱ的作用，还可阻断抗 AT_1 受体自身抗体的活性。这种理论为难治性高血压的治疗开拓了新的思路；③他汀药物：根据相关文献，他汀类药物可使血管紧张素受体拮抗剂的降压效果增强，其作用机制可能是他汀类药物可以改善动脉内皮功能，增加血管弹性。有关内皮功能障碍影响高血压的机制研究尚不够充分，他汀类降血脂药在加强降压药降压效果方面的机制有待进一步探讨。

（李佳旎）

第三节　高血压危象

一、概述

高血压急症和亚急症均属于高血压危象。高血压急症是一种常见临床情况，危害性较高，严重者可导致死亡。JNC-7 中指出，高血压急症指在某些诱因作用下，血压在短时间内急剧上升到较高水平（一般高于 180/120mmHg），并引发如心脏、脑、肾脏、血管、眼底等靶器官功能进行性损害，临床上表现多样，以下几种情况较多见：高血压脑病、高血压伴急性脑卒中、不稳定型心绞痛、急性心肌梗死、急性左心室衰竭伴肺水肿、主动脉夹层等，子痫、头部外伤、致命性动脉出血也可导致高血压急症的出现。除此以外，无论是否合并临床表现，当收缩压高于 220mmHg 和舒张压高于 130mmHg 时，也被视为高血压急症。一般需要及时干预血压水平（不一定降至正常）以防止或减少靶器官损害，其中对于高血压脑病、急性脑卒中患者，应控制降压速度及程度，谨慎降压；而对于不稳定型心绞痛、急性心肌梗死、急性左室衰竭伴肺水肿、主动脉夹层动脉瘤等患者，应将血压尽快降至安全水平，一般采用短效降压药，口服制剂可根据病情选用卡托普利、硝苯地平、拉贝洛尔、可乐定等。舌下含服硝苯地平的方法慎用或不用。有条件者，对血压密切监测的前提下，也可通过静脉缓慢滴注如硝普钠、硝酸甘油、艾司洛尔、乌拉地尔、尼卡地平等控制血压。降压过程中需关注血压下降的速度和幅度，初始降压目标可定为：使原有血压水平降 20~25mmHg 或者降至 160/100mmHg 水平。为此，2011 年中国医生协会急诊医生分会出版了中国急诊高血压管理专家共识，进一步细化诊治高血压急症的流程，有利于指导临床迅速、准确处理高血压急症。

高血压亚急症指的是虽然血压升高明显,但不伴有明显的靶器官功能的进行性损害，一般可以院外治疗，但同样需尽快联合口服降压药物治疗，将血压逐步降至安全目标范围。对于高血压可能诱发心肾功能损伤应谨慎全面评估和监测，并寻找引起高血压的可能原因，常见的有以下：睡眠呼吸暂停、慢性肾病、原发性醛固酮增多症、嗜铬细胞瘤、主动脉缩窄、肾血管疾病、药物诱导或药物相关、长期激素治疗、库欣综合征、甲状腺或甲状旁腺疾病、某些药物的滥用、免疫抑制剂的使用等。

慢性高血压患者如果长期血压不达标，也可引起高血压危象的发生。

高血压危象患病率在不同的研究中变化较大，在美国，影响成人高血压的近 1%，约占急诊患者的 3.2%。另有研究提示，高血压急症的患者可能占急症患者的 1%，促使发生高血压危象的因素包括肾脏损害、心力衰竭、脑血管事件、多种药物治疗、顺应性差等病史，社会经济因素包括缺乏基本医疗服务、医疗保险，吸烟等，研究显示，高血压危象的多数患者是既往已知的高血压患者未能坚持药物治疗者。

目前，针对高血压危象的临床研究中存在以下问题：①样本数太少，不足以反应所有问题；②多数研究是以血压控制，顺从性作为试验终点，而没有一项试验是以发病率或死亡率作为主要终点；③目前全世界范围对于高血压急症、高血压亚急症、靶血压的定义还存在较大争议，尚不统一；④各项研究中对于降压药物的副作用实验结果存在差异，无法进行对比分析。所以，在高血压急症方面，现在仍旧缺乏以发病率及死亡率作为研究终点的循证医学依据来对临床诊疗进行指导，相关研究的重点主要是比较降压药物的疗效、血压控制情况或者治疗的依从性。高血压危象的诊断及治疗具有重要的临床意义，虽然它的比例仅占全部高血压患者的极少部分，但假如治疗不及时、不适当，会对患者的健康产生严重影响，甚至导致死亡。

二、临床表现

国外数据表明，高血压危象发生的概率占内科急症比例的 27.5%，其临床表现种类繁多，主要表现多体现在发病时伴发靶器官损害的表现。其中最多见的首先是中枢神经系统并发症，包括脑梗死（24.5%），脑病（16.3%），颅内或蛛网膜下腔出血（4.5%）；其次是心血管系统疾病，包括急性心衰和肺水肿（36.8%），急性冠脉综合征（包括不稳定性心绞痛和急性心梗）（12%），主动脉夹层（2%），子痫（4.5%）。

1.高血压脑病

有高血压或者无高血压病史的患者均可发生，其动脉血压陡然升高，超过了脑血流的自我调控能力。既往血压正常的个体血压突然增高导致高血压脑病的发生较为多见，例如急性肾小球肾炎、子痫患者。而慢性高血压患者血压大多为血压逐渐上升的缓慢过程，脑部血流压力-灌注曲线向右偏移，引起脑部代偿能力失调，导致高血压脑病，后者较少见。过高的脑灌注状态使脑血管扩张，血管壁渗透性增强，进而引发脑细胞水肿。一般症状为血压水平极度上升（尤其近期血压升高更具意义），视神经盘水肿，视力变化、神志变化。应注意与其他脑血管疾病鉴别，当血压降低后中枢神经系统功能随之好转，有助于印证高血压脑病的诊断。

2.急性脑卒中

急性缺血性和出血性卒中均可伴重度血压升高，可能由既往高血压引起，也可能急性脑卒中时升高的颅内压和疾病导致的痛苦、恐惧等情况使患者在原有高血压的基础上病情加重。血压突然急剧升高也是急性脑卒中尤其出血性脑卒中的诱发因素。表现为卒中的各种临床表现和重度血压升高。

3.主动脉夹层

主动脉夹层在多数情况下是由于动脉壁内膜撕裂导致，通常发生于主动脉瓣上方主动脉弓部或升主动脉远端或降主动脉近端。其易患因素包括重度增高的血压，主动脉扩张以及结缔组织疾患，如马方综合征等。最常见的病理改变是主动脉中层囊性坏死。根据位置进行分型，包括 StanfordA 型和 StanfordB 型。A 型病变位于升主动脉，由于其动脉内膜发生逆行撕裂，导致主动脉瓣环扩张引起返流，严重者可侵犯心包，造成血型心包积液，心包填塞。后者是指夹层发生于锁骨下动脉以远。夹层分离在主动脉腔内形成假腔，可能延伸到腹主动脉，甚至阻塞分支动脉，引起肾动脉狭窄等并发症。其临床症状非特异性，应仔细与急性心肌梗死、心包炎、肺栓塞、急腹症鉴别诊断，以免耽误治疗。

4.急性肺水肿

其发病原因为随着血压升高，后负荷增高，通过一系列病理生理作用机制，包括心肌缺血，左心室收缩功能下降、舒张功能不全，进而导致肺静脉压力上升、左心房压力变大，过量液体在肺泡内渗出并聚积，形成肺水肿。

5.高血压合并急性冠脉综合征

不稳定型心绞痛或者急性心肌梗死可能伴发血压升高，其原因或许与于既往高血压控制差先关，也可能由于疼痛诱发血压增高。详细询问病史及准确判读心电图结果有助于此种情况的正确判断。

其他高血压危象的临床表现详见各有关章节。

三、辅助检查及评估

高血压危象时用于诊断和判定预后的辅助检查手段和方法取决于其临床情况。基本实验室检查应包括血生化化验检查是否存在可能致心律失常的低钾血症或低镁血症，同时检查肝、肾功能，血细胞计数，尿液分析等，以判断靶器官功能情况等。心电图检查评价冠状动脉缺血或左心室肥厚情况；对于伴胸痛或气短的患者行胸部 X 影像检查是否存在肺水肿等情况；对于神经系统检查有异常发现或存在精神状态改变的患者应行头部的 CT 或 MRI 检查。

急性主动脉夹层的诊断取决于临床疑诊结合适当的影像学检查。CT 检查是第一选择；经胸超声心动图（TTE）也是一项有意义的检查，但是敏感率低；经食管超声检查（TEE）对于检测、鉴别近端或远端夹层，敏感性较高，并且可以在血压被控制后床旁进行。MRI 也是一项准确的检查，但是其检查时间长，并且不能进行急诊检查。各项影像学检查的敏感性、特异性列于（表 9-3-1）。其他常见高血压危象的辅助检查可见于各有关章节。

表 9-3-1　诊断主动脉夹层的影像学检查的敏感性和特异性

影响方法	敏感性	特异性

TEE	98%	77%
TTE	53%	83%
CT	94%	87%
MRI	98%	98%

四、管理和治疗

一旦发生高血压危象，立即开始治疗，而不是花费时间追究病因诊断；如果实施快速、恰当的治疗，可有效控制高血压危象的并发症的发生。早期，建立适当的治疗策略，减少心血管疾病的发病率和病死率。初始目标是使血压水平下降，降低靶器官急性损伤的风险，对于不同患者，应根据其具体临床情况去确定血压降低的程度，根据 JNC-7 中的建议，在开始的数分钟至 1 小时以内，使平均动脉压较基础值下降 20% 至 25%左右；其后 2 至 6 小时内血压进一步下降至 160/100~110mmHg 左右水平；然后在 24 至 48 小时左右，使血压缓慢降至正常水平。急性主动脉夹层时建议应更为快速地降低血压。上述广泛应用的治疗目标主要建立在专家意见而非随机对照试验的基础上。在积极降压时，应注意随时监测患者血压下降速度及程度，密切观察病情变化，治疗的同时，积极完善相关检查，明确诊断，监测靶器官功能指标，稳定甚至逆转靶器官损伤。

1.中枢神经系统急症

大多数出现高血压急症的患者降压治疗刻不容缓，少数情况除外。伴有中枢神经系统急症的患者如果血压迅速下降，会导致脑部血流减少，影响脑灌注，所以快速降压弊大于利。脑血管的舒张与收缩决定了脑内的血液循环。脑灌注压是指平均动脉压与颅内压之差值。当平均动脉压增加或减少 25%，或者颅内压增高，或者脑损伤，这些情况均会脑血流的自我调节及血管代偿能力下降甚至丧失。高血压脑血管系统急症包括缺血性脑卒中、出血性脑卒中及高血压脑病。了解脑血管系统生理有利于制订临床决策。

（1）高血压脑病：治疗目标是通过血压降低，使脑血流的自我调节及代偿能力恢复，但应避免血压降低过快或者幅度过大，诱发脑缺血及脑卒中。有些药物可能会引起神经系统异常如嗜睡、镇静等，需避免应用。较为推荐的是静脉应用硝普钠，尼卡地平及拉贝洛尔静脉应用也可以降低血压，但一般不建议选用。当血压降至安全水平比如舒张压 95~110mmHg 时，可以改为口服降压药。一般来说，高血压脑病预后较好，可在数小时到数天完全恢复。

（2）高血压合并急性卒中：慢性高血压患者的血压水平与卒中风险之间关系密切。甚至来说，急性脑卒中会导致原有高血压进一步加重，尤其是卒中部位累及血管舒缩中枢时。脑出血也与高血压的严重程度相关，脑出血时的血压控制存在矛盾，须权衡降压治疗减少出血的益处和进一步加重由于颅内高压脑灌注障碍减少的脑血流。目前指南建议，收缩压>200mmHg 或平均动脉压 MAP>150mmHg 时，考虑积极的血压控制，收缩压>180mmHg 或 MAP>130mmHg 时，考虑血压控制，虽然确切的目标血压和治疗持续时间尚不清楚，但积极血压控制的临床益处是显而易见的。缺血性脑卒中在高血压伴急性卒中患者中所占比例约 80%至 85%，通常伴有其他的危险因素，常见有以下：吸烟、夜间血压高水平、心房颤动、颈动脉及椎动脉或主动脉弓存在粥样硬化改变等。短暂性脑缺血发作（TIA）多和高血压有关，其诱发因素也与缺血性卒中类似，所以，TIA 应该作为一种警示信号提醒我们更加积极地进行降压治疗。超过八成的缺血性脑卒中患者急性期血压会升高，在其后数天多能自动恢复至卒中前的水平。血压下降得过低会使梗死灶周围的缺血区细胞缺血坏死，出现新的梗死灶。美国心脏协会联合美国卒中协会（AHA/ASA）指南推荐降压治疗仅适用于当缺血性卒中伴严重的高血压 [收缩压>220mmHg 和舒张压>120mmHg]而不适合接受 rt-PA 溶栓的患者，平均动脉压降低不宜超过 15%，24 小时内舒张压降低不宜低于 110mmHg。以下情况例外：①静脉 t-PA 溶栓后，血压应<185/110mmHg；②并发急性心肌梗死，心力衰竭，主动脉夹层动脉瘤。有关急性脑卒中早期积极降压治疗的益处尚需大规模临床试验验证。急诊科医生诊治卒中患者时，采用任何血压控制措施前应请脑卒中专家会诊指导治疗。

高血压伴急性脑卒中者一般选择静脉用药来调控血压,优点为半衰期短，代谢快，作用直接，给药剂量及输液速度易控制。局灶性脑损伤的患者慎用硝普钠。而钙通道阻滞剂可引起颅内压升高，同样不适用于脑损伤的患者。对于颅内压升高者，可选用艾司洛尔，拉贝洛尔。

脑卒中恢复期及陈旧性脑卒中患者，应严格控制血压在正常水平，预防再发。

2.主动脉夹层

所有高血压急症中，急性主动脉夹层是最紧急的临床情况，几小时内病死率最高，治疗的血流动力学目标是降压、减小主动脉内压力变化率（dp/dt）和减慢心率。收缩压应迅速（几分钟内）降到 100~120mmHg 以防止夹层延展。用药的选择，静脉应用硝普钠联合使用β受体阻断药，如艾司洛尔，同时可以应用吗啡等对症治疗。静脉用药的同时，加用口服降压药物，将血压降至维持重要生命器官灌注的最低水平，如 100~110/60~70mmHg，心率控制在约 60 次/分或以下。A 型夹层，患者生命体征稳定后立即手术治疗。B 型夹层，通常药物治疗为一线治疗，但是当并发缺血并发症时，应该行手术治疗。对 B 型夹层而言，根据夹层累及范围等情况，可考虑选择带膜支架置入介入治疗。

3.急性肺水肿

高血压合并急性肺水肿的时，治疗目的：

（1）使左心室前后负荷均减轻。

（2）改善心肌缺血状况。

（3）清除肺泡内的液体，改善肺通气量。一般采用以下治疗措施：呼气末正压面罩供氧，必要时行气管插管；并利尿治疗，一般静脉注射快速起效的襻利尿药；静脉注射吗啡，不仅可以镇静，缓解机体缺氧状况，还能够降低前负荷，对临床症状的改善发挥一定作用；当合并出现严重的肾脏功能衰竭时，需要采取血液透析，将体内多余的液体排除，缓解血容量高负荷状态；除此以外，还可选用合适的药物进行降压，比如硝酸甘油静脉滴注，既能降低心脏前负荷，又能扩张冠脉使心肌缺血缓解，在肺水肿的治疗中非常有效。也可以选用硝普钠，同时减轻心脏前后负荷，但是伴有肾衰竭的患者，应注意监测血硫氰酸盐的浓度，避免氰化物中毒。其他血管扩张药，如肼屈嗪，短效二氢吡啶类钙通道阻滞药，也可以降低后负荷，但它们可以激活交感神经系统，刺激肾素释放，抵消一部分其降低血管阻力的作用，此类药物尚未进行过系统研究。

4.高血压合并急性冠脉综合征

　　合并高血压的急性心肌梗死的治疗与常规治疗方案不同，因为如果血压升高明显，会大大提高溶栓用药引发出血的危险，入院时收缩压高于 165mmHg 或者舒张压高于 95mmHg 时，溶栓治疗时颅内出血的风险将提高到 2 倍。血压>180/110mmHg 是溶栓治疗的禁忌证。可以进行急诊 PCI，以挽救存活心肌。静脉应用硝酸甘油可改善冠脉灌注和降低前负荷，可以较快降低血压，此外可以合用 P 受体阻断药降低心率和血压。高血压合并急性胸痛但是心电图无梗死或缺血的证据，这种情况较为常见，可以合用硝酸甘油和β受体阻断药。

5.其他临床情况

　　高儿茶酚胺状态通常发生在短效交感神经拮抗剂治疗中突然撤药、嗜铬细胞瘤患者、单胺氧化酶抑制剂治疗期间使用拟交感药物，如可卡因、酚苄明等，如患者漏服交感神经拮抗剂所致，给予相应药物即可使血压得以控制。如果不能使血压得到适当控制，或其他情况导致的高儿茶酚胺状态，建议给予α受体阻断药治疗，如静脉使用酚妥拉明，硝普钠也可使用，但前者更为特异，并通常合用β受体阻断药控制心动过速。禁忌单独使用β受体阻断药，因其加剧血压进一步升高。

　　乙醇戒断综合征可能伴随重度增高的血压，心动过速（有或无心律失常）和烦躁不安表明患者处于高肾上腺素状态，这是高血压的基础。其神经系统改变可能是高血压脑病所致。乙醇戒断综合征治疗包括维生素 B$_1$ 和苯二氮䓬类药物。加用β受体阻断药或可乐定可以降低血压，改善临床状况。如需要胃肠外给药，拉贝洛尔是合适的选择。

　　急性肾脏疾病（肾小球肾炎或急性肾衰）通常伴有高血压，血压可以轻到重度增高。其治疗措施包括原发病的治疗及控制血压。

6.药物选择注意事项

　　（1）血管紧张素转化酶抑制剂：评估肾素血管紧张素（RAS）系统在病因中的作用，发生高血压危象时，通过口服卡托普利或静脉滴注依那普利，其作用的高峰时间为半小时至一小时，可发现血压明显下降，高血压危象的发病与 RAS 具有一定的相关性。同时血管紧张素转化酶抑制剂在急性肺水肿、急性冠脉综合征的患者中也可作为首选。在初始用药一段时间后，如果血压未见明显降低，则应考虑存在非肾素依赖性发病机制，应及时换药。对于子痫、先兆子痫的患者 ACEI 是禁忌证。

　　（2）α$_1$肾上腺素受体阻断药：在嗜铬细胞瘤及低肾素型高血压患者中该类药物有效。特拉唑嗪起效时间大约 1 小时，静脉制剂酚妥拉明立即起效。降压效果明显说明其发病与α肾上腺素受体介导的血管收缩有关，对嗜铬细胞瘤的诊断提供线索。

　　（3）利尿剂：利尿剂可使容量依赖性或者盐敏感性高血压患者的血压有效下降。心力衰竭、肾脏功能衰竭的病人应早期应用该类药物。襻利尿药在 30~60 分钟内起效，20~40mg 静脉推注，可以增加剂量直到出现利尿效果。对利尿药无效的氮质血症患者应进行透析治疗。

　　（4）中枢α$_2$受体兴奋剂：可乐定、胍法辛或甲基多巴突然停药可以引起撤药综合征，表现为烦躁不安，严重头痛，流涎，恶心，失眠，血压增高，心率增快。这些症状和体征与嗜铬细胞瘤相似，重新使用原药或合用α和β肾上腺素受体阻断药可以缓解症状，如果需要胃肠外给药，拉贝洛尔或酚妥拉明和艾司洛尔合用是合适的选择。

　　（5）α$_1$和非选择性β肾上腺素受体阻断药：在高血压危象的治疗中，拉贝洛尔和艾司洛尔是快速、有效的静脉制剂，前者尚可以口服。

（6）硝普钠：一般建议作为高血压危象的一线治疗药物，需同时注意以下几个方面。

1）经治疗后血压降得过低过快，甚至出现低血压，这可能是由于：血容量不足；并发心肌缺血或脑缺血；血管减压反射；同时联用的还有其他降压药物。应特别注意即使是低血压状态持续时间很短，也能导致严重的后果。

2）硝普钠可导致压力感受器的敏感性上升，诱发心动过速。而肾素血管紧张素的激活（血管收缩，钠潴留）会削弱硝普钠的降压作用。

3）硝普钠的应用会延缓口服抗高血压药的选择。合并使用硝普钠和其他降压药会引起血流动力学不稳定。

4）硝普钠的毒性作用。硝普钠在体内可代谢为氰化物和硫氰酸盐，当有以下情况发生时可导致氰化物中毒的风险加大：滴注速度过快、应用利尿剂、营养不良、外科手术等。不论总计剂量，滴注速度，如果患者出现中枢神经系统功能紊乱，心血管不稳定，乳酸酸中毒，就应考虑氰化物中毒。治疗包括应用维生素 B_{12} 和硫代硫酸盐。

总之，控制高血压急症，应逐渐平稳降压、小心监护、个体化治疗，稳定临床情况，减少治疗并发症（低血压、缺血性脑损害）的发生；病情稳定后，检查、寻找导致危险性血压升高的原因；制订长期、定期的门诊密切随访计划，预防复发，且治疗严重高血压的并发症非常昂贵，因此无论从显著改善预后还是从药物经济学观点来看，预防高血压急症比治疗更有意义。

（李佳旎）

第四节　肾血管性高血压

肾血管性高血压（RVH）根本特征是肾动脉主干或分支狭窄，导致患肾缺血，肾素血管紧张素系统活性明显增高，引起严重高血压及患肾功能减退，尤其是动脉粥样硬化性肾血管病（简称 ARVD）的病情往往进行性加重，肾动脉从狭窄进展为闭塞，肾功能逐渐恶化，一些患者因此进入终末期肾病。RVH 在高血压人群中的患病率各家报道不一，在西方发达国家为：1%~3%，病因以动脉粥样硬化为主（约90%），其次为纤维肌性结构不良；在我国病因也以动脉粥样硬化为主（>85%），其次为大动脉炎（约10%），纤维肌性结构不良（约5%）。鉴于我国成人的高血压患病率达18%，推测 RVH 的患病总数相当大。因此，安全准确地鉴别出 RVH 患者，并予以适当的治疗具有十分重要的意义。本章将就此进行综述，为临床医生处理 RVH 提供参考。

一、动脉粥样硬化性肾血管病的流行病学和自然病史

ARVD 是全身动脉系统粥样硬化负荷的标记。有研究表明，粥样硬化所致的主动脉瘤、主动脉狭窄或下肢动脉狭窄患者中，ARVD 的患病率分别为 38%、33% 和 39%。在拟诊冠心病行冠状动脉造影的患者中"顺便"行肾动脉造影的一些观察性研究发现，肾动脉狭窄>50% 的患者占 10%~20%，肾动脉狭窄≥70% 的患者占 5%~10%，如在经选择的病例中，则 ARVD 的患病率可能更高。因此，心血管专业的医生要重视冠心病或外周动

脉病患者很有可能合并 ARVD，其中部分肾功能不全者有可能系缺血性肾病，如果对 ARVD 的认识不足，在再血管化过程中使用大量造影剂或体外循环时血压过低，都可能造成肾功能的进一步损害，甚至导致死亡。

ARVD 是动脉衰老的表现，系老年病。Hansen 等的研究表明 ARVD 在 65 岁以上的自然人群中患病率为 6.8%。Buller 等的研究表明 ARVD 的患病率在 40 岁以上行冠状动脉造影患者中随年龄线性增加。故对于有明确动脉系统粥样硬化的老年人，如果并存高血压和肾功能不全，要注意调查是否合并 ARVD。

ARVD 是进展性疾病。Pearce 等用双功能超声前瞻性调查基于抽样人口的老年人 ARVD 的发病率和自然进程，该研究表明，在平均 8 年的随访中 14% 的肾脏发生了肾动脉粥样硬化性病变的显著进展，其中 4% 进展到肾动脉狭窄。Caps 等用双功能超声前瞻性调查 170 例 ARVD 患者的病变进程，发现 3 年和 5 年病变进展的发生率分别为 35% 和 51%，并且基线狭窄越重则病变进展越快。Crowley 等对 1189 例行冠状动脉造影随访的患者同时做肾动脉造影，在（2.6±1.6）年的随访中，观察到其中 11% 患者有显著的肾动脉病变进展，其中病变进展到狭窄>75% 的患者与病变未进展的比较，肾功能损害更明显。

在终末期肾病的患者中，ARVD 的患病率尚不清楚。Scoble 等报道英国一个血液透析中心 18 个月回顾性研究资料，在 50 岁以上接受血液透析的患者中 ARVD 的患病率为 14%。Mailloux 等报道美国一个血液透析中心 20 年的资料，在新增平均年龄 70 岁患者中，ARVD 的患病率为 16%。根据美国肾脏数据库资料，1991~1997 年间 ARVD 所致的终末期肾病的患病率从每年新增的终末期肾病的 1.4% 增至 2.1%，平均每年递增 12.4%，该增长率大于糖尿病终末期肾病的增长率（8.3%）及总的终末期肾病的增长率（5.4%），表明 ARVD 所致的终末期肾病比其他原因所致的终末期肾病增加更快。并且随访研究发现，同样在血液透析的情况下，各种病因所致的终末期肾病，除糖尿病终末期肾病外，ARVD 所致的终末期肾病患者预后最差，5 年及 10 年的存活率分别仅 18% 和 5%。

近年来已有研究注意到，ARVD 与心血管事件密切相关，冠心病患者如合并严重肾动脉狭窄，则无论患者是否行冠脉介入或旁路移植，其生存率较未合并严重肾动脉狭窄的患者显著降低，并且狭窄的程度与心血管死亡呈正相关，提示 ARVD 是心血管全因死亡的独立预测因子。ARVD 的存在可能是全身动脉粥样硬化严重程度的重要标志，这类患者发生心血管事件风险大，预后差，许多患者可能没有等到需要血液透析治疗已死于其他心血管事件，故对 ARVD 作出诊断，即使肾动脉狭窄未达到血流动力学意义，也有助于心血管危险的分层及处理。鉴于我国人口众多，老龄化趋势加剧，推测 ARVD 的患病总数相当大，因此对 ARVD 进行适当的诊断和治疗，防止或延缓病变的进展，具有十分重要的意义。

二、粥样硬化性肾动脉狭窄的病理生理与临床表现

肾动脉显著狭窄时流经致密斑的血流量下降，导致肾素-血管紧张素-醛固酮系统被激活，引起血管收缩和水钠潴留，结果血压升高。一般认为，在单侧肾动脉狭窄患者，血压升高导致非狭窄侧压力性利尿效应，潴留的水钠被非狭窄侧肾排出，细胞外容量回到正常水平，高血压的维持主要依赖激活的肾素-血管紧张素系统，这种情况下，肾素-血管紧张素阻断药降血压非常有效；而在双侧肾动脉狭窄患者，由于没有压力性利尿效

应，水钠潴留会持续，高血压和容量扩张可使狭窄远端的灌注压趋于正常，肾素-血管紧张素系统的激活被抑制，这种情况下，肾素-血管紧张素阻断药降压效果会减弱，而阻断了出球小动脉的收缩导致患肾肾小球滤过压下降，可诱发急性肾功能不全。另外，高血压和容量扩张也可能诱发一过性肺水肿。这种病理生理状态如果长期持续，可引起患肾的缺血性损伤、肾小球硬化和血管重构而非狭窄侧则发生高血压肾损害。最终的结果是：无论单侧或双侧肾动脉狭窄，如果大部分肾小球已发生不可逆损害，则肾动脉血运重建可能没有治疗效果。

ARVD 患者心血管危险明显增加的病理生理机制尚不确定，可能有以下几方面的原因。

1.ARVD 是全身动脉系统粥样硬化负荷的反映，意味着心脑血管有类似的病变，因此伴随着心血管危险明显增加。

2.肾素-血管紧张素-醛固酮系统激活引发的神经内分泌效应对心血管明显有害，除血压升高外，血管紧张素II的过度分泌有多种不良效应，可导致心肌细胞肥大、平滑肌细胞增生、粥样斑块破裂、纤溶抑制、血管内皮功能损伤和交感神经激活。

3.肾功能不全不论轻重，均与心血管事件和死亡明显相关，缺血性肾病患者尤其如此。

因此，可能存在这样一条病理路径：肾缺血导致神经内分泌激活、高血压和肾功能不全，这些因素的联合加速了心血管事件的发生，并最终导致死亡。ARVD 的病理生理与临床表现的关系表明早期诊断的重要性，也提示 ARVD 的防治应从危险因素的干预开始。

三、肾血管性高血压的诊断

RVH 的诊断目的包括：①明确病变部位及程度；②血流动力学意义；③血管重建是否能获益；④病因的鉴别诊断。由于 RVH 的临床表现多无特异性，常依赖实验室检查作出诊断。可供选择的检查很多，但为了优化诊断流程，减少费用，多结合临床线索做进一步诊断性检查。根据文献及我们的经验，RVH 的高血压大多持续在 2 级或以上，其他临床线索包括：①原来控制良好的高血压突然恶化；②未用利尿药发生低血钾；③检查中发现一侧肾脏缩小；④合并其他严重的阻塞性血管病（冠心病，颈部血管杂音，周围血管病变）；⑤脐周血管杂音；⑥血管紧张素转化酶抑制剂或紧张素II受体拮抗剂降压幅度非常大或诱发急性肾功能不全；⑦无法用其他原因解释的血清肌酐升高；⑧与左心功能不匹配的发作性肺水肿。如果线索越多，则 RVH 的可能性越大，但单凭临床线索作出正确诊断的可能性一般低于 40%。目前有许多无创诊断方法，主要包括两方面：肾动脉狭窄的解剖诊断（多普勒超声、磁共振血管造影、计算机断层血管造影）和功能诊断（开搏通肾图、分肾肾小球滤过率、分肾静脉 PRA）。有创检查经动脉血管造影目前仍是诊断肾动脉狭窄的"金标准"，用于确定诊断及提供解剖细节。实际操作中可根据临床需要、费用效益比和能获得的检查项目予以选择。由于我国 RVH 的病因以动脉粥样硬化为主（>85%），其次为大动脉炎（约 10%）及纤维肌性结构不良（约 5%），因此病因的鉴别诊断重点在以上三种疾病，通过血管影像学检查并结合临床特征多能作出鉴别。

四、肾血管性高血压的治疗

当临床上证实患者存在 RVH 时，治疗评估必须基于临床情况进行个体化分析，要根据患者的年龄、伴随的临床疾病、肾功能、患肾体积、血压水平、对降压药的反应及肾动脉狭窄纠正后对血压与肾功能可能的影响这些因素进行综合考虑。治疗的主要目标是保护肾功能，其次是控制血压，最终目标是降低心血管事件和死亡。

（一）药物保守治疗

关于 ARVD 的治疗，药物保守还是进一步经皮介入是近年来争论的焦点。无论是否进行经皮介入重建血运，危险因素改良是基本措施。有关 ARVD 的药物保守治疗，尤其是伴有肾功能不全者，目前尚无公认的"最佳治疗"，由于 ARVD 主要通过高血压和加速动脉粥样硬化引发心血管并发症，主要措施为药物降压和降血脂，同时还要处理其他危险因素，包括戒烟、控制糖尿病、抗血小板治疗等。RVH 所致的肾血管性高血压一般降压药物疗效不明显，但血管紧张素转化酶抑制剂或紧张素Ⅱ受体拮抗剂是一柄双刃剑，一方面可特异性作用于肾素-血管紧张素系统，控制肾血管性高血压十分有效，另一方面即阻断了出球小动脉的收缩，导致患肾肾小球滤过压下降，肾功能损害，对于双侧或单功能肾肾动脉狭窄患者，可诱发急性肾功能不全，故对这类患者应从小剂量开始，逐渐加量，并密切观察尿量，血肌酐及尿素氮的变化，如服药后血肌酐较基线值上升>30%，需要停药。对于对侧肾功能正常的一侧肾动脉狭窄患者，尽管使用血管紧张素转化酶抑制剂或紧张素Ⅱ受体拮抗剂使患肾功能减退，因有健肾代偿，仍可考虑应用该类药物。维持治疗阶段要定期测量肾体积及分肾功能，如患肾出现萎缩趋势或肾功能明显下降，则有血运重建指征。

对于禁用血管紧张素转化酶抑制剂或紧张素Ⅱ受体拮抗剂的患者，钙通道阻滞为较安全有效的降压药物，其他药物如β受体阻断药、α受体阻断药、非特异性血管扩张药及中枢性降压药也可考虑适当合用。需要注意的是，无论用何种降压药，如降压过度，均有可能导致患肾功能的严重损害，尤其是 ARVD 患者有可能发生患肾梗死。因此，药物降压时宜保持血压在适当水平，以保证一定的患肾血流灌注，切忌一味追求血压正常。一些回顾性研究提示，通过药物保守治疗，对于一侧 ARVD 患者可达到长期有效地控制血压和保护肾功能，但对于双侧或单功能肾肾动脉狭窄患者疗效很差。有关 ARVD 治疗的随机临床试验也证实了药物保守较经皮介入有更高的肾动脉闭塞发生率。

（二）肾动脉血管运重建治疗

肾动脉血运重建理论上是治疗 RVD 的根本方法，主要目标是改善高血压，保护肾功能或治疗严重肾动脉狭窄的病理生理效应，包括充血性心力衰竭（CHF）、反复的急性肺水肿及心绞痛，甚至有可能免于透析的需要。次要目的包括：减少降压药，慢性心衰患者或心肌病患者可更安全使用血管紧张素转化酶抑制剂。由于经皮介入治疗技术的巨大进展，近年来，RVD 患者中接受经皮介入治疗的数量迅速增加，已基本取代了外科治疗，但现有的几个随机临床研究对其有效性和安全性提出质疑。本文将做系统评述目前临床上关注的经皮介入治疗 RVD 一些焦点问题和达成的专家共识。

（三）纤维肌性结构不良（FMD）及大动脉炎所致的肾动脉狭窄

20 世纪 80 年代以前，开放直视血运重建治疗 FMD 及大动脉炎所致严重肾动脉狭窄是外科医生的专利，随后外科治疗该病的作用逐渐下降，因为 PTA 同样很有效。对位于肾动脉主干或主要分支的局限病变，多数研究报告 PTA 技术成功率超过 90%，早期临床成功率（6个月随访血压正常或显著降低）达85%~90%，远期临床获益80%~90%，因此FMD及大动脉炎患者行PTA的指征相对宽松。患者，尤其年轻患者，血压如果持续升高甚至轻度升高，依赖降压药，则应该接受治疗，以免高血压的长期不良影响。如病因系大动脉炎所致，炎症活动期不宜手术，一般要用糖皮质激素治疗使红细胞沉降率降至正常范围后3~6个月方可考虑行PTA。一般不提倡FMD及大动脉炎患者使用血管内支架，有2个原因：①单纯PTA治疗FMD及大动脉炎的临床结果较好，优于动脉粥样硬化性病变；②这类病变放置支架的生物学效果及远期结果并不清楚。不过，已有对单纯PTA不够满意的FMD及大动脉炎病变选择性放置支架，取得更好临床结果的经验性报告。

（四）粥样硬化性肾血管病

由于目前对粥样硬化性肾动脉狭窄（ARAS）的治疗尚无公认的最优策略，因此在临床上应特别注意掌握介入治疗的指征和并发症的防范，做好介入治疗的每个环节。

1.适应证

在做经皮肾动脉介入重建血运之前，最重要的步骤是评估肾动脉狭窄与临床症状之间是否存在因果关系。目前尚无统一意见在肾动脉狭窄到何种程度进行血运重建是强制指征，如果直径狭窄>70%，跨狭窄收缩压差>20mmHg，系严重狭窄，一般认为有血运重建指征，其中双侧或单功能肾肾动脉狭窄达到这种程度系强力指征。如果直径狭窄50%~70%，即所谓的临界狭窄，需要做进一步严格的功能评估，例如测量跨狭窄的压差、患肾血流储备分数、分肾血流量和肾小球滤过率等，结果阳性提示狭窄有功能意义；如果直径狭窄<50%，一般认为没有血运重建指征。总之，要有功能意义的狭窄才适合做血运重建，但仅有功能意义的狭窄还不够，需要伴有明确的临床情况，目前已基本认可的临床标准包括：①高血压1级；②挽救肾功能-突发/进行性的肾功能恶化，无法用其他原因解释；患侧肾萎缩；使用降压药，尤其是血管紧张素转化酶抑制剂或血管紧张素Ⅱ受体拮抗剂后肾功能恶化；③伴随的心脏问题——不稳定心绞痛、反复发作的急性肺水肿与左室收缩功能不匹配。

2.禁忌证

如果患者的肾动脉狭窄虽然有经皮介入重建血运的适应证，但有以下情况时，患者一般难从血管介入治疗中获益，考虑为禁忌证。

（1）患侧肾脏已明显萎缩，长径<7.0cm和肾内段动脉阻力指数>0.8。

（2）严重的慢性缺血性肾病，血清肌酐>265μmol/L（3.0mg/dl）或患侧肾小球滤过率<10ml/min，接近需要长期透析，这类患者需要肾内科专家会诊，如必要时有即刻透析条件方可考虑行介入手术。

（3）患者已有明确地对比剂严重过敏或胆固醇栓塞病史。

（4）伴随的严重疾病预期寿命有限或无法耐受经皮介入治疗。

（5）病变肾动脉的解剖不适合经皮介入治疗。

（6）病变肾动脉的解剖虽然适合经皮介入治疗，但支架置入后可能严重影响其他重要的后续治疗。

3.肾动脉介入治疗方法的选择

经皮肾动脉成形术（PTRA）和支架置入术（PTRAS）是目前最常用的肾动脉血运

重建方法。随机临床试验和荟萃分析显示，ARAS 要获得满意的血运重建和减少再狭窄率应常规使用支架，但仍保留 PTRA 用于不适合支架的病变。目前我国专家达成的共识：

（1）肾动脉开口部病变，PTRA 效果不理想，直接行血管内支架。

（2）对于参考管腔直径≥5.0mm 的病变选用金属裸支架；对于管腔直径<5.0mm 者可考虑选用药物洗脱支架，可能有助于降低术后再狭窄的发生率。

（3）对于病变部位粥样硬化斑块负荷大而且肾动脉解剖条件适合的肾功能不全的高危患者，可考虑采用远端栓塞防护装置，可能有助于防止肾动脉栓塞。

4.肾动脉介入治疗常规用药

（1）预防对比剂肾病：对比剂诱发的肾病是介入手术后肾功能损害加重的常见原因，在肾功能正常者发生率只有 0~5%，而在已有肾功能不全的高危患者中发生率可高达 12%~27%，虽然多数患者在 2 周内肾功能能恢复，但少数患者可能发生永久性肾功能损害，因此，预防这种肾病的发生至关重要。造影前应认真检测肾功能，充分了解患者有无危险因素。目前认为，主要危险因素有肾功能不全、糖尿病肾病、充血性心力衰竭、有效血容量不足、应用大剂量对比剂等，而高血压、高龄、蛋白尿被视为次要危险因素，其中原有肾功能不全合并糖尿病是最主要的危险因素。对有危险因素的患者，应严格掌握使用对比剂的适应证，并在造影前积极纠正诱因。目前比较公认的能预防对比剂肾病发生的措施是水化治疗和应用低渗或等渗非离子型对比剂，并尽量减少对比剂的用量，其他药物（如乙酰半胱氨酸、碳酸氢钠、非诺多泮、前列腺素 E_1 等）或血液净化方法的有效性仍需要更大规模的随机对照试验来验证。

（2）抗血小板治疗及抗凝治疗：抗血小板治疗及抗凝治疗对经皮肾动脉介入的影响目前尚无对照研究或可比较的资料，主要来自经皮冠状动脉介入的经验，临床上常规服用阿司匹林 100mg，每天 1 次，和氯吡格雷 75mg，每天 1 次，术前 2~3 天开始，术后维持 1~3 个月，术中经动脉用普通肝素 50~75mg。接受肾动脉介入术的患者是否获益于抗血小板治疗及抗凝治疗尚无定论，故需要进一步开展随机临床试验客观判断这些药物用于肾动脉介入是否有益。

（3）抗高血压药物的调整：肾动脉血运重建成功后要停用或减用降压药物，密切观测血压变化，根据血压对介入治疗的反应调整降压药物，达标血压<140/90mmHg。因肾动脉狭窄已解除，对于有 ARB 或 ACEI 类药物适应证的患者可以放心使用。

5.肾动脉介入主要并发症及防治措施

肾动脉介入除了导管介入的一般风险外，本身具有一定的肾脏危险，操作相关的严重并发症有：①肾动脉栓塞；②肾动脉破裂；③肾动脉穿孔；④肾动脉夹层。在肾动脉介入病例流量大且有经验的医学中心，与肾动脉 PTA/支架相关的总的并发症发生率<10%，严重并发症发生率<3%。肾动脉血运重建成功后肾功能损害加重的主要原因有：对比剂诱发的肾毒性、操作过程中发生的胆固醇栓塞及血容量不足等因素，这些潜在的并发症，尤其对于已存在肾功能不全的患者明显有害，常常是临床医生作出肾动脉血运重建决定的主要顾虑，也是介入术者面临的重大挑战。因此，在严格把握肾动脉介入的适应证后，防范介入对肾脏的直接损害，提高手术成功率，是保证肾动脉支架术疗效的核心。通过严格规范肾动脉介入术者的准入制度，提高团队的围术期治疗经验，有可能克服这些不利因素，进一步提高经皮介入的疗效。

6.肾动脉介入术后再狭窄的问题

肾动脉介入术后再狭窄是影响介入疗效的重要问题，肾动脉介入术后再狭窄判定标准：①术后血压显著下降，但逐步回升，舒张压上升〉15mmHg，或至术前水平；②肾动脉彩色多普勒或 CT 血管造影提示介入部位管腔直径狭窄大于 50%；③肾动脉造影证实介入部位管腔直径狭窄程度大于 50%。达到①和②标准可临床判定，达到①和③标准可确诊。

2 个综合分析表明，肾动脉支架后 1 年平均再狭窄率为 16%和 17%，在一些有经验的中心，再狭窄率低于 15%。支架术后再狭窄主要与植入部位所能获得最大直径及晚期管腔丢失有关，支架后最小腔径越大，则再狭窄可能性越小，短支架地再狭窄率明显低于长支架。支架的结构与材质对再狭窄率也可能有一定影响。药物涂层肾动脉支架目前的研究未能证明有助于预防再狭窄。对于支架内再狭窄的优化治疗，目前尚无统一的意见，临床上多采用再次球囊成形或再植入支架处理，也有报道用切割球囊或放射治疗，但未见明显益处。

7.肾动脉介入对血压和肾功能的影响

需要注意的是，多数 ARVD 患者（尤其是老年患者）往往长期有原发性高血压合并动脉粥样硬化，随后逐步发展为肾动脉狭窄，因此肾动脉血运重建虽然纠正了肾动脉狭窄，消除了肾血管性高血压，但治愈高血压少见。多数文献结果表明，血运重建成功后血压易于控制，所需降压药明显减少，但治愈率一般<15%，部分患者甚至无效。这可能是长期高血压已经导致了肾实质损害或狭窄没有功能意义。如果介入的入选标准定在肾动脉直径狭窄>50%，可能包括部分没有血流动力学意义的狭窄（50%~70%），肾动脉支架术不但无效，而且要承担介入治疗本身的风险。目前已认识到，以控制高血压为目的的肾动脉支架术，入选患者要满足 2 个关键点：①肾动脉狭窄>70%，且能证明狭窄与高血压存在因果关系；②顽固性高血压或不用降压药高血压达 3 级水平。

已发表的许多文献表明，对于 ARVD 人群，如以肾功能变化作为主要终点事件进行药物治疗或血运重建的随机临床研究，其结果往往是中性的。ARVD 患者有多种原因可引起肾功能损害加重，如：长期高血压、患肾低灌注、胆固醇栓塞、糖尿病、造影剂肾毒性等。因此，期望通过肾动脉血运重建来彻底改善肾功能是不现实的。已有一些研究表明：严重肾动脉狭窄，尤其双侧或单功能肾的肾动脉严重狭窄所致的缺血性肾病患者，如果肾功能进行性恶化，则肾动脉血运重建可能获益最大；而肾功能正常或稳定的患者血运重建后的肾功能是否获益不确定。因为除了血运重建改善缺血的益处外，肾动脉介入本身有具有一定的肾脏损害危险，主要是对比剂肾毒性及操作过程中发生胆固醇栓塞，因此有些病例虽然血运重建成功，但肾功能无改善甚至恶化，这种并发症虽不多见，但不像肾动脉狭窄的自发进展，它在血运重建术后立即发生。因此，我们可以推测，以改善肾功能不全为目的的肾动脉支架术，需要满足 2 个关键点：①病例入选要严格，即双侧或单功能肾的肾动脉严重狭窄（≥70%）所致的缺血性肾病，残余足够多的有功能的肾小球；②从事肾动脉介入的治疗团队富有经验，能有效防范介入对肾脏直接损害。

五、问题与展望

由于最近的一项较大样本的随机临床研究（ASTRAL），仍然没有证明肾动脉支架术联合药物治疗的效果优于单纯药物治疗，所以对 ARVD 患者进行肾动脉支架术是否有益的问题又成为临床焦点。这一研究结果对 ARVD 患者进行肾动脉支架术的有效性提出了挑战，但国际上对该研究的方法学及结果有许多批评意见，主要质疑是：①平均每个中心每年入选肾动脉支架术患者不到 1 例，支架技术成功率低（88%），术者明显缺乏介入治疗经验和资质；②该研究的设计时间在 2000 年前，入选标准太宽，大部分病例的肾动脉狭窄不能肯定是否有功能意义；③近年来在患者多、入选标准严格的医疗中心采用肾动脉支架术治疗 ARVD 患者的非随机研究结果明显优于 ASTRAL 的支架治疗组。因此，ASTRAL 研究的结论显然只能局限于该研究的人群，不能随意延伸覆盖所有 ARVD人群，仍需要设计及执行更好的随机临床研究予以验证。目前临床上还需要进一步解决的问题是：①如何术前识别哪些 RVH 患者血运重建治疗无效，以避免不必要的手术；②对于需要血运重建治疗的 RVH 患者，如何进一步提高手术成功率和远期预后。以上RVH 诊治中遇到的问题均是目前国际上这一领域的研究热点，亟待解决。

（李升金）

第五节　高血压与靶器官

高血压可以引起血流动力学，循环系统神经调节，血浆容量，血液黏滞度的异常变化和血管重塑，从而导致心、脑、肾、眼底以及大小动脉等靶器官的损害，产生高血压并发症。

高血压与左室肥厚：左室肥厚（LVH）是高血压最早、最常见的心脏并发症。非高血压者 LVH 的发生率仅为 1%~9%，而高血压患者 LVH 的发生率可高达 25%~30%。

高血压与脑卒中：在我国脑卒中是主要的病残与死亡的原因，1990 年 Macmahan 等对 7 个大规模前瞻性人群随访观察研究进行荟萃分析发现：脑卒中患者中高血压占50%~60%，且血压越高脑卒中发生率越高。

高血压与肾脏：良性高血压持续 5~10 年病理即可发现肾动脉病变（肾小动脉硬化、肾小动脉玻璃样变），其后可并发肾实质损害，一般而言，高血压需持续存在 10~15 年才会出现肾损害临床表现。

高血压与眼底改变：高血压引起的眼底改变主要表现为眼底的动脉硬化，视网膜出血及渗出，其病变程度与高血压病情有关。高血压早期视网膜动脉正常或轻度狭窄，中期视网膜动脉发生硬化，到了晚期视网膜动脉硬化则更加明显，并可出现渗出、出血和视神经盘水肿。高血压的眼底视网膜改变不仅反映高血压患者其他脏器受损情况，其动脉硬化程度尚能提示高血压时限，当有明显视网膜病变，尤其已发生视神经盘水肿时，常伴有心脑肾等靶器官的不同程度损害。

一、高血压左室肥厚

高血压引起的左室肥厚（LVH）是心肌对后负荷增加的代偿反应，可导致左室收缩舒张功能相继减退，同时可降低冠状动脉的储备能力，加速冠状动脉粥样硬化过程，其结果可导致心绞痛、心肌梗死、心律失常、心力衰竭等。LVH 的患病率受血压、肥胖、性别影响，并随年龄的增长而增加（30 岁以下患病率约 6%，≥70 岁患病率约 43%）。

LVH 患者的心血管发病率、病死率及全病因死亡较心室质量正常的患者高 2~4 倍。研究表明，高血压 LVH 是心血管并发症的独立危险因素，在高血压患者的靶器官损害和其他危险因素中，左室质量的增加是最严重的危险因素。

（一）发生机制

高血压性左室肥厚的发生机制尚不十分清楚，大多数研究表明与血流动力学、神经体液调节、基因、体重因素、胰岛素抵抗等多层次的因素相关，其中交感神经系统活性增强是高血压导致左室肥厚的始动因素。近年来有许多研究表明，盐摄入在 LVH 的发展过程中有重要意义，但具体机制还不太清楚。

1.血流动力学因素

压力和容量负荷：高血压时，周围血管阻力增加，心脏压力负荷过重，刺激心肌蛋白合成，心肌细胞体积增大，肌节增多，伴间质增生，导致心室壁增厚，出现向心性肥厚。

除力学机制外，压力负荷还可以通过神经体液机制介导心肌肥厚。已有动物实验研究发现，压力负荷可引起心肌组织中血管紧张素原及血管紧张素转化酶 mRNA 表达增加，并使正常存在心肌组织中的细胞因子、生长因子从无活性状态游离出来，或从细胞内释放，或表达上升，而这些因子是致心肌肥厚的细胞外触发信号因子。

高血压患者同时存在容量超负荷，使舒张期室壁与肌节应激增高，心肌细胞内肌节增多，肌节以串联方式相连，肌细胞长度增加。按 Frank-Starling 定律，舒张期心肌纤维长度增加，必然引起心肌收缩力的增加，故扩张也可导致肥厚，表现为室腔扩大，出现离心性肥厚。

2.动态血压变异

正常人体血压生理性昼夜变化表现为上午高于下午，前半夜高于后半夜，白昼高于夜间，24 小时血压曲线呈双峰一谷的长柄勺型，这种变化有助于保护血管的结构与功能。

（1）大多数轻至中度高血压患者 24 小时血压变化与正常人相似，血压水平高者波动幅度大。

（2）24 小时收缩压、舒张压及夜间血压与高血压患者的左室重量指数密切相关，且关联性优于诊室血压。

（3）高血压患者动态血压变化表现为昼夜节律消失及夜间血压上升者易发 LVH 且程度重。

3.动脉结构和阻力

阻力血管结构的改变，动脉中层的增厚在维持血压持续升高上具有重要意义，随着年龄的增长，人体动脉血管壁的内膜及中层增厚，胶原蛋白、脂质钙的含量增加，使大动脉扩张屈曲，伸展性和弹性降低，小动脉管腔变窄，外周阻力增高，导致左室肥厚。

4.非血流动力学因素

非血流动力学因素在高血压性 LVH 的发生发展上起重要作用，肾素、血管紧张素II（AngII）、去甲肾上腺素（NE）、醛固酮、内皮素、甲状腺激素等多种血管活性物质及生长因子均参与介导这一过程。NE 通过兴奋α受体使心肌细胞表达增加，蛋白质合成增加，心肌细胞发生肥大；NE 还通过兴奋β受体使心肌收缩增强，心率加快，增加 cAMP 生成和糖原合成，这些效应均能促进心肌细胞肥大。另一方面，缓激肽、前列腺素、NO

能够增加胶原降解。两方面调节因素作用的失衡导致心肌肥厚的发生。

（二）病理改变

LVH 是心肌细胞肥大所致的心脏扩大和左室重量增加，根据左室重量以及左室壁/心室腔内径比值（相对室壁厚度），高血压所致的 LVH 大致可分为四种几何构型。

1.向心型肥厚：左室质量和室壁厚度都增加。

2.离心型肥厚：左室质量增加，左室壁厚度相对正常，此时心室腔扩大，左心功能明显受影响，故高血压晚期出现心力衰竭时皆属此型。

3.向心型重塑：左室质量正常，左室壁厚度相对增加。

4.左室几何构型基本正常。

（三）病理生理

LVH 的持续存在，导致心脏结构功能的改变，引起相应的病理生理变化，不同程度影响心功能，同时增加了心血管并发症的危险。

1.舒张功能障碍

左室肥厚早期即可出现舒张功能障碍，表现为左室舒张期延长，标准充盈峰速降低，心肌僵硬度增加，弹性及顺应性下降，使舒张期压力-容量关系发生改变。在正常情况下的左室容量，由于左室舒张压增高使左室充盈受限发生心力衰竭。荟萃分析显示高血压患者，发生舒张功能障碍者占 11%~83%。

2.收缩功能障碍

LVH 早期，由于室壁肥厚可使增高的收缩期室壁应力恢复正常，故左室收缩功能正常或略高于正常，随着病情进展心肌收缩功能逐渐减退，收缩力上升的速度和幅度降低，心肌缩短减慢，心室舒张末期容量下降，充盈压、左房压升高，加重舒张功能障碍，出现心力衰竭。左室肥厚发展至晚期，即使在正常血压状态下左室射血分数降低，表现收缩功能降低。

3.心肌缺血

血压长期升高促使冠状动脉硬化的发生，动脉硬化使舒张压下降，可导致冠脉血流灌注减少，同时收缩压升高使心室后负荷增加、心肌肥厚以及左室射血时间的延长，均能使心肌耗氧量增加，而冠脉血管床不能随心肌重量增加而按比例增加供氧，所以高血压并发左室肥厚患者冠脉储备功能不同程度下降，引起或加重心肌缺血。

4.室性心律失常

心肌肥厚与心律失常关系密切，心电图左室肥厚的高血压患者中，20%有发作性室性心律失常，而 ECG 上无左室肥厚者发生率仅为 8%。其发生机制为：①肥厚心肌细胞动作电位时限延长，传导速度减慢，相邻细胞间不应期存在差异，兴奋性恢复不一致；②左室肥厚时冠脉储备能力下降，心肌细胞因缺血电生理特性发生改变，产生异位搏动；③左室肥厚患者交感神经系统活性增强，也可诱发室性期前收缩。

（四）高血压 LVH 的诊断

1.心电图（ECG）

简便易行，它是 Framingham 研究诊断 LVH 的主要手段，其特异性高，但敏感性低，可出现假阳性，心电图上出现 LVH 的特征，通常表明 LVH 已发展到了相当重的程度。2009 年欧洲高血压指南管理再评价时提出心电图应作为所有高血压患者的常规检查。

左室高血压的心电图改变。

（1）Sv_1+Rv_5 或 $Sv_2+Rv_6>3.5mV$（女）或 $4.0mV$（男），$R_1>1.5mV$，$R_{aVL}>1.2mV$，$R_{aVF}>2.0mV$。

（2）由轴左偏<30°。

（3）QRS 总时间>0.10 秒（一般不超过 0.11 秒）。

（4）ST-T 改变，R 波为主的导联中，T 波低平，双向成倒置，同时伴有 ST 段呈缺血型压低 0.05mV 以上。

（5）此壁导联出现下斜型 ST 段压低伴有 T 波对称性倒置，是严重左室劳损的证据。

近年来有前瞻性研究发现，aVL 导联 R 波电压与左室质量（LVM）之间密切相关，而且 R 波电压增高 0.1mV 可以使心血管事件发生的风险上升 9%。

2.超声心动图

UCG 用于临床以来，使诊断 LVH 的阳性率大大提高。成年人 UCG 检查 LVH 的患病率]5%~20%远高于 ECG 患者的患病率 5%。

UCG 测量指标：舒张末期室间隔厚度（IVSTd）；左室后壁厚度（PWTd）；左室舒张末内径（LVIDd）。

计算左室质量（LVM）$=0.8×[1.04×(LVSTd+LVIDd+PWTd)^3-LVIDd^3]+0.6g$。

2007 年，欧洲高血压指南推荐应用左室质量指数（LVM index，LVMI）作为诊断 LVH 的标准，男性正常值<125g/m²，女性<110g/m²，并将区分向心型肥厚与离心型肥厚的相对室壁厚度临界点定为 0.42。①向心型肥厚：相对室壁厚度≥0.42，LVM 增加；②离心型肥厚：相对室壁厚度<0.42，LVM 增加；③向心型重塑：相对室壁厚度≥0.42，LVM 正常。

3.磁共振成像（MRI）

是一项敏感性高的判断 LVH 和心脏收缩功能的手段，以软件处理重建的心肌三维成像来计算心肌质量，可使检查结果的误差减到最小，MRI 有可能发展为鉴别纤维化和心肌肥厚的非创伤性方法。

（五）LVH 治疗原则

一旦出现 LVH 应及时治疗，使心肌收缩和舒张功能得到改善，自主神经系统活性正常化，降低恶性心律失常的发生，改善冠状动脉储备能力，延缓或预防心绞痛、心肌梗死、脑卒中和心衰的发生，从而降低心血管病的发生率。降低血压可以逆转左室肥厚，治疗持续时间、血压降低的幅度，尤其是 24 小时平均血压的控制都是逆转 LVH 的重要因素，平稳降压，提高血压平滑指数也非常重要。

各种高血压药物逆转 LVH 的机制和效果不同，ACEI、ARB、钙通道拮抗剂，利尿药，β受体拮抗剂，α受体阻断药均能使 LVH 逆转。其中以 ACEI 及 ARB 效果最佳，利尿药、β受体拮抗剂最弱。α受体阻断药能激活交感神经系统，反而使左室重量增加。

二、高血压与动脉粥样硬化

高血压是增加动脉粥样硬化（AS）、血管病变的危险因素之一，据统计，冠状动脉粥样硬化患者 60%~70%合并高血压，而高血压患者合并冠状动脉粥样硬化者较血压正常者高出 4 倍，且无论收缩压还是舒张压增高都很重要。人群研究证实即使轻度高血压，如持续存在，也容易并发动脉粥样硬化症及缺血性脑病。

高血压引起的动脉粥样硬化多见于冠状动脉，可致心绞痛、心肌梗死，甚至猝死。其次好发于颈动脉与脑底动脉环，产生各种脑血管意外，如短暂性脑缺血发作、脑梗死等。病变累及下肢可见间歇性跛行及肢体坏疽，病变发生在肾动脉可使血压进一步升高，肾功能受损。

（一）发病机制

高血压与动脉粥样硬化的形成与发展密切相关，但其发生机制尚未完全阐明。目前研究认为，高血压时血管内皮功能受损是引起动脉粥样硬化的重要环节，同时还可能与高血压时脂代谢、糖代谢、细胞膜功能改变有关。

（二）病理

动脉粥样硬化的表现形式千差万别，其基本病变包括脂质点和脂质条纹、粥样和纤维粥样斑块以及复合病变。

1.脂质条纹

是动脉粥样硬化局限于动脉内膜的早期病变，其病变特点是内膜的巨噬细胞和少量平滑肌细胞灶性积聚，细胞内外脂质沉积，从而使肉眼呈现数毫米大小的黄色脂点或长达数厘米的黄色脂肪条纹。其中脂质成分主要是胆固醇和胆固醇酯，还有磷脂、三酰甘油等。由于脂质条纹平坦或稍高出内膜，因此并不阻塞受累动脉，亦不引起临床症状，但它可进一步发展为纤维斑块。

2.纤维斑块

是进行性动脉粥样硬化最具特征的病变。肉眼观察斑块一般呈淡黄色，稍隆起并向动脉管腔内突入或围绕血管分支的开口处，引起管腔狭窄。当斑块体积增大时，可向管壁中膜扩展，破坏管壁的平滑肌纤维和弹力纤维，并代之以结缔组织和新生毛细血管。随着脂质沉积增多，斑块中央基底部可因营养不良发生变性、坏死和崩解。崩解物与脂质混合形成粥样物质，即形成粥样斑块或粥样瘤。

3.复合病变

为严重病变，由纤维斑块发生出血、坏死、溃疡、钙化和附壁血栓所形成。

（三）辅助检查

动脉粥样硬化发展到一定程度，尤其是有明显血管狭窄或闭塞，引起相应器官病变时，诊断并不困难，但早期诊断并不容易。常用的检查手段包括动脉造影、CT、MRI、超声、踝肱指数、脉搏波传导速度等。

三、高血压与主动脉夹层

本病 1761 年就有记载，1820 年 Laenee 命名为主动脉夹层动脉瘤，为欧美学者沿用。20 世纪 70 年代以来，有些学者认为动脉夹层血肿（简称动脉夹层）更能反映其实质。这是一种威胁生命的严重血管疾病，属高血压急症。

国外报道本病男性多于女性，男女比约 3∶1，平均 59 岁。阜外医院曾对 120 例主动脉夹层进行分析，男∶女＝2.4∶1，平均发病年龄 46.2 岁，好发于 50~70 岁。

（一）病因

高血压和主动脉中层疾病是主动脉夹层最重要的两个发病因素。

1.高血压

70%~80%主动脉夹层是由于高血压所致。夹层患者的尸检病理提示有高血压的病理改变，如左心室明显增厚或有肾动脉硬化者占90%。长期严重高血压患者并发主动脉夹层发生率高，阜外医院对50例主动脉夹层的分析示：高血压的病史平均达12年之久，高血压可使主动脉壁长期处于应激状态，弹力纤维常发生囊性变性或坏死，导致夹层形成。在各型夹层中，以Ⅲ型夹层合并高血压者最常见，约占88%，而以Ⅱ型伴有高血压者最少见。

2.结缔组织疾病

常见于马方综合征，由于结缔组织病变使主动脉壁变薄，易于受损，可较早触发主动脉夹层，约占主动脉夹层发病率的1/4，仅次于高血压。有人曾对18例马方综合征分析发现有3例发生主动脉夹层，平均发病年龄为35岁。马方综合征是较年轻患者以及非高血压患者发生主动脉夹层的重要病因。

3.动脉粥样硬化

约1/4主动脉夹层患者经造影、手术或病理证实有主动脉粥样硬化，发病年龄大多在60岁以上。在老化过程中，主动脉夹层也常发生变化，但程度较轻，血流可经内膜动脉硬化破口进入主动脉壁，形成夹层。阜外医院有3例尸检发现夹层破口恰好在动脉粥样硬化斑块处，且大多发生在远端腹主动脉处。

4.妊娠

40岁以下女性主动脉夹层患者，约半数见于妊娠期，且常在妊娠7~9个月发病，分析原因主要与主动脉中层坏死有关，也可能与妊娠高血压综合征有关。

5.外伤

严重外伤可引起主动脉夹层局部撕裂，约14%主动脉夹层发病与体力劳动有关，身体突然屈伸、旋转，心导管或行体外循环插管操作等也可导致夹层发病。

此外，某些先天性心血管病如先天性主动脉缩窄所致区域性高血压、二叶主动脉瓣、Ehlers-Danlos综合征、Loeys-Dietz综合征等，以及某些对结缔组织有毒性作用的食物或药物也可导致本病。

（二）发病机制

主动脉夹层的发生主要有两种情况：一种是内膜撕裂后高压血流进入中层；另一种是中层滋养动脉破裂产生血肿，壁内压力升高导致内膜撕裂。内膜撕裂口好发生于主动脉应力最强部位，即主动脉近心端或降主动脉起始端（左锁骨下动脉开口处下方2~5cm处），撕裂的长轴常与主动脉长轴相垂直。

1.主动脉中层黏液样变

主动脉中层黏液样变是发生本病的基础，夹层发病与动脉中层平滑肌细胞（SMC）基因变异有关，细胞代谢的失控，过多代谢产物的堆积，使动脉中层发生黏液样变、弹力纤维断裂、SMC增生、纤维化、血管退化及凝血性坏死等一系列的组织学变化。

2.心脏搏动引起主动脉移位

心脏位于胸骨与脊柱之间，心脏向两侧移动，故可引起升动脉和左锁骨下动脉开口处降主动脉产生扭曲和侧面活动。由于主动脉弓活动度大，与相对固定的降主动脉交界处易受扭曲力循环作用，这可能是内膜撕裂多发生在升主动脉近心端与主动脉峡部，并且裂口多为横面的重要原因。

3.左心室射血对主动脉壁的应力作用

　　心肌收缩时，左心室射血对主动脉壁地冲击力以升主动脉的近心端与主动脉峡部为最大，随着每次心脏收缩，血液从内膜裂口不断进入主动脉夹层，夹层血肿可逐渐向远端波及，可到达中等动脉部位。因而高血压患者更容易发生。

　　当内膜撕裂形成夹层后，促使夹层蔓延扩大恶化的因素包括：血压幅度、脉压陡度、血液黏稠度、血液流速及涡流，其中以血压与脉压陡度影响最大。血液冲击力主要与脉压陡度及血压幅度有关，可促使夹层继续发展直到发生夹层破裂，故心脏收缩力与周围血管阻力对病理进程至关重要。

　　夹层血肿多在内膜与中层内 1/3 和中 1/3 之间层面发展，尤以中层内 2/3 最为严重，可使内膜撕裂达中层，并常止于外 1/3。夹层血肿可顺行或逆行蔓延，若向外膜破裂可引起大出血、心脏压塞、左侧血胸、纵隔积血、腹膜后出血以及失血性休克，严重者可危及生命，也可向内破入主动脉内形成双通道主动脉，病情可趋稳定。

　　（三）分型

　　1.DeBakey 分型（图 9-5-1）

　　1995 年 DeBakey 等根据夹层的起源与受累的部位将主动脉夹层分为三型，即 DeBakey 分型，为目前最常用的分型方式。

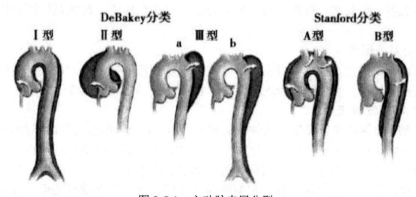

图 9-5-1　主动脉夹层分型

　　I型：夹层起源于升主动脉，内膜裂口多位于主动脉瓣上 5cm，夹层血肿可顺逆向两端扩展，向近端扩展引起主动脉瓣关闭不全及冠脉阻塞，向远端可扩展至升主动脉弓、胸降主动脉、腹主动脉甚至到达髂动脉部位，贯穿主动脉全程，此型最为多见。

　　II型：内膜破裂口与 I 型相同，夹层血肿仅限于升主动脉，此型多见于马方综合征。

　　III型：病变起源于降主动脉左锁骨下动脉开口远端，内膜裂口多位于主动脉峡部，夹层向两侧扩展。向下扩展到腹主动脉及髂动脉；向上波及主动脉弓，未累及心脏部位，故此型不产生主动脉瓣关闭不全或心脏压塞等严重并发症，预后相对较好，多见于高血压、老年人及主动脉硬化者。该型可进一步分为：IIIa 型和IIIb 型，前者夹层仅局限于隔上降主动脉，后者仅限于隔下腹主动脉。

　　2.Stanford 分型

　　Miller 等根据手术需要有将 DeBaKey 分型简化为 AB 两型。

　　A 型：相当于 DeBaKeyI型及II型。

B 型：相当于 DeBaKeyDI型。

解剖上根据有无破口又可分为典型与非典型夹层，非典型夹层又称为壁内血肿。

（四）临床表现

主动脉夹层的临床表现取决于夹层的部位、范围、程度、主动脉分支受累的情况、有无主动脉瓣关闭不全以及向外破溃等并发症。

根据发病时间可分为急性期、亚急性期、慢性期。发病 48 小时之内为急性期，48 小时至 6 周内亚急性期，超过 6 周则进入慢性期。

1.疼痛

是本病最主要和突出的特征。约 90%呈突发胸背部持续性刀割样或撕裂样疼痛，痛苦难耐。疼痛部位对判断病变部位有一定帮助：如仅前胸痛，90%以上在升主动脉，痛在颈、喉、颌或面部也强烈提示升主动脉夹层；若为肩胛间最痛，则 90%以上在降主动脉，背、腹或下肢痛也强烈提示降主动脉夹层。少数起病缓慢者疼痛可不显著。

2.休克与血压变化

1/2~1/3 患者有面色苍白，出冷汗及四肢发冷，心率加速，神志改变等休克样表现，但与一般休克不同，血压常常较高，即使血压一度下降，渡过急性期后血压仍会升高，可能与弓降部中动脉阻塞或肾脏缺血及交感活性增强有关。血压下降多见于夹层血肿破溃于空腔脏器，如胸腔、腹腔，可致突然死亡。有高血压者，起病后可因剧痛使血压更加升高。

3.其他系统损害

夹层可压迫邻近血管或累及主动脉分支，出现相应器官缺血的症状与体征，是主动脉夹层的重要体征，可使临床表现变得错综复杂，应引起高度重视。

（1）心血管系统

1）心脏：约半数患者发生主动脉瓣关闭不全，于主动脉瓣听诊区可闻及舒张期杂音，为 StanfordA 型主动脉夹层的严重并发症。重度主动脉瓣关闭不全可致心力衰竭。其发生机制为：①主动脉根部夹层使瓣环扩张；②主动脉根部一侧发生假腔，假腔使该侧瓣叶明显下移；③瓣叶或瓣环撕脱。A 型主动脉夹层累及冠状动脉时还可导致心肌缺血或心肌梗死。

2）肢体无脉或搏动减弱：约 1/4 患者近段夹层累及头臂动脉，远端夹层累及降主动脉并延伸到髂动脉及其分支动脉，均可造成肢体无脉或脉搏减弱，主要是因主动脉分支受压或内膜片堵塞开口所致，约 20%患者腹部可闻及血管杂音，临床上应注意与大动脉炎或休克相区别。

（2）神经系统：约 40%患者可出现神经系统症状，为夹层累及颈动脉、无名动脉造成脑缺血，患者可有头晕，暂时性晕厥昏迷，精神失常，甚至发生缺血性脑卒中。夹层血肿压迫颈上交感神经节常出现 Homer 症候群，压迫喉神经引起声带麻痹，声音嘶哑。远端夹层向下延伸到第 2 腰椎水平，累及脊髓前根动脉，可出现截瘫，大小便失禁。

（3）呼吸系统：近端夹层血肿有时可压迫支气管可导致支气管痉挛，呼吸困难，夹层破裂到胸腔引起胸腔积血甚至死亡。

（4）消化系统：1/3~1/2 患者出现消化系统症状。多见于降主动脉以远的夹层，由于夹层血肿延伸到肠系膜上动脉开口处，夹层血肿压迫或假腔堵塞动脉开口，导致肠系膜动脉缺血，出现上腹痛、恶心、呕吐等症状，类似急腹症。

（5）泌尿系统：夹层波及肾动脉时可出现腰疼或肾区触痛，部分患者可有血尿。肾动脉急性阻塞可引起急性肾衰或肾血管性高血压，若有原发性高血压，血压可更高。

（五）辅助检查

1.ECG

可示左室肥厚劳损改变，病变累及冠状动脉时可出现心肌急性缺血甚至急性心肌梗死改变。

2.X 线

胸部平片检查对主动脉夹层诊断符合率约 67.5%，其中I型和II型可达 70%以上，影像表现为：①主动脉弓增宽及外形改变；②纵隔增宽；③主动脉结消失伴气管向右移位；④主动脉弓出现局限性隆起；⑤升主动脉与降主动脉直径比不对称；⑥主动脉增宽，影像内出现内膜外钙化影。

3.超声检查

对诊断升主动脉夹层有重要意义，且易识别心包积血、胸腔积血和主动脉瓣关闭不全等并发症。M 型超声中可见主动脉根部扩大，夹层分离处由主动脉壁正常的单条回声带变成两条分离的回声带。在二维超声中可见主动脉内膜片呈内膜摆动征。

4.CT

为首选检查手段，可显示病变的主动脉扩张，观察主动脉分支受累情况，对发现主动脉内膜钙化要优于 X 线片，还可显示主动脉内撕裂所致内膜瓣，此瓣将主动脉夹层分为真、假两腔（图 9-5-2）。CT 诊断敏感性可达 100%，特异性可达 98%~99%，对降主动脉各层分离准确性高，而主动脉升、弓段由于动脉扭曲可产生假阳性或假阴性。

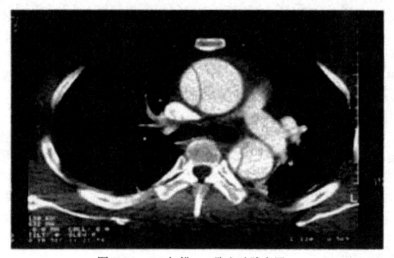

图 9-5-2　CT 扫描——胸主动脉夹层

5.MRI

能直接显示主动脉夹层的真假腔，并清楚显示内膜撕裂的位置和剥离的内膜片以及血栓，能确定夹层的范围和分型，以及与动脉分支的关系，但不能用于装有起搏器和铁磁性的人工瓣膜患者。

6.血管造影

在超声、CT 及 MRI 诊断技术问世之前，血管造影曾被认为是诊断主动脉夹层最可靠的方法，其诊断敏感性为 80%，特异性为 95%，但由于为有创性检查，不再作为该病的首选检查。

（六）实验室检查

主动脉夹层缺乏特异的生化检查手段，近年来一些国外学者通过对动脉中层组织成分的研究，为该病的诊断提供了潜在可行的实验室检查手段。如肌凝蛋白重链为平滑肌细胞的主要成分之一，在主动脉夹层发生时，内膜撕裂，中层平滑肌细胞受损，肌凝蛋白被释放到血液循环中，肌凝蛋白>2.5mg/L 可提示夹层，其敏感性为 90.9%，特异性为 98%。该指标通常在夹层发生 3 小时后开始上升。可溶性弹性蛋白片段（sELAF）为另一种中层组织成分，可以通过 ELISA 法进行测定，该指标同样也在夹层发生 3 小时后才开始升高。另外，D-二聚体的测定可以判断夹层假腔内血栓形成，辅助诊断主动脉夹层。然而，上述生化指标的诊断标准以及临床意义还需要更多证据证实。

（七）诊断

根据临床症状，急起持续性剧烈胸痛、高血压病史及血压变化、两侧脉搏不等、突发主动脉瓣关闭不全、神经系统障碍以及急腹症等均应考虑主动脉夹层，并结合影像检查及时明确诊断。由于胸背痛为该病的主要首发症状，所以还应与急性心肌梗死、急性肺栓塞、急性心包炎、窦瘤破裂等进行鉴别。

（八）治疗

本病是一种内外科共同参与处理的危重心血管系疾病。一旦疑诊或诊为本病，应立即住院监护治疗。

治疗目标：收缩压控制在 100~120mmHg，平均压 60~75mmHg，心率控制在每分钟 60 次以下，这样能有效地稳定或中止主动脉夹层的继续进展，使症状缓解，疼痛消失。

1.控制疼痛

可用吗啡与镇静剂，吗啡 5~10mg 静注，止痛效果好，可 6~8 小时给药一次，但有成瘾性。阜外医院近年用静脉芬太尼止痛泵，可有效止痛，无成瘾性。

2.控制血压

高血压与主动脉夹层的发生发展有密切关系，迅速有效地控制血压是防止病情恶化的一项重要措施。①血管扩张药：临床常用硝普钠，需根据血压调节的剂量；②降低心室收缩力与收缩速率。有报道单纯应用血管扩张药可引起心肌收缩力和收缩速率增加，使病情恶化，主张β受体阻断药与血管扩张药联合应用，前者比后者更重要。如有明确β受体阻断药应用禁忌，可用非二氢吡啶类钙通道阻滞药替代。急性期可选用美托洛尔 5~15mg 每小时静推一次。病情趋于稳定后可将上述两大类药物改为口服。

3.A 型夹层的治疗

急性 A 型夹层为防止破裂或恶化，应尽早选择手术治疗，慢性期者经观察病情恶化，也需第二次手术。根据不同病理类型可选择不同手术方式，II型夹层应选用主动脉弓全功置换＋象鼻术。如果患者高龄（大于 80 岁）或有其他严重合并症（如恶性肿瘤、多器官功能障碍等），紧急手术风险较高，30 天生存率仅为 42%，可选用内科保守治疗。

4.B 型夹层的治疗

急性简单型 B 型夹层不伴有并发症应以内科保守治疗。C 反应蛋白可作为主动脉夹层组织损伤和愈合的标志及判断患者活动及出院的参考指标。若夹层破裂，主动脉分支血管受累导致脏器严重缺血，远端主动脉直径大于 5.0cm 或在药物治疗过程中发生持续性疼痛的复杂型夹层应及时行外科治疗。夹层直径>6.0cm 较夹层直径<6.0cm，病死率高 5.4 倍。近年来随着介入技术的发展，主动脉腔内修复术（TAEVR）治疗 B 型主动脉夹层已越来越成熟，其微创、并发症少、病死率低等优势逐渐取代外科手术的地位。

5.慢性主动脉夹层的治疗

选择内脏动脉起自假腔时应行手术治疗，若内脏动脉未累及或仅一个内膜破口可选择 TEVAR。

四、高血压性肾损害

1826 年有学者最早指出肾脏与高血压有相互关系。1934 年 Gold-blatt 等通过动物模型观察到了高血压导致的一系列肾损害，证明了肾脏是高血压损害的靶器官之一。高血压导致终末期肾病（ESRD）的发生率呈逐年上升趋势，从 2000 年到 2007 年 ESRD 的发病率上升了 18%，根据 2010 年美国统计结果，ESRD 的发病率为每百万人中 1699 人，而高血压为 ESRD 的主要病因之一。

（一）病理表现

1.良性肾小动脉性硬化症

发生于良性高血压后 5~10 年，开始为小动脉病变，继以肾实质损害。

（1）肾小动脉病变：良性高血压可侵害直径在 50~150μm 的小动脉和直径<50μm 的微动脉，表现为：①动脉玻璃样变，为显著病理变化，主要侵犯入球小动脉；②动脉内膜增厚：主要发生于小叶间动脉和弓状动脉，内膜增生致使血管腔狭窄。

（2）肾实质损害：当肾小动脉病变发展到一定程度导致肾脏供血减少即发生肾小球和肾小管缺血性损害，损害程度与肾动脉管腔狭窄程度相关。主要表现为肾小管萎缩，间质纤维化，肾小球萎缩，基底膜增厚，毛细血管壁增厚，继而肾小球发生硬化，从最初的节段性硬化逐渐发展为球性硬化。早期健存的肾单位可代偿性肥大，晚期由于健存肾单位处于"三高"状态（高压、高灌注、高滤过），在发挥代偿作用的同时，也促进了肾小球的硬化，即代偿性肾单位受损。

2.恶性小动脉性肾硬化症

主要为恶性高血压所致的肾脏病理改变，亦包括肾小动脉病变和肾实质损害。

（1）肾小动脉病变：在动脉玻璃样变的同时，产生其特征性病理损害，包括：①入球小动脉纤维素样坏死，为恶性肾小动脉性肾硬化症的标志性病理改变；②小叶间动脉和弓状动脉肌内膜高度增厚，该病变性质与良性肾小动脉性肾硬化症相似，但程度严重。高度增厚的管壁使管腔高度狭窄乃至闭塞。

（2）肾实质损害：肾小球可出现两种改变，一种类似于良性小动脉性肾硬化症的缺血性病变；另一种为特征性病变，即受累肾小球节段性纤维素样坏死。上述两种病变进展迅速，可很快导致肾小球硬化，继而肾小管萎缩，肾间质纤维化。

（二）发病机制

1.肾脏血流动力学改变

大量实验表明，高血压一旦发生，肾血管阻力（RVR）即开始升高，肾血流量（RBF）下降，肾小球滤过率（GFR）尚保持在正常范围内，滤过分数则升高，这在高血压早期甚至前高血压期即可观察到。由于出球小动脉的收缩程度较入球小动脉更为显著，使GFR在肾血流量下降的同时仍然保持在正常范围。早期这种肾血管的收缩是功能性的，随着高血压的持续发展，肾血管内皮功能受损，血管舒张因子如NO减少，肾血管结构发生改变，出现肾小动脉硬化，肾小动脉顺应性下降，加之入球小动脉管壁增厚，管腔狭窄，使RBF进一步下降，GFR随之下降，肾小球呈缺血性损伤。然而，由于部分高血压导致的肾小球硬化中并未观察到肾小球动脉硬化，近来的观点认为，高血压性肾损害并不完全是缺血性损伤，更重要的是肾小球内高跨膜压、高滤过压导致的损伤。

2.RAAS 系统作用

血管紧张素可以使肾小动脉收缩，减少肾血流量，降低肾小球滤过率。

3.2009 年一项研究发现 MYH9 基因多态性与非糖尿病性肾病，尤其是高血压性肾损伤高度相关。MYH9 基因的产物为肌凝蛋白-9（myosin-9），是位于足细胞足突内的一种机械酶，因而 MYH9 的多态性可以影响足细胞功能，导致足细胞受损，促进肾小球硬化。然而并非存在 MYH9 多态性的人都会出现肾损伤，因此 MYH9 与高血压肾损伤的具体关系还需进一步证实。

（三）临床特征

1.良性肾小动脉性硬化症

该症与高血压程度和持续时间相关，高血压持续 10~15 年后可出现肾损害的临床表现。其他影响因素包括：①性别，男性较女性易发；②年龄，老年人易发；③种族，黑人是进入 ESRD 特殊的危险因素；④高血压合并代谢异常，如糖尿病、高脂血症、高尿酸血症均可促进肾损害。

肾小管对缺血敏感，可引起肾小管浓缩功能障碍导致夜尿增多。测定肾血流量和尿渗透压，可见不同程度的降低。病变早期肌酐清除率与尿常规尚保持正常。当病变累及肾小球后，可出现尿蛋白，24 小时尿蛋白定量<1g，一般不超过 3.5g/d。随着病情进一步发展，肌酐清除率（Ccr）开始下降，当 Ccr 下降超过 50%时，肾功能不全失代偿，Ccr、尿素氮（BUN）增高，此后病情进展迅速，出现慢性肾功衰竭，最终进入尿毒症期。肾小管功能受损，尿酸排泄障碍，易出现高尿酸血症。出现肾损害的同时，其他靶器官也伴有相应损害。

2.恶性肾小动脉性硬化症

恶性高血压常发生在中重度良性高血压基础上，发生率为 1%~4%。恶性高血压一旦发生，肾损害的临床表现随即出现，表现为突发蛋白尿，1/3 患者甚至出现大量蛋白尿和颗粒管型。肾功能进行性恶化，数周或数月内进入终末期肾衰竭，由此进一步加重高血压，进入恶性循环。

（四）治疗

原发性高血压未经治疗，肾损害的发生率相当高。国外一项 500 例未经治疗的高血压患者的调查结果显示，其中 42%的患者发生蛋白尿，18%出现肾衰竭。若进行有效治疗，慢性肾衰竭的发生率仅 2%。然而在抗高血压药物广泛应用的今天，ESRD 的发生率仍呈上升趋势，提示单纯控制系统血压的治疗是不够的，如何选择抗高血压药物是治疗的关键。

毫无疑问，良好血压控制是遏制高血压肾损害的基础。获得最佳肾脏保护效果需要与之相应的血压控制水平。传统概念血压控制在 140/90mmHg 以下，但 20 世纪 90 年代初，美国进行的甾血压多重危险因素干预试验证实，该目标不能完全预防高血压性肾损害的发生。最近的一个肾脏疾病饮食调节试验小组主张，高血压尤其是出现蛋白尿的患者，血压控制应更为严格。尿蛋白>1.0g/d，血压应控制 125/75mmHg 以下，平均动脉压<92mmHg；尿蛋白 0.25~1.0g/d，血压应控制在 130/80mmHg 以下，平均动脉压<98mmHg。

既能降低血压又能改善肾血流延缓肾损害的药物是治疗的首选药物。

1.ACEI

作用特点：①改善肾血流动力学（扩张入球、出球小动脉，以出球小动脉为主）；②降低蛋白尿；③抑制细胞外基质沉积，延缓肾小球硬化；④维持肾脏调节水钠平衡；⑤改善胰岛素的敏感性；⑥改善脂代谢；⑦恢复非调节型高血压患者肾血管的反应性。

注意事项：①高血压性肾损害后期，入球小动脉已发生明显狭窄，对 ACEI 制剂不能产生相应扩张。ACEI 会使 GRF 明显下降，应慎用；②对 Cr 水平在 4mg/dl 以上患者应禁用；③ACEI 应用时可升高血肌酐和血钾，故应用过程中应严密检测肾功和血钾。

2.ARB

ARB 类具有与 ACEI 相似的降压和保护靶器官的作用。由于能更彻底地抑制 RAS 系统，理论上比 ACEI 具有更强的作用，但无足够的循证医学证据。氯沙坦具有独特的排尿酸作用，而高尿酸血症是原发性高血压常见的合并症之一。

3.钙通道阻滞药

CCB 在中重度高血压治疗中的良好效果已为人们所公认，但在肾脏保护方面的研究尚很欠缺。现有的研究结果提示，CCB 对肾脏的保护作用主要有：①改善血流动力学，扩张入球小动脉；②减轻由肾小球肥大所致的损伤；③抑制系膜细胞对大分子物质的捕获；④抑制有丝细胞因子的作用；⑤清除氧自由基。

4.利尿药和β受体阻断药

目前这两类药物在肾脏保护方面的研究尚甚少。利尿药多与 ACEI 或 CCB 联用起协同降压效果。若长期单独使用会激活 RAS 系统，应予避免。β受体阻断药能有效降低血压，但对 GFR，RPF 并无影响，也无降尿蛋白的作用。

（王秋林）

第十章　老年常见心脏疾病

第一节　老年高血压

一、定义

欧美国家一般以 65 岁为老年的界限。中华医学会老年医学分会于 1982 年根据世界卫生组织（WHO）西太平洋地区会议所定而提出的老年界限为>60 岁。在年龄>60 岁的老年人群中，血压持续或 3 次非同日血压测量收缩压（SBP）≥140mmHg 或舒张压（DBP）≥90mmHg 诊断为老年高血压。若 SBP≥140mmHg，DBP<90mmHg，则诊断为老年单纯收缩期高血压（ISH）。老年高血压患者中，一部分患者是由老年期前的各种高血压延续而来。而另一些患者随着年龄的增加伴有高脂血症、糖尿病，在此基础上大动脉发生粥样硬化，其大动脉的顺应性减低及弹性变弱，使血管壁的纤维增生，从而使血压增高。

二、临床特点

1.收缩压升高明显，舒张压升高较慢，导致脉压差加大，如主动脉明显硬化，舒张压则无明显增高。

2.血压随体位变动而变化。由于血管硬化，对张力和压力变动的调节能力减弱所致。

3.血压随季节、昼夜变化。部分老年人的血压在夏季较低，而冬季较高或昼夜之间变化明显。收缩压的变动范围可达 40mmHg 以上，舒张压的变动范围可达 20mmHg。

4.容易发生合并症。老年高血压的发病基础是动脉硬化，而收缩压的增加又会加重和加速动脉硬化。脑血管和心血管的硬化为最严重的伴发症。收缩压升高使脑血管和心血管意外的发生率明显升高。经大量临床分析证实，冠心病患者中，有高血压病史者其病死率比无高血压病史者高 2.3~5.0 倍。在血压测量值增高的老年人中，有部分人实际血压并不高。这主要是因其肱动脉硬化，袖带不能正常压迫而致。这种假象称之为假性高血压。此现象亦有随年龄增加之趋势，不能贸然降压。

三、治疗

由于老年人的病理生理基础不同，且药物易发生不良反应，应该在长期治疗前对全身情况加以全面考虑。多数资料证实，对收缩压和舒张压均高的老年人进行降压是有益的，对于老年 ISH，积极的降压同样对降低心脑血管事件的发生有非常显著的意义。

1.老年高血压患者降压标准

血压应控制在 140/90mmHg 以下。在老年人的高血压治疗过程中，要特别根据老年人的特点，更多地注意不良反应问题。老年人代谢和内环境平衡功能呈生理性退化，可影响药物的分布、代谢和排泄。降压药的不良反应如低血钾症、直立性低血压、脑血流量减少、糖代谢障碍、血尿酸升高，常对老年人的健康产生不良影响。在临床治疗过程中，要注意老年患者对降压治疗的反应，调整和控制降压的幅度。对于 70 岁以上的老年人要重视治疗与生活质量的一致性。在英国有学者研究提出：治疗后舒张压在 95~100mmHg 或较低<85mmHg 时，患者心肌梗死的发病率和病死率较高。而舒张压为 85~90mmHg，则冠心病死亡率较低，其解释为机体通过自动调节，在一定范围的灌注压下，维持重要器官供血。鉴于此项研究，有学者提出舒张压不宜降至 85mmHg 以下。

必须明确，降低血压不是治疗高血压的唯一目标。对老年患者同时要考虑对心、肾和血管的保护。治疗要注意个体化，因人而异，严密观察疗效和不良反应，重视靶器官的保护，重视生活质量。提倡先使用一种降压药，力求摸索出最小的有效剂量。无疑在老年高血压人群中，也有相当数量的顽固性高血压。对这部分患者仍依照联合用药的原则。在治疗老年高血压时，还要注意到老年人在用药方面的特点，如肾脏功能减退，药物可能产生蓄积；血浆白蛋白减少，游离药物和结合状态药物的分布会有改变；身体脂肪增加，脂溶性药物分布增加；身体总水分减少，水溶性药物分布也减少等。必须按个体情况，选择和调整用药的种类和剂量。

2.药物的选择

（1）钙离子拮抗剂（CCB）：CCB 可作为治疗老年高血压的一线药物。它能降低血管外周阻力，有抗血小板凝集、防止动脉粥样硬化的形成、保护血管内膜、改善心肌供氧的作用，特别适用于老年收缩期高血压患者，对于有心脏并发症的老年高血压患者，可使用非二氢吡啶的 CCB。它无反射性心跳加快的不良反应。并有扩张粥样硬化狭窄血管的作用，因此较少影响靶器官的灌注，目前先后出现的长效、缓（控）释 CCB 给老年高血压患者带来了福音。应该注意的是，非二氢吡啶 CCB 与β阻滞剂合用时，仍要小心。因为到目前为止，依然有学者坚持 CCB 的负性肌力作用将加重心力衰竭。

（2）利尿剂：迄今为止，利尿剂始终被列为一线抗高血压药物，多年来一直用于轻型高血压的治疗。由于随年龄增加钠水的处理能力降低，用噻嗪类药物可有助于缓解水钠潴留，但长期服用此类药物可造成多种代谢障碍。如低血钾、高血糖、高尿酸、脂代谢紊乱。在应用时需密切注意代谢变化。

（3）血管紧张素转换酶抑制剂（ACEI）：近年来，ACEI 类药物发展迅速。这类药物有较强的血管扩张作用，可有效降低血压，无直立性低血压及反射性心率加快的不良反应，很适用于老年患者。该类药物有抗重塑效应，可逆转心室肥厚，改变心室结构。此药的咳嗽不良反应与剂量有密切关系。

（4）β阻滞剂：β阻滞剂的缺点是中枢神经不良反应，如嗜睡、乏力等。禁用于一度以上的房室传导阻滞，病态窦房结综合征和血流动力学不稳定的心力衰竭的患者。β阻滞剂可致糖耐量降低，血清总胆固醇和三酰甘油升高。

（5）血管紧张素Ⅱ受体拮抗剂（ARB）：ARB 阻断血管紧张素Ⅱ的各种效应，如血管强烈收缩、醛固酮生成增加、间接增加缓激肽的血管扩张作用，从而降低血压，适于较长期应用。此外，ARB 对改善心功能，降低蛋白尿有较明显的效果，临床应用不良反应少见，绝少发生咳嗽。

（6）老年患者不适用的降压药物：根据老年人容易发生直立性低血压的特点，强利尿剂、神经节阻滞剂、α受体阻滞剂等应避免使用，以免发生脑供血不足。此外，如利血平、可乐定、甲基多巴等药物对中枢神经系统有抑制作用，应尽量避免，以防产生精神抑郁等不良反应。

3.老年人高血压治疗的新观点及合并症的治疗

大量随机临床试验均反映老年高血压治疗是有益的，即使是 ISH 也应治疗，据 SHEP、Syst-Eur、Syst-China 等 ISH 临床试验的综合分析，降压治疗可使脑卒中事件下降 33%，冠心病事件下降 23%。

（1）老年人降压治疗的用药。大量随机临床试验均已明确，各年龄段（<80）高血压患者均受益于利尿剂、CCB、β阻滞剂、ACEI 等抗高血压治疗。STONE 研究应用的是国产的硝苯地平，Syst-China 研究则应用国产的尼群地平，这些药都有效且不昂贵。

（2）关于高龄老人的降压治疗。大量随机临床试验所观察的老年患者中，高龄患者并不多。STOP-I 和 STOP-II 选入患者的年龄为 70~84 岁，但 80 岁以上者不多。尚缺乏直接资料说明降低血压对高龄老人的影响，高龄老人进行降压治疗是否同样得益，降压治疗对高龄老人的意义如何，尚有待研究。

（3）同时患脑血管病或心脏病。①脑血管病：我国 PATS 研究表明发生过脑卒中或短暂性脑缺血发作（TIA）的患者，脑血管事件复发率为每年 4%，发生冠心病事件的危险也高，与血压水平有直接关系，即使中度降压，危险亦有相当的降低。因此，曾发生过脑卒中的高血压患者应接受认真的降压治疗。因该类患者按危险分层，属很高危，故治疗的绝对裨益更大；②冠心病：发生过心肌梗死或不稳定心绞痛的患者发生冠心病猝死或非致命心肌梗死的危险高达每年 5%以上，均与血压有直接关系。β阻滞剂、CCB 等降压药都曾广泛应用于各种冠心病患者，虽然并非用于降低血压，临床试验反映β阻滞剂减少急性心肌梗死患者再梗死及心血管死亡约 1/4；几项大规模的临床试验反映，ACEI 用于心力衰竭或左心室功能不良患者，心肌梗死或猝死危险减少约 1/5。多项临床试验均反映它们对冠心病事件的减少似不仅由于血压的降低，可能还有其他的一些心脏保护作用。

国外研究曾提示维拉帕米和地尔硫䓬减少心肌梗死危险，但立即释放的硝苯地平增加危险。

4.高血压合并心力衰竭的治疗

长期高血压使左心室负荷过重，左心室肥厚，导致左心室衰竭，这在合并冠心病的患者更易发生。左心室衰竭后肺循环的高压使右心室负荷加重导致全心衰竭。

在早期，左心室收缩功能尚好，但由于心室肥厚和合并的冠心病，使左心室舒张功能减退，即舒张期左心衰竭。此期间左心室 EF 值尚好，超声心动图可见 E/A 比值降低，可无明显的症状。应积极降压，控制体重及限盐也有助于减少左心室肥厚，ACEI 更有助于逆转左心室肥厚或阻止肥厚加重。

左心室功能减退进一步发展则出现收缩期心衰，即充血性心衰，先为左心，继为全心衰。EF 值低于正常。宜合并使用利尿剂及 ACEI，利尿剂可改善临床症状，ACEI 和β阻滞剂已在大规模临床试验中证明能降低心衰死亡率和心血管事件发生率。在常规心衰治疗基础上，加用β阻滞剂，从小剂量开始，缓慢增加达治疗剂量，有助于降低心衰患者的病死率及再住院率。临床试验表明 CCB 对心衰患者无益，如必需继续使用二氢吡啶类 CCB，可选用氨氯地平或非洛地平。如 ACEI 不良反应过大，则可用 ARB 替代之。

5.高血压合并糖尿病

高血压和糖尿病二者常并存。大血管与微血管均累及是冠心病、脑卒中和肾衰竭、心力衰竭的重要危险因素。

不兼患高血压的糖尿病患者，可望长期存活。1型糖尿病较少，2型糖尿病较多（占90%以上），二者合并高血压的机制不同。1型糖尿病早期血压多正常，多年后合并微血管病变可发生糖尿病肾病使血压升高，属肾性高血压。2型糖尿病也可发生肾病，但高血压往往发生在糖尿病之前，属原发性高血压，在患肾病以后血压可进一步升高。原发性高血压和2型糖尿病多发生在老年人，单纯收缩期高血压较多见，可致直立性低血压，应注意测卧位、坐位、立位血压。

已有临床试验证明及早发现和控制血糖和血压有利于防治或延缓冠心病、脑卒中和糖尿病肾病的发生和发展。1型糖尿病患者经长期应用胰岛素严格控制血糖能减少或延缓微血管合并症。经荟萃分析，2型糖尿病患者也有类似效果。无论1型或2型糖尿病患者经长期严格控制血糖可改善血脂，减少动脉粥样硬化的发病率。虽然多数2型糖尿病患者在早期可以通过控制饮食增加体育运动来控制血糖，最终往往需要口服降糖药。

（李升金）

第二节　老年人肺源性心脏病

肺源性心脏病是指肺组织或肺动脉及其分支的病变，引起肺循环阻力增加，因而发生肺动脉高压，导致右心室增大伴有或不伴有充血性心力衰竭的一组疾病。根据起病的缓急和病程的长短，分为急性和慢性肺源性心脏病（肺心病）。本章节论述慢性肺心病。

慢性肺心病，是指由肺组织、胸廓或肺动脉系统病变引起的肺动脉高压，伴或不伴有右心衰竭的一类疾病。

肺心病在我国是常见病、多发病，平均患病率为0.48%，病死率在15%左右。老年人患病率约1.6%，占肺心病总体患者的48.65%，男性>女性，仅次于冠心病，占老年人心脏病的第二位。从全国范围看，慢性肺心病的患病率在北方高于南方，寒冷、潮湿地区较温暖地区高，高原地区较平原地区高，农村较城市高，吸烟者较不吸烟者高。

一、病因

1.支气管肺疾病

其中最常见的为慢性支气管炎、慢性阻塞性肺气肿（以下简称COPD），占80%N90%，是老年肺心病最主要的病因。其次为支气管扩张、支气管哮喘、重症肺结核、肺尘埃沉着病、弥漫性肺间质纤维化、结节病、嗜酸细胞性肉芽肿、系统性红斑狼疮及肺泡微结石症。

2.胸廓疾患

较少见。脊柱后侧凸、类风湿脊柱炎，脊柱结核，广泛胸膜增厚粘连，胸廓改形术后，均可影响胸廓运动或造成支气管扭曲变形，影响呼吸道功能。严重地影响气体交换功能和损害肺血管结构后，可诱发肺动脉高压。

3.肺血管疾病

广泛或反复发作的结节性肺动脉炎，累及肺动脉的变应性肉芽性疾病，广泛或反复发作的肺动脉栓塞等（以及原发性肺动脉高压），由于肺血管结构改变或扩张性下降，诱发肺动脉高压。

4.神经—肌肉疾病

罕见于脑炎、脊髓灰质炎、吉兰-巴雷综合征、重症肌无力、肌营养不良和肥胖通气不良综合征。由于肺泡通气量不足，肺泡低氧和 CO_2 潴留诱发肺动脉高压。

5.其他

如原发性肺泡低通气综合征，生活于高原的低氧环境以及饮食或药物诱发的慢性肺动脉高压。

二、发病机制

1.肺血管器质性改变

肺气肿时，肺泡过度充气膨胀，间隔破裂，融合形成大泡，肺泡壁毛细血管床因而减少。但在早期COPD中，静息肺动脉压力通常是正常的。直到肺毛细血管床破坏几乎达一半时，才有可能发生肺动脉压力明显异常。肺气肿时肺泡内过度充气可产生较高的肺泡压力，压迫肺泡壁毛细血管。此外，气道阻塞时，呼气时相明显延长，也明显影响肺毛细血管血流阻力，形成高肺动脉压力。

2.低氧和氢离子对肺血管功能的影响

在诱发前毛细血管收缩，引起肺动脉高压的诸多因素中，最重要的是肺泡低氧。低氧性肺血管收缩可发生在很多病理情况下，也可发生在完全健康的肺中。例如，高原居民的肺动脉高压，即是慢性低氧血症引起的。但在病理情况下发生的肺血管收缩往往还伴有高碳酸血症，如病理性肥胖和原发性肺泡低通气。高碳酸血症引起肺血管收缩的机制主要是由于氢离子浓度升高介导的，导致低氧性肺血管收缩加重，大多数发生静息肺动脉高压的COPD患者均有低氧血症和高碳酸血症。

3.神经激素分泌异常

失代偿性肺心病患者常见交感神经活动增加，导致血浆儿茶酚胺水平升高和刺激肾素-血管紧张素-醛固酮系统，引起这些激素水平升高。血管紧张素II是肺血管床的强力收缩剂，升高肺动脉压力。交感神经兴奋可收缩肾小动脉，减少肾血流，促进水、钠潴留。此外，高碳酸血症可增加肾小管分泌氢离子，增加钠重吸收，进一步增加血容量，加重肺动脉高压。长期慢性缺氧还可增加红细胞生成素分泌，引起红细胞生成增多，增加肺血流阻力。

4.右心室失代偿

急性右心室后负荷增加可明显减少右心每搏输出量。慢性肺动脉高压伴相应的右心室做功增加，可引起右心室肥厚。结果，由于右心室室壁肌细胞增厚和核增大，引起右心室重量增加并伴不同程度的间质纤维化。当右心室进一步肥大时，可增加其抵抗高的肺血流阻力，保持正常心排血量的能力。有原发性肺动脉高压、严重二尖瓣狭窄和肺血管疾病的患者的右心室收缩压可明显高于动脉血压。有低氧性肺血管收缩的患者不仅有右心室肥厚而且伴右心室扩张。右心室的正常新月形状被逐渐改变为球形，便于增加每搏做功，但明显增加右心室心肌耗氧，并可因室壁厚度增加影响右心室心肌内膜的冠状血流，导致右心室心肌氧耗需求和供应失衡。当肺泡低氧进行性加重并伴高碳酸血症和酸中毒时，右心室做功可受到进一步损害，导致右心室舒张末期压力严重升高。发生右心室容量超负荷伴右心室扩张，每搏心排血量下降。

三、临床表现

老年肺心病从基础病到肺心病的形成，其病程进展缓慢。患者有各自基础疾病的临床表现，老年人又往往伴有多种疾病，使其临床症状不典型而易误诊、漏诊。可分为代偿与失代偿两个阶段，但其界限有时并不清楚。

1.功能代偿期

本阶段只有肺动脉高压和右心室肥大，无右心衰竭的临床症状。患者都有慢性咳嗽、咳痰或哮喘史，逐步出现乏力，呼吸困难。体检示明显的肺气肿表现，包括桶状胸、肺部叩诊呈过清音，肝浊音上界下降，心浊音界缩小，甚至消失。听诊呼吸音低，可有干湿性啰音，心音轻，有时只能在剑突下听到。肺动脉瓣区第二心音亢进，剑突下有明显的心脏搏动，使病变累及心脏的表现。颈静脉可有轻度怒张，但静脉压并不明显增高。

2.功能失代偿期

肺组织损害严重引起缺氧、二氧化碳潴留，可导致呼吸和心力衰竭。呼吸道感染是本病急性加重最主要的诱因。呼吸道感染症状往往不典型。由于老年肺心病患者的呼吸道防御机制减弱，机体免疫力下降，极易发生肺部感染。但临床上往往起病隐匿，常无明显发热，部分患者甚至无咳嗽、咳痰等呼吸道症状，外周血白细胞计数亦可不增高，易延误诊断和治疗。

（1）呼吸衰竭。多见于急性呼吸道感染后。缺氧早期主要表现为发绀、心悸和胸闷等。病变进一步发展时发生低氧血症，可出现各种精神神经障碍症状，称为肺性脑病。

（2）心力衰竭。亦多发生在急性呼吸道感染后，因此常合并有呼吸衰竭，以右心衰竭为主，可出现各种心律失常。此外，由于肺心病是以心、肺病变为基础的多脏器受损害的疾病，因此在重症患者中，可有肾功能不全、弥散性血管内凝血、肾上腺皮质功能减退所致面颊色素沉着等表现。

四、实验室检查

1.血液检查

红细胞计数和血红蛋白增高，血细胞比容正常或偏高，全血黏度、血浆黏度和血小板黏附率及聚集率常增高，红细胞电泳时间延长，红细胞沉降率一般偏快。在心力衰竭期，可有谷丙转氨酶和血尿素氮、肌酐、血及尿微球蛋白、血浆肾素活性、血浆血管紧张素II含量增高等肝肾功能受损表现。合并呼吸道感染时，可有白细胞计数增高。动脉血氧饱和度常低于正常，二氧化碳分压高于正常，以呼吸衰竭时显著。在呼吸衰竭不同阶段可出现高钾、低钠、低钾或低氯、低钙、低镁等变化。在老年患者需动态观察，以指导治疗。

2.痰细菌培养

旨在指导抗生素的应用。

3.X线检查

（1）胸部X线改变。原发病为慢性支气管炎肺气肿时，可表现为肺透亮度增加，肋间隙增宽，膈肌低平；原发病为支气管扩张时，可见肺纹理增强紊乱，呈卷发状阴影，但大多数患者见不到这种改变，需要薄层CT才能实现。胸部X线对胸廓畸形的诊断具有特殊意义，除证明有无脊柱和胸廓畸形外，还能发现病变的程度、范围。

（2）心血管 X 线改变。胸部 X 线可发现肺动脉段不同程度突出，右前斜位可见圆锥部高≥7mm，肺动脉主干分支扩大，使肺门阴影增深，搏动增强和肺外周血管影变细。这些变化随肺动脉压升高的程度而逐渐变得显著，如果右下肺动脉主干直径≥15mm，与气管横径比值≥1.07 或经动态观察较原直径增加 2mm 以上，即可认为肥大。慢性肺心病常有右心肥大，但如果原发病为肺气肿，即使有右心肥大，在心脏功能代偿期也很难从 X 线上发现这一改变。如见到肺动脉段突出，心尖翘起及在右前斜位中见到右心室肺动脉圆锥处较突出，可怀疑右心室肥大。心力衰竭严重时可见右心明显增大，心影响两侧膨出心尖翘起，偶见左心室增大。心力衰竭控制后，心影可回缩至原来大小。

4.心电图和心向量图检查

右心室肥大和右心房肥大是肺心病心电图的特征性改变。急性发作期由于缺氧、酸中毒、碱中毒、电解质紊乱等可引起 ST 段与 T 波改变和各种心律失常。当解除诱因，病情缓解后常可有所恢复及心律失常等消失。常见改变为：额向 P 波电轴右偏，II、III、aVF 导联中 P 波高尖，呈"肺性 P 波"。常见肢导联低电压、顺时针转位。有时电轴极度右偏，呈 SI、SII、SIII 的电轴右偏假象，右胸导联出现高 R 波，V5 呈深 S 波，显示右心室肥大。重度肺气肿患者如心电图从正常转至出现不全性右束支传导阻滞，往往表示有右心负荷过重。极少数患者有左心室肥大的心电图改变，可能系合并高血压、冠心病所致，可出现各类心律失常。心向量图的改变也随右心室病变的严重程度而变化，特征性改变为 QRS 具有大的向后、向右和向上或向下的晚期平均瞬间向量。

5.超声心动图检查

可显示肺总动脉舒张期内径明显增大，右肺动脉内径增大，右心室流出道增宽伴舒张末期内径增大，右心室内径增大和右心室前壁和室间隔厚度增加，搏动幅度增强。多普勒超声心动图显示三尖瓣反流及右心室收缩压增高，多平面经食管三维超声心动图可显示右心室功能射血分数下降。

6.肺功能检查

在心肺功能衰竭期不宜进行本检查，症状缓解期中可考虑测定。患者均有通气和换气功能障碍。表现为时间肺活量及最大通气量减少，残气量增加。此外，肺阻抗血流图及其微分图的检查在一定程度上能反映机体内肺血流容积改变，了解肺循环血流动力学变化、肺动脉压力大小和右心功能；核素心血管造影有助于了解右心功能；肺灌注扫描如肺上部血流增加、下部减少，则提示有肺动脉高压存在。

7.右心导管检查

是判断肺动脉高压的金指标，可直接获得准确、可靠的血流动力学资料，平均肺动脉压>20mmHg 即可诊断肺动脉高压。但此检查是创伤性检查，而且由于右心室形状的易变性和不规则，即使在正常人要测量右心室功能和腔容量也是很困难的，因此一般不作为老年慢性肺心病的常规检查。

8.放射性核素检查

用定量首次通过放射性心血管造影，可帮助判断右心室功能和射学分数异常。右心室射血分数下降是肺心病的最早征象。铊-201 心肌灌注显像有助于显示右心室游离壁的厚度。肺动脉高压时肺灌注扫描示肺上部血流增加，下部减少。但核素检查费用昂贵。

五、诊断与诊断标准

1.诊断

本病由慢性广泛性肺、胸疾病发展而来，呼吸和循环系统的症状常混杂出现，故早期诊断比较困难。一般认为凡有慢性广泛性肺、胸疾病患者，一旦发现有肺动脉高压、右心室增大而同时排除了引起右心室增大的其他心脏疾病可能时，即可诊断为本病。肺动脉高压和右心室增大是肺心病早期诊断的关键。

2.诊断标准

（1）存在肺动脉高压相关病因。

（2）查体时发现肺动脉高压和右心衰的症状体征。

（3）胸部 X 线检查提示肺动脉高压和右心肥大依据。

（4）心电图检查提示肺动脉高压和右心肥大依据。

（5）超声心动图检查提示肺动脉高压和右心肥大依据。

（6）心向量图检查提示肺动脉高压和右心肥大依据。

（7）放射性核素检查肺灌注扫描肺上部血流增加下部减少，提示可能有肺动脉高压。

六、鉴别诊断

1.风湿性心脏病

对肺心病患者进行体检时，可在心尖区闻及吹风样收缩期杂音，有时可向心尖部传导。加上右心肥大、肺动脉高压等表现，易于与风湿性瓣膜病相混。但风湿性心脏病患者多年龄较轻，并有特征性瓣膜杂音，并常有左心房增大，心房颤动，发生心力衰竭时，发绀属周围性，动脉血氧饱和度可正常，静脉血氧饱和度多明显降低，造成动.静脉差别增大。肺心病患者年龄多在中年以上，有长期的咳嗽、咳痰、进行性气急病史，体检和胸部影像学检查可发现明显的肺气肿表现。发生心力衰竭时多伴有呼吸衰竭，表现为动脉血氧分压、氧饱和度降低和 CO_2 潴留。

2.发绀型先天性心脏病

肺心病患者伴有胸廓畸形和明显发绀时，需与各种发绀型先天性心脏病鉴别。但发绀型先天性心脏病多有特征性心脏杂音，明显的杵状指（趾），且不伴有肺气肿。原有左右分流的先天性心脏病患者，幼年未进行手术治疗，以后发生肺动脉高压右至左分流综合征时，可出现发绀型右心室肥大和右心衰竭，但无肺气肿，却有相应的先天性心脏病病史。体检时可听到相应的心脏杂音，胸部 X 线、心电图均可发现明显的肺动脉高压和右心肥大，心脏超声可发现右至左分流。

3.冠状动脉粥样硬化性心脏病

本病与肺心病，均多见于老年人，均可引起心脏增大，心律失常和心力衰竭。而且少数肺心病患者心电图胸部导联心室波呈 QS 型，类似前壁心肌梗死，如果 QRS 电轴呈左偏假象时，类似左束支前分支阻滞。但肺心病患者没有典型心绞痛或心肌梗死的临床表现，却有呼吸系统病史和肺气肿体征，病情改善尤其是心力衰竭纠正后，上述的心电图变化多减轻或消失。很少见到明显的 ST 段和 T 波改变。但冠心病患者也可在左心衰后发生右心衰，并伴有发绀，还可并发老年性肺气肿。近年来的尸检资料也发现肺心病和冠心病可同时存在。老年慢性肺心病患者有以下表现时应考虑合并冠心病：①有典型心绞痛发作或夜间阵发性呼吸困难或能除外其他非心脏原因所致急性肺水肿者；②心电图表现为急性或陈旧性心肌梗死（除外酷似心肌梗死或其他原因引起者）；③左束支阻滞、左前半分支阻滞或二度以上房室传导阻滞，左心室肥厚劳损能除外高血压引起者；④感染及低氧血症控制后心房颤动持续存在不消失而难以用其他原因解释者；⑤X线胸片呈二尖瓣型心脏改变，但能除外高血压性心脏病、风湿性心脏病引起者；⑥心浊音界向左下扩大而能除外高血压、心肌病者。

七、并发症

1.酸碱失衡及电解质紊乱

老年肺心病最常见的并发症是酸碱平衡失调和电解质紊乱。老年人由于增龄性改变和慢性疾病的影响，心、肾、肺、酸碱缓冲系统及神经内分泌代偿能力低下，容易发生水潴留、低钠血症、低钾血症及各种酸碱失衡。主要与低氧血症和高碳酸血症有关。这使呼吸衰竭、心力衰竭、心律失常的病情更为恶化。应对电解质和酸碱度进行监测，及时采取治疗措施。

2.心律失常

老年慢性肺心病患者心律失常发生率可高达26%~46%，主要表现为多发房性期前收缩和心房颤动。这可能与老年冠状动脉粥样硬化、心脏传导系统老化（纤维退变）以及长期缺氧、反复感染和电解质紊乱等因素有关。但其心律失常多数是暂时性的，常随着原发病的改善特别是缺氧的纠正减少或消失。少数病例由于急性严重心肌缺氧，可出现心室颤动以至心搏骤停。

3.上消化道出血

严重缺氧时，胃肠道黏膜屏障功能损害，导致胃肠道黏膜充血水肿、糜烂渗血或应激性溃疡，引起上消化道出血。

4.休克

肺心病休克并不多见，一旦发生，预后不良。发生原因有：①感染中毒性休克；②失血性休克，多由消化道出血引起；③心源性休克，严重心力衰竭或心律失常所致。

5.多器官功能不全

老年人随年龄增长各器官功能逐渐减退，有的甚至濒临失代偿的边缘状态，一旦出现诱因，容易发生多器官功能不全。国内报道慢性肺心病并发多器官功能衰竭达40%~75%。感染是最主要诱因，特别是革兰阴性细菌感染，这与革兰阴性细菌内毒素直接损害各器官功能，引起组织低灌注、缺氧、缺血、微血栓形成或免疫复合物沉积在各器官内皮上有关，其中以心力衰竭和呼吸衰竭多见，肾、脑损害次之，肝、胃、肠损害相对较少。慢性肺心病并多器官功能衰竭的病死率明显增高，国内报道为33.4%~77.8%，累及的器官损害越多，病死率越高。

6.肺性脑病

由于呼吸衰竭所致缺氧、二氧化碳潴留而引起精神障碍、神经系统症状的综合征，是老年肺心病死亡的首要原因。国内报道发生率为1.0%~34.3%，这与缺氧、二氧化碳潴留、低渗性脑病、代谢性碱中毒、脑动脉硬化等有关。表现为失眠、淡漠、烦躁、嗜睡、昏迷，甚至偏瘫、抽搐等。

八、治疗

肺心病是原发于重症胸、肺、肺血管等基础疾病的晚期并发症。对老年肺心病患者，应针对缓解期和急性期分别加以处理。呼吸道感染是发生呼吸衰竭的常见诱因，故需积极予以控制。

1.缓解期治疗

是防止肺心病发展的关键。可采用：①冷水擦身和膈式呼吸及缩唇呼气以改善肺脏通气等耐寒及康复训练。实践证明，长期实施此法可以改善肺心病患者的呼吸功能，有助于体内二氧化碳的排出，具体方法为：吸气时令气体从鼻孔进入，呼气时缩口唇呈吹口哨状，让气体均匀自双唇逸出，吸气与呼气的时间比为1∶2，指导患者每天练习3~4次，每次10min；②镇咳、祛痰、平喘和抗感染等对症治疗；③提高机体免疫力药物如核酸酪素、卡介苗注射液肌内注射等；④中医中药治疗，宜扶正固本；活血化瘀，以提高机体免疫力，改善肺循环情况。

2.急性期治疗

（1）控制呼吸道感染：呼吸道感染是老年肺心病患者发生呼吸衰竭和心力衰竭的常见诱因，故需积极应用药物予以控制。目前主张联合用药。应早期、足量使用抗生素。宜根据痰培养和致病菌对药物敏感的测定选用抗生素。除需考虑病原微生物和抗生素的特性外，还需考虑老年患者的年龄及肝、肾功能状态选用抗生素。在还没有痰细菌培养结果前，应根据感染的环境及痰涂片革兰染色结果经验性选用抗菌药物，一般首选能兼顾革兰阳性、阴性细菌的广谱、强效抗生素，之后再根据临床疗效及痰细菌培养、药物敏感试验结果调整用药。

对于社区获得性呼吸道感染，青霉素类、大环内酯类仍常被选用，此外尚可选择第一代或第二代头孢菌素治疗；革兰阳性球菌感染的用药同上，对β内酰胺类抗生素耐药的革兰阳性菌，可选用β内酰胺类与酶抑制剂联合的抗生素；对耐甲氧西林金黄色葡萄球菌（MR-SA）和表皮葡萄球菌（MRSE）感染者，要考虑使用万古霉素或去甲万古霉素治疗。

对于医院内获得性呼吸道感染，因其以革兰阴性细菌感染为主，且相当部分为复合细菌感染，因此，常选用第二、三、四代头孢菌素、新一代氟喹诺酮类、β内酰胺酶抑制剂复合制剂、青霉素类和氧头孢烯类。选用广谱抗菌药物时必须注意可能继发的真菌感染。

（2）通畅呼吸道：在氧疗和改善通气之前，必须采取各种措施，使呼吸道保持通畅。首先要注意清除口咽部分泌物或胃内反流物，要预防呕吐物反流至气管。老年人口咽反应迟钝，摄水量少，痰黏稠，且久病体弱而无力咳痰，痰液潴留妨碍通气可引起或加重呼吸困难。应鼓励患者多饮水，经常变换体位和主动咳嗽，无力咳痰者可在咳嗽时帮助拍背以利排痰；可加用祛痰剂如氨溴索、乙酰半胱氨酸、溴己新，或超声雾化湿化气道；对咳嗽反射尚存，但上呼吸道痰液阻塞，严重影响通气者可作环甲膜穿刺，留置导管，注入生理盐水或2%碳酸氢钠以强烈刺激气管产生有效咳嗽排痰；对意识不清者可以多侧孔导管经鼻腔送入咽喉部刺激咳嗽并吸痰，无效时则应及时建立人工气道，经气管导管定期吸痰。对有支气管痉挛的患者，要积极治疗。

1）雾化吸入选择性β₂受体兴奋剂，因其对β₁受体兴奋所产生的心血管不良反应较轻，故老年患者较为适用。常用（长效）等；吸入制剂有沙丁胺醇气雾剂、特布他林气雾剂、沙美特罗气雾剂（长效）、福美特罗气雾剂（长效）等。近年来特布他林都保、奥克斯都保的问世，为难以正确掌握气雾剂使用的老年患者带来了用药的方便。

2）茶碱类药物（磷酸二酯酶抑制剂）：对近期未曾应用该类药物者，可首先给予氨茶碱 2~3mg/kg 稀释后于 20min 左右静脉滴注作为负荷量，随后以 0.5~1.0mg/（kg·h）的速度连续静脉滴注维持，轻症可用口服制剂。当氨茶碱血浆浓度时无不良反应，20~30mg/L 时常有胃肠道不适、头痛、心悸和神经兴奋性增加，30~40mg/L 时可出现抽搐、昏迷，>40mg/L 时可发生心律失常。因此，老年患者长期使用氨茶碱应定期测定其血浆药物浓度，作为调整剂量的依据，一般每天剂量不宜超过 600mg，在有心、肺、肝、肾功能不全时尤易发生中毒。

3）皮质激素：应严格掌握使用指征，只在气道阻塞具有逆转可能时考虑使用，如应用 β2 受体兴奋剂后一秒钟用力呼气量（FEV1）较用药前增加≥15%，或痰及周围血嗜酸性粒细胞计数增高者。慢性肺心病缓解期应立足于皮质激素的吸入治疗，如二丙酸倍氯米松气雾剂、氟替卡松吸入剂（长效），应注意用该类药后漱口以防止咽喉部真菌感染。慢性肺心病急性发作期伴呼吸衰竭的 COPD 患者，则需静脉滴注琥珀酸氢化可的松或甲泼尼龙，因其疗效出现较晚（用药后 6h 左右），故不可盲目增加剂量；用药超过 5d，则需逐渐减量，以免因骤然停药引起老年人肾上腺皮质功能减退甚至肾上腺危象的发生。

（3）氧疗：是通过增加吸入氧浓度，从而提高肺泡内氧分压，提高动脉血氧分压和血氧饱和度，增加可利用氧的方法。要求做到既能纠正缺氧，又能防止因吸氧不当而导致 CO_2 潴留，要争取在较短时间内使动脉血氧分压上升至 60mmHg 以上，血氧饱和度升至 85%~90%。对于以 COPD 为基础疾病者应采用控制性低浓度给氧，如以 1~2L/min 的氧流量经鼻导管给予，或从 25%氧浓度开始经面罩吸入；对于 I 型呼吸衰竭患者，例如以弥漫性肺间质纤维化为基础疾病的慢性肺心病患者，可采用非控制性较高浓度给氧（即吸入氧浓度不加限制），一般氧浓度多在 50%左右，但如 24h 持续吸氧，则不宜超过 50%，以免发生氧中毒性肺损伤。研究表明，长期氧疗（指每天吸氧持续 15h 以上，使 PaO2>60mmHg 是改善 COPD 所致慢性肺心病预后的最行之有效的治疗。

（4）控制心力衰竭：轻度心力衰竭给予吸氧，改善呼吸功能，控制呼吸道感染后，症状可减轻或消失。较重者加用利尿剂亦能较快予以控制。老年肺心病患者出现心力衰竭，有时虽经积极控制感染、改善呼吸功能后仍效果不佳，可适当选用利尿剂及强心剂。

1）利尿剂：一般以间歇、小量呋塞米及螺内酯交替使用为妥，目的为降低心脏前、后负荷，增加心排血量，降低心腔充填压，减轻呼吸困难。使用时应注意到可引起血液浓缩，使痰液黏稠，加重气道阻塞；电解质紊乱尤其是低钾、低氯、低镁和碱中毒，诱致难治性水肿和心律失常。若需长时间使用利尿剂，可合用有保钾作用的血管紧张素转换酶抑制剂，如卡托普利、培哚普利等以避免肾素分泌增加，血管痉挛增强利尿作用。

2）正性肌力药物：在呼吸功能未改善前，洋地黄类药物疗效差，且老年慢性肺心病患者肝、肾功能差，因此，用量宜小，否则极易发生毒性反应，出现心律失常。急性加重期以静脉注射毛花苷 C 或毒毛花苷 K 为宜，见效快，可避免在体内蓄积。剂量以常规剂量的 1/3~1/2 为宜。用药前应注意纠正缺氧，防治低钾血症，以免发生药物毒性反应。低氧血症、感染等均可使心率增快，故不宜以心率作为衡量洋地黄药物的应用和疗效的考核指征。

3）血管扩张剂：除减轻心脏的前、后负荷，还可扩张肺血管，降低肺动脉压，提高右心功能、增加回心血量和心排血量、降低体循环阻力和左心室舒张压、改善冠状动脉血流量和营养心肌等功能，老年慢性肺心病患者常常使用，但应注意这些药物在扩张肺血管的同时可使 PaO_2 下降，应动态监测，选择好药物和剂量。常用药物为酚妥拉明、硝普钠、硝酸异山梨酯、硝苯地平、多巴胺和多巴酚丁胺、卡托普利等，应从小剂量开始。使用时应注意监测血压，防止下降太多。

（5）控制心律失常。除常规处理外，需注意治疗病因，包括控制感染、纠正缺氧、纠正酸碱和电解质平衡失调等。病因消除后心律失常往往会自行消失。此外，应用抗心律失常药物时还要避免应用普萘洛尔等β阻滞剂，以免引起支气管痉挛。

（6）营养疗法。肺心病多数有营养不良（占 60%~80%），营养不良进一步降低呼吸肌强度，损害通气功能和削弱免疫功能，即营养不良与呼吸肌疲劳、感染三者常互为因果，并形成恶性循环。合理、有效的营养支持治疗可明显增强呼吸肌力及免疫功能改善，提高机体抗病能力。对于老年慢性肺心病患者，最理想的营养模式是胃肠内营养支持。一旦确定经口自然进食的量不足时，即应给予口服肠内营养配方补充营养；对于某些危重患者，需要给予完全的肠内营养支持；对于胃肠道无消化吸收功能的患者，才考虑采用静脉营养支持途径。总热能供应量为每天 25~30kcal/kg 不等，依据静息能量消耗及应激程度而定，要注意各种营养素的量及其配比。糖类供应量不宜过高（一般≤60%），过多 CO_2 生成会增加呼吸负荷，加重高碳酸血症；摄入蛋白质要适量，一般每天供应量为 1.0~1.5g/kg；脂肪供应量占总热量的 30%~40%，但如患者因病情需要静脉输注脂肪乳，则其中的长链脂肪酸可能损害肺部网状内皮的清除功能，从胃肠内途径补充脂肪则无此不良反应；各种维生素、微量元素、矿物质按需补充。

（7）并发症的处理。老年肺心病患者并发症甚多，合并三四个器官衰竭者病死率分别为>50%和>90%，应积极预防并发症发生，包括酸碱与电解质平衡失调、心律失常、上消化道出血、肾功能不全、肺性脑病、弥散性血管内凝血等。一旦发生，应早期治疗。

（8）中医治疗。肺心病急性发作期表现为本虚证实，病情多变，治疗应按急则治标、标本兼治的原则。中西医结合治疗是一种很好的治疗途径。

九、预后及预防

老年肺心病多在冬季由于呼吸道感染而导致呼吸衰竭和心力衰竭，病死率较高。主要死因依次为肺性脑病、呼吸衰竭、心力衰竭、休克、消化道出血、弥散性血管内凝血、全身衰竭等。本病病程中多数环节是可逆的，因此，积极控制感染、宣传戒烟、治理环境污染，以减少自由基的生成，并通过饮食中添加高抗氧化效能的食物及服用某些抗氧化剂来相应地提高抗氧化系统的功能，这些对保护肺心病患者的肺功能有重要意义。对已发生肺心病的患者，应针对病情发展分别加以处理，通过适当治疗，心肺功能都可有一定程度的恢复。

（李升金）

第三节　老年心力衰竭

老年人心力衰竭（心衰），是一种常见的临床综合征，指的是各种心脏疾病引起的心脏结构、功能异常，心脏收缩或舒张功能受损，泵血减少，肺循环和体循环淤血，导致组织灌注不足，并伴有衰竭心脏进行性恶化的临床综合征。心力衰竭是心脏器质性疾病最常见的终末转归，是老年人主要死因之一。老年人心衰不易诊断及恰当的治疗，患者和医生常认为心衰症状是老化的表现，由于老年心衰患者左心室射血分数多无明显降低，非侵入性心脏成像常不能显示受损的收缩功能。另外，一些研究表明老年人对利尿剂、ACEI 和正性肌力药物反应不如青年人敏感，并且不良反应的发生率高。这些因素影响了老年人心衰的诊断和有效治疗。近年来对心衰的发病机制和治疗处理的研究取得了重大进展，心衰的治疗效果也有一定程度的改观，使患者能维持较为理想的心脏功能，延长了患者的寿命，提高了老年人生活质量，减轻了家庭和社会负担。

一、流行病学

心衰在老年人中很常见，流行病学调查显示随年龄增高，心衰的患病率显著上升，65~80 岁以上心衰的发病风险从 2%~3%升至>80%，心衰也是老年人住院最常见的原因。老年人心衰的高发病率与左心室功能的老化及高血压及其他慢性致病因素的累加效应有关。另外，心衰的危险因素如高血压、糖尿病和高脂血症，在老年人中常常得不到积极治疗；还有老年人常服用的某些药物也会加重心衰的症状，如非甾体消炎药物。这些因素导致老年人心衰发病率高，有效治疗率低。

二、老年人心血管系统解剖、生理特点

老年人心脏"生理性"老年化，但大小、重量可以保持不变。部分老年人可因心脏长期经受劳累，心肌略有增厚，体积增大，重量稍增加。老年人的心肌纤维减少，结缔组织增加，类脂质沉积，瓣膜结构有钙质沉着。心肌纤维内有脂褐素沉积，使心脏呈棕褐色。约50%的70岁以上老年人心血管系统有淀粉样变性。老年人的心血管代偿失调约25%是由心脏淀粉样变引起的。

1.心血管自主神经的改变

自主神经对血管的调节功能减退，颈动脉窦和主动脉弓压力感受器反射研究表明，老年人机体内环境平衡调节机制的敏感性降低。由于压力感受器活动能力下降，站立时血压明显下降。老年人心率变异性降低，老年人β对激动剂或拮抗剂的敏感性均降低，静息时心率无变化，因β反应性下降，最大心率降低。窦房结的纤维化影响窦房结的生理功能，加之老年人副交感神经张力增强，更易于造成病态窦房结综合征。心脏左侧结缔组织硬化可影响希氏束等传导系统，使其发生纤维化变性，因此老年人房室传导系统异常的发生率高，此外心肌的应激性增加，易于引起多种异位冲动。

2.心脏功能的改变

心脏收缩和舒张功能减退，心肌老化，顺应性减退。进入老年期以后心肌收缩力每年约下降 0.9%，心排血量随增龄每年下降约 1%。心搏指数 65 岁时比 25 岁时减少 40%，心肌收缩时室内压上升速度变慢，等容收缩期延长。这种渐进性的收缩力下降虽然对于

静息状态下泵血功能影响较小，静息时射血分数则仍较正常，但降低了心脏功能贮备。70岁老人的心功能贮备只相当于40岁时的50%，另外老龄时血压的升高及主动脉顺应性下降，亦可以使心脏后负荷有所升高。心肌收缩力降低的程度与肌原纤维中三磷酸腺苷酶活性降低相关。随着心肌组织间质的老化，亦使心肌僵硬度进一步升高，左心室顺应性降低，心肌的收缩与舒张应力相应升高，等容舒张时间增加，应变能力滞后，表现为舒张收缩功能下降，心血管功能储备随年龄增长而显著降低。因此，老年人容易因各种诱因诱发心力衰竭。

3.动脉系统

表现为动脉硬化，大动脉及冠状动脉、脑动脉、肾动脉等中等大的动脉和微小动脉均有改变，表现为动脉内膜增厚，内弹力板呈斑块状增厚；中层纤维减少，弹力纤维变性，胶原纤维增生，透明性变或钙盐沉着，血管变脆。随年龄的增长，在单位面积内，有功能的毛细血管数量减少，毛细血管通透性降低，血流减慢。

三、慢性心力衰竭

慢性心力衰竭也称慢性充血性心力衰竭，在临床上很常见，是大多数心血管疾病的最终归宿，也是老年人主要的死亡原因。高血压和冠心病患者晚期并发慢性心力衰竭者尤为多见，目前对器质性心脏病的治疗手段的改善使不少患者存活期显著延长。

（一）临床表现

老年人心脏储备能力较差，临床上左心衰竭最为常见，单纯右心衰竭较少见。左心衰竭后继发右心衰竭而致全心衰者，以及由于严重广泛心肌疾病同时波及左、右心而发生全心衰者临床上常见。

1.左心衰竭

临床特点是肺循环淤血和心排血量降低。

（1）症状。

1）呼吸困难：①劳力性呼吸困难，是肺淤血最常见的早期症状，是由于运动促使回心血量增加，加重心脏负担所致，休息时可缓解。引起呼吸困难的运动量随心衰程度加重而减少；②端坐呼吸，肺淤血加重时平卧导致回心血量增多，呼吸困难，患者被迫高枕位或半卧位，重者终日不能平卧，体力较好者需暂下床站立以求缓解，老年人症状多不典型，有时仅仅表现为夜间频频咳嗽；③夜间阵发性呼吸困难，患者于入睡后因憋气而惊醒，被迫采取坐位，呼吸深快，重者有哮鸣音临床称之为"心源性哮喘"，大多于端坐休息后可自行缓解。其发生机制除因睡眠平卧血液重新分配使肺血量增加外，夜间迷走神经张力增加、小支气管收缩、横膈高位、肺活量减少等也是促发因素。老年人心脏本身的疾病如冠状动脉缺血、退行性瓣膜损害或心律异常等均可能导致呼吸困难，一些心外因素如肺部感染或静脉大量输液也常导致呼吸困难，此外老年人常有肺气肿，使肺功能减退，也可有呼吸困难的症状。这些特点往往可以掩盖心衰的症状，造成诊断困难。

2）咳嗽、咳血丝痰或咯血：咳嗽、咳痰是肺泡和支气管黏膜淤血所致，开始常于夜间发生，坐位或立位时咳嗽可减轻，白色浆液性泡沫状痰为其特点，偶可见痰中带血丝。是由于慢性肺静脉压力增高淤血，血浆或红细胞透过肺泡壁进入肺泡所致。长期慢性淤血肺静脉压力升高，导致肺循环和支气管血液循环之间形成侧支，在支气管黏膜下形成扩张的血管，此种血管一旦破裂可引起大咯血。

3）乏力、疲倦、头晕、心慌：这些是心排血量不足、器官组织灌注不足及代偿性心率加快所致的症状。

4）少尿及肾功能损害症状：严重的左心衰竭血液进行再分配时，首先是肾的血流量明显减少，患者可出现少尿。长期慢性的肾血流量减少可出现血尿素氮、肌酐升高并可有肾功能不全的相应症状。

（2）体征：①肺部湿性啰音，由于肺毛细血管压增高，液体可渗出到肺泡而出现湿性啰音，多为捻发音，以肺底为著，如取侧卧位则下垂的一侧啰音较多。随着病情加重，肺部啰音可从局限于肺底部直至全肺；②心脏扩大，除基础心脏病的固有体征如瓣膜杂音或心律失常外，慢性左心衰的患者一般均有心脏扩大（单纯舒张性心衰除外）、肺动脉瓣区第2心音亢进及舒张期奔马律。

2.右心衰竭

临床特点是体循环静脉淤血。

（1）症状：①消化道症状，胃肠道及肝脏淤血引起腹胀、食欲不振、恶心、呕吐等是右心衰最常见的症状；②劳力性呼吸困难，呼吸困难、心悸，多无端坐呼吸。发绀比较常见，特别是慢性肺源性心脏病患者伴有继发性红细胞增多症者，常有显著发绀。继发于左心衰的右心衰，已有呼吸困难表现。单纯性右心衰为分流性先天性心脏病或肺部疾患所致，也均有明显的呼吸困难。

（2）体征：①水肿，体静脉压力升高使皮肤等软组织出现水肿，其特征为首先出现于身体最低垂的部位，常为对称性，可压陷性。胸腔积液也是因体静脉压力增高所致，因胸膜静脉还有一部分回流到肺静脉，所以胸腔积液更多见于全心衰时，以双侧多见，如为单侧则以右侧更为多见，可能与右膈下肝淤血有关；②颈静脉征，颈静脉搏动增强、充盈、怒张是右心衰时的主要体征，肝颈静脉反流征阳性则更具特征性，此体征在右心衰竭早期即可出现，有助于与其他原因引起的肝大区别；③肝脏肿大，肝脏因淤血肿大，早期肝脏较软常伴压痛，三尖瓣关闭不全显著者，肝脏可能有搏动，持续慢性右心衰可致心源性肝硬化，晚期可出现黄疸、肝功能受损及大量腹水；④心脏体征，可能有心脏增大，除基础心脏病的相应体征之外，右心衰时可因右心室显著扩大而出现三尖瓣关闭不全的反流性杂音，一些右心衰竭患者因右心室扩大三尖瓣相对关闭不全者，可在心前区或靠近剑突部听到收缩期杂音。

3.全心衰竭

多见于器质性心脏病晚期，具有左心和右心衰竭的双重特点，但表现可偏重于左心或右心衰竭。有些病例先有左心衰竭，气急症状显著，后期出现下肢水肿等右心衰竭表现，气急症状减轻，实则病情已进一步发展为全心衰竭。扩张型心肌病等表现为左、右心室同时衰竭者，肺淤血征往往不很严重，左心衰的表现主要为心排血量减少的相关症状和体征。

老年慢性心衰症状轻而缓和，同时老年人的记忆力减退、精神忧郁、视力减退或动作迟缓，往往使病史提供不确切、症状表现较轻。老龄患者对疾病的反应减退，衰老导致多脏器退行性改变，使老年人的反应性降低，感觉迟钝，发病时自觉症状可能较不明显，例如发生急性心肌梗死时胸痛可能较不明显，而是发生晕厥或神志淡漠，易被误认为脑缺血而耽误处理。老年人往往同时存在多脏器病变，当出现某一症状，例如气喘，不易判定是心力衰竭或是哮喘，容易给心力衰竭患者误用β激动剂，导致病情恶化。多系统病症、体征可能彼此影响或相互重叠。老年人记忆或认知功能减退，可能无法准确反映病症的症状和经过，忘记用药，致使临床医生较难采集完整、准确的病史。老年人常因体弱，不能承受一些特殊的检查，可能导致临床疾病较高的误诊或漏诊率。一组70岁以上老年患者的疾病临床诊断与病理诊断地对照，发现重要疾病的误诊率达18.3%，漏诊率达13.2%。老年人易因劳动、情绪激动等因素导致血压骤然升高；易因感染、失水、出血或手术导致休克。

（二）实验室检查和心功能评定

1.心电图检查

如心电图提示心房肥大、心肌缺血、梗死、心肌劳损和心律失常，对协助诊断及判断预后有一定意义。V_1导联P波终末向量增大可能是反映左心功能减退的指标。

2.X线检查

（1）心影大小及外形为心脏病的病因诊断提供重要的参考资料，根据心脏扩大的程度和动态改变也间接反映心脏功能状态。

（2）肺淤血的有无及其程度直接反映心功能状态。早期肺静脉压增高时，主要表现为肺门血管影增强，上肺血管影增多与下肺纹理密度相仿，甚至多于下肺。由于肺动脉压力增高可见右下肺动脉增宽，进一步出现间质性肺水肿可使肺野模糊，KerleyB线是在肺野外侧清晰可见的水平线状影，是肺小叶间隔内积液的表现，是慢性肺淤血的特征性表现，重者出现胸腔积液。急性肺泡性肺水肿时肺门呈蝴蝶状，肺野可见大片融合的阴影。

3.超声心动图

是目前最常用的用于评估心室收缩和舒张功能的检查方法。

能准确地提供各心腔大小变化及心瓣膜结构及功能情况。

（2）估计心脏功能，M型超声或二维超声心动图测量心室舒张末期和收缩末期内径并且可以推算出每搏输出量和心室短轴缩短率及平均周径缩短率，以评估心室收缩和舒张功能。收缩功能：以收缩末及舒张末的容量差计算射血分数（EF值），虽不够精确，但方便实用。正常EF值>50%，运动时至少增加5%。舒张功能：超声多普勒是临床上最实用的判断舒张功能的方法，心动周期中舒张早期心室充盈速度最大值为E峰，舒张晚期（心房收缩）心室充盈速度最大值为A峰，E/A为两者之比值。正常人E/A值不应小于1.2，中青年应更大。舒张功能不全时，E峰下降，A峰增高，E/A比值降低。如同时记录心音图则可测定心室等容舒张期时间（C-D值），它反映心室主动的舒张功能。

4.放射性核素检查

放射性核素心血池显影除有助于判断心室腔大小外，以收缩末期和舒张末期的心室影像的差别计算EF值，同时还可通过记录放射活性一时间曲线计算左心室最大充盈速率以反映心脏舒张功能。

5.有创性血流动力学监测

对心功能不全患者目前多采用在床边使用Swan-Ganz漂浮导管和温度稀释方法进行心脏血管内压力和排血功能测定，评估心泵功能和指导用药。经静脉插管直至肺小动脉，测定各部位的压力及血液含氧量，计算心脏指数（CI）及肺小动脉楔压（PCWP），直接反映左心功能，正常时 CI>2.5L/（min•m^2），PCWP<12mmHg。

（三）诊断

心力衰竭的诊断是综合病因、病史、症状、体征及客观检查而作出的。首先应有明确的器质性心脏病的诊断。心衰的症状体征是诊断心衰的重要依据。疲乏、无力等由于心排血量减少的症状无特异性，诊断价值不大，而左心衰竭的肺淤血引起不同程度的呼吸困难，右心衰竭的体循环淤血引起的颈静脉怒张、肝大、水肿等是诊断心衰的重要依据。

心力衰竭的诊断依据：①原有基础心脏病的证据，如高血压、冠心病、心肌病、心脏肥大等；②呼吸困难乏力等心力衰竭的临床表现；③实验室检查，如心动图、X线、超声心动图改变等。符合上述三条标准，心衰诊断即可成立。

（四）心功能分级

将心脏病患者按心功能状况分级可大体上反映病情的严重程度,对治疗措施的选择、劳动能力的评定、预后的判断等有实用价值。目前通用的是美国纽约心脏病学会（NYHA）提出的一项分级方案，主要是根据患者自觉得活动能力划分为四级；这种分级方案的优点是简便易行，几十年以来为临床医生所采用。但其缺点是仅凭患者的主观陈述，有时症状与客观检查有很大差距，同时患者个体之间的差异也较大。有鉴于此 1994 年美国心脏病学会（AHA）对 NYHA 的心功能分级方案进行修订时采用并行的两种分级方案。第一种即上述的四级方案，第二种是客观地评估，即根据客观的检查手段如心电图、负荷试验、X线、超声心动图等来评估心脏病变的严重程度，分为 A、B、C、D 四级，分述如下。

1.纽约心脏学会（NYHA）分级。心功能分为 4 级。

I 级：体力活动能力不受限制，日常活动不引起过度乏力、呼吸困难或心悸等症状，为心功能代偿期。

II 级：体力活动轻度受限，休息时无症状，日常活动可引起乏力、心悸、呼吸困难或心绞，此期又称为I度心衰。

III 级：体力活动明显受限，休息时无症状，轻度日常活动即可引起乏力、心悸、呼吸困难等症状，又称为II度心衰。

IV 级：不能从事任何体力活动，休息时也有上述症状，任何体力活动后症状加重。又称为III度心衰。

该分级方法简便易掌握，缺点是主观性因素较多，准确性受一定影响。

2.美国心脏学会和美国心脏病协会（ACC/AHA）慢性心衰分期。是对 NYHA 分级的补充，将心衰分为 4 级。

A 级：存在心衰的高危因素，如高血压、冠心病、糖尿病、使用过心脏毒性药物或者有心肌病家族史等，没有明显的心脏结构和功能异常，没有心衰的症状和体征。

B 级：有器质性心脏改变，如陈旧性心肌梗死、左心室肥厚及纤维化、左心室收缩力下降、瓣膜病等，但无心衰症状者。

C 级：有器质性心脏病变，过去或现在存在心衰的症状和体征，如气短、乏力、心绞痛等。

D级：顽固性心力衰竭，有严重的器质性心脏病变，休息时有明显心衰症状，需行特殊治疗。

（五）鉴别诊断

1.呼吸系统疾病

左心衰竭引起的呼吸困难有时需要与呼吸系统疾患相鉴别，左心衰竭夜间阵发性呼吸困难，常称之为"心源性哮喘"应与支气管哮喘鉴别。前者多见于有高血压或慢性心瓣膜病史的老年人，后者多见于以往有哮喘、过敏史者；前者发作时必须坐起，重症者肺部有干湿性啰音，咳粉红色泡沫痰，后者发作时双肺可闻及哮鸣音，咳出白色黏痰后呼吸困难常可缓解。慢性阻塞性肺病也可有夜间呼吸困难，患者多有长期咳嗽病史，气喘可以因痰液咳出缓解多伴发热，肺部可出现因支气管痉挛引起的呼气性干啰音，桶状胸；左心衰竭引起的呼吸困难则可在坐位缓解，听诊以肺底捻发音为特点。需要注意的是老年人可合并罹患此两种疾病，增加了诊断和治疗的难度。

2.心源性水肿的鉴别

右心衰竭引起的水肿需要与缩窄性心包炎或肝、肾源性水肿鉴别。①心包积液、缩窄性心包炎时，由于腔静脉回流受阻同样可以引起颈静脉怒张、肝大、下肢水肿等表现，应根据病史、心脏及周围血管体征进行鉴别，超声心动图检查可得以确诊；②肝硬化腹水伴下肢水肿应与慢性右心衰竭鉴别，除基础心脏病体征有助于鉴别外，非心源性肝硬化不会出现颈静脉怒张等上腔静脉回流受阻的体征。

老年慢性心衰症状多不典型、不明显，并且可能伴有神志模糊和多种并发症，诊断比较困难，在下列情况下要考虑心衰的可能：①由于心排血量降低，致使脑供血不足而出现各种精神神经症状，如神志模糊、躁动、烦躁不安等；②活动后呼吸困难、夜间阵发性呼吸困难、端坐呼吸，特别是出现在既往无慢性呼吸系统疾病或呼吸困难加重或感染控制后无好转者；③不明原因的消化不良、恶心、呕吐、食欲差、腹胀，同时合并肝大、压痛，双下肢水肿。

（六）治疗

心衰的治疗目标不仅是改善症状，提高生活质量，重要的是延缓和防止心肌重塑的发展，降低心衰的病死率和住院率。随着细胞生物学、分子生物学的发展，目前关于心衰病理生理机制的研究有了新的发展，其中心室重塑是其中的一种重要机制，针对这一机制的治疗是阻断神经内分泌系统。近年来大量的临床研究表明纠正心力衰竭时的血流动力学异常，缓解症状的短期治疗并不能改善患者的长期预后和降低病死率。因此，治疗心力衰竭不能仅限于缓解症状，必须采取综合治疗措施，包括病因治疗，调节心力衰竭的代偿机制，减少其负面效应如拮抗神经体液因子的过分激活等。

1.病因治疗

（1）去除病因。如高血压是心衰的主要危险因素，血压应降至140/85mmHg以下，如同时患有糖尿病则血压应强化控制在130/80mmHg以下；糖尿病也是心衰的主要危险因素，Framingham研究表明，糖尿病患者与非糖尿病患者相比其心衰发病率明显增高，糖化血红蛋白与心衰的发生率呈独立相关，通过积极控制血糖可有效减少心衰的发生率和病死率。冠心病是心衰的重要危险因素，改善心肌缺血可以降低心衰的发生率。针对老年人心衰病因治疗的最大障碍是发现和治疗过晚，很多患者常满足于短期治疗缓解症状，拖延时日终至发展为严重的心衰不能耐受手术，从而失去了治疗的时机。

（2）去除诱因。如控制感染、改善贫血和纠正心律失常。常见的诱因是感染，特别是呼吸道感染，应积极选用适当的抗菌药物治疗。对发热持续一周以上者应警惕感染性心内膜炎的可能性。心房颤动是诱发心力衰竭的常见原因，对室率很快的心房颤动，如不能及时复律应尽快控制心室率。潜在的甲状腺功能亢进、贫血等也可能是心衰加重的原因需注意排除。

2.一般性治疗

（1）改善心脏负荷，休息可以减慢心率，降低心肌耗氧，同时避免情绪激动、精神紧张，可以降低心脏的负荷，有利于心功能的恢复，但需要注意的是长期卧床会增加静脉血栓和肺栓塞的危险，同时也使消化功能减低，肌肉萎缩。因此应鼓励心衰患者作适当运动，避免长期完全卧床，根据病情不同进行不同程度的运动，病情改善后可酌情恢复一些温和的活动。

（2）控制食盐、水的摄入，心衰患者每日摄入食盐量需要控制，心衰患者血容量增加，体内水钠潴留，减少钠盐摄入有利于减轻循环淤血、水肿等症状，不过要注意过分严格限盐可致低钠血症，如果使用强效利尿剂，食盐摄入不必过严，每日水分摄入量<2L为宜，静脉输液量与输液速度切勿过量。

（3）纠正酸碱失衡和电解质紊乱，对纠正心衰至关重要。纠酸要掌握宁酸勿碱的原则，在血气监测下使用补碱药物；预防应激性溃疡，可酌情加用胃黏膜保护剂和抑酸剂，如奥美拉唑等。

（4）加强支持治疗，心衰时由于全身营养不良，免疫功能低下，易发生合并症，加重心衰，形成恶性循环，故单用药物对症治疗难以奏效，因此除保证足够的热量外，还应注意补充蛋白质、脂肪、维生素及电解质。

3.药物治疗

老年人有特殊的药效学及药代动力学特点，这决定了其药物治疗的特殊性。老年人生理功能减退，使机体对药物的吸收、代谢、排泄和耐受力等与年轻人比较都有一定差异，药物的不良反应发生率随增龄而有所增加。另外，老年人常有多脏器患病，心衰治疗药物的选用、药物用法等都要慎重。

老年人药效学特点：老年人器官呈老年性改变，功能降低，受体数目减少，对药物的亲和力和敏感性均发生变化。自主神经的反应性改变，机体的内环境稳定调节作用与适应能力下降，因此对许多药物的敏感性增高，药物作用增强，不良反应增多。

老年人药代动力学特点：随年龄增长，老年人血浆蛋白有所降低，药物与血浆蛋白结合的减少，可使血浆蛋白结合型药物如华法林或普萘洛尔在血中的游离浓度增高即血药浓度增高，老年人应用此类药物时要酌减剂量。此外，老年人常常需要同时应用多种药物，由于药物间的相互作用，一种药物可能将另一种药物从血浆蛋白中置换出来，致使血药浓度增高。许多药物经肝脏代谢，在首次经过肝脏时，部分被代谢或灭活，老年人肝脏的重量减轻，功能性肝细胞减少，肝血流量下降，肝微粒体药物代谢酶的能力下降。因此对主要由肝脏代谢灭活的药物影响较大，例如，普萘洛尔、利多卡因和强心苷等药物，可能导致血药浓度增高或消除延缓而出现不良反应，需小心观察，必要时适当减量。老年人肾功能趋于下降，65岁以上老年人肾小球滤过率比30岁以下年轻人约降低 35%。一些主要经肾排泄的药物在老年人体内清除缓慢，地高辛即是其中之一。

四、药物选择原则

老年人选用药物治疗前应尽可能确定诊断，明确用药指征，了解以往用药史，全面了解药物的药理作用、不良反应、相互作用等特点，尽量选择毒性低、疗效好的药物，注意效价比，权衡利弊，有针对性的谨慎用药。用药品种应尽量简单，给药以口服为主，不要滥用静脉注射或大量快速输液，能口服的药物尽量避免静脉注射。老年人视力差，记忆力不好，有些老年人认知能力减退，依从性差，所以用药需有年轻人、亲属、医务人员等参与帮助给药。

1.利尿剂

利尿剂是治疗老年人心衰时最常用的药物，利尿剂可通过排钠排水减少血容量，改善心脏前负荷，可明显减轻老年人心衰的症状，是心衰药物治疗的基本药物。但是利尿剂也可激活肾素-血管紧张素-醛固酮系统、交感神经和精氨酸血管升压素系统，降低心房钠尿肽水平，导致周围血管收缩，对心力衰竭不利。慢性心衰患者原则上应长期维持使用利尿剂，用药原则是小剂量、短疗程、间歇、排钾与保钾利尿剂并用。

（1）噻嗪类利尿剂。氢氯噻嗪为代表，噻嗪类药物作用于。肾远曲小管，抑制肾脏远曲小管对钠、钾和氯地再吸收，增加尿钠排泄，减轻水肿，同时血钠降低可改善血管壁张力，减轻心脏后负荷，增加心室射血。常用氢氯噻嗪 25~50mg，每日 1~2 次，每周用 4~5d，停 2~3d，使用期间需补充钾盐或与保钾利尿剂合用，有糖尿病和痛风者忌用。

（2）保钾利尿剂。①螺内酯：作用于肾远曲小管，拮抗醛固酮的作用，使钾离子吸收增加，同时排钠利尿，但利尿效果不强。单独使用时利尿作用较弱，在与噻嗪类或祥利尿剂合用时能加强利尿并减少钾的丢失，一般应用 20~40mg，每日 1~2 次；②氨苯蝶啶：直接作用于肾远曲小管，排钠保钾，利尿作用不强。常与排钾利尿剂合用，起到保钾作用，一般 25~50mg，每日 1~2 次；③阿米洛利：作用机制与氨苯蝶啶相似，利尿作用较强而保钾作用较弱，可单独用于轻型心衰的患者，5~10mg，每日 2 次。保钾利尿剂，可能产生高钾血症，一般与排钾利尿剂联合应用，避免发生高血钾。

（3）祥利尿剂。呋塞米为代表，作用于 Henle 祥升支，排钠同时也排钾，为强效利尿剂。重度慢性心衰者用量可增加，效果仍不佳者可用静脉注射。常用呋塞米 10~20mg 加入 5‰的葡萄糖液 20ml 中缓慢静脉注射；也可口服 20~40mg，每日 1~2 次。这类利尿剂作用较强，多用于其他利尿剂无效的严重心衰患者，应注意防止发生水和电解质紊乱。低血钾是这类利尿剂的主要不良反应，必须注意补钾。

由于老年人肌肉组织减少，体内钾总量减少，加上心力衰竭时进食可能不足，钾摄入减少，利尿剂过量使用容易导致低血容量、低钾血症和低氯性碱中毒，因此，老年人心衰应用利尿剂时应特别小心，剂量宜小。合用保钾利尿剂如螺内酯、氨苯蝶啶或阿米洛利可预防低血钾，但老年人可能有潜在的肾功能下降，需要警惕钾潴留，尤其是与 ACEI 同时使用者应监测血清钾浓度。长期应用噻嗪类利尿剂、呋塞米或依他尼酸除应防止低血钾外，还应注意引起糖耐量下降和血尿酸升高等不良反应。利尿剂是目前唯一能够充分控制充血性心衰液体潴留的药物，临床应用中利尿剂一般应与 ACEI 和 β 阻滞剂联合应用。一方面 ACEI 可以抑制利尿剂引起的神经内分泌激活，另一方面利尿剂可以加强 ACEI 缓解充血性心衰的症状。合用时利尿剂的用量也应合理，用量不足造成液体潴留，会降低 ACEI 的反应；用量过多会增加 ACEI 发生低血压的危险。对于血钠过低者应谨慎，应区别是由于血液稀释还是体内钠不足。前者又称为难治性水肿，患者水钠均有潴留，而水的潴留更多。患者尿少而比重低，严重者可出现水中毒，可试用糖皮质激素。体内钠不足多因利尿过度所致，患者血容量减少，尿少而比重高，此时应给予适当补充钠盐。

2.β受体阻滞剂

现代观点认为心力衰竭时心脏的代偿机制虽然在早期能维持心脏排血功能；但在长期的发展过程中将对心肌产生有害的影响，加速患者的死亡。代偿机制中交感神经兴奋性的增强是一个重要的组成部分，而β阻滞剂可拮抗这一效应。循证医学也证实β阻滞剂能显著改善生活质量并降低病死率，符合充血性心衰治疗的最终目标，目前已被列为治疗慢性心衰的标准用药，慢性心衰病情稳定者均应服用β阻滞剂。用于充血性心衰的β阻滞剂有：选择性β阻滞剂——无血管扩张作用的美托洛尔、比索洛尔和非选择性β阻滞剂——有血管扩张作用的卡维地洛。使用β阻滞剂治疗慢性心衰时应注意：①治疗对象应为慢性充血性心衰患者，无β阻滞剂应用禁忌证（如慢性阻塞性肺病、支气管哮喘、二度以上房室传导阻滞、严重的心动过缓、收缩压低于 90mmHg 等）；②在强心、利尿、扩血管治疗的基础上应用，应从小剂量开始，加量要慢，β阻滞剂常需应用 2~3 个月才能改善心功能；③不良反应常发生在服药早期，多不妨碍长期用药。在用药初期左心室功能可能会有短暂的恶化，应严密观察心率、血压、体征及心功能，如症状加重，则暂缓加量，加强利尿剂或 ACEI 的用量，仍无改善可略减药物剂量观察；④停药时应逐渐减慢，不宜突然停药，否则可使病情反跳，甚至引发死亡；对出现高度房室传导阻滞、心率低于 50 次/min 者宜停药；⑤β阻滞剂必须在心衰稳定后才开始用药，需要在专科医生指导并在严密监护下服用，并且取得患者理解；⑥β阻滞剂用于慢性心衰的目的是改善预后，所需剂量不是按患者的症状，而是根据个体患者对剂量的耐受性确定的。不但需选用有效的药物，而且需使用有效的剂量，服用剂量应从小剂量开始，如美托洛尔从 6.25mg/d 开始，每两周加量，严密监护下达患者的最大耐受量；⑦老年患者窦房结功能下降，对β阻滞剂的负性变速性作用较为敏感，有些病例原先只表现有轻度窦性心动过缓，接受普通治疗剂量的β阻断剂时发生严重的心率减慢，需要加强用药监测。

3.血管紧张素转换酶抑制剂（ACEI）

ACEI 抑制血管紧张素转换酶（ACE）阻断血管紧张素I转换为血管紧张素II，有抑制肾素-血管紧张素-醛固酮系统（RAAS）和交感神经系统及防止心室重构和进行性心室扩大的有益作用，ACEI 不仅可以阻断 RAAS 系统，而且增加激肽作用，增加激肽介导的前列腺素的合成。ACEI 抑制剂用于心衰时，其主要作用机制为：①抑制肾素血管紧张素系统（RAS），除对循环 RAS 的抑制可达到扩张血管，抑制交感神经兴奋性的作用，更重要的是其对心脏组织中的 RAS 的抑制，在改善和延缓心室重塑中起关键的作用；②抑制缓激肽的降解可使具有血管扩张作用的前列腺素生成增多，同时还有抗组织增生的作用。总之，ACEI 除了扩血管作用改善心衰时的血流动力学、减轻淤血症状外，更重要的是降低心衰患者代偿性神经体液的不利影响，限制心肌、小血管的重塑，以达到维护心肌功能，延缓充血性心力衰竭的进展，降低远期病死率的目的。

近年来国外已有不少大规模临床试验均证明即使是重度心衰应用 ACEI 仍然可以明

显改善远期预后，降低病死率。提早对心衰进行治疗，从心脏尚处于代偿期而无明显症状时，即开始给予 ACEI 的干预治疗是心衰治疗的重要进展。ACEI 用于慢性心衰的目的是改善预后，阻断或逆转心衰的进展，所需剂量不是取决于患者的症状，而是应该根据个体患者对剂量的耐受性确定，一直加量至靶剂量。因此不但需选用有效的药物，而且需使用有效的剂量，长期服用。ACEI 种类很多，各种 ACEI 药理学的差别如组织选择性、ACE 结合部位不同等，对临床应用影响不大。长效制剂每日用药 1 次可提高患者的依从性。卡托普利是最早用于临床的含巯基的 ACE 抑制剂，用量为 12.5~25.0mg 每日 2 次；贝那普利半衰期较长并有 1/3 经肝脏排泄，对有早期肾功损害者较适用，用量为 5~10mg 每日 1 次；培哚普利亦为长半衰期制剂，可每日 1 次 2~4mg 应用。ACEI 的临床效果一般需要数周或更长时间才明显，即使症状没有改善也应长期服用 ACEI，以降低病死率和住院率。美国和欧洲的治疗指南指出，ACEI 是充血性心衰治疗的基石。临床应用中，慢性心功能不全患者不论是收缩性或舒张性心功能不全，有或无症状心功能不全，除非患者不能耐受或存在禁忌证均应使用 ACEI；使用中应从小剂量开始逐渐增加到最大耐受量或靶剂量，对重症心衰在其他治疗配合下从极小量开始逐渐加量，一旦达到靶剂量至慢性期应长期维持终生用药，如卡托普利 6.25mg 每日 3 次开始，依那普利或贝那普利 2.5mg 每日 1 次开始，两周左右逐渐增加剂量，开始的 1 周内应检测肾功能和血钾，以后定期监测，尽量避免突然停药，因为可导致临床恶化。ACEI 一般与 β 阻滞剂、利尿剂及洋地黄合用，其使用应优先于血管紧张素 H 受体拮抗剂或扩血管药。收缩压低于 90mmHg、血肌酐水平明显升高（高于 225μmol/L）、双侧肾动脉狭窄或血钾升高、ACEI 过敏者应慎用或禁用 ACEI。常见的不良反应是咳嗽、低血压、肾功能减退、高血钾等，咳嗽是不能耐受 ACEI 长期治疗的最常见原因，在中国患者中可达 30%，与激肽增加有关，一般在治疗之初数月内出现，停药消失，如果咳嗽不影响生活应鼓励患者继续服用，如不能耐受可考虑停药，换用血管紧张素Ⅱ受体拮抗剂。如氯沙坦、缬沙坦等。

4.血管紧张素Ⅱ受体拮抗剂（ARB）

ARB 通过阻断经血管紧张素与非血管紧张素途径产生的血管紧张素Ⅱ（AngH）与 AngH 受体的结合，在其受体水平上发挥其效应；ARB 对缓激肽的代谢无影响，因此，理论上讲此类药物对 AngH 不良作用的阻断比 ACEI 更直接、更安全。由于还未经大型临床试验的证实，目前尚不能将 ARB 取代 ACEI 作为慢性心衰的标准治疗，可作为 ACEI 的替代治疗，ARB 适用于不能耐受 ACEI 不良反应的慢性心衰患者。两者合用适用于对 β 阻滞剂有禁忌证的慢性心衰患者，而且由于 ARB 也能引起低血压、高血钾及肾功能恶化等不良反应，故合用时应注意监测。近来一项大规模临床试验已经明确 ARB 联合 ACEI 治疗患者可额外获益，但必须是在使用 ACEI4~6 周后联用才可获益，同时开始使用则无这种额外获益，这与 RAAS 逃逸有关。

5.正性肌力药

（1）洋地黄类药物：洋地黄类药物作为正性肌力药用于临床已有 200 余年的历史，洋地黄类药物通过抑制心衰患者 Na^+-K^+-ATP 酶起作用，使心肌收缩力增强。同时还与心外组织 Na^+-K^+-ATP 酶抑制有关，迷走神经 Na^+-K^+-ATP 酶抑制使心脏压力感受器敏感性增强导致交感神经冲动减少。此外洋地黄药物还可减少肾小管对钠的重吸收，从而抑制肾素的释放，现代认识洋地黄治疗心衰主要是通过抑制神经内分泌系统激活而不是仅仅作为正性肌力药物起作用。临床资料表明洋地黄不仅能显著改善充血性心衰患者的生活质量，且能减少住院率，但对病死率的影响是中性的。大规模前瞻性对照临床研究显示，以死亡为观察终点，在其他药物没有差别的情况下与对照组相比加用地高辛可明显改善症状，减少住院率，提高运动耐量，增加心排血量；但观察终期的生存率地高辛组与对照组之间没有差别。老年人对强心苷的敏感性增强，中毒率增高，老年人由于冠心病心肌缺氧，较易因强心苷导致异位心律或传导阻滞。老年人肾功能减退，心衰时进食少，较易发生电解质紊乱，合用噻嗪类利尿剂导致的低血钾倾向，也容易增加强心苷的毒性。故用药量比年轻人少，应为正常的 1/2~2/3。在利尿剂、ACEI 和β阻滞剂应用基础上可应用地高辛改善心衰症状，地高辛常规用于心衰合并慢性心房颤动的患者，可控制静息心室率，但运动心率的控制不佳，加用β阻滞剂可较好的控制运动时心室率。

药理作用：①正性肌力作用，洋地黄主要是通过抑制心肌细胞膜上 Na^+-K^+-ATP 酶，使细胞内 Na^+ 浓度升高，K^+ 浓度降低，Na^+ 与 Ca^{2+} 进行交换，使细胞内 Ca^{2+} 浓度升高而使心肌收缩力增强。而细胞内 K^+ 浓度降低，成为洋地黄中毒的重要原因；②电生理作用，一般治疗剂量下，洋地黄可抑制心脏传导系统，对房室交界区的抑制最为明显。大剂量时可提高心房、交界区及心室的自律性，当血钾过低时，更易发生各种快速性心律失常；③迷走神经兴奋作用：对迷走神经系统的直接兴奋作用是洋地黄的一个独特优点。长期应用地高辛，即使是较小剂量也可以对抗心衰时交感神经兴奋的不利影响。

适应证：①各种病因所致的中、重度收缩性心衰。心衰无疑是应用洋地黄的主要适应证，但对不同病因所致的心衰对洋地黄的治疗反应不尽相同。对于心腔扩大舒张期容积明显增加的慢性充血性心衰效果较好。这类患者如同时伴有心房颤动则更是应用洋地黄的指征。对于代谢异常而发生的高排血量心衰如贫血性心脏病、甲状腺功能亢进、维生素 B1 缺乏性心脏病以及心肌炎、心肌病等病因所致心衰，洋地黄治疗效果欠佳；②室上性快速性心律失常（心房颤动、心房扑动及室上性心动过速），尤其是伴有或引起心衰者；③有心脏扩大而无心衰，在进行外科手术之前，有助于预防心衰的发生。

禁忌证：①洋地黄类药物中毒者；②预激综合征伴有心房颤动、心房扑动或室上性心动过速而有宽 QRS 波者；③二度或高度房室传导阻滞；④室性心动过速；⑤无心房颤动或心衰的肥厚性梗阻型心肌病；⑥病态窦房结综合征；⑦单纯舒张性心力衰竭；⑧急性心肌梗死在 24 行内不宜使用；⑨窦性心律的单纯二尖瓣狭窄不伴右心衰竭者。

用法与用量：常用的洋地黄制剂为地高辛、洋地黄毒苷及毛花苷 C、毒毛花苷 K 等。①地高辛：口服片剂 0.25mg/片，口服后经小肠吸收 2~3 行血浓度达高峰。4~8 行获最大效应。地高辛 85%由肾脏排出，10%N15%由肝胆系统排至肠道。本药的半衰期为 1.63，连续口服相同剂量 7d 后血浆浓度可达有效稳态。本制剂适用于中度心衰维持治疗，对 70 岁以上或肾功能不良的患者宜减量；②毛花苷 C 为静脉注射用制剂，注射后 10min 起效，1~2 行达高峰，适用于急性心衰或慢性心衰加重时，特别适用于心衰伴快速心房颤动者；③毒毛花苷 K 亦为快速作用类，静脉注射后 5min 起效 0.5~1.0 行达高峰，每次静脉用量为 0.25mg，24 行总量 0.50~0.75mg，用于急性心衰时。

对于病情危重的急性心衰或需要尽快控制症状的患者（如心房颤动伴快速心室率者），一般用毛花苷 C 0.2~0.4mg 加人 20ml l5%葡萄糖液缓慢静脉注射，每日 1~2 次，24h 总量 0.8~1.2mg，病情好转后可口服地高辛 0.125~0.250mg，每日 1 次维持。对于病

情不太急的患者，一般用地高辛 0.125mg，每日 1~2 次，6~7d 后血地高辛可稳定于治疗浓度。由于

老年人常伴肝肾功能不全、低钾血症、低氧血症、肺功能不全和心肌缺血，所以对洋地黄的敏感性提高，容易引起洋地黄中毒。因此，老年人应用洋地黄时，一般不用负荷量加维持量法而仅用维持量法。对于老年人来说，地高辛的剂量以 0.125mg/3 或隔日为宜，必要时应监测血浆地高辛浓度，勿超过 2ml/L，还应注意纠正低钾血症。

注意事项：①近 2 周内已用洋地黄者应酌情减量；②地高辛主要经肾脏排泄，肾功能不全时应减量；③注意洋地黄用量的个体差异很大；④注意其他药物与地高辛相互作用导致地高辛血浓度变化，奎尼丁、维拉帕米、普鲁卡因胺、胺碘酮、普罗帕酮与地高辛合用时可使血清地高辛浓度增加，需严密观察，定期进行心电图检查。

洋地黄中毒：

1）洋地黄轻度中毒剂量约为有效治疗量的 2 倍，这本身就表明洋地黄用药安全窗很小。心肌在缺血、缺氧情况下则中毒剂量更小。水、电解质紊乱特别是低血钾，是常见的引起洋地黄中毒的原因；肾功能不全以及与其他药物的相互作用也是引起中毒的因素；心血管病常用药物如胺碘酮、维拉帕米及阿司匹林等均可降低地高辛的经肾排泄率而导致中毒。

2）临床表现：①心外毒性有胃肠道反应，如食欲不振、恶心、呕吐、腹胀、腹泻、腹痛；神经系统反应和视觉障碍，如头痛、嗜睡或视觉异常、视物模糊、色视；②心脏毒性有心律失常，包括异位节律的非阵发件交界性心动过速、交界处逸搏心律、室上性心动过速伴房室阻滞、心房扑动、心房颤动、室性期前收缩、室性心动过速、心室扑动和心室颤动、房室传导阻滞、窦性心动过缓、窦性静止等；心衰加重。洋地黄中毒最重要的反应是各类心律失常，由心肌兴奋性增强及传导系统的传导阻滞构成，最常见者为室性期前收缩，多表现为二联律，非阵发性交界区心动过速，房性期前收缩，心房颤动及房室传导阻滞。快速房性心律失常伴有传导阻滞是洋地黄中毒的特征性表现。洋地黄可引起心电图 ST-T 改变，但不能据此诊断洋地黄中毒；③洋地黄中毒的诊断主要根据用药剂量、有无诱因（特别是低钾、严重心肌损害和肾功能不全）以及用药过程中出现的洋地黄中毒的临床表现做出诊断。测定血药浓度有助于洋地黄中毒的诊断，在治疗剂量下，地高辛血浓度为 1.0~2.0mg/L，但测定值需结合临床表现来确定其意义；④洋地黄中毒的治疗包括立即停用洋地黄类药物并暂停使用利尿剂。单发性室性期前收缩、一度房室传导阻滞等停药后常自行消失；快速心律失常者，如血钾浓度低则可用静脉补钾，如血钾不低可用利多卡因或苯妥英钠。10%氯化钾溶液 20ml 口服，每日 3~4 次，或 10%氯化钾溶液静脉滴注，每小时 1g，给钾时应进行心电图和血钾监测，补钾的禁忌证是高钾血症、肾衰竭和高度房室传导阻滞。快速性心律失常可选用苯妥英钠和利多卡因治疗：苯妥英钠 100mg 溶于 20ml 注射用水中静脉注射，5min 注完，如无效，可每隔 5~10min，给予 100mg，总量不超过 300mg，适用于室上性快速型心律失常；利多卡因 50~100mg 溶于 20ml 葡萄糖水中静脉注射，必要时可每隔 5~10min，给予 50~100mg，总量不超过 300mg，继以每分钟 1~4mg 作静脉滴注维持，适用于室性快速型心律失常。电复律一般禁用，因易致心室颤动。缓慢型心律失常者可选用阿托品或异丙肾上腺素治疗。阿托品 0.5~1.0mg 皮下或静脉注射，异丙肾上腺素 0.5~1.0mg，加人葡萄糖水 500ml 中静脉滴注，

一般不需安置临时心脏起搏器。高度房室传导阻滞并发心源性脑缺氧综合征或伴有快速性心律失常者可使用特异性地高辛抗体治疗，疗效迅速且可靠，但可能导致心衰恶化。

（2）其他正性肌力药物。洋地黄效果不佳或不适宜应用洋地黄的收缩功能不全性心衰患者，可考虑使用非洋地黄正性肌力药。其他正性肌力药包括肾上腺素能激动剂（如多巴胺、多巴酚丁胺）和磷酸二酯酶抑制剂（如氨力农、米力农），这两类药物通过不同的机制升高细胞内流增加，血管平滑肌的肌质网对 Ca^{2+} 摄取增加，发挥其增加心肌收缩力和血管扩张作用。多巴胺是去甲肾上腺素的前体，其作用随剂量的大小而表现不同，较小剂量[2~5μg/（kg.min）]表现为心肌收缩力增强，血管扩张，特别是肾小动脉扩张，心率加快不明显。这些都是治疗心衰所需的作用。如果用大剂量或更大剂量[5~10μg/（kg.min）]则可出现不利于心衰治疗的负性作用。此外，患者对多巴胺的反应个体差异较大，应由小剂量开始逐渐增量，以不引起心率加快及血压升高为度。多巴酚丁胺是多巴胺的衍生物，可通过兴奋β1受体增强心肌收缩力，扩血管作用不如多巴胺明显，对加快心率的反应也比多巴胺小，用药剂量与多巴胺相同，开始时从小剂量应用，注意监测心率和血压，防止心率血压升高增加心肌耗氧，以上两种制剂均只能短期静脉应用，在慢性心衰加重时应用有助于改善心衰症状。磷酸二酯酶抑制剂作用机制是抑制磷酸二酯酶活性使细胞内的 cAMP 降解受阻，cAMP 浓度升高，进一步使细胞膜上的蛋白激酶活性增高，促进 Ca^{2+} 内流，心肌收缩力增强。临床应用的制剂有氨力农和米力农，后者增加心肌收缩力的作用比前者强 10~20 倍，作用时间短，不良反应也较少，两者均能改善心衰症状及血流动力学各项参数。米力农用量为 50μg/（kg•min）稀释后静脉注射，继以 0.375~0.750μg/（kg•min）静脉滴注维持。磷酸二酯酶抑制剂短期应用对改善心衰症状的效果是肯定的，但已有前瞻性研究证明，长期应用米力农治疗重症慢性心衰，其病死率较不用者更高，其他的相关研究也得出同样的结论，因此，此类药物仅限于重症心衰时短期应用。心衰患者的心肌处于血液或能量供应不足的状态，过度或长期应用正性肌力药物将扩大能量的供需矛盾，使心肌损害更为加重，反而导致病死率增高。因此从心衰的总体治疗来看，单纯依靠正性肌力药物，仅仅着眼于暂时的症状改善，不能纠正心衰的病理生理变化，不能改善长期预后。

6.醛固酮拮抗剂

醛固酮可引起低钾和低镁导致自主神经失调，激活交感神经增加心肌重构，慢性心衰患者有继发性醛固酮增多现象，加用醛固酮拮抗剂可抑制醛固酮的不利作用，螺内酯是最常用的醛固酮拮抗剂，作用于远曲小管，排钠保钾，多与噻嗪类及伴利尿剂合用，临床试验表明，常规治疗基础上加用螺内酯，与安慰剂相比总病死率、住院率均明显降低，同时接受洋地黄和β阻滞剂治疗的患者疗效最明显。不良反应常见高钾血症和男性乳房发育。在使用了地高辛、利尿剂、ACEI、β阻滞剂治疗后，休息时仍有症状者可加用小剂量螺内酯，需注意的是治疗过程中应严密监测血清钾和肌酐。

7.血管扩张药物

血管扩张剂可改善心脏前后负荷，从而缓解心衰症状。根据心排血量有无降低，血管扩张剂的应用分为两类：①左心室充盈压显著增高，心排血量不变或轻度下降，表现为肺淤血者，给予静脉扩张剂。常用硝酸异山梨酯 10~20mg，每日 3~4 次；长效硝酸异山梨酯 20mg，每日 2 次；5-单硝酸异山梨酯 20mg，每日 2 次或 40mg 每日 1 次；②左心室充盈压增高，外周阻力增高，心排血量下降伴肺淤血者、同时给予静脉和动脉扩张剂。也可用兼有扩张动脉和扩张静脉作用的药物。如硝普钠、酚妥拉明及 ACEI 或 ARB，如卡托普利 6.25~12.50mg 每日 2 次；依那普利 5~10mg 每日 1 次；福辛普利 10mg，每日 1 次或氯沙坦 50~100mg，每日 1 次。由于应用 ACEI 治疗心衰除了其扩管效应外，尚有更为重要的治疗作用，已取代了扩血管药在心衰治疗中的地位。对于不能耐受 ACEI 的患者可考虑应用小静脉扩张剂硝酸异山梨酯和扩张小动脉的α受体阻滞剂酚妥拉明等。老年心衰患者在使用血管活性药物包括静脉或动脉扩张剂时，易导致血压降低，尤其是直立性低血压，应加以注意。

8.其他

如运动训练、双心室同步起搏治疗等。运动训练适合于所有能参加活动的稳定的非住院心衰患者，应与药物治疗联合进行。

五、顽固性及难治性心力衰竭

一些心衰患者尽管应用了最佳治疗方案症状不能改善，不能进行日常活动，需反复或长期住院治疗，甚至需要机械循环支持，持续静脉应用正性肌力药物治疗，这些患者又可分为顽固性及不可逆性心衰。顽固性心衰是指经各种治疗，心衰不见好转，甚至还有进展者，但并非指心脏情况已至终末期不可逆转者。对这类患者应努力寻找潜在的原因，并设法纠正，如风湿活动、感染性心内膜炎、贫血、甲状腺功能亢进、电解质紊乱、洋地黄类过量、反复发生的小面积的肺栓塞等，或者患者是否有与心脏无关的其他疾病如肿瘤等。同时调整心衰用药，强效利尿剂和血管扩张制剂及正性肌力药物联合应用等。对重度顽固水肿也可试用血液超滤。不可逆心衰患者大多是病因无法纠正的，如扩张型心肌病、晚期缺血性心肌病患者，心肌情况已至终末状态不可逆转，首选心脏移植。

六、慢性舒张性心力衰竭

老年人常见舒张性心衰，约有 30%有充血性心衰症状的患者射血分数正常或轻度降低，舒张性心衰病死率较收缩性心衰低，年病死率在 5%~12%，二者具有不同的临床表现和治疗，区别收缩性心衰和舒张性心衰是正确治疗的基础。舒张性心衰老年人比较多见，是由于心室舒张期松弛能力受损和充盈受限，表现为心室充盈压增高，肺静脉或体循环静脉淤血和心室充盈减少，致心排血量降低，见于限制性心肌病、高血压。很多患者收缩性和舒张性心衰共存，例如冠心病，既可以因心肌缺血坏死、心肌细胞减少，使收缩力减弱；心室舒张功能减退则由于慢性心肌缺血纤维化致顺应性降低所致，左心室舒张末压力增加，继而造成肺循环高压，肺部淤血。单纯舒张性心衰临床特点为心肌显著肥厚、心腔大小正常、射血分数正常、左心室舒张期充盈降低。

1.病理生理

心脏的舒张功能包括心室肌弛缓和心室顺应性两部分，前者是主动耗能过程，包括舒张前期、等容舒张期、心室快速充盈期，由于心肌 ATP 不足或钙超载，心肌复及时钙复位延迟，肌球肌动蛋白解离困难导致心肌舒张障碍。主动舒张功能障碍原因多为 Ca^{2+} 不能及时地被肌质网回收及泵出胞外，因为这两种过程均为耗能过程，所以当能量供应不足时，主动舒张功能即受影响。如冠心病有明显心肌缺血时，在出现收缩功能障碍前即可出现舒张功能障碍。后者引起的舒张功能不全则是由于心室肌的顺应性减退及充盈障碍。心室顺应性是指心室在单位压力变化下的容积改变，是被动过程，而心室僵硬度则是指单位容积变化引起的压力改变，与心室顺应性互为倒数。这一类病变将明显影响心室的充盈压，当左心室舒张末压过高时，肺循环出现高压和淤血，即舒张性心功能不全，此时心肌的收缩功能尚可保持较好，心排血量无明显降低。心包狭窄、心内膜增生、纤维化、限制性心肌病、高血压、淀粉样变等均可导致心室顺应性下降，影响舒张功能。

2.临床表现

①有引起舒张性心衰的病因，如高血压、冠心病、肥厚型心肌病、瓣膜性心脏病、糖尿病性心脏病、缩窄性心包炎、限制性心肌病；②有心衰的症状和体征，如劳力性呼吸困难、阵发性夜间呼吸困难、水肿等；③无心脏明显扩大；④左心室射血分数正常或轻度减少；⑤舒张期心室内压力升高或心室充盈受限。

3.诊断

欧洲舒张性心衰研究组建议有上述临床表现②、④、⑤条者即可诊断舒张性心衰，用于辅助诊断的检查主要是超声心动图。

非侵入性检查：①超声心动图为评价心脏舒张功能的有效方法，常规测量的三个指标是：二尖瓣血流频谱、肺动脉血流频谱、多普勒血流描记及组织成像。二尖瓣血流频谱可通过 E/A 比值判断心室舒张功能。E 峰指舒张早期最大峰值血流速度，降低表示舒张早期功能障碍，A 峰指舒张晚期最大峰值血流速度，A 峰增高见于高血压、冠心病，A 峰降低表示左心室顺应性降低。心室弛缓障碍时 E/A 值倒置<1，左心室顺应性降低左心房压代偿性升高，可使早期舒张充盈正常，E/A>1，即假正常化，表示心室弛缓功能和顺应性均降低。左心室顺应性严重降低见于晚期，心房充盈明显下降甚至消失，E/A>1或呈单峰样改变。肺静脉血流频谱可区别正常充盈和假性正常化充盈，多普勒血流可用于评估左心室充盈压，多普勒组织成像则能评价心肌弛缓功能；②磁共振成像可通过标记特定心肌测量心脏收缩和舒张时运动，测量心室舒张早期充盈，从而评估心室弛缓速率和程度。侵入性检查：心导管检查测量心室压力与容量是评价左心室舒张功能的"金标准"，但由于其有创性，常不易被接受。

4.治疗

舒张性心功能不全由于心室舒张不良使左心室舒张末压（LVEDP）升高，而致肺淤血，多见于高血压和冠心病，但这两类患者也还可能同时存在，收缩功能不全亦使 LVEDP 增高，何者为主有时难以区别。如果客观检查 LVEDP 增高，而心室不大，射血分数正常则表明以舒张功能不全为主。最典型的舒张功能不全见于肥厚型心肌病变。心衰症状出现前数年即可有心室舒张功能障碍，因此早期诊断舒张功能异常很重要，治疗的原则与收缩功能不全有所差别，以针对病因治疗为主，其他的治疗原则有：①应用静脉扩张剂和利尿剂降低前负荷以减轻肺淤血和降低升高的左心室舒张末期压，但不宜过度，以免心排血量减少；②不用正性肌力药物和动脉扩张剂；③维持窦性心律非常重要，应尽量转复并维持窦性心律以免心排血量减少；④改善左心室弛缓，松弛心肌可用钙拮抗剂；⑤逆转心肌肥厚，改善舒张功能可选用 ACEI、钙拮抗剂和β阻滞剂。

β阻滞剂改善心室舒张功能主要是依赖其减慢心率的作用，并不是直接改善心肌弛缓功能及顺应性，近年发现β阻滞剂可逆转左心室肥厚，适用于合并高血压、冠心病、房性或室性心律失常的舒张性心衰患者。钙离子拮抗剂能改善心肌弛缓增加舒张期充盈，降低钙超载，减少心脏后负荷，地尔硫类还能减少心率，改善充盈，是肥厚型心肌病治疗的一线药物。ACEI 和醛固酮拮抗剂，防止神经内分泌过度激活改善心肌纤维化，改善心肌顺应性。ACEI 和 ARB 除降低血压外还直接作用于心脏局部 RAS 对于逆转左心室肥厚、改善心肌弹性有重要作用。临床试验证实 ACEI 比其他降压药物能更有效地减轻左心室肥厚。醛固酮拮抗剂可改善心肌的弹性，可能与其作用于成纤维细胞有关，一项大型临床试验证实螺内酯有抗纤维化作用。地高辛不用于舒张性心衰患者，除非患者合并有心室率快的心房颤动。发生心房颤动后应尽快转复窦律，电转复效果好，预防复发可用β阻滞剂或胺碘酮。

七、急性心力衰竭

急性心力衰竭是心脏短期内舒缩功能障碍导致心搏量急剧下降，体循环和肺循环急性淤血，组织灌注不足的临床综合征。发病急，进展迅速，代偿机制不能及时调节，慢性心衰常见的一些症状和体征并不出现。急性心衰以急性左心衰竭常见，表现为急性肺水肿，重者出现心源性休克，急性右心衰竭少见，病因主要是急性右心肌梗死和大块肺栓塞，某些诱因可促发慢性心力衰竭患者心功能急剧损害而出现急性心衰的症状和体征。

1.急性左心衰竭

常见于急性弥漫性心肌损害如急性心肌梗死、心包炎，急性容量负荷过重如急性瓣膜反流、室间隔穿孔、高血压心脏病血压急剧升高、原有心脏病的基础上快速心律失常或严重缓慢性心律失常、大量快速输血输液等，慢性心衰在某些诱因促发下也可出现急性左心衰。

主要的病理生理基础为心脏收缩力突然严重减弱，或左心室瓣膜急性反流，心排血量急剧减少，LVEDP 迅速升高，肺静脉回流不畅。由于肺静脉压快速升高，肺毛细血管压随之升高使血管内液体渗入到肺间质和肺泡内形成急性肺水肿。肺水肿早期可因交感神经激活，血压可升高，但随着病情持续进展，血管反应减弱，血压逐步下降。

（1）症状。主要有呼吸困难和急性肺水肿，急性肺水肿是由于肺毛细血管楔压急剧升高，血浆渗入肺间质及肺泡内引起的严重呼吸困难，呼吸频率常达每分钟 30~40 次，强迫坐位、面色灰白、发绀、大汗、烦躁，同时频繁咳嗽，咳粉红色泡沫状痰。

（2）体征。听诊双肺满布湿啰音和哮鸣音，肺动脉瓣区第 2 心音亢进，心尖第 1 心音低钝，可有舒张期奔马律。

（3）治疗。尽快缓解缺氧，改善呼吸困难，去除病因，如急性心肌梗死者及时行血运重建术。①纠正缺氧，除使用去泡沫剂高流量吸氧外，如需要可应用机械通气改善缺氧。减少肺血容量，降低肺循环压力。患者取坐位，双腿下垂，以减少静脉回流；②应用吗啡 5~10mg 静脉缓慢注射，不仅可以使患者镇静，减少躁动所带来的额外的心脏负担，同时可反射性扩张外周动脉及容量血管，改善心脏前后负荷，必要时间隔 15min 重复 1 次，共 2~3 次。年老者因肺肝肾功能减退需慎用或减量使用；③应用快速利尿剂可减少血容量降低心脏前负荷缓解肺淤血。呋塞米 20~40mg 快速静脉注射，10min 内起效，疗效可持续 3~4 小时，4h 后可重复 1 次。除利尿作用外，本药还有静脉扩张作用，有利于缓解肺水肿；④血管扩张剂，硝普钠、硝酸甘油或酚妥拉明静脉滴注：硝普钠为动、静脉血管扩张剂，静脉滴注后 2~5min 起效，一般剂量为 12.5~25.0μg/min 滴入，根据血压调整用量，维持收缩压在 100mmHg 左右；对原有高血压者血压降低幅度（绝对值）以不超过 80mmHg 为度，维持量为 50~100μg/min；硝普钠含有氰化物，用药时间不宜连续超过 24h；硝酸甘油能扩张小静脉，降低回心血量，使 LVEDP 及肺血管压降低，患者对本药的耐受量个体差异很大，可先从 10μg/min 开始，然后每 10min 调整 1 次，每次增加 5~10μg，以血压达到上述水平为度；酚妥拉明为辽受体阻滞剂，以扩张小动脉为主，静脉用药以 0.1mg/min 开始，每 5~10min 调整一次，最大可增至 1.5~2.0mg/min，监测血压同前；⑤增强心肌收缩力，应用正性肌力药物。可考虑用毛花苷 C 静脉给药，最适合用于有心房颤动伴有快速心室率并已知有心室扩大伴左心室收缩功能不全者。首次可给 0.4~0.8mg，2 行后可酌情再给 0.2~0.4mg。对于急性心肌梗死，在急性期 24h 内不宜用洋地黄类药物；二尖瓣狭窄所致肺水肿洋地黄类药物也无效。后两种情况如伴有心房颤动快速室率则可应用洋地黄类药物减慢心室率，有利于缓解肺水肿。

2.急性右心衰竭

急性右心衰竭常见于广泛右心室梗死和急性肺栓塞，右心室梗死常见于下壁和后壁，可出现低血压、颈静脉怒张、肝大等体征，常可闻及右心室舒张期奔马律。老年人常见于长期卧床深静脉及右心房血栓脱落引起的急性肺动脉栓塞。

（1）症状。突发性呼吸困难，胸痛伴咯血，部分患者出现晕厥。

（2）体征。低血压、颈静脉怒张、肝大，心浊音界向右扩大，心前区可闻及奔马律。

（3）辅助检查。血 D-二聚体升高，血气示 PaO_2 降低，心电图示右束支传导阻滞，SI、QII、TIII，螺旋 CT 示肺动脉充盈缺损，肺动脉造影示血管内充盈缺损，肺动脉截断。

（4）针对心梗和肺栓塞的治疗。如补液、溶栓抗凝等，休克应使用血管活性药物及正性肌力药物。

（李升金）

第四节　老年心房颤动

心房颤动简称房颤（AF），是指规律有序的心房电活动消失，代之以快速无序的心房颤动波，导致心房的泵血功能下降或者紊乱，进而引起心室不规则的反应。是一种常见的心律失常，它的发生率仅次于期前收缩。据统计，房颤总体人群发病率为 0.4%~1.0%。我国年龄在 30 岁至 85 岁的人群中房颤的发生率约为 0.77%，其中 65 岁至 85 岁的老年患者所占比例约为三分之二。其发生率与年龄呈正相关。房颤主要的病理生理改变为：心脏节律紊乱、心脏泵血功能下降、心房附壁血栓形成。其引起的多种临床表现对老年人的健康造成了严重的影响，生活质量也随之下降，所以，将其作为现今老年患者心血管疾病的焦点进行研究非常有必要。

房颤多发生于具有器质性心脏病基础的患者，也有一部分原因不明，可见于正常人。对其进行探讨可总结为三方面：①各种类型的基础心脏病；②全身性疾病；③不伴有其他疾病的孤立性房颤（又称特发性房颤）。老年人房颤发生的原因有很多种，较为常见的有：高血压心脏病、冠心病、肺心病、风湿性心脏病、瓣膜病变、病窦综合征、心肌病、甲状腺功能亢进等。除上述以外，特发性房颤也不少见。

房颤所带来的临床不良后果主要有两个：①心脏功能下降、心力衰竭；②附壁血栓脱落导致栓塞形成，尤其是脑血管栓塞。心脏功能下降的机制是房颤发生时，心室律不规则，且多数为快速的心室率，心房的贮血功能及辅助泵血功能下降甚至丧失，尤其是心功能已经减退的老年人，房颤会加重其心功能的进一步恶化。另一方面，心衰也是诱发房颤产生的一个重要因素，两者密切相关，互相影响。当房颤发生时，心房内的血流动力学紊乱，再加上心房的收缩力下降，血流瘀滞，易于形成附壁血栓，栓子一旦脱落，跟随血液循环到达身体其他部位，造成血管堵塞，形成栓塞。目前我们对于房颤形成的机制尚未完全明确，现有的多种假说都有待通过试验或临床研究去论证，机制的不确定也影响了目前对房颤的治疗。虽然我们仍旧在积极探索房颤的所有发生机制，但目前在有关对房颤的药物及非药物治疗方面，已采用一些切实可行的方法并取得一定的进展。目前临床上常用的治疗手段包括：Ia（奎尼丁、普鲁卡因等）、Ic（普罗帕酮）和Ⅲ类（胺碘酮、伊布利特）抗心律失常药物、直流电转复。临床研究数据显示，在复律后的窦性节律维持方面，胺碘酮的有效率比奎尼丁更高，致心律失常发病率较低，并且不增加病死率，特别适用于有基础器质性心脏病的患者。在对心室率的控制方面，一线药物多采用钙离子拮抗剂如地尔硫䓬、维拉帕米以及β受体阻断药，一般不用地高辛。一些中成药比如参松养心胶囊、稳心颗粒等在临床中也有一定的疗效。在非药物治疗方面，射频消融、起搏治疗、外科手术等新的治疗方法也在不但探索完善中。抗凝治疗也是房颤治疗中的重点，为防止出现栓塞并发症，在房颤复律前三周及复律后四周建议抗凝治疗，高危人群的预防性抗凝应使用华法林或者新型口服抗凝剂（NOACs），抗血小板药物如阿司匹林效果较差。

一、病因

在近一个世纪里，人们对房颤的发病机制进行了大量的研究试验。主要涉及以下两个方面：房颤的触发因素，房颤发生及维持的基质。以下几种假说被先后提出：①心房内存在异位起搏点，其反复发出高频率的激动；②同时有多个激动产生点存在；③激动形成环形折返；④激动被分成多个微形折返。

一些电生理学研究进而发现，房颤律的维持需基于一定量地冲动波，冲动波的长短、心房不应期的时限、作为折返基质的心房大小，这些均对房颤产生影响。冲动波数量多时心房颤动波为细颤，转复为窦性心律难度较大。冲动波数量少时为粗颤，较容易转复为窦律。具有长波地冲动波在心房内环行折返较少，房颤难以持久易转复，而当冲动波的波长较短时，在心房内环形的折返波则较多，房颤持续时间较长。心房肌不应期时限短者，房颤持久不易转复，反之，不应期长者房颤心律恢复窦性的可能性大。一些药物如乙酰胆碱能使有效不应期缩短，从而导致房颤持久；而阿托品则与之相反，能使有效不应期延长，因而可缩短房颤的持续时间，使其易于转复。冲动波的折返是以心房肌作为折返基质的，心房大心肌细胞多，房颤可持久，心房小心肌细胞少，房颤难以持续。一些动物试验也可以印证这个结论，兔子等较小的动物心房易较小，在其身上诱发出房颤后一般难以持久。

在临床上有阵发性房颤和持续性房颤，通常是先以阵发性的房颤出现，然后转变持续性房颤。其可能原因是引起房颤的基础疾病加重，或者是房颤发生后心脏的电生理也随时变化，进而导致房颤持续存在。近期有人针对后一种理论提出"房颤引起房颤"的假说。研究者首先在山羊身上诱发出房颤，然后进一步观察发现，心房细胞的不应期随着房颤持续时间的延长而缩短，两者呈负相关，细胞不应期时限愈短，房颤持续时间愈长。由于房颤引起了心肌细胞的电重塑，心房细胞上与复极相关的离子通道其组成发生改变，从而缩短了心房细胞的有效不应期。而这种电生理改变又可作为房颤持久的基础。

房颤是最常见的心律失常之一。它具众多病因，也可以作为许多疾病的临床表现，包括心脏病和全身性疾病。心脏病包括高血压心脏病、冠心病、肺心病、心肌病、心包炎、瓣膜病、病态窦房结综合征和预激综合征及心脏肿瘤、心脏手术后等。全身性疾病如脑血管病、各种原因的发热、甲状腺功能亢进、肺栓塞、肺炎、电解质紊乱、情绪变动、药物作用、低温、外伤、电击等。也有少数情况房颤发生在不伴有心脏疾病或其他疾病的正常人身上，即孤立性房颤或特发性房颤。

除外上述各种情况以外，还要结合考虑以下两种因素。

（1）第一个因素是年龄。年龄通常被认为是心房颤动的重要危险因素。Furberg 等人纵向追踪并观察了 5201 名年龄大于 65 岁的居民，记录分析关于冠心病和卒中的危险因素并对房颤的发病情况进行统计，数据显示，在其中的 2941 名女性中，房颤的发病率为 4.8%。在剩余的 2210 名男性中，发病率为 4.2%。如果将研究的人群按年龄分为三个组，分别为 65 岁至 69 岁组、70 岁至 79 岁组及 80 岁以上组进行统计，女性的三个年龄组房颤的发病率依次是 2.8%、5.9% 和 6.7%，男性的发病率则依次为 5.9%、5.8% 及 8.0%。通过上述数据可以得出结论：随着年龄的增长，房颤的发病率上升，尤其是女性的统计学差异更为明显。与此同时，临床实践中还能发现，在诸如冠心病、肺心病、瓣膜病、房间隔缺损、甲亢，冠脉搭桥手术等可诱发房颤的疾病中，随着患者年龄增长，其房颤的发病率亦随之上升。有些学者认为老年人机体衰老导致窦房结发生退行性改变，窦性心律的稳定性下降，更容易发生房颤。而且，随着年龄增大，心房肌细胞发生萎缩改变，心房电生理激动被分为多个微折返，这也可导致房颤的发生及持续存在。

（2）第二个因素是心力衰竭。房颤在具有心力衰竭的患者中易发生、难转复。心肌收缩力减弱可加重心室的压力负荷（后负荷）和容量负荷（前负荷），导致充血性心力衰竭。临床观察中发现，患有心血管疾病且伴临床表现的老年人群中，心房颤动的发生与心力衰竭具有最显著的相关性。发生充血性心力衰竭时，左心房慢性增大，房颤复律的难度会加大，且复律后窦性心律也难以维持较长时间。另一方面，房颤时心房作为辅助泵的功能明显下降甚至丧失，使原有的心功能不全程度加深，从而显现心力衰竭的症状和体征。

房颤对人类的健康具有严重的危害性，随着年龄增长，其发病率急剧上升，以下就几种老年人发病常见病因做简要概述。

1.冠心病

在最近的数十年，研究发现冠状动脉粥样硬化性心脏病导致房颤发生在，在房颤所有病因中所占的比例逐年升高。这和冠心病的患病率增加及世界人口老龄化相关。但是，冠心病的临床表现中房颤并不多见。国内外的冠脉造影相关数据显示，房颤的发生概率在冠状动脉狭窄明显的患者中并不是太高。据 Gamenron 等报道，冠脉外科研究（简称 CASS）登记的 18343 名患者中仅 116 名（0.6%）发生了房颤，这些患者均经经冠脉造影证实确诊冠心病。瑞金医院有关房颤和冠心病关系的数据分析则显示，在 136 名存在冠脉病变但未发生心肌梗死的患者中，伴发房颤的有两名，比例约 1.5%；在 157 名存在冠脉病变且发生了心梗的患者中，有 6 例存在房颤，比例约 3.8%。即使对于急性心肌梗死的病人，各机构所统计的房颤发生率也不过为 7% 至 16%。发病率和病因的概念并不相同。以上数据说明，尽管冠心病是心房颤动最多见的病因，然而，冠心病患者心房颤动的发病率却不高。临床上经常将患有房颤的老年人确诊为冠心病，有些时候是不恰当的。根据黄永麟等人报道研究的 218 名老年房颤患者中，冠心病是其病因的占 123 例，比例为 56.4%。但经对其病历进行查阅及审核后发现，其中仅 45 例（36.6%）患者能够达到冠心病的临床诊断标准。沈瑾等人报道的 26 名老年房颤患者的临床病理对照研究中，生前被诊断为冠心病的共 19 例，其中 11 例经尸检证实冠状动脉狭窄程度大于三级，而剩余 8 例经尸检后并不能诊断为冠心病，其中有 6 例病理上无法明确房颤的发病原因。综上所述，患有房颤的老年人其发病原因有时会一时难以明确，这种时候我们不应该随意归因为冠心病，会导致其他重要的病因诊断被遗漏，甚至延误治疗。近 20 年来随着大量的冠脉搭桥手术开展，发现其与房颤的发生也具有一定的关联性。欧美国家此类手术已较为普及，近年来的相关报道也逐年增加，在国内部分地区冠脉搭桥术也已逐渐开展，所以临床医生对其与房颤发生的关联性也应有所了解。目前认为，心房颤动是冠脉搭桥手术的术后常见并发症之一。发病率约 5% 至 40% 之间。且发病率与患者的年龄呈正相关关系。据统计分析，小于 65 岁的患者发病率为 17.6%，65 岁至 74 岁之间的患者发病率为 33.5%，75 岁以上的患者发病率达 46.3%。另外还发现，β受体阻断药的停服可导致房颤的发生，这种继发于冠脉搭桥术后的房颤一般短暂持续，多数可以复律，但同时也存在并发脑卒中的风险。治疗上可采用地高辛、维拉帕米、β受体阻断药等治疗。术后服用β受体阻断药可发挥预防房颤发生的作用。除以上两种因素外，目前尚未发现其他明确的相关因素。

2.孤立性房颤

孤立性房颤（即特发性房颤）在临床上及病理检查方面均难以找出明确病因。据国外文献研究，约 6% 至 15% 的房颤患者在对心脏检查后未发现异常情况，也不存在会导致房颤发生的全身性疾病，这类患者在老年男性中较为多见。其安静状态下的心室率多在 100 次/分以下，且其房颤多为阵发性房颤。在对他们进行的多年连续追踪检查中也没有出现心房增大或者心力衰竭表现。国内据黄永麟等人统计，60 岁或者以上的老年患者孤立性房颤发生率为 2.8%，小于 60 岁的患者其发生率为 2.4%。在沈瑾等研究的 26 名老年房颤患者中，至少 6 例在病理上没有发现确切的相关原因。美国 Framingham 研究选取了 5209 名（男性 2336 人，女性 2873 人）年龄在 30 岁至 62 岁之间的居民，进行长达 30 年的追踪调查发现，有 193 名男性居民发生了房颤，其中孤立性房颤 32 人（16.6%）；而女性居民中有 183 名发生房颤，孤立性房颤占 11 人（5.6%）。还同时发现，孤立性房颤患者并发卒中的风险约 28.2%，无房颤者为 6.8%。以上说明孤立性房颤的远期预后较差，一旦发现需尽早干预。然而有人从其他方面也提出了观点，Furberg 等根据美国"心血管健康研究"的资料数据指出，房颤在老年人群中的发生率男性为 6.2%，女性 4.8%，而如果将老年人分为①存在临床心血管疾病者；②存在亚临床心血管异常者；③无以上两种情况者三组，其房颤的发病率分别是 9.1%、4.6% 及 1.6%。可以看出，第三组的老年人群中房颤的发病率非常低，孤立性房颤这一概念是否有存在的必要，其临床意义有多大，值得人们思考。

3.慢一快综合征

是病窦综合征（病窦）的一种常见类型，表现为在缓慢性心律失常的基础上伴发快速性心律失常如房扑、房颤、室上速等。根据 Kulbertus 等报道，对年龄大于 50 岁的人群进行心血管相关检查，发现其病态窦房结综合征的发病率为 0.17%，也有电生理学者进行统计得出，目前安装起搏器的患者中病窦所占的比例为 50%至 55%，较以往数值 6.3%至 24.0%要高，这说明病窦发病近年逐渐增加，另一方面也说明大家对病窦的认知在提高，检出率上升。据 Suton 及 Kenny 的报道，总数为 958 名病态窦房结综合征的患者，有 79 例在其明确诊断时合并有房颤，表明病窦伴发房颤的发病率为 8.2%。在临床工作中老年病窦患者并不少见。病窦的病因涉及多种病变及因素，首先是外在性的，比如某些抗心律失常药物如洋地黄、乙酰胆碱等可抑制窦房结功能、高血钾、颈动脉窦过敏、缺氧状态等。窦房结本身没有病理改变，当上述这些外在因素去除以后，缓慢型心律失常可恢复，这种情况称之为可逆性病窦。与此相对，不可逆性病窦多由机体内在病因所致的，最常见的是冠心病，其他病因有心肌炎、心肌病、感染、外伤、手术创伤、甲减、窦房结退行性病变等易可导致窦房结的功能减退。病窦综合征中发生心动过缓时心房的异位激动增强，易发生房早。如果心房及房室交接区存在生理病变或者解剖异常，则会延长房室传导时间。于是房性期前收缩可诱发反复激动激动造成房颤或其他房性快速性心律失常。另外，当房颤复律后如果出现长时间的窦性停搏，则需警惕病窦综合征的存在。

4.肺心病

肺心病患者常可发生短暂的室性或室上性心律失常。其中房性期前收缩、房性紊乱性心律及房颤是最常见的室上性心律失常。肺心病的患者并发房颤的比例约为 4%~5%。肺心病是老年患者常见疾病，所以肺心病引起的房颤在临床较为多见。其发病原因常见于以下几种：肺功能下降时引发呼吸衰竭，缺氧状态及二氧化碳的潴留进而导致呼吸性酸中毒；由各种原因引起的过度换气，体内二氧化碳排出过多，血碳酸浓度下降，导致血的酸碱度升高，形成呼吸性碱中毒；并发于代谢性低钾低氯性碱中毒；情绪焦虑紧张，或者支气管舒张剂的过度应用，导致肾上腺素分泌过多，这会提高发生快速型心律失常的风险。并发于肺心病的房颤一般呈短暂性的，随着呼吸功能的改善，多数能够自行消失。沈瑾等进行的临床病理对照显示，在 26 名房颤患者中有 2 名可确诊为肺心病。其生前存在的房颤均为阵发性，而非持续性。所以，合并房颤的肺心病患者，应将改善呼吸功能作为治疗的重点，当肺通气换气功能好转后房颤仍未转复者，可考虑采用药物治疗或者其他方式干预。特别需注意，肺心病患者应谨慎应用洋地黄制剂。

5.风湿性心脏病（风心病）

过去来说，风湿性心脏病是导致房颤发生最主要的病因，在现在其依然是年轻患者发生房颤最为重要的病因。二尖瓣的病变与房颤的发生关系密切。且患者年龄的增加和风心病的进展程度，与房颤的发病率呈正相关。根据目前行瓣膜病手术治疗的人群数据统计分析，二尖瓣关闭不全患者发生房颤的风险为 75%，二尖瓣狭窄的患者其发生房颤的风险较低，为 41%。而主动脉瓣病变诱发的房颤患者比例非常少，如果发现其同时合并房颤存在，则应警惕是否还存在以下两种可能：其一，同时存在二尖瓣的相关病变，建议进一步检查明确；其二，如果的确没有发现二尖瓣病变的依据而只存在主动脉瓣病变，则需排除心力衰竭及其他潜在的心脏疾病或全身性疾病。

6.甲状腺功能亢进（甲亢）

房颤可作为甲状腺功能亢进的临床症状之一，有时亦是其首发症状。患有甲亢患者并发房颤的概率为 12% 至 18% 左右。且发病年龄与房颤的发病率呈正相关趋势，遇到患有房颤的患者尤其是老年人，建议同时排除甲亢存在的可能。

二、老年房颤对心功能的影响

心房颤动和心力衰竭的发病率均随着年龄的增长而增加，可导致对老年人的生活质量下降。据 Framingham 相关研究数据，普通人群中心力衰竭（心衰）的平均发病率为1%，但在八十岁岁以上的老年人中的发病率则大于 10%。而根据美国最近的统计数据显示，40 岁以上人群的房颤发病率为 2.3%，65 岁以上人群的房颤发病率为 5.9%。65 岁至85 岁的老年房颤患者在所有房颤患者中所占的比例达 70%。流行病学研究表明，心房颤动与心力衰竭往往是并存的，两者之间存在着一定的关联。当发生房颤时，原本代偿状态的左心功能不全可进展为失代偿状态，反之，心力衰竭也会诱发心房颤动。心房颤动和心力衰竭之间互为因果，房颤会导致心功能下降这是毋庸置疑的。相对于无房颤存在的老年患者，患有慢性房颤的老年人其左心功能明显减低，运动耐量也相对较差。Aronow等人选取了 1699 名老年人，其中包括 254 名慢性房颤患者，对其进行心脏多普勒超声心动图检查。评定标准为左心室射血分数低于 50% 者为异常结果。具有慢性房颤的患者中射血分数异常的比例为 48%，而正常窦性心律者其比例仅占 19%，两者相差较大。此外，房颤患者中发生左心房增大及左室壁增厚的概率也较高。Ueshima 等整合多种数据对慢性老年房颤患者的运动能力进行分析，这些数据包括：症状、限制性运动平板试验、心脏超声检查、呼吸气体交换分析等。得出的结论为：房颤组的平均最快心率高于同龄对照组，但最大摄氧量较对照组则明显降低，由此推断，房颤患者平均心率可代偿性升高，但并不能完全逆转其功能的减退。另外，孤立性房颤患者的最大氧摄取比同龄者的预期值低 20%，也说明房颤患者运动耐量的下降可导致其血流动力学异常。Daoud 等人选择了一些房颤行射频消融形成完全性房室传导阻滞的患者，在他们进行心室起搏时对其心功能进行观察，分别以规律及不规律的速率对右心室进行心尖起搏，结果发现，与规则起搏相比，不规则起搏的心排血量要降低 12%，且这种差距在起搏后 2 分钟既能体现出来，这也可以印证心律的不规则可损害心功能。假如不能有效控制心室率，心房颤动也会损伤左室收缩功能，引起明显的心力衰竭，甚至可能在没有器质性心脏病的情况下发生。

三、治疗

如果慢性心房颤动持续超过一年，在心室率较慢且稳定（70 次/分左右）、患者无临床症状、心功能 I 级（NYHA 分级）的情况下，严密观察病情的基础上，可不用抗心律失常药物治疗或者复律，新近出现的房颤如果持续长达几个月，心室率高于 110 次/分，并伴有胸闷、心慌、烦躁等症状，或者具有心功能不全明显表现时，可静脉缓慢注射毛花苷 C（西地兰），一般首次剂量不超过 0.4mg，老年人剂量宜小，多数患者在用药后心率可减慢或者转复为窦性心律，如果首次静脉注射后效果不好，心室率仍旧较快，可间隔 30 分钟内再给予 0.2mg 静脉推注。有效后可继续口服地高辛 0.125~0.250mg/d 治疗维持病情。根据北京医院对 387 例房颤患者统计，在其房颤发作时给静脉注射毛花苷 C 治疗，约 75% 的房颤可在 24 小时内转复为窦律。也可待心率减慢后应用胺碘酮、奎尼丁等药物转复，但需注意不良反应，老年人谨慎用药。对于快速房颤患者心率大于 120 次/min 可静脉给予地尔硫草治疗，心率下降有利于转复窦性心律，剂量按 0.25mg/kg 计算，一般成人剂量首次 10~20mg，老人应酌情减量 5~10mg 溶于生理盐水 20min 内缓慢静脉注射，注射后 15min 心率仍未下降或下降不到 20% 时可再次静脉注射 1 次，以后可 5~10mg/行静脉滴注维持 8~12h，待心率降到稳定水平后，仍应继续口服地尔硫草 30mg，一日 2 或 3 次。美国对于 1300 例房颤患者进行临床实验，结果表明，地尔硫草在控制房颤室率方面效果比维拉帕米作用明显，且负性肌力的作用更小，服用更安全，在老年房颤患者来说用药仍需谨慎。以下情况禁用：低血压、严重心功能不全、心肌损害导致的心源性休克、房室传导阻滞。

另外，抗凝在房颤的治疗中也意义重大。老年非瓣膜病性房颤（NVAF）患者如果合并有以下情况：未控制的高血压、一过性脑缺血发作（TIA）、糖尿病、冠心病、慢性心功能不全，其发生脑卒中的风险显著提高，应考虑积极抗凝（华法林）或者抗血小板治疗预防血栓形成，甚至抗凝剂或者抗血小板治疗贯穿其终身。1989 年的哥本哈根房颤患者阿司匹林和抗凝剂研究（AFASAK），将 1007 名 NVAF 患者随机分为 3 组，分别为结晶化华法林治疗组（335 人）；阿司匹林治疗组（336 人）；安慰剂治疗组（336 人），每组至少连续服药半年以上，观察结晶化华法林和阿司匹林对脑卒中发病率的影响。结果发现，前者脑卒中发病率比安慰组低 71%（P<0.05）。而后者仅比安慰剂组低 18%（P<0.05）。

欧美一些研究机构随机对照临床试验进行分析得出，结晶化华法林组栓塞事件的发病率平均比安慰剂组低 64%。虽然口服抗凝剂的效果明显高于阿司匹林，但其并发出血的风险更高，对于抗凝有效剂量的掌握可以降低出血的风险。目前我们采用国际标准化比值（INR）来评估口服华法林治疗期间的出血风险，INR 值高于 3.5 时出血倾向加大；INR 值小于 2 时高凝状态易形成血栓，INR 值介于 2 至 3（平均 2.5）时，能够达到抗凝效果，且可以有效避免严重出血事件的发生。服药时先给予初始剂量，一般不超过 3mg/d 顿服（老人剂量应偏小），服药后 72 小时左右药效可达顶峰，因此可在服药后第 3 天复查 INR 值，根据 INR 值水平调整华法林剂量，一般目标值为 2~3，若患者情况平稳，无出血倾向及其他不良反应，可保持维持剂量，每 2 周复查一次 INR 值，稳定者可一月监测一次。服用华法林须严格掌握其用药指征，合并以下情况者不宜服用：难以控制的高血压或者糖尿病、半年以内发生过 TIA、心功能Ⅱ级（NYHA）以上、心肌梗死急性期、活动性消化性溃疡、胃肠道出血史、近期拟行手术者。

脑卒中在中国的发生率比冠心病明显要高，对老年非瓣膜病性房颤并发脑卒中的防治是亟待解决的问题。目前国内大多数情况下较少采用口服华法林预防脑卒中，主要是担心严重出血不良反应，所以仍旧采用口服阿司匹林（50~15mg/d）来预防老年人脑卒中的发病，可达到一定效果。但从国外的相关统计数据来看，如能严格掌握适应证，在严密观察病情的基础上，在 INR 值指导下合理用药，华法林预防老年非瓣膜病性房颤并发脑卒中具有较好的效果。美国胸科医师协会第五届会议中推荐：对于服用华法林预防脑卒中的房颤患者，可根据年龄及是否有危险因素（如难以控制高血压、左心功能不全、冠心病，6 个月内无 TIA 发作等）来决定其服用剂量。年龄小于 65 岁且不伴有危险因素者，推荐服用阿司匹林 200m/d；年龄高于 65 岁者不论是否合并危险因素均推荐口服华法林防治脑卒中。其剂量应结合 INR 值及个体化差异来确定。

房颤的治疗尤其是老年房颤的治疗在全球范围内如今仍是具有挑战性，其中导管射频消融术（RFCA）是近年来心律失常治疗领域的研究焦点，在部分快速性心律失常中已成为一线治疗手段。老年房颤常同时合并有器质性心脏病，导致导管消融治疗的风险明显提高。目前较多采用的术式有：

1.肺静脉电隔离术

用于频繁发作且左房内径正常的阵发性房颤患者。其治疗阵发性房颤的成功率（随访半年以上）在 50%至 70%，手术主要并发症是肺静脉狭窄，发生率约为 1%。

2.肺静脉电隔离＋左心房峡部线性消融术

用于左心房增大的阵发性房颤患者，操作风险较高，统计数据显示其手术成功率为 91%。

3.三维标测系统指导下的左心房基质改良术手术

一般适用于持续性和永久性房颤，对于阵发性房颤也有效，成功率相对较高，而发生肺静脉狭窄的风险较低，但其导致心包填塞及栓塞发生的风险较高。其他还有一些尚未成熟的手术方法如局灶性消融、去迷走神经治疗等，目前还不适合作为房颤导管消融治疗的常规方法。

（李佳旎）

第十一章　血液学疾病

第一节　总论

血液病学（hematoloy）是以血液和造血组织为主要研究对象的医学科学的一个独立分支学科。血液系统是由造血组织和血液组成两部分组成，是机体内制造血液的整个系统。近年来医学检测技术进步较快，需要以发展的眼光对待血液病学现有的疾病诊断及治疗技术。

一、血液系统结构

（一）造血组织与造血功能

造血组织是指生成血细胞的组织。主要包括骨髓、胸腺、淋巴结、肝脏、脾脏、胚胎及胎儿的造血组织。

不同时期的造血部位不同，正常人体血细胞是在骨髓及淋巴组织内生成。造血细胞均发生于胚胎的中胚层，随胚胎发育过程，造血中心转移，出生前的造血分为三个阶段：①卵黄囊造血期始于人胚第 3 周，停止于第 9 周。卵黄囊壁上的血岛是最初的造血中心；②肝造血期肝脏造血始于人胚第 6 周，至第 4~5 个月达高峰，以红、粒细胞造血为主，不生成淋巴细胞。此阶段还有脾、肾、胸腺和淋巴结等参与造血。脾脏自第 5 个月有淋巴细胞形成，至出生时成为淋巴细胞的器官。6~7 周的人胚已有胸腺，并开始有淋巴细胞形成，胸腺中的淋巴干细胞也来源于卵黄囊和骨髓；③骨髓造血期开始于人胚第 4 个月，第 5 个月以后始成为造血中心，从此肝脾造血渐减退，骨髓造血功能迅速增加，成为红细胞、粒细胞和巨核细胞的主要生成器官，同时也生成淋巴细胞和单核细胞。淋巴结参与红细胞生成时间很短，从人胚第 4 个月以后成为终生造淋巴细胞和浆细胞的器官，其多能干细胞来自胚胎肝脏和骨髓，淋巴干细胞还来自胸腺。

刚出生时全身骨髓普遍造血，5 岁以后由四肢远侧呈向心性退缩，正常成人红骨髓主要见于全身扁平骨，肱骨及股骨近端骨髓中尚残留有红骨髓组织，其余为黄骨髓。黄骨髓平时无造血功能，但在生理需要时，黄骨髓、肝、脾、甚至淋巴结可恢复造血功能，称为髓外造血（extramedullary hemopoiesis）。

（二）造血细胞生成与造血调节

现已公认各种血液细胞与免疫细胞均起源于共同的骨髓造血干细胞（hemapoietic stem cell，HSC），自我更新与多向分化是 HSC 的两大特征。

血细胞生成除需要 HSC 外，尚需正常造血微环境及正、负造血调控因子的存在。造血组织中的非造血细胞成分，包括微血管系统、神经成分、网状细胞、基质及其他结缔组织，统称为造血微环境。造血微环境可直接与造血细胞接触或释放某些因子，影响或诱导造血细胞的生成。

调控造血功能的体液因子，包括刺激各种祖细胞增殖的正调控因子，如促红细胞生成素（erythropoietin，EPO）、集落刺激因子（colony-stimulating factor，CSF）及白细胞介素 3（IL-3）等，同时亦有各系的负调控因子，两者互相制约，维持体内造血功能的恒定。

可以根据表面抗原的特征来识别 HSC 髓系的祖细胞有 CD34，CD33 等抗原，淋巴系的祖细胞除 CD34 外，还有 CD38 和 HLA-DR 等抗原。多潜能 HSC 的表面有 CD34 抗原，但缺乏属于各系细胞特有的抗原（Lin 抗原）。现在了解到 CD34*细胞占骨髓有核细胞的 1%，在外周血中大约是 0.05%。

二、血液系统疾病的分类

血液系统疾病指原发（如白血病）或主要累及血液和造血器官的疾病（如缺铁性贫血）。血液系统疾病大致分类如下。

（一）红细胞疾病

缺铁性贫血、巨幼细胞性贫血、再生障碍性贫血、溶血性贫血、地中海贫血、自身免疫性溶血性贫血、药物性溶血性贫血、阵发性睡眠性血红蛋白尿、急性失血性贫血、慢性病贫血、血色病等。

（二）粒细胞疾病

白细胞减少症、粒细胞缺乏症、嗜酸性粒细胞增多症、中性粒细胞分叶功能不全（Pelger-Huet 畸形）、惰性白细胞综合征及类白血病反应等。

（三）单核细胞和巨噬细胞疾病

炎症性组织细胞增多症、恶性组织细胞病、噬血细胞综合征等。

（四）淋巴细胞和浆细胞疾病

恶性淋巴瘤（霍奇金淋巴瘤、非霍奇金淋巴瘤）、急性淋巴细胞白血病、慢性淋巴细胞白血病，多发性骨髓瘤、巨球蛋白血症、淀粉样变性、意义未明的单克隆免疫球蛋白血症等。

（五）造血干细胞疾病

再生障碍性贫血、阵发性睡眠性血红蛋白尿、骨髓增生异常综合征、骨髓增殖性肿瘤以及急性非淋巴细胞白血病等。

（六）脾功能亢进

（七）出血性及血栓性疾病

血管性紫癜、血小板减少性紫癜、凝血障碍性疾病、弥散性血管内凝血以及血栓性疾病等。

三、血液系统疾病的诊断

血液病具有许多与其他疾病不同的特点，这是由血液和造血组织本身的特点所决定的。由于血液以液体状态存在，不停地在心内循环，灌注着每一个器官的微循环，因此血液病的表现多为全身性。同时由于血液是执行不同生理功能的血细胞和血浆成分的综合体，并且与造血组织共同构造一个完整的动态平衡系统，血液病的症状与体征多种多样，往往缺乏特异性；实验室检查在血液病诊断中占有突出地位；继发性血液学异常比原发性血液病更多见，几乎全身所有器官和组织的病变都可引起血象的改变，甚至有些还可引起严重或持久的血象异常，酷似原发性血液病。

（一）病史采集

血液病的常见症状有贫血，出血倾向，发热，肿块，肝、脾、淋巴结肿大，骨痛等。对每一个患者应了解这些症状的有无及其特点。还应询问有无药物、毒物或放射性物质接触史，营养及饮食习惯，手术史，月经孕产史及家族史等。

（二）体格检查

皮肤黏膜颜色有无改变、有无黄疸、出血点及结节或斑块；舌乳头是否正常；胸骨有无压痛；浅表淋巴结、肝、脾有无肿大，腹部有无肿块等。

血液病的症状体征常隐匿或不典型，必须要结合实验室检查仔细鉴别。

（三）实验室检查

1.正确的血细胞计数、血红蛋白测定以及血涂片细胞形态学的详细观察是最基本的诊断方法，常可反映骨髓造血病理变化。

2.网织红细胞计数

反映骨髓红细胞的生成功能。

3.骨髓检查及细胞化学染色

包括骨髓穿刺液涂片及骨髓活体组织检查，对某些血液病有确诊价值（如白血病、骨髓瘤、骨髓纤维化等）及参考价值（如增生性贫血）。 细胞化学染色对急性白血病的鉴别诊断是必不可少的，如过氧化物酶、碱性磷酸酶、非特异性酯酶等。

4.出血性疾病检查

出血时间、凝血时间、凝血酶原时间、白陶土部分凝血活酶时间、纤维蛋白原定量为基本的检查。尚可做血块回缩试验、血小板聚集和黏附试验以了解血小板功能。

5.溶血性疾病检查

常用的试验有游离血红蛋白测定、血浆结合珠蛋白测定，Rous 试验，尿潜血（血管内溶血）；酸溶血试验、蔗糖水试验（阵发性睡眠性血红蛋白尿）；渗透脆性试验（遗传性球形红细胞增多症）；高铁血红蛋白还原试验（G6PD 酶缺乏）；抗人球蛋白试验（自身免疫性溶血性贫血）等以确定溶血原因。

6.生化及免疫学检查

如缺铁性贫血的铁代谢检查，自身免疫性血液疾病及淋巴系统疾病常伴有免疫球蛋白的异常、细胞免疫功能的异常及抗血细胞抗体异常。近年来已应用单克隆抗体对急性白血病进行免疫学分型。

7.细胞遗传学及分子生物学检查

随着现代科技的进步，尤其二代测序等高敏感高精度的检测技术更新了血液系统疾病的诊断。大部分的血液肿瘤已有明确的"DNA 指纹"，可以明确提示诊断、治疗及预后。如 BCR-ABL 基因提示慢性粒细胞白血病的诊断，并用作评价疗效。FLT-3 基因在急性髓系白血病中提示预后极差，并有靶向药物可一定程度上予以改善。NCCN 指南根据基因数据每年对血液肿瘤的诊断、预后分层等不断更新。

8.造血细胞的培养与测试技术

造血干细胞移植技术、CAR-T 等细胞技术成为血液领域的高端技术，现已成熟应用于临床。

9.器械检查

如超声波、电子计算机体层显像（CT）、磁共振显像（MRI）及正电子发射计算机体层显像（PET/CT）等对血液病的诊断有很大帮助。

10.放射性核素

应用于红细胞寿命或红细胞破坏部位测定、骨髓显像、淋巴瘤显像等。

11.组织病理学检查

如淋巴结或浸润包块的活检、脾脏活检以及体液细胞学病理检查。

淋巴结活检对诊断淋巴瘤及其与淋巴结炎、转移癌的鉴别有意义；脾脏活检主要用于脾脏显著增大的疾病；体液细胞学检查包括胸腔积液、腹水和脑脊液中瘤细胞（或白血病细胞）的检查，对诊断、治疗和预后判断有价值。

血液病的实验室检查项目繁多，如何从中选择恰当的检查来达到确诊的目的，应综合分析，全面考虑。

四、血液系统疾病的治疗

（一）一般治疗

包括饮食与营养及精神与心理治疗。

（二）去除病因

使患者脱离致病因素的作用。

（三）保持正常血液成分及其功能

1.补充造血所需营养

巨幼细胞性贫血时，补充叶酸和维生素 B_{12}；缺铁性贫血时补充铁剂。

2.刺激造血

如慢性再生障碍性贫血时应用雄激素刺激造血。

3.脾切除

切脾去除体内最大的单核-吞噬细胞系统的器官，减少血细胞的破坏与潴留，从而延长血细胞的寿命。切脾对遗传性球形红细胞增多症所致的溶血性贫血有确切疗效。

4.过继免疫

如给予干扰素或在异基因造血干细胞移植后的供者淋巴细胞输注（DLI）。

5.成分输血及抗生素的使用

严重贫血或失血时输注红细胞，血小板减少有出血危险时补充血小板。白细胞减少有感染时予以有效的抗感染药物治疗。

（四）去除异常血液成分和抑制异常功能

1.化疗

联合使用作用于不同周期的化疗药物可杀灭病变细胞。

2.放疗

γ射线、X射线等电离辐射杀灭白血病或淋巴瘤细胞。

3.诱导分化

我国科学家发现全反式维 A 酸（all-trans retinoic acid，ATRA）、三氧化二砷通过诱导分化，可使异常早幼粒细胞加速凋亡或使其分化为正常成熟的粒细胞，是特异性去除白血病细胞的新途径。

4.治疗性血液成分单采

通过血细胞分离器选择性地去除血液中某一成分，可用于治疗骨髓增殖性疾病、白血病等。血浆置换术可治疗巨球蛋白血症、某些自身免疫病、同种免疫性疾病及血栓性血小板减少性紫癜等。

5.免疫抑制

使用糖皮质激素、环孢素及抗淋巴细胞球蛋白等，减少淋巴细胞数量，抑制其异常功能以治疗自身免疫性溶血性贫血、再生障碍性贫血及异基因造血干细胞移植时发生的移植物抗宿主病等。

6.抗凝及溶栓治疗

如弥散性血管内凝血时为防止凝血因子进一步消耗，采用肝素抗凝。

血小板过多时为防止血小板异常聚集，可使用双嘧达莫等药物。一旦血栓形成，可使用尿激酶等溶栓，以恢复血流通畅。

（五）靶向治疗

1.酪氨酸激酶抑制剂治疗慢性粒细胞白血病（CML）

酪氨酸激酶（Tyrosinekinase）是一类催化 ATP 上 γ-磷酸转移到蛋白酪氨酸残基上的激酶，能催化多种底物蛋白质酪氨酸残基磷酸化，在细胞生长、增殖、分化中具有重要作用。迄今发现的蛋白酪氨酸激酶中多数是属于致癌 RNA 病毒的癌基因产物，也可由脊椎动物的原癌基因产生。酪氨酸激酶抑制剂可作为三磷酸腺苷（ATP）与酪氨酸激酶结合的竞争性抑制剂，也可作为酪氨酸的类似物，阻断酪氨酸激酶的活性，抑制细胞增殖，已经开发为数种抗肿瘤药物。

2.CD20 单克隆抗体靶向治疗 B 细胞淋巴瘤/白血病

弥漫大 B 细胞淋巴瘤是最常见的 B 细胞非霍奇金淋巴瘤，约占全部 NHL 的 40%~50%。DLBCL 的一个病理特点就是肿瘤细胞高表达 CD20，利妥昔抗可以靶向清楚 CD20 阳性的细胞，与单纯 CHOP 方案相比，R-CHOP 方案明显提高了患者的生存期。对于 80 岁以上的超高龄老年患者，法国和比利时联合进行了多中心的II期临床试验，应用 R-miniCHOP（利妥昔单抗联合减低剂量的 CHOP）方案治疗了 153 例患者，中位年龄为 83 岁，结果中位生存期为 29 个月，2 年总生存率为 59%。因此随着利妥昔单抗联合化疗临床试验的不断扩大，该方案已成为各年龄层 DLBCL 的标准治疗方案，而且除了 DLBCL 外，目前利妥昔单抗联合化疗也正逐渐成为其他 CD20 阳性的 B 细胞淋巴瘤，如滤泡型淋巴瘤、套细胞淋巴瘤、边缘区淋巴瘤、伯基特淋巴瘤等的一线治疗方案。

3.FLT_3 抑制剂靶向治疗高危急性髓系白血病

FMS 样酪氨酸激酶 3（FLT_3）作为酪氨酸激酶受体在造血干/祖细胞的生存和增殖中具有重要作用。约 30% 的 AML 患儿中存在 FLT_3 基因突变，其中发生在近膜结构域的内部串联重复（ITD）发生率最高，发生 FLT_3-ITD 突变的患儿常具备 WBC 高、预后差、迅速对化疗药物耐药及极易复发的特点。目前 FLT_3 激酶抑制剂已作为靶向治疗药物运用于成人 AML 中，对于原发耐药的 AML 患儿，检测出 FLT_3-ITD 突变基因，常规化疗无效下，可尝试给予 FLT_3 激酶抑制剂（索拉菲尼、舒尼替尼）靶向治疗，争取达到骨髓缓解，为异基因造血干细胞移植创造条件。

（六）造血干细胞移植（hemopoietic stem cell transplantation，HSCT）

造血干细胞移植，是患者先接受超大剂量放疗或化疗（通常是致死剂量的放化疗），有时联合其他免疫抑制药物，以清除体内的肿瘤细胞、异常克隆细胞，然后再回输采自自身或他人的造血干细胞，重建正常造血和免疫系统。是一种可能根治血液系统恶性肿瘤和遗传性疾病等的综合性治疗方法。

（七）嵌合抗原受体 T 细胞免疫疗法（Chimeric Antigen Receptor T-Cell Immunotherapy，CAR-T）

基本原理是利用患者自身的免疫细胞来清除癌细胞。从患者血液分离免疫 T 细胞，给 T 细胞加入一个能识别肿瘤细胞并且同时激活 T 细胞的嵌合抗体，即制备 CAR-T 细胞。体外培养，大量扩增后回输到病人体内。目前这项新技术的治疗效果得到广大同道的认可。仍面临较多治疗难题，如 CAR-T 细胞脱靶问题，回输后细胞因子风暴等严重反应，CAR-T 细胞存留期短等多方面的原因未能广泛普及。

五、血液病学的进展与展望

近 10 年来，血液学，特别是血液恶性肿瘤学，是当今世界医学研究中最引人注目的学科之一。从 18 世纪发现血细胞以来，近 200 年的基础与临床的结合使血液病的研究进入了崭新的纪元；自 18 世纪发现白血病以来，到 21 世纪已可使儿童急性淋巴细胞白血病（ALL）和成人急性早幼粒细胞白血病（APL）获得 75%治愈的临床疗效；血液系统恶性肿瘤的诊断已从形态学发展到分子生物学、基因学的高水平阶段；治疗已从既往的化疗进展到诱导分化、靶基因治疗、HSCT 治疗，成为治疗恶性肿瘤的新典范。

未来血液病学的发展方向是探索新的治疗靶点、生物效应治疗、基因治疗等领域，血液学的发展必将带动其他医学领域的发展。

（李颖）

第二节　血栓性与出血性疾病的检验

一、血栓与止血的筛查试验

筛选试验是诊断血栓与出血性疾病的基本试验，尤其对出血性疾病的诊断有重要的价值。

（一）出血性疾病的筛查试验

1.出血时间检测（TBT，模板刀片法/出血时间测定器法）

（1）原理：测定在皮肤受特定条件的外伤后，出血自然停止所需要的时间。此过程反映了皮肤毛细血管与血小板相互作用，包括血小板黏附、血小板活化和释放以及血小板聚集等反应。当与这些反应相关的血管和血液因素，如 PGI_2 与 TXA_2 之间平衡和 vWF 等血浆黏附蛋白有缺陷时，出血时间可出现异常。出血时间测定器法的原理是在肘部加压的条件下，用标准化出血时间测定器（刀片长度、宽度及刺入皮肤深度相对固定）在肘部皮肤制造一个"标准化"的伤口，测定伤口血液自然停止所需要的时间。

（2）参考区间：6.9±2.1min。

（3）方法评价：刀片的长度与前臂应平行，这样符合前臂神经和血管的解剖。由于刺入皮肤刀片的长度和深度相对固定，故本法测定值相对较为准确，但其敏感性和特异性差，方法烦琐，限制临床应用。

（4）临床应用

1）BT 延长：见于血小板数量异常（如血小板减少症、血小板增多症）、血小板质量缺陷（如先天性和获得性血小板病、血小板无力症）、某些凝血因子缺乏，如血管性血友病（vWD）、低（无）纤维蛋白原血症、DIC 和血管疾病（如遗传性出血性毛细血管扩张症、艾-糖综合征）。

2）BT 缩短：见于某些严重高凝状态和血栓形成，如糖尿病、高脂血症、雌激素治疗等，其临床意义不大。

2.血小板计数（PLT）

（1）原理：仪器法全血经过稀释后，使混悬于导电稀释液中的血小板通过一定直径（60μm）的微孔，根据血小板通过微孔时产生的电阻变化来计算血小板数量。

（2）参考区间：（100~300）×10^9/L。

（3）方法评价

1）计数血小板的体积限于 3~30fl。

2）计数受噪声等因素的影响。

（4）临床应用

1）生理性变化：正常人血小板每天有 6%~10%的波动，剧烈运动和饱餐后升高，月经期偏低，晚期妊娠偏高，新生儿 3 个月后才达正常人水平。

2）病理性变化

A.血小板减少见于：①生成减少，如再生障碍性贫血、急性白血病、放射病和应用某些药物等；②破坏过多，如免疫性血小板减少性紫癜、脾功能亢进；③消耗过多，如弥散性血管内凝血、血栓性血小板减少性紫癜（TTP）等。

B.血小板增多：见于原发性血小板增多症、慢性粒细胞白血病、真性红细胞增多症、急性化脓性感染、急性大出血、急性血管内溶血和脾切除后等。

3.活化部分凝血活酶时间测定（APTT）

（1）原理在 37℃下，以白陶土、硅藻土或鞣花酸为激活剂活化凝血因子XII和XI，以脑磷脂（部分凝血活酶）代替血小板提供凝血催化表面，在 CA^{2+} 参与下，观察血小板血浆凝固所需时间。APTT 测定是内源性凝血系统较为敏感、简便和常用的筛查试验。

（2）参考区间：男性 37±3.3s，女性 37.5±2.8s，受检者测定值较对照值延长超过 10s 才有病理意义。

（3）方法评价

1）标本放置不宜超过 2h，温育时间≥3min。

2）分离血浆时，务必除去血小板。

3）本试验较普通试管法（CT）敏感，能检出凝血因子VIII：C<25%轻型血友病患者。

（4）临床应用：同 CT 测定，APTT 尚应用于普通肝素（UFH）监测。

4.血浆凝血酶原时间测定（PT）

（1）原理：在受检血浆中加入过量组织因子（兔脑、人脑、胎盘、肺组织等浸出液）和 CA^{2+} 使凝血酶原转变为凝血酶，后者使纤维蛋白原变为纤维蛋白，以观察血浆凝固所需要时间。是外源性凝血系统较为敏感、简便和常用的筛查试验。

（2）参考区间

1）平均值为 12±1s；男性 11~13.7s，女性 11~14.3s。检测值超过对照值 3s 作为异常，才有病理意义。

2）凝血酶原时间比值（PTR）：参考区间为 1.00±0.05。

$$PTR = \frac{\text{所测患者 PT(s)}}{\text{所测正常参比血浆 PT(s)}}$$

3）国际正常化比值（INR）：INR＝PTRISI，参考值因国际敏感性指数（ISI）而异。

（3）方法评价

1）在 Hct<20%或>50%时，抗凝剂与血液比例应调整，公式是：抗凝剂量（ml）＝（100－Hct）×血液（ml）×0.00185。

2）温度：室温为 22~24℃时应在 2h 内检测完毕；若为 4~8℃，则凝血酶原时间可能会缩短。

（4）临床应用

1）PT 延长：先天性见于因子Ⅱ、Ⅴ、Ⅶ、Ⅹ缺乏和无（或低）纤维蛋白原血症；获得性见于弥散性血管内凝血、原发性纤溶症、维生素 K 缺乏症、肝脏疾病；血循环中有抗凝物质，如口服抗凝药（华法林）、肝素、FDP 及抗因子Ⅱ、Ⅴ、Ⅶ、Ⅹ抗体存在等情况。

2）PT 缩短：见于因子Ⅴ增多症、口服避孕药、高凝状态和血栓性疾病等。

3）口服抗凝剂监测：监测口服抗凝剂常用指标（建议用 INR 表示），中国人 INR 在 2.0~2.5 用药较为安全和有效。

5.血浆凝血酶时间测定（TT）

（1）原理：在血浆中加入"标准化"凝血酶溶液后，血浆凝固所需时间。

（2）参考区间：16~18s，超过对照 3s 为异常。

（3）方法评价

1）血浆在室温下放置不超过 3h。

2）不宜用 EDTA、肝素作为抗凝剂。

3）凝血酶时间终点以受检血浆出现混浊初期为准。

（4）临床应用：延长见于肝素增多、类肝素抗凝物质存在（如系统性红斑狼疮、肝病、肾病等）、低（无）纤维蛋白原血症、异常纤维蛋白原血症、FDP 增多等。

6.血浆纤维蛋白原检测（Fg，推荐用 Clauss 法）

（1）原理：根据纤维蛋白原与凝血酶作用最终形成纤维蛋白原理，以国际标准品为参比血浆制作标准曲线，观察凝血酶致使血浆凝固时间，所得凝固时间与血浆中纤维蛋白原浓度呈负相关，从而得到纤维蛋白原含量。

（2）参考区间：2~4g/L。

（3）方法评价

1）参比血浆应同时与标本一起操作，以核对结果是否可靠。

2）凝血酶试剂复溶后在 4~6℃放置 2d。

3）凝固时间延长，查得纤维蛋白原浓度降低可有以下情况：①血浆纤维蛋白原浓度真正地降低；②血浆纤维蛋白原浓度假性降低：即由于血浆中出现肝素、FDP 或罕见的异常纤维蛋白原血症所致，属以上情况时应进一步用其他试验方法证实或测定纤维蛋白原浓度。

（4）临床应用

1）增高（>4g/L）：见于糖尿病和糖尿病酸中毒、动脉粥样硬化（急性心肌梗死发作期）、急性传染病、结缔组织病、急性肾炎和尿毒症、放疗、灼伤、骨髓瘤、休克、大手术后、妊娠晚期和妊娠高血压综合征、急性肝炎、败血症、急性感染和恶性肿瘤等。

2）减少（<2g/L）：见于弥散性血管内凝血和原发性纤溶症、重症肝炎和肝硬化等。也见于蛇毒治疗（如蝮蛇抗栓酶、去纤酶）、溶栓治疗（UK、t-PA），是监测指标之一。

7.血浆纤维蛋白（原）降解产物检测（FDP）

（1）原理：用抗 FDP 抗体包被的乳胶颗粒与 FDP 形成肉眼可见聚集物。

（2）参考区间：<5mg/L。

（3）方法评价

1）试剂储存于 2~8℃，用前取出置于室温。

2）包被抗体乳胶悬液，每次用前需处于充分混悬状态。

3）待测血浆用 0.109mol/L 枸橼酸钠抗凝，3000r/min 离心 15min。保存时间 20℃8h、2~8℃ 24h 和-20℃ 1 个月。

4）当存在类风湿因子强阳性时，可产生假阳性反应。

（4）临床应用：增高见于原发性纤溶和高凝状态、弥散性血管内凝血、肺栓塞、器官移植排异反应、妊娠高血压综合征、恶性肿瘤及心、肝、肾疾病，以及静脉血栓、溶栓治疗等所致继发性纤溶。

8.血浆 D-二聚体检测（D-D）

（1）定性试验

1）原理：D-二聚体是交联纤维蛋白降解产物之一，为继发性纤溶特有降解产物。抗 D-二聚体单抗包被于乳胶颗粒上，受检血浆中若存在 D-二聚体将产生抗原抗体反应，乳胶颗粒发生凝集。

2）参考区间：阴性。

3）临床应用：①在深静脉血栓、弥散性血管内凝血、心肌梗死、重症肝炎、肺栓塞等疾病中升高；②也可作为溶栓治疗有效的观察指标；③陈旧性血栓中 D-二聚体并不升高。

（2）定量检测

1）原理：双抗体夹心法。一种单抗包被于聚苯乙烯塑料板上，另一种单抗标记辣根过氧化物酶，加入样品后在孔内形成特异抗体-抗原-抗体复合物，可使基质显色，颜色深浅与标本中 D-二聚体含量成正比。

2）参考区间：0~0.256mg/L。

3）方法评价

A.第 1 份样品与最后 1 份样品加入时间相隔最好不超过 15min，包括标准曲线在内不超过 20min。

B.加标准品和待测样品温育 1.5h，第 1 次洗涤时切勿使洗涤液溢出，以免孔与孔之间交叉污染而影响定量准确性。

C.血浆样品常温下保存 8h，4℃4d，-20℃1 个月，临用前 37℃水浴中快速复溶。

D.所用定量移液管必须精确。

F.操作过程中尽量少接触酶标板底部，以免影响板的光洁度而给检测带来误差。读数前用软纸轻轻擦去底部可能附着的水珠或指痕。

G.如样品 D-二聚体含量超过标准品上限值，将样品作适当稀释后再检测，含量则需再乘稀释倍数。

4）临床应用：同 D-二聚体定性试验。

9.血栓弹力图（TEG）

血栓弹力图（TEG）是一种由自动化血栓弹力图仪动态检测和记录由凝血启动到纤维蛋白形成、血小板聚集、纤维蛋白交联以及血凝块溶解全部动态信息。

（1）原理：由承载全血样本测试杯以 4°45″角度和以每 9s 一周的速度匀速转动，一旦血凝块形成，置入全血样本检测杯中的金属探针受到血凝块形成应力的作用，随之出现左右旋动，金属针在旋动过程中由于切割磁力线而产生电流，经过电脑软件处理后，便形成 TEG 图像曲线。

（2）参数

1）R 值：指血样置入 TEG 开始到第一块纤维蛋白凝块形成（描记图幅度达 2mm）所需的时间（min），反映参加凝血过程（内源性、外源性和共同途径）所有凝血因子的综合作用。尺值可因使用抗凝剂或凝血因子缺乏而延长，可因血液呈高凝状态而缩短。R 值延长能通过注射 FFP（新鲜冰冻血浆）而被纠正，也可因使用抗凝剂的拮抗剂而被纠正。

2）K 值：从 R 时间终点至描记图幅度达 20mm 所需的时间（min），反映纤维蛋白和血小板在凝血块开始形成时的共同作用结果，即反映血凝块形成的速率。K 值的长短受纤维蛋白原水平高低的影响，而受到血小板功能的影响则较小。影响两者的抗凝剂可延长 K 值。K 值延长可被冷沉淀或 FFP 而纠正。

3）α角：反映纤维蛋白和血小板在凝血块开始形成时的共同作用结果。从血凝块形成点至描记图最大曲线弧度作切线与水平线的夹角。夹角与 K 值密切相关，都是反映血凝块聚合的速率。当凝血处于重度低凝状态时，血块幅度达不到 20mm，此时 K 值无法确定。因此，夹角比 K 值更有价值，影响夹角的因素与 K 值相同。

4）MA 值：TEG 图上的最大振幅，即最大切应力系数（mm），反映正在形成的血凝块的最大强度及血凝块形成的稳定性。MA 主要受纤维蛋白原及血小板两个因素的影响，其中血小板的作用（约占 80%）要比纤维蛋白原（约占 20%）大，血小板质量或数量的异常都会影响到 MA 值。

5）LY30 值和 LY60 值：分别测量在 MA 值确定后 30min 和 60min 内血凝块消融（或减少）速率（%）。LY30 参考区间为 0~7.5%，LY60 参考区间为 0~15%。若 LY30>7.5% 或 LY60>15%提示处于高纤溶状态，即纤溶亢进。LY30>7.5%时，若 CI≤1.0 提示原发纤溶亢进，使用抗纤溶药来纠正；若 CI≥3.0 提示继发性纤溶亢进，需抗凝处理。

6）CI 值：即凝血综合指数，用来描述患者总体凝血状况。参考区间：-3~＋3。CI<－3 为低凝状态，CI>＋3 为高凝状态。

7）EPL 值：预测在 MA 值确定后 30min 内血凝块将要溶解百分比（%'），作用同 LY30。参考区间：0~15%。当 MA 测定后 30min，EPL 值与 LY30 一致。EPL>15%提示纤溶六进。结合 CI 值可进一步鉴别原发性纤溶和继发性纤溶。

（2）临床应用

1）TEG 应用类型和范围见（表 11-2-1）。

表 11-2-1　TEG 应用类型和范围

TEG 试验种类	使用诱导剂	应用范围
白陶土激活检测	Kaolin	①凝血异常筛查，评估凝血全貌，判断凝血状态；②鉴别诊断出血原因和指导成分输血；③鉴别原发性纤溶和继发性纤溶；④监测促凝、抗纤抗凝药物疗效，如华法林、比伐卢定、诺其、戊糖、氨甲环酸等；⑤评估血栓概率，预防手术后的血栓发生
肝素酶纠正对比检测	Kaolin，肝素酶试杯	①评估肝素、低分子肝素疗效；②评估中和肝素后效果；③判断是否存在肝素抵抗
血小板定位图检测	Kaolin（或肝素酶试杯），激活剂（花生四烯酸、ADP）	①测定单独或联合使用阿司匹林、氯吡格雷以及 GPIIb/IIIa 等抗血小板药物的疗效；②评估再缺血事件概率；③鉴别使用过抗血小板药物的出血或血栓原因
功能性纤维蛋白原测定	纤维蛋白原活性功能检测试剂	①测定纤维蛋白原参与在血凝块的功能；②鉴别纤维蛋白-血小板血凝块强度下降的原因；③测定纤维蛋白原功能

2）TEG 诊断应用（以白陶土样本类型为例）

①R<4min：高凝血因子活性；②R11<R<14min：低凝血因子活性；③R>14min：较低低凝血因子活性；④MA46<MA<54mm：低血小板功能；⑤MA41<MA<45mm：较低血小板功能；⑥MA≤40mm：极低血小板功能；⑦MA≥73mm：高血小板功能；⑧R<4min 和 MA>73mm：高凝血因子和高血小板功能；⑨Angle<45°：低纤维蛋白原水平；⑩LY30≥7.5%，CI<1.0：原发性纤维蛋白溶解六进；11.LY30≥7.5%，CI>3.0：继发性纤维蛋白溶解六进；12.LY30<7.5%，CI>3.0：血栓前状态。

3）TEG 指导成分输血的应用见（表 11-2-2）。

表 11-2-2　TEG 指导成分输血的应用

TEG 参数值	临床分析	建议治疗
R<4min	酶动力型高凝	抗凝治疗
R11<R<14min	凝血因子水平↓	2U FFP 或 8ml/kg
R>14min	凝血因子水平↓	4U FFP 或 16ml/kg
MA 46<MA<54mm	血小板功能↓	0.3μg/kg DDAVP
MA 41<MA<45mm	血小板功能↓↓	5U 血小板悬液
MA≤40mm	血小板功能↓↓↓	10U 血小板悬液
MA≥73mm	血小板型高凝	抗血小板治疗
R<4min 和 MA>73mm	酶动力型和血小板型高凝	抗血小板和抗凝治疗

Angle<45°	维蛋白原水平↓	冷沉淀或用纤维蛋白原制品
LY30≥7.5%，CI<1.0	原发性纤溶亢进	抗纤溶药物
LY30≥7.5%，CI>3.0	继发性纤溶亢进	抗纤溶＋抗凝药物
LY30<7.5%，CI>3.0	血栓前状态	抗凝＋抗血小板药物

（二）血栓性疾病的筛查试验

以下试验供参考：活化部分凝血活酶时间（APTT）、血浆凝血酶原时间（PT）、血浆纤维蛋白原检测（Fg）、血小板聚集试验（PAgT）。

1.原理

在特定搅拌条件下，在 PRP 中加入诱导剂后，由于血小板发生聚集，悬液浊度随之下降，光电池将光浊度的信号转换为电讯号，在记录仪上记录下电讯号的变化。根据描记曲线可以计算血小板聚集的程度及速度。

2.参考区间

各实验室应建立自己的参考值。中国医学科学院血液学研究所测得的最大聚集率为：①11.2μmol/L ADP（70±17）%；②5.4μmol/L 肾上腺素（65±20）%；③20mg/L 花生四烯酸（69±13）%；④20mg/L 胶原（60±13）%；⑤1.5g/L 瑞斯托霉素（67±9）%。

3.方法评价

（1）采血：避免反复穿刺而将组织液抽到注射器内或将气泡混入。

（2）时间：制取 PRP 后 30min 内不应进行测定，因此时血小板反应性差，但整个测定须在 2h 内完成。

（3）温度：血标本应置于 15~25℃的室温为宜。

（4）pH：血浆 pH<6.4，抑制聚集反应；>8.0 增强聚集反应。血浆 pH 升高是血浆中二氧化碳逸出之故。

（5）抗凝剂：Hct>55%时，由于枸橼檬酸浓度在血浆中增高，聚集性减少，尤其是第二相聚集；而贫血患者中，应增加抗凝剂量。

（6）血小板数：在 PRP PLT <100×109/L 或>1000×109/L 时，聚集反应降低。

（7）溶血、脂血症或某些脂肪性食物：可降低血浆透光度、掩盖血小板聚集的变化。

（8）药物：阿司匹林、双嘧达莫、氯吡格雷、川芎嗪等药物抑制血小板聚集。阿司匹林的抑制作用是不可逆的。

（9）离心：以获得标本体积 1/3PRP 即可。过高离心力会使标本中血小板下沉，尤其是体积大血小板，后者聚集反应性较强。

（10）诱导剂：在一般疾病诊断中，至少应使用两种诱导剂，特别是胶原和花生四烯酸。在测定时，花生四烯酸和瑞斯托霉素诱导的聚集试验应先进行。因两者诱导聚集反应对血浆 pH 变化较敏感。

4.临床应用

（1）降低：见于血小板无力症、巨血小板综合征、储存池病、May-Hegglin 异常、低（无）纤维蛋白原血症、肝硬化、尿毒症、细菌性心内膜炎、抗血小板抗体和服用血小板抑制药物等。

（2）增高：见于糖尿病、急性心肌梗死、静脉血栓形成、高β脂蛋白血症、抗体-

抗原复合物反应、人工瓣膜、口服避孕药、高脂饮食或吸烟等。

（三）血管性血友病因子抗原检测（vWF：Ag，免疫火箭电泳法）

1.原理

在含抗 vWF：Ag 抗体的琼脂板中加一定量的受检血浆（抗原）后，在电场作用下，定量的抗原在含抗体的琼脂板上泳动。在一定的时间内出现抗原抗体反应形成的火箭样沉淀线，此线的高度与抗原的浓度成正比，并可根据沉淀线的高度计算出血浆 vWF：Ag 的含量。

2.参考区间

（94.1±32.5）%。

3.方法评价

每侧电泳槽内加 Tris-巴比妥缓冲液液面要一致。测量火箭线的高度应从加样孔上缘到火箭沉淀线顶端为准。本法为检测血浆 vWF：Ag 常用方法，其敏感性较高，特异性较低，是诊断 vWD 和 vWD 变异型重要指标之一。

4.临床应用

（1）减低：见于 vWD。

（2）增高：见于剧烈运动后、肾上腺素受体兴奋、妊娠中后期、气脑造影、电休克、胰岛素所致低血糖、注射生长激素后、心肌梗死、心绞痛、脑血管病变、肾小球疾病、尿毒症、肺部疾病、糖尿病、妊娠高血压综合征、大手术后、周围血管病变等。

（四）全血黏度和血浆黏度检测

1.原理

（1）全血黏度：全血为非牛顿液体。多用旋转式黏度计（如锥板式黏度计）法。在两个共轴双圆筒、圆锥-平板或圆锥-圆锥等测量体的间隙中放入一定量的被检全血，其中一个测体静息，另一个以某种速度旋转。由于血液摩擦力的作用，带动静息测量体旋转一定角度，根据这一角度的变化可以计算出全血黏度。

（2）血浆黏度：血浆为牛顿液体。多用毛细管式黏度计法。一定体积的受检血浆流经一定半径和一定长度的毛细管所需的时间，由该管两端压力差计算血浆黏度值。

2.参考区间

（1）报告方式：全血黏度是以毫帕•秒（mPa•s）为单位，报告时应包括高、中、低切变率下测定 3 个黏度值和血浆黏度。常同时测定血细胞比容（Hct），并由上述测定值计算下列参数一同报告：

1）红细胞刚性指数（RI）＝[（高切全血黏度/血浆黏度）0.4－1]/（高切全血黏度/血浆黏度）a4•Hct。RI 值愈大，红细胞变形性愈差。

2）红细胞聚集指数（AI）＝低切全血黏度/高切全血黏度。AI 愈大，红细胞聚集性愈高。

3）全血还原黏度＝高切全血黏度/Hct。还原黏度扣除 Hct 对血浆黏度的影响，便于比较不同 Hct 时红细胞变形性的大小。

4）低切相对黏度＝低切全血黏度/血浆黏度。低切相对黏度扣除血浆黏度对低切全血黏度的影响，便于比较不同血浆黏度时红细胞聚集性的大小。

（2）参考区间：见（表 11-2-3）。

表 11-2-3 全血黏度、血浆黏度和相关参数参考区间

检测项目		参考区间	
		男性	女性
全血黏度（mPa•s）	高切变率（200S-1）	3.84~5.30	3.39~4.41
	中切变率（50S-1）	4.94~6.99	4.16~5.62
	低切变率（5S-1）	8.80~16.05	6.56~11.99
血浆黏度（mPa•s）		1.12~1.64	1.12~1.64
Hct（%）		40.3~50.2	33.6~44.7
RI		0.70~1.02	0.70~1.02
AI		2.32~3.34	1.85~2.90
全血还原黏度		8.63~—11.32	8.63~11.32
低切相对黏度		8.69~—11.98	4.56~8.21

3.方法评价

（1）采血方式不同，可改黏度测定误差：例如脉压带压迫时间尽量缩短；抗凝剂以肝素（10~20U/ml 血）或 EDTA•NA$_2$（1.59g/ml）为宜，或以固体抗凝剂为佳。

（2）血样放置时间：采血后 4h 内测定完毕，若存放时间过长可致测定结果偏高。血样不宜放置 0℃冰箱，可致红细胞发生破裂。

（3）生命节律：采血宜在清晨空腹，避免进食和运动。进食可致 Hct 和血浆成分改变，避开上午 11:00 和下午 4:00 生命高黏度周期。

（4）Hct：全血黏度和血浆黏度都受 Hct 的影响较大。Hct 愈高全血黏度愈大，故引入了全血还原黏度的概念；为排除血浆黏度的影响，故引入了相对黏度的概念。

（5）切变率的影响：低（高）切变率的全血黏度分别受红细胞聚集（红细胞变形性）的影响，因此，在低（高）切变率时，分别表明红细胞聚集（红细胞变形性）升高。

（6）残留液的影响：毛细管内和锥板内层的残留液必须洗净、干燥，否则会影响第二血样的测定结果。

（7）表面张力的影响：在毛细管黏度计中，存在血样前端和末端的凸凹面，可产生表面张力，影响测定结果，宜用较大口径的毛细管为好。

由于血液流变学检测存在诸多的影响因素和难以克服的缺点，检测结果难以准确，也缺乏敏感性、特异性和精确度，故限制临床应用。

4.临床应用

血液黏度是血液流变学检查中最重要和最基本的参数，它可以从整体水平上了解诸多影响因素的综合变化，一旦血液黏度增高，可能提示机体处于一种无或有症状的病理状态，即高黏滞血症或高黏滞综合征，应积极采取措施，预防血栓性疾病的发生。血液黏度异常可见于临床多种疾病。

（1）冠心病与心肌梗死：冠心病的发生与血液黏度升高有关，血液黏度升高的幅度在一定程度上可反映心肌缺血的程度。血液黏度升高，尤其低切变率黏度升高，可能出现在冠心病发生心肌梗死之前，而且是在临床症状出现之前较早改变。

（2）高血压病：血液黏度可明显升高，主要与红细胞刚性增大（变形性降低）有关。

（3）脑血栓形成：血液黏度常常增高，可能与红细胞和血小板的聚集性、血浆黏度、Hct 增高等有关。降低黏度治疗，常有助于改善脑缺血症状和脑血栓发作后的恢复。

（4）红细胞增多症：因 Hct 升高而导致血液黏度增高，真性红细胞增多症血液黏度显著增高，患者常出现并发症。继发性红细胞增多症，如慢性阻塞性肺病、氧亲和力异常的血红蛋白病、某些恶性肿瘤（如肾脏肿瘤）等，血液黏度显著增高，易发生血栓病。据报道，肺心病患者并发肺动脉血栓形成率可高达 20%~50%，合并严重心功能障碍者的发生率更高。

（5）白血病：某些白血病，如慢性粒细胞白血病慢性期，白血病和血小板数量均显著增多，而且白血病细胞破坏释放大量核酸，可致血液及血浆黏度增高，部分患者常出现血栓并发症，如脑血栓形成等。

（6）异常球蛋白血症：多发性骨髓瘤、巨球蛋白血症患者，血浆黏度可显著升高，红细胞聚集增高，但血液黏度升高不如血浆黏度增高显著。

（7）糖尿病：由于红细胞聚集性增高，尤其是并发感染时急性时相蛋白质的增高，导致血液及血浆黏度显著增高，易并发急性心肌梗死、脑血栓及肢体动脉血栓等。

（8）高纤维蛋白原血症：急性感染、外伤、恶性肿瘤、风湿病等，血浆纤维蛋白原增高，导致血浆黏度、红细胞聚集性增高。若患者有某些易导致血栓病的原发病存在，则易并发急性心肌梗死或脑梗死。

（9）某些遗传性红细胞异常：如遗传性球形细胞增多症、遗传性椭圆形红细胞增多症、不稳定血红蛋白病、镰状细胞贫血等，红细胞刚性增大，易并发微血管血栓栓塞。各类贫血、失血，如缺铁性贫血、巨幼细胞贫血、再生障碍性贫血等，由于 Hct 减低，血液黏度降低。

二、血管壁检查

血管壁，尤其是血管内皮细胞，是血管性血友病因子（vWF）和凝血酶调节蛋白（TM）的主要合成和表达场所。前者有促凝血作用，后者有抗凝血作用，两者对调节血管壁促凝和抗凝机制的平衡有重要意义。

（一）血管性血友病（vWD）的相关检测

vWF 主要由血管内皮细胞和巨核细胞合成，分别储藏于血浆、内皮细胞 Weibel-Palade 小体和血小板α-颗粒内。当血管壁受损时，vWF 可以分泌到血液中。

vWD 的筛选试验是 BT 延长、BPC 正常和 APTT 延长；诊断和分型常用下列试验：

1.vWD 诊断试验

（1）vWF 抗原（vWF：Ag）检测：vWF：Ag 多用双抗体夹心 ELISA 法和免疫放射法（IRMA）检测，反映 vWF 蛋白在血浆中的抗原含量参考范围为 70%~150%。在 1 型 vWD 患者 vWF：Ag 呈中度降低，与 vWF：Rcof 相平行，但敏感性和特异性前法较后法为低。在 vWD 中 vWF：Ag 异常检出率约为 40%。

（2）vWF 瑞斯托霉素辅因子活性（vWF：Rcof）检测：vWF：Rcof 可反映 vWF 与 GPI/IX-V 复合物的相互作用，是目前标准的 vWF 活性（vWF：A）的检测方法。参考范围为 500~1500U/L。vWD 患者的异常检出率>50%，其敏感性和特异性较 vWF：Ag 为佳。但检测结果变异性较大，可能与血型不同有关。

美国心、肺和血液研究所专家组（2007）提出应用 vWF：Rcof/vWF：Ag 比值为诊断指标，正常人比值>0.5~0.7。vWD 患者：1 型比值>0.5~0.7；2M 型<0.5~0.7；2N 型>0.5~0.7；3 型不用该比值。

（3）FVIII促凝活性（FVIII：C）检测：FVIII与 vWF 结合形成复合物，vWF 起到保护 FVIII 的作用。vWD 患者，除 vWF 水平减低外，FVIII：C 水平也可减低，故 FVIII：C 检测也是诊断 vWD 的指标之一。

2.vWD 分型试验

由于 vWD 临床分为 1 型、2 型（2A、2B、2N、2M）和 3 型，故分型诊断极为重要。

（1）vWF 多聚体检测：vWF 由二聚体和多聚体构成，一般采用 SDS-凝胶电泳法检测。正常 vWF 多聚体的分布从小到大，随着多聚体分子量的增大，主要蛋白条带呈顺序状分布。每个正常多聚体的完整结构包括 1 个主要成分和 2~4 个卫星条带。1 型 vWD 患者血浆中各种不同分子量的多聚体都存在。多数 2 型（除 2M 型外）vWD 则大（中）分子量多聚体缺如，2B 型与大多数 2A 型突变体可以根据卫星条带的细微差异首先被区分开来。3 型则各种分子量多聚体完全缺乏。多聚体检测是 vWD 分型的重要手段。

（2）瑞斯托霉素诱导血小板凝集试验（RIPA）：由于 vWD 患者缺乏 vWF：Rcof，瑞斯托霉素（1.0~1.2g/L）加入患者富血小板血浆（PRP）中，血小板无凝集反应，故大部分 vWD 患者（1 型、2A 型、2M 型）的 RIPA 减低，3 型则缺如。但是 1 型 vWD 患者（约 30%）RIPA 可正常；2B 型 vWD 患者用低浓度（0.5g/L）瑞斯托霉素即可致血小板凝集（RIPA 增高）。

（3）vWF 与胶原结合试验（vWF：CBA）：vWF 的胶原结合域在 A3 区，血管受损后 vWF 与胶原结合（初期止血反应）。该试验是用 ELISA 检测 vWF 与胶原结合的能力，表现为高分子量 vWF（功能性 vWF）优先与胶原结合的优点。在缺乏高分子量 vWD 的患者中，本试验反应不佳；计算 VWF：Ag/vWF：CBA 比值可反映 vWF 量和质的关系，有助于 1 型和 2A 型 vWD 的分型鉴别（2 型的 vWF：Ag/vWF：CBA 比值>2.0）；在 1 型和 3 型 vWD 中，该法更敏感；对于 vWF 水平改变，vWF：CBA 最为敏感。

（4）vWF 与 FVIII结合试验（FVIIIBC）：vWF 的 FVIII结合域在 D 区，反映 vWF 与 FVIII的结合能力。该试验是用免疫法检测，参考范围：FVIIIBC 为（924±216）U/L；FVIIIBC/vWF：Ag 比值为 1.10±0.24。在 1 型和 3 型 vWD 时，FVIIIBC/vWF：Ag 比值正常，在 2N 型 vWD 和轻中型血友病 A 则降低。

3.临床应用

VWD 是一种由于 vWF 量/质异常，临床以皮肤、黏膜出血难止为特征的出血性疾病，诊断须依赖实验室检测，见（表 11-2-4）。

表 11-2-4　vWD 实验诊断

检　测	1 型	2A 型	2B 型	2M 型	2N 型	3 型
BT（分钟）	↑/N	↑	↑	↑/N	N	↑↑
FVIII：C（%）	↓/N	↓/N	↓/N	↓/N	↓↓	↓↓
	↓	↓/N	↓/N	↓/N	↓/N	缺如
vWF：Rcof	↓	↓	↓	↓/N	↓/N	缺如
RIPA	↓/N	↓↓	↑	↓	N	无
vWF 多聚体						

血浆中	N	缺乏大多聚体	缺乏大多聚体	N	N	缺如
血小板中	N	同上	N	N/异常	N	缺如
vWF-FVIII结合					↓	

4.临床评价

BT 敏感性低，它作为评估出血状态的意义有限，更不能作为诊断的依据；PFA-100 血小板功能分析仪可以替代 BT，但需要重复检测，重复结果不正常可以辅助轻型 vWD 和 2B 型 vWD 的诊断。vWF：Rcof 和 vWF：Ag 是诊断 vWD 的重要检测，但是在 2 型 vWD 诊断中可以减低，也可以正常，对确定 1 型（减低）和 3 型（缺如）vWD 意义最大。瑞斯托霉素诱发血小板凝集反应（RIPA）中使用的瑞斯托霉素至少用 0.5mg/L 和 1.25mg/L 两种浓度，它对诊断 2 型 vWD 最有价值（除 2N 型），对 3 型也有价值。vWF 多聚体分析对诊断 1 型（正常）、2N 型（正常）和 2A 型（大中多聚体缺乏）、2B 型（大多聚体缺乏）、3 型（缺如）最有价值。vWF：Rcof 的参考范围随血型不同而异。

（二）血管性血友病因子裂解酶（vWF：Cp）检测

vWF：Cp 也称 ADAMTS13，是一种金属蛋白酶，由肝星状细胞、血管内皮细胞、巨核细胞等合成，以活性酶形式进入血液。ADAMTS13 能水解 vWF 分子结构 A_2 区 842 位酪氨酸-843 位甲硫氨酸之间的肽链，使 vWF 降解为无活性的小分子片段，具有介导血小板黏附、白细胞黏附和炎症细胞聚集，以防止血栓形成的作用。

正常人 ADAMTS13 的血浆浓度为 0.5~1.0g/L。结合高 vWF：Ag、高 vWF：Ag/ADAMTS13 比值和低 ADAMTS13 三项参数对预测血栓事件有重要意义。在心肌梗死、不稳定型心绞痛、脑血栓、高血压和糖尿病等疾病中，vWF：Ag 水平升高，ADAMTS13 水平降低，vWF：Ag/ADAMTS13 比值升高。低 ADAMTS13 是心肌梗死的独立危险因子，每降低 1 个标准差，心肌梗死的危险度增加 27%。

此外，对于血栓性血小板减少性紫癜（TTP），以前是以临床"三联征"（血小板减少、微血管病性贫血和神经系统改变）或"五联征"（三联征＋发热、肾损伤）作出诊断，缺乏特异性；现在可用 ADAMTS13 检测（<5%）作为客观指标，更为准确、特异，故 ADAMTS13 是诊断 TTP 的重要实验室检测指标。

（三）凝血酶调节蛋白（TM）检测

99% 的 TM 存在于血管内皮细胞表面，是由 554 个氨基酸残基组成的单链糖蛋白，分子量为 75kD。TM 与凝血酶形成复合物，该复合物特异地使蛋白 C（PC）转变为活化蛋白 C（APC），APC 灭活因子VIIIa、因子Va，并增强纤溶活性。采用 ELISA 检测血浆 TM 抗原（TM：Ag）、采用显色底物法（S_2366）检测 TM 活性（TM：A），参考范围分别为 20~50μg/L 和 100%±13%。

1.临床应用

现已发现，血浆 TM 水平与内皮细胞损伤和血栓形成有关。多种累及血管内皮损伤的疾病，如系统性红斑狼疮（SLE）、糖尿病、肾小球疾病、风湿性关节炎、系统性硬化病、DIC、心肌梗死、脑梗死、肺梗死和白血病等，TM 都有增高，且与 vWF 升高呈正相关，提示 TM 作为分子标志物，可能是一种内皮细胞损伤的特异而敏感的指标。TM

水平减低可能与内皮松弛因子，如 NO 有关。

2.临床评价

血浆 TM 水平升高，反映血管壁损伤的程度，但在 TM 升高的同时，血管内皮细胞分泌的内皮素-1 和 vWF 也升高，前者起缩血管作用，后者起血小板黏附和聚集作用，它们共同参与血栓形成的过程。

三、血小板的检验

（一）血小板功能的有关检验

1.血小板聚集试验（PAgT）

（1）原理：在特定的连续搅拌条件下于富含血小板血浆（PRP）中加入诱导剂时，由于血小板发生聚集，悬液的浊度就会发生相应的改变，光电池将浊度的变化转换为电讯号的变化，在记录仪上予以记录。根据描记虚线即可计算出血小板聚集的程度和速度。

（2）试剂与器材

1）血小板聚集测定仪及记录仪（量程 10mV 电子电位差计）。

2）富含血小板血浆（PRP）及乏含血小板血浆（PPP）。

3）100μl 微量加液器、硅化试管及注射器或塑料试管及注射器。

4）血小板聚集诱导剂 ADP、肾上腺素、胶原、花生四烯酸、凝血酶等。

（3）操作

1）用硅化注射器从肘静脉顺利取血 4.5ml，注入含有 0.5ml 10^9mmoI/L 枸橼酸钠的硅化或塑料离心管中，充分混匀。

2.）PRP（富含血小板血浆）的制备：以 1000r/min 离心 10 分钟，小心取出上层血浆，计数血小板并调至（100~200）×10^9/L。

3）PPP（贫含血小板血浆）的制备将剩余血液以 3000r/min 离心 20 分钟，上层较为透明的液体即为 PPP，其血小板一般低于（10~20）×10^9/L。

4）将 PRP 标本置于仪器比浊管内（体积视聚集仪而定），放入测定孔内并调节透光度为 10，并加搅拌磁棒，在 37℃预热 3 分钟。

5）打开记录仪走纸开关，描记 10 秒的 PRP 基线，随后在 PRP 中加入诱导剂，同时开始搅拌（1000r/min），测定时间为 6~10 分钟，记录走纸速度一般为 2cm/min，记录聚集波型。

（4）参考区间

1）浓度 6×10^{-6}mol/L 的 ADP 时 MAR 为（35.2±13.5）%，坡度为（63.9±22.2）度。

2）浓度 4.5×10^{-5}mol/L 的肾上腺素可引起双相聚集曲线，此时第一相 MAR 为（20.3±48）%；坡度（61.9±32.9）度。

（5）注意事项

1）避免反复穿刺而将组织液抽到注射器内，或将气泡混入。组织液可使少量凝血酶形成而引起血小板聚集。

2）时间：实验应在采血后 3 小时内完成。时间过长会降低血小板的聚集强度或速度。

3）温度：采血后的标本应放在 15~25℃的室温下为宜，低温会使血小板激活、黏附、聚集能力增加或有自发性聚集，故切忌放入冰箱。

4）血浆的 pH：采血后血液中的 CO_2 不断逸出使血浆 pH 上升。pH6.8~8.5 的标本可获得最佳聚集效果，pH 低于 6.4 或高于 10.0 时，将会使聚集受抑制或消失。

5）抗凝剂：CA^{2+} 是血小板聚集过程中的重要因素。血小板聚集程度随血浆中枸橼酸浓度的降低而增高，因此在贫血患者应按公式（100-细胞比容）×血液（ml）×0.00185 调整抗凝剂的用量。EDTA 由于螯合 CA2＋作用强，使 ADP 不能引起血小板聚集，因此忌用 EDTA 作为抗凝剂。

6）红细胞混入、溶血及血浆脂类等因素可降低悬液透光度，掩盖了血小板聚集的变化。因此，采血当天也应禁饮牛奶、豆浆和脂肪性食品。

7）药物：阿司匹林、氯吡格雷、双嘧达莫、肝素、双香豆素等均可抑制血小板聚集。阿司匹林抑制血小板聚集作用可持续 1 周，故采血前 1 周内不应服用此类药物。

8）血小板接触表面：接触血小板的玻璃器皿如未经硅化，可影响血小板凝聚力，甚至使原来正常者出现异常结果。

9）诱导剂：ADP 在保存中会自行分解产生 AMP，所以配制成溶液后应在-20℃冰箱中贮存。一般半年内活性不会降低。应用肾上腺素时，应裹以黑纸避光，以减少分解。诱导剂的种类和浓度对血小板聚集结果有影响，因此临床判断时应该注明所用的诱导剂的浓度，以便进行对比。为此各实验室应有自己的参考值。

10）血小板聚集试验（PAgT）的测定方法较多，包括 PRP 透射比浊法、全血电阻抗法、剪切诱导法、光散射比浊法、微量反应板法和自发性血小板聚集试验等。PRP 透射比浊法最常用，对鉴别和诊断血小板功能缺陷最有价值，但其不足是制备 PRP 时可因离心作用激活血小板，对小的血小板聚集块不敏感，高脂血症可影响 PRP 的透光度。全血电阻抗法应用全血标本，不需要离心血液，更接近体内血小板聚集的生理状态，可作为常规的手术前血小板聚集功能评价、血小板聚集功能增高监测、抗血小板药物疗效观察等，但其不足之处是每次测定需要清洗电极、检测时间长、对血小板的小聚集块不敏感等。

11）PRP 透射比浊法测定时血小板的浓度对聚集率的影响较大，一般应调整为（150~200）×10^9/L 较为适宜。当患者全血血小板计数小于 $100×10^9$/L 或更低时，PRP 的血小板浓度较低，可使血小板聚集率减低。

（6）临床意义

1）血小板聚集率降低：见于血小板无力症、贮藏池病及低（无）纤维蛋白原血症、尿毒症、肝硬化、Wilson 病、维生素 B_{12} 缺乏症、服用血小板抑制药物（如阿司匹林、氯吡格雷、双嘧达莫等）。

2）血小板聚集率增高：见于血栓性疾病，如急性心肌梗死、心绞痛、糖尿病伴血管病变、脑血管病变、高β-脂蛋白血症、抗原-抗体复合物、人工瓣膜、口服避孕药等。

3）阿司匹林抵抗 AR 标准：用 10μmol/LADP 诱导血小板平均聚集率≥70%和用 0.5mmol/L 和 AA 诱导血小板平均聚集率≥20%。

4）在选用血小板聚集试验的激活剂时，应根据目的不同选择不同种类及其浓度。检测血小板聚集功能亢进时，宜选用低浓度（2~3μmol/L）的 ADP。检测血小板聚集功能缺陷时，如诊断血小板无力症，应选用高浓度（5~10μmol/L）的 ADP，并用多种诱导剂均出现聚集减低或不聚集时，才能确定血小板聚集功能缺陷。

5）服用阿司匹林时，花生四烯酸（AA）诱导的血小板聚集减低更为灵敏，适合于药物剂量与疗效监测。

6）瑞斯托霉素（RIS）诱导的血小板凝集试验（RIPA）并不导致血小板的激活，其凝集率的高低不反映血小板的聚集功能，仅与血小板 GPIb 和血浆中 vWF 有关。

2.血浆β-血小板球蛋白（β-TG）和血小板第4因子（PF$_4$）测定

（1）原理：酶标双抗夹心法。

（2）试剂与器材。

1）测定β-TG ELISA 试剂盒。

2）测定 PF$_4$ELISA 试剂盒。

3）酶标仪。

（3）操作：具体操作详见试剂盒说明书，并严格按说明书步骤操作。

（4）注意事项

1）每次必须同时测定系列标准抗原，以便作标准曲线。

2）凡 ELISA 测定中应注意的问题均要重视。

3）血浆β-TG 和 PF$_4$ 的影响因素较多，当血小板在体外被活化后，可致血浆水平假性增高。即使仅有 1/1000 的血小板在体外释放其α颗粒的内含物，血浆β-TG、PF$_4$ 就可成倍增加，二者比例变化不大；此外，当肾脏排泄功能异常、血小板破坏过多时，血浆β-TG、PF$_4$ 也可增高。而体内血小板活化，α颗粒内含物所释放的β-TG、PF$_4$ 同步升高，但后者可以和内皮细胞表面的硫酸乙酰肝素结合使血浆含量减少，β-TG/PF$_4$ 比值升高。同时进行血浆β-TG 和 PF$_4$ 测定，有助于判断血小板是否在体外活化。

（5）参考区间：血浆β-TG 为（16.4±9.8）ng/ml；PF4 为（3.2±2.3）ng/ml。

（6）临床意义：血浆β-TG 和 PF$_4$ 增高表示血小板被激活及其释放反应亢进，见于血栓前状态和血栓栓塞性疾病，例如急性心肌梗死、脑血管病变、尿毒症、妊娠期高血压疾病、肾病综合征、糖尿病伴血管病变、弥散性血管内凝血、静脉血栓形成。

3.血浆 P-选择素测定

（1）原理：酶联双抗夹心法。

（2）试剂与器材

1）可拆式包被反应条。

2）酶标抗体。

3）标准品。

4）底物 OPD 片剂。

5）稀释液。

6）洗涤液。

7）底物缓冲液。

8）终止液。

（3）操作

1）静脉采血：以 1/10 体积抽取静脉血置 2%EDTA-NA$_2$ 塑料抗凝管，3000rpm 离心 10 分钟，收集血浆。

2）标准品的稀释：将标准品用 300μl 稀释液准确复溶，用稀释液作 5 次倍比稀释，得六个（2.5、5、10、20、40、80ng/ml）标准点。

3）加样：每孔加不同浓度标准品或待测血浆 100μl，空白对照孔中加入稀释液 100μl，37℃孵育 90 分钟。

4）洗涤：弃去反应孔内液体，用洗涤液注满各孔，静置 3 秒，甩干，反复三次后拍干。

5）加酶标抗体：每孔加入酶标抗体 100μl，37℃孵育 60 分钟。

6）洗涤：弃去反应孔内液体，用洗涤液注满各孔，静置 3 秒，甩干，反复三次后拍干。

7）显色：临用前每片 OPD 用 5ml 底物缓冲液溶解。每孔加底物液 100μl，37℃孵育 15~20 分钟。

8）终止：每孔加终止液 5μl。

9）比色：在酶标仪上 492mn 处，以空白孔凋零，测定各孔 A 值。

10）数据计算：以 A_{492}/标准品作标准曲线，随后由标准曲线查出待测样品 P-选择素含量。

（4）参考区间：9.4~20.8ng/ml。

（5）注意事项

1）采血过程应严格、仔细，采血后应尽快分离血浆，避免血小板被激活，引起 P-选择素假性增高。

2）EUSA 试验应严格按操作基本要求进行，否则易造成白板、颜色浅、污染等现象。

3）实验温度条件以 25℃以下为佳。

（6）临床意义：血浆 P-选择素水平增高可反映体内血小板或内皮细胞活化程度，并可为动静脉栓塞等血栓性疾病，糖尿病等代谢性疾病以及免疫炎症性疾病等病程、病情观察及疗效评估，提供较特异判断指标。

4.11-去氢-血栓烷 B_2（11-DH-TXB$_2$）测定

（1）原理：酶联抗体竞争法。

（2）试剂与器材

1）11-DH-TXB$_2$ 抗血清。

2）乙酰胆碱酯酶标记的 11-DH-TXB$_2$。

3）11-DH-TXB$_2$ 标准品。

4）EIA 缓冲液。

5）洗涤液。

6）Tween-20。

7）包被微量测试板。

8）Ellman 试剂（Sigma）。

9）酶标仪。

（3）操作

1）标本：静脉血 1.8ml 以 2%的 EDTA-NA$_2$0.2ml 抗凝，以 3000r/min 离心 15 分钟。取得上层血浆，立即提取或于-20℃储存。

2）酶标板以纯化的鼠抗兔 IgG 包被（2μg/孔），并用牛人血白蛋白（BSA）封闭。

3）测定前甩干液体。

4）依次加入倍比稀释的 11-DH-TXB$_2$ 标准品（从 125ng/L 开始稀释，共 8 个稀释度）或待测血浆（直接测定）各 50μl/孔、兔抗 11-DH-TXB$_2$ 抗体 50μl/孔和经乙酰胆碱酯酶标记的 11-DH-TXB$_2$ 50/孔。

5）混匀后置 4℃过夜。

6）以洗涤液洗板 5 次后加入酶底物（Ellman）试剂 200μl/孔。

7）用酶标仪在 410mn 处测定各孔的吸光度值。

8）用半对数纸绘制标准曲线，样品含量从曲线中查得。

（4）参考区间：（4.5±2.5）ng/L。

（5）注意事项：血小板花生四烯酸（AA）代谢的主要活性产物是血栓烷 A$_2$（TXA$_2$），TXA$_2$ 不稳定，半衰期约 30 秒，很快转变为稳定、无活性的 TXB$_2$，因而测定血浆 TXB$_2$ 可反映血小板的 AA 代谢状态。然而，当血液中血小板在体外被活化后，可致血浆 TX82 水平假性增高。11-DH-TXB$_2$ 是体内 TXB$_2$ 经肝脏氧化酶或脱氢酶代谢的产物，由肾脏排出，其浓度不受体外因素或操作的影响。因此，比 TXB$_2$ 水平更能准确地反映体内血小板 TXA$_2$ 的合成情况；尿 11-DH-TXB$_2$ 检测较血液检测更加便利。

（6）临床意义

1）11-DH-TXB$_2$ 增高见于糖尿病、动脉粥样硬化、急性心肌梗死等血栓前状态和血栓病。

2）11-DH-TXB$_2$ 减少见于服用阿司匹林等非甾体抗感染药或先天性血小板环氧化酶缺陷患者。

（二）血小板数量的有关检验

1.改良 MAIPA 法检测血浆中糖蛋白特异性自身抗体测定

（1）原理：羊抗鼠抗体包被酶标板后，俘获特异的抗血小板膜糖蛋白单抗。将患者血浆与血小板孵育后裂解，裂解液加入俘获单抗的羊抗鼠 IgG 包被的 96 孔酶标板上。再加入碱性磷酸酶标记的羊抗人 IgG，显色反应的深浅与患者血浆中抗体水平呈正相关。

（2）试剂与器材

1）1.5%EDTA。

2）0.01mol/L pH7.4PBS。

3）5%PBS/EDTA0.01mol/L pH7.4 PBS94ml＋5%EDTA6.6ml。

4）0.1mol/L HCl。

5）0.2mol/L NaOH。

6）底物缓冲液：二乙醇胺 48.5ml，1mol/L HCl 30.0ml，ddH$_2$O 421.5ml，MgCl$_2$·6H$_2$O 50.0ml，10%NaN3 1.0ml，pH 调至 9.8。

7）底物溶液：PNPP100mg，底物缓冲液 12.25ml。需现配，避光。

8）溶解缓冲液 Trizma-HCl 6.61g，Trizma-Base0.97g，NaCl 8.5g，Triton X-100 10ml，dd H$_2$O 加至 1L，pH 调至 7.4；用时加入 10mg/ml 的蛋白酶抑制剂。

9）稀释缓冲液：Trizma-HCl 6.61g，Trizma-Base 0.97g，NaCl 8.5g，Triton X-100 5ml，Tween-20 0.5ml，ddH$_2$O 加至 1L，pH 调至 7.4。

10）PBS/Tween：0.01mol/L PBS 4L，Tween-20 2ml。

11）单抗稀释液：0.01mol/LPBS/Tween/1%BSA。

12）封闭液 0.01mol/LPBS/Tween/3%BSA。

13）碳酸缓冲液：$NA_2CO_3$0.8g，$NaHCO_3$1.47g，$NaN_3$0.1g，ddH_2O 加至 500ml，pH 调至 9.6。

14）抗体包被液：17μl 羊抗鼠抗体＋10ml 碳酸缓冲液（亲和纯化的羊抗鼠抗体，1.5mg，浓度 1.8mg/ml，缓冲液 0.01mol/L Na_3PO_4，0.25mol/L NaCl，pH7.6，2~8℃保存）。

15）单抗 CD41：特异性抗血小板糖蛋白（GP）IIb/IIIa。

16）单抗 CD42b：特异性抗血小板糖蛋白（GP）I。

17）聚苯乙烯酶标反应板。

18）酶标仪。

（3）操作

1）抗体包被：①羊抗鼠抗体包被：抗体包被液 10ml，抗体终浓度 3μg/ml，加样每孔 100μl；②4℃孵育过夜；③0.01mol/L PBS/Tween 洗涤两次，甩干；④每孔加 200μl，封膜，置室温下 30 分钟；⑤去除封闭液，吸干；⑥即用，否则塑料薄膜覆盖，置-70℃备用。

2）单抗俘获：①制备单抗稀释液（4μg/ml）；②抗体包被多孔板：每孔加入 50μl 单抗稀释液；③盖膜，摇床，室温孵育 60 分钟；④0.01mol/LPBS/Tween 洗板 3 次；⑤盖膜，待用于 MAIPA。

3）改良 MAIPA：①于两个大塑料离心管中收集 O 型正常人血小板，2000 转 10 分钟，用 6~8ml PBS/EDTA 洗涤，用吸管吹匀血小板，2000 转，离心 10 分钟。重复 2 次；②2~3ml PBS/EDTA 重新悬浮血小板；③调整血小板浓度为 $1×10^9$ml。移至 1.5ml EP 管中，每管约 110μl 左右，含血小板 $1×10^8$ 个；④每管加入 110μl 待测血浆，混匀后，室温孵育 60 分钟；⑤加 0.6ml PBS/EDTA，混匀，3000×g 离心 2 分钟，弃去上清，此为第一次洗涤；再加 0.6ml PBS/EDTA，吹匀血小板，洗涤离心，再重复 2 次。第 3 次离心后，扣干上清液；⑥每管加入血小板裂解液 110μl 溶解血小板，振荡混匀，置于 4℃冰箱，摇床孵育 30 分钟；⑦离心分离，4℃，26000×g，离心 30 分钟以去除不溶解的物质；⑧取上清液 90μl，用 360μl 稀释缓冲液稀释；⑨取上述制备的稀释上清液 100μl 加样至俘获单抗的羊抗鼠 IgG 包被的 96 孔板上，设双复孔，摇床，室温孵育 60 分钟；⑩0.01mol/LPBS/Tween 洗涤 4 次。⑪每孔加入 100μl 碱性磷酸酶标记的羊抗人 IgG。⑫封膜后，摇床，室温孵育 60 分钟。⑬0.01mol/LPBS/Tween 洗涤 6 次（每孔约加 300μl 洗涤液）。⑭加入 100μl PNPP/底物缓冲液，37℃水浴箱孵育 2~3 小时，至显色。⑮405nm、490nm 观察结果。用 405nmOD 值减去 490nmOD 值。每板设 4 个正常对照，OD 值大于正常均值＋3 倍标准差为阳性。

（4）参考区间：阴性。

（5）注意事项

1）注射器和试管必须涂硅或用塑料制品。

2）标准曲线及代测标本均应作双份，如两孔 A 值相差≥0.1，均应重测。

3）因皮质激素可影响结果，故应停药 2 周以上才能抽血检测。

4）血小板自身抗体检测的方法较多，MAIPA 是目前检测特异性血小板自身抗体最主要的方法。已有报道用 MAIPA 检测血小板的洗脱液比血浆的自身抗体阳性率更高。

用流式微球液相芯片技术可以同时检测多种血小板自身抗体。研究表明血小板自身抗体主要是针对 GPIIb/IIIa 和 GPIb/IX 抗原表位的抗体，其他可见抗 GPIIa/IIIa、GPIV、GPV、GMP-140 和 HLA-ABC 等。一般情况下，与循环血小板结合的抗体多为抗血小板膜蛋白的抗体，血浆中游离的自身抗体可有抗血小板内成分的抗体。IgG 型抗体被证实起最重要作用，而 IgM 和 IgA 型抗体较少。

（6）临床意义

1）作为诊断原发免疫性血小板减少症（ITP）的指标之一。

2）作为 ITP 观察疗效及估计预后的指标。

3）有助于研究其他一些疾病的免疫机制，如系统性红斑狼疮（SLE）、Evans 综合征、慢性活动性肝炎、恶性淋巴瘤、多发性骨髓瘤和药物性免疫性疾病等。

2.血小板寿命测定

（1）原理：TXB_2 放射免疫法。

（2）试剂与器材

1）血小板分离液（相对密度 1.077）。

2）TEN 血小板洗涤液。

3）0.05mol/L PBS（pH7.4），含 0.02mol/L Tris（pH7.4），9mmol/LEDTA-NA_2，0.15mol/L NaCl 溶液。

4）花生四烯酸。

5）TXB_2 放射免疫测定试剂盒。

（3）操作

1）一次性口服阿司匹林 0.6g。

2）服药前和服药后 2 天、4 天、6 天、8 天、10 天、12 天分别取血（0.05mol/LEDTA-NA_2 抗凝），分离血小板，洗涤，并将血小板数调至 10^7/L。

3）取血小板悬液 0.2ml，加花生四烯酸（终浓度 0.33mmol/L）0.2ml，37℃温育 10 分钟，以 3000r/min 离心 10 分钟，取上清液置低温冰箱保存待测。

4）TXB_2 放射免疫测定。

（4）参考区间：（9.3±1.7）天。

（5）注意事项

1）PRP 中血小板浓度宜在 $500×10^9$/L 以上。

2）洗涤血小板时应充分洗去血浆蛋白。

3）血小板寿命测定操作较烦琐，抽血量多，因患者服用阿司匹林后有加重出血的危险性。本检测患者的依从性差，目前已经较少应用。

（6）临床意义：血小板生存时间缩短见于血小板破坏增多或消耗过多性疾病，如特发性血小板减少性紫癜、输血后紫癜、脾功能亢进、弥散性血管内凝血、各种血栓病（心肌梗死、糖尿病、外科手术、恶性肿瘤等）。

3.抗心磷脂抗体测定

（1）原理：酶联免疫吸附法。

（2）试剂与器材

1）心磷脂乙醇溶液 20mg/L。

2）辣根过氧化物酶标记的羊抗人 IgG、IgM 或 IgA。

3）洗涤液 0.01mol/LPBS，pH7.4。

4）显色液。

5）终止液。

6）酶标仪。

（3）操作

1）包被：每孔加 30μl 心磷脂乙醇溶液，置 4℃过夜，次日每孔加 10%小牛血清 0.2ml 封闭，室温放置 2 小时。

2）反应：洗涤液洗板 1 次，被检血清用 10%小牛血清稀释 100 倍。每孔加稀释后的被检血清 50μl。室温 2 小时后用洗涤液洗板 4 次。加入酶标记的抗人 IgG（或 IgM，或 IgA）100μl，室温 1.5 小时后洗板 4 次。加显色液 50μl/孔，37℃反应 20 分钟，加 2mol/L 硫酸 50μl 中止反应。

3）测量：用酶标仪在 492nm 处测定各孔的吸光度值。

（4）结果判断：大于正常人血清吸光度值加两个标准差时为阳性。

（5）参考区间

IgG 型抗心磷脂抗体少于或等于 26%；IgM 型抗体少于或等于 21%；IgA 型抗体少于或等于 25%。

（6）临床意义

1）各种自身免疫性疾病（系统性红斑狼疮、原发免疫性血小板减少症、风湿性关节炎和抗磷脂综合征等）、病毒感染、肝硬化、恶性肿瘤、心肌炎、冠心病、高血压和脑血栓等疾病中增高。

2）某些药物（如氯丙嗪、吩噻嗪）治疗时，血浆中抗心磷脂抗体浓度升高。

3）少数正常老年人也能检出抗心磷脂抗体。

四、凝血系统检验

除凝血因子Ⅳ（CA^{2+}）外，其他凝血因子（FI~FXIII）都是蛋白质，都可分别检查它们的促凝活性（F：C）和抗原含量（F：Ag）。临床常用的凝血因子检查有：

（一）组织因子（TF）抗原含量检测

TF 有多种存在形式：如单核细胞膜上 TF（mTF）、游离于血浆中的 TF（pTF）和微粒相关 TF（mpTF）等，目前多采用 ELISA 双抗体夹心法检测，参考范围为（0.21±0.11）pg/ml。

1.临床应用

在同年龄对照组中，深静脉血栓形成（DVT）患者中 mTF 水平显著高于对照组（P<0.05），pTF 也显著高于对照组（P<0.01）且高出 4.8 倍。Vitira 等（2007）和 Manly 等（2010）发现，存于静脉血栓（VTE）的癌症患者 TF 水平显著高于无血栓的癌症患者。癌症患者的 mTF 水平升高，提示有血栓形成或有血栓风险，活化的 mpTF 水平在血栓患者与未发生血栓的癌症患者有显著差异（P<0.05）。系统性炎症反应综合征（肉毒素血症、创伤性休克）、急性呼吸窘迫综合征、DIC 等，均大量分泌肿瘤坏死因子、白介素-1 等炎症因子，后者可致 TF 含量明显增高。增高的程度与预后相关。

2.临床评价

mTF 与 pTF 的 ROC 下面的面积显示很高的敏感性和特异性。

（二）凝血因子促凝活性（F：C）检测

通常内源性凝血途径凝血因子的促凝活性（FVIII：C、FIX：C、FXI：C 和 FXII：C）用一期法（APTT）检测；外源性凝血途径凝血因子的促凝活性（FVII：C、FX：C、FV：C 和 FII：C）用一期法（PT）检测。它们的检测结果用相当于正常对照血浆凝血因子促凝活性的百分率表示。

正常参考范围，一期法为：FVIII：C103.0%±25.7%；FIX：C98.1%±30.4%；FXI：C100%±18.4%；FXII：C92.4%±20.7%；FVII：C103.0%±17.3%；FX：C103.0%±19.0%；FV：C102.4%±30.9%；FII：C97.7%±16.7%。

1.临床应用

（1）凝血因子促凝活性（F：C）减低：通常<50%有临床价值：①血友病 A/B：根据凝血因子VIII：C/IX：C 的水平可将血友病 A/B 分为重型（<1%）、中型（1%~5%）、轻型（5%~25%）和亚临床型（25%~45%）；②血管性血友病（vWD）：1 型/3 型患者FVIII：C 降低，一般在 20%~40%；2 型患者 FVIII：C 可正常；③其他凝血因子缺陷：包括 FXI：C、FXII：C、FVII：C、FX：C、FV：C、FII：C 和纤维蛋白原（FI）减低，常见于获得性而先天性少见；部分凝血因子XII缺陷患者可有血栓形成；④维生素 K 依赖凝血因子缺陷：遗传性者常见单个因子（FVII：C、FIX：C、FX：C、FII：C）缺陷；获得性者多见多个因子联合缺乏，如新生儿脑出血、肝脏疾病、维生素 K 缺乏症、口服抗凝剂（华法林等）和 DIC 等；⑤肝脏疾病：如代偿性肝硬化、中毒性肝损害，可有凝血因子水平降低，但是 FVIII：C 水平可升高；失代偿时，FIX：C、FXI：C、FXII：C、FVII：C、FX：C、FV：C、FII：C 和 Fg 等降低，但是 FVIII：C 水平可升高；⑥药物影响：门冬酰胺酶治疗后可致 Fg、FIX：C、FX：C、FXI：C 水平降低，某些头孢类抗生素可致 FD：C、F1：C、FIX：C 和 FX：C 水平降低；丙戊酸可致 FIX：C 和 FXII：C 水平降低等；⑦凝血因子抑制物：FVIII/IX抑制物多见于血友病 A/B 和获得性血友病等；⑧DIC 时可见诸多凝血因子缺乏。

（2）凝血因子促凝活性（F：C）增高：通常>150%有临床价值。常见于老龄（>70岁）健康人、妊娠晚期和产褥期妇女；高凝状态和血栓形成，如 DVT/肺栓塞、恶性肿瘤、动脉粥样硬化等。不能单凭一个人凝血因子的水平增高来确定高凝状态和诊断血栓形成。

（3）浓缩凝血因子制品治疗的监测：应用浓缩因子 FVIII/IX制品治疗血友病 A/B常用 FVIII：C/FIX：C 监测治疗效果，当 FVIII：C/FIX：C 水平>5%可明显减少出血的风险，>25%可进行小型手术，>50%可进行中型手术，>80%可进行大型手术。其他凝血因子缺陷也相同，纤维蛋白原缺陷使血浆纤维蛋白原提升至>（1.2~1.5）g/L，可达到有效止血目的；小手术需达 2.0g/L，大手术需达 2.0~4.0g/L。

2.临床评价

（1）血液标本采集不当（如血液内混有组织液）和保存不妥（低温保存引起冷激活）等可使凝血因子活性呈假性增高。

（2）凝血因子促凝活性检测中，受肝素、口服抗凝药、纤维蛋白（原）降解产物（FDPs）、凝血因子抑制物（自身抗体）等的影响，使其监测水平降低。

（3）临床需要区别凝血因子合成减少或是结构异常时，可以同时检测凝血因子促凝活性（F：C）和抗原含量（F：Ag），若 F：C 减低而 F：Ag 正常，多为促凝活性减低；若 F：C 与 F：Ag 均降低，可能为结构异常。

（4）临床需鉴别凝血因子缺乏抑或其他抗凝物质存在，可进行 APTT 延长的纠正试验。若延长的 APTT 能被正常血浆纠正，提示因子Ⅷ、因子Ⅸ、因子Ⅺ、因子Ⅻ缺乏；若延长的 APTT 不能被正常血浆纠正，提示存在其他抗凝物质（如 SLE 或凝血因子抑制物）。

（三）凝血酶原片段 1＋2（F_{1+2}）检测

F_{1+2} 是凝血酶原受凝血酶原酶（凝血活酶）水解时，其肽键 Arg（273）-Thr（274）及 Arg（322）-Ile（323）同时裂解，从 N 端释放出的片段。由 273 个 AA 所组成，分子量为 35kD。F_{1+2} 是凝血酶原被激活的特异分子标志物。F_{1+2} 可用 RIA 法和 ELISA 法进行检测，参考范围：R1A 法为（1.97±0.99）nmol/L，ELISA 法为（0.67±0.19）nmol/L，其血浆水平随年龄增加而有所上升。

有血栓形成倾向或血栓前期患者，如遗传性抗凝血酶缺乏症、蛋白 C 和蛋白 S 缺乏症等，约 25%~50% 的患者血浆 F_{1+2} 水平升高。深静脉血栓形成的灵敏度和特异性分别为 47% 和 80%；阳性预测值和阴性预测值分别为 50% 和 78%。DIC 患者 F_{1+2} 血浆水平可高达正常值的 3~5 倍。急性白血病，尤其是早幼粒细胞白血病患者，血浆 F_{1+2} 水平增高；化疗后可出现一高峰，然后下降，提示化疗致白血病细胞破坏，可不同程度地诱发高凝状态。

（四）纤维蛋白肽 A/B（FPA/B）检测

在纤维蛋白原（Fg）转变为纤维蛋白（Fb）的过程中，凝血酶水解 Fg 分子中的α（A）链的 Arg（16）-Gly（17）肽键.释放出 FPA；凝血酶再水解 Fg 分子中的β（B）链中的 Arg（14）-Gly（15）肽键，释放出 FPB。FPA 和 FPB 分别由 16 个和 14 个氨基酸组成。FPA 和 FPB 可用 RIA 法、ELISA 法和高效液相层析法检测。参考范围：ELISA 法测血浆 FPA 为（19.17±3.42）μg/L；RIA 法测 24 小时尿 FPA 为（1.67±0.1）μg/L，ELISA 法为（3.3~33）μg/ml 尿。单次晨尿检测，且以每毫克尿肌酐（mgCr）排量进行标准化，用 RIA 法检测参考范围为（3.3±1.4）ng/mgCr。国内华中科技大学同济医学院血液研究所用高效液相层析法检测为（25.4±10.3）ng/mgCr。

在缺血性心脏病，如急性心肌梗死和不稳定型心绞痛，血浆 FPA 水平升高达正常的 0.5~2 倍，但稳定型心绞痛则不升高.有助于鉴别。此外，在 SLE、妊娠晚期、妊娠期高血压疾病、肾小球肾炎、尿毒症、深静脉血栓形成、肺栓塞、脑血管疾病、DIC 等，血/尿 FPA 均见显著升高。特别指出，有转移的恶性肿瘤患者 95% 血 FPA 升高，无转移者升高仅为 27%；然而，治疗缓解者仅 9%FPA 升高。这有助于鉴别诊断和疗效观察。

（五）可溶性纤维蛋白单体复合物（sFMC）检测

在凝血酶作用下，纤维蛋白原（因子I，Fg）由α（A）链和β（B）链先后释放出肽 A（FPA_{1}-16）和肽 B（FPB_{1}-14），失去肽 A 和肽 B 的 Fg，分别称为纤维蛋白I（FbI）和纤维蛋白II（FbII）。FbI 和 FbII 可以自行聚合，能溶解于 5mol/L 的尿素溶液中，称为可溶性纤维蛋白单体复合物（sFMC）。

1.临床应用

sFMC 血浆水平的增高特异性地反映凝血酶的活性，是反映高凝状态的敏感指标。应用酶免疫分析法（EIA）和放射免疫分析法（IRMA）可以检测血浆 sFMC 的含量。正常人 EIA 法为（48.5±15.0）μg/mL，IRMA 法为（50.0±26.1）μg/ml。在心肌梗死、脑血栓形成、糖尿病、严重感染、急性早幼粒细胞白血病和 DIC 时，sFMC 水平显著升高。

2.临床评价

血浆 F_{1+2} 的水平直接反映凝血酶原酶（凝血活酶、FXa、FVa、血小板因子-3、CA^{2+}）的活性，同时也是凝血酶生成的标志物；FPA/FPB 和 sFMC 是间接反映凝血酶生成和活性的分子标志物，它们对高凝状态和血栓形成的诊断有重要价值。但是，血液采取和保存可直接影响 F_{1+2}、FPA/FPB 和 sFMC 的检测水平。目前多采用 ELISA 法检测，因耗时过长，使临床应用受到限制。

五、抗凝系统检验

抗凝物质的检验主要包括机体产生的生理性抗凝蛋白、病理性抗凝物及外源性的抗凝药物肝素及低分子肝素的检验。生理性抗凝蛋白主要包括抗凝血酶、蛋白 C、蛋白 S 和组织因子途径抑制物，病理性抗凝物主要是狼疮抗凝物、凝血因子抑制物、血浆肝素及类肝素物质。

（一）生理性抗凝蛋白检测

1.抗凝血酶检测

（1）实验原理：抗凝血酶活性（AT：A）：在待测血液中加入肝素（Hep）和过量的 FXa，血浆中的 AT 与 FXa 形成无活性复合物，剩余的 FXa 水解显色肽 S-2765（N-α-Z-D-Arg-Gly-Arg-pNA 2HC1）并释放发色基团对硝基苯胺（pNA），pNA 在 405nm 波长有最大吸收峰，其显色程度与剩余 FXa 的量呈正相关，与待测血浆中 AT：A 呈负相关。

（2）抗凝血酶抗原（AT：Ag）可用双抗体夹心法、免疫比浊法或免疫火箭电泳法测定血浆 AT：Ag 的含量。

（3）参考区间：发色底物法：血浆 AT：A80%~120%；免疫火箭电泳法：AT：Ag0.17~0.41g/L。

（4）临床意义：AT 缺陷时，患者易出现血液高凝状态而形成血栓。根据病因可分为遗传性和获得性两类。

A.遗传性 AT 缺陷：可以分为两型，I型患者 AT 活性及抗原性均减低，AT 的活性和抗原性约为正常人的 50%左右；II型患者 AT 抗原正常但活性减低。其共同表现是对肝素的亲和力降低，在抗凝治疗中，若出现肝素治疗无效，应注意检查有无 AT 缺乏。

B.获得性 AT 缺乏：包括 AT 的合成减少、丢失增加、消耗增加三种类型。①合成减少主要见于进行性肝实质损伤，如肝硬化、重症肝炎、肝癌晚期等，常与疾病严重程度相关；②丢失增加见于肾病综合征，AT 随尿蛋白排泄而减少；③消耗增加见于血栓前期和血栓性疾病、心脑血管疾病、DIC、脓毒血症、先兆子痫时，AT 因消耗增多而减少，故 AT 减少可作为 DIC 的诊断与监测指标之一。大型外科手术、烧伤也可使 AT 短时间下降，可能诱发血栓形成或 DIC；④新生儿：新生儿刚出生几天内 AT 含量可仅为正常含量的 30%左右；⑤药物影响：肝素治疗初期,AT 活性可降低,甚至低至 20%~30%。雌激素治疗时，AT 可伴随 FII、FVII、FIX、FX升高而轻微降低。

AT 水平升高，可见于血友病、白血病和再生障碍性贫血的急性出血期，口服抗凝剂及黄体酮治疗过程中。

（5）应用评价：AT：A 测定中用 FXa 替代过去方法中的凝血酶，可以减少干扰和增加结果的稳定性。AT：A 和 AT：Ag 同时测定，有助于 AT 缺陷症分型。疑难 DIC 诊断时，AT 活性下降具有一定的参考价值。抗凝治疗时，如怀疑肝素抵抗，可测定 AT：A 以辅助诊断；抗凝血酶替代治疗时，也应首选 AT：A 来进行监测。抗凝血酶活性测定常用的方法包括发色底物法、凝固法和凝胶空斑法等，其中发色底物法具有操作简便、不需特殊仪器设备、易于推广等优点。免疫火箭电泳法检测 AT：Ag，技术操作较为复杂，但需要时间较短。

2.血浆蛋白 C 检测

（1）实验原理

1）蛋白 C 活性（PC：A）检测：实验室有两种方法可检测 PC：A。①血浆凝固法（APTT 法）：在待测血浆中加入 PC 激活剂（一种蛇毒制剂）、FXII活化剂、磷脂和钙离子，在活化内源凝血途径的同时也激活 PC 系统，测定血浆的 APTT 时间。由于 PC：A 具有灭活 FVa 和 FVIIIa 的作用，从而使 APTT 延长，延长的程度与血浆 PC：A 呈正相关，由此可计算出血浆 PC：A 的活性；②发色底物法：pmtac（从蛇毒中提取）是 PC 特异性激活剂，在待测血浆中加入 protac，PC 被转化为活化蛋白 C（APC），APC 水解发色底物并释放出对硝基苯胺（pNA），pNA 在 405nm 波长有最大吸收峰，其显色的深浅与 PC：A 呈正相关。

2）蛋白 C 抗原（PC：Ag）检测常采用免疫火箭电泳法。

（2）参考区间：PC：A（血浆凝固法）：70%~140%。

PC：Ag（免疫火箭电泳法）：62%~143%。

（3）临床意义

1）遗传性 PC 缺陷：可分为两型，I 型者 PC：Ag 含量和活性均减低，II 型者 PC：Ag 含量正常而活性减低。临床上患者主要表现为反复的不明原因的血栓形成。

2）获得性 PC 缺陷：DIC、肝脏疾病（如急性肝炎、慢性活动性肝炎、肝硬化）、恶性肿瘤、维生素 K 缺乏症和急性呼吸窘迫综合征等均可导致 PC 活性和抗原性减低。

3）口服抗凝药的影响香豆素类药物可以引起维生素 K 依赖因子及蛋白 C 的减少。口服香豆素类抗凝药治疗初期，由于 PC 比其他依赖维生素 K 的凝血因子的半衰期短，首先迅速减低，可达 40%~50%，导致产生短暂的血液高凝状态。

4）PC：Ag 及活性增加冠心病、糖尿病、肾病综合征可出现代偿性增加。

（4）应用评价：血浆凝固法测定 PC：A 可反映 PC 的功能，但可能受到狼疮抗凝物（LA）、高浓度的 FVIII（>250%）等的影响。如果存在活化蛋白 C 抵抗（APC-R）时，可出现血浆凝固时间假性缩短，此时将待测血液用缺乏 PC 的基质血浆进行 1：2、1：4 等适当比例稀释后可去除上述影响。PC：A 和 PC：Ag 同时测定，有助于 PC 缺陷症分型。

临床要诊断蛋白 C 缺乏症，还需同时做蛋白 C 抗体检测和蛋白 C 抵抗试验等，以排除其他可能因素的影响。蛋白 C 检测时结果波动很大，其活性与抗原含量经常不平行，因此每个实验室必须建立自己的参考区间。

3.血浆蛋白 S 测定

（1）实验原理

1）游离蛋白 S 活性（FPS：A）在待测血浆中加入组织因子、钙离子、磷脂和活化蛋白 C（APC），测定其血浆凝固时间（PT），该 PT 值会比不加 APC 时的 PT 值延长，且延长的程度与血浆 FPS：A 呈正相关，通过标准曲线可计算出相当于正常血浆 FPS：A 的百分率。

2）游离蛋白 S 抗原（FPS：Ag）①胶乳凝集比浊法：FPS 能与补体 C4b 结合蛋白（C4BP）高亲和力结合。待测血浆中的 FPS 与吸附 C4BP 的胶乳颗粒结合，再加入包被有抗人 PS 抗体的胶乳颗粒，两种颗粒在 FPS 的介导下发生凝集，凝集的程度与血浆中 FPS 的含量呈正相关；②免疫火箭电泳法：血浆总 PS（TPS）包括与 C4BP 结合的 PS（C4BP-PS）和 FPS。在血浆中加入一定量聚乙二醇 6000 可将 C4BP-PS 沉淀，FPS 游离于上清液中。用免疫火箭电泳法分别测得血浆 TPS 和聚乙二醇沉淀上清液中 FPS 的含量。

（2）参考区间：血浆凝固法：血浆 FPS：A63%~135%；胶乳凝集比浊法：FPS：Ag78%~124%；免疫火箭电泳法：TPS：Ag77%~116%。

（3）临床意义：PS 缺陷的患者易出现血液高凝状态，导致发生血栓栓塞的风险增加，尤其是青年人。

1）获得性 PS 缺陷：肝脏疾病，如急性肝炎、慢性活动性肝炎、肝硬化等；维生素 K 缺乏症、急性呼吸窘迫综合征等，PS 可明显降低。口服抗凝药、口服避孕药时 PS 降低。妊娠及新生儿的 PS 偏低。

2）遗传性 PS 缺陷：患者常伴发严重的深静脉血栓，根据 TPS：Ag、FPS：Ag 及 PS：A 结果可分为 3 型：I 型患者 TPS、FPS 和 PS：A 均减低；IIa 型患者 TPS：Ag 正常，但 FPS：Ag 和 FPS：A 减低；IIb 型患者 TPS：Ag 和 FPS：Ag 正常，但 FPS：A 减低。

（4）应用评价：血浆中的 PS 约 60% 为 C4BP-PS，40% 为 FPS，只有 FPS 具有辅助 APC 发挥灭活 FVa 和 FVIIIa 的功能。血浆凝固法测定 FPS：A 可反映 PS 的抗凝血功能，但标本中存在 FVIIa 及 APC-R 时，可出现血浆凝固时间假性缩短，将待测血浆用缺乏 PS 的基质血浆进行 1:2、1:4 等适当比例稀释后可去除上述影响。PS：A 和 PS：Ag 同时测定，有助于 PS 缺陷症分型。

4.血浆组织因子途径抑制物

（1）实验原理

1）组织因子途径抑制物活性（TFPI：A）：TFPI 能抑制 TF-FVIIa 对 FX 的激活。待测血浆与过量的 TF-FVIIa 和 FX 作用，剩余的 TF-FVIIa 水解发色底物，释放出发色基团-对硝基苯胺（pNA），其颜色的深浅与血浆中 TFPI：A 呈负相关。

2）组织因子途径抑制物抗原（TFPI：Ag）常用双抗体夹心法定量检测血浆 TFPI：Ag。

（2）参考区间：血浆 TFPI：A78%~154%（发色底物法）；TFPI：Ag44.3~151μg/L（ELISA）。

（3）临床意义

1）TFPI 缺乏：TFPI 在生理状况下是外源凝血途径的抑制剂，缺陷将可导致血液的高凝状态。TFPI 缺乏多为获得性，可见于各种原因所致 DIC、脓毒血症、大手术等，主要因凝血亢进而减少。胎儿血浆 TFPI 含量较低。

2）TFPI 增多：TFPI 由血管内皮细胞合成，当一些疾病导致广泛性血管内皮损伤时，血浆 TFPI 可增多，见于致死性败血症、慢性肾衰竭等。注射肝素可引起血管内皮细胞释放 TFPI 导致其血浆含量增高。老年人及妊娠期间，TFPI 也可增多。

（4）应用评价：TFPI 是 TF-FVIIa 及 FXa 的天然抑制物，在维持正常凝血中发挥重要的调节作用。当血浆肝素水平≥5U/ml 时，TFPI：A 的检测结果可能误差较大。

（二）病理性抗凝物质检测

1.血浆肝素及类肝素物质的检测

（1）实验原理

1）甲苯胺蓝纠正试验：也称为游离肝素时间测定。甲苯胺蓝可中和血浆中肝素或类肝素物质的抗凝作用。在凝血酶时间（TT）延长的受检血浆中，加入一定量的甲苯胺蓝后，若延长的 TT 明显缩短或恢复正常，说明待检标本中肝素或类肝素物质增多，否则提示为纤维蛋白原缺陷或存在其他抗凝物质。

2）血浆肝素定量：普通肝素，又称未分级肝素（UFH）和低分子量肝素（LMWH）。UFH 或 LMWH 可与 AT 形成复合物并灭活 FXa，在待测血浆中加入过量的抗凝血酶（AT）和 FXa，剩余的 FXa 水解发色底物（S-2765），释放出黄色的对硝基苯胺，颜色的深浅与血浆中 UFH 或 LMWH 浓度呈负相关。

（2）参考区间：血浆凝固法：加入甲苯胺蓝后，比未加前 TT 缩短 5 秒以上，提示肝素或类肝素物质增多。发色底物法：血浆肝素浓度 0.001~0.009U/ml。

（3）临床意义

1）肝素增多：普通肝素用于体外循环、血液透析及抗凝治疗等。血浆中肝素浓度是监测普通肝素用量的最好方法（肝素浓度一般维持在 0.2~0.4U/ml 时，可取得较好的疗效）。

2）类肝素物质增多：常见于严重肝病、肝移植、肝叶切除、DIC、SLE、某些恶性肿瘤（多发性骨髓瘤、肾上腺皮质肿瘤等）、过敏性休克、肾病综合征、氮芥及放疗后等。

（4）应用评价：甲苯胺蓝和鱼精蛋白均可以中和肝素，因此两者均可用于 TT 延长的纠正试验。本试验不需特殊仪器设备，操作简便快捷，是检测患者血浆中肝素、类肝素物质是否增多的常用试验，在基层单位也易于开展。机体类肝素物质增多的病理状态下，常伴有高水平 FDP 及异常纤维蛋白原增多，会影响本试验的敏感性，建议与正常血浆、鱼精蛋白等纠正试验同时检测。

2.血浆狼疮抗凝物

（1）实验原理：一般采用改良的 Russell 蛇毒时间（RVVT）进行狼疮抗凝物（LA）检测，包含以下几个部分。

1）LAC 筛查试验：用蛇毒试剂激活待测血浆中的 FX，加入 CA^{2+} 和低浓度磷脂，观察乏血小板血浆发生凝固的时间，称为 Russell 蛇毒时间（RVVT）。若 RVVT 明显延长时，提示有凝血因子缺陷或存在 LAC。加入正常血浆后，延长的 RVVT 缩短，为凝血因子缺陷；若 RVVT 仍延长，表明存在 LAC。本实验常作为狼疮抗凝物（LAC）的筛查试验。

2）LAC 确认试验：待测血浆中加入高浓度的磷脂中和 LAC 后，可使延长的 RVVT 缩短或恢复正常，确证血浆中存在 LAC，称为 LAC 确认试验。

3）比值计算：通过分别计算 LAC screen 或 LAC confirm 与正常对照血浆 RVVT 的比值，得到 LAC 筛查试验比值（SR）和确认试验比值（CR），用 SR 除以 CR，得到标准化 LAC 比值（NLR），根据 NLR 的大小，判断待测血浆中有无 LAC。

（2）参考区间：血浆凝固法：正常人 SR<1.2，NLR<1.2，血浆 LAC 阴性。

（3）临床意义：LAC 是一组抗磷脂或磷脂与蛋白复合物的自身抗体，可以干扰磷脂依赖的止血反应和体外凝血试验（如 APTT、SCT、RVVT 等）。血浆 LAC 阳性可见于多种临床疾病：自身免疫性疾病（如 SLE）、病毒感染、骨髓增殖性肿瘤、复发性流产等，约有 24%~36%患者可发生血栓形成，也是伴不明原因血栓患者的重要危险因子。

（4）应用评价

1）检测 LAC 的常用方法包括 Russell 蝰蛇蛇毒稀释试验、活化部分凝血活酶时间等。临床疑为抗磷脂综合征患者或有无法解释的血栓形成时，除了做 APTT、LAC 外，也可检查抗磷脂抗体。因 RVVT 中的蛇毒试剂较难获得，近年来又开始应用基于 APTT 的硅化凝血时间（SCT）测定 LAC，在试剂中使用人工合成磷脂替代了原试剂中的牛脑磷脂，筛查和确认试剂中分别含有低和高浓度的人工合成磷脂，使检测更易在全自动血液凝固分析仪上完成。RWT 和 SCT 检测 LAC 有相似的诊断效率。

2）临床上一般根据 APTT 延长，排除凝血因子缺陷后提示可能存在 LAC，进一步做 LAC 的筛查或确认试验。当待测血浆的 SR>1.2 时，应做确认试验并计算 NLR，NLR 为 1.2~1.5、1.5~2.0 及>2.0 时，分别提示 LAC 为弱阳性、阳性及强阳性。

3.血浆凝血因子抑制物

（1）实验原理

1）混合血浆法（Bethesda 法）：将待测血浆与正常新鲜血浆按一定比例混合，37℃温育一定时间后，测定混合血浆的凝血因子活性。如果待测血浆中含有某种凝血因子抑制物（FI），则混合血浆中相应凝血因子的活性会降低（例如含有 FVIII抑制物，则 FVIII：C 降低）。通常以 Bethesda 抑制单位来计算 FI 的含量，1 个 Bethesda 单位相当于灭活 50%某种凝血因子活性的量。

2）因子平行稀释法：将待测血浆和校准血浆分别进行一系列稀释（例如 1：10、1：20、1：40、1：80、1：160……）降低 FI 的抑制活性，增加因子的凝血活性，测定凝固时间，并分别绘制待测和校准血浆的凝固时间-因子活性曲线。若待测血浆中不含 FI，则两条稀释曲线平行；反之，两条稀释曲线出现交叉，由此可判断待测血浆有无 FI。

（2）参考区间：因子抑制物（FI）阴性。

（3）临床意义：因子抑制物是一类能与血液中相应凝血因子结合并灭活其促凝血活性的循环自身抗体，健康人血浆凝血因子抑制物为阴性。凝血因子抑制物阳性临床较常见的是 FVIII抑制物。主要见于反复输血、FVIII浓缩制剂应用的血友病患者，也可见于一些自身免疫病（如系统性红斑狼疮）、某些恶性肿瘤（恶性淋巴瘤、多发性骨髓瘤）、巨球蛋白血症患者以及妊娠期间。

（4）应用评价：混合血浆法测定较简便，可对多种 FI 进行测定，其对同种免疫产生的 FI 较敏感，对自身免疫、药物免疫、肿瘤免疫产生的 FI 则不敏感。因子平行稀释法可通过全自动血凝仪检测并进行图形分析，操作简便、快速，检测灵敏度较高。

（郭群依）

第三节　造血干细胞移植

造血干细胞移植（hemopoietic stem cell transplantation，HSCT）是指对患者进行全身照射、化疗和免疫抑制预处理后，将正常供体或自体的造血细胞（hematopoietic cell，HC）注入患者体内，使之重建正常的造血和免疫功能。HC 包括造血干细胞（hematopoietic stem cell，HSC）和祖细胞（progenitor）。HSC 具有增殖、分化为各系成熟血细胞的功能和自我更新能力，维持终身持续造血。HC 表达 CD34 抗原。

经过五十余年的不断发展，HSCT 已成为临床重要的有效治疗方法，全世界每年移植病例数都在增加，移植患者无病生存最长的已超过 30 年。1990 年，美国 E。D。Thomas 医生因在骨髓移植方面的卓越贡献而获诺贝尔医学奖。

一、造血干细胞移植的分类

按 HC 取自健康供体还是患者本身，HSCT 被分为异体 HSCT 和自体 HSCT（auto-HSCT）。异体 HSCT 又分为异基因移植（allo-HSCT）和同基因移植。后者指遗传基因完全相同的同卵孪生者间的移植，供、受者间不存在移植物被排斥和移植物抗宿主病（graft-versus-host disease，CVHD）等免疫学问题，此种移植概率不足 1%。按 HSC 取自骨髓、外周血或脐带血，又区分为骨髓移植（bone marrow transplantation，BMT）外周血干细胞移植（peripheral blood stem cell transplantation，PBSCT）和脐血移植（cord blood transplantation，CBT）。按供、受者有无血缘关系而分为血缘移植（related transplantation）和无血缘移植（unrelated donor transplantation，UDT）。按人白细胞抗原（human leukocyte antigen，HLA）配型相合的程度，分为 HLA 相合、部分相合和单倍型相合（hap-loidentical）移植。

二、人白细胞抗原（HLA）配型

HLA 基因复合体，又称主要组织相容性复合体，定位于人 6 号染色体短臂（6p21），在基因数量和结构上具有高度多样性。与 HSCT 密切相关的是 HLA-I 类抗原 HLA-A，B。C 和 HLA-II 类抗原 DR、DQ、DP。如 HLA 不合，CVHD 和宿主抗移植物反应（host versus graft reaction，HVGR）风险显著增加。遗传过程中，HLA 单倍型作为一个遗传单位直接传给子代，因此，同胞间 HLA 相合概率为 25%。过去 HLA 分型用血清学方法，现多采用 DNA 基因学分型。无血缘关系间的配型，必须用高分辨分子生物学方法。HLA 基因高分辨至少以 4 位数字来表达，如 A0101 与 A0102。前两位表示血清学方法检出的 A1 抗原（HLA 的免疫特异性），称低分辨；后两位表示等位基因，DNA 序列不一样，称高分辨。过去无血缘供者先做低分辨存档，需要时再做高分辨，现在中华骨髓库入库高分辨资料比例明显增加；受者应同时做低分辨和高分辨。

三、供体选择

Auto-HSCT 的供体是患者自己，应能承受大剂量化放疗，能动员采集到未被肿瘤细胞污染的足量造血干细胞。Allo-HSCT 的供体首选 HLA 相合同胞（identical siblinga），次选 HLA 相合无血缘供体（matched unrelated donor，MUD）、脐带血干细胞或 HLA 部分相合的亲缘供体。若有多个 HLA 相合者，则选择年轻、健康、男性、巨细胞病毒（cytomegalovirus，CMV）阴性和红细胞血型相合者。我国实行独生子女政策，同胞供者日益减少，MUD 等替代供体将逐步成为移植的主要干细胞来源，具体供体的选择应充分考虑患者的病情和移植风险，权衡利弊。中国造血干细胞捐献者资料库建立于 1992 年，截至 2011 年底，库容量已突破 146 万人份，累计捐献 2500 余例。随着 HLA 配型等移植相关技术的提高，无血缘 PBSCT 的疗效已接近 HLA 相合同胞供体，但目前能找到相合供体的患者比例仍不足 50%，且一般需耗时 2~3 个月。脐带血中的 HC 和免疫细胞均相对不成熟，故 CBT 对 HLA 配型要求较低，术后 GVHD 发生概率和严重程度也较低，但因细胞总数有限，造血重建速度较慢，不植活者相对多，对大体重儿童和成人进行 CBT 尚有问题，HLA 部分相合的亲缘供体移植为几乎每一位需要 allo-HSCT 的患者均提供了干细胞来源，近年来也获得了重大进展，在一定程度上解决了 HLA 屏障对供体限制。我国造血干细胞移植工作者在这一技术体系的发展中做出了令人瞩目的成绩，但此类移植并发症仍相对较多，主要适用于中高危患者。

四、造血细胞的采集

Allo-HSCT 的供体应是健康人，需检查除外感染性、慢性系统性疾病等不适于捐献情况并签署知情同意书。造血干细胞捐献过程是安全的，不会降低供者的抵抗力，不影响供体健康，采集管道等医疗材料不重复使用，不会传播疾病。

（一）骨髓

骨髓采集已是常规成熟的技术。多采用连续硬膜外麻醉或全身麻醉，以双侧髂后上棘区域为抽吸点。按患者体重，$(4\sim6)\times10^8/kg$ 有核细胞数为一般采集的目标值。 为维持供髓者血流动力学稳定、确保其安全，一般在抽髓日前 14 天预先保存供者自身血，在手术中回输。供、受者红细胞血型不一致时，为防范急性溶血反应，需先去除骨髓血中的红细胞和血浆。对自体 BMT，采集的骨髓血需加入冷冻保护剂，液氮保存或-80C 深低温冰箱保存，待移植时复温后迅速回输。

（二）外周血

在通常情况下，外周血液中的 HC 很少。采集前需用 G-CSF 动员（mobilization），使血中 CD34 HC 升高。常用剂量为 G-CSF（5~10）/（kg•d），分 1~2 次，皮下注射 4 天，第 5 天开始用血细胞分离机采集。采集 CD34 细胞至少 $2\times10^6/kg$（受者体重）以保证快速而稳定的造血重建。Auto-PBSCT 患者采集前可予化疗（CTX，VP-16 等）进一步清除病灶并促使干细胞增殖，当白细胞开始恢复时，按前述健康供体的方法动员采集造血干细胞。自体外周造血干细胞的保存方法同骨髓。

（三）脐带血

脐带血干细胞由特定的脐血库负责采集和保存。采集前需确定新生儿无遗传性疾病。应留取标本进行血型，HLA 配型、有核细胞和 CD34 细胞计数，及各类病原体检测等检查，以确保质量。

五、预处理方案

预处理的目的为：①最大限度清除基础疾病；②抑制受体免疫功能以免排斥移植物。预处理主要采用全身照射（total-body irradiation，TBI）、细胞毒药物和免疫抑制剂。根据预处理的强度，移植又分为传统的清髓性 HSCT 和非清髓性 HSCT（nonmyeloablative HSCT，NST）。介于两者之间的为降低预处理强度（RIC）的 HSCT。在 NST 中，预处理对肿瘤细胞的直接杀伤作用减弱，主要依靠免疫抑制诱导受者对供者的免疫耐受，使供者细胞能顺利植入，形成稳定嵌合体（chim-erism），继而通过移植物中输入的或由 HSC 增殖分化而来的免疫活性细胞，以及以后供体淋巴细胞输注（donor lymphocytes infusion，DLI）发挥移植物抗白血病（graft-versus-leukemia，GVL）作用，从而达到治愈肿痕的目的。NST 主要适用于疾病进展缓慢、肿瘤负荷相对小，且对 GVL 较敏感、不适合常规移年龄较大（>50 岁）的患者，NST 预处理方案常含有氟达拉滨（fludarabine）。对大多数患者，尤其是年轻的恶性肿瘤患者仍以传统清髓性预处理为主。常用的预处理方案有：①TBI 分次照射，总剂量为 12Gy。并用 CTX 60mg/（kg•d）连续 2 天；②静脉用白消安 0.8mg/（kg•6h）连用 4 天，联合 CTX60mg/（kg•d）连用 2 天；③BEAM 方案（BCNU＋VP-16＋Ara-C＋Mel），用于淋巴瘤；④HD-Mel 方案（Mel 200mg/m），用于多发性骨髓瘤。

六、植活证据和成分输血

从 BMT 日起，中性粒细胞多在 4 周内回升至>0.5×10⁹/L，而血小板回升至≥50×10⁹/L的时间多长与 4 周。应用 G-CSF 5μg/（kg•d），可缩短粒细胞缺乏时间 5~8 天。PBSCT造血重建快，中性粒细胞和血小板恢复的时间分别为移植后 8~10 天和 10~12 天。CBT造血恢复慢，中性粒细胞恢复时间多大于一个月，血小板重建需时更长，约有 10%的CBT 不能植活。而 HLA 相合的 BMT 或 PBSCT，植活率高达 97%~99%。GVHD 的出现是临床植活证据；另可根据供、受者间性别，红细胞血型和 HLA 的不同，分别通过细胞学和分子遗传学（FISH 技术）方法、红细胞及白细胞抗原转化的实验方法取得植活的实验室证据。对于上述三者均相合者，则可采用短串联重复序列（STR）、单核苷酸序列多态性（SNP）结合 PCR 技术分析取证。

HSCT 在造血重建前需输成分血支持。血细胞比容≤0.30 或 Hb≤70g/L 时需输红细胞；有出血且血小板小于正常或无出血但血小板≤20×10⁹/L（也有相当多单位定为≤10×10⁹/L）时需输血小板。为预防输血相关性 GVHD，所有含细胞成分的血制品均须照射 25~30Gy，以灭活淋巴细胞。使用白细胞滤器可预防发热反应、血小板无效输注、GVHD 和 HVGR、输血相关急性肺损伤，并可减少 CMV、EBV 及 HTLV-I 的血源传播。

七、并发症

HSCT 的并发症及其防治，是关系移植成败的重要部分。并发症的发生与大剂量放化疗的毒副作用及移植后患者免疫功能抑制、紊乱有关。虽然多数并发症病因明确，但在某些并发症，多种因素均参与疾病发病过程。此外，患者可同时存在多种并发症表现。Allo-HSCT 的并发症发生概率和严重程度显著高于 auto-HSCT。

（一）预处理毒性

不同的预处理产生不同的毒副作用。早期毒副作用通常有恶心、呕吐、黏膜炎等消化道反应，急性肝肾功能受损、心血管系统毒性作用也不少见。糖皮质激素可减轻放射性胃肠道损伤。口腔黏膜炎常出现在移植后 5~7 天，严重者需阿片类药物镇痛，继发疱疹感染者应用阿昔洛韦和静脉营养支持，一般 7~12 天"自愈"。移植后 5~6 天开始脱发。氯硝西泮或苯妥英钠能有效预防白消安所致的药物性惊厥。美司钠（mesna）、充分水化、碱化尿液、膀胱冲洗和输血支持可以防治高剂量 CTX 导致的出血性膀胱炎。

移植后长期存活的患者也可因预处理发生晚期并发症，主要包括：①白内障：主要与 TBI 有关，糖皮质激素可促进其发生；②白质脑病：主要见于合并 CNSL 而又接受反复鞘内化疗和全身高剂量放、化疗者；③内分泌紊乱：甲状腺和性腺功能降低、闭经、无精子生成、不育、儿童生长延迟；④继发肿瘤：少数患者几年后继发淋巴瘤或其他实体瘤，也可继发白血病或 MDS。

（二）感染

移植后由于全血细胞减少、粒细胞缺乏、留置导管、黏膜屏障受损、免疫功能低下，感染相当常见。常采取以下措施预防感染：①保护性隔离，住层流净化室；②无菌饮食；③胃肠道除菌；④免疫球蛋白输注支持；⑤患者、家属及医护人员注意勤洗手、戴口罩、良好的肛周护理等个人卫生。移植后感染一般分为 3 期，早期为移植后一个月内，中期为移植后 1 个月到 100 天，晚期为移植 100 天后，各期感染的特点和致病菌有所差别。后期患者的感染风险取决于免疫功能的恢复水平。

1.细菌感染

移植早期患者易感因素最多，发热可能是感染的唯一表现，通常没有典型的炎症症状和体征。治疗应依照高危粒细胞缺乏患者感染治疗指南尽早进行广谱、足量的静脉抗生素治疗，并及时实施血培养或疑似感染部位的病原学检查，根据感染部位或类型、病原学检查结果和所在医疗单位细菌定植和耐药情况进行调整。移植中后期患者骨髓造血功能虽基本恢复但免疫功能仍有缺陷，尤其是存在 GVHD、低免疫球蛋白血症的患者仍有较高感染风险。

2.病毒感染

移植后疱疹类病毒感染最为常见。单纯疱疹病毒感染采用阿昔洛韦 5mg/kg，每 8 小时 1 次静脉滴注治疗有效。预防时减量口服。为预防晚期带状疱疹病毒激活（激活率为 40%~60%），阿昔洛韦可延长使用至术后 1 年，但应注意此类药物对肝细胞植活的影响。EBV 和 HHV-6 感染也不少见，并分别与移植后淋巴细胞增殖性疾病和脑炎密切相关。

CMV 感染是最严重的移植后病毒性感染并发症，多发生于移植后中晚期。CMV 感染的原因是患者体内病毒的激活或是输入了 CMV 阳性的血液制品。对供受体 CMV 均阴性的患者，必须只输 CMV 阴性的血液。CMV 病可表现为间质性肺炎（interstitial pneumonia，IP）、CMV 肠炎、CMV 肝炎和 CMV 视网膜炎。对其治疗除支持治疗外，还需抗 CMV 病毒治疗，可选药物有阿昔洛韦、膦甲酸钠。

3.真菌感染

氟康唑 400mg/d 口服预防用药大大降低了白色念珠菌的感染。但近年来其他类型真菌感染的发病率有明显增多趋势，侵袭性真菌感染，尤其是曲霉菌、毛霉菌感染的治疗仍相当有挑战性。根据诊断结果可选择两性霉素 B、伊曲康唑、伏立康唑、卡泊芬净、米卡芬净等药物，同时注意此类药物的毒副作用。

4.卡氏肺囊虫肺炎

移植前一周起即预防性服用复方磺胺甲恶唑（SMZco），每天4片，每周用2天至免疫抑制剂停用，可显著预防肺孢子虫病。

（三）肝静脉闭塞病（veno-occlusive disease of the liver，VOD）

因血管内皮细胞损伤，移植可导致VOD、植入综合征、毛细血管渗漏综合征、弥漫性肺泡出血和血栓性微血管病等各类临床综合征。VOD其临床特征为不明原因的体重增加、黄疸、右上腹痛、肝大和腹水。发病率10%，确诊需肝活检。主要因肝血管和窦状隙内皮的细胞毒损伤并在局部呈现高凝状态所致。高峰发病时间为移植后2周，一般都在1个月内发病。高强度预处理、移植时肝功能异常、接受了HBV或HCV阳性供体的干细胞是VOD的危险因素。低剂量肝素100U/（kg•d）持续静滴30天和前列腺E_2熊去氧胆酸预防VOD有效。VOD的治疗以支持为主，包括限制钠盐摄入，改善微循环和利尿治疗，轻、中型VOD可自行缓解且无后遗症，重型患者预后恶劣，多因进行性急性肝衰竭、肝肾综合征和多器官衰竭而死亡。

（四）移植物抗宿主病（GVHD）

移植物抗宿主病是allo-HSCT后特有的并发症，是移植治疗相关死亡主要原因之一，有供体T细胞攻击受着同种异型抗原所致。产生GVHD需三个要素：①移植物中含免疫活性细胞；②受体表达供体没有的组织抗原；③受体处于免疫抑制状态不能将移植物排斥掉。即使供、受者间HLA完美相合，还存在次要组织相容性抗原不相合的情况，仍有30%的机会发生严重GVHD。产生GVHD的危险因素包括：供、受体间HLA相合程度，有无血缘关系，性别差异，年龄，基础疾病及其所处状态，预处理方式，GVHD预防方案，移植物特性，感染，组织损失等。

GVHD可分为急性GVHD（acute GVHD，aGVHD）和慢性GVHD（chronic GVHD，cGVHD）两类，经典aGVHD发生于移植后100天内，cGVHD发生于100天后，但单纯以时间区分对NST和DLI后发生的GVHD并不适用。aGVHD主要累及皮肤、消化道和肝脏这3个器官，表现为皮肤红斑和斑丘疹、持续性厌食和腹泻、肝功能异常（胆红素、ALT、AST、ALP和GGT升高）等。组织活检虽有助于确诊，但临床诊断更为重要，不能因等待辅助检查而延迟治疗。

aGVHD的临床严重程度分ⅠⅢⅢⅣ度。I度不需全身治疗，ⅢⅢⅣ度影响生存及预后，需迅速积极干预。aGVHD的治疗效果不理想，因此，aGVHD的预防就显得更为重要，主要方法有两种：免疫抑制剂和T细胞去除。常用的药物预防方案为环孢素（CsA）联合氨甲蝶呤（MTX）。MTX15mg/m^2于移植后1天，10mg/m^2于移植后3、6和11天共静脉滴注4次。CsA先有2~4mg/（kg。d）静脉点滴，待消化道反应过去后改为口服，维持血浓度在150~250ng/ml。血清肌酐大于177μmol/L（2mg/dl）时需停药；移植40天后每周减少CsA剂量5%，一般至少应用6个月。CsA通过对钙调磷酸酶的作用而阻断IL-2的转录，从而阻断IL-2依赖性的T细胞增殖和分化。CsA的不良反应有：肾功能损害、胆红素升高、高血压、高血糖、头痛、多毛、牙龈增生、脆甲、痤疮、恶心、呕吐、低镁血症、癫痫等。此外，他克莫司、糖皮质激素、麦考酚吗乙酯、抗胸腺细胞球蛋白等也可作为预防用药。从移植物中直接去除T细胞也是有效预防GVHD的方法，如密度梯度离心、T细胞单抗、CD34*细胞选择等。

重度 aGVHD 的治疗较困难。首选药物为甲泼尼龙 1~2mg/（kg•d）其他二线药物有 ATG、抗 T 细胞或 IL-2 受体的单克隆抗体、抗肿瘤坏死因子抗体、MMFFK-506、西罗莫司等。

移植后生存期超过 6 个月的患者，约 20%~50%合并 cGVHD 好发于年龄大、HLA 不全相合、无血缘移植、PBSCT 和有 aGVHD 可累及全身所有器官和组织，临床表现类似自身免疫病。治疗以免疫抑制为主，但需预防感染。

八、移植后复发

部分患者移植后复发，复发概率与疾病危险度分层、移植时本病状态和移植类型等因素有关。多数复发发生于移植后 3 年内，复发者治疗较困难，预后也较差。移植后检测患者微小残留病水平，对持续较高水平或有增高的高危患者及时调整免疫治疗强度、联合 DLI 等治疗有可能降低复发率。二次移植对少数复发病例适合。DLI 对 CML 等复发有效。

九、主要适应证

HSCT 的适应证随 HSCT 技术的日益成熟和相关疾病治疗的发展进步在不断调整中。目前，患者年龄上限逐渐放宽，NST 几乎不受年龄限制。患者具体移植时机和类型的选择需参照治疗指南和实际病情权衡。

（一）非恶性病

①重型再生障碍性贫血（SAA）：对年龄<50 岁的重型再障有 HLA 相合同胞者，宜首选 HSCT；②阵发性睡眠性血红蛋白尿症，尤其是合并 AA 特征的患者；③其他疾病：从理论上讲，HSCT 能够治疗所有先天性造血系统疾病和酶缺乏所致的代谢性疾病，如 Fanconi 贫血、镰形细胞贫血、重型海洋性贫血、重型联合免疫缺陷病等；对严重获得性自身免疫病的治疗也在探索中。

（二）恶性病

①造血系统恶性疾病：HSCT 尤其是 allo-HSCT，是血液系统恶性肿瘤的有效治疗手段。一般而言，AML、ALL、CML、CLL、MDS 多采用异体移植；淋巴瘤、骨髓瘤多采用自体移植，但也可进行异体移植；②其他对放、化疗敏感实体肿瘤也可考虑做自体 HSCT。

十、生存质量及展望

HSCT 的成功开展使很多患者长期存活。大多数存活着身体、心理状况良好，多能恢复正常工作、学习和生活。约 10%~15%的存活着存在社会心理问题，cGVHD 是影响生存质量的主要因素。由于我国独生子女家庭增多，因此研究开展无血缘关系移植及有血缘的 HLA 不全相合移植（如单倍型相合移植）意义重大。随着移植技术的不断改进及相关学科的不断发展，HSCT 必将能治愈更多的患者。

（李颖）

第四节　多发性骨髓瘤

多发性骨髓瘤（multiple myeloma，MM）是一种恶性浆细胞病，其特征为骨髓浆细胞异常增生伴有单克隆免疫球蛋白或轻链（M 蛋白）过度生成，极少数患者可以是不产生 M 蛋白的未分泌型 MM。多发性骨髓瘤常伴有多发性溶骨性损害、高钙血症、贫血、肾脏损害。由于正常免疫球蛋白的生成受抑，因此容易出现各种细菌性感染。发病率估计为 2~3/10 万，男女比例为 3∶2，大多患者年龄>40 岁。

一、病因和发病机制

病因尚不明确。遗传、环境因素、化学物质、病毒感染、慢性炎症及抗原刺激等可能与骨髓瘤的发病有关。有学者认为人类 8 型疱疹病毒（human herpesvirus-8，HHV-8）参与了 MM 的发生。细胞因子白介素-6（IL-6）是促进 B 细胞分化成浆细胞的调节因子。进展性 MM 患者骨髓中 IL-6 异常升高，提示以 IL-6 为中心的细胞因子网络失调导致骨髓瘤细胞增生。

二、临床表现

多发性骨髓瘤起病徐缓，早期无明显症状，容易被误诊。MM 的临床表现多样，主要有贫血、骨痛、肾功能不全、感染、出血、神经症状、高钙血症、淀粉样变等。

（一）骨骼损害

骨髓瘤细胞在骨髓中增生，刺激由基质细胞衍变而来的成骨细胞过度表达 IL-6，激活破骨细胞，导致骨质疏松及溶骨性破坏。骨痛为常见症状，以腰骶部最多见，其次为胸背部、肋骨和下肢骨骼。活动或扭伤后剧痛者有自发性骨折的可能。单个骨骼损害称为孤立性浆细胞瘤。

（二）感染

正常多克隆免疫球蛋白及中性粒细胞减少，免疫力下降，容易发生各种感染，最常见为细菌性肺炎、泌尿系感染、败血症，病毒性带状疱疹也容易发生，尤其是治疗后免疫低下的患者。

（三）贫血

贫血较常见。晚期可出现血小板减少，引起出血症状。

（四）高钙血症

呕吐、乏力、意识模糊、多尿或便秘等。发生机制主要包括破骨细胞引起的骨再吸收和肾小球滤过率下降致钙的清除能力下降。国内高钙血症 MM 患者明显低于白种人。

（五）肾功能损害

蛋白尿、管型尿和急、慢性肾衰竭。急性肾衰竭多因脱水、感染、静脉肾盂造影等引起。慢性肾衰竭的发病机制：①游离轻链（本周蛋白）被近曲小管吸收后沉积在上皮细胞胞质内，使肾小管细胞变性，功能受损，如蛋白管型阻塞，则导致肾小管扩张；②高血钙引起多尿以及少尿；③尿酸过多，沉积在肾小管，导致尿酸性肾病。

（六）高黏滞综合征

头昏、眩晕、眼花、耳鸣、手指麻木、冠状动脉供血不足、慢性心力衰竭、意识障碍甚至昏迷。血清中 M 蛋白增多，尤以 1gA 易聚合成多聚体，可使血液黏滞性过高，引起血流缓慢、组织淤血和缺氧。在视网膜、中枢神经和心血管系统尤为显著。

（七）出血倾向

鼻出血、牙龈出血和皮肤紫癜多见。出血的机制：①血小板减少，且 M 蛋白包在血小板表面，影响血小板的功能；②凝血障碍：M 蛋白与纤维蛋白单体结合，影响纤维蛋白多聚化，M 蛋白尚可直接影响因子的活性；③血管壁因素：高免疫球蛋白血症和淀粉样变性损伤血管壁。

（八）淀粉样变性和雷诺现象

少数患者，尤其是 IgD 型，可发生淀粉样变性，常见舌、腮腺肿大，心脏扩大，腹泻或便秘，皮肤苔藓样变，外周神经病变以及肝、肾功能损害等。如 M 蛋白为冷球蛋白，则引起雷诺现象。

（九）髓外浸润

1.器官肿大

如淋巴结、肾、肝和脾肿大。

2.神经损害

胸、腰椎破坏压迫脊髓所致截瘫较常见，其次为神经根受累，脑神经瘫痪较少见；若出现多发性神经病变，则表现为双侧对称性远端感觉和运动障碍。如同时有多发性神经病变、器官肿大、内分泌病、单株免疫球蛋白血症和皮肤改变者，称为 POEMS 综合征。

3.髓外浆细胞瘤

孤立性病变位于口腔及呼吸道等软组织中。

4.浆细胞白血病

系骨髓瘤细胞浸润外周血所致，浆细胞超过 $2.0 \times 10^9/L$ 时即可诊断，大多属 IgA 型，其症状和治疗同其他急性白血病。

三、检查

（一）血常规检查

多为正常细胞性贫血。血片中红细胞呈缗钱状（成串状）排列。白细胞总数正常或减少。晚期可见大量浆细胞。血小板计数多数正常，有时可减少。

（二）骨髓检查

骨髓中浆细胞异常增生，并伴有质的改变，骨髓瘤细胞大小形态不一，成堆出现，核内可见核仁 1~4 个，并可见双核或多核浆细胞骨髓瘤细胞免疫表型 CD38+、CD56+。

（三）血液生化检查

1.单株免疫球蛋白血症的检查

（1）蛋白电泳：血清或尿液在蛋白电泳时可见一浓而密集的染色带，扫描呈现基底较窄单峰突起的 M 蛋白。

（2）免疫固定电泳：可确定 M 蛋白的种类并对骨髓瘤进行分型：①IgG 型骨髓瘤约占 52%，IgA 型约占 21%，轻链型约占 15%，IgD 型少见，IgE 型及 IgM 型极罕见；②伴随单株免疫球蛋白的轻链，不是κ链即为λ链；③约 1%的患者血清或尿中无 M 蛋白，称为不分泌型骨髓瘤。少数患者血中存在冷球蛋白。

（3）血清免疫球蛋白定量测定：显示 M 蛋白增多，正常免疫球蛋白减少。

（4）血清游离轻链检测：结合蛋白电泳和免疫固定电泳能提高多发性骨髓瘤和其他相关浆细胞疾病检测的敏感性。

2.血钙、磷测定：因骨质破坏，出现高钙血症，血磷正常。本病的溶骨不伴成骨过程，通常血清碱性磷酸酶正常。

3.血清β₂微球蛋白和人血白蛋白：β₂微球蛋白由浆细胞分泌，与全身骨髓瘤细胞总数有显著相关性。人血白蛋白量与骨髓瘤生长因子 IL-6 的活性呈负相关。均可用于评估肿瘤负荷及预后。

4.C-反应蛋白（CRP）和血清乳酸脱氢酶（LDH）：LDH 与肿瘤细胞活动有关，CRP和血清 IL-6 呈正相关，故可反叶疾病的严重程度。

5.尿和肾功能：90%患者有蛋白尿，血清尿素氮和肌酐可增高。约半数患者尿中出现本周蛋白（Bence Jones protein）。本周蛋白的特点：①由游离轻链κ或λ构成，分子量小，可在尿中大量排出；②当尿液逐渐加温至 45~60℃时，本周蛋白开始凝固，继续加热至沸点时重新溶解，再冷至 60℃以下，又出现沉淀；③尿蛋白电泳时出现浓集区带。

（四）细胞遗传学

染色体的异常通常为免疫球蛋白重链区基因的重排。染色体异常包括 del（13），del（17）t（4；14）t（11；14）及 1q21 扩增。

（五）影像学检查

骨病变 X 线表现：①典型为圆形、边缘清楚如凿孔样的多个大小不等的溶骨性损害，常见于颅骨、盆骨、脊柱、股骨、肱骨等处；②病理性骨折；③骨质疏松，多在脊柱、肋骨和盆骨。为避免急性肾衰竭，应禁止对骨髓瘤患者进行 X 线静脉肾盂造影检查。CT和 MRI 对本病的诊断也有一定的价值。

四、鉴别诊断

（一）诊断标准

诊断 MM 主要指标为：①骨髓中浆细胞>30%；②活组织检查证实为骨髓瘤；③血清中有 M 蛋白：IgG>35g/L，IgA>20g/L 或尿本周蛋白>1g/24h 次要指标为：①骨髓中浆细胞 10% ~30%；②血清中有 M 蛋白，但未达上述标准；③出现溶骨性病变；④其他正常的免疫球蛋白低于正常值的 50%。诊断 MM 至少要有一个主要指标和一个次要指标，或者至少包括次要指标①和②在内的三条次要指标。有症状 MM 最重要的标准是终末器官的损害，包括贫血、高钙血症、溶骨损害、肾功能不全、高黏血症、淀粉样变性或者反复感染。

（二）分型

根据血清 M 成分的特点可把本病分为 IgG、IgA，IgD，IgM，IgE 型、轻链型、非分泌型以及双克隆或多克隆免疫球蛋白型 8 种类型，其中 IgG 型最常见，其次为 IgA 型。三分期确立多发性骨髓瘤的诊断和免疫球蛋白分型诊断后，应按国际分期系统（ISS）进行分期（表 11-4-1），为判断预后和指导治疗提供依据。有肾功能损害者归人 B 组，肾功能正常者为 A 组。

表 11-4-1　国际分期系统（Intemational staging system，ISS）

分期	分期的依据	中位生存时间

I	血清β2 微球蛋白<3。5mg/L，白蛋白>35g/L	62 个月
II	介于 I 期和III期之间	44 个月
III	血清β2 微球蛋白≥5.5mg/L	29 个月

（三）鉴别诊断

MM 须与下列疾病鉴别：

1.MM 以外的其他浆细胞病

（1）巨球蛋白血症：因骨髓中浆细胞样淋巴细胞克隆性增生所致，M 蛋白为 IgM，无骨质破坏。

（2）意义未明的单株免疫球蛋白血症（MGUS）：单株免疫球蛋白一般少于 10g/L，且历经数年而无变化，即无骨骼病变，骨髓中浆细胞不增多。血清β2 微球蛋白正常。个别在多年后转化为骨髓瘤或巨球蛋白血症。

（3）继发性单株免疫球蛋白增多症：偶见于慢性肝炎、自身免疫病。B 细胞淋巴瘤和白血病等，这些疾病均无克隆性骨髓瘤细胞增生。

（4）重链病：免疫电泳发现α、γ或μ重链。

（5）原发性淀粉样变性：病理组织学检查时刚果红染色阳性。

2.反应性浆细胞增多症

可由慢性炎症、伤寒、系统性红斑狼疮、肝硬化、转移癌等引起。反应性浆细胞一般不超过 15%且无形态异常，免疫表型为 CD38$^+$，CD56$^-$且不伴有 M 蛋白，IgH 基因重排阴性。

3.引起骨痛和骨质破坏的疾病

如骨转移癌。老年性骨质疏松症、肾小管性酸中毒及甲状旁腺功能亢进症等，因成骨过程活跃，常伴血清碱性磷酸嗨升高。如查到原发病变或骨髓涂片找到成雄的癌细胞将有助于鉴别。

无症状 MM 患者，即使诊断了 MM，在出现高钙血症、肾损害、贫血或骨损害这些终末器官损害前，可以对患者严密观察；一旦出现了高钙血症、肾损害、贫血或骨损害这些终末器官损害之一，既要开始进行治疗。

五、治疗

（一）治疗原则

一般情况下，无症状 MM 患者，评估危险分层；症状性骨髓瘤尽早治疗。

对高危的无症状 MM 患者 80%可在 2 年内转化为 MM，可早期治疗干预。

高危的无症状 MM 的定义为：①骨髓中异常浆细胞≥60%；②肌酐清除率<40ml/分；③血清游离轻链比值>100；④骨骼影像学检查出现以下活动性病变证据：核磁共振（MRI）≥1 个以上骨损害；PET-CT 阳性；全身低剂量 CT 发现>5m 的骨损害。

（二）MM 患者的治疗

1.化学治疗有症状 MM 的初治为诱导化疗，常用的化疗方案见（表 11-4-2）。随着各种新型药物的快速上市，国际 MM 的治疗方案每年都有大幅度改动，治疗效果渐佳。国内因经济条件的限制，可据病人经济情况选用适合方案。

表 11-4-2　骨髓瘤常用联合治疗方案

方案	药物	一般剂量	用法	说法
MPT	美法仑（马法兰）	4mg/（m²·d）	口服共7天	每4周重复一次，至少半年
	泼尼松	40mg/（m²·d）	口服共7天	
	沙利度胺	100mg/d	每天一次，连续半年	
VAD	长春新碱	0.4mg/d	静脉滴注共4天	每4周重复给药
	阿霉素	10mg/d	静脉滴注共4天	
	地寒米松	40mg/d	口服，1~4，9~12，17~20天	
PAD	硼替佐米	1.3mg/（m²·d）	静脉推注，第1，4，8，11天	
	阿霉素	9mg/（m²·d）	静脉滴注共4天	
	地塞米松	30~40mg/d	口服，1~4，8~11，15~18天	
VADT	长春新碱	0.4mg/d	VAD用法同上	
	阿霉素	10mg/d		
	地塞米松	40mg/d		
	沙利度胺	100~200mg/d	口服，1~28天	
DT	地塞米松	30~40mg/d	口服，1~4，9~12，17~20天	
	沙利度胺	100~200mg/d	口服，1~28天	
DTPAEC	地塞米松	40mg/d	口服，1~4天	
	沙利度胺	1000mg/d	口服，连续	
	顺铂	10mg/（m²·d）	静脉滴注共4天	
	阿霉素	10mg/d	静脉滴注共4天	
	环磷酰胺	400mg/m²	静脉滴注共4天	
	依托泊苷	40mg（m²·d）	静脉滴注共4天	

2.干细胞移植

自体干细胞移植可提高缓解率，改善患者总生存期和无事件生存率，是适合移植患者的标准治疗。清髓性异基因干细胞移植可在年轻患者中进行，常用于难治复发患者。

3.骨病的治疗

二磷酸盐有抑制破骨细胞的作用，如唑来膦酸钠每月4mg静脉滴注，可减少疼痛，部分患者出现骨质修复。放射性核素内照射有控制骨损害、减轻疼痛的疗效。

4.高钙血症

为MM的危急重症，需要紧急处理，尽快降至安全范围。

（1）水化、利尿：日补液2000~3000ml，保持尿量>1500ml/d。

（2）使用二磷酸盐。

（3）糖皮质激素和降钙素。

5.贫血

可考虑促红细胞生成素治疗。

6.肾功能不全

评估肿瘤本身或其他原因引起，MM 病情控制后多数肾功能损害可以得到好转。

（1）水化，利尿，减少尿酸形成和促进尿酸排泄。

（2）有肾衰竭者，应积极透析。

（3）慎用非甾体类抗炎镇痛药。

（4）避免使用静脉造影剂。

7.高黏滞血症

血浆置换可用于有症状的高黏滞综合征患者。

8.感染

若出现感染症状应用抗生素温受，对粒细胞减少的患者可给子 G-CSF。

六、预后

MM 自然病程具有高度异质性，中位生存期约 3~4 年。随着治疗药物的不断改进，MM 的生存时间逐年上升。影响预后的因素有年龄、C 反应蛋白水平、血清乳酸脱氢酶水平、骨髓浆细胞湿润程度，肾功能，ISS 分期及细胞遗传学异常等。

（李颖）

第五节　急性白血病

急性白血病是危及造血系统的恶性肿瘤。临床具有发病急、病程进展快、预后差之特点，其自然病程一般少于半年。为能合理治疗和正确判断预后，我国依据白血病细胞的形态学特点（包括细胞化学），结合国外 FAB 协会分类法，将其分为急性非淋巴细胞白血病（急非淋）和急性淋巴细胞白血病（急淋）两大类。从治疗效果出发，又将其分为若干型和亚型。

急性非淋巴细胞白血病：①急性粒细胞白血病未分化型（m1）；②急性粒细胞白血病部分分化型（m2），又分 m2a、m2b；③急性早幼粒细胞白血病（m3），又分 m3a、m3b；④急性粒—单核细胞白血病（m4），又分 m4a、m4b、m4c、m4ED；⑤急性单核细胞白血病（m5），又分为 m5a、m5b；⑥红白血病（m6）；⑦急性巨核细胞白血病（m7）。

急性淋巴细胞白血病：①第一型（L1）：原始和幼稚淋巴细胞，以小细胞为主；②第二型（L2）：原始和幼稚淋巴细胞，以大细胞为主；③第三型（L3）：原始和幼稚淋巴细胞大小不一，但以大细胞为主。

一、病因

病因尚不完全清楚，仅与下因素有关。

（一）病毒学说

现已证实 C 型 RNA 病毒可以使鼠、猪、猫、狗、牛、猴等哺乳动物发生白血病，从而推断人类白血病可能与病毒感染有关。

（二）放射线

射线能引起白血病已被公认，其发病机制尚不完全明确。目前认为射线可致胸腺和骨髓受损，使机体免疫功能受到抑制，从而引起血细胞恶性增殖。

（三）化学因素

苯、氯霉素、乙双吗啉、烷化剂等，可使骨髓造血功能受损、干扰核酸合成等，特别是在细胞发生丝状分裂时，可使基因发生突变而出现异常的细胞株。

二、病理

（一）白血病细胞的增殖和浸润

白血病特异性病理改变，全身各处皆可受累，但以骨髓、肝、脾、淋巴结为主。全部患者骨髓皆被白血病细胞浸润。淋巴结内可见白血病细胞弥漫性浸润。儿童急淋脾脏可肿大，约有15%的脾脏有梗死表现。中枢神经系统，脑组织及脑膜常被浸润。其他如肝、心、肺、消化道、泌尿道、皮肤、性腺、内分泌腺也有浸润。

（二）出血

几乎所有患者造血组织、皮肤、黏膜、上消化道、呼吸道及脑组织皆可出血。其病理表现是白血病细胞浸润灶周围出血，呈弥散渗血或有较大溢血灶。

（三）组织营养不良和坏死

这种病理改变主要是因白血病细胞浸润、淤滞及出血和梗死所致，全身组织皆可有程度不等的病理改变。如睾丸可因浸润淤滞压迫曲细精管而致萎缩。

（四）继发性感染的原因

1.正常的中性粒细胞减少。

2.白血病细胞的趋化、吞噬、杀菌及免疫功能降低。

3.常见感染部位如口腔、肛门、肠道、肺、泌尿道等。炎症反应细胞为幼稚血细胞组成，易被误为白血病浸润灶。

三、临床表现

（一）主要症状

以发热、贫血、出血三大症状为主。

1.发热

其特点是可出现于病程的任何阶段，可有各种热型。主因是感染，其次是核蛋白代谢亢进。病原菌多为革兰阴性杆菌，次为真菌和病毒。

2.贫血

常在早期出现并呈进行性加重。主因是幼红细胞代谢受到异常增殖的白血病细胞干扰，其次是红细胞寿命缩短及出血所致。

3.出血

可遍及全身，常见于皮下、黏膜、齿龈、鼻黏膜、口腔、消化道和呼吸道，严重者可有颅内出血。其因主要是血小板减少，次为白血病细胞形成血栓致小血管破裂、纤维蛋白溶解、感染时的细菌多酶体增多、弥散性血管内凝血等。

（二）主要体征

为白血病细胞浸润所致。

1.骨骼

胸骨下端局部压痛。儿童多出现四肢关节痛和骨痛，部分急性粒细胞白血病患者骨膜可出现无痛性肿块，称为绿色瘤。

2.肝、脾、淋巴结

急性淋巴细胞白血病患者多有脾、浅表淋巴结和纵隔淋巴结肿大，肝大不多见。

3.皮肤和齿龈

皮肤可出现紫红色、硬、微隆起的浸润灶，皮下可扪及较硬、稍痛的结节而肤色无变化。急性单核细胞白血病、急性粒一单核细胞白血病患者可出现齿龈肿胀。

4.中枢神经系统（CNS）

20%~30%患者发生 CNS 白血病，可出现脑膜刺激征和脑实质损害表现，个别患者可发生脊髓压迫症。

5.生殖系统

个别男性患者有阴茎异常勃起，无痛性一侧睾丸肿大。

四、诊断

（一）依据症状体征

主要依据发热、贫血、出血三大症状和白血病细胞对全身浸润的主要体征。

（二）实验室与其他检查

1.外周血象

血红蛋白、红细胞、血小板中度至重度减少，贫血多为正色素正细胞性。白细胞有质和量的变化，多数患者白细胞呈中度增高，多为(10~50)×10^9/L，少数可高于 100×10^9/L。也有计数正常或减少，有的低于 3×10^9/L。绝大多数患者血片中成熟的中性粒细胞明显减少，而出现大量有核仁的原始和（早）幼稚细胞，一般为 30%~90%。

2.骨髓象

白血病决定性诊断依据。大多数骨髓象为增生明显活跃或极度活跃，可见某一系列呈恶性克隆性增生。

3.血尿酸

在放疗或化疗中的患者，血尿酸可高达 730μmol/L 以上。

4.脑脊液

当出现 CNS 白血病时，压力增高，白细胞和蛋白定量升高，涂片中检到白血病细胞。

根据以上所述诊断不难，但应与类白血病反应、再生障碍性贫血、阵发性睡眠性血红蛋白尿、传染性单核细胞增多症、原发性血小板减少性紫癜、急性粒细胞缺乏症、骨髓增生异常综合征、风湿热等相鉴别。

5.流式细胞术免疫分型

6.分子生物学检查

PCR、FISH、染色体等检测技术在白血病的诊断中现占据重要地位，避免了形态学误诊，并可以用以提示治疗及预后。二代测序可以发现更多不典型的诊断分型。

五、治疗

（一）一般处理

支持疗法，用抗生素和其他防治感染措施，输血或输成分血，高尿酸肾病和髓外白血病防治，注意休息、高蛋白营养等。

（二）化学药物疗法

1.诱导缓解

（1）急性淋巴细胞白血病：①VP 方案：V（VCR，长春新碱）1~2mg 加入生理盐水 40ml 中，静脉推注，第 1、8、15、21d 各 1 次；P（Pred，泼尼松）30~40mg/d 口服，第 1~28d；②VMP 方案：V 使用同 VP 方案；M（6MP，6-巯基嘌呤）150mg/d 口服，第 1~28d；P 使用同 VP 方案。以上两方案均间歇 2 周再用。

（2）急性非淋巴细胞白血病：常用①DA 方案：D（DNR，柔红霉素）30~60mg 加入生理盐水 40ml 中，静脉推注，第 1、2、3d 各 1 次；A（Ara-C，阿糖胞苷）50mg 肌注，每 12h 一次，连用 1~7d；②HOAP 方案：H（三尖杉或高三尖杉酯碱）2~4mg 静注，第 1~7d；O（VCR，长春新碱）2mg 静注，第 1d；A 使用同 DA 方案；P 使用同 VP 方案，但只用第 1~7d。上两方案均间歇 1 周再用。

以上诸方案，一般用 2~4 疗程可达完全缓解（CR），如急性淋巴细胞白血病经两疗程未达 CR 时，可改用急性非淋巴细胞白血病方案。

2.巩固治疗

急性白血病经化疗达 CR 后，用原方案再治疗 2~4 疗程为巩固治疗。

3.维持治疗

（1）对急性淋巴细胞白血病：巩固治疗后，每 2~3 个月用原方案治疗一疗程，连续治疗 3~5 年以上。

（2）对急性非淋巴细胞白血病：巩固治疗后，每月用原方案治疗一疗程，也可用不同方案交替进行，一般要求连续治疗应达 5 年以上。

（三）移植疗法

1.自体骨髓移植术

（1）急性淋巴细胞白血病：第一次 CR 后复发，再化疗又达 CR 后，如为 50 岁以下，若机体允许，可行自体骨髓移植。

（2）急性非淋巴细胞白血病：通过化疗达 CR 后，若年龄在 50 岁以下，又全身性其他疾患，可考虑行自体骨髓移植。

2.异体骨髓移植术

条件同上，但骨髓来源困难，如有献髓者，疗效要比行自体骨髓移植好。

（郭群依）

第六节　特发性血小板减少性紫癜

特发性血小板减少性紫癜（ITP）又称免疫性血小板减少性紫癜，是由于血小板免疫性破坏，外周血血小板减少，而引起的一种出血性疾病。其特点是皮肤、黏膜或内脏广泛出血，血小板寿命缩短，骨髓巨核细胞增多伴成熟障碍。

本病可分为急性型和慢性型。急性型多见于儿童，多是由于病毒抗原刺激机体产生抗体，抗体附着于血小板表面使之致敏，致敏的血小板被单核-巨噬细胞破坏。慢性型好发于青年女性，是一种自身免疫性疾病，由于体内产生原因不明的血小板抗体（PAIgG、PAIgA、PAIgM、PAC3、PAC4），该抗体与血小板膜糖蛋白IIb/IIIa、Ib 等结合，致使血小板在单核-巨噬细胞中破坏。正常血小板的平均寿命是 8~11d，而与抗体结合血小板寿命只有数小时至数天。其主要破坏场所是在脾脏（占 2/3），其次是肝、骨髓等。

一、诊断依据

（一）病史

急性 ITP 患者，大多在发病前 1~2 周有上呼吸道感染特别是病毒感染史，如风疹、水痘、麻疹等。慢性 ITP 常因感染、劳累等因素诱发加重。

（二）临床表现

1.急性型

儿童多见，无性别差异。发病前 1~2 周常有病毒感染史。起病急骤，可有畏寒、发热。主要症状为全身皮肤紫癜，甚至有血疱及血肿形成。鼻出血、牙龈出血、口腔黏膜及舌出血常见，腭垂血疱往往导致吞咽困难。严重者（血小板低于 $20×10^9$/L）可有内脏出血，如消化道、泌尿道、阴道出血，甚至发生致命性颅内出血。少数患者有结膜及视网膜出血。10%~20%患者有轻度脾大。病程呈自限性，一般不超过半年，仅少数可能转为慢性型。

2.慢性型

多见于 20~40 岁青年女性，男女比例为 1：3。起病缓慢，常无前驱症状。出血症状相对较轻，多为皮肤、黏膜出血。女性可表现为月经过多，甚至为唯一或首发症状。严重内脏出血少见。本型常反复发作，甚至迁延数年，很少自然缓解。病程较长、出血过多者可出现贫血。10%患者有轻度脾大。

（三）辅助检查

1.血象

血小板计数减少，急性型常低于 $20×10^9$/L，慢性型常为（30~80）$×10^9$/L。血小板体积增大。红细胞和白细胞一般正常。少数患者因出血过多而致小细胞低色素性贫血。

2.骨髓象

巨核细胞正常或增多，发育成熟障碍，急性型幼稚型巨核细胞增加，慢性型颗粒型巨核细胞增加，但产板型巨核细胞显著减少（小于 30%）。红细胞系和粒细胞系一般正常。

3.其他检查

出血时间延长，凝血时间正常；用 ^{51}Cr 标记血小板可发现其寿命明显缩短，急性型约 1~6h，慢性型约 1~3d。80%以上 ITP 患者 PAIgG、PAIgM、PAC3 阳性。

（四）诊断标准

1.多次化验检查血小板计数减少。

2.脾不增大或轻度增大。

3.骨髓检查巨核细胞正常或增多，有成熟障碍。

4.以下五项中应具备任何一项：①泼尼松治疗有效；②切脾治疗有效；③PAIgG 增多；④PAC$_3$ 增多；⑤血小板寿命测定缩短。

5.排除继发性血小板减少症，如再生障碍性贫血、白血病、系统性红斑狼疮、药物免疫性血小板减少等。

二、治疗措施

本病治疗的主要目的是减少血小板破坏，提高血小板数量，从而改善出血症状。当

ITP 患者血小板大于 60×10^9/L，无出血倾向时，则无须特殊治疗。当血小板低于 50×10^9/L 或有出血倾向时，应选择药物进行治疗。急性 ITP 患者应注意卧床休息，去除病因，多数可自然痊愈。当血小板低于 20×10^9/L 时，可选用甲泼尼龙或大剂量丙种球蛋白等方法治疗。慢性 ITP 患者以肾上腺糖皮质激素、脾切除及免疫抑制剂治疗为主。

（一）急性 ITP 的治疗

1.一般治疗

注意卧床休息，防止外伤。禁止应用一切对血小板有抑制作用的药物，如阿司匹林、双嘧达莫（潘生丁）等。

2.血小板输注

输入患者体内的血小板，不但寿命缩短，且反复输注易产生同种抗体，故不宜常规使用。当血小板<20×10^9/L 或有致命性的出血时，可作为一种紧急防治出血的措施。血小板输注量要大，每次至少在 8U 以上（4000ml 全血分离所得），根据病情可重复使用。有条件的医院最好采用单采血小板。

3.肾上腺糖皮质激素（激素）

尽管激素不能缩短急性 ITP 的自然病程，但可抑制单核-巨噬细胞对血小板的破坏，提高血小板的数量，有效控制患者出血症状，缓解病情。可用地塞米松每日 10~20mg 或氢化可的松每日 300~400mg，静脉滴注，待出血症状减轻后改为口服激素（用法同慢性 ITP）。也可用大剂量甲泼尼龙冲击疗法，即 30mg/（kg•d）静脉滴注，3~5d 为一疗程。在激素冲击治疗时，最好同时应用利尿剂和抗酸药物，以免发生水钠潴留、应激性溃疡等，同时注意观察血压、血糖的变化。

4.静脉注射大剂量丙种球蛋白

其主要作用是封闭单核-巨噬细胞的 Fc 受体；干扰单核-巨噬细胞的免疫廓清作用；调节细胞免疫等。用法为 400mg/（kg•d）静脉滴注，连用 5d 为一疗程。一个月后可重复。其疗效较激素快且高，但停药后血小板常再次下降，故应严格掌握其适应证。急性 ITP 出血严重、慢性 ITP 急性发作或手术、分娩前可考虑应用。

5.血浆置换

血浆置换疗法是一个暂时治疗措施，无根治作用。其目的是迅速清除体内的血小板抗体，减少血小板的破坏，缓解出血症状。用法为每天置换患者血浆 3000ml，连用 3d。

（二）慢性 ITP 的治疗

1.肾上腺糖皮质激素（激素）

是治疗慢性 ITP 的首选药物。

（1）作用机制：①减少血小板抗体产生，抑制抗体与血小板结合；②抑制单核-巨噬细胞破坏表面有抗体附着的血小板；③降低毛细血管壁通透性，改善出血症状；④刺激骨髓造血及血小板的释放。

（2）常用制剂及用法：泼尼松 1~2mg/（kg•d）分次口服，待血小板计数正常，出血症状改善后，维持治疗剂量 2~4 周，然后逐渐减量，每周减少日服量 10~15mg。待每日量达 30mg 后，每周或每两周减少日服量 5mg，至每日量仅 15mg 后，每两周减少 2.5mg，小剂量激素（每日 5~10mg）维持至少 3~6 个月。危重病例可用地塞米松或氢化可的松静脉滴注，病情稳定后改为口服。

（3）疗效：多数患者用药数天后出血停止，80%患者血小板在 2 周内有所上升，但停药后易复发。如激素正规治疗 4 周无效，应加用其他治疗。

2.脾切除

可减少血小板抗体产生及致敏血小板的破坏。

（1）适应证：①正规激素治疗 3~6 个月无效；②激素停药或减量后复发或需大剂量（每日 15mg 以上）才能维持者；③对激素有禁忌者，如糖尿病、高血压、结核病等；④^{51}Cr 标记血小板扫描脾区放射指数增高者。

（2）禁忌证：①年龄小于 2 岁（术后易发生不易控制的感染）；②妊娠期；③不能耐受手术者，如心脏病患者。

（3）疗效：脾切除后约 1~2d 血小板开始升高，1~2 周达高峰，维持正常水平 2 个月以上者视为有效。2/3 患者可达长期缓解，1/3 患者无效。一般认为血小板抗体浓度不高，^{51}Cr 标记血小板的主要破坏场所是脾者，脾切除疗效较好。

3.免疫抑制剂

适应证：①激素疗效不佳或需大剂量才能维持者；②脾切除无效或复发者；③对激素或脾切除有禁忌者；④与激素合用以提高疗效并减少激素用量。常用药物有：①长春新碱每周 2mg 加入生理盐水 500ml 中，缓慢静脉滴注，维持 6~8h，4~6 周为一疗程。一般 1~2 周血小板回升，但疗效不巩固。其主要副作用是周围神经炎；②环磷酰胺 2~3mg/（kg•d），分 3 次口服，连用 3~6 周为一疗程。或每日 400~600mg 静脉滴注，每 3~4 周 1 次；③硫唑嘌呤 1~3mg/（kg•d），分 3 次口服，连用 3~6 周为一疗程。用药期间应定期检查血象，以免发生骨髓抑制。

4.其他治疗

（1）达那唑：作用机制可能是有免疫调节作用，使血小板抗体产生减少。常用于难治性 ITP 患者。用法为每次 0.2g，每日 3 次口服，持续 1~3 个月，显效后减至每日 0.2g，维持数月。与激素合用有协同作用。应注意检查肝功能。

（2）环孢素 A：是一种免疫抑制剂，主要用于难治性 ITP。每日 250~500mg 口服，3~6 周一疗程。维持量每日 50~100mg.持续半年以上。应注意肝、肾功能。

（3）维生素 C：每日 2.0g 顿服，对难治病例有一定疗效。作用机制未明。

（4）氨肽素：作用机制可能是促进骨髓巨核细胞成熟。成人每次 1.0g，每日 3 次口服，连用 2 个月，无效则停用，有效继续服用。

（三）急症处理

急症包括血小板<20×10^9/L，出血严重者；疑有或已有颅内出血者；准备近期手术或分娩者。其治疗同急性 ITP。

（四）妊娠合并 ITP

由于 ITP 好发于育龄妇女，故妊娠合并 ITP 者并不少见。尽管妊娠本身并不明显促进 ITP 的发展恶化，但 ITP 却给母婴带来极大危害，如胎儿死亡或自然流产，分娩过程中及产后大出血，常危及母亲生命，故应引起临床重视。一般认为，孕妇血小板>50×10^9/L，无出血倾向时，不需特殊处理。当血小板低于 50×10^9/L，有明显出血时，可选用激素或大剂量丙种球蛋白治疗，不宜使用有致畸作用的免疫抑制剂。如无产科指征，应选择阴道分娩，分娩前输注血小板及大剂量丙种球蛋白，以度过分娩危险期。

（五）疗效标准

1.显效

血小板恢复正常，无出血症状，持续 3 个月以上。维持 2 年以上无复发者为基本治愈。

2.良效

血小板升至 $50×10^9/L$ 或较原水平上升 $30×10^9/L$ 以上，无或基本无出血症状，持续 2 个月以上。

3.进步

血小板有所上升，出血症状改善，持续 2 周以上。

4.无效

血小板计数或出血症状无改善或恶化。

三、预后

儿童 ITP 属良性疾病，少数重度血小板减少患者可并发颅内出血而死亡，死亡率不到 1%。成人 ITP 自发缓解者很少，约 1/3 的患者对激素及脾切除无效，这些患者常常迁延不愈，约 5% 的患者可死于颅内出血。

（郭群依）

第七节　急性溶血

一、概述

溶血是由各种原因引起的红细胞寿命缩短，破坏加速，红细胞在血管内或在单核-吞噬细胞系统（血管外）被破坏，而发生一系列病理生理改变及相应临床表现的一类疾病。正常红细胞的平均寿命为 120 天，其破坏与新生保持着动态平衡，当红细胞存在内在缺陷或细胞外不利因素（免疫、感染、物理、化学等），或两者同时存在时即可发生溶血。根据溶血发生的速度、程度和持续的时间，可分为急性溶血和慢性溶血。急性溶血由于短期内出现大量红细胞破坏，起病急，病情重，贫血及黄疸较明显，常伴有全身症状和血红蛋白尿，多见于血管内溶血。慢性溶血起病缓慢，病情相对较轻，黄疸轻或不明显，常有脾肿大，多见于血管外溶血。

二、病因及发病机理

较为复杂，临床上通常根据红细胞破坏增多的原因，将其分为两大类，即红细胞内在缺陷所致的溶血和红细胞外在因素所致的溶血，前者多为先天性或遗传性，后者系获得性（表 11-7-1）。根据溶血发生的主要场所不同可相对的分为血管内溶血及血管外溶血。血管内溶血指红细胞在血管内被破坏，血红蛋白直接释放入血浆；血管外溶血指红细胞在单核-吞噬细胞系统被破坏，主要是在脾脏。通常急性溶血多见于血管内溶血，而慢性溶血多见于血管外溶血。红细胞存有先天性或获得性缺陷者、感染、药物（伯氨喹、磺胺类、解热止痛剂或某些抗生素）以及过度劳累、精神创伤或寒冷刺激等因素均可诱发急性溶血。红细胞正常者，在遇有血型不合的输血、物理或机械损伤（如大面积烧伤、高温与强烈紫外光照射、长途步行、体外循环、人工瓣膜等）、动植物毒素（如蛇毒、毒蕈等）作用时，也可发生急性溶血。

表 11-7-1　溶血的原因

红细胞内在异常所致的溶血	细胞外因素所致的溶血
红细胞结构与功能缺陷（如遗传性球形细胞增多症、遗传性椭圆形细胞增多症、阵发性睡眠性血红蛋白尿等）	免疫因素（存在有破坏红细胞的抗体，如新生儿溶血性贫血、血型不合的输血反应、自体免疫性溶血性贫血药物免疫性溶血性贫血等）
红细胞内酶缺陷（如丙酮酸激酶缺陷，葡萄糖-6-磷酸脱氢酶缺陷，谷胱甘肽合成酶缺陷及磷淀-5'-核酸酶缺陷等）	化学因素（例如苯肼，砷化氢，蛇毒等）
珠蛋白的异常（包括珠蛋白肽量的异常-海洋性贫血及珠蛋白肽质的异常-镰形细胞性贫血，血红蛋白 C、D、E 等）	物理和机械因素（如大面积烧伤、心脏瓣膜异常、人造瓣膜、血管病变、微血管病性溶血性贫血等）

三、临床表现

主要表现为血红蛋白分解的增加和红细胞系统的代偿性增生。急性溶血时大量红细胞被破坏，血红蛋白被直接释放到血中，使血浆游离血红蛋白急剧增加而引起血红蛋白血症，由于血浆中的结合珠蛋白能与游离血红蛋白结合，结合后由肝细胞从血浆中清除，故出现低结合珠蛋白血症。当血浆中游离血红蛋白超过了结合珠蛋白所能结合的能力，多余的游离血红蛋白便可经肾小球滤出形成血红蛋白尿。经肾小球滤出的游离血红蛋白，在近端肾小管中可被重吸收，并在肾小管上皮细胞内被分解，分解出的含铁血黄素沉积于上皮细胞内，上皮细胞脱落随尿排出即成为含铁血黄素尿。大量血红蛋白尿可致肾血管痉挛和管腔阻塞，肾缺血坏死，加上大量溶血，血容量下降，而发生急性肾功能衰竭及休克。溶血发生时，血内胆红素升高，出现高胆红素血症，主要为非结合胆红素，表现为中轻度黄疸。急性溶血时大量红细胞破坏可导致严重贫血。在溶血发生后 12~24 小时内即可出现骨髓代偿性增生，可有网织红细胞增多及末梢血中出现幼稚红细胞，网织红细胞正常为 0.005~0.015，溶血增多时多在 0.05~0.20，急性溶血时可高达 0.50~0.70，此系血红蛋白分解产物刺激造血系统所致。在急性溶血过程中有时可突然发生急性骨髓功能衰竭，表现病情急剧加重，网织红细胞减少或消失，或全血细胞减少等，此称再生障碍危象，发生之原因可能与感染、中毒有关，或为免疫机理所致。

四、辅助检查

（一）确定是否为溶血性贫血

1.红细胞被破坏增加的证据

（1）红细胞计数下降，一般呈正细胞正色素性贫血。

（2）血清间接胆红素增多。血清胆红素浓度不仅决定于溶血的程度，还决定于肝脏清除间接胆红素的能力，故黄疸为轻度或中度，血清胆红素一般在 17.1~51.3μmol/L（1~3mg/dl）左右，很少超过 136.8μmol/L（8mg/dl），当黄疸不明显时，并不能排除溶血性贫血。

（3）尿内尿胆原的排泄量增多。尿内尿胆原和尿胆素常增加。在肝功能减退时，肝脏无能力重复处理从肠内吸收来的尿胆原，尿中尿胆原也会增加，故对溶血性贫血的诊断，价值不是很大。粪内尿胆原是增加的，但粪内尿胆原的定量测定现在已不再用作诊断方法之一。尿内胆红素阴性，除非同时有阻塞性黄疸。

（4）血浆结合珠蛋白明显减少或消失。结合珠蛋白在肝脏产生能与血红蛋白结合的血清糖蛋白，正常值为 0.7~1.5g/L（70~150mg/dl）。血管内和血管外溶血结合珠蛋白含量均降低。在感染、炎症、恶性肿瘤或皮质类固醇治疗时可以增多。因此，在解释结果时须考虑其他因素的影响。

（5）血浆游离血红蛋白浓度增高。正常血浆内有少量游离血红蛋白，一般正常不超过 50mg/L（5mg/dl），当大量血管内溶血时，血浆游离血红蛋白浓度增高可达 2.0g/L（200mg/dl）。血浆中有高铁血红蛋白存在时，血浆变成金黄色或棕色，可用分光光度计或血清电泳证明其存在。在血管内溶血后，它在血液中存在的时间为几小时至几天。

（6）尿内出现血红蛋白（急性溶血）或含铁血黄素（慢性溶血）。

（7）红细胞生存时间缩短。红细胞的生存时间因溶血的轻重不同可有不同程度的缩短，可用放射性铬（$^{51}C_\gamma$）加以测定。正常红细胞的 T1/2（$^{51}C_\gamma$）为 25~32 天。此值低于正常表示红细胞的生存时间缩短，也表示溶血增多。由于放射性核素检验的技术操作不够简单方便，观察时间又长，故临床工作中应用较少，大多用于科研工作。

2.骨髓代偿性增生的证据

（1）网织红细胞增多。这是溶血性贫血重要证据之一。网织红细胞增多至 5%~20%，急性溶血者可高达 50%~70%以上，但在发生再障危象时，网织红细胞数可减低或消失。

（2）末梢血中出现有核红细胞，数量一般不多。并可见到嗜多色性和嗜碱性点彩红细胞，红细胞大小不均和异形较明显，可见到球形、靶形、镰形、盔形或破碎红细胞。血小板和白细胞计数大多正常或增多。但在某些溶血性贫血时也可以减少。急性大量溶血可引起类白血病反应。

（3）骨髓内幼红细胞增生明显增多，粒红比例下降或倒置。少数病例如有叶酸缺乏，可出现了巨幼细胞，经用叶酸治疗后即消失。个别病例如"再生障碍危象"发作时，红系细胞显著减少。

（二）确定属于哪一种溶血性贫血

1.红细胞形态观察

成熟红细胞形态改变可为溶血性贫血诊断提供重要的线索。如球形红细胞增多，见于遗传性球形红细胞增多症及免疫性溶血性贫血；靶形细胞提示地中海贫血，血红蛋白E 病，血红蛋白 C 病等；盔形细胞、破碎细胞，表示机械性溶血性贫血；镰形细胞表示镰形细胞性贫血，数量往往不多。

2.红细胞脆性试验

是反映红细胞表面面积与容积比例关系的一种检验方法。如红细胞表面面积/容积比例缩小，则脆性增加；比例增大则脆性减低。脆性增高见于遗传性球形红细胞增多症，红细胞脆性减低见于靶形红细胞症。

3.抗人球蛋白试验（Coombs 试验）

测定体内有无不完全抗体。直接抗人球蛋白试验是测定思考红细胞上有无附着不完全抗体，间接抗人球蛋白试验是测定患者血清中有无不完全抗体。抗人球蛋白试验阳性，表示自体免疫溶血性贫血，可进一步作：①血清学检查以明确抗体的性质；②查明原发病的性质，例如系统性红斑狼疮、淋巴肉瘤等。

4.酸化血清溶血试验（Ham's 试验）

即将患者红细胞与加有 1/6N 盐酸的同型正常血清混合。37℃温箱中孵育 1~2 小时后，可见溶血现象，即为阳性，阳性结果表示阵发性睡眠性血红蛋白尿。糖水溶血试验也作为诊断阵发性睡眠性血红蛋白尿之筛选试验。

5.高铁血红蛋白还原试验

正常高铁血红蛋白还原率>75%，G-6-PD 缺乏时还原率降低。此外，荧光点试验，抗坏血酸-氰化物试验及（或）变性珠蛋白小体生成试验阳性结果也表示 G-6-PD 缺乏。G-6-PD 缺乏决定性的试验需要酶定量。红细胞溶血产物与 G-6-PD 和 NADP 孵育，以分光光度计 340nm 测定 NADP 生成 NADPH 的还原率。

6.自溶血试验

溶血能被 ATP 纠正而不被葡萄糖纠正提示丙酮酸激酶缺乏。

7.异丙醇试验及（或）热度性试验

阳性结果表示不稳定血红蛋白。

8.血红蛋白电泳和抗碱血红蛋白试验

用于诊断地中海贫血和其他血红蛋白病。通过血红蛋白电泳可分辨某些血红蛋白及其含量，HbA 是正常人 Hb 的主要成分，占 95%。HbA$_2$ 含量不超过 3%。而抗碱试验则是利用 HbF 对碱性溶液的抵抗力比其他各种血红蛋白高。在碱性溶液中作用一定时间后，其他各种血红蛋白可变性或沉淀，而 HbF 则不受影响，以此可检查 HbF 之含量，正常人 HbF 含量小于 2%。

五、诊断及鉴别诊断

急性溶血多数起病急骤，可有腰背痛及四肢酸痛，以双肩、肾区疼痛最著。起病时常有寒战、高热，体温可达 39℃以上，伴有胸闷，烦躁不安，也可有恶心、呕吐、腹痛等胃肠道症状，这是由于红细胞大量破坏，其分解产物对机体的毒性作用引起。由于溶血进展迅速或主要发生在血管内，可出现血红蛋白尿，尿呈葡萄酒样或浓茶色，多见于急性溶血发作后第一、二次排尿时。反复出现血红蛋白尿提示溶血在继续发展中。由于溶血产物引起肾小管上皮细胞坏死和管腔梗阻，加之溶血造成血容量下降，可发生少尿或无尿，最终导致急性肾功能衰竭及休克。大量红细胞破坏还可诱发 DIC 引起出血，DIC又可加重休克及肾功能衰竭。急性溶血常见于以下情况。

（一）溶血性输血反应

主要见于 ABO 血型不合之输血（Rh 血型不合，多引起血管外溶血）。一般在输入 10~15ml 血液即可产生症状，输入血量愈大，溶血反应愈重。如在全身麻醉状态下，可无寒战和发热，仅表现为创面渗血、血压下降及血红蛋白尿。急性肾功能衰竭、DIC 及休克是溶血性输血反应的严重并发症。

（二）自身免疫性溶血性贫血

温抗体型大多呈慢性经过，当遇有急性病毒或细菌感染时病情可急速加重而出现急性溶血，重者病情凶险。

（三）葡萄糖-6-磷酸脱氢酶（G-6-PD）缺陷所致的溶血性贫血

某些县有 G-6-PD 缺乏的患者在进食蚕豆或某些药物（如氨基喹啉类、磺胺类、硝基呋喃类、镇痛药等），或细菌、病毒感染后，可引起蚕豆病、药物诱发的溶血性贫血及感染诱发的溶血性贫血，均可表现为严重的急性溶血。

（四）阵发性睡眠性血红蛋白尿（PNH）

本病是由于红细胞膜的获得性缺陷，对激活补体异常敏感的一种慢性血管内溶血。部分患者在病程中可因感染、输血、疲劳、精神紧张、手术或服用某些药物（如铁剂、抗坏血酸、磺胺等）而发生急性溶血。

（五）血管外溶血性疾病

某些以血管外溶血为主的疾病如遗传性球形红细胞增多症，镰状细胞性贫血，自身免疫性溶血性贫血，血红蛋白病等。通常病情轻微或仅有轻度贫血和脾肿大。在疾病过程中如遇病毒或细菌感染，也可发生急性溶血。部分患者尚会发生"再生障碍危象"，表现为骨髓中幼红细胞增生低下，外周血中网织红细胞急剧减少或消失。

六、治疗

急性溶血的处理原则是尽快终止溶血进展，消除高血红蛋白血症，防治急性肾功能衰竭及出血等并发病。

（一）去除病因

急性溶血发生后，首先要仔细查找原因，去除引起溶血的各种因素，如为溶血性输液反应，应立即停止输入；药物诱发者，及时停用可疑药物；感染因素诱发者，给有效的抗菌或抗病毒的治疗。

（二）肾功能衰竭的防治

1.维持血容量，改善微循环，可给予低分子右旋糖酐 500~1000ml 静脉滴注。溶血性输血反应的患者应于 12 小时内输液 4000ml 以上，以保证有足够的尿量（每小时 40ml 以上），收缩压应维持在 13kPa 以上，以保证有足够的肾血流量。

2.早期应用碳酸氢钠以碱化尿液，可防止或减少血红蛋白结晶堵塞肾小管，但在少尿或无尿时使用，则有诱发碱中毒或肺水肿之危险。一般每次给 5%碳酸氢钠液 200ml，使尿液 pH 达 7.0 以上。

3.利尿，在纠正血容量后可静脉快速滴注 20%甘露醇 250ml 以利尿，每 4~6 小时重复 1 次。如注射甘露醇 500ml 后不发生利尿，提示肾功能严重损害，不宜再应用甘露醇。如 25 小时无尿或少尿，可给呋塞米 40~100mg 静脉注射，必要时可重复应用或剂量加倍，争取使尿量维持在每小时 100ml 以上。

4.肾功能衰竭的紧急处理，控制液体入量，纠正酸中毒，治疗高血钾，进行血液透析。

（三）肾上腺皮质激素及免疫抑制剂的应用

肾上腺皮质激素对自身免疫性溶血、药物免疫性溶血、溶血性输血反应等有一定治疗作用。可用氢化可的松每天 300~1000mg 或地塞米松每天 10~30mg，静脉滴注 3~7 天，治疗见效后逐渐减量至停用。自身免疫溶血性贫血治疗有效后可改用泼尼松口服，疗效差者可加用硫唑嘌呤或环磷酰胺等免疫抑制剂。

(四) 输血

大量溶血常引起严重贫血，应根据不同病因给予输血治疗，但必须严格掌握输血指征及各项要求，否则反会加重溶血。对于 PNH，主张输注经盐水洗涤的红细胞悬液，避免使用全血，以免输入的同种抗体激活补体而使溶血加重。自身免疫性溶血性贫血时，患者的自身抗体有时对输入的红细胞有致敏作用，除存在交叉配血困难外，输血常使溶血加重，故一般以不输血为宜。遗传性球形红细胞增多症伴严重贫血时，输血无禁忌。严重的溶血性输血反应确诊后，在利尿，保护肾脏与扩充血容量的同时，宜尽早采取换血治疗，换血量应达全身血量的 85%。一般主张放血 2000ml，输入 3000ml。换血过程中注意观察尿色是否转清。

（郭群侬）

第八节 弥散性血管内凝血

弥散性血管内凝血（DIC）是许多疾病的一种共同特征，是由于血液内凝血机制的弥漫性活化，促发小血管内广泛纤维蛋白沉着为特征的一种综合征。DIC 过程中所引起的组织和器官损伤及源于凝血因子消耗的出血倾向，是该病突出的临床表现。对 DIC 发病机制和治疗的研究 20 年来虽有进展，但仍有不少争议和不解，亟待解决。DIC 的早期诊断有待于对其病理生理过程的深入了解及敏感而高质量的测定方法，有效的治疗手段等都在进一步探索中。

一、DIC 的基础实验

Blainville（1834 年）报道静脉注射脑组织浸出液可在 2 分钟内引起动物死亡，尸解所见血管壁和心室内充满凝血块，半世纪后 woodridge（英国生理学家）细加澄清，以剂量少得多的组织提出液，包括小牛胸腺、睾丸或红细胞基质，缓慢输注，动物受者虽能存活但血液不凝固，仅少数动物的肺肝肾组织血管中见到稀而细小的血栓。这些实验的意义在当时未被认识；直到 Mills（1921 年）发现肺浸出液静脉输注后动脉血液的不凝固是由于血浆内纤维蛋白原被消耗。之后，输注组织凝血活酶、凝血酶或蛇毒促凝剂都能引起动物的去纤维蛋白原血症。当脑组织浸出液（富含组织凝血活酶）或凝血活酶低剂量缓慢地注入狗，使凝血时间中度延长，可观察到在纤维蛋白原水平下降前，血浆先表现有抑制凝血酶的特性伴有凝血酶原、凝血因子V、VIII、VII等促凝水平下降、血小板减少；进一步输注凝血酶能证实，实验动物血浆内纤维蛋白溶解（以下简称纤溶）活性显露，血浆含形成纤维蛋白的可溶性中间产物-纤维蛋白单体以及纤维蛋白（原）的降解产物，并有纤维连接蛋白（一种能与纤维蛋白原结合的不溶性冷球蛋白）水平的下降，但血管内无血栓可见。

对上述实验的现代概念解释为：脑组织富含的组织促凝血活酶使受体动物的血液通过外源凝血系活化并生成外源 X 酶及凝血酶，因而产生凝血块。组织凝血活酶少量缓慢输入的动物尸检所见栓子稀少或缺乏，是由于：①局部纤溶反应使栓子溶解；②缓慢输入促凝剂使纤维蛋白单体多聚作用不完全，即凝血酶所产生的纤维蛋白单体与纤维蛋白

（原）降解产物（fdp 或 FDP），两者结合成复合物，使复合物中的可溶性纤维蛋白单体不能被 FXII 多聚。故循环中可溶性单体复合物增多、产生血液不易凝固性去纤维蛋白原血症。

以可溶性纤维蛋白单体输注入兔，肾小球毛细血管内能发现有纤维蛋白凝血块，免疫检测法显示网状内皮细胞内沉积着纤维蛋白相关抗原。但该检测方法不能鉴别后者来自纤维蛋白原（FDP）抑或纤维蛋白。输注 6-氨基己酸（EACA 为纤溶酶生成抑制剂）或封闭网状内皮系统能增加上述实验中纤维蛋白样物质在肾小球毛细血管及小血管中的沉着。实验提示网状内皮系在清除循环中这些物质的重要性。缓慢输注凝血酶的兔接受 α-肾上腺能受体刺激或去甲肾上腺素后小血管中栓子沉着增多。

内毒素启动的血管内纤维蛋白形成是实验性 DIC 的一种十分重要的模式，因为与临床的感染诱发性 DIC，可能相关。内毒素单次注入家兔，仅偶见肺肝脾肾小血管中有血栓，而血浆中出现纤维蛋白单体、纤维蛋白原—纤维蛋白降解产物（FDP 或 fdp）与纤维蛋白单体的可溶性复合物（可溶性纤维蛋白多聚体），可见纤维蛋白形成是不完全的。内毒素尚可活化 FI，但这一因子活化并不是引起 DIC，而是促进纤维蛋白溶解活性。此外，内毒素促使血液中单核细胞释出促凝因子，改变血小板功能及损伤血管内皮细胞，所有这些都能促使血管内凝血。Warr 等报道在注射内毒素前先给以组织凝血活酶的抗体（TF-Ab）能抑制兔的实验性内毒素诱发 DIC 的过程。

相隔 24 小时第二次注射内毒素将使兔致死。这一过程相似于临床的施瓦茨曼反应。皮质类固醇或二氧化钍等能阻断内皮系的物质可以替代第一次内毒素注射。妊娠动物都只需一次内毒素注射即可致 Shwartzaman 反应。尸解所见小血管广泛血栓、严重的肾皮质坏死和弥漫性出血、肾小球毛细血管被纤维蛋白样物质所闭塞。Shwartzaman 反应促发因素的解释是：①非妊娠兔的网状内皮细胞吞噬由第一次内毒素注射所产生的可溶性纤维蛋白产物即纤维蛋白形成的中间体所封闭，因而不能清除由第二次内毒素攻击所促发的纤维蛋白生成，使栓子沉积在微血管中；②推测妊娠、皮质激素、二氧化钍同样能阻断纤维蛋白的清除，故只需单次注射内毒素即足以引起血栓性病灶，妊娠小鼠或妊娠兔注射组织因子（TF）或凝血酶也可引起肾小球病变相似于全身 Shwartzaman 反应所见。

二、DIC 的发病机制及病理生理过程

人体血液接触足够量的组织因子，引起凝血系的激活，是 DIC 最常见的促发途径，循环中形成纤维蛋白、凝血和纤溶的异常是 DIC 最基本的病理改变。

（一）DIC 的发病机制

基础疾病诱生的具组织因子活性的促凝物可以是外源或来自血细胞、播散性转移瘤细胞所内生，故发病机制分三类。

1.促凝物质

进入血流大量外源或病理性促凝物进入血流激活凝血系，如蛇毒、多发创伤、颅脑损伤后的脑组织、产科并发症时的子宫内容物、前列腺手术后的前列腺组织、急性早幼粒白血病的早幼粒细胞颗粒、急性血管内溶血，某些分泌粘蛋白的腺瘤，都具有组织因子（TF）活性。肿瘤尚可衍生 FX 活化物而直接激活因子 X，促发凝血过程。

2.白细胞活化

内毒素攻击的兔白细胞表达 TF，经采集后注入正常兔腹腔，则受者肺及肾脏都有血

管内凝血及纤维蛋白沉着，由此可见，白细胞（主要是单核细胞）生成并释放的 TF 在内毒素诱发的血管内凝血中起着主要作用，此外，受内毒素攻击的单核细胞、内皮细胞释出一种多肽名为肿瘤坏死因子（TNF）参与 DIC 时的血块形成机理。体外培养的内皮细胞在内毒素、白细胞介素-1（IL-1）及 TNF 作用下，能很快增加组织因子的活性，并降低血栓调节蛋白（TM）的表达，从而促进血管内凝血。内毒素可损伤血小板、促进血小板第三因子作用于凝血，这也是内毒素诱发 DIC 的基本（但并非主要）原理之一。实验性血小板减少并不能防止血中出现可溶性纤维蛋白。

3.血管内皮抗凝功能受损及表达 TF

内毒素攻击下的内皮细胞除可合成、表达 TF 外，还可减少组织型纤溶酶原激活物（TPA）生成，增加纤溶酶原激活抑制物（PAI）释放，从而消灭或削弱受损内皮本身的促纤溶功能，并通过下调其 TM，使内皮抑制血液凝固的作用也减弱。同时，TNF 汇同由单核、巨噬细胞分泌的 IL-1，IL-6，白细胞生成的白三烯（LB4）、血小板活化因子（PAF）以及由补体活化生成的 C5a 等促使内皮表达黏附分子受体，从而促使多核白细胞（PMNs）、巨噬细胞和内皮细胞相互黏附作用。后者使内皮进一步受损并活化。粒细胞活化后生成氧化介质又能消除 α_1-抗胰蛋白酶活性，后者为 PMNS 分泌的弹性蛋白酶攻击内皮细胞间质开拓渠道。FXII 受内毒素直接攻击或被受损血管所活化，使诱生激肽释放酶，后者增强 PMNS 的有害作用；从高分子激肽原（HK）释出的激肽引起血管扩张和低血压。T 细胞则能增强单核细胞表达 TF。上述一系列细胞间及细胞基质间的相互作用，使内毒素攻击下的机体诱生凝血酶，并促使继发纤溶过程。

（二）DIC 的病理生理过程

1.血管内凝血

血管内皮损伤、组织损伤、肿瘤坏死、外来化学物质进入血流，致凝血因子活化都可诱发广泛、散在的微血管内凝血。由于纤维蛋白被网状内皮细胞吞噬或局部纤溶，仅在少数情况下尸检时可发现血栓。休克时血流缓慢、低氧血症和酸中毒时更易引起血栓，使 DIC 与多器官功能衰竭互为因果。但休克和低氧血症也可能只引起器官功能衰竭而缺乏 DIC 临床和实验室改变，DIC 前状态的早期诊断及治疗是目前研究的热点之一。

2.继发性纤溶

（1）内皮或单核细胞受血栓刺激释出组织型纤溶酶原活化物（TPA），后者诱生纤溶酶。故 DIC 时血浆 TPA 抗原量增加，但功能测定并不能显示 TPA 活性增加，因为血浆中的 TPA 可被其特异抑制物（主要为 PAI）所中和。血浆中能测得 TPA-复合物抑制复合物水平增加；同时血浆纤溶酶原水平明显下降。

（2）白细胞或其他细胞释出的蛋白酶也能水解纤维蛋白。这些蛋白水解酶不仅能水解小血管栓子，也水解可溶性纤维蛋白单体复合物，故 DIC 时可溶性纤维蛋白单体能在蛋白水解酶的作用之前或之后，被凝血酶活化的纤维蛋白稳定因子共价交联成稳定的纤维蛋白，但是 DIC 患者血浆中 Fr）P/fdp（见下文）能抑制凝血酶的作用，并抑制纤维蛋白的聚合。免疫学法测定血浆 D-二聚体（D-dimer）片段能反映 DIC 伴有纤维蛋白的形成及溶解。D-Dimer 或 FDP 实验阳性均不能帮助判断及鉴别血管外生成的这些肽，例如肺炎时血浆 D-Dimer 升高。

（3）血小板 PAI-1 释放减少：DIC 时血小板减少，使血小板释放的纤溶酶原激活物抑制剂-1（PAI-1）减少，故纤溶酶原活化加速。凝血活化过程中生成的因子Xa、因子XIIa碎片也可激活纤溶酶原。后者生成的纤溶酶是一种强力的丝氨酸蛋白酶，可消化纤维蛋白原及纤维蛋白，形成相应的降解产物。这些降解产物具有抗凝性及抗血小板聚集功能，将加重出血倾向，因此急性DIC患者常有明显的临床症状。在血栓性血管阻塞的同时，患者可以出血。

（4）内毒素能直接使FXIII活化，使局部释出激肽释放酶，继之增加纤溶活性并自高分子激肽原（HK）释出缓激肽（BK）能增加血管通透性并舒张血管，产生低血压。

3.凝血因子消耗

血栓形成将消耗血小板及凝血因子引起严重的血小板减少症并伴血浆凝血因子水平明显降低。患者的血小板也可被凝血酶凝聚随血流去除，或黏附于损伤后暴露的内皮下结构。受损的血小板释出磷脂、β-血小板球蛋白（β-TG）又助长凝血过程。

DIC时许多凝血因子如II、V、VII、X、VIII、XII前激肽释放酶、KH、蛋白C、蛋白S活性水平（凝血测定法）都降低。某些因子的降低是由于凝血酶生成过程中的消耗，某些则是由于与结合蛋白结合。例如血浆凝血酶活化肽片段（F_1+F_2）、蛋白C活化肽增高，反映它们的活化及消耗。FVIII：Cc水平明显低于vWF：Ag；FvIII、V水平下降是由于它们被凝血酶、纤溶酶或活化蛋白C灭活，以及功能性PS水平下降而PS的复合物增加；血浆纤维连接蛋白水平下降是由于它能与纤维蛋白（原）结合。此外AT-III、肝素辅因子II水平下降。血浆中可测到各种凝血抑制物如APC、TFPI和α-抗纤溶酶，推断它们在Die时各自与相应酶结合，如α_2-抗纤溶酶能和血管内纤维蛋白结合而降低，也可被细胞蛋白酶所灭活。故DIC时各种凝血因子的消耗并不相等。DIC的后果常取决于DIC的程度、诱发速率、凝血酶与纤溶活性等因素之间的平衡和相互影响。急性DIC，如子宫破裂，短期内大量TF进入血流，以致防护机能无充足时间产生反应，纤维蛋白原、凝血酶、因子V、因子VIII、因子XIII严重消耗，其中因子V、因子VIII作为辅因子几乎完全被耗竭。凝血酶原在转化成凝血酶后，被ATIII中和及清除，故消耗也增多，使凝血酶原时间（PT）延长。DIC早期PT、APTT缩短，某些作者认为是与凝血抑制物减少有关。

当DIC激发因素是蛇咬伤时，蛇毒液直接使纤维蛋白原转化成纤维蛋白，故不常发生其他凝血因子的改变，血小板数可不低，某些情况下可只发生原发性纤溶。

4.红细胞形态变化

DIC患者血液红细胞形态改变成碎片状微血管性溶血性贫血。红细胞自血块或网状病灶过滤，被纤维蛋白劈开、膜被折裂而发生溶血。

5.内皮素或其他介质水平

DIC时血浆内皮素水平升高。内皮素是强烈血管收缩剂，参与诱发多器官功能衰竭，后者是DIC特征之一。其他生物活性肽如TNF、IL-β在DIC时升高。在症状发生了有病理生理意义。

三、DIC防护和代偿机能

机体有几种对DIC的防护和代偿机能，前者中和促发DIC的促凝成分，后者纠正DIC的病理生理过程。

微循环的内皮表面通过三种机制有效地去除DIC过程中产生的凝血酶：①结合在内

皮表面硫酸肝素上的抗凝血酶-III（AT-III）能中和凝血酶，继而生成凝血酶-抗凝血酶-III（TAT）复合物；②在内皮细胞表面的血栓调节蛋白（TM），能与凝血酶相结合而废除后者对纤维蛋白原、因子XIII（FXIII）和血小板的促凝作用，同时 TM-凝血酶复合物能活化血浆蛋白 C。活化的蛋白 C（APC）是一种生理性抗凝物，能使因子 Va（FVa）、因子VIIIa（FVIIIa）降解，并通过中和 PAI 而刺激纤溶过程；③组织因子途径抑制剂（TFPI）是一种内皮细胞生成的生理抗凝物。血浆水平<2mol/L。在 DIC 中 TFPI 有消耗。在少量 TF 生成的情况下，TFPI 能灭活 TF-因子VIIa 复合物。故对维持微循环灌注、对维护微循环内皮细胞的功能、清除促凝活性至关重要。若大量促凝活性的生成或进入循环，压倒机体的防护机能即发生 DIC。

网状内皮系能去除，TF 及可溶性纤维蛋白单体，故对 DIC 起着重要的代偿和防护功能。TF 是一种在病理情况下才暴露于血流并结合在单核细胞、内皮细胞或血液转移癌细胞表面的膜蛋白成分。网状内皮系则能有效地去除循环中结合在颗粒上的 TF。肝实质细胞能清除循环中的因子IXa（FIXa）、因子Xa（FXa）、因子XIa（FXIa），并合成被消耗的凝血因子、纤溶因子，如纤溶酶原、α_2-抗纤溶酶原和蛋白 C、蛋白 S、AT-III，故起着某些防护和代偿作用。骨髓通过增加血小板生成而对 DIC 起重要代偿作用，但是骨髓巨核细胞反应需一定时间，故在 DIC 发生之后，即使治疗有效，也需几天时间使循环血小板上升。

值得注意的是，所有诱发 DIC 的基础疾病都可使机体的防御和代偿机能受阻。例如白血病可抑制巨核细胞池，肝病可损害合成凝血因子和清除被活化凝血因子的功能。严重性全身感染处于休克状态的患者，因微循环灌注不足而削弱机体抑制凝血的机能。

四、DIC 的临床表现及实验室检查

（一）发病率及临床表现

国内尚无发病率的报道。临床表现与基础疾病有关。重症或急性的临床表现列于（表 11-8-1）。早期高凝期，凝血被激活，各种器官发生微血栓阻塞，临床表现以微血栓形成症状为主。中期消耗底凝期及晚期继发纤溶期临床以出血为主。

表 11-8-1　急性 DIC 的临床表现

器　官	表　　现
皮肤	紫癜、损伤部位出血、病灶出血、出血性大疱、肢端坏死
心血管	休克、酸中毒、心肌梗死、血管栓塞
肾脏	少尿、氮质血症、血尿、急性肾小管坏死、肾皮质坏死
肝脏	黄疸、肝实质细胞损伤
肺脏	急性呼吸窘迫综合征、低氧血症、水肿、出血
胃肠	出血、黏膜坏死、溃疡
中枢神经系	昏睡、昏迷、抽搐、灶性病灶性颅内出血
肾上腺	肾上腺皮质功能不全（出血性坏死）

1.微血栓形成及缺血性组织坏死

小动脉、毛细血管或小静脉内血栓可引起各种器官微血栓阻塞，导致器官灌注不足，

缺血或坏死。皮肤末端小动脉阻塞时出血性死斑。暴发型则表现为手指或足趾坏疽。肾受侵犯首先表现为输入小动脉或肾小球毛细血管内血栓形成并阻塞血管，同时可存在局部纤溶反应。肾皮质坏死引起血尿、少尿甚至尿闭。因子Ⅻ活化过程中激肽原转化为激肽，使 DIC 的微血栓形成阶段易伴有低血压。引起继发性肾小管坏死，肾功能进一步受损。大脑功能障碍表现为意识改变、抽搐或昏迷。肺间质出血对呼吸功能影响，近似急性呼吸窘迫综合征，伴有不同程度的低氧血症。胃及十二指肠黏膜下坏死可产生浅表性溃疡，导致消化道出血。24%~57%DIC 患者伴有肝细胞性黄疸，长期存在的感染和低血压常使肝功能损害加重。暴发性严重感染并发 DIC 时，肾上腺皮质呈出血性坏死，即华佛综合征。

因基础疾病不同，组织缺血表现亦不同。约 30%胎盘早剥患者的纤维蛋白原水平明显下降，但仅少数患者发生肾皮质坏死。反之，由革兰氏阴性菌内毒素血症引起溶血性尿毒症患者并发的 DIC，虽不足以降低血浆凝血因子水平，但却产生肾坏死。微循环内血流的分布模式对纤维蛋白的沉积起关键作用。例如去交感神经的肾脏在兔受内毒素攻击后并不发生皮质坏死。毛细血管及静脉内皮存在强有力的纤溶酶原活化物，后者在纤维蛋白沉积小血管内时被释放而引起局部的纤溶。若用 6-氨基己酸抑制纤维蛋白的溶解，则小血管内纤维蛋白沉积增加。妊娠期血管释放 tPA 受阻，故血管内凝血很容易发生缺血性组织坏死。

2.微血管性溶血性

贫血不稳定的、疏松的纤维蛋白丝在小血管沉积时，使血流中红细胞受损，以致出现红细胞碎片。临床表现为血红蛋白血症及血红蛋白尿。

3.出血症状

64%~87%DIC 患者并发出血症。严重 DIC 时血浆纤维蛋白原水平急骤下降甚至测不到临床称之为无纤维蛋白原状态。DIC 患者血浆低纤维蛋白原水平各例不同。分娩时伴发的出血病常突然全身性出血，血浆纤维蛋白原水平常<1000mg/L，但成人纤维蛋白原均值。3000mg/L。先天性无纤维蛋白原患者只在外伤或月经期才出血，因此，DIC 时纤维蛋白原<1000mg/L 常伴有出血素质可能是由于同时存在其他止血异常。DIC 时若纤维蛋白原为 500mg/L，血小板$<20\times10^9$/L，常伴发小血管出血症。中心血管出血虽属少见，但常致命。最常见的出血部位是皮肤，其次为肾、黏膜、胃肠道。最严重的出血症是颅内出血。手术中及手术后的不断渗血及血液不能凝固也是常见的严重表现。

4.休克及肺功能不全

因子Ⅻ经活化生成激肽释放酶，从高分子量激肽原释出的激肽引起血管扩张和低血压。DIC 导致肺血管内皮损伤、通透性增加，使肺间质出血（低氧血症、肺顺应性降低、X 线显示白肺、肺听诊阴性及血压正常），临床产生急性呼吸窘迫综合征。

5.非细菌血栓性心内膜炎

由 Gross 和 rrriedbeng 首先描述。病理过程中主动脉和二尖瓣游离端的血栓赘生物自 1.5mm 到 3mm 直径或更大。赘生物主要由血小板栓子组成，缺乏炎症反应成分。其后报道在许多疾病可发生，但半数以上病例为肿瘤，特别是分泌黏液性腺癌、AIDS 症群并存 Kaposis 肉瘤、系统性红斑狼疮（SIE）、充血性心力衰竭、肺炎和败血症。至少半数非细菌性心内膜炎与 DIC 相连。内膜只是血栓形成过程中的一个部位。尸检时约

1/4DIC，病例并存非细菌血栓性心内膜炎。

来自赘生物中裂出的栓子可栓塞脑心肾脾的动脉循环或其他结构，造成心肌梗死、脑梗死、肢端发绀等局灶而又分散的栓塞症。故某些肿瘤患者的神经系症状如弥漫的大脑症状记忆力、定向力障碍或意识丧失不是由于转移而可能是由于本病症。

（二）实验室及其他检查

实验室检查见（表 11-8-2）。常采用的筛选试验包括血小板计数、凝血酶原时间、激活的部分凝血活酶时间、纤维蛋白原水平、纤维蛋白（原）降解产物、副凝固时间、优球蛋白溶解时间、ATIII或 Pc 血浆水平和血片查红细胞碎片。

表 11-8-2   DIC 初筛试验

试　　验	急性 DIC	慢性 DIC
血小板下降	中—重	中—重
aPTT	延长	正常/轻度延长
TT	延长	正常/轻度延长
纤维蛋白原	降低	轻度降低、正常/增加
Fv 或VIII	降低	正常
3P	阳性	阳性
FDP	阳性	阳性

1.血小板、凝血因子的消耗

直接测定止血因子（血小板、纤维蛋白原）或间接测定反映凝血因子综合水平（PT、PTT、FV、VIII等）的试验均反映止血因子的消耗程度。怀疑 DIC 时应做动态观察。感染、妊娠、肿瘤可使纤维蛋白原水平升高。若并发急性 DIC，则纤维蛋白原水平虽下降，仍有可能在正常值低值以上。此外 DIC 早期常伴纤维蛋白原及因子VIII：C 水平增高。重症患者，维生素 K 依赖性凝血因子亦被消耗，APTT、PT 大都延长，但部分早期病例可正常或偏短。

2.继发性纤溶

某些指标代表体内继发纤溶性如 3P 试验、D-二聚体试验或 FDP、优球蛋白溶解时间、凝血酶凝固时间。微血管内纤维蛋白沉积可引起继发性纤维蛋白溶解。后者仅限于局部，对全身循环无影响，故优球蛋白溶解时间并不缩短。但纤维蛋白（原）被纤溶酶降解的碎片（HDP）一旦释入血流后，易与纤维蛋白单体相结合，形成可溶性复合物，从而影响纤维蛋白单体的聚合作用，导致凝血缺陷。某些物质如乙醇、甲苯胺蓝或鱼精蛋白等可使复合物中的纤维蛋白单体沉淀。这种不经凝血酶作用而发生的凝聚现象称为副凝固。临床上常用的是鱼精蛋白副凝固试验即 3P 试验。用此测定可溶性纤维蛋白单体相当敏感，但特异性低。当损伤性静脉穿刺，非 DIC 引起的腹腔内出血或肌肉血肿时，可呈假阳性。反之，阴性结果常不支持进行性 DIC 的诊断。原发性纤溶时，3P 试验阴性。DIC 晚期 3P 试验阴性，因为此时血浆中以 FDP 碎片 Y、E、D 为主，而碎片 X 极少。测定血清中 FDP 水平是 DIC 的敏感筛选指标之一。临床上常用的是乳胶颗粒试验是一种免疫学测定法。乳胶颗粒包着能与纤维蛋白原或 FDP 起反应的抗体。

由于血清中不含纤维蛋白原，因此该项测定能反映血清中 FDP 的正常值<10μg/ml。

然而该项检查具有局限性，即特异性低，故仅有 FDP 水平增高不能诊断 DIC。

其他临床情况，例如肾功能衰减、肺炎、深静脉血栓形成、肺栓塞、肝病、外科手术等亦可有 FDP 水平增高，原发性纤溶中 FDP 水平显著升高。有时，由于降解产物的迅速被清除，尽管存在 DIC，FDP 却测不到。D-二聚体（D-dimer）是纤维蛋白降解产物的一个片段，它是 DIC 有价值的试验。用乳胶凝集法对 D-二聚体进行快速测定，理论上能特异地反映已经交叉联结的纤维蛋白降解产物水平。正因为纤维蛋白单体在交叉联结时需要因子XIIIa，而因子XIIIa活化需凝血酶的参与，故 D-二聚体试验阳性与 3P 试验阳性意义相同，均显示血管内已有凝血酶的形成。理论上 D-二聚体在反映纤溶活性方面比血清 FDP 水平测试更为可靠。但目前尚无理想的测定方法，乳胶凝集试验快速，而敏感性低、重复性差。金胶粒显色法快速，敏感性提高（能识别与 D-二聚体相结合的 X、D 片段），但特异性低。酶联免疫吸附法不够快速。然而目前商品 D-二聚体的优点是用血浆检测，测定较 FDP 敏感。优球蛋白溶解是血浆在酸性环境下析出的蛋白成分，含纤溶酶原及其活化物和纤维蛋白原，加入凝血酶或钙使之生成纤维蛋白凝块，观察 36℃下凝块溶解时间。因优球蛋白成分含有纤溶系的主要组成，故血块溶解时间能间接反映全身纤溶活性。正常值>90min 不溶，时间缩短固然有诊断价值，但阴性结果不能排除 DIC。因为常在 DIC 晚期才出现阳性结果（<60min），且不能与原发性纤溶亢进相鉴别。

3.凝血酶生成的依据

内源性和外源性凝血系统的激活使凝血酶原裂解出碎片 1、2 后转变为凝血酶。凝血酶即作用于纤维蛋白原，使之释出纤维蛋白肽 A、B 后，形成纤维蛋白单体。显然，若能在循环血液内监测到凝血酶碎片（F_{1+2}）、纤维蛋白肽 A（FPA）、纤维蛋白肽 B（FPB）、纤维蛋白单体，即可显示已有血管内凝血或凝血酶形成的早期产物。但试验费时，临床难以广泛采用。

五、DIC 的诊断与治疗

（一）诊断

DIC 诊断缺乏单一的病症学试验（表 11-8-3）。实验室应避免采用复杂的检测指标。当存在血小板减少以外的三项或三项以上筛选试验异常时（aPTT、PT 异常属同一项；3P、FDP、D-二聚体属同一项），多数情况可诊断 DIC。但是，评估实验标时必须考虑到基础疾病的影响，例如，肝病、白血病累及骨髓、新生儿期、蛇咬伤等，因其本身可产生止血异常。相反，妊娠期凝血因子超过正常水平可掩盖 DIC 的诊断。上述情况的部分解决办法时每 6~8 小时重复实验，测试异常有进展则有助于诊断 DIC。

急性 DIC，见于开放性颅脑损伤、产科并发症、感染。实验室表现比较一致（表 10-8-3）。对 DIC 严重程度的估计尚无统一标准，一般分为轻、中、重三度：

轻度 DIC：纤维蛋白原大于 1g/L，血小板>50×10⁹/L。

中度 DIC：纤维蛋白原 500~1000mg/L，血小板（20~30）×10⁹/L。

重度 DIC：纤维蛋白原小于 500mg/L，血小板少于 10×10⁹/L。

表 11-8-3　DIC 的实验室检查

机　制	实验室检查
纤维蛋白形成过程中的早期产物出现	↑纤维蛋白肽 A

	↑纤维蛋白肽 B
凝血因子激活及消耗	↑纤维蛋白单体复合物
	↓纤维蛋白原
	↓血小板计数
	↓因子 V 水平
	↓VII：CAT-III
	↑F_{1+2}
纤维蛋白溶解	↑FDP
	↓优球蛋白溶解时间
多种因素	↑APrT＋Frr＋1vr
	↓纤维联结蛋白

某些作者主张采用积分法判断 DIC 的严重程度。由于器官受损广度、深度常与止血系受损严重程度及实验室异常相关，故认为积分评估法对疗效及预后判断有一定价值。

下列几种因素影响 DIC 的临床及实验室表现，在诊断和治疗前必须做出判断：①发病速度：急性或慢性、轻度或重度 DIC。对发展速度快的危重症 DIC，必须针对其消耗性凝血进行特殊治疗。DIC 发展速度的估计必须基于对原发病因及病理过程的了解。如脑膜炎双球菌性脓毒血症和急性早幼粒白血病，DIC-开始就是急性全身性的。虽然在程度上各有差异，但常引起典型的 DIC。有些疾病如主动脉瘤及巨大血肿，在解剖位置上较局限，一般仅引起局限性凝血或巨大血块，周身 DIC 表现不明显。有些局部疾病如胎盘早剥可促发周身性 DIC；②部位：单一部位或周身性，血管内或血管外 DIC。如巨大血肿或腹腔内出血均可已出现了似 DIC 的某些阳性实验室结果，但并非 DIC；③临床分期：判断处于高凝期还是纤溶期对决定治疗有帮助。其他机制引起的 DIC 如血栓性血小板减少性紫癜（TTP），一般只引起血小板减少，而不伴有低纤维蛋白血症。

（二）治疗

DIC 死亡率为 50%~80%，可因不同基础疾病而差异。产科疾病并发 DIC 者死亡率已明显降低，例如胎盘早剥并发 DIC，死亡率已低于 1%，反之由感染、休克所诱发的 DIC，死亡率高达 90%。DIC 的病因多，临床表现多样性复杂性，且各期交叉存在，故缺乏可比性临床研究资料，在治疗上存在争议。然而，根据理论推理、回顾性资料分析和 DIC 特殊类型的治疗经验，下列处理原则已获公认：①DIC 诊断一旦确定，积极治疗原发病至关重要。维持血流灌注，积极治疗休克，纠正低血容量，对生命、体征、主要器官功能（心、肺、肾）进行监测。是否需要对 DIC 本身采取治疗措施，将根据临床情况而定。DIC 治疗决不能单纯以实验室指标为依据。羊水栓塞并发 DIC 时应立即对肺、心血管进行有效的支持以挽救患者的生命；②血栓栓塞为主要临床症状者有使用肝素的指征。若出血为主要临床症状，则应替代性输注血小板和新鲜血浆，如治疗失败可考虑加用肝素，若再次失败则可考虑合并应用纤溶抑制剂；③每 8~12h 评估临床及实验室指标。

1.替代治疗

患者如有明显出血或需手术，或在消耗性低凝期和继发纤溶期，血小板数、纤维蛋白原及凝血因子水平均低，应适当补充凝血因子，输注新鲜冰冻血浆（FFP）、冷沉淀、浓缩血小板或新鲜全血。推荐剂量8U 血小板浓缩物（1U 来自200ml 鲜血）、8U 冷沉淀、2UFFP。每 8 小时根据血小板计数、纤维蛋白原、APTT、PT 输入的容量而调整替代治疗剂量。对替代治疗曾有争议，过去有的作者认为在凝血酶继续生成时，输注凝血因子如同"火上加油"，可加重血管内凝血。这一理论上的推测在实践中未被证实。

2.肝素治疗

尽管在 DIC 治疗上使用肝素已有较长历史，但对肝素使用仍有争议，并缺乏对照性观察。主张使用肝素的理论依据：肝素是抗凝血酶Ⅲ（ATⅢ）的辅因子。在肝素存在的情况下，ATⅢ中和凝血酶的能力增加 1000 倍，并可抑制因子X、Ⅸ、Ⅺ、Ⅻ的激活。反对使用肝素的依据为：①实验资料表明，肝素在 DIC 发生前使用方能奏效。一旦 DIC 发生则血浆 ATⅢ水平低下、纤维蛋白单体及中性粒细胞释出的弹性蛋白酶干扰肝素—ATⅢ复合物与凝血酶的反应；②应用肝素虽可使血浆凝血因子水平略上升，但死亡率未改变；③应用肝素可使出血发生率增加，并可致命。45%患者应用肝素诱发抗肝素抗体，促使血小板聚集、血板数减少。少数情况下，应用肝素甚至可诱发 DIC。

总括起来，目前一般认为下列情况是 DIC 使用肝素的指征：

（1）持续出血、经替代治疗血小板和凝血因子不上升。以肝素中和凝血酶活性，继之以补充性治疗，常可成功的止血并使凝血因子上升，实验室指标改善。

（2）证实有纤维蛋白的沉积，如皮肤坏死、暴死性紫癜、肢端缺血或静脉血栓栓塞。

（3）对下列疾病一般认为肝素治疗有效：死胎潴留伴有低纤维蛋白原血症诱导分娩前，感染性流产。急性早幼粒白血病化疗前，主动脉瘤或转移癌手术前，血型不合输血诱发 DIC，羊水栓塞等。个别作者对肝素治疗羊水栓塞者持保留意见。我们认为在急诊子宫切除时，应用肝素和纤溶抑制剂（肾功能损害不明显者）能够取得良好疗效。但必须强调对肺和心血管功能进行有力的支持治疗。

肝素治疗量：虽然 DIC 高凝期或明显的栓塞者肝素治疗可能有效，但对肝素的用量也存在着不同的观点。从理论角度来说，人体纤维蛋白原水平为 3g/L，以血容量为5000ml 计算，人体纤维蛋白原总量约为 10~15g。因为 1 单位凝血酶可使 1mg 纤维蛋白原转变为纤维蛋白，也就是说需要对抗 10000~15000U 的凝血酶才能阻止纤维蛋白的形成。1mg 肝素可中和 32UXa 及 1000U 的凝血酶，因此每日只需微剂量肝素（15mg）就足以中和凝血酶的作用。且肝素在催化 AT-Ⅲ与凝血酶的结合过程中自身并不消耗。因此，用目前肝素量较过去明显减少。至于微剂量与不用肝素之间有无差别，尚需更多实践资料证实。此外，暴发性紫癜可抑制凝血酶的生成，则需应用高剂量肝素。

目前推荐剂量为 5~10U/（kg•h），不负载。输血错误、暴发性紫癜则肝素 10000U 静脉冲入，继之以 1000U/h 泵入。肾功能衰竭患者不需减量，因为低剂量肝素由内皮黏附、网状内皮摄取所清除，大剂量时才通过肾脏清除。肝功能衰竭时凝血因子及凝血抑制因子生成减少，肝素应慎用。

3.纤溶抑制剂

纤溶抑制剂阻断 DIC 的代偿机制、妨碍组织灌注的恢复。对于急性早幼粒白血病、巨大血肿、热休克羊水栓塞、前列腺癌等易并发纤溶亢进的患者，若发生严重出血、治疗失败优球蛋白溶解时间缩短等情况，才有指征在肝素抗凝、替代治疗的基础上，使用6-氨基己酸（EACA）、氨甲苯酸或氨甲环酸等纤溶抑制剂，以抑制纤溶酶原的活化和纤溶酶的水解作用，故原则上说 EACA 在 DTC 时不用，纤溶过盛致危及生命出血时。推荐剂量氨甲环酸 100~200mg/次，每日 2~3 次静脉输注。EACA、氨甲环酸尿路内浓度高易因血块形成而梗阻尿路，故 DIC 伴血尿或泌尿道手术后慎用。

危及生命的纤溶亢进性出血伴有血尿者可采用抑肽酶，后者不经尿路排泄，治疗出血成人先以 10000KU10 分钟内缓慢静脉输注，观察过敏反应，再以 500000~1000000KU 静脉泵入，最大速率 50000KU/min，儿童，20000KU/（kg•d）。

4.其他治疗

1970 年首次报道 DIC 时，曾用 ATⅢ浓缩剂或合并肝素进行治疗。狒狒的感染性 DIC 实验资料表明，大剂量 ATⅢ浓缩剂仅在诱发 DIC 前输注可防止动物死亡。发生 DIC 后给相同剂量则无效，故不推荐应用于临床治疗，ATⅢ纯品与肝素合用治疗 DIC 正在进行中但资料尚不足以评估该方案的价值。活化蛋白 C 浓缩剂、变异的 α_1-抗胰蛋白酶、抗组织因子单抗、抗内毒素或细胞因子等治疗均在试验研究中。

（李颖）

第九节　白细胞减少和粒细胞缺乏症

白细胞减少指外周血白细胞计数持续低于 $4.0×10^9/L$。外周血中性粒细胞绝对计数，在成人低于 $2.0×10^9/L$，在儿童>10 岁低于 $1.8×10^9/L$ 或<10 岁低于 $1.5×10^9/L$ 时，称为中性粒细胞减少，婴幼儿因粒细胞在生理状态下即偏低，故因低于 $1.0×10^9/L$ 时，才能作出粒细胞减少症的诊断；严重者低于 $0.5×10^9/L$ 时，称为粒细胞缺乏症。如果白细胞计数在（2.0~4.0）$×10^9/L$，分类基本正常，或粒细胞百分率仅轻度降低，但成人粒细胞绝对值>$1.8×10^9/L$、发病缓慢、症状较轻，称为白细胞减少状态，目前临床常见。

成熟中性粒细胞多储存于骨髓，是血液中的 8~10 倍，可随时释放血。中性粒细胞释放于血液后，一半附于小血管壁，另一半在血液循环中。根据病因和发病机制大致分为 3 类。

1.中性粒细胞生成缺陷。①毒性药物、化学物，某些疾病和异常免疫而导致的生成减少；②叶酸和维生素 B_{12} 缺乏或者某些先天性粒细胞缺乏症和急性非淋巴细胞白血病等其他疾病导致细胞成熟障碍。

2.破坏或消耗过多，其中包括免疫性因素如一些自身免疫性疾病和非免疫性因素如病毒感染或败血症。

3.分布异常。

一、诊断要点

1.临床表现

多数白细胞减少者可无明确诱因，病程常短暂，无明显临床症状或有头昏乏力、失眠、低热、轻度感染等非特异性表现，感染部位以肺、尿路、皮肤等多见，但不可以忽视野、口腔、肛周、妇科等部位的特殊感染。

本病于任何年龄的两性均可罹患。中性粒细胞是人体抵御感染的第一道防线，因而粒细胞减少的临床症状主要是出现反复感染，同时，患者起病多急骤，常有高热、寒战、头痛及乏力、疲乏或极度衰弱，全身肌肉或关节酸痛、咽部疼痛、红肿、溃疡和坏死。颌下及颈部淋巴结肿大，可出现急性咽喉炎。有时口腔、鼻腔、皮肤、直肠、肛门、阴道等黏膜处可出现坏死性溃疡，感染容易迅速播散，进展为败血症或脓毒血症。

体检早期显示扁桃体红肿，咽部黏膜溃疡，稍后可见坏死、水肿、黏膜潮红充血及颈部淋巴结肿大等，但肝、脾大者罕见。

2.实验室检查

（1）血象。在各种原因的粒细胞减少症时，红细胞、血红蛋白与血小板多数正常，白细胞计数白细胞明显减少，但淋巴细胞相对百分比增高。白细胞减少症患者外周血白细胞数低于 $4.0×10^9/L$，伴有不同程度的中性粒细胞减少，常有明显的中毒性颗粒，单核细胞于恢复期可增多。中性粒细胞减少者外周血中性粒细胞绝对计数常低于 $2×10^9/L$，严重者低于 $0.5×10^9/L$。由氯丙嗪与抗癌药引起者，可伴轻至中度贫血及（或）血小板减少，常与淋巴细胞减少并存。

本病的诊断要注意绝对中性粒细胞计数而非白细胞总数。多数由不同原因引起的中性粒细胞减少症患者，血液内的淋巴细胞数仍然正常或接近正常，故总白细胞数仍可>$2×10^9/L$ 水平。

（2）骨髓象。白细胞减少症一般正常。粒细胞缺乏症一般因粒细胞减少的原因不同，骨髓象各有不同。骨髓象可了解粒细胞的增殖分化情况，还能鉴别其他血液疾病。急性期骨髓涂片示增生活跃，少数也可增生减退。因粒细胞生成的缺陷而致粒系各发育阶段均减少，甚或缺乏。此外，涂片中常有红系前体细胞、淋巴细胞、浆细胞和肥大细胞相对增多，在药源性粒缺病例尤甚。

（3）骨髓切片组织病理。切片显示增生活跃，少数也可显示增生减退。

3.诊断

根据临床表现和血常规检查结果即可做出诊断，同时详细询问病史，进行病因诊断。本病应与低增生性白血病、再生障碍性贫血鉴别。

二、治疗方案

1.病因治疗

停用可疑药物，停止接触可疑毒物，针对导致粒细胞减少的原发病进行治疗。继发性的减少应积极治疗原发病，脾功能亢进者可考虑脾切除。

2.营养疗法

注意营养，供给各种 B 族维生素和维生素 C，与营养性巨幼细胞贫血并存者，补充叶酸及维生素 B_{12} 可取的较好疗效。此外，复方胎盘片、胎盘球蛋白或丙种球蛋白也可酌情试用。

由于中性粒细胞的寿命 6~8 小时，故输注全血无明显效果，并且输血本身常能诱使白细胞凝集素产生，产生严重输血反应。

3.防治感染

感染是粒细胞缺乏症的主要死因，死亡率高达 50%~90%，轻度的减少不需要特别的防护措施。中重度减少者感染率增加，嘱戴口罩，减少出入公共场所，并注意保持皮肤和口腔卫生。粒细胞缺乏者应入院治疗，必要时采取无菌隔离措施，防止交叉感染。在致病菌尚未明确前，粒缺伴发热者经验性的采用广谱抗生素治疗，若 3~5 天无效，可加用抗真菌药物治疗，静脉用免疫球蛋白有助于重症感染的治疗。

4.肾上腺皮质激素

以泼尼松或泼尼松龙为常用，对部分免疫性粒细胞减少症患者有效。但可抑制正常粒细胞功能，使机体防御力降低，在重症感染中毒性休克患者据病情使用。

5.促白细胞生成药

如维生素 B_6、维生素 B_4、利血生、肌苷片等。

维生素 B_4：是核酸的活性部分，在体内参与 RNA 和 DNA 的合成，为生物体内代谢功能必要的成分。当白细胞缺乏时，他能促进白细胞增生，一般用药 2~4 周左右，白细胞数周可增加。对由抗癌药和氯霉素引起的粒细胞减少症有一定的效果。成人用量 20~40mg，每日 3 次，口服；也可用 20~60mg 肌内注射，每日 1 次。

维生素 B_6：是某些氨基酸的氨基转移酶、脱羧酶及消旋酶的辅酶，参与许多代谢过程。可用于治疗白细胞减少症。口服异常 10~20mg，1 日 3 次。静脉注射，以 50~100mg，加入 5%葡萄糖注射液 20ml 中，每日 1 次。

肌苷：参与体内能量代谢及蛋白质的合成。用于治疗各种原因所致的白细胞减少、血小板减少等。口服：1 次 200~600mg，1 日 3 次。静脉注射或静脉滴注：一次 200~600mg，一日 1~2 次。不能与氯霉素、双嘧达膜、硫喷妥钠等注射液配伍。

鲨肝醇：促使白细胞增生及抗放射，用于各种原因引起的粒细胞减少症。1 日 50~150mg，分 3 次口服。用药期应经常检查白细胞数。治疗量无明显副作用，疗效与剂量相关。

利血生：本品为半胱氨酸的衍生物，具有促进骨髓内粒细胞生长和成熟作用，刺激白细胞及血小板增生。可用于治疗各种原因引起的白细胞减少、再生障碍性贫血等。

碳酸锂：碳酸锂可增加粒细胞的生成，但对慢性骨髓功能衰竭者无效。成人剂量 300mg，1 日 3 次口服，见效后减量为 200mg，1 日 2 次维持 2~4 周。副作用可有震颤、胃部不适、腹泻、瘙痒、水肿等，停药即可消失。肾脏病者慎用。

重组人集落刺激因子：临床常用的有粒细胞集落刺激因子、粒细胞-巨噬细胞集落刺激因子、白介素-3。

其他：可供选用的升白细胞的药尚有 DNA 单核苷酸钠混合注射液，包括白血生、胱氨酸、亚叶酸钙等。还有很多中成药物及中药方剂具有升白效果，可根据患者具体病情给药。

重组人粒细胞集落刺激因子（rhG-CSF）和重组人粒细胞-巨噬细胞集落刺激因子（rhGM-CSF）治疗。可诱导造血干细胞进入增殖周期，促进粒细胞增生、分化成熟、由骨髓释放至外周血液，并能增强粒细胞的趋化、吞噬和杀菌活性。有学者认为此类药物可激活髓系恶性肿瘤，建议急性髓系白血病慎用此类药物。

（李颖）

参考文献

【1】胡素颖.中西医结合治疗内分泌疾病.北京：科学技术文献出版社，2017.9

【2】李燕，曹贵文，范洪，王剑，张明，等.《内分泌代谢疾病临床诊疗学》.北京：科学技术文献出版社，2017.8

【3】李翠兰、崔长琮.心律失常的分子电生理学机制/陈新 主编.临床心律失常学.第2版.北京：人民卫生出版社，2010：21-51.

【4】中华医学会心血管病学分会，中华心血管病杂志编辑委员会.中国心肌病诊断与治疗建议工作组.心肌病诊断及治疗建议.中华心血管病杂志，2012，35（1）：5-16.

【5】陆再英，钟南山.内科学.第7版，北京：人民卫生出版社，2011，284-297

【6】中华医学会心血管病学分会.AMI诊断和治疗指南.中华心血管病杂志，2011，29（12）：710-725

【7】胡盛寿，黄方炯.冠心病外科治疗学.北京：科学出版社，2013.

【8】陈国伟.心血管病诊断治疗学.合肥：安徽科学技术出版社，2013.

【9】贾玲.冠心病的诊断与治疗.北京：军事医学科学出版社，2012.

【10】王吉耀.内科学.北京：人民卫生出版社，2011.

【11】Marry Digiulio.实用内科学.北京：人民卫生出版社，2012.

【12】张军根，黄伟彩.院外救治心跳呼吸骤停患者易被忽视的法律隐患与防范对策.中

国急救复苏与灾难医学杂志，2011.

【13】慢性心力衰竭诊断治疗指南.中华心血管病杂志.2010.（12）：10710-1095.

【14】卫计委心血管病防治研究中心，中国高血压联盟.中国高血压防治指南（2010年

修订版）.

【15】黄钊阳.多囊卵巢综合征内分泌变化的临床研究.中国当代医药，2010，17（19）：31~32.

【16】胡琳莉.闭经的诊断进展.国际生殖健康/计划生育杂志，2013，32（5）：349~351.

【17】迟佳敏.实用糖尿病学.北京：人民卫生出版社，2015.

【18】段文若.糖尿病的诊断与个体化治疗.北京：人民卫生出版社，2010.

【19】张锡明，刘尊勇，刘新民.糖尿病多学科防治与行为干预.北京：人民卫生出版社，2012.

【20】许曼音.糖尿病学.上海：上海科学技术出版社，2010.

【21】刘洋，张兆杰，牛洁.简明中西医结合糖尿病学.北京：科学技术文献出版社，2008.

【22】梁健.中西医结合临床内科学.上海：第二军医大学出版社，2013.

【23】江杨清.中西医结合临床内科学.北京：人民卫生出版社，2012.

【24】蒋家望，金源，杨永平，等.骨质疏松症诊断难点初步分析.中国骨质疏松杂志，2014，20（10）：1222-1225.

【25】Birtane M，Yavuz S，Taştekin N.Laboratory evaluation in rheumatic diseases.World J Methodol，2017，7（1）：1-8.

【26】王光义，等.风湿病中西医临床诊疗.北京：科学技术文献出版社，2017.8

【27】张春燕.北京协和医院风湿免疫科护理工作指南.北京：人民卫生出版社，2016.

【28】王元红，段培蓓.风湿免疫科护士培训600问.北京：人民卫生出版社，2016.

【29】（美）菲尔斯坦.凯利风湿病学第9版.北京：北京大学医学出版社，2015.

【30】张奉春，栗占国.内科学风湿免疫科分册.北京：人民卫生出版社，2015.

【31】徐沪济，贝政平.风湿免疫性疾病诊疗标准.上海：上海科学普及出版社，2015.

【32】蔡辉，姚茹冰.类风湿关节炎治疗与调养.北京：人民军医出版社，2015.

【33】周世乔，李新丽，等主编.医学检验项目与临床应用.北京：科学技术文献出版社，2017.8

【34】姜朝新，李昌庆，林超萍，等主编.临床检验基础技术与诊断应用.北京：科学技术文献出版社，2017.8

【35】周俊，肖微，吴锐，等.昆仙胶囊治疗类风湿关节炎有效性与安全性系统评价.辽宁中医药大学学报.2016；18（10）：122-126.

【36】Xianjin Zhu，Jie Zhang，Rongfen Huo，etal. Evaluation of the efficacy and safety of different Tripterygium preparations on collagen-induced arthritis in rats[J].Journal of Ethnopharmacology. 2014；158：283-290.

【37】高明利，李晓晨，齐庆. 昆仙胶囊降低狼疮性肾炎尿蛋白的临床观察.中药材.2010；33（4）：651-652.

【38】温禄修，宋纯东.中药联合昆仙胶囊治疗顽固性过敏性紫癜（皮肤型）30例临床疗效观察. 世界最新医学信息文摘.2015；67（15）：89-91.

【39】林昌松，杨岫岩，戴冽，等.昆仙胶囊治疗类风湿关节炎多中心临床研究.中国中西医结合杂志.2011；31（6）：769-774.

【40】贾少敏，李泽光，黄吉峰.清热解毒汤剂联合昆仙胶囊治疗银屑病关节炎30例. 风湿病与关节炎.2014；3（9）：28-30.

【41】曾又佳，孔慧霞，李顺民.昆仙胶囊治疗慢性肾脏病蛋白尿的临床疗效及其安全性观察.新中医.2014；46（7）：74-76.

【42】陈婷，李海坚，麦伟民. 昆仙胶囊联合强的松治疗难治性肾病综合征的临床观察. 中药药理与临床 2011；27（6）：97-99.

【43】风湿免疫疾病（系统性红斑狼疮）超药品说明书用药专家共识[J].今日药学.2014；24（9）：630-636.

【44】常见风湿病中西医结合诊疗指南（类风湿关节炎中西医结合诊疗指南）.中药药理与临床.2013;29（6）：135-140.

【45】常见风湿病中西医结合诊疗指南（骨关节炎中西医结合诊疗指南）.中药药理与临床.2013；29（6）：150-155.

【46】YBZ07522006-20092.国家食品药品监督管理局国家药品标准（昆仙胶囊）[S].